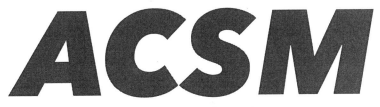

INTRODUÇÃO À
CIÊNCIA DO EXERCÍCIO

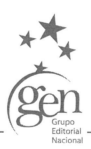

O GEN | Grupo Editorial Nacional – maior plataforma editorial brasileira no segmento científico, técnico e profissional – publica conteúdos nas áreas de ciências da saúde, exatas, humanas, jurídicas e sociais aplicadas, além de prover serviços direcionados à educação continuada e à preparação para concursos.

As editoras que integram o GEN, das mais respeitadas no mercado editorial, construíram catálogos inigualáveis, com obras decisivas para a formação acadêmica e o aperfeiçoamento de várias gerações de profissionais e estudantes, tendo se tornado sinônimo de qualidade e seriedade.

A missão do GEN e dos núcleos de conteúdo que o compõem é prover a melhor informação científica e distribuí-la de maneira flexível e conveniente, a preços justos, gerando benefícios e servindo a autores, docentes, livreiros, funcionários, colaboradores e acionistas.

Nosso comportamento ético incondicional e nossa responsabilidade social e ambiental são reforçados pela natureza educacional de nossa atividade e dão sustentabilidade ao crescimento contínuo e à rentabilidade do grupo.

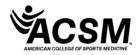

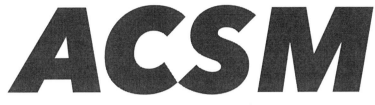

INTRODUÇÃO À
CIÊNCIA DO EXERCÍCIO

Jeffrey A. Potteiger, PhD, FACSM
Grand Valley State University
Grand Rapids, Michigan

Revisão Técnica

Renata Gorjão (Capítulos 2, 4, 5, 7, 8, 12 e 13)
Professora e pesquisadora. Graduada em Farmácia-Bioquímica pela Universidade de São Paulo (USP).

Sandro Massao Hirabara (Capítulos 1, 3, 6, 9 a 11)
Professor. Graduado em Ciências Biológicas pela Universidade Federal do Paraná (UFPR). Doutor em Ciências – Fisiologia Humana – pela Universidade de São Paulo (USP). Pós-doutorado pela USP e pela Université de Genève, Suíça. Professor Titular da Universidade Cruzeiro do Sul. Pesquisador Visitante na Yale University e no Instituto Butantan.

Tradução

Carlos Henrique Cosendey (Capítulos 11 e 12)
Maria de Fátima Azevedo (Capítulos 1 a 6)
Patricia Lydie Voeux (Capítulos 7 a 10 e 13)

4ª edição

- O autor deste livro e a editora empenharam seus melhores esforços para assegurar que as informações e os procedimentos apresentados no texto estejam em acordo com os padrões aceitos à época da publicação. Entretanto, tendo em conta a evolução das ciências, as atualizações legislativas, as mudanças regulamentares governamentais e o constante fluxo de novas informações sobre os temas que constam do livro, recomendamos enfaticamente que os leitores consultem sempre outras fontes fidedignas, de modo a se certificarem de que as informações contidas no texto estão corretas e de que não houve alterações nas recomendações ou na legislação regulamentadora.
- Data do fechamento do livro: 17/06/2024.
- O autor e a editora envidaram todos os esforços no sentido de se certificarem de que a escolha e a posologia dos medicamentos apresentados neste compêndio estivessem em conformidade com as recomendações atuais e com a prática em vigor na época da publicação. Entretanto, em vista da pesquisa constante, das modificações nas normas governamentais e do fluxo contínuo de informações em relação à terapia e às reações medicamentosas, o leitor é aconselhado a checar a bula de cada fármaco para qualquer alteração nas indicações e posologias, assim como para maiores cuidados e precauções. Isso é particularmente importante quando o agente recomendado é novo ou utilizado com pouca frequência.
- O autor e a editora se empenharam para citar adequadamente e dar o devido crédito a todos os detentores de direitos autorais de qualquer material utilizado neste livro, dispondo-se a possíveis acertos posteriores caso, inadvertida e involuntariamente, a identificação de algum deles tenha sido omitida.
- **Atendimento ao cliente: (11) 5080-0751 | faleconosco@grupogen.com.br**
- Traduzido de:
ACSM'S INTRODUCTION TO EXERCISE SCIENCE, FOURTH EDITION
Copyright © 2023 American College of Sports Medicine.
3rd edition Copyright © 2018 American College of Sports Medicine. 2nd edition Copyright © 2014 American College of Sports Medicine.
1st edition Copyright © 2011 American College of Sports Medicine.
All rights reserved.
2001 Market Street
Philadelphia, PA 19103 USA
LWW.com
Published by arrangement with Wolters Kluwer, U.S.A.
Wolters Kluwer did not participate in the translation of this title.
ISBN: 9781975176297
- Direitos exclusivos para a língua portuguesa
Copyright © 2024 by
Editora Guanabara Koogan Ltda.
Uma editora integrante do GEN | Grupo Editorial Nacional
Travessa do Ouvidor, 11
Rio de Janeiro – RJ – CEP 20040-040
www.grupogen.com.br
- Reservados todos os direitos. É proibida a duplicação ou reprodução deste volume, no todo ou em parte, em quaisquer formas ou por quaisquer meios (eletrônico, mecânico, gravação, fotocópia, distribuição pela Internet ou outros), sem permissão, por escrito, da Editora Guanabara Koogan Ltda.
- Capa: Bruno Sales
- Imagem da capa: © gorodenkoff (iStock)
- Editoração eletrônica: Eramos Serviços Editoriais
- Ficha catalográfica

CIP-BRASIL. CATALOGAÇÃO NA PUBLICAÇÃO
SINDICATO NACIONAL DOS EDITORES DE LIVROS, RJ

P893a
4. ed.

    Potteiger, Jeffrey A.
       ACSM introdução à ciência do exercício / Jeffrey A. Potteiger ; revisão Renata Gorjão, Sandro Massao Hirabara ; tradução Carlos Henrique Cosendey, Maria de Fátima Azevedo, Patricia Lydie Voeux. - 4. ed. - Rio de Janeiro : Guanabara Koogan, 2024.
       il.

       Tradução de: ACSM's introduction to exercise science
       Inclui índice
       ISBN 978-85-277-3986-3

       1. Exercícios físicos - Aspectos fisiológicos. 2. Esportes - Aspectos fisiológicos. 3. Mecânica humana.
I. Gorjão, Renata. II. Hirabara, Sandro Massao. III. Cosendey, Carlos Henrique. IV. Azevedo, Maria de Fátima.
V. Voeux, Patricia Lydie. VI. Título.

24-88952   CDD: 612.044
                                CDU: 613.71

Gabriela Faray Ferreira Lopes - Bibliotecária - CRB-7/6643

*A **Ellen**, **Tate** e **Caroline**
por seu apoio e amor sem fim.*

Prefácio

Ciência do exercício é um termo genérico usado para descrever o estudo de vários aspectos da atividade física, do exercício, do esporte e do desempenho atlético, que têm como características comuns o movimento e as adaptações resultantes da atividade física, da prática regular de exercício, do treinamento e da participação em competições esportivas e atléticas. O estudo das adaptações e das reações fisiológicas, psicológicas, nutricionais, motoras e funcionais à atividade física, ao exercício, ao esporte e à competição atlética é fundamental para a compreensão da saúde, das doenças, das lesões, da reabilitação e do desempenho de seres humanos. A atividade física e o exercício regular desempenham papéis importantes na promoção da saúde e da vida saudável em geral, bem como na redução do risco de inúmeras doenças relacionadas com o estilo de vida. Treinamento e preparação física adequados são cruciais para maximizar o desempenho individual e de equipes em competições esportivas e atléticas, reduzir o risco de lesões e acelerar a reabilitação e a recuperação de uma lesão. Por essa razão, estudantes de ciência do exercício devem estar bem preparados para compreender como o movimento humano ajuda os indivíduos na busca por saúde plena e desempenho esportivo bem-sucedido.

A obra *ACSM Introdução à Ciência do Exercício* oferece uma visão geral dos componentes importantes para o desenvolvimento de uma base sólida e para a consideração de todos os aspectos da ciência do exercício. Ela foi desenvolvida para estudantes do primeiro ano em ciência do exercício ou qualquer uma das áreas relacionadas, incluindo treinamento atlético e medicina do exercício e do esporte, biomecânica clínica e esportiva, fisiologia clínica do exercício, nutrição esportiva e do exercício, fisiologia do exercício, psicologia do esporte e do exercício e desenvolvimento, controle e aprendizagem motores. Os temas e o conteúdo dos 13 capítulos foram escolhidos para representar as áreas profissionais fundamentais gerais e as questões próprias da área de ciência do exercício.

Características

Os **objetivos de aprendizagem** no início de cada capítulo apresentam conceitos importantes. Os boxes distribuídos ao longo dos capítulos destacam **termos essenciais e suas definições**, os quais ajudam os estudantes a reconhecerem imediatamente termos novos ou desconhecidos. **Entrevistas** com profissionais proeminentes da área de ciência do exercício estão incluídas em cada capítulo; os especialistas fornecem informações úteis sobre a preparação adequada para o desenvolvimento de uma carreira profissional de sucesso. **Perguntas de pensamento crítico** também estão distribuídas ao longo dos capítulos, para facilitar a discussão e a aplicação mais profunda dos conceitos. A seção **Para revisão** no fim de cada capítulo oferece oportunidade para breve revisão do material abordado. As tarefas propostas na seção **Aprendizagem baseada em projetos** ajudam os estudantes a adquirirem conhecimento trabalhando em um tópico de aplicação prática, que reforça a compreensão do material abordado em cada capítulo. **Figuras, tabelas e ilustrações** apoiam e auxiliam na explicação do conteúdo dos capítulos.

Agradecimentos

Desejo estender meus sinceros agradecimentos a todos os colegas de profissão e ex-alunos, que compartilharam comigo suas ideias e percepções sobre o conteúdo e o propósito deste livro. Gostaria de agradecer especialmente a todos os colegas do ACSM, pelo apoio e pela confiança, e a Ellen E. Adams, pela revisão crítica do material.

Jeffrey A. Potteiger, PhD, FACSM

Revisores

R. Lee Franco, PhD, ACSM-EP
Virginia Commonwealth University
Richmond, Virginia

Diane L. Gill, PhD, FACSM
University of North Carolina
Greensboro, North Carolina

Allan H. Goldfarb, PhD, FACSM
University of North Carolina
Greensboro, North Carolina

Shannon L. Lennon, PhD
University of Delaware
Newark, Delaware

Matt Miller, PhD
Auburn University
Auburn, Alabama

Valerie Moody, PhD
University of Montana
Missoula, Montana

John C. Quindry, PhD, FACSM
University of Montana
Missoula, Montana

R. Andrew Shanely, PhD
Appalachian State University
Boone, North Carolina

Lisa Stegall, PhD
Hamline University
St. Paul, Minnesota

Erin E. Talbert, PhD
University of Iowa
Iowa City, Iowa

Herman van Werkhoven, PhD
Appalachian State University
Boone, North Carolina

Sumário

1 Introdução à Ciência do Exercício, 1

O que é ciência do exercício, 6
História da ciência do exercício, 9
Ciência do exercício e American College of Sports Medicine, 15
Preparo acadêmico em ciência do exercício, 20

2 Introdução à Pesquisa, 29

Pesquisa em ciência do exercício, 30
Processo de pesquisa, 38
Prática baseada em evidências, 49
Pesquisa em ciência do exercício feita por estudantes, 51

3 Ciência do Exercício: Abordagem dos Sistemas, 57

Sistema nervoso, 59
Sistema muscular, 63
Sistema esquelético, 66
Sistema cardiovascular, 69
Sistema respiratório, 71
Sistema urinário, 74
Sistema digestório, 76
Sistema endócrino, 78
Sistema imune, 82
Sistemas de geração de energia, 84

4 Fisiologia do Exercício, 97

História da fisiologia do exercício, 99
Base de estudo na fisiologia do exercício, 102
Áreas de estudo na fisiologia do exercício, 108
Outras áreas de estudo, 129

5 Fisiologia do Exercício Aplicado à Clínica, 139

História da fisiologia do exercício aplicado à clínica, 140
Deveres e responsabilidades dos fisiologistas do exercício aplicado à clínica, 145
Condições mórbidas específicas, 154
Áreas de estudo na fisiologia do exercício aplicado à clínica, 169

6 Treinamento Atlético e Medicina do Exercício e do Esporte, 179

História do treinamento atlético e da medicina do exercício e do esporte, 182
Áreas primárias de responsabilidade dos profissionais do
treinamento atlético, 188

xiv ACSM Introdução à Ciência do Exercício

Medicina do exercício e do esporte, 200
Áreas de estudo no treinamento atlético e na medicina do
    exercício e do esporte, 206

7 Nutrição para o Esporte e o Exercício, 221

História da nutrição, 224
Nutrientes básicos, 231
Medição da ingestão nutricional, 237
Nutrição para a saúde, 239
Áreas de estudo em nutrição para a saúde, 242
Nutrição para o esporte, 245
Áreas de estudo na nutrição para o esporte, 252

8 Psicologia do Esporte e do Exercício, 267

História da psicologia do esporte e do exercício, 270
Estudo da mente e do corpo, 274
Psicologia do exercício, 284
Comportamento relacionado com o exercício, 289
Áreas de estudo na psicologia do esporte e do exercício, 293

9 Comportamento Motor, 305

História do comportamento motor, 307
Desenvolvimento motor, 311
Aprendizagem motora, 317
Controle motor, 328
Áreas de estudo do comportamento motor, 332

10 Biomecânica Clínica e do Esporte, 345

História da biomecânica, 347
Estudo da biomecânica, 350
Conceitos básicos relacionados com o movimento, 358
Conceitos complexos de movimento, 361
Áreas de estudo em biomecânica, 363

11 Avaliação e Equipamentos Aplicáveis à Ciência do Exercício, 379

Diretrizes e procedimentos pré-testes, 381
Avaliação das funções cardiovascular e pulmonar, 383
Avaliação musculoesquelética, 393
Avaliação do balanço energético, 399
Avaliação da composição corporal, 404
Equipamentos para coleta de sangue e avaliação física, 408
Equipamentos e avaliações de reabilitação, 410
Avaliação do desempenho motor, 413
Avaliações comportamentais e psicológicas, 417

12 Carreiras e Questões Profissionais na Área de Ciência do Exercício, 425

Certificação, licenciamento e registro, 427
Oportunidades de emprego e carreira profissional, 432
Organizações profissionais da área de ciência do exercício, 443
Organizações profissionais relacionadas com a ciência do exercício, 450
Órgãos do governo dos EUA com interesses na
   área de ciência do exercício, 451
Outras órgãos e organizações ligados à área de ciência do exercício, 456

13 Ciência do Exercício no Século XXI, 463

Ciência do exercício e saúde, 464
Epidemiologia e promoção da saúde, 467
Como usar as informações passadas para melhorar o futuro da saúde, 472
O que trará o futuro?, 474
Ciência do exercício e competição esportiva e atlética, 479
O que o futuro trará?, 479

Índice Alfabético, 497

CAPÍTULO

1

Introdução à Ciência do Exercício

Após concluir este capítulo, você será capaz de:

1. Explicar a importância da ciência do exercício para a promoção do nosso conhecimento sobre saúde, atividades físicas, exercícios físicos, atividades desportivas e desempenho atlético.

2. Identificar as diferentes disciplinas e especialidades da ciência do exercício e descrever como elas se correlacionam.

3. Descrever os momentos históricos mais importantes no desenvolvimento da ciência do exercício.

4. Identificar as principais conquistas do American College of Sports Medicine na promoção da ciência do exercício.

5. Reconhecer os cursos gerais e aplicados necessários para exercer uma carreira na ciência do exercício ou para ser um profissional de saúde.

Atividades físicas, exercícios físicos e desempenho esportivo e atlético são componentes fundamentais de inúmeras sociedades e culturas em todo o planeta. Alguns dos registros históricos mais antigos mencionam a importância da atividade física e da saúde. Por exemplo, muitos dos preceitos do filósofo grego Aristóteles abordam a importância da saúde física para a pessoa usufruir uma boa vida.[1] Na verdade, existem consideráveis evidências de pesquisa que apoiam o valor da atividade física e da prática regular de exercícios físicos para a promoção da **saúde** e para a redução do risco de **morbidade** e **mortalidade**.[2-11] Apesar dessas informações, as taxas de morbidade e mortalidade decorrentes de doenças relacionadas com o estilo de vida permanecem elevadas.[12] A Figura 1.1 mostra as causas mais comuns de morte nos EUA, no ano 2017.[12] Para muitas das condições mórbidas que contribuem para a mortalidade precoce, existe o componente de estilo de vida que pode ser significativamente modificado pela participação regular em atividades e exercícios físicos.

Nos países desenvolvidos, as modificações no ambiente laboral e do meio de vida de algumas pessoas resultaram em redução do trabalho braçal e da atividade laboral, mas ao mesmo tempo houve aumento de oportunidades para participação em atividades durante o tempo de lazer.[13-15] Apesar desse aumento do tempo de lazer, muitos indivíduos na população geral não praticam exercícios físicos suficientes ou são pouco ativos fisicamente para promover e manter a saúde e reduzir o risco de doenças.[5] A Figura 1.2, por exemplo, mostra a porcentagem de adultos que atendiam a diretrizes para atividade física aeróbica, atividade para fortalecimento muscular (musculação) e atividade aeróbica combinada com atividade para fortalecimento muscular, em 2018.[16] Embora muitos indivíduos pratiquem com regularidade atividades e exercícios físicos, ainda existe um número significativo que não participam de qualquer tipo de atividade física estruturada. Em parte, como

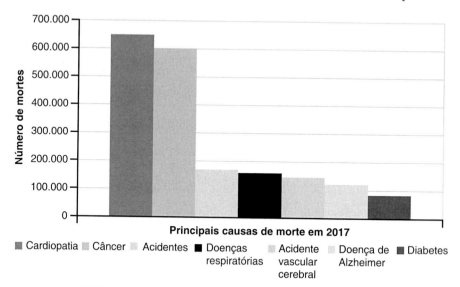

FIGURA 1.1 Causas comuns de mortalidade nos EUA, em 2017.[12]

Saúde. Um estado de completo bem-estar físico, mental e social; não é simplesmente a ausência de doença.
Morbidade. A incidência relativa de determinada doença.
Mortalidade. A taxa de mortes em uma população.

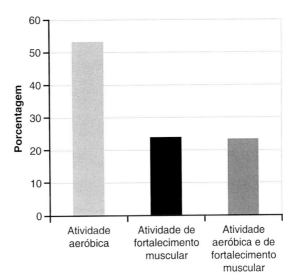

FIGURA 1.2 Percentuais de adultos norte-americanos (18 anos ou mais) que atendiam às diretrizes de atividades físicas aeróbicas, de fortalecimento muscular e da combinação delas, em 2018.[16]

resultado desses elevados níveis de inatividade física, os EUA e outros países apresentam aumento substancial no número de pessoas com sobrepeso ou obesidade, levando os profissionais da saúde a declararem uma epidemia de obesidade no início do século XXI.[17,18] A Figura 1.3 ilustra a prevalência, ajustada à idade, de sobrepeso e obesidade nos adultos dos EUA com 20 a 74 anos, segundo as *National Health and Nutrition Examination Surveys* (NHANES).[19-23] Também houve aumento de outras enfermidades e condições mórbidas relacionadas com a falta de atividades e exercícios físicos. Por exemplo, o risco de um indivíduo para hipertensão arterial sistêmica (HAS), diabetes *mellitus* tipo 2 (DM2), doenças cardiovasculares (DCVs), osteoporose, alguns tipos de câncer, depressão e ansiedade pode ser influenciado pela magnitude da prática de atividades e exercícios físicos desse indivíduo.[6,24-28] Portanto, os profissionais da ciência do exercício têm uma grande responsabilidade em ajudar indivíduos a compreender a importância da prática de atividades e exercícios físicos para a promoção de condicionamento físico e saúde, além

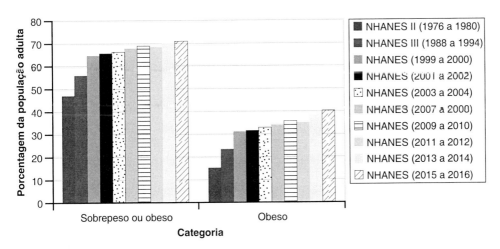

FIGURA 1.3 Prevalência ajustada pela idade de sobrepeso e obesidade em adultos norte-americanos (20 a 74 anos), segundo o National Health and Nutrition Examination Surveys (NHANES).[19-23,59,60]

de elaborar e implementar programas de condicionamento físico e exercício físico e as melhores práticas de prevenção e recuperação de lesões.

Ao longo da história, a capacidade de sucesso em competições desportivas e atléticas foi extremamente valorizada por povos e sociedades. Na Antiguidade, os gregos valorizavam bastante a destreza física e o desempenho dos atletas. A competição atlética era tão venerada que jogos olímpicos foram realizados regularmente na Grécia, desde 776 a.C. até 393 d.C.[29] As competições desportivas e atléticas mais antigas consistiam, basicamente, em eventos individuais, como luta livre e corridas e, frequentemente, sua origem envolvia atividades para obtenção de alimentos (p. ex., lançamento de dardos) ou sobrevivência pessoal (p. ex., luta de boxe).[30] À medida que as sociedades e as culturas evoluíam, as atividades desportivas e os jogos que tinham como origem atividades praticadas pelos trabalhadores rurais se tornavam mais populares.[30] Na sociedade moderna, temos os jogos olímpicos e paraolímpicos de inverno e de verão (Figura 1.4), que se alternam em um ciclo de 2 anos, bem como competições atléticas nacionais e internacionais com programação regular. Eventos desportivos profissionais, universitários, do Ensino Médio, amadores, de clubes e grêmios recreativos fazem parte integral de nossas vidas e conectam comunidades, sociedades e culturas. Existem mais oportunidades para indivíduos de todas as idades participarem em eventos desportivos e competições atléticas do que jamais houve antes. Por exemplo, o número de indivíduos que participam de atividades atléticas no Ensino Médio aumentou para mais de 7,9 milhões em 2018-2019 (Figura 1.5).[31] Essa tendência ascendente persiste no nível universitário. Segundo a National Collegiate Athletic Association (NCAA), o número de estudantes que participam dos eventos interuniversitários (nos EUA) passou de 260.000, incluindo 146.000 mulheres nos anos acadêmicos de 1982 a 2018/2019 (Figura 1.6).[32] Incontáveis outros indivíduos de todas as idades participam em competições atléticas e desportivas profissionais, amadoras, em clubes e grêmios recreativos a cada ano.

Os atletas e os treinadores buscam continuamente profissionais da ciência do exercício para ajudá-los a elaborar programas de treinamento efetivos, técnicas e equipamentos mais seguros e convenientes, reorientação nutricional, estratégias apropriadas de saúde mental e melhores tratamentos para lesões agudas e crônicas – tudo isso no esforço para aprimorar seus desempenhos. Infelizmente, o desejo e a pressão para serem bem-sucedidos criaram uma cultura de "vencer a qualquer preço" para alguns indivíduos, resultando no uso de substâncias para aumentar o desempenho (*doping*) e outras formas de trapaça durante o treinamento e as competições. Por exemplo, relatórios indicam que até 5,4% dos adolescentes do sexo masculino e 2,9% do sexo feminino já fizeram uso de esteroides anabolizantes androgênicos[33] e que as taxas de prevalência desse uso por toda a vida para homens e mulheres são, aproximadamente, 6,4% e 1,6%, respectivamente.[34] Evidências mais recentes indicam que a prevalência de

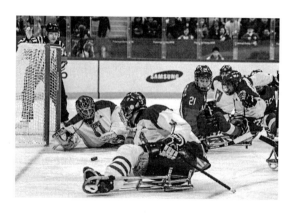

FIGURA 1.4 Os jogos olímpicos e paraolímpicos de inverno e de verão são realizados a cada 2 anos. (Shutterstock.)

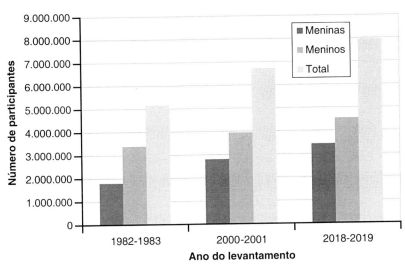

FIGURA 1.5 Número de indivíduos que participaram de eventos atléticos no Ensino Médio.[31]

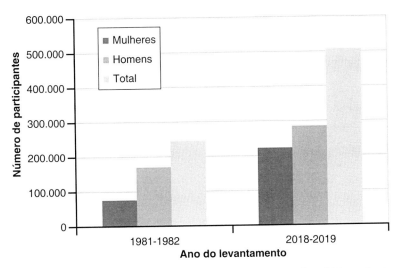

FIGURA 1.6 Número de indivíduos que participaram de eventos interuniversitários patrocinados pela NCAA.[32]

usuários de esteroides anabolizantes androgênicos atuais e prévios chega a 16,9% (homens) e 6,5% (mulheres).[35] A cada ano, atletas de todas as idades são desqualificados da participação e competição em atividades desportivas por causa do uso de substâncias que aumentam artificialmente o desempenho e outras substâncias proibidas. Os profissionais da ciência do exercício podem ter participação crucial na promoção de métodos de treinamento seguros e confiáveis para atletas de todas as idades e para todos os níveis de competição.

Os efeitos benéficos decorrentes da participação, de modo regular, em atividades e exercícios físicos, bem como do engajamento em competições desportivas e atléticas, são importantes em termos pessoais e como sociedade. Os indivíduos conseguem obter melhora da saúde física, mental e social e a sociedade, como um todo, ganha com a redução de doenças e enfermidades relacionadas com o estilo de vida. Os profissionais da ciência do exercício têm participação importante na promoção da saúde individual e populacional, de atividades e exercícios físicos, além de contribuir para o desempenho bem-sucedido em competições desportivas e atléticas. Os profissionais da ciência do exercício incluem fisiologistas do exercício, treinadores de atletas, especialistas da medicina do exercício e do esporte, nutricionistas esportivos, especialistas em biomecânica do esporte, psicólogos com formação em ciência do exercício e especialistas em comportamento motor, entre outros. Eles contribuem, de inúmeras formas, para a promoção de bons hábitos de prática de atividades físicas e desportivas, reduzindo o risco de doenças e lesões, assim como auxiliando indivíduos que participam de competições desportivas e atléticas de várias maneiras.

Ao ler os capítulos deste livro, o leitor constatará que o tema central de cada área de estudo e profissão relacionada com a ciência do exercício é o movimento. Portanto, vale a pena descrever a definição funcional dos diferentes tipos de movimento. **Atividade física** inclui movimentos da vida diária, como atividades laborais e relacionadas com o trabalho, atividades dos momentos de lazer e atividades realizadas em casa. Níveis suficientes de atividade física podem resultar em melhora no condicionamento físico e na saúde. **Exercícios físicos** constituem um processo estruturado de movimento que os indivíduos realizam de modo consciente e voluntário. Exercícios físicos incluem atividades que melhoram ou conservam o condicionamento físico e a saúde e atividades que aprimoram o desempenho em competições desportivas ou atléticas. **Competições desportivas e atléticas** são definidas como movimentos em atividades estruturadas e organizadas com aspecto competitivo, incluindo torneios individuais ou em equipes. Combinados, esses tipos de movimentos são o foco do estudo e da prática profissional da ciência do exercício.

O que é ciência do exercício

Não há um consenso entre muitos estudiosos e profissionais sobre a definição de ciência do exercício. Para os propósitos desta obra, o termo **ciência do exercício** será utilizado para descrever o estudo de vários aspectos da atividade física, exercício físico, esporte e desempenho esportivo e atlético, os quais têm em comum o movimento físico e as adaptações em decorrência da participação em atividades físicas e prática regular de exercícios físicos. O termo ciência do exercício evoluiu primariamente a partir das disciplinas de educação física e fisiologia do exercício, assimilando áreas correlatas de estudo e prática. A ciência

Atividade física. Movimentos da vida diária, como atividades laborais e relacionadas com trabalho, atividades dos momentos de lazer e atividades realizadas em casa.
Exercícios físicos. Processo estruturado de movimento que os indivíduos realizam de modo consciente e voluntário, incluindo atividades que melhoram ou conservam o condicionamento físico e a saúde.
Competições desportivas e atléticas. Atividades que aprimoram o desempenho em competições desportivas ou atléticas.
Ciência do exercício. Termo abrangente que é empregado para descrever o estudo de numerosos aspectos da atividade física e do desempenho esportivo e atlético que têm em comum o movimento físico e as adaptações em decorrência da participação em atividades físicas e prática regular de exercícios físicos.

do exercício inclui as adaptações comportamentais, funcionais, nutricionais, fisiológicas e estruturais aos movimentos. Com o passar do tempo, a ciência do exercício tornou-se parte das nossas atividades educacionais e profissionais; atualmente, existem departamentos de ciência do exercício em nossas faculdades e universidades, programas curriculares de ciência do exercício que podem ganhar acreditação de organizações nacionais e estudantes com graduação em ciência do exercício. Cinesiologia é outro termo usado com frequência para descrever o estudo do movimento. De modo geral, cinesiologia reflete um estudo mais amplamente definido dos movimentos, incluindo os componentes da ciência do exercício e áreas adicionais de educação física, história do esporte e sociologia do esporte. Os departamentos ou escolas de cinesiologia incluem, com frequência, áreas profissionais de estudo como gestão, *marketing*, liderança e jornalismo no esporte. O termo ciência do exercício é empregado mais frequentemente para refletir estudo, preparação e prática profissional nas ciências básicas e nas ciências aplicadas que estão relacionados especificamente com saúde, atividade física, exercício físico, atividades desportivas e competições atléticas.

Áreas de estudo em ciência do exercício

Uma disciplina acadêmica é definida como um conjunto formal e organizado de conhecimento.[36] De modo geral, na maioria das disciplinas acadêmicas, o conjunto de conhecimento é limitado a um assunto específico. Por exemplo, as áreas acadêmicas tradicionais de biologia, química e matemática são definidas como disciplinas porque têm conjuntos específicos de saber. Cada uma dessas disciplinas tem áreas de especialidade como biologia vegetal, bioquímica nutricional e bioestatística. Enquanto as disciplinas acadêmicas tradicionais evoluíram, houve desenvolvimento continuado de áreas de especialidade. Está além do âmbito desta obra determinar se a ciência do exercício é uma disciplina acadêmica específica, como química ou matemática. Áreas correlatas na ciência do exercício, como fisiologia do exercício e psicologia do esporte e do exercício, já foram reconhecidas como disciplinas[37] porque cada uma delas contém um conjunto distinto de conhecimento que é organizado em um curso formal de aprendizagem. Nesta obra, a ciência do exercício é usada como um termo "guarda-chuva" que engloba exercício físico e fisiologia do exercício clínico, treinamento atlético e medicina do exercício e do esporte, nutrição esportiva e do exercício físico, psicologia do esporte e do exercício, comportamento motor e biomecânica do esporte e clínica. A Figura 1.7 ilustra as disciplinas e incluídas no termo "guarda-chuva" da ciência do exercício. Muitas das áreas de estudo na ciência do exercício tiram proveito de dados elaborados por profissionais de outras áreas e isso torna a ciência do exercício um campo verdadeiramente interdisciplinar. A Tabela 1.1 apresenta alguns exemplos de áreas de estudo dos alunos e dos profissionais da ciência do exercício.

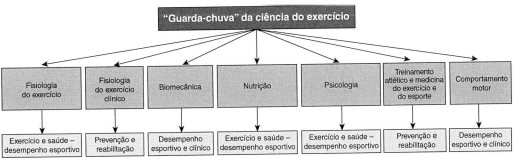

FIGURA 1.7 Relações das disciplinas da ciência do exercício.

Tabela 1.1 — Áreas de estudo dos alunos e profissionais da ciência do exercício.

DISCIPLINA DA CIÊNCIA DO EXERCÍCIO	ÁREAS DE ESTUDO
Fisiologia do exercício	Respostas fisiológicas de todo o corpo ou de sistemas específicos à atividade física, ao exercício físico, à atividade desportiva e à competição atlética
Fisiologia do exercício clínico	Utilização do movimento, da atividade física e do exercício físico na identificação, na prevenção e na reabilitação de condições patológicas agudas e crônicas
Treinamento atlético e medicina do exercício e do esporte	Prevenção, tratamento e reabilitação de lesões de exercícios físicos, prática desportiva e atlética
Nutrição no exercício e no esporte	Aspectos nutricionais da prevenção de doenças e promoção da saúde e aprimoramento do desempenho nos esportes e em competições atléticas
Psicologia do esporte e do exercício	Aspectos comportamentais e mentais da atividade física, do exercício físico e do desempenho esportivo e atlético
Comportamento motor	Desenvolvimento, aprendizagem e controle dos movimentos do corpo na saúde e na doença, e aprimoramento do desempenho nos esportes e em competições atléticas
Biomecânica do esporte e clínica	Aspectos mecânicos do movimento na doença e nas lesões, atividade física, exercícios físicos e desempenho esportivo e atlético

Ciência do exercício como campo de estudo

Historicamente, boa parte do estudo de atividade física, exercício físico e desempenho esportivo e atlético originou-se da disciplina acadêmica de **educação física**. Muitos professores e líderes profissionais de educação física estudaram e promoveram o papel do exercício físico e dos esportes no desenvolvimento da pessoa como um todo. Todavia, é evidente que as várias áreas de estudo da ciência do exercício continuaram a se afastar da educação física como disciplina acadêmica original. Muitos dos pioneiros e líderes mais antigos nas disciplinas e campos de estudo na ciência do exercício começaram suas carreiras como estudantes e professores de educação física, mas depois tornaram-se fisiologistas do exercício, treinadores de atletas, psicólogos do esporte ou algum outro termo profissional que descrevia com maior clareza e definição suas atuações. As áreas de estudo nos programas de ciência do exercício são diferentes do currículo dos atuais programas de licenciatura em educação física. Os programas de estudo das faculdades e universidades ainda exigem que os estudantes de educação física aprendam fisiologia do exercício, biomecânica, nutrição e comportamento motor. Os estudantes da ciência do exercício, entretanto, raramente precisam estudar matérias do programa de educação física.

Educação física. Disciplina que prepara professores para lidar com ambientes de sala de aula, aprimorar a interação e a socialização dos alunos, aperfeiçoar a instrução, elevar a aquisição de habilidades de movimento, melhorar a saúde e aumentar a atividade física.

Nos últimos 60 anos, profissionais e líderes da ciência do exercício e da educação física combinaram esforços para definir com clareza os parâmetros de cada disciplina. Atualmente, é mais apropriado definir educação física como uma disciplina que visa investigar como o processo de ensino pode ser utilizado de modo mais efetivo para adquirir habilidades de movimento.[38] Como disciplina, a educação física está interessada primariamente em como um conjunto de saberes pode ser elaborado para ajudar os indivíduos a se tornarem melhores professores, a gerir melhor os ambientes de sala de aula, a melhorar a interação e a socialização dos alunos, a aprimorar as instruções e a aquisição de habilidades de movimento, a melhorar a saúde e a aumentar a atividade física. Em contrapartida, a ciência do exercício está interessada primariamente no estudo das adaptações comportamentais, funcionais, nutricionais, fisiológicas e funcionais psicológicas à atividade física, à prática de exercícios físicos e ao desempenho esportivo e atlético.[38] Enquanto a disciplina educação física evolui para atender às expectativas de preparação de professores, ocorre elucidação adicional do conjunto de conhecimentos que um professor de educação física bem-sucedido precisa adquirir. Da mesma forma, como a ciência do exercício responde às demandas da preparação dos alunos para atuar nos campos de cuidados de saúde e exercício ou ambientes atléticos e esportes competitivos, ocorre evolução contínua das disciplinas e áreas de estudo da ciência do exercício.

Pensando criticamente

A ciência do exercício cresceu desde suas origens na educação física e, atualmente, abrange ampla gama de disciplinas. Quais seriam os motivos dessa expansão? Por que essa evolução tem sido uma boa mudança em termos de promoção da atividade física, da prática de exercícios físicos, esportes e competição atlética?

História da ciência do exercício

A exploração dos antecedentes históricos de uma disciplina acadêmica específica possibilita a compreensão dos eventos que ajudaram a formação das experiências educacionais e da prática profissional atuais. Isso é especialmente verdadeiro no tocante à ciência do exercício. Todavia, a resposta ao questionamento de quando surgiu oficialmente a ciência do exercício é muito difícil, visto que não existe uma data definida e inequívoca para o surgimento da ciência do exercício em virtude de sua estrutura como uma coletânea de disciplinas. Embora um relato histórico completo da evolução da ciência do exercício esteja além do escopo deste capítulo, existem períodos e eventos significantes que merecem ser mencionados de modo a permitir a compreensão de como a ciência do exercício ganhou forma aos nossos programas educacionais e atividades profissionais atuais. O célebre historiador Jack W. Berryman, do American College of Sports Medicine, apresenta um excelente relato histórico responsável por eventos importantes que são a base do desenvolvimento da ciência do exercício e os estudantes são encorajados a ler esse trabalho[1] e outros.[37,39]

Influências primordiais

A ciência do exercício evoluiu historicamente a partir de algumas influências importantes. Na Antiguidade (começando por volta de 450 a.C.), estudiosos gregos como Hipócrates, Platão, Aristóteles e Sócrates exploravam a atividade física de forma científica e, com frequência, prescreviam exercícios físicos.[1] Artistas gregos e romanos retrataram seres humanos realizando feitos atléticos.[1] Por exemplo, uma das esculturas gregas mais conhecidas é o Discóbolo, que mostra um atleta momentos antes de lançar um disco (Figura 1.8). Desde a Antiguidade, passando pela Idade Média (cerca de 400 d.C. até 1400 d.C.), existia um interesse contínuo na atividade física, nos exercícios físicos e nas práticas desportivas, primariamente por meio de estudos de anatomia, fisiologia e medicina.[1]

Durante o período da Renascença (por volta do século XIV ao século XVII), artistas e cientistas como Leonardo da Vinci e Galileo Galilei demonstraram intenso interesse analítico na atividade física humana e na saúde. Médicos famosos, como Bombastus von Hohenheim e Thomas Linacre, escreveram sobre fisiologia e higiene, respectivamente. No século XVII, pioneiros das disciplinas de biologia, física, matemática e química realizaram trabalhos importantes na área da fisiologia. Por exemplo, a descoberta de William Harvey da circulação do sangue pelas artérias e veias (Figura 1.9) foi crucial para o desenvolvimento de novos e empolgantes conceitos em fisiologia e medicina. Os textos mais importantes de Harvey incluíram, com frequência, referências específicas ao exercício físico. Uma evolução relevante nessa época foi a utilização de princípios de mecânica para a resolução de questões fisiológicas, resultando no constructo do copo humano como uma máquina. Questões sobre a contração da musculatura esquelética e a respiração pulmonar interessaram médicos e cientistas como Robert Boyle e Robert Hooke no século XVII. O famoso médico inglês John Mayow escreveu extensivamente sobre exercício físico e, de modo mais específico, sobre fibras musculares, força muscular e contração muscular.[1]

Durante o Iluminismo (por volta do século XVIII), médicos e cientistas publicaram trabalhos importantes que resumiram os conhecimentos da época sobre exercícios físicos, saúde e longevidade. Sir John Floyer observou e descreveu as alterações da frequência cardíaca em resposta à caminhada de intensidade moderada, enquanto o médico londrino James Keill contribuiu com vários aspectos de tamanho, estrutura e contração das fibras musculares. Stephen Hales foi o primeiro a aferir de modo acurado a pressão sanguínea e isso foi importante para que Daniel Bernoulli, um matemático holandês, realizasse cálculos exatos do volume de sangue bombeado pelo coração (agora conhecido como débito cardíaco). Nessa época, John Desaguliers inventou o primeiro dinamômetro mecânico que foi utilizado na

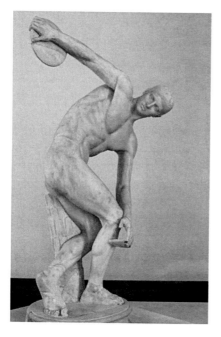

FIGURA 1.8 A estátua grega Discóbolo – mais comumente conhecido como Lançador de Disco. (De Esquiline Hill; antiga coleção Massimo-Lancellotti.)

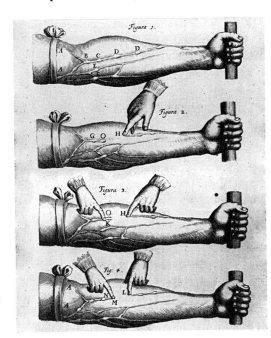

FIGURA 1.9 William Harvey descreveu a circulação do sangue nas artérias e veias. (Cortesia da National Library of Medicine.)

análise da força (massa × aceleração) e da produção de força pelos músculos. Joseph-Clement Tissot foi o primeiro a descrever os efeitos do tempo, da localização, da intensidade e da duração do exercício físico nos processos fisiológicos do corpo. O trabalho do famoso químico francês Antoine-Laurent Lavoisier e do matemático francês Pierre de Laplace promoveu o conhecimento do uso de oxigênio para "queimar" carbono no corpo e do aumento do consumo de oxigênio durante trabalho físico (ou seja, exercícios físicos). O trabalho de Lavoisier e Armand Seguin possibilitou a elaboração de conceitos básicos de transformação de energia e de fonte de calor, sobretudo durante a prática de exercícios físicos.[1,40]

Influências do século XIX

Nos primórdios do século XIX, o estudo do exercício físico recebeu mais atenção dos médicos, por causa de sua participação importante na manutenção da saúde, e dos cientistas que estavam interessados em como o esforço físico e o exercício influenciavam o corpo humano.[1] Durante esse período, foram realizadas experiências sobre fisiologia respiratória, metabolismo e nutrição, com os primeiros experimentos avaliando como a ingestão alimentar e o exercício físico influenciavam o sistema urinário. O termo "educação física" foi criado como uma maneira de promover a educação dos indivíduos sobre seus corpos e, como resultado, a prática de exercícios físicos se tornou mais popular na população geral. A publicação de vários livros sobre calistenia e ginástica como formas de exercícios físicos, promovida por médicos suecos e alemães, ocorreu no final do século XIX.[1]

Durante os primórdios do século XIX, as competições desportivas e atléticas começavam a se tornar populares em escolas particulares e faculdades, com a formação de equipes profissionais. Como resultado disso, houve aumento do interesse no treinamento do corpo humano para se aprimorar a chance de sucesso nos esportes. Sir John Sinclair da Escócia, no início do século XIX, foi um dos primeiros indivíduos a escrever extensivamente sobre o papel do treinamento físico para aprimorar o desempenho físico durante competições desportivas e atléticas. O interesse contínuo no desempenho nas atividades desportivas e atléticas durante o século XIX resultou na formação da American Alliance for Health, Physical Education, Recreation and Dance (AAHPERD), que realizou seu primeiro encontro em 1885.[1] A AAHPERD acabou se tornando a Society for Health and Physical Education (SHAPE) no início do século XXI.

Influências dos primórdios do século XX

A ciência do exercício continuou evoluindo durante o século XX, estendendo suas raízes a partir da disciplina de educação física. Dois fatores foram proeminentes no desenvolvimento da ciência do exercício. Primeiro, as faculdades e as universidades elaboraram cursos específicos relacionados com a saúde e a atividade física com o intuito de promover o bem-estar físico e emocional da pessoa como um todo.[37] O segundo fator proeminente foi a formação de programas específicos de estudo nas faculdades e universidades com o intuito de preparar professores de educação física e treinadores de atletas.[37] Os primeiros líderes em educação física, muitos deles com formação acadêmica em medicina, defendiam programas de estudos sistemáticos e com fundamentos científicos. Era exigido que os alunos dos programas de educação física e treinamento físico tivessem aulas de anatomia, fisiologia, **antropometria** e física. Na primeira metade do século XX, o foco primário do campo da educação física era a preparação de professores e treinadores físicos para escolas públicas, faculdades e universidades.[37] Nas décadas de 1930 e 1940, os textos de dois acadêmicos proeminentes, Bryan Nash e Charles H. McCloy, começaram a preparar o terreno para a separação da ciência do exercício da disciplina de educação física. Nash, especificamente, acreditava que as crianças devem ser orientadas para ter atividades de lazer por toda a vida, enquanto McCloy acreditava que a educação física deveria ser usada para aprimorar o corpo humano.[37]

Outras personalidades do século XX importantes para o desenvolvimento da ciência do exercício atuavam em várias disciplinas acadêmicas. Um dos principais pioneiros no estudo da atividade física foi Dudley Allen Sargent, que se formou em medicina na Yale University, em 1879, e imediatamente tornou-se o diretor do Hemenway Gymnasium, na Harvard University. Ele foi vanguardista na criação de um sistema abrangente e inclusivo para prescrição de exercícios físicos a partir de exames físicos, análises de força muscular e medidas antropométricas. Seu trabalho na aferição de força e potência musculares e no registro e na aferição de medidas antropométricas do corpo humano foi crucial para a elaboração de medidas de avaliação do desempenho humano.[40,41] É possível afirmar que Dudley Sargent foi verdadeiramente o primeiro *personal trainer* do século XX.

Os avanços de Sargent na disciplina de educação física influenciaram fortemente George W. Fritz, que se formou em medicina em 1891, na Harvard University. Fritz foi um proponente entusiasta da elaboração de teorias e opiniões sobre exercícios físicos e seus efeitos sobre o corpo humano, baseados em pesquisa científica sobre fisiologia.[42,43] Ele estabeleceu o *Physiology Laboratory* na Harvard University e isso acabou resultando na criação do primeiro programa de educação física em uma faculdade. Os alunos que se graduavam nesse programa recebiam o título de Bacharel em Ciência (*Bachelor of Science, B.Sc.*) em anatomia, fisiologia e treinamento físico. Ao longo de sua carreira, Fritz investigou as relações entre anatomia, fisiologia e treinamento físico, e alguns historiadores especialistas consideram George Fritz "o pai da fisiologia do exercício".[44]

Antropometria. O estudo das medidas e características físicas dos seres humanos e dos animais.

Capítulo 1 Introdução à Ciência do Exercício

Não há dúvidas quanto ao fato de que os professores e os acadêmicos que realizaram pesquisas no Harvard Fatigue Laboratory foram pioneiros cruciais no estudo da atividade física e do exercício físico nos primórdios do século XX. Esse laboratório, que existiu de 1927 a 1947, abrigou alguns dos pesquisadores mais proeminentes na época, inclusive Lawrence J. Henderson e David Bruce Dill. Como o primeiro e único diretor do Harvard Fatigue Laboratory, Dill teve papel decisivo na realização de programas de pesquisas laboratoriais. Embora boa parte da pesquisa experimental esteja focada em fisiologia do exercício e ambiental, muitos dos cientistas que trabalhavam nesse laboratório também realizavam pesquisas em áreas correlatas, como fisiologia clínica, gerontologia, nutrição e condicionamento físico.[41,43,45] O trabalho realizado nesse laboratório proporcionou os fundamentos de muitas teorias básicas e a aplicação atual da ciência do exercício.

A conquista mais importante do Harvard Fatigue Laboratory para a evolução da ciência do exercício foi, talvez, a promoção do estudo de atividade física e exercício físico por outros laboratórios proeminentes. Steven M. Horvath, por exemplo, um estudante de Dill, iniciou o Institute for Environmental Stress na University of California Santa Barbara. Alguns dos cientistas de exercício físico mais reconhecidos foram treinados no Instituto por Horvath, incluindo Jack H. Wilmore e Barbara L. Drinkwater, dois influentes pesquisadores e importantes profissionais da ciência do exercício. No Laboratory for Physiological Hygiene na University of Minnesota, estabelecido por Ancel Keys, estudaram os conhecidos cientistas de exercício físico Ellsworth R. Buskirk e Henry Longstreet Taylor.[43] Esses pesquisadores e o trabalho de seus laboratórios de pesquisa fomentaram nossos conhecimentos sobre atividade física e exercício físico. Muitos outros cientistas também influenciaram de modo significativo a expansão da ciência do exercício por todo o território dos EUA na primeira metade do século XX. Por exemplo, em 1923, Arthur Steinhaus fundou o segundo laboratório dedicado ao estudo de fisiologia, atividade física e exercício físico no George Williams College, em Chicago. Acredita-se que Peter V. Karpovich do Springfield College tenha introduzido o estudo de fisiologia nos cursos de educação física nos EUA e tornado-se essencial na promoção do levantamento de peso para aprimorar a saúde e o desempenho humano. Outro importante cientista do exercício, Thomas K. Cureton, iniciou sua carreira profissional no Springfield College e, depois, foi para a University of Illinois, onde estabeleceu o Physical Fitness Research Laboratory, em 1941, e um programa de condicionamento físico para adultos, em 1961.[43]

Influências da segunda metade do século XX

Vários eventos marcantes após a Segunda Guerra Mundial resultaram no desenvolvimento significativo da ciência do exercício. Em 1953, o desempenho insatisfatório das crianças norte-americanas em comparação com as crianças europeias nos testes padronizados de condicionamento físico de Kraus-Weber estimulou o aumento no interesse em avaliação de condicionamento físico e na promoção de programas de condicionamento físico nas escolas. A criação do American College of Sports Medicine, em meados de 1950, reuniu pesquisadores de educação física e estudiosos da comunidade médica; essa organização continua oferecendo suporte e promoção significantes à ciência do exercício e à medicina do exercício e do esporte.[37] Além disso, outras organizações como a National Athletic Trainers Association (1950), a International Society of Biomechanics (1973), a National Strength and Conditioning Association (1978) e a Association for Applied Sport Psychology (1986) foram criadas para dar suporte a estudantes e profissionais, assim como para levar adiante a missão dessas profissões. Durante as décadas de 1960 e 1970, começou a separação da ciência do exercício da disciplina educação física[37] e o estabelecimento de muitas das áreas de estudo na ciência do exercício como entidades autônomas de conhecimento.

Durante os últimos 25 anos do século XX, a disciplina de ciência do exercício sofreu grandes e profundas modificações. Um evento crucial ocorreu em 1970, quando o médico Kenneth H. Cooper abriu o Cooper Institute e iniciou a Cooper Clinic. A partir dos dados obtidos de pacientes da Cooper Clinic, Steven N. Blair publicou, em 1989, um estudo marcante que demonstrou que a atividade física moderada poderia reduzir o risco de morte por todas as causas em até 58%.[46] Esse estudo tornou-se um marco de modificação do pensamento, e os profissionais da ciência do exercício tornaram-se mais ativamente envolvidos no estudo e na promoção da atividade física e do exercício físico para melhorar a saúde.

Além disso, nessa época, atletas de todos os níveis tornaram-se muito interessados na influência do treinamento sistemático regular sobre o desenvolvimento físico e o desempenho durante competições esportivas e atléticas. Esses eventos, nas décadas de 1970 e 1980, resultaram na elaboração pelos departamentos acadêmicos das faculdades e universidades de disciplinas obrigatórias e optativas na ciência do exercício, bem como de programas e departamentos de ciência do exercício. Durante as décadas de 1980 e 1990, os profissionais da ciência do exercício continuaram a expandir sua influência nas áreas de atividade física, exercício físico e desempenho esportivo e atlético.

Influências no século XXI

Durante a primeira parte do século XXI, estudiosos e profissionais da ciência do exercício continuam a elucidar o papel da atividade física e do exercício físico na promoção da saúde e na redução de condições patológicas. Nos últimos 20 anos, passamos a compreender melhor a participação da atividade física e da inatividade física no desenvolvimento de doenças relacionadas com o estilo de vida. Esse conhecimento resultou em aprimoramento adicional do quanto a atividade física é suficiente para reduzir o risco de doença cardiovascular,[9] câncer[47] e diabetes.[48]

Nos últimos 20 anos, as áreas de desempenho esportivo e atlético concentram considerável atenção na saúde integral do atleta e, mais especificamente, o impacto do traumatismo cranioencefálico (TCE) na saúde e longevidade.[49,50] A encefalopatia traumática crônica (ETC) é uma condição cerebral associada a traumatismos repetidos na cabeça. A ETC está associada ao desenvolvimento de demência e transtornos do pensamento e da memória, alterações da personalidade e transtornos comportamentais, incluindo agressividade e depressão.[51] Como resultado desse conhecimento, técnicas de avaliação diferentes e inovadoras são elaboradas de modo que os profissionais da ciência do exercício consigam identificar indivíduos que sofrem TCEs repetidos e esses indivíduos possam ser tratados de modo apropriado. O fato extremamente importante é a elaboração de protocolos de concussão[52] e de métodos de treinamentos alternativos e protocolos de práticas em um esforço para reduzir o número de exposições a TCEs pelos atletas.[53]

As organizações profissionais e as agências governamentais continuam expandindo a promoção de saúde e de programas de atividade física e exercício físico, e a participação dos profissionais da ciência do exercício é crucial para o sucesso desses programas. Por exemplo, abordagens multidisciplinares para a resolução de problemas de saúde populacionais, como a epidemia de obesidade, e para a promoção de **equidade na saúde** são realizadas graças ao

Equidade na saúde. Ausência de diferenças preveníveis ou injustas entre grupos de pessoas em decorrência da estratificação social, econômica, demográfica, geográfica ou de outro método de estratificação.

conhecimento e às habilidades de fisiologistas do exercício, nutricionistas, profissionais de biomecânica, comportamentalistas do exercício e profissionais da saúde que trabalham em conjunto.

Em um esforço para compreender melhor como as disciplinas da ciência do exercício evoluíram, cada capítulo desta obra examinará o desenvolvimento histórico das áreas identificadas na Tabela 1.1. Essas informações têm como meta mostrar aos leitores como eventos passados influenciam o presente e formarão o futuro das disciplinas da ciência do exercício.

Pensando criticamente

De quais formas específicas a ciência do exercício contribui para a maior compreensão da influência da atividade física e do exercício físico no condicionamento físico e na saúde? De quais formas específicas a ciência do exercício contribui para a maior compreensão da influência da atividade física e do exercício físico no desempenho esportivo e atlético?

Ciência do exercício e American College of Sports Medicine

É provável que não exista uma organização mais efetiva na elaboração e na promoção da ciência do exercício que o American College of Sports Medicine (ACSM). Basta comparecer a uma conferência nacional do ACSM para constatar a ampla gama de tópicos da ciência do exercício e da medicina do exercício e do esporte apresentados por profissionais de todo o mundo e apreciar o imenso impacto do ACSM. Embora muitas disciplinas sob o "guarda-chuva" da ciência do exercício tenham suas próprias organizações profissionais, nenhuma tem a abrangência do ACSM. Vários eventos importantes são dignos de discussão, de modo que os estudantes da ciência do exercício compreendam como a atividade física, o exercício físico e o desempenho esportivo e atlético têm sido moldados pelo ACSM desde a sua fundação. Os leitores interessados em uma análise mais detalhada dos primórdios e da influência do ACSM podem ler o *Out of Many, One: A History of the American College of Sports Medicine*.[54]

Primórdios do American College of Sports Medicine

A primeira reunião da organização que acabaria se tornando o ACSM ocorreu em 1954 como parte do programa vespertino do encontro nacional da American Association for Health, Physical Education and Recreation. A denominação escolhida inicialmente pelos membros fundadores, Federation of Sports Medicine, foi alterada para ACSM em 1955, quando a organização foi oficialmente incorporada. Onze profissionais das disciplinas de educação física, fisiologia e medicina foram essenciais para o estabelecimento do ACSM.[51]

O ACSM resultou do aumento do interesse do público em geral e dos profissionais em saúde e exercício.[54] Além disso, dois outros fatores foram significativos na evolução do ACSM: o interesse das forças armadas dos EUA em condicionamento físico, treinamento físico e reabilitação de militares após a Segunda Guerra Mundial e o crescimento da medicina do exercício e do esporte na esfera internacional desencadeado pela Federation Internationale Medico Sportive (FIMS). Essa entidade era, naquela época, a líder mundial nas áreas de esportes e competições atléticas. Médicos e treinadores de faculdades e universidades também contribuíram de modo relevante para a criação do ACSM. A influência dos fatores mencionados anteriormente catalisou os membros fundadores do ACSM a definir a medicina do exercício e do esporte como uma "fusão ímpar de educação física, medicina e fisiologia".[54]

Desde sua implantação o ACSM e seus membros promoveram expressiva divulgação de dados para o público e trabalhavam para influenciar as políticas de interesse público. Por exemplo, em 1955, membros do ACSM disponibilizaram orientações profissionais para a National Conference on Physical Fitness do presidente dos EUA Dwight D. Eisenhower. Esse compromisso com o engajamento do público persistiu por toda a história do ACSM e, atualmente, inclui programas como *ACSM's annual International Health and Fitness Summit* e o *Advanced Team Physician Program*, que oferece oportunidades para profissionais da assistência receberem as informações mais atuais sobre todas as áreas da ciência do exercício e de medicina do exercício e do esporte. Publicações como *ACSM's Health and Fitness Journal, Fit Society Page* e *Sports Medicine Bulletin* possibilitam que profissionais do ACSM forneçam informações significativas sobre saúde e condicionamento físico ao público em geral.

Os membros do ACSM sempre têm participação ativa na realização de pesquisa e em bolsas de estudo. Os membros do ACSM sempre forneceram informações valiosas sobre prevenção e manejo de doenças relacionadas com o estilo de vida, como doença da artéria coronária (DAC), hipertensão arterial sistêmica (HAS), diabetes *mellitus* (DM) e câncer, bem como sobre a reabilitação de pacientes que sofreram acidente vascular cerebral (AVC) e de atletas com lesões. Boa parte dessas informações estão disponíveis no periódico *Medicine and Science in Sports and Exercise*, **revisado por pares**, publicado regularmente pelo ACSM desde 1969. Desde seus primórdios, o ACSM concentrou-se e comprometeu-se com ciência e pesquisa de qualidade. Esse compromisso permanece forte, pois o ACSM financia jovens acadêmicos promissores com a ACMS Foundation.[54]

O ACSM é considerado o líder mundial em informações sobre ciência do exercício e medicina do exercício e do esporte desde 1974, quando publicou sua primeira **posição oficial** *Prevention of thermal injuries during distance running* ("Prevenção de lesões térmicas durante corrida de distância").[55] Ao longo de sua história, o ACSM continua publicando posições oficiais e artigos de opinião que ajudam a moldar a saúde, a atividade física, o exercício físico e o desempenho no esporte e em competições atléticas nos EUA e em todo o planeta. A Tabela 1.2 apresenta uma lista posições oficiais atuais publicadas pelo ACSM.[54] Cópias desse material podem ser encontradas no *site* do ACSM (https://www.acsm.org).

A edição inicial da altamente aclamada obra *Guidelines for Graded Exercise Testing and Prescription*, baseada em pesquisa e dados científicos, foi publicada em 1974 e ainda é uma fonte valiosa de informações para profissionais da ciência do exercício e da medicina do exercício e do esporte. Durante a década de 1970, o ACSM concedeu, pela primeira vez, certificação profissional aos indivíduos que completaram o treinamento como diretores do programa de exercício e especialistas em exercício. O ACSM continua provendo informações práticas por meio de atividades de educação continuada, publicações periódicas e não periódicas, oportunidades de certificação e reuniões anuais.[54]

Nos EUA, durante os primeiros anos da década de 1980, o interesse em exercício físico e medicina do exercício e do esporte aumentou substancialmente e o ACSM respondeu energicamente a esse interesse. Em 1983, quase 30 anos após sua criação, o ACSM tinha mais de 10.000 membros (profissionais e estudantes). Durante a década de 1980, o programa de certificação profissional pelo ACSM continuava crescendo e incluía duas categorias: reabilitação e prevenção. Indivíduos que demonstravam competências na categoria de reabilitação

Revisão por pares. Processo que permite que manuscritos submetidos para publicação sejam avaliados e comentados por especialistas independentes, inseridos no campo de pesquisa ao qual os manuscritos se inserem.

Posição oficial. Declaração baseada em evidências sobre um tópico de relevância no campo da ciência do exercício e da medicina do exercício e do esporte, realizada por especialistas na área.

Capítulo 1 Introdução à Ciência do Exercício 17

Tabela 1.2 — Posições oficiais do American College of Sports Medicine.

POSIÇÕES OFICIAIS	ANO DA PUBLICAÇÃO
Declaração conjunta da American Diabetes Association/ACSM: exercício físico e diabetes *mellitus* tipo 2[2]	2000
Declaração conjunta da American Heart Association/ACSM: desfibriladores externos automáticos em unidades de saúde/academias[61]	2002
Declaração conjunta da American Heart Association/ACSM: recomendações para rastreamento cardiovascular, recursos humanos e políticas de emergência em unidades de saúde/academias[62]	1998
Estratégias de intervenção em atividade física apropriadas para emagrecimento e prevenção de recuperação de massa corporal para adultos[63]	2009
Exercício físico e eventos cardiovasculares agudos: classificando os riscos em perspectivas[64]	2007
Exercício físico e reposição de líquidos[65]	2007
Exercício físico e hipertensão arterial sistêmica[66]	2004
Exercício físico e atividade física para adultos mais velhos[4]	2009
Exercício físico para pacientes com doença da artéria coronária[67]	1994
Doença por exaustão térmica durante treinamento e competição[68]	2007
Nutrição e desempenho atlético[69]	2016
Atividade física e saúde óssea[6]	2004
Atividade física, condicionamento físico, função cognitiva e rendimento acadêmico em crianças[70]	2016
Prevenção de lesões pelo frio durante exercício físico[71]	2006
Modelos de progressão em treinamento de resistência para adultos saudáveis[72]	2009
Quantidade e qualidade de exercício físico para promover e manter condicionamento cardiorrespiratório, musculoesquelético e neuromotor em adultos aparentemente saudáveis: orientação para prescrição de exercício físico[5]	2011
A tríade da atleta[73]	2007
O uso de esteroides anabólicos-androgênicos no esporte[74]	1987
O uso de *doping* sanguíneo como recurso ergogênico[75]	1996
Perda de massa corporal em lutadores[76]	1996

poderiam ser certificados como diretores de programas, especialistas em exercício físico e tecnólogos de prova de esforço. Os membros que demonstravam competências na categoria de prevenção poderiam ser certificados como diretores de condicionamento físico/saúde, instrutores de saúde/condicionamento físico e líderes de exercícios físicos/aeróbica.[54] Esses programas ainda existem com oportunidades de certificação em saúde e condicionamento físico

18 ACSM Introdução à Ciência do Exercício

(*ACSM Certified Personal Trainer®, ACSM Certified Exercise Physiologist* e *ACSM Certified Group Exercise Instructor*[SM]), clínica (*ACSM Certified Clinical Exercise Physiologist®*) e credenciais em especialidades (*Exercise is Medicine® Credential, ACSM/ACS Certified Cancer Exercise Trainer, ACSM/NCHPAD Certified Inclusive Fitness Trainer* e *ACSM/NPAS Physical Activity in Public Health Specialist*). Durante os últimos anos da década de 1980, o ACSM estabeleceu relações formais com o President's Council on Physical Fitness and Sports e o Office of Disease Prevention and Health Promotion no U.S. Department of Health and Human Services.[54]

Ao longo da década de 1990, o ACSM continuou promovendo suas atividades de pesquisa e programas de divulgação ao tornar mensal a publicação do *Medicine and Science in Sports and Exercise*, oferecendo o *Team Physician Course* e disseminando posições oficiais sobre ciência do exercício e medicina do exercício e do esporte para os membros do ACSM e para o público em geral.[54] Essas posições oficiais continuam moldando a política pública e a prática de atuação nas áreas de saúde, atividade física, exercício físico e competição esportiva e atlética. Em 1994, o ACSM forneceu consultoria para o U.S. Centers for Disease Control and Prevention (CDC) e para o President's Council on Physical Fitness and Sport, à medida que foram elaboradas novas recomendações para níveis apropriados de atividade física. O relatório resultante do U.S. Surgeon General forneceu diretrizes para a atividade física necessária para a obtenção de efeitos benéficos significativos para a saúde e para a redução do risco de desenvolver doenças crônicas como cardiopatias, hipertensão arterial sistêmica, diabetes *mellitus* e osteoporose.[56] Com a meta de aprofundar seu compromisso com a atividade física, o ACSM reuniu-se com várias organizações de profissionais e agências governamentais, em 1995, para formar a National Coalition for Promoting Physical Activity (NCPPA).[54] A missão da NCPPA é unir os esforços públicos, privados e da indústria em parcerias colaboradoras que inspirem e empoderem todos os norte-americanos a adotar estilos de vida mais ativos fisicamente (www.ncppa.org). O ACSM continua criando e apresentando excelentes publicações sobre ciência do exercício. Uma lista atual de publicações importantes do ACSM é mostrada na Tabela 1.3.

O ACSM faz parcerias com outras organizações profissionais com o intuito de promover o aumento da segurança e dos cuidados para atletas que participam de competições. Em 1994, o ACSM, em parceria com o American College of Cardiology, elaborou recomendações para determinar a elegibilidade para competição de atletas com anormalidades cardiovasculares.[57] Em 1996, o ACSM associou-se à American Medical Society for Sports Medicine (AMSSM) e à American Orthopaedic Society for Sports Medicine (AOSSM) para apresentar o primeiro *Advanced Team Physician Course*. O ACSM mantém seu compromisso de ensinar médicos que cuidam de equipes esportivas por meio de publicações como *ACSM's Primary Care Sports Medicine, ACSM's Exercise is Medicine®* e *ACSM's Sports Medicine: A Comprehensive Review*. O *Team Physician Consensus*, um esforço coletivo dos membros do ACSM, da AOSSM, da AMSSM e da American Academy of Orthopaedic Surgeons, foi publicado pela primeira vez em 2000. Essa declaração forneceu a médicos, administradores de escolas, proprietários de times esportivos, público em geral e indivíduos responsáveis pela tomada de decisões sobre os cuidados médicos dos atletas e das equipes as diretrizes para a escolha de um médico do esporte qualificado, bem como os deveres desse profissional.[58]

Atuação recente do American College of Sports Medicine

O ACSM continua aumentando sua influência por meio de formação de políticas públicas, suporte à pesquisa, expansão das oportunidades educacionais para profissionais da ciência do exercício e da medicina do exercício e do esporte e disseminação do conhecimento para o público em geral. O ACSM empenha-se em influenciar a saúde mundial por meio do *Active Aging Partnership/National Blueprint,* da Musculoskeletal Partnership e da iniciativa *Exercise is*

Capítulo 1 Introdução à Ciência do Exercício

Tabela 1.3 — Publicações importantes relacionadas com a ciência do exercício do American College of Sports Medicine.

ACSM's Behavioral Aspects of Physical Activity and Exercise

ACSM's Body Composition Assessment

ACSM's Certification Review, sexta edição

ACSM's Clinical Exercise Physiology

ACSM's Complete Guide to Fitness & Health, segunda edição

ACSM's Exercise for Older Adults

ACSM's Exercise is Medicine

ACSM's Exercise Management for Persons with Chronic Diseases and Disabilities, quarta edição

ACSM's Exercise Testing and Prescription

ACSM's Fitness Assessment Manual, sexta edição

ACSM's Foundations of Strength Training and Conditioning, segunda edição

ACSM's Guide to Exercise and Cancer Survivorship

ACSM's Guidelines for Exercise Testing and Prescription, décima primeira edição

ACSM's Health/Fitness Facility Standards and Guidelines, quinta edição

ACSM's Metabolic Calculations Handbook

ACSM's Nutrition for Exercise Science

ACSM's Research Methods

ACSM's Resources for the Exercise Physiologist, terceira edição

ACSM's Resources for the Group Exercise Instructor

ACSM/NCHPAD Resources for the Inclusive Fitness Instructor

ACSM's Resources for the Personal Trainer, sexta edição

ACSM's Resource Manual for Guidelines for Exercise Testing and Prescription, sétima edição

ACSM's Sports Medicine: A Comprehensive Review

Medicine®. Na 52ª Reunião Anual em 2005, o ACSM e o President's Council on Physical Fitness and Sports divulgaram uma colaboração para beneficiar a saúde pública por promover conjuntamente a atividade física, o condicionamento físico e atividades esportivas. Em 2006, a Federation of American Societies for Experimental Biology (FASEB) aceitou o ACSM na Federação, consolidando ainda mais o ACSM como líder no estudo de saúde, atividade física, exercício físico e desempenho esportivo e atlético.

Em 2007, o ACSM criou o *American Fitness Index*™ (AFI), um programa exclusivo, em parceria com a WellPoint Foundation. O objetivo foi fornecer uma medida com base em evidências e fatos científicos do estado de saúde e do condicionamento físico de nível comunitário nos EUA. O AFI visava melhorar a saúde, o condicionamento físico e a qualidade de vida dos norte-americanos por meio de promoção da atividade física. Esse índice tinha três componentes principais: coleta, análise e notificação de dados relacionados com estilos de vida saudáveis e atividade física; utilização como um recurso para as comunidades; e assistência para comunidades interessadas em se conectar e fazer parcerias com organizações e programas existentes para colaborar com as iniciativas de atividade física/estilos de vida saudáveis. Informações adicionais sobre o AFI podem ser encontradas em www.americanfitnessindex.org.

Além disso, em 2007, o ACSM estabeleceu uma parceria com a American Medical Association (AMA) para o colançamento da iniciativa *Exercise is Medicine*® (EIM). EIM é uma iniciativa de saúde com base nos EUA, coordenada pelo ACSM. O propósito original da EIM foi tornar os benefícios cientificamente comprovados da atividade física um componente padrão do sistema de saúde dos EUA; isso seria feito pelos profissionais da saúde que promoveriam a atividade física como um elemento importante para a saúde de seus pacientes. Mais informações sobre EIM podem ser encontradas em www.exerciseismedicine.org.

Ao longo da última década, o ACSM esteve na linha de frente na criação de oportunidades e na formação de líderes para o avanço da ciência do exercício. A *Integrative Physiology of Exercise Conference* (2010), o *Basic Science World Congress* (2014), o *Translational Journal of ACSM* (2016) e o *Exercise and Cancer Prevention and Control Roundtable* (2018) são apenas alguns exemplos de iniciativas impactantes promovidas e financiadas pelo ACSM. O *Datalys Center* foi estabelecido em 2018 e trata-se de um empreendimento cooperativo da *Biocrossroads* (pesquisa biotecnológica), da NCAA (National College Athletics Association) e do ACSM. Esse consórcio realiza pesquisas e fornece *expertise* em vigilância de modo a atender à demanda de dados de lesões esportivas provenientes de pesquisadores, das organizações governamentais esportivas e da comunidade de medicina do exercício e do esporte. Além disso, posições de liderança são acrescidas ao *ACSM Board of Trustees* nas áreas de equidade na saúde, diversidade e inclusão, bem como a posição de *International Trustee* para atender, da melhor maneira, às necessidades de todos os interessados nas disciplinas da ciência do exercício.

O ACSM continua a tomar como base sua rica história estabelecida e fomentada por líderes mundiais na ciência do exercício e medicina do exercício e do esporte, respeitando sua missão:

> Promover e integrar pesquisa científica, educação e aplicações práticas da medicina do exercício e do esporte e da ciência do exercício para conservar e incrementar o desempenho físico, o condicionamento físico, a saúde e a qualidade de vida.

Pensando criticamente

De que maneiras significativas o ACSM contribui para o desenvolvimento da ciência do exercício e dos campos de estudo correlatos?

A execução dessa missão permitirá que o ACSM continue sendo crucial em ajudar os profissionais da ciência do exercício e criar e propagar informações valiosas, assim como moldar políticas públicas para saúde, atividade física, exercício físico e desempenho esportivo e atlético.

Preparo acadêmico em ciência do exercício

Como é mostrado neste capítulo e em outros desta obra, os profissionais da ciência do exercício têm diferentes antecedentes acadêmicos. O preparo apropriado é crucial para o desenvolvimento e o planejamento de uma carreira bem-sucedida na ciência do exercício e na medicina do exercício e do esporte (Figuras 1.10 e 1.11). O Capítulo 12 descreve as opções de carreiras profissionais para as pessoas que se formam em ciência do exercício. No Brasil, trata-se de uma especialização direcionada a profissionais ligados a áreas relacionadas com o esporte e a saúde.[a]

---

[a]N.T.: No Brasil, acesse o *site* da Sociedade Brasileira de Medicina do Exercício e do Esporte em https://www.medicinadoesporte.org.br/ para mais informações.

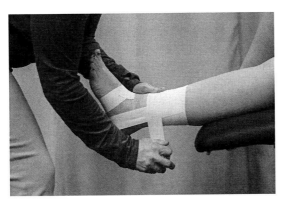

FIGURA 1.10 Treinadores de atletas trabalham com indivíduos que sofreram lesões durante atividade e exercício físico, competições esportivas ou atléticas. (Shutterstock.)

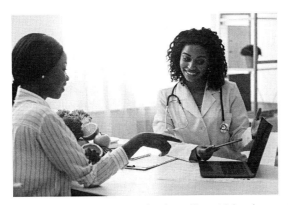

FIGURA 1.11 Nutricionistas orientam pacientes sobre ingestão nutricional apropriada. (Shutterstock.)

Disciplinas

Nos EUA, o ciclo básico tem, tipicamente, uma base ampla de estudo que inclui anatomia, biologia, bioquímica, química, saúde, desenvolvimento humano, matemática, física, fisiologia, psicologia e estatística. Essas disciplinas ajudam a compreender como e por que os seres humanos se movem. As disciplinas eletivas incluem fisiologia do exercício, programação de condicionamento físico na saúde e na doença, desenvolvimento motor, controle e comportamento motor, nutrição, biomecânica estrutural e funcional, prescrição de exercícios físicos e prova de esforço, técnicas laboratoriais, treinamento de força e flexibilidade, psicologia do esporte e do exercício, métodos de pesquisa, avaliação e reavaliação de lesões esportivas e modalidades de reabilitação, entre outras. A participação em projetos de pesquisa, cooperativas, internato e atividades clínicas pode proporcionar a experiência e o preparo tão necessários. As disciplinas eletivas e obrigatórias, assim como a prática clínica, têm como objetivo fornecer os conhecimentos básicos e aplicados necessários para que os alunos da ciência do exercício possam passar para a fase seguinte de suas carreiras profissionais, inclusive exames de graduação ou licenciatura, emprego e treinamento em escolas especializadas. Nos EUA, os estudantes interessados em graduação em medicina ou outras profissões de apoio à área da saúde (p. ex., higienista dental) também precisam cursar as disciplinas obrigatórias dessas faculdades.

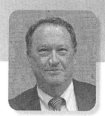

Entrevista

Jack W. Berryman, PhD, FACSM

Professor Emérito de História da Medicina na University of Washington School of Medicine, Seattle, Washington. Jack também é Historiador Emérito da ACSM e já foi Presidente do ACSM's Office of Museum, History, and Archives

Breve introdução – Comecei minha formação acadêmica como *major* em Saúde e Educação Física na Lock Haven University, Pennsylvania. No início da década de 1970, concluí dois mestrados na University of Massachusetts, Amherst: um em Ciência do Exercício e outro em História. Nessa época, envolvi-me nos estágios iniciais da ciência do exercício e de estudos do movimento nos esportes. Concluí um doutorado na University of Maryland em Educação Física e História e ingressei na University of Washington, em 1975. Em 1992, fui eleito *fellow* na American Academy of Kinesiology and Physical Education e, em 1994, fui nomeado historiador oficial do ACSM. Tornei-me um *fellow* na ACSM, em 2001. Dois dos meus livros de especial interesse são *Sport and Exercise Science: Essays in the History of Sports Medicine* (1992) e *Out of Many, One: A History of the American College of Sports Medicine* (1995). Recebi a honra de me tornar, surpreendentemente em duas oportunidades, *ACSM's D. B. Dill Historical Lecturer*, em 1994 e 2004. Também recebi o *ACSM's Citation Award*, em 2017.

 Qual é a importância do ACSM no desenvolvimento da ciência do exercício?

Por causa da composição multidisciplinar singular dos membros do ACSM, que inclui médicos, educadores físicos, cientistas do exercício físico e muitos outros profissionais que estão diretamente envolvidos nos efeitos benéficos do exercício físico à saúde, a organização tornou-se um líder nesse campo de estudo no final da década de 1950. Juntos, os congressos anuais do ACSM e seus relevantes periódicos e livros, posições oficiais e mesas-redondas científicas, colocaram o ACSM na linha de frente da promoção da saúde e da ciência do exercício muito rapidamente. Essa organização, graças as suas fortes bases clínicas e científicas, mantém-se como a autoridade mais respeitada no campo da ciência do exercício. O ACSM desempenha papel de liderança na *National Coalition for Promoting Physical Activity* (1995) e na confecção do *Physical Activity and Health: A Report of the Surgeon General* (1996). Além disso, o ACSM é uma força dominante na institucionalização do exercício físico na prevenção, no diagnóstico e no tratamento de cardiopatias e outras doenças degenerativas, como diabetes *mellitus*, osteoporose e obesidade.

 Qual é a importância do ACSM no desenvolvimento do desempenho esportivo e atlético?

Embora em seus primórdios o ACSM se concentrasse em saúde e condicionamento físico, na década de 1970, a atenção do ACSM começou a deslocar-se para a medicina clínica do esporte e treinamento atlético. Graças às reuniões anuais e às publicações, os especialistas em medicina clínica do esporte foram gradativamente atraídos pelo ACSM. Na década de 1980, médicos dos principais times esportivos e treinadores de atletas de todo o planeta pertenciam ao quadro do ACSM. As pesquisas e as publicações começaram a se concentrar na prevenção e no tratamento de lesões esportivas, desempenho atlético máximo, atuação do médico da equipe esportiva/atlética e outros aspectos importantes de atletas, como a tríade da atleta e a hidratação adequada. O ACSM também oferece uma série de cursos para médicos de equipes, que são importantes para a disseminação de informações a médicos de assistência. No início dos anos 2000, o ACSM começou a publicar o *Current Sports Medicine Reports*, um periódico de revisão clínica. Mais recentemente, o ACSM tem sido a força motriz ao movimento para identificar e tratar, em tempo hábil, concussões.

P: Como o ACSM contribuirá, como líder mundial da ciência do exercício, para o século XXI?

Entre os membros do ACSM estão líderes de ciência do exercício e medicina do exercício e do esporte de todo mundo. Essa composição internacional altamente científica mantém o ACSM na vanguarda de todos os avanços no campo de pesquisa. Além disso, o ACSM tem uma equipe profissional muito proativa e talentosa em sua sede, em Indianápolis, que trabalha incessantemente para fomentar as metas do ACSM. Publicações, congressos anuais, simpósios especiais, certificações e posições oficiais, entre numerosos outros projetos, imprimem impacto constante no setor. Por causa de seu prestígio, o ACSM tem significativo impacto nas decisões de política pública de saúde e continua sendo a força mais dinâmica na identificação de déficits de exercícios físicos como grave problema de saúde pública. O ACSM acredita que o exercício físico é, de fato, um excelente remédio e continuará sua batalha de convencimento das autoridades federais, estaduais e municipais de que a atividade física é crucial para a saúde e para a prevenção de doenças por meio de sua campanha mundial *Exercise is Medicine*.

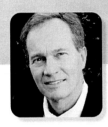

Entrevista

Scott K. Powers, EdD, PhD, FACSM

UAA Endowed Professor and Distinguished Professor, Department of Applied Physiology & Kinesiology na University of Florida. Scott já foi vice-Presidente do ACSM.

Breve introdução – Concluí meu bacharelado em Educação Física na Carson Newman University e, após concluir meu mestrado na University of Georgia, fiz doutorado em Ciência do Exercício (com foco em Fisiologia do Exercício), na University of Tennessee. Eu aspirava por treinamento adicional em Ciências Básicas e Bioquímica e, posteriormente, concluí um doutorado em Fisiologia e Biologia, na Louisiana State University.

P: Quais são suas experiências profissionais mais importantes?

Eu comecei minha carreira profissional no corpo docente do Departamento de Cinesiologia, na Louisiana State University, e, atualmente, sou professor do Departamento de Fisiologia Aplicada e Cinesiologia, na University of Florida. Por causa de minhas pesquisas e feitos acadêmicos, a University of Florida honrou-me com a nomeação de *Endowed Professor*, em 2004, seguido com título de *Distinguished Professor*, em 2005. Durante minha carreira profissional, mantive-me ativo na American Physiological Society e no ACSM, servindo as duas organizações como membro de comitê e diretor eleito.

P: Por que você escolheu tornar-se um profissional da ciência do exercício?

Meu interesse em fisiologia do exercício surgiu quando eu estava na graduação, na Carson Newman University. Como corredor de distância integrante da equipe da faculdade, eu fiquei fascinado com a fisiologia do desempenho humano e comecei a ler todos os livros de fisiologia do exercício disponíveis na época. Em pouco tempo, percebi que o conhecimento sobre fisiologia do exercício era limitado em muitas áreas e que havia uma necessidade premente de mais pesquisa. A curiosidade natural fez-me optar por uma graduação em fisiologia do exercício para aprender mais sobre esse fascinante campo de pesquisa. Minha experiência na faculdade

24 ACSM Introdução à Ciência do Exercício

motivou-me a expandir meus conhecimentos sobre fisiologia do exercício e a dedicar minha carreira à pesquisa e ao ensino de fisiologia do exercício.

P: Quais são dois ou três dos principais sucessos de sua vida profissional?

Do ponto de vista da pesquisa, meus sucessos primários resultaram de três áreas diferentes de investigação. Primeiro, durante a década de 1980, meu laboratório investigou os fatores que controlam a respiração e regulam a troca gasosa pulmonar durante o exercício físico. Um achado importante relacionado com esse trabalho foi que a troca gasosa pulmonar limita a captação máxima de oxigênio em muitos atletas de *endurance* de elite. Essa observação inédita mostrou que os pulmões, em vez de o sistema cardiovascular, limitam a captação máxima de oxigênio nessa população de atletas de elite.

Em 1990, o foco da minha pesquisa foi modificado para duas novas áreas de investigação: (a) cardioproteção induzida pelo exercício físico e (b) atrofia muscular por desuso. Graças ao estudo das alterações cardíacas induzidas pelo exercício físico, meu grupo de pesquisa fez contribuições significativas para a compreensão dos mecanismos de cardioproteção promovida por sessões regulares de exercícios de *endurance* durante ataque cardíaco. Essa forma de proteção cardíaca é denominada "cardioproteção induzida por exercício físico", fornecendo evidência direta da sua importância. Nesse sentido, nosso trabalho demonstrou que apenas cinco dias contínuos de exercícios de *endurance* resulta em cardioproteção. Entretanto, essa proteção induzida por exercício físico desaparece rapidamente (ou seja, dentro de 18 dias) após a interrupção do exercício. Nossa pesquisa também revelou alguns dos mecanismos celulares cruciais responsáveis pela cardioproteção induzida por exercício físico. Esse

trabalho foi importante e levou ao desenvolvimento de várias abordagens farmacológicas para proteger o coração contra lesão celular durante um insulto de isquemia-reperfusão (p. ex., ataque cardíaco).

Por fim, minha equipe de pesquisa também fez algumas descobertas importantes sobre os mecanismos responsáveis pela atrofia muscular por desuso (ou seja, perda muscular em decorrência da inatividade resultante de repouso prolongado em leito, imobilização de membro etc.). Ao investigar os mecanismos responsáveis por esse tipo de perda muscular, nossa equipe de pesquisa tem a expectativa de desenvolver meios para prevenir esse tipo de atrofia muscular e evitar ou retardar essa causa de redução da massa muscular.

P: Que recomendação você faria para um estudante que está pensando em seguir a carreira na ciência do exercício?

Profissionais bem-sucedidos compartilham muitas das mesmas características. Uma característica crucial desses profissionais é que eles são apaixonados por aquilo que fazem. Portanto, meu conselho aos estudantes que estão explorando possibilidades de seguir a carreira é encontrar sua paixão de vida. Em suma, qual carreira faria você feliz por gostar de ir trabalhar todas as manhãs? É possível gostar de ir trabalhar? SIM! Um emprego somente é trabalho se você não gosta de fazê-lo. Portanto, descubra sua paixão e você nunca "trabalhará" um dia na sua vida! Embora a descoberta da paixão da sua vida seja a primeira etapa importante para o desenvolvimento de uma carreira, é essencial que você receba treinamento de última geração para atingir suas metas profissionais. Portanto, antes de escolher um curso, faça seu dever de casa e pesquise sobre os melhores cursos que irão fornecer o conhecimento científico necessário para atingir suas metas profissionais.

Resumo

- A ciência do exercício consiste na aplicação da ciência no estudo do movimento na saúde, na atividade física, no exercício físico e no desempenho esportivo e atlético
- A ciência do exercício evoluiu graças ao trabalho de pesquisadores e profissionais de várias disciplinas e especialidades
- Professores, treinadores, especialistas em exercício físico, profissionais da saúde, pesquisadores e estudiosos usam os conhecimentos obtidos da ciência do exercício em contextos básicos e aplicados

- A ciência do exercício é verdadeiramente interdisciplinar com indivíduos de uma ampla gama de antecedentes trabalhando juntos para fornecer as informações mais relevantes e para responder aos questionamentos mais relevantes relacionados com saúde individual, exercício físico, medicina, saúde pública e competições esportivas e atléticas.

Para revisão

1. Qual é a diferença entre morbidade e mortalidade?
2. Quais são as disciplinas e especialidades da ciência do exercício?
3. Descreva as características fundamentais de uma disciplina acadêmica e explique como a ciência do exercício atende a essas características.
4. Quais são as semelhanças e as diferenças entre atividade física, exercício físico e competições esportivas e atléticas?
5. Quais são os fatores históricos que contribuíram para a criação da ciência do exercício como um campo de estudo unificador?
6. Quais foram as contribuições significativas do Harvard Fatigue Laboratory para o desenvolvimento da ciência do exercício?

Aprendizagem baseada em projetos

Escolha uma posição oficial do ACSM da Tabela 1.2, identifique as cinco mensagens principais (*take-home messages*) que você compartilharia com um colega e apresente essas mensagens como um relatório escrito ou como uma apresentação oral.

Referências bibliográficas

1. Berryman JW. Ancient and early influences. In: Tipton CM, editor. *Exercise Physiology: People and Ideas*. New York (NY): Oxford University Press; 2003:1–38.
2. Albright A, Franz MS, Hornsby G, et al. Exercise and type 2 diabetes. *Med Sci Sports Exerc*. 2000;32(7):1345–60.
3. Bish CL, Blanck HM, Serdula MK, Marcus M, Kohl HW, Khan LK. Diet and physical activity behaviors among Americans trying to lose weight: 2000 behavioral risk factor surveillance system. *Obes Res*. 2005;13:596–607.
4. Chodzko-Zajio W, Proctor DN, Fiatarone-Singh MA, et al. Exercise and physical activity for older adults. *Med Sci Sports Exerc*. 2009;41(7):1510–30.
5. Garber CE, Blissmer B, Deschenes MR, et al. Quantity and quality of exercise for developing and maintaining cardiorespiratory, musculoskeletal, and neuromotor fitness in apparently healthy adults: guidance for prescribing exercise. *Med Sci Sports Exerc*. 2011;43(7):1334–59.
6. Kohrt WM, Bloomfield SA, Little KD, Nelson ME, Yingling VR. Physical activity and bone health. *Med Sci Sports Exerc*. 2004;36(11):1985–96.
7. Pate RR, Pratt M, Blair SN, et al. A recommendation from the Centers for Disease Control and Prevention and the American College of Sports Medicine. *JAMA*. 1995;273(5):402–7.
8. Al-Shaar L, Li Y, Rimm EB, et al. Physical activity and mortality among male survivors of myocardial infarction. *Med Sci Sports Exerc*. 2020;52(8):1729–36.
9. Ozemek C, Whaley MH, Finch WH, Kaminsky LA. High cardiorespiratory fitness levels slow the decline in peak heart rate with age. *Med Sci Sports Exerc*. 2016;48(1):73–81.
10. Joseph G, Marott JL, Torp-Pedersen C, et al. Dose-response association between level of physical activity and mortality in normal, elevated, and high blood pressure. *Hypertension*. 2019;74(6):1307–15.
11. Pedisic Z, Shrestha N, Kovalchik S, et al. Is running associated with a lower risk of all-cause, cardiovascular and cancer mortality, and is the more the better? A systematic review and meta-analysis. *Br J Sports Med*. 2020;54(15):898–905.

26   ACSM Introdução à Ciência do Exercício

12. Centers for Disease Control and Prevention. Leading causes of death: 2017. 2020. Available from: http://www.cdc.gov/nchs/fastats/leading-causes-of-death.htm.

13. Burton NW. Occupation, hours worked, and leisure-time physical activity. *Prev Med.* 2000;31(1):673–81.

14. Centers for Disease Control and Prevention. Prevalence of no leisure-time physical activity — 35 States and the District of Columbia, 1988–2002. *MMWR Morb Mortal Wkly Rep.* 2004;53(4):82–6.

15. Porter AK, Cuthbertson CC, Evenson KR. Participation in specific leisure-time activities and mortality risk among U.S. adults. *Ann Epidemiol.* 2020:27–34.E1.

16. Centers for Disease Control and Prevention. Percent of adults 18 years of age and over who met the Physical Activity Guidelines for 2018. 2020. Available from: http://www.cdc.gov/nchs/fastats/exercise.htm.

17. Slyper AH. The pediatric obesity epidemic: causes and controversies. *J Clin Endocrinol Metab.* 2004;89(6): 2540–7.

18. Apovian CM. The obesity epidemic — understanding the disease and the treatment. *N Engl J Med.* 2016; 374(2):177–9.

19. Flegal KM, Carroll MD, Kuczmarski RJ, Johnson CL. Overweight and obesity in the United States: prevalence and trends, 1960–1994. *Int J Obes.* 1998;22:39–47.

20. Flegal KM, Carroll MD, Ogden CL, Curtin LR. Prevalence and trends in obesity among US Adults, 1999–2008. *JAMA.* 2010;303(3):235–41.

21. Ogden CL, Carroll MD, Curtin LR, McDowell MA, Tabak CJ, Flegal KM. Prevalence of overweight and obesity in the United States, 1999–2004. *JAMA.* 2006;295(13):1549–55.

22. Ogden CL, Carroll MD, Fryar CD, Flegal KM. Prevalence of obesity among adults and youth: United States, 2011–14. *NCHS Data Brief.* 2015;219:1–8.

23. Flegal KM, Ogden CL, Fryar C, Afful J, Klein R, Huang DT. Comparisons of self-reported and measured height and weight, BMI, and obesity prevalence from national surveys: 1999–2016. *Obesity.* 2019;27(10):1711–9.

24. Courneya KS. Physical activity and cancer survivorship: a simple framework for a complex field. *Exerc Sport Sci Rev.* 2014;42(3):102–9.

25. Kraus WE, Bittner V, Appel L, et al. The National Physical Activity Plan: a call to action from the American Heart Association: a science advisory from the American Heart Association. *Circulation.* 2015; 131(21):1932–40.

26. Elhakeem A, Murray ET, Cooper R, Kuh D, Whincup P, Hardy R. Leisure-time physical activity across adulthood and biomarkers of cardiovascular disease at age 60–64: a prospective cohort study. *Atherosclerosis.* 2018;269:279–87.

27. Bridle C, Spanjers K, Patel S, Atherton NM, Lamb SE. Effect of exercise on depression severity in older people: systematic review and meta-analysis of randomised controlled trials. *Br J Psychiatry.* 2012;201(3):180–5.

28. Patterson MS, Gagnon LR, Vukelich A, Brown SE, Nelon JL, Prochnow T. Social networks, group exercise, and anxiety among college students. *J Am Coll Health.* 2019:1–9.

29. Senn AE. *Power, Politics, and the Olympic Games.* Champaign (IL): Human Kinetics; 1999.

30. Durant J. *Highlights of the Olympics: From Ancient Times to the Present.* New York (NY): Hastings House Publishers; 1973.

31. National Federation of State High School Associations. 2018–19 athletics participation summary. 2014. Available from: http://www.nfhs.org/.

32. National Collegiate Athletic Association. *NCAA® Sports Sponsorship and Participation Rates Report.* Indianapolis, IN: National Collegiate Athletic Association; 2014.

33. Castleberry T, Irvine C, Deemer SE, et al. Consecutive days of exercise decrease insulin response more than a single exercise session in healthy, inactive men. *Eur J Appl Physiol.* 2019;119(7):1591–8.

34. Sagoe D, Molde H, Andreassen CS, Torsheim T, Pallesen S. The global epidemiology of anabolic-androgenic steroid use: a meta-analysis and meta-regression analysis. *Ann Epidemiol.* 2014;24(5):383–98.

35. Pereira E, Moyses SJ, Ignácio SA, et al. Anabolic steroids among resistance training practitioners. *PLoS One.* 2019;14(10).

36. Henry FM. Physical education: an academic discipline. *J Health Phys Educ Recreat.* 1964;35:32–33, 69.

37. Swanson RA, Massengale JD. Exercise and sport science in 20th-century America. In: Massengale JD, Swanson RA, editors. *The History of Exercise and Sport Science.* Champaign (IL): Human Kinetics; 1997:1–14.

38. DeVries HA. History of exercise science. In: Housh TJ, Housh DJ, Johnson GO, editors. *Introduction to Exercise Science.* San Francisco (CA): Benjamin Cummings; 2008. p. 17–40.

39. Massengale JD, Swanson RA. *The History of Exercise and Sport Science.* Champaign (IL): Human Kinetics; 1997.

40. Tipton CM. Antiquity to the early years of the 20th century. In: Tipton CM, editor. *History of Exercise Physiology.* Champaign (IL): Human Kinetics, Inc; 2014. p. 3–32.

41. Gerber EW. *Innovators and Institutions in Physical Education.* Philadelphia (PA): Lea and Febiger; 1971.

Capítulo 1 Introdução à Ciência do Exercício

42. Buskirk ER. From Harvard to Minnesota: keys to our history. In: Holloszy JO, editor. *Exercise and Sport Sciences Reviews*. Baltimore (MD): Williams & Wilkins; 1992. p. 1–26.

43. Tipton CM. Exercise physiology, part II: a contemporary historical perspective. In: Massengale JD, Swanson RA, editors. *The History of Exercise and Sport Science*. Champaign (IL): Human Kinetics; 1997. p. 396–438.

44. Sidentop D. *Introduction to Physical Education, Fitness, and Sport*. 2nd ed. Mountain View (CA): Mayfield Publishing Company; 1994.

45. Buskirk ER, Tipton CM. Exercise physiology. In: Massengale JD, Swanson RA, editors. *The History of Exercise and Sport Science*. Champaign (IL): Human Kinetics; 2003. p. 367–438.

46. Blair SN, Kohl HW, Paffenbarger RS, Clark DG, Cooper KH, Gibbons LW. Physical fitness and all-cause mortality. *JAMA*. 1989;262(17):2395–401.

47. Núñez C, Capelo JL, Igrejas G, Alfonso A, Botana LM, Lodeiro C. An overview of the effective combination therapies for the treatment of breast cancer. *Biomaterials*. 2016;97:34–50.

48. Aune D, Sen A, Norat T, et al. Body mass index, abdominal fatness, and heart failure incidence and mortality: a systematic review and dose-response meta-analysis of prospective studies. *Circulation*. 2016;133(7):639–49.

49. Ramkumar PN, Navarro SM, Haeberle HS, et al. Short-term outcomes of concussions in major league baseball: a historical cohort study of return to play, performance, longevity, and financial impact. *Orthop J Sports Med*. 2018;6(12).

50. Navarro SM, Sokunbi OF, Haeberle HS, et al. Short-term outcomes following concussion in the NFL: a study of player longevity, performance, and financial loss. *Orthop J Sports Med*. 2017;5(11).

51. McKee AC, Stein TD, Kiernan PT, Alvarez VE. The neuropathology of chronic traumatic encephalopathy. *Brain Pathol*. 2015;25(3):350–64.

52. Doperak J, Anderson K, Collins M, Emami K. Sport-related concussion evaluation and management. *Clin Sports Med*. 2019;38(4):16.

53. Gatorade Sport Science Institute 2021. Available from: https://www.gssiweb.org/en.

54. Berryman JW. *Out of Many, One: A History of the American College of Sports Medicine*. Champaign (IL): Human Kinetics; 1995.

55. American College of Sports Medicine. Prevention of thermal injuries during distance running. *Med Sci Sport Exerc*. 1974;19:529.

56. United States Department of Health and Human Services, Centers for Disease Control and Prevention, National Center for Chronic Disease Prevention and Health Promotion, President's Council on Physical Fitness and Sports. *Physical Activity and Health: A Report of the Surgeon General*. Atlanta (GA): United States Department of Health and Human Services; 1995.

57. Maron BJ, Isner JM, McKenna WJ. 26th Bethesda conference: recommendations for determining eligibility for competition in athletes with cardiovascular abnormalities. Task Force 3: hypertrophic cardiomyopathy, myocarditis and other myopericardial diseases and mitral valve prolapse. *J Am Coll Cardiol*. 1994;24(4): 880–5.

58. Herring SA, Bergfeld JA, Boyd J, et al. Team physician consensus statement. *Med Sci Sports Exerc*. 2000; 32(4):877–8.

59. Flegal KM, Kruszon-Moran D, Carroll MD, Fryar CD, Ogden CL. Trends in obesity among adults in the united states, 2005 to 2014. *JAMA*. 2016;315(21):2284–91.

60. Ogden CL, Carroll MD, Kit BK, Flegal KM. Prevalence of childhood and adult obesity in the United States, 2011–2012. *JAMA*. 2014;311(8):806–14.

61. Balady G, Chaitman BL, Foster C, Froelicher E, Gordon N, Van Camp SP. AHA/ACSM Joint Position Statement: automated external defibrillators in health/fitness facilities. *Med Sci Sport Exercise*. 2002;34(3): 561–4.

62. Balady GJ, Chaitman BL, Driscoll D, et al. AHA/ACSM Joint Position Statement: recommendations for cardiovascular screening, staffing, and emergency policies at health/fitness facilities. *Med Sci Sports Exerc*. 1998;30(6):1009–18.

63. Donnelly JE, Blair SN, Jakicic JM, Manore MM, Rankin JW, Smith BK. Appropriate physical activity intervention strategies for weight loss and prevention of weight regain for adults. *Med Sci Sports Exerc*. 2009;41(2):459–71.

64. Thompson PD, Franklin BA, Balady GJ, et al. Exercise and acute cardiovascular events: placing the risks into perspective. *Med Sci Sports Exerc*. 2007;39:886–97.

65. Sawka MN, Burke LM, Eichner ER, Maughan RJ, Montain SJ, Stachenfeld NS. Exercise and fluid replacement. *Med Sci Sports Exerc*. 2007;39(2):377–90.

66. Pescatello LS, Franklin BA, Fagard R, Farquhar WB, Kelley GA, Ray CA. Exercise and hypertension. *Med Sci Sport Exerc*. 2004;36(3):533–53.

67. Van Camp SP, Cantwell JD, Fletcher GF, Smith LK, Thompson PD. Exercise for patients with coronary artery disease. *Med Sci Sports Exerc*. 1994;26(3):i–v.
68. Armstrong LE, Casa DJ, Millard-Stafford ML, et al. Exertional heat illness during training and competition. *Med Sci Sports Exerc*. 2007;39(3):556–72.
69. American College of Sports Medicine, American Dietetic Association, Dietitians of Canada. Nutrition and Athletic Performance. *Med Sci Sports Exerc*. 2016;48(3):543–68.
70. Donnelly JE, Hillman CH, Castelli D, et al. Physical activity, fitness, cognitive function, and academic achievement in children: a systematic review. *Med Sci Sports Exerc*. 2016;48(6):1197–222.
71. Castellani JW, Young AJ, Ducharme MB, et al. Prevention of cold injuries during exercise. *Med Sci Sports Exerc*. 2006;38(11):2012–29.
72. Ratamess NA, Alvar BA, Evetovich TK, et al. Progression models in resistance training for healthy adults. *Med Sci Sports Exerc*. 2009;41(3):687–708.
73. Nattiv A, Loucks AB, Manore MM, Sanborn CF, Sundgot-Borgen J, Warren MP. The female athlete triad. *Med Sci Sports Exerc*. 2007;29(5):1867–82.
74. American College of Sports Medicine. The use of anabolic-androgenic steroids in sports. *Med Sci Sport Exerc*. 1987;19(5):534–9.
75. Sawka MN, Joyner MJ, Miles DS, Robertson RJ, Spriet LL, Young AJ. The use of blood doping as an ergogenic aid. *Med Sci Sports Exerc*. 1996;28(6):i–viii.
76. Opplinger RA, Case S, Horswill CA, Landry GL, Shelter AC. Weight loss in wrestlers. *Med Sci Sports Exerc*. 1996;28(6):ix–xii.

CAPÍTULO

2

Introdução à Pesquisa

Após concluir este capítulo, você será capaz de:

1. Explicar a importância da pesquisa para o aumento da compreensão da saúde, da atividade física, do exercício físico e do desempenho esportivo e atlético.

2. Definir os tipos de pesquisa realizados comumente pelos profissionais da ciência do exercício.

3. Explicar os componentes primários do processo de pesquisa sistemático.

4. Descrever o processo de divulgação e publicação da pesquisa com revisão por pares.

5. Explicar a prática baseada em evidências e como é utilizada para orientar a tomada de decisão.

6. Explicar como se engajar em atividades de pesquisa enquanto estudante.

Pesquisa em ciência do exercício

Pesquisa é um curso de ação cuidadosamente planejado com o propósito de gerar conhecimento e informações em um esforço para expandir a compreensão de um dado assunto, conceito ou ideia. Tipicamente, o processo de pesquisa começa com uma pergunta inicial que é investigada de modo sistemático por um processo que inclui a coleta de dados, a análise desses dados, a reflexão sobre os dados coletados e, possivelmente, a obtenção de uma resposta para o assunto pesquisado. O processo de investigação para responder a uma única pergunta inicial pode, com frequência, demorar meses, anos e, até mesmo, décadas para ser concluído. O conhecimento adquirido durante o processo de pesquisa sistemático é documentado e divulgado para outras pessoas para apreciação de seu valor intrínseco e extrínseco.

A realização da pesquisa e a divulgação do conhecimento obtido dessa pesquisa são atividades cruciais de muitos profissionais da ciência do exercício. Muito do que sabemos sobre saúde, atividade física, exercício físico e desempenho esportivo e atlético provém de experimentos e estudos realizados por profissionais da ciência do exercício. Os pesquisadores trabalham para aprofundar ou acumular conhecimentos para uma disciplina ou uma área de especialidade. Ao iniciar um programa acadêmico de estudo, o indivíduo aprende rapidamente que os conhecimentos das disciplinas da ciência do exercício são fundamentados em pesquisas bem elaboradas e cuidadosamente realizadas. Em muitos capítulos deste livro serão apresentados exemplos e sumários de temas de pesquisa e áreas de estudo que são cruciais para as disciplinas da ciência do exercício. As pesquisas embasam a atuação dos profissionais; portanto, é importante ter uma visão geral das pesquisas de modo a ter uma maior compreensão do que é feito nas áreas da ciência do exercício.

Práticas de pesquisa

Os profissionais da ciência do exercício utilizam ampla gama de técnicas, métodos, projetos e modelos quando realizam pesquisas científicas. Muitas pesquisas realizadas em ciência do exercício utilizam um modelo humano (Figura 2.1) ou animal (Figura 2.2). Todavia, também é uma prática comum usar culturas de células e tecido coletados de seres humanos ou de animais (Figura 2.3), modelagem computacional (Figura 2.4) e procedimentos avançados de análise estatística para responder a muitas questões na ciência do exercício. Exemplos dos diferentes tipos de equipamentos e procedimentos utilizados na pesquisa em ciência do exercício são discutidos no Capítulo 11. Os processos e métodos específicos empregados em pesquisas visam assegurar que as conclusões tiradas ao final de um experimento ou estudo são factuais e resistem à análise rigorosa. Esses métodos incluem a formulação de hipóteses e hipóteses alternativas para testar a objetividade do experimento e do pesquisador.[1] Pesquisadores e acadêmicos difundem, com frequência, os resultados em conferências e seminários, bem como em relatórios técnicos, recomendações de política de saúde e periódicos com revisão por pares, com o propósito de que outros profissionais e pesquisadores revisem, reavaliem, reproduzam e, com frequência, agreguem dados ao trabalho realizado.[1]

Pesquisadores, acadêmicos e estudiosos empregam vários métodos para solucionar assuntos controversos e responder a questionamentos específicos. Os indivíduos que realizam pesquisa de alta qualidade e têm bolsas de estudo adquirem determinadas características pessoais e intelectuais que os capacitam a pensar e agir de maneira específica. Alguns exemplos dessas atitudes e características são mostrados na Tabela 2.1.[2]

Capítulo 2 Introdução à Pesquisa

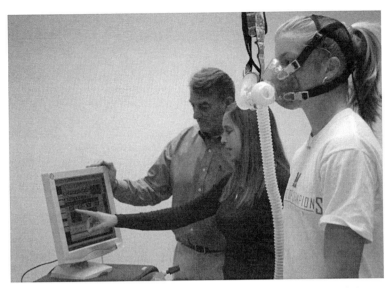

FIGURA 2.1 Boa parte da pesquisa em ciência do exercício utiliza o modelo humano.

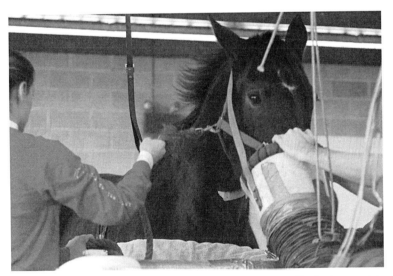

FIGURA 2.2 Animais são, com frequência, usados na pesquisa em ciência do exercício. (Imagem fornecida por Equine Exercise Physiology Laboratory, Rutgers University.)

Tabela 2.1	Atitudes e características de cientistas e pesquisadores.[2]
Objetividade, imparcialidade e minimização de vieses pessoais no tocante às observações feitas
Capacidade de lidar com fatos e tirar conclusões baseadas em dados e não tomar decisões pessoais sem o suporte de dados
Curiosidade e desejo de procurar respostas nos dados obtidos na pesquisa
Anseio de compreender como tudo se encaixa em um sistema organizado

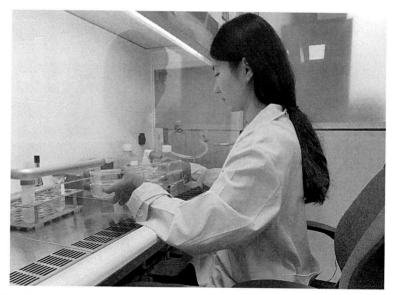

FIGURA 2.3 Na pesquisa em ciência do exercício são examinadas amostras de tecido e culturas de células. (Shutterstock.)

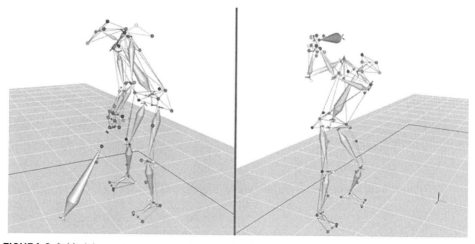

FIGURA 2.4 Modelagem computacional é uma abordagem frequentemente empregada em algumas áreas da ciência do exercício.

Tipos de pesquisa

O trabalho investigativo realizado pelos pesquisadores e acadêmicos é, tipicamente, caracterizado como pesquisa básica, aplicada ou translacional. A **pesquisa básica** é, ocasionalmente, referida como pesquisa pura ou fundamental e visa expandir a base de conhecimento por meio de formulação, revisão ou expansão de uma teoria.[3] A investigação em determinadas áreas

Pesquisa básica. Estudo sistemático direcionado para o aumento do conhecimento, a meta primária sendo a aquisição de mais conhecimento ou compreensão do assunto que está sendo estudado.

da ciência do exercício pode ser categorizada como pesquisa básica se houver, por exemplo, uma abordagem bioquímica ou genética. Em geral, a pesquisa básica visa descobrir saberes novos e desconhecidos, muitas vezes sem a preocupação com a aplicação prática direta dessas informações. A aplicação prática das informações geradas é considerada mais tarde, algumas vezes anos no futuro. A abordagem da pesquisa básica é, com frequência, descrita como "reducionista", visto que são utilizados métodos científicos específicos para isolar um único fator (p. ex., um produto com alteração genética, uma proteína ou outro fator biológico isolado). Muitos dos avanços em saúde, atividade física, exercício físico e desempenho esportivo e atlético surgiram a partir das aplicações práticas de descobertas feitas na pesquisa básica.[3]

A **pesquisa aplicada** tenta solucionar problemas da vida cotidiana e, com frequência, emprega os mesmos métodos, projetos e técnicas da pesquisa. Na pesquisa aplicada, conceitos teóricos e hipotéticos são examinados em situações do mundo real. A pesquisa aplicada tenta encontrar soluções para um problema prático imediato ou para uma pergunta de uma pessoa ou de um grupo de pessoas. Todavia, esse tipo de pesquisa é, muitas vezes, usado para fazer inferências para além de determinado grupo ou da situação específica que está sendo estudada. Os resultados da pesquisa aplicada se destinam a ser generalizados e ampliados para a maior população-alvo. Esse tipo de pesquisa pode ser realizado em laboratórios controlados, em salas de aula, em hospitais, em unidades de saúde e em configurações de campo. Boa parte da investigação na ciência do exercício consiste em pesquisa aplicada porque avalia os processos de movimento e comportamento em condições da vida real. A pesquisa básica ou aplicada realizada por cientistas do exercício é interdependente, ou seja, é necessário que a pesquisa seja realizada em termos práticos e que teorias sejam elaboradas e revisadas. Alguns estudos empregam abordagens que combinam pesquisa básica e aplicada.[3]

A **pesquisa translacional** aplica os achados da pesquisa básica para aprimorar diretamente a saúde e o bem-estar dos seres humanos. Esse tipo de pesquisa traduz achados da pesquisa básica em práticas relevantes, tipicamente no campo da assistência à saúde. A pesquisa translacional utiliza dados obtidos em experiências de laboratório para embasar **estudos clínicos** e, por fim, aplicações em pacientes. Trata-se de uma interface da pesquisa básica com a aplicação clínica; utiliza conhecimentos da pesquisa em ciências básicas para criar novos fármacos, produzir novos dispositivos médicos e gerar novas opções terapêuticas para os pacientes. O desfecho da pesquisa translacional é a produção de um novo tratamento que pode ser utilizado para melhorar a assistência à saúde.[4] Existem vários periódicos especializados que se dedicam à publicação de estudos da pesquisa translacional,

Pensando criticamente

Como as pesquisas básica e aplicada se combinam para aumentar a compreensão da saúde, da atividade física, do exercício físico e do desempenho esportivo e atlético?

Pensando criticamente

Como a pesquisa translacional melhora a assistência à saúde de pacientes com condições como doença cardiovascular ou diabetes mellitus do tipo 2?

Pesquisa aplicada. Pesquisa sistemática direcionada ao achado de soluções para um problema imediato da vida real.

Pesquisa translacional. Aplica os achados da pesquisa básica em práticas cotidianas relevantes, com frequência no campo da assistência à saúde.

Estudos clínicos. Estudos de pesquisa com voluntários humanos que visam aumentar o conhecimento clínico.

34   ACSM Introdução à Ciência do Exercício

incluindo *Translational Research* (http://www.journals.elsevier.com/translational-research-the-journal-of-laboratory-and-clinical-medicine/), *American Journal of Translational Research* (http://www.ajtr.org/) e *Translational Journal of the American College of Sports Medicine* (www.acsm.org). Na Tabela 2.2 são mostrados alguns exemplos de pesquisa básica, de pesquisa aplicada e de pesquisa translacional que são realizadas nas disciplinas da ciência do exercício.

Tabela 2.2	Exemplos de pesquisa básica, aplicada e translacional nas áreas da ciência do exercício.		
ÁREAS DA CIÊNCIA DO EXERCÍCIO	**PESQUISA BÁSICA**	**PESQUISA APLICADA**	**PESQUISA TRANSLACIONAL**
Fisiologia do exercício	A influência dos níveis de pH intramuscular sobre o movimento do ácido láctico para fora das fibras musculares	A modificação do pH de todo o corpo por meio do uso de um recurso ergogênico ajuda a melhorar o desempenho na corrida de distância?	A alteração do pH intramuscular influencia o controle da glicemia em pessoas com diabetes *mellitus*?
Fisiologia clínica do exercício	O efeito de diferentes fármacos na força contrátil das fibras do músculo cardíaco	A combinação de diferentes terapias farmacológicas e exercício reduz o tempo de recuperação após um infarto agudo do miocárdio?	O uso de combinações diferentes de fármacos aumenta a longevidade de pacientes com insuficiência cardíaca?
Treinamento atlético e medicina do exercício e do esporte	O efeito da aplicação de gelo por períodos de tempo diferentes na modificação da temperatura intramuscular	A duração da aplicação de gelo promove o processo de recuperação de um músculo lesionado?	A redução da temperatura do músculo aumenta a capacidade funcional de pacientes com distrofia muscular?
Nutrição no esporte e no exercício	O efeito de diferentes alimentos na ressíntese de glicogênio muscular	Os níveis elevados de glicogênio muscular melhoram o desempenho em exercícios de *endurance*?	A modificação do consumo de carboidrato melhora o controle da glicemia em pacientes com diabetes *mellitus* do tipo 1?
Exercício e psicologia do esporte	O efeito de diferentes tipos de música na estimulação psicológica	Ouvir música antes de uma competição atlética melhora o desempenho durante a competição?	Ouvir músicas animadas influencia a adesão de pacientes com câncer à prática de exercícios físicos?
Controle motor e aprendizado	O efeito de níveis diferentes de neurotransmissores no controle do movimento	A administração do neurotransmissor dopamina melhora a qualidade de vida dos pacientes com doença de Parkinson?	Uma combinação de fármacos que modifica os níveis de neurotransmissores influencia a capacidade de deambulação de pacientes com esclerose múltipla?
Biomecânica clínica e no esporte	O efeito de diferentes comprimentos de passadas no equilíbrio durante a deambulação	Uma órtese mecânica de joelho melhora a capacidade de deambulação livre nos pacientes que estão se recuperando de uma lesão?	A alteração do comprimento da passada influencia a capacidade de exercício em pessoas com artroplastia de quadril?

A pesquisa na ciência do exercício também pode ser classificada como quantitativa ou qualitativa.[3] A **pesquisa quantitativa** emprega uma abordagem científica para a coleta e a análise de dados numéricos obtidos tipicamente de indivíduos por meio de testagem direta em um laboratório ou no campo ou por meio de questionários. Abordagens quantitativas são utilizadas para ilustrar condições ou fenômenos existentes, investigar as relações estatísticas entre duas ou mais variáveis e explorar as relações de causa e efeito entre os fenômenos. As técnicas, os projetos e os métodos utilizados nas pesquisas quantitativas são fundamentados em um paradigma adotado das ciências naturais que pressupõe que a realidade é relativamente estável, uniforme, mensurável e governada por leis racionais que possibilitam generalizações para uma população maior.[3] A abordagem da pesquisa quantitativa envolve os seguintes aspectos:

1. Questões bem definidas.
2. Hipóteses e teorias alternativas racionais.
3. Procedimentos de investigação válidos e plenamente elaborados.
4. Controle, tanto quanto for possível, de fatores externos que poderiam influenciar os dados coletados.
5. Uso de grande número amostral de participantes para a obtenção de dados relevantes.
6. Emprego de técnicas de análise dos dados baseadas em procedimentos de análise estatística.
7. Descrição dos resultados na forma de gráficos, figuras e tabelas.[5,6]

A **pesquisa qualitativa** utiliza observações abrangentes e entrevistas que fornecem dados não numéricos obtidos em ambientes naturais em um esforço para interpretar conceitos, experiências ou opiniões e descobrir o significado de situações. Algumas vezes denominada "pesquisa naturalista", a pesquisa qualitativa é realizada frequentemente em ambientes naturais e não tenta controlar o contexto nem as condições em torno da pesquisa.[1,3] Ao contrário da pesquisa quantitativa, a pesquisa qualitativa não concorda com o ponto de vista de que o mundo é estável e uniforme e que pode ser explicado pelas leis que governam os fenômenos. Em vez disso, os pesquisadores empregam a perspectiva construcionista. Essa perspectiva sugere que o significado e a realidade são situação-específicos e existem muitas explicações diferentes possíveis, nenhuma delas necessariamente mais válida que a outra. Na pesquisa qualitativa, não há habitualmente uma tentativa de generalizar os resultados para toda a população que está sendo estudada porque o contexto do estudo é população-específico e situação-específico. Métodos de pesquisa específicos não são estabelecidos antes do início do estudo e tendem a evoluir enquanto a pesquisa está sendo realizada. Na abordagem da pesquisa qualitativa, a análise e a interpretação dos dados coletados são principalmente interpretativas e descritivas. Essa abordagem resulta na categorização dos dados em tendências e padrões e raramente emprega procedimentos de análise estatística.[1,3]

Pesquisa quantitativa. Investigação que emprega uma abordagem científica para a coleta e análise de dados numéricos obtidos, tipicamente, de indivíduos por meio de testagem direta ou questionários.

Pesquisa qualitativa. Investigação que utiliza observações abrangentes e entrevistas em um ambiente natural para disponibilizar dados não numéricos na forma de opiniões, expressões e crenças.

Os pesquisadores também empregam uma combinação de metodologias quantitativas e qualitativas na **pesquisa com métodos mistos** para investigar tópicos interessantes em muitas das disciplinas na ciência do exercício. A abordagem com métodos mistos tenta, com frequência, compreender a amplitude e a profundidade dos dados da pesquisa, usando os pontos fortes das pesquisas quantitativa e qualitativa. Quando os pesquisadores empregam a abordagem de métodos mistos, eles conseguem expandir e fortalecer as conclusões e as interpretações de um estudo de pesquisa.

O uso de abordagens de pesquisa quantitativa, qualitativa e com métodos mistos deve ser baseado no tipo de investigação a ser realizada. Cada método de pesquisa tem pontos fortes e fracos, que precisam ser levados em consideração quando se faz o projeto da pesquisa.

Outras descrições de pesquisa

Uma descrição dos diferentes tipos de pesquisa quantitativa e de pesquisa qualitativa ajuda a compreender os pontos fortes e fracos de cada tipo e a determinar o tipo de metodologia a ser utilizado.[1,3] Com frequência, a pesquisa é categorizada como descritiva ou experimental.

1. **Pesquisa descritiva**
   - Descreve a situação atual do problema
   - Não exige manipulação das variáveis experimentais
   - Não fornece conclusões sobre os motivos da ocorrência de determinado efeito
   - Não explica o que acontece na resposta.
2. **Pesquisa experimental**
   - Manipula uma variável ou variáveis para investigar o efeito em algum desfecho
   - Fornece conclusões sobre os motivos da ocorrência de determinado efeito.

Existem também três formas primárias de pesquisa experimental: longitudinal, transversal e sequencial.[1,3]

1. O **método longitudinal de pesquisa** envolve o estudo da alteração ao longo do tempo:
   - Provavelmente o mais fidedigno dos três tipos de pesquisa experimental porque alterações dos fatores tecnológicos e sociais não exercem, em geral, um efeito amplo nos resultados
   - O aprendizado ou a familiarização pelos participantes da pesquisa é, com frequência, um problema porque a testagem repetida pode influenciar os dados.

Pesquisa com métodos mistos. Investigação que faz uso de uma combinação de abordagens quantitativas e qualitativas na metodologia do estudo.
Pesquisa descritiva. Um tipo de investigação que tenta atribuir características específicas a uma pergunta inicial ou problema.
Pesquisa experimental. Um tipo de investigação que exige a manipulação de, pelo menos, uma variável para responder a uma pergunta ou problema.
Método longitudinal de pesquisa. Um tipo de investigação que envolve o estudo de alterações ao longo do tempo em uma variável ou característica.

2. O **método transversal de pesquisa** exige a coleta de dados em indivíduos com características diferentes ou de grupos que representam atributos diferentes (p. ex., idade, gênero, raça, níveis de condicionamento, condições mórbidas):
   - Possibilita a coleta de todos os dados em um dado período
   - Desempenho de determinados grupos que poderiam ser influenciados por outros motivos que não as variáveis dependentes a serem mensuradas (p. ex., fatores sociais ou tecnológicos).
3. O **método sequencial de pesquisa** combina os métodos longitudinal e transversal:
   - Envolve o estudo de várias amostras diferentes (p. ex., transversal) durante vários anos (p. ex., longitudinal)
   - Possibilita a comparação, ao mesmo tempo, de indivíduos com diferenças em algumas características (p. ex., idade, gênero, raça, níveis de condicionamento físico, condições mórbidas), de modo a identificar diferenças atuais.

Outras formas de pesquisa comumente usadas por profissionais da ciência do exercício incluem: revisões sistemáticas, metanálise, estudos controlados randomizados, enquetes/entrevistas/observações e pesquisa historiográfica.[1,3]

1. A **revisão sistemática** envolve a utilização de critérios de elegibilidade predeterminados para identificar, avaliar e sintetizar todas as evidências empíricas para responder a uma pergunta inicial específica de pesquisa
   - Os pesquisadores que realizam revisão sistemática fazem uso de métodos explícitos e organizados que são selecionados de modo a minimizar vieses e obter achados mais fidedignos para embasar a tomada de decisões.
2. A **metanálise** envolve uma reapreciação dos resultados de estudos de pesquisa realizados anteriormente:
   - Os resultados de vários estudos de pesquisa são examinados sistematicamente por procedimentos estatísticos especiais
   - O intuito é tirar conclusões apoiadas por numerosos estudos de pesquisa.
3. O **estudo controlado randomizado** envolve a distribuição aleatória dos indivíduos participantes para receber uma de várias intervenções:
   - Cada indivíduo do estudo tem uma chance igual para receber uma das intervenções
   - Uma das intervenções é a condição controle, que pode ser uma prática padrão, um placebo ou a ausência de intervenção
   - É, com frequência, realizado em método longitudinal de pesquisa.

Método transversal de pesquisa. Um tipo de investigação que exige a coleta de dados de indivíduos com características diferentes que representam atributos diferentes que estão sendo investigados.

Método sequencial de pesquisa. Tipo de investigação que combina métodos transversal e longitudinal de pesquisa.

Revisão sistemática. Utilização de critérios de elegibilidade predeterminados para identificar, avaliar e sintetizar todas as evidências empíricas para responder a uma pergunta específica.

Metanálise. O processo de analisar estatisticamente dados de estudos de pesquisa publicados anteriormente.

Estudo controlado randomizado. Os indivíduos do estudo são alocados de modo aleatório para receber uma de várias intervenções.

4. A **pesquisa observacional, com enquetes e entrevistas** envolve a documentação, a descrição, a análise e a interpretação de condições que existem atualmente em uma população específica:
   - Os resultados mostram o que está acontecendo em uma circunstância específica.
5. **Pesquisa historiográfica** é o processo de examinar e interpretar de modo sistemático eventos pregressos para compreender o que ocorreu.
   - O procedimento envolve a exploração, o registro, a análise e a interpretação de eventos pregressos com o propósito de descobrir generalizações
   - As informações geradas são úteis na compreensão do passado e do presente e, até certo ponto, na previsão do futuro.[1,3]

Processo de pesquisa

Embora nem todos realizem experimentos ou estudos de pesquisa, é importante ter um sólido conhecimento da natureza da pesquisa e de como ela é realizada para determinar se as informações são válidas e fidedignas. A compreensão de como uma pesquisa de boa qualidade é realizada apropriadamente e como os achados das pesquisas são divulgados para outras pessoas no campo pode ajudar muito o profissional da ciência do exercício na apreciação das informações e na resposta a questões levantadas por pacientes, clientes e atletas.

Em resumo, a pesquisa é o processo de encontrar respostas para uma pergunta inicial. A pesquisa de boa qualidade envolve uma progressão sistemática de etapas em uma tentativa de identificar uma resposta para uma pergunta. As próximas seções apresentam uma visão geral sucinta de muitos dos componentes importantes para a realização de uma pesquisa de boa qualidade e para o compartilhamento dos achados da pesquisa com outros profissionais. A Figura 2.5 mostra uma visão geral do processo típico de pesquisa na ciência do exercício. Caso o leitor deseje mais detalhes sobre pesquisa e metodologia de pesquisa, deve ler as referências.[1,7]

Como fazer um projeto para um estudo de pesquisa experimental

A pergunta inicial específica da pesquisa ou o propósito do estudo determinará o projeto do estudo. A primeira etapa na identificação da pergunta inicial da pesquisa consiste em fazer uma revisão meticulosa da literatura. Esse processo exige a leitura e o resumo da literatura relacionada com o assunto da pesquisa. A revisão das **fontes primárias** e **fontes secundárias** é crucial para compreender quais investigações já foram realizadas sobre o assunto de interesse. A revisão rigorosa da literatura deve ajudar a estreitar o foco das

Pesquisa observacional, com enquetes e entrevistas. A documentação, a descrição, a análise e a interpretação de condições existentes no momento em uma população específica.
Pesquisa historiográfica. O processo de examinar e interpretar de modo sistemático eventos passados para compreender o que ocorreu.
Fontes primárias. Evidências diretas de estudos de pesquisa empíricos que são encontradas tipicamente em artigos acadêmicos ou pesquisa apresentada em conferências.
Fontes secundárias. Informações, revisões ou artigos de periódicos que discutem ou revisam a pesquisa original de alguém.

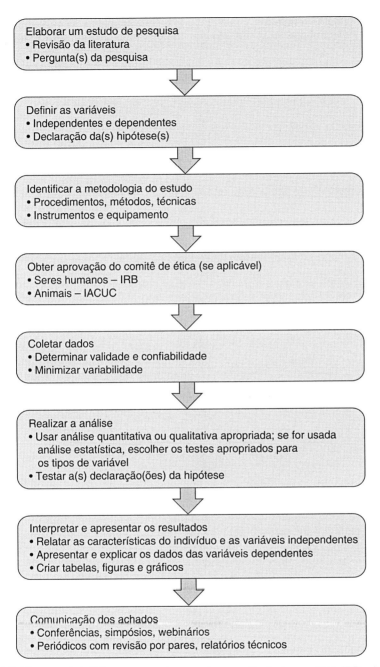

FIGURA 2.5 Visão geral do típico processo de pesquisa em ciência do exercício. IRB = Institutional Review Board; IACUC = Institutional Animal Care and Use Committee.

pesquisas realizadas previamente sobre o assunto e a identificar onde existem lacunas no conhecimento que precisam ser preenchidas. Isso pode ajudar o pesquisador a definir seu alvo (pergunta inicial) e, a partir daí, o propósito do estudo. Uma boa pergunta inicial deve especificar claramente o propósito do estudo e, também, deve incluir os indivíduos ou a população cujos dados serão coletados.

Definição das variáveis

A pergunta inicial específica da pesquisa determina se uma **variável independente** deve ser controlada ou manipulada durante o estudo e qual **variável dependente** será mensurada. Os estudos de pesquisa incluem, com frequência, a testagem de uma **hipótese** isolada ou de múltiplas hipóteses, que é ou são geradas por conhecimento teórico e/ou pesquisa prévia.[1] A hipótese é, com frequência, formulada de uma maneira para a qual é esperado um desfecho específico. Os pesquisadores precisam tentar identificar e controlar cuidadosamente essas variáveis independentes (também denominadas "variáveis experimentais") que influenciarão ou terão impacto no desfecho do estudo. Além disso, o pesquisador deve identificar a(s) variável(is) dependente(s) mais importantes porque essas informações serão objeto de análise estatística em um estudo quantitativo para apoiar ou rejeitar a hipótese levantada e, assim, tirar conclusões dessa pesquisa.[1]

Metodologia do estudo

A metodologia é o processo específico utilizado para realizar o estudo e coletar os dados (ou seja, informações) utilizados para responder à pergunta da pesquisa. Os procedimentos, os métodos e as técnicas empregadas são baseados em numerosos fatores, inclusive a hipótese formulada, o projeto do estudo, a população estudada, a aparelhagem e o equipamento disponíveis e as limitações de tempo dos pesquisadores e dos indivíduos pesquisados. A metodologia também é determinada pelo tipo de pesquisa realizado. A metodologia é estabelecida *a priori* e precisa produzir dados válidos e confiáveis. Tipicamente, os procedimentos, os métodos e as técnicas da pesquisa não são modificados após ser iniciada a coleta oficial dos dados.

Obtenção de aprovação da pesquisa

Antes de se iniciar um estudo de pesquisa, é preciso obter a aprovação de um comitê de ética em pesquisa. Nos EUA, se a pesquisa incluir seres humanos, a aprovação deve ser dada por um *Institutional Review Board* (IRB).[a] Se forem utilizados animais na pesquisa, busca-se

Variável independente. A variável experimental ou terapêutica que é manipulada pelo pesquisador para criar um efeito na variável dependente.
Variável dependente. Resposta, comportamento ou desfecho que um pesquisador deseja prever ou explicar.
Hipótese. Uma explicação proposta para a ocorrência de algum desfecho especificado testada via estudo e experimentação.

---

[a]N.T.: No Brasil, a Comissão Nacional de Ética em Pesquisa (Conep) está diretamente ligada ao Conselho Nacional de Saúde (CNS). A comissão elabora e atualiza as diretrizes e as normas para a proteção dos participantes de pesquisa e coordena o Sistema CEP/Conep. O Sistema CEP/Conep é formado pela Conep (instância máxima de avaliação ética em protocolos de pesquisa envolvendo seres humanos) e pelos CEPs (Comitês de Ética em Pesquisa), instâncias regionais dispostas em todo território brasileiro. O sistema também envolve pesquisadores, assistentes de pesquisa, professores e universitários em iniciação científica, instituições de ensino, centros de pesquisa, fomentadores de pesquisa e os participantes de pesquisa.
    A Conep possui autonomia para a análise ética de protocolos de pesquisa de alta complexidade (e de áreas temáticas especiais, como genética humana, reprodução humana, populações indígenas e pesquisas de cooperação internacional) e em projetos de pesquisa propostos pelo Ministério da Saúde, enquanto os CEPs são responsáveis pelos protocolos de pesquisa de baixa e média complexidades e são a porta de entrada para todos os projetos de pesquisa envolvendo seres humanos. Dessa forma, as análises que competem à Conep passam primeiro no CEP e automaticamente são encaminhadas para análise na Conep.

aprovação do Institutional Animal Care and Use Committee (IACUC).[b] A maioria das faculdades e universidades tem um IRB e um IACUC[c] associado com um *Office of Research*. Tanto o IRB como o IACUC são responsáveis formais por garantir que os pesquisadores sigam as regras estabelecidas para a pesquisa em seres humanos ou em animais. Essas normas para pesquisa em seres humanos são, tipicamente, fundamentadas na Declaração de Helsinki ou no Belmont Report, que asseveram que princípios éticos básicos devem orientar a pesquisa biomédica e comportamental envolvendo seres humanos e que os pesquisadores têm de obedecer às diretrizes estabelecidas segundo esses princípios. Nos EUA as normas regulamentadoras da pesquisa em animais são estabelecidas pela Animal Welfare Act, que, entre outras coisas, estabelece padrões para alojamento dos animais e controle básico de dor. Esses padrões são reforçados pelo United States Department of Agriculture. De modo geral, a aprovação para realização de pesquisa em seres humanos ou animais implica a apresentação de um pedido (muitas vezes denominado "protocolo") para revisão pelo IRB ou IACUC. Se o protocolo não atender aos padrões apropriados, então modificações do protocolo precisam ser feitas. Após o protocolo atender aos padrões estabelecidos pelo IRB ou IACUC, o estudo de pesquisa pode ser iniciado. Acesse os *sites* a seguir para obter mais informações sobre as normas regulamentadoras e os padrões que controlam a pesquisa em seres humanos[d] (https://www.hhs.gov/ohrp/) e em animais (https://olaw.nih.gov/).

Identificação dos participantes da pesquisa

A seleção dos indivíduos apropriados para a pesquisa, sejam eles humanos ou animais, depende do propósito do estudo e da pergunta da pesquisa. Características como idade, gênero, nível de condicionamento físico, condições de saúde e condições mórbidas são alguns exemplos de variáveis independentes comuns identificadas pelos pesquisadores quando projetam um estudo. A maioria dos estudos de pesquisa identifica **critérios de inclusão** e **critérios de exclusão**, que são utilizados para orientar a seleção e a participação de indivíduos.

Um dos traços distintivos da seleção e da participação de indivíduos em pesquisa é o princípio de consentimento livre e esclarecido. Todos os indivíduos que participam em uma pesquisa precisam receber informações sobre o estudo, escolher voluntariamente participar do estudo e, de forma alguma, podem ser coagidos a participar. De modo geral, os indivíduos são distribuídos aleatoriamente para grupos experimentais e de controle. O(s) grupo(s) experimental(is) recebe(m) um tratamento (p. ex., fármaco) ou intervenção (p. ex., programa

Critérios de inclusão. Características específicas que um indivíduo precisa ter para participar de uma pesquisa.
Critérios de exclusão. Características específicas que eliminam a participação de um indivíduo em uma pesquisa.

---

[b]N.R.T.: No Brasil, as instituições de pesquisa que realizam experimentação animal devem ter a Comissão de Ética no Uso de Animais (CEUA), que deve estar cadastrada no Conselho Nacional de Controle da Experimentação Animal (Concea), órgão do Ministério da Ciência, Tecnologia, Inovações e Comunicações desde 2014. Assim, os projetos envolvendo experimentação animal devem ser aprovados pela CEUA da instituição de pesquisa.
[c]N.R.T.: No Brasil, CEP e CEUA.
[d]N.R.T.: No Brasil, acesse os *sites* da Conep – https://conselho.saude.gov.br/comissoes-cns/conep – e do Concea – https://www.gov.br/mcti/pt-br/composicao/conselhos/concea.

de treinamento), enquanto o grupo de controle não recebe o tratamento ou intervenção e mantém seus comportamentos e atividades habituais. Em alguns experimentos, os indivíduos recebem tanto a intervenção experimental quanto o controle, com uma das intervenções precedendo a outra, ou seja, os indivíduos recebem a segunda condição remanescente após um período predeterminado.

Animais também são selecionados para participação em pesquisa segundo critérios de inclusão específicos. Como os animais não têm a capacidade de consentir voluntariamente em estudos, o IACUC[e] revisa cuidadosamente cada protocolo de estudo para garantir que os animais sejam tratados com humanidade e que qualquer dor e sofrimento seja minimizado. Um princípio adicional seguido na pesquisa em animais é a utilização do menor número possível de animais.

Coleta de dados

O termo "dado" é utilizado de modo amplo para descrever as informações obtidas para as variáveis dependentes, inclusive as características físicas dos participantes da pesquisa se forem seres humanos ou animais. A coleta de dados para as variáveis dependentes deve ser realizada com extrema precisão e cuidado. Apenas dados com **validade** e **confiabilidade** são úteis para responder à pergunta da pesquisa. A coleta dos dados deve ocorrer exatamente da mesma maneira para todos os participantes e, com frequência, o mesmo pesquisador ou técnico coleta os dados nos momentos preestabelecidos de mensuração e para a mesma variável dependente. Isso minimiza a variabilidade que pode ocorrer na pesquisa. A coleta de dados em uma pesquisa pode utilizar três métodos diferentes: observação, mensuração e questionamento. O método escolhido é determinado pela pergunta da pesquisa.[3] Na Tabela 2.3 são mostrados exemplos de técnicas de coleta de dados para cada método.[3]

Como realizar a análise

As medidas, a pontuação, as contagens, as frequências e outras informações coletadas durante a pesquisa ajudam a responder à pergunta inicial e a testar a hipótese. Os estudos de pesquisa podem ter múltiplos conjuntos de dados dependendo da complexidade do estudo e de quais informações são coletadas. Os pesquisadores tiram suas conclusões de acordo com a análise e a interpretação dos dados. Existem muitas maneiras de realizar a análise de dados e isso está além do escopo desta obra. O tipo de análise de dados depende da natureza das informações apuradas, da questão inicial e da hipótese que está sendo examinada.[7] Para obter mais informações sobre análise estatística o leitor deve buscar as referências.[1,3,7]

Validade. Refere-se ao fato de um instrumento medir exatamente o que se propõe a medir; não se trata de uma característica do instrumento e deve ser determinada com relação a uma questão específica, uma vez que se refere a uma população definida.

Confiabilidade (fidedignidade). Capacidade de reproduzir um resultado de forma consistente, no tempo e no espaço, ou a partir de observadores diferentes, indicando aspectos sobre coerência, precisão, estabilidade, equivalência e homogeneidade.

---

[e]N.R.T.: No Brasil, o Comitê de Ética no Uso de Animais (CEUA).

Tabela 2.3	Exemplos de técnicas de coleta de dados para pesquisa em ciência do exercício.[3]
TÉCNICAS OBSERVACIONAIS	**TÉCNICAS DE COLETA DE DADOS**
Observação direta	Os participantes da pesquisa estão cientes de que são observados e, em geral, sabem o motivo dessa observação
Observação indireta	Os participantes da pesquisa são filmados e a análise do que foi registrado é feita posteriormente
Observação participante	O observador da pesquisa se junta aos participantes no ambiente da pesquisa e registra observações
TÉCNICAS DE MENSURAÇÃO	**TÉCNICAS DE COLETA DE DADOS**
Medidas físicas	Uso de aparelhos e equipamento para fazer mensurações
Cognitiva	Uso de papel ou computador para coletar informações sobre medidas de conhecimento
Afetiva	Uso de papel ou computador para coletar opiniões, atitudes, personalidade, motivação, interesse e humor
QUESTIONAMENTO	**TÉCNICAS DE COLETA DE DADOS**
Questionário estruturado	As perguntas podem ser respondidas pelos participantes da pesquisa com "sim" ou "não" ou "falso" ou "verdadeiro" ou pela seleção de uma resposta de uma lista preparada previamente
Questionário não estruturado	Utiliza questionários nos quais os participantes da pesquisa podem responder livremente com suas próprias palavras
Entrevista estruturada	São usados questionários nos quais os participantes da pesquisa escrevem suas respostas
Entrevista de grupo focal	As informações são coletadas de múltiplos participantes durante uma discussão de um assunto específico por um moderador

Interpretação e apresentação dos resultados

Se os dados apurados durante o estudo forem de natureza qualitativa, os resultados serão descritos usando linguagem descritiva que, com frequência, oferece uma narrativa sobre a pergunta inicial da pesquisa. Se os dados coletados forem quantitativos, eles são relatados de maneira numérica; contudo, a análise específica empregada e o subsequente relato dos achados da pesquisa devem refletir o tipo de dados coletados durante o estudo.[7] As informações sobre os participantes da pesquisa são, com frequência, relatadas como características descritivas. Os dados das variáveis independentes são notificados de modo a fornecer uma compreensão clara dos fatores que influenciaram as variáveis dependentes. Os dados numéricos da variável dependente são notificados como achados e são utilizados para fazer as interpretações e as conclusões sobre a pesquisa. Tabelas, figuras, quadros e gráficos são as formas mais comuns de apresentar dados de pesquisa.

Divulgação dos achados

Após ser concluída a etapa de coleta de dados, ser realizada a análise e serem determinados os resultados e as conclusões da pesquisa, é importante que o(s) pesquisador(es) divulguem os achados para uma audiência apropriada. Esse compartilhamento das informações é crucial para o avanço do conhecimento em um campo de estudo ou disciplina. Pesquisadores e acadêmicos estão ativamente envolvidos na divulgação de conhecimento para outros cientistas e para o público em geral. Graças a esse processo são feitos avanços nas disciplinas acadêmicas, no tratamento de doenças, na saúde, no aprimoramento do desempenho esportivo e atlético e na elaboração de novas tecnologias.

As formas mais comuns de divulgar achados de pesquisas são a apresentação desses achados em congressos ou publicação em periódicos com **revisão por pares**. Outros métodos de divulgação consistem em relatórios técnicos, *blogs*, *preprints*[f] e webinários. Uma consideração crucial quando se avaliam informações apresentadas por um pesquisador é a revisão por pares. O processo de revisão por pares implica que um especialista na área específica do estudo, com saber e credenciais apropriadas, examinou a pesquisa e considerou aceitável sua divulgação. Se os achados da pesquisa não foram submetidos a revisão por pares, isso não significa que eles não são acurados ou válidos, simplesmente nenhum profissional especializado confirmou que o trabalho apresenta um nível apropriado de qualidade e acurácia.[7]

Congressos/conferências da especialidade

A maioria das organizações que agregam profissionais das disciplinas de ciência do exercício faz conferências nas quais conhecimentos e informações atuais e avanços recentes no campo ou na disciplina são apresentados. Essas conferências ocorrem, tipicamente, em níveis internacional, nacional, regional e estadual. Em muitas dessas conferências são apresentados os achados de estudos de pesquisa e universitários e bacharéis são, com frequência, os apresentadores. O processo de apresentação em uma conferência de profissionais começa com a apresentação do **resumo da pesquisa** à organização do evento. Algumas instituições têm um processo de revisão por pares no qual um indivíduo ou um comitê revisa o resumo da pesquisa e determina se esta é apropriada para apresentação na conferência. A revisão por pares ocorre frequentemente nas conferências internacionais e nacionais e pode existir um limite no número de oportunidades para palestras sobre pesquisa. Outros congressos, como os regionais e estaduais, não têm essa limitação.

As apresentações em congressos se encaixam, tipicamente, em uma de duas categorias, oral e pôster/painel. De modo geral, as duas são combinadas quando é apresentado um assunto específico. As pessoas que vão a esses eventos têm interesse nos tópicos apresentados e desejam adquirir conhecimento e informações por meio da divulgação dos achados de pesquisa.

As apresentações orais exigem, tipicamente, que o pesquisador-chefe (também denominado "autor principal") faça a apresentação para os indivíduos que vão ao congresso. As apresentações orais podem ser feitas para todo o grupo de congressistas ou para um pequeno subgrupo. As apresentações incluem, tipicamente, uma introdução ou informações básicas, os métodos de pesquisa empregados, os resultados da análise de dados e as conclusões. Um componente

Revisão por pares. Um processo de revisão rigorosa da pesquisa por especialistas que atuam na mesma área de estudo ou disciplina.

Resumo da pesquisa. Um sumário sucinto (aproximadamente 200 a 300 palavras) que descreve o propósito, os métodos, os resultados e as conclusões de um estudo de pesquisa.

---

[f] N.T.: Versões preliminares de manuscritos científicos compartilhadas em plataformas *on-line* antes da revisão por pares e publicação formal.

fundamental da apresentação oral é a inclusão de figuras e gráficos para mostrar visualmente os resultados e os achados do estudo. A maioria das apresentações orais dura, habitualmente, 10 a 15 minutos, com mais 5 minutos para perguntas.

O apresentador também compartilha informações com os congressistas por meio de exposição dos dados do estudo de pesquisa em pôster/painel que geralmente tem 121 cm × 182 cm. As informações fornecidas na apresentação oral são, em geral, incluídas no pôster/painel. Um elemento importante desse tipo de apresentação é a inclusão de figuras e gráficos para mostrar os resultados e achados do estudo. As apresentações de pôster são, tipicamente, disponibilizadas por algumas horas durante uma conferência e, durante esse período, o autor principal fica à disposição dos congressistas para discutir o estudo da pesquisa e seus achados.

Periódicos com revisão por pares

Os periódicos com revisão por pares são essenciais para a divulgação de pesquisa e conhecimento acadêmico para outros profissionais.[7] Existem sistemas de classificação dos periódicos que se baseiam na qualidade e no impacto da pesquisa publicada na disciplina. Vários parâmetros que utilizam critérios objetivos foram elaborados para auxiliar o processo de classificação.

Como mencionado anteriormente, a revisão por pares assegura que a pesquisa publicada tem qualidade científica e importância aceitáveis. O processo de revisão por pares tenta detectar os artigos de pesquisa com falhas significativas no projeto experimental ou nos métodos científicos e, ao mesmo tempo, garante que a discussão e a conclusão apresentadas pelos autores são apoiadas pelos resultados da coleta e da análise de dados.

O processo geral de apresentação dos resultados de um estudo de pesquisa para publicação em periódicos com revisão por pares é mostrado na Figura 2.6. O processo começa com uma discussão importante entre os pesquisadores envolvidos no estudo. O consenso é atingido sobre o pesquisador que vai liderar o processo (denominado "autor principal") e quais pesquisadores serão responsáveis pela composição e pela contribuição para as várias seções do manuscrito (os chamados coautores). Muitos periódicos exigem que o autor principal e os coautores identifiquem as contribuições de cada indivíduo para o manuscrito apresentado. A Tabela 2.4 mostra alguns exemplos de áreas de contribuição para um manuscrito conforme recomendação pelo International Committee of Medical Journal Editors (http://www.icmje.org/).

Os autores debatem a qual periódico será enviado o manuscrito para aceitação. É importante escolher um periódico especializado na publicação de trabalhos de pesquisa de áreas de estudo ou disciplinas específicas de modo a garantir a divulgação do trabalho de pesquisa para o público-alvo apropriado. Nos EUA existem mais de 70 periódicos que publicam pesquisa realizada por profissionais das disciplinas da ciência do exercício. Muitos são publicados por organizações como o American College of Sports Medicine (p. ex., *Medicine and Science in Sports and Exercise*), a National Athletic Trainers Association (p. ex., *Journal of Athletic Training*) e a Academy of Nutrition and Dietetics (p. ex., *Journal of the Academy of Nutrition and Dietetics*). Outras revistas são publicadas por editoras que percebem a necessidade de divulgação de pesquisas e erudição para profissionais.[8]

A próxima etapa no processo é o preparo do manuscrito. Isso é feito segundo as instruções para autores (também conhecidas como diretrizes para o autor) que são encontradas nos *sites* dos periódicos. Por exemplo, as instruções para os autores do *Medicine and Science in Sports and Exercise* podem ser encontradas no *site* http://journals.lww.com/acsm-msse/pages/default.aspx ou https://www.editorialmanager.com/msse/. Os autores precisam

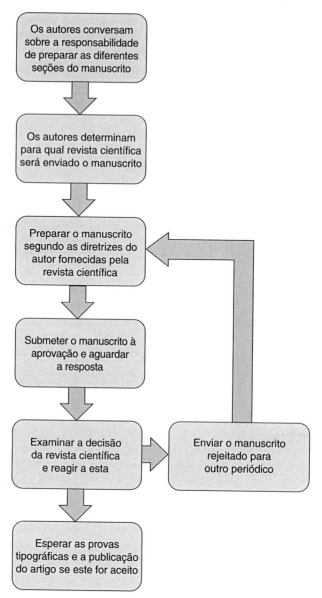

FIGURA 2.6 O processo geral de submissão dos resultados de uma pesquisa para publicação em um periódico com revisão por pares. (Modificada de Armstrong e Kraemer, 2016.)[7]

seguir atentamente as diretrizes do formato do manuscrito porque, se isso não for feito, a consequência pode ser demora significativa no processo de revisão por pares e na publicação da pesquisa. Quando um rascunho do manuscrito é concluído, deve ser enviado para todos os coautores para ser revisado. Com frequência, os pesquisadores também enviam um rascunho do manuscrito para outros colegas para revisão por pares como uma cortesia profissional. Após ser conseguido um consenso de todos os autores sobre o rascunho final, o manuscrito é apresentado para revisão.

A submissão do manuscrito para consideração de publicação exige que o autor principal envie o material para o periódico selecionado pela internet.

Tabela 2.4	Áreas de contribuição dos autores para um manuscrito segundo o International Committee of Medical Journal Editors (http://www.icmje.org/).

Contribuições substanciais para a elaboração e o desenho do trabalho, análise ou interpretação de dados do trabalho

Rascunho do trabalho ou revisão crítica do trabalho para importante conteúdo intelectual

Aprovação final da versão que será publicada

Concordância em ser responsável por todos os aspectos do trabalho ao garantir que as perguntas relacionadas com a acurácia ou a integridade de qualquer parte do trabalho foram investigadas e solucionadas de modo apropriado

Durante esse processo os autores precisam, com frequência, assinar um **acordo de direitos autorais**, identificar quaisquer **apoios financeiros** e declarar quaisquer **conflitos de interesse** para concluir a submissão. Uma vez concluída a submissão do manuscrito, o autor principal (ou o autor que enviou o material) receberá notificação de que o manuscrito foi recebido e foi enviado para revisão por pares.[7]

O processo de revisão por pares consiste, tipicamente, na análise do manuscrito por, no mínimo, um especialista no assunto ou na área de pesquisa. Com frequência, a revisão por pares pode ser concluída em 2 a 6 semanas. Após a conclusão da revisão por pares, o autor principal recebe a decisão a respeito do manuscrito. Em geral, essas decisões são uma das seguintes opções: aceitação, revisão (com pequenas ou grandes alterações) ou rejeição. Mesmo quando um manuscrito é aceito para publicação, geralmente há itens que precisam ser modificados ou corrigidos antes da aceitação oficial para publicação. Quando uma recomendação de revisão é enviada para o autor responsável pela correspondência, isso significa que existem alterações significativas que precisam ser feitas no manuscrito e a decisão de aceitar ou rejeitar o manuscrito ainda não foi tomada oficialmente. É importante para o(s) autor(es) avaliar e corrigir todas as questões identificadas na revisão por pares. Se isso não for feito, o manuscrito não será aceito para publicação. Quando o autor responsável pela correspondência recebe uma rejeição, isso significa que os especialistas que revisaram a pesquisa encontraram erros significativos que não podem ser corrigidos, que o manuscrito não tem impacto significativo na área de estudo ou na disciplina-alvo ou que a pesquisa não atende aos interesses dos leitores do periódico.[7] Em seguida, os autores podem determinar se revisões do manuscrito e a submissão a outro periódico é o plano de ação apropriado para a publicação do manuscrito.

Após o manuscrito ser aceito para publicação, o autor responsável pela correspondência recebe

 Pensando criticamente

Por que o processo de revisão por pares é importante na divulgação das pesquisas?

Acordo de direitos autorais. Um contrato por meio do qual o autor do trabalho confere ao cessionário o direito publicar, reproduzir, vender ou distribuir o material.

Apoios financeiros. Fomentos financeiros que o pesquisador recebe para ajudar na realização de um estudo de pesquisa.

Conflitos de interesse. Ocorrem quando fatores financeiros ou de outra natureza influenciam ou comprometem o julgamento de um pesquisador ao fazer ou relatar trabalhos de pesquisa.

informações adicionais do departamento editorial do periódico. Essas informações podem incluir correções de formatação e a data esperada de publicação do manuscrito. Antes da publicação, o autor responsável pela correspondência recebe uma prova final (denominada, com frequência, "prova tipográfica") do manuscrito e é necessário confirmar que as informações nessa prova tipográfica estão corretas. Algum tempo depois, o manuscrito será oficialmente publicado no periódico. A publicação pode ser feita nos formatos impresso e/ou digital. A tecnologia atual possibilita que muitos periódicos liberem os artigos imediatamente após a aceitação. Isso é conhecido como publicação avançada de artigos (AOP, do inglês *ahead of print*). Trata-se de uma modalidade de publicação que possibilita a publicação individual de artigos que já foram aprovados e estão editorados e que futuramente estarão disponíveis para distribuição para bibliotecas e assinantes do periódico.[8]

Quando um artigo de pesquisa é publicado, passa a estar disponível para qualquer pessoa que tenha acesso às versões impressas ou digitais. As informações contidas no artigo são usadas para comunicar a prática atual de profissionais da ciência do exercício e para orientar a elaboração de diretrizes e pronunciamentos oficiais de organizações profissionais e governamentais. Os artigos publicados também são cuidadosamente examinados por outros pesquisadores, estudiosos e profissionais em um esforço para identificar futuras áreas de estudo e pesquisa. Mudanças recentes no mercado editorial possibilitaram o aparecimento de artigos em revistas científicas de **acesso aberto**. Esses periódicos de acesso aberto possibilitam que pessoas que não são assinantes visualizem artigos sem precisar pagar por isso.[8]

Relatórios técnicos, *preprints servers* e webinários

Um **relatório técnico** é um documento que descreve o processo, o desenvolvimento ou os resultados de uma pesquisa técnica ou científica ou a situação de um problema da pesquisa técnica ou científica. Também poderia incluir recomendações e conclusões da pesquisa, bem como dados completos, critérios do projeto, detalhes dos procedimentos, revisões extensas da literatura, tabelas abrangentes, ilustrações e imagens e uma explicação meticulosa de abordagens malsucedidas. Um relatório técnico raramente passa por revisão por pares antes da comunicação. Com frequência, os relatórios técnicos são elaborados por agências governamentais e patrocinadores de projetos de pesquisa.

Preprint servers são repositórios *on-line* que contêm dados ou informações associados a manuscritos acadêmicos que não passaram por revisão por pares ou que já foram aceitos por um periódico. Manuscritos apresentados nesses tipos de repositórios passam por rastreamento básico e é verificado se há plágio. *Preprints* são, tipicamente, manuscritos que ainda não foram aceitos para publicação por um periódico. Os autores podem submeter versões revisadas de seus manuscritos para os *preprint servers* a qualquer momento. Após serem postados, os manuscritos podem ser usados como referência bibliográfica e, tipicamente, não podem ser retirados. *Preprint servers* possibilitam que os pesquisadores compartilhem e recebam retorno (opiniões, comentários) sobre seus trabalhos.

Acesso aberto. Processo que fornece acesso *on-line* livre e irrestrito a dados de pesquisa.
Relatório técnico. Documento que descreve o processo, a evolução, a situação atual ou os resultados de pesquisa técnica ou científica ou de um problema que está sendo investigado.

Um webinário é uma apresentação, palestra, *workshop* ou seminário que é transmitido via internet. Graças a *software* especializado, os indivíduos que realizam um webinário conseguem compartilhar áudios, documentos e aplicativos com os participantes. Além disso, os participantes conseguem fazer perguntas que são respondidas pelos apresentadores.

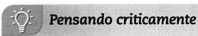

Pensando criticamente

Por que é importante que os pesquisadores divulguem os achados de seus estudos para outros profissionais?

Prática baseada em evidências

Quando um profissional da ciência do exercício projeta um programa de treinamento com a meta de aprimorar o condicionamento físico de um cliente, é importante selecionar o melhor programa de treinamento de modo que os aprimoramentos do condicionamento físico possam ser feitos da maneira mais efetiva e eficiente possível. A mesma consideração se aplica quando se projeta um programa de reabilitação para um paciente que está se recuperando de um infarto agudo do miocárdio ou quando é elaborado um programa de treinamento e condicionamento para um atleta que deseja aumentar seu desempenho durante uma competição. Nesses exemplos, é importante selecionar ou delinear o melhor programa para cada indivíduo. Tendo em vista a ampla gama de programas de exercício e treinamento disponíveis, como um *personal trainer*, um especialista em reabilitação cardíaca ou um *coach* de força e condicionamento consegue escolher o que é melhor para seu cliente ou atleta? O conceito de prática baseada em evidências é crucial para o processo de tomada de decisão.

O que é prática baseada em evidências?

A prática baseada em evidências é o fundamento histórico do conceito de medicina baseada em evidências.[9] A medicina baseada em evidências incorpora as evidências de pesquisa com a competência clínica e o retorno (*feedback*) e a perspectiva do paciente para criar o melhor plano de assistência à saúde.[10] A prática baseada em evidências (Figura 2.7) evoluiu a partir da fundação da medicina baseada em evidências para criar um processo sistemático no qual as melhores evidências disponíveis são usadas para embasar uma pergunta, abordar um problema ou criar um programa.[8] A utilização do processo de prática baseada em evidências foi expandida e agora inclui muitas das disciplinas que compõem a ciência do exercício, bem como outras como enfermagem, serviço social, educação e saúde pública.

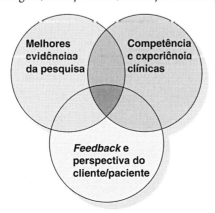

FIGURA 2.7 O modelo de prática baseada em evidências.

50 ACSM Introdução à Ciência do Exercício

Como funciona a prática baseada em evidências

Existem cinco etapas essenciais no processo de criação das melhores recomendações da prática baseada em evidências.[10] A Tabela 2.5 mostra as etapas do processo.[10] Embora inicialmente o processo em cinco etapas tenha sido projetado para notificar profissionais da saúde como tratar melhor seus pacientes, as etapas podem ser prontamente aplicadas a outras disciplinas, inclusive as da ciência do exercício. Na macroescala, as organizações de profissionais utilizam os princípios da prática baseada em evidências para criar pronunciamentos oficiais que comunicam aos profissionais da assistência qual é a melhor maneira de abordar uma condição patológica, de tratar e conduzir um cliente ou de implementar uma estratégia de treinamento. Exemplos disso podem ser encontrados em muitos dos pronunciamentos oficiais criados pelo American College of Sports Medicine (ver Tabela 1.2). Na microescala, a prática baseada em evidências é utilizada pelos profissionais para ajudá-los com as melhores maneiras de tratar ou treinar um paciente ou cliente.

Embora as cinco etapas da criação da melhor prática baseada em evidências sejam cruciais, a etapa mais importante é talvez a análise das evidências das pesquisas publicadas. As informações publicadas fornecem evidências que variam de metanálise e revisões sistemáticas até experimentos científicos bem projetados, e estudos controlados randomizados até consensos de grupos de especialistas. Essa ampla gama de evidências exige apreciação cuidadosa de todas as publicações em termos de níveis de evidência.[8] O exame meticuloso das evidências publicadas resulta na sua classificação como fortes a fracas.[8] O processo exige que os achados de cada estudo de pesquisa sejam analisados segundo critérios preestabelecidos. Numerosas organizações de profissionais e consórcios de pesquisa elaboraram sistemas de graduação que visam otimizar a tomada de decisão baseada em evidências.[8] A seguir, estão listados os cinco sistemas de análise de evidências mais comumente usados:[8]

- *Strength of recommendation taxonomy* (http://www.aafp.org/afp/2004/0201/p548.html)
- *Health evidence* (http://www.healthevidence.org/)
- *Grading of recommendations, assessment, development, and evaluation* (http://www.gradeworkinggroup.org)

Tabela 2.5	Etapas do processo de criação da melhor prática baseada em evidências.[10]
ETAPA	AÇÃO
Etapa 1	Reconhecimento da necessidade de informações e da tradução dessa demanda em uma pergunta inicial (ou perguntas iniciais) que possam ser respondidas
Etapa 2	Identificação das melhores evidências disponíveis para responder à pergunta inicial (ou perguntas iniciais)
Etapa 3	Análise sistemática das melhores evidências disponíveis quanto a sua validade, a seu impacto e a sua aplicabilidade
Etapa 4	Combinação da análise sistemática com competência clínica e das circunstâncias singulares do paciente ou cliente em um plano de ação
Etapa 5	Avaliação da efetividade e da eficiência da melhor prática baseada em evidências e busca de formas para o aprimoramento

- United States Preventive Services Task Force (http://uspreventiveservicestaskforce.org)
- The Cochrane Library (http://www.cochrane.org).

A prática baseada em evidências é um processo comumente utilizado e ajuda os profissionais a se informarem sobre a melhor maneira de implementar uma intervenção em indivíduo, equipe ou população. O uso da prática baseada em evidências ajuda a eliminar as suposições e as incertezas na determinação de quais opções de tratamento e programas de treinamento são mais eficazes.

 Pensando criticamente

De que maneira a prática baseada em evidências aprimora nossa compreensão da pesquisa?

Pesquisa em ciência do exercício feita por estudantes

Nos EUA os estudantes da ciência do exercício podem participar ativamente em atividades de pesquisa durante a faculdade. A experiência de participar de um projeto de pesquisa durante a formação universitária pode ser muito valiosa e uma das oportunidades mais transformadoras. Os universitários podem participar ativamente no processo de pesquisa em investigações sistemáticas para criar novos fatos, desvendar problemas inéditos ou preexistentes e explorar teorias e ideais inovadores. A participação em pesquisas (em laboratórios, clínicas ou em campo) é importante para a compreensão em primeira mão do processo, além de ser uma oportunidade para ganhar conhecimento aprofundado em determinado assunto ou disciplina e desenvolver habilidades de pensamento crítico.

A melhor maneira de participar em pesquisa na faculdade ou na universidade é conversar com os professores ou com seu orientador sobre oportunidades de pesquisa disponíveis. Os membros do corpo docente das melhores instituições de ensino devem realizar pesquisas como parte de suas atribuições profissionais ou realizam pesquisa porque gostam do processo de pesquisa e da geração de respostas para suas perguntas. Além disso, as faculdades e universidades têm escritórios administrativos que dão suporte às atividades de pesquisa do corpo docente, dos funcionários e dos alunos. De modo geral, esses escritórios têm funcionários que podem ajudar os alunos a identificar os membros do corpo docente e os funcionários que estão procurando assistentes para atividades de pesquisa. Muitas instituições de ensino de excelência também têm programas especiais que ajudam os universitários a realizar atividades de pesquisa sob a supervisão de professores e funcionários. A maioria desses programas de pesquisa realizados por estudantes é oferecida durante os semestres de verão; contudo, algumas instituições de ensino e universidades têm programas de apoio à pesquisa realizada por aluno que estão disponíveis ao longo do ano letivo. A Tabela 2.6 mostra sugestões de como participar em atividades de pesquisa durante a faculdade.

Tabela 2.6	Sugestões para se engajar em atividades de pesquisa enquanto estudante.
Ser voluntário para ser objeto de pesquisa em um estudo	
Observar atividades de pesquisa em diferentes laboratórios ou em campo	
Participar da atividade de pesquisa do corpo docente	
Entrar em contato com pessoas da pós-graduação que estão realizando pesquisas	
Revisar os artigos de pesquisa publicados pelo corpo docente de sua unidade acadêmica	
Visitar o escritório de pesquisa de sua faculdade ou universidade	
Comparecer a feiras, seminários e webinários de pesquisa	
Comparecer a conferência/congressos de sua disciplina	

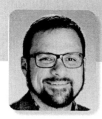

Entrevista

John Thyfault, PhD
Professor, Department of Molecular and Integrative Physiology, University of Kansas Medical Center

Breve introdução – Atuei como cientista de pesquisa durante 21 anos, incluindo 3 anos como bacharel e 3 anos como pós-doutor. Inicialmente interessei-me por fisiologia do exercício enquanto estudava na Fort Hays State University. Eu tinha dois interesses nessa época: jogava futebol americano e precisava ganhar massa muscular e ficar mais forte para competir. Já me interessava por treinamento de força desde o Ensino Médio, mas foi na faculdade que aprendi que havia uma disciplina específica e uma área de pesquisa sobre como se tornar mais rápido, mais forte e com mais massa muscular. Meu segundo interesse consistia na possibilidade de o exercício melhorar a saúde das pessoas. Meu pai morreu de cardiopatia quando eu era muito jovem. Acredito que esse fato aumentou meu interesse na possibilidade de o exercício físico melhorar a estrutura e a função do coração e de outros sistemas de órgãos, de forma que a doença cardíaca poderia ser efetivamente prevenida e tratada. Após fazer um curso de bem-estar pessoal que era obrigatório para todos os alunos da faculdade, descobri que poderia aprender mais sobre exercício para aprimorar o desempenho esportivo e a saúde humana. Rapidamente passei a atuar em diferentes organizações no departamento, participei de algumas experiências em reabilitação cardíaca e mergulhei na leitura sobre pesquisa em condicionamento físico e força. A essa altura, eu desejava me tornar um *coach* em condicionamento físico e força; portanto, obtive um certificado da National Strength and Conditioning Association. Eu ainda tinha 1 ano de elegibilidade para futebol americano após concluir a faculdade, então decidi iniciar um mestrado. Isso possibilitou que eu atuasse como ajudante de *coach* dos times de voleibol e futebol americano durante 1 ano e depois obtive minha graduação em ciência do exercício. Um dos meus professores, o Dr. Greg Kandt, recomendou que eu obtivesse um PhD. Confesso que já tinha aventado essa possibilidade antes, mas não seriamente. A recomendação dele me incentivou.

Fui aceito em um programa de PhD na University of Kansas em outubro de 1999. Eu realmente não tinha experiência pregressa em pesquisa, foi arriscado, mas rapidamente passei a amar a ideia de trabalhar em

Capítulo 2 Introdução à Pesquisa **53**

projetos que criariam novos conhecimentos. Lembro que eu ainda me interessava por desempenho e em um dado momento foi questionado se eu desejava ajudar o 1% da população que era atleta ou os 99% da população que não se concentravam nos efeitos do exercício físico sobre a saúde. Optei pelo segundo grupo e ainda sou fiel a essa escolha. Todavia, eu ainda gostava de desempenho físico, e após 1 ano me ofereceram um internato em força e condicionamento físico na equipe Kansas City Chiefs. Minha experiência nesse campo solidificou meu interesse em pesquisa dos efeitos do exercício físico sobre a saúde. Durante meu programa de PhD, aprendi como buscar subsídios, realizar meus estudos e relatar meus resultados em artigos e apresentações orais. Ao final do meu PhD, eu tinha dúvidas quanto a fazer pesquisa em período integral ou trabalhar em uma universidade menor na qual eu poderia dar aulas e fazer alguma pesquisa. Para manter a possibilidade de seguir as duas opções, decidi que era necessário um pós-doutorado. Consegui um pós-doutorado na East Carolina University, especificamente no laboratório do Dr. Lynis Dohm. Essa foi outra etapa importante na minha carreira. De fato, acredito que a experiência mais significativa da minha carreira foi esse pós-doutorado. Nesse estágio da carreira não há mais aulas, e a pessoa não tem outras responsabilidades além de pensar em ciência e realizar estudos. O Dr. Dohm também tinha uma política de portas abertas e dizia que eu poderia procurá-lo para discutir ideias ou dados sempre que precisasse. O Dr. Dohm era um excelente cientista e entusiasta do processo. Ele sempre afirmava: "Somos caçadores da verdade" quando os resultados eram diferentes do esperado. Ele realmente me ajudou a não me apegar cegamente a uma hipótese e a compreender que todos os desfechos representam oportunidade para aprender algo novo. Além disso, ele foi um exemplo de que é bom colaborar com pessoas de outras disciplinas ou com outras competências. Outros efeitos benéficos foram a evolução e o aprimoramento do meu pensamento científico e das minhas habilidades de comunicação. Tudo isso me tornou mais confiante em minha capacidade e me ajudou a determinar que a pesquisa era minha paixão.

P: *Por que o senhor escolheu fazer pesquisa ou como se envolveu com pesquisa enquanto era estudante?*

Eu sempre fui uma pessoa muito curiosa. Sempre quis saber como as coisas funcionam e tinha muita curiosidade sobre como o exercício físico poderia modificar a fisiologia humana. Minha primeira paixão foi força e condicionamento físico; contudo, sempre me perguntei se aquilo que fazíamos no laboratório ou no campo funcionava de fato e, mais importante ainda, se funcionava no nível celular da forma como desejávamos. Acredito que isso me levou a buscar descobrir, em um nível mais profundo, se o exercício programado realmente atuava como supostamente deveria.

P: *Quais são as duas ou três "melhores coisas" do seu trabalho como pesquisador?*

Eu realmente gosto do meu cargo focado em pesquisa; passo um número significativo de horas todos os dias pensando em novos conceitos e ideias que provavelmente terão impacto na saúde humana. Quando novos resultados são obtidos no laboratório, eu e meus colegas pesquisadores trabalhamos para descobrir como ou por que esses resultados ocorreram. A seguir, elaboramos novos experimentos para responder a outras perguntas, interpretamos de modo criativo nossos achados e como eles nos mostram outras possibilidades. Na verdade, acredito que criatividade e pensamento original são cruciais para a pesquisa. A realização de experimentos também é divertida e gratificante (embora implique muito trabalho). Eu também gosto de comunicar nossos achados quando faço palestras ou escrevo artigos. Como nosso trabalho está relacionado com exercício e obesidade, temos a vantagem de estabelecer correlações entre nossa pesquisa e todas as pessoas. Isso me faz pensar que a nossa pesquisa não apenas leva a conhecimento científico inédito, mas também faz com que as pessoas aumentem sua atividade física diária e tenham um estilo de vida mais saudável. Ocasionalmente, recebo um *e-mail* ou uma pessoa me aborda e fala que se tornou mais ativo fisicamente – isso é tão ou mais gratificante do que publicar meus achados. Por fim, gosto muito de orientar os estudantes formados e aqueles no pós-doutorado em seus programas e projetos de pesquisa. Não há nada melhor que ajudar um dos meus estagiários a atingir o sucesso.

P: *Que conselhos o senhor daria para um estudante que está explorando oportunidades de pesquisa em ciência do exercício?*

Saia e adquira experiência. Encontre um laboratório e se ofereça como voluntário, não faça apenas o trabalho braçal, realize a pesquisa de literatura e descubra os motivos da pesquisa e seu valor verdadeiro. Sempre tente aplicar ou compreender o projeto como um todo – isso torna o projeto mais estimulante.

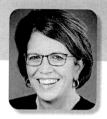

Entrevista

Mary Jane De Souza, PhD, FACSM
Professor, Departments of Kinesiology and Physiology, The Pennsylvania State University

Breve introdução – Concluí meu bacharelado e meu mestrado no Springfield College, em Springfield, Massachusetts, e fiz meu doutorado em fisiologia do exercício na University of Connecticut. Depois, fiz 2 anos de pós-doutorado em fisiologia reprodutiva na University of Connecticut Medical School. Meu primeiro cargo acadêmico após concluir o pós-doutorado foi na University of Connecticut Medical School como *Research Associate* em um programa de pesquisa em menopausa e endocrinologia reprodutiva. Posteriormente, aceitei um cargo na University of Toronto como *Associate Professor* no departamento de ciência do exercício e fiquei lá por 7 anos, antes assumir meu cargo atual como *Professor* nos departamentos de cinesiologia e fisiologia na Penn State University.

P: *Quais são as experiências mais significativas na sua carreira?*

Fui abençoada com os sucessos de exercer uma cátedra em uma instituição universitária com elevado foco em pesquisa e, assim, usufruir a oportunidade de orientar estudantes formados, fazer pesquisa e contribuir para a ciência. A mentoria, na minha opinião, é uma dádiva da carreira acadêmica que possibilita "moldar e aprimorar" a carreira de outra pessoa e viabilizar o sucesso dela. Foi muito gratificante me tornar uma pesquisadora e contribuir para a ciência, além de ser algo que adoro fazer. Além disso, recebi premiações do American College of Sports Medicine (*Citation Award*), do New England Chapter of the American College of Sports Medicine (*Honor Award*) e do College of Health and Human Development at Penn State University (*Pauline Schmitt Russell Distinguished Research Career Award*) por causa de contribuições bem-sucedidas de pesquisa.

P: *Como a senhora se envolveu em pesquisa quando era estudante?*

Tive uma mentora muito sábia durante meu mestrado, Dra. Mimi Murray, que me orientou para áreas de pesquisa que ela sabia iriam me interessar e me mostrou possibilidades para encontrar uma carreira apropriada.

P: *Quais são as duas ou três "melhores coisas" do seu trabalho como pesquisadora?*

Eu realmente gosto de ser mentora dos alunos que já têm bacharelado e ajudá-los a desenvolver a "paixão" por suas áreas de interesse em pesquisa. Também fico satisfeita em ajudar os universitários que têm dificuldades e, com algum investimento de tempo, encorajamento e suporte, promover seu desenvolvimento e sucesso. Por fim, é muito prazeroso realizar pesquisas e escrever artigos, sem esquecer os excelentes relacionamentos com os colegas cientistas que surgiram ao longo dos anos nessa carreira.

P: *Que recomendação você faria para o aluno que está explorando as possibilidades de pesquisa no campo da ciência do exercício?*

Eu recomendaria para esse aluno que está explorando as possibilidades de pesquisa no campo da ciência do exercício a busca por um mentor que "atenda" a suas demandas, tenha tempo disponível para conversar com ele tantas vezes quantas forem necessárias e, se possível, tenha acesso a um programa de pesquisa subsidiado de modo a dar suporte à pesquisa com foco em estudantes. Eu também recomendaria fortemente que os estudantes considerem o potencial de financiamento da área de pesquisa que eles planejam fazer e considerem a possibilidade de pesquisa em uma área com potencial de financiamento extramuros. Além disso, vale a pena aproveitar todas as oportunidades de escrever artigos, inscrever-se em bolsas de estudo internas e de pequeno porte, escrever resumos para serem apresentados em congressos nacionais e internacionais, participar em vários *workshops* e fazer tudo que puder para fomentar o *curriculum vitae*. Meu último conselho é ser incansável e nunca desistir.

Resumo

- A pesquisa na ciência do exercício é importante para a compreensão de elementos e mecanismos fundamentais e para notificar os profissionais sobre as melhores práticas quando tratarem ou interagirem com seus clientes
- Existem múltiplos procedimentos e sistemas que podem ser utilizados quando são realizadas pesquisas, e a metodologia escolhida deve ser determinada pela pergunta inicial da pesquisa
- A pesquisa de boa qualidade utiliza processos sistemáticos
- A divulgação dos achados de uma pesquisa em congressos/jornadas ou em periódicos com revisão por pares é necessária para os profissionais compreenderem os conhecimentos e as aplicações atuais
- A prática baseada em evidências é um processo comumente utilizado para ajudar a informar os profissionais sobre os melhores tratamentos ou intervenções a serem utilizados em um indivíduo ou em uma população.

Para revisão

1. Defina pesquisa básica, pesquisa aplicada e pesquisa translacional.
2. Quais são as principais diferenças entre pesquisa com métodos quantitativos, qualitativos ou mistos?
3. Qual é a diferença entre estudo longitudinal e estudo transversal?
4. Qual é a diferença entre uma variável independente e uma variável dependente?
5. Defina validade e confiabilidade.
6. Dê dois exemplos de comitês de ética nos EUA e no Brasil.
7. Defina periódico com revisão por pares.
8. Defina prática baseada em evidências.
9. Qual é a importância do sistema de gradação na revisão da prática baseada em evidências?

Aprendizagem baseada em projetos

1. Identifique um artigo de pesquisa publicado em um periódico que faça revisão por pares em um tópico que trate de atividade física ou exercício físico para promoção da saúde e forneça respostas com justificativa para as seguintes questões:
   a. Trata-se de pesquisa básica, aplicada ou translacional?
   b. São usados métodos quantitativos, qualitativos ou mistos?
   c. Trata-se de um estudo longitudinal, transversal ou sequencial?
   d. Trata-se de uma revisão sistemática, uma metanálise, um estudo controlado randomizado, um estudo observacional ou uma pesquisa historiográfica?
   e. Quais são as variáveis dependentes e independentes?
   f. Trata-se de uma pesquisa baseada em evidências?
2. Identifique um artigo de pesquisa publicado em um periódico que faça revisão por pares sobre um tópico que envolva aprimoramento do desempenho esportivo e atlético e forneça respostas com justificativas para as seguintes perguntas:
   a. Trata-se de pesquisa básica, aplicada ou translacional?
   b. São usados métodos quantitativos, qualitativos ou mistos?

c. Trata-se de um estudo longitudinal, transversal ou sequencial?
d. Trata-se de uma revisão sistemática, uma metanálise, um estudo controlado randomizado, um estudo observacional ou uma pesquisa historiográfica?
e. Quais são as variáveis dependentes e independentes?
f. Trata-se de uma pesquisa baseada em evidências?

Referências bibliográficas

1. Neutens JJ, Rubinson L. *Research Techniques for the Health Sciences*. 5th ed. San Francisco (CA): Benjamin Cummings; 2014.
2. Ary D, Jacobs LC, Sorensen CK, Walker D. *Introduction to Research in Education*. 10th ed. Boston (MA): Cengage; 2021.
3. Baumgartner TA, Hensley LD. *Conducting and Reading Research in Health and Human Performance*. 4th ed. New York (NY): McGraw-Hill Publishers; 2006.
4. Zerhouni EA. Translational and clinical science — time for a new vision. *N Engl J Med*. 2005;353(15):1621–3.
5. Drew CJ, Hardman ML, Hart AW. *Designing and Conducting Research: Inquiry into Education and Social Sciences*. 2nd ed. Needham Heights (MA): Allyn & Bacon; 1996.
6. Gay LR, Airasian P. *Educational Research: Competencies for Analysis and Application*. Upper Saddle River (NJ): Prentice-Hall; 2000.
7. Armstrong LE, Kraemer WJ. *ACSM's Research Methods*. 1st ed. Baltimore (MD): Lippincott, Williams & Wilkins; 2016.
8. Armstrong LE, Kraemer WJ. Understanding research: a clinician's perspective of basic, applied, and clinical investigations. In: Armstrong LE, Kraemer WJ, editors. *ACSM's Research Methods*. 1st ed. Baltimore (MD): Lippincott, Williams & Wilkins; 2016. p. 93–119.
9. Group E-BMW. Evidence-based medicine. A new approach to teaching the practice of medicine. *JAMA*. 1992;268(17):2420–5.
10. Sackett DL, Straus SE, Richardson WS, Rosenberg W, Haynes RB. *Evidence-Based Medicine: How to Practice and Teach EBM*. 2nd ed. Edinburgh, UK: Churchill Livingstone; 2000.

CAPÍTULO

3

Ciência do Exercício: Abordagem dos Sistemas

Após concluir este capítulo, você será capaz de:

1. Descrever o significado e o contexto da abordagem dos sistemas no estudo da ciência do exercício.

2. Descrever as funções primárias de cada sistema corporal.

3. Apresentar exemplos das possíveis influências de cada sistema corporal na atividade física e no exercício físico.

4. Apresentar exemplos das possíveis influências de cada sistema corporal no desempenho esportivo e atlético.

Conforme mencionado no Capítulo 1, a ciência do exercício é constituída por várias disciplinas e especialidades inter-relacionadas. Coletivamente, o estudo de cada componente da ciência do exercício é baseado na compreensão da estrutura (anatomia) e da função (fisiologia) do corpo humano. Nos EUA, os alunos têm inicialmente disciplinas de anatomia e fisiologia humanas, geralmente no primeiro ano da faculdade. O conhecimento adquirido nessas disciplinas constitui o fundamento necessário para o estudo avançado da ciência do exercício, tanto na faculdade como na pós-graduação.

A **abordagem de sistemas** ao estudo da ciência do exercício possibilita que os estudantes compreendam como os vários sistemas fisiológicos corporais respondem de maneira integrada a condições e estímulos agudos e crônicos. Cada sistema tem funções específicas que não podem ser realizadas de maneira correta isoladamente e sem a interação com outros sistemas do corpo. Essa integração dos sistemas propicia o controle coordenado do ambiente corporal e possibilita a resposta do corpo aos desafios encontrados diariamente. Reações apropriadas a desafios como atividade física, exercícios físicos regulares, estresse, alterações do aporte nutricional e condições ambientais extremas mantêm-nos saudáveis e possibilitam-nos realizar em níveis ótimos nossas atividades diárias, bem como manter nosso desempenho esportivo e atlético.

Este capítulo apresenta uma abordagem de sistemas ao estudo da ciência do exercício. Para manter uma base de conhecimentos atuais e acurados em virtude da geração rápida de informações que vemos hoje em dia, os estudantes da ciência do exercício precisam entender como os sistemas atuam em conjunto na manutenção da saúde e durante atividades físicas, prática de exercícios físicos e no desempenho desportivo e atlético. Treinadores de atletas, fisiologistas do exercício, biomecanicistas esportivos e outros profissionais da ciência do exercício estão mais bem preparados para desempenhar suas atividades laborais porque têm conhecimentos sólidos de como os vários sistemas e estruturas do corpo estão inter-relacionados e funcionam em conjunto. Por exemplo, é crucial que um fisiologista do exercício, o qual elabora um programa de reabilitação para um indivíduo que está se recuperando de um infarto agudo do miocárdio, conheça como os sistemas nervoso, circulatório, pulmonar, endócrino e muscular atuam em conjunto na geração de movimento e na resposta apropriada à atividade e ao exercício físico. Apenas a compreensão sólida da estrutura e do funcionamento dos sistemas integrados do corpo possibilitará a elaboração de um programa de reabilitação seguro e efetivo pelo fisiologista do exercício, de modo a assegurar o retorno do indivíduo às atividades da vida diária (AVDs) e laborais sem aumentar o risco de um evento clínico adverso. Neste capítulo, será apresentada uma breve descrição dos sistemas corporais e exemplos de como cada sistema é influenciado ou reage à atividade física e ao exercício (a), assim como o desempenho nas atividades desportivas e atléticas (b). Essas informações são cruciais para os estudantes iniciarem a compreensão sobre a importância de uma abordagem integrada de sistemas voltada ao estudo da ciência do exercício.

Veja, a seguir, um resumo dos sistemas corporais e suas funções primárias:[1]

- *Sistema nervoso*: atua por meio de sinais elétricos para promover respostas rápidas do corpo. Também é responsável por funções mais nobres, incluindo consciência, memória e criatividade

Abordagem de sistemas. O estudo de como os vários sistemas corporais respondem, de maneira integrada, a condições e estímulos agudos e crônicos.

- *Sistema endócrino*: atua por meio dos hormônios secretados na corrente sanguínea para controlar processos que exigem duração em vez de rapidez (p. ex., atividades metabólicas e equilíbrio hidroeletrolítico)
- *Sistema respiratório*: obtém oxigênio do ambiente externo e elimina dióxido de carbono do corpo. Ajuda a regular o pH corporal controlando a remoção de dióxido de carbono
- *Sistema circulatório*: transporta nutrientes, oxigênio, dióxido de carbono, produtos metabólicos, eletrólitos e hormônios por todo o corpo
- *Sistema tegumentar*: serve como barreira protetora entre o ambiente externo e meio interno do corpo, incluindo as glândulas sudoríparas. Realiza ajustes no fluxo sanguíneo à pele que são importantes para a regulação da temperatura corporal
- *Sistema muscular*: permite movimentos corporais e geração de calor por meio de contrações musculares que são importantes na regulação da temperatura corporal
- *Sistema esquelético*: sustenta e protege partes corporais e armazena cálcio nos ossos
- *Sistema imune*: protege o corpo contra invasores e células tumorais; auxilia no reparo tecidual
- *Sistema energético*: não é um sistema anatomicamente definido, mas é importante para a manutenção de todos os processos vitais. Fornece energia através de vias aeróbicas e anaeróbicas em todas as células
- *Sistema digestório*: obtém nutrientes, água e eletrólitos do meio externo e transfere-os ao plasma. Elimina resíduos não digeridos para o meio externo
- *Sistema urinário*: regula o volume, a composição eletrolítica e o pH do meio interno. Remove resíduos e excesso de água, sódio, ácidos, bases e eletrólitos do plasma e produtos de excreção na urina
- *Sistema reprodutor*: não é essencial para a homeostase, mas é crucial para a perpetuação das espécies.

Sistema nervoso

O sistema nervoso é um dos dois sistemas principais de controle do corpo (o segundo é o sistema endócrino). Uma vantagem do sistema nervoso no controle do corpo é que as respostas podem ser muito rápidas, ocorrendo tipicamente em uma fração de segundo. O sistema nervoso controla as ações e funções voluntárias e involuntárias do corpo e atua em conjunto com outros sistemas na regulação e nas respostas a desafios como atividade física, exercícios vigorosos ou condições patológicas. Para facilitar a compreensão, o sistema nervoso é habitualmente dividido em central e periférico; contudo, esses dois componentes atuam em colaboração muito estreita. O encéfalo e a medula espinal são os componentes primários do sistema nervoso central. O sistema nervoso periférico inclui os **neurônios aferentes (sensitivos)** e os **neurônios eferentes (motores)**, as placas motoras terminais que conectam os neurônios eferentes às fibras musculares e aos receptores sensitivos nos órgãos sensoriais.

Neurônios aferentes (sensitivos). Nervos que transmitem impulsos elétricos ao encéfalo e à medula espinal.

Neurônios eferentes (motores). Nervos que transmitem impulsos elétricos do encéfalo e da medula espinal ao corpo.

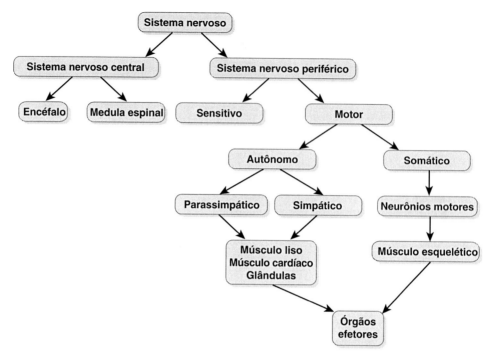

FIGURA 3.1 Estrutura organizacional do sistema nervoso.

Os neurônios eferentes são subdivididos em neurônios **somáticos** e neurônios **autônomos**. A Figura 3.1 mostra a estrutura organizacional sistema nervoso.[1]

O sistema nervoso autônomo tem duas divisões: **simpática** e **parassimpática**. Esses sistemas atuam em conjunto na regulação de várias funções corporais. A atividade do sistema nervoso simpático aumenta quando o corpo precisa reagir a condições mais elevadas de estresse. Como a atividade e o exercício físico atuam como estressores ao nosso corpo, a atividade do sistema nervoso simpático aumenta quando há mais movimentos corporais. O sistema nervoso parassimpático é mais ativo durante condições de repouso e após o consumo de alimentos. A interação coordenada desses dois sistemas possibilita a ocorrência de alterações sutis e significativas das funções corporais. Um bom exemplo dessa interação seria durante o início de um exercício físico. O aumento da atividade do sistema nervoso simpático e a redução da atividade do sistema nervoso parassimpático resultam em elevação da frequência cardíaca, aumento da força da contração do músculo cardíaco e elevação da pressão arterial, bem como em redistribuição do fluxo sanguíneo dos tecidos inativos (p. ex., estômago e rins) aos tecidos ativos (p. ex., coração e musculatura esquelética). Essas alterações possibilitam que o corpo coordene a reação apropriada para responder às demandas do exercício físico.

Sistema nervoso somático. Parte do sistema nervoso que controla as ações voluntárias.
Sistema nervoso autônomo. Parte do sistema nervoso que controla as ações involuntárias.
Sistema nervoso simpático. Parte do sistema nervoso autônomo que tende a atuar em oposição ao sistema nervoso parassimpático, sobretudo em condição de estresse.
Sistema nervoso parassimpático. Parte do sistema nervoso autônomo que tende a atuar em oposição ao sistema nervoso simpático.

Cada componente do sistema nervoso é responsável por várias funções importantes relacionadas ao estudo da ciência do exercício, com duas áreas de interesse primárias sendo o papel dos centros encefálicos superiores na realização de atividade física e movimentos voluntários e o controle dos movimentos corporais pelos músculos esqueléticos. No Capítulo 8 são abordadas questões relacionadas ao comportamento no exercício e desempenho desportivo, enquanto no Capítulo 9 são apresentadas informações sobre o controle neural do movimento.

Sistema nervoso e ciência do exercício

Embora muitos transtornos neurológicos possam comprometer a resposta do corpo às atividades físicas e aos exercícios físicos, muitos indivíduos portadores dessas enfermidades conseguem obter significativos efeitos benéficos à saúde com programas regulares de atividade física e exercício. Por exemplo, o termo paralisia cerebral refere-se a um grupo de transtornos que interferem no desenvolvimento normal de áreas do encéfalo que controlam o tônus muscular e os reflexos espinais. A paralisia cerebral[a] resulta em comprometimento da capacidade de movimento e de manutenção do equilíbrio e da postura.[2] A localização e a magnitude da lesão no encéfalo influenciam as alterações resultantes no tônus muscular e nos reflexos espinais.[2] Os médicos classificam os indivíduos com paralisia cerebral segundo sua capacidade funcional, e isso pode ajudar a identificar um programa apropriado de atividade ou exercícios físicos.[2] Indivíduos com paralisia cerebral podem se beneficiar da participação em um programa de exercícios concentrado no desenvolvimento de força muscular, flexibilidade e condicionamento cardiovascular.[3-5] Por causa da natureza do transtorno, exercícios de resistência podem ser mais adequados para indivíduos com paralisia cerebral.[5] Os profissionais de ciência do exercício podem ter uma função valiosa para indivíduos acometidos com diferentes transtornos neurológicos. Na Tabela 3.1 são apresentados vários transtornos neurológicos cujos desfechos de saúde e condicionamento físico podem ser melhorados por programas bem planejados e apropriados de atividade e exercício físico.[6] Para informações adicionais sobre o valor dos programas terapêuticos de atividade física e exercício físico para os transtornos neurológicos, o leitor deve verificar o *ACSM's Exercise Management for Persons with Chronic Diseases and Disabilities*[6] e o *ACSM's Clinical Exercise Physiology.*[7]

Vários componentes do sistema nervoso têm participação importante no desempenho desportivo e atlético. Por exemplo, à medida que um atleta de *endurance* (atividade aeróbica) torna-se mais bem treinado, ocorrem alterações no sistema nervoso autônomo que promovem aprimoramento do desempenho.[8-11] Seguindo o treinamento de *endurance*, alterações da atividade do sistema nervoso prolongam o tempo de enchimento cardíaco durante a diástole. Esse prolongamento resulta em aumento do **volume sistólico (volume de ejeção)** a cada contração do coração, com consequente aumento do **débito cardíaco**

Volume sistólico (volume de ejeção). Volume de sangue ejetado do coração a cada contração.

Débito cardíaco. Volume de sangue ejetado do coração por unidade de tempo, geralmente 1 minuto.

---

[a]N.T.: A paralisia cerebral é o déficit mais comum da infância, e as lesões no encéfalo podem ocorrer durante a gestação, por ocasião do nascimento, ou no período neonatal. A causa mais comum é hipóxia.

62 ACSM Introdução à Ciência do Exercício

Tabela 3.1	Transtornos neurológicos e potenciais efeitos benéficos do exercício físico.[6,7]
TRANSTORNO NEUROLÓGICO	**EFEITOS BENÉFICOS DO EXERCÍCIO FÍSICO**
Acidente vascular encefálico (AVE) e traumatismo cranioencefálico (TCE)	Melhora do condicionamento físico e da força muscular
Comprometimento visual	Incremento do condicionamento físico, do equilíbrio, da autoimagem e da confiança, com aprimoramento das habilidades de socialização
Distrofia muscular	Lentificação ou possível reversão da deterioração da função muscular
Doença de Alzheimer	Aumento do condicionamento físico, da função física, da função cognitiva e do comportamento
Doença de Parkinson	Potencialização da funcionalidade e dos movimentos
Doença mental	Melhora do condicionamento físico, do humor, do autoconceito e do comportamento laboral, com redução da ansiedade e da depressão
Epilepsia	Incremento do condicionamento físico
Esclerose lateral amiotrófica	Manutenção da força nas fibras musculares saudáveis e da amplitude de movimento nas articulações
Esclerose múltipla	Incremento do condicionamento físico e do desempenho funcional
Incapacidade intelectual	Incremento da capacidade funcional e da força muscular
Lesão da medula espinal	Incremento do condicionamento físico e da sensação de bem-estar
Paralisia cerebral	Incremento do condicionamento físico, da capacidade laboral e da sensação de bem-estar
Poliomielite e síndrome pós-poliomielite	Melhora do condicionamento físico e da força dos membros inferiores
Surdez e comprometimento da acuidade auditiva	Melhora do condicionamento físico, do equilíbrio, da autoimagem e da confiança, com aprimoramento das habilidades de socialização

e mais sangue sendo bombeado para todo o corpo. As alterações da atividade do sistema nervoso autônomo também promovem aumento do fluxo sanguíneo para os tecidos ativos (p. ex., músculo esquelético) durante o exercício físico.[12] O aumento do débito cardíaco e do fluxo sanguíneo aos tecidos ativos resulta em maior aporte de oxigênio para os músculos esqueléticos e, muito provavelmente, melhora do desempenho em exercícios de *endurance* (aeróbicos).[12,13] A Tabela 3.2 mostra um sumário das principais funções do sistema nervoso e alguns exemplos de como essas funções relacionam-se com atividade física, exercício físico e desempenho desportivo e atlético.

Tabela 3.2	Funções do sistema nervoso e sua relação com atividade física, exercício físico e desempenho desportivo e atlético.[1]
FUNÇÃO	**RELAÇÃO COM ATIVIDADE FÍSICA, EXERCÍCIO FÍSICO E DESEMPENHO DESPORTIVO E ATLÉTICO**
Centros de controle dos sistemas cardiovascular, respiratório e digestório	Possibilita a resposta rápida e coordenada dos sistemas corporais ao movimento
Controle da atividade da musculatura lisa, do músculo cardíaco e das glândulas pelo sistema nervoso autônomo	Possibilita o controle rápido e coordenado dos sistemas corporais ao movimento
Controle voluntário do movimento, do pensamento, da memória, da tomada de decisão, da criatividade, da autoconsciência e do controle motor	Possibilita o controle do corpo durante a participação em qualquer tipo de movimento
Manutenção do equilíbrio	Possibilita o posicionamento correto do corpo durante o movimento
Neurônios aferentes fornecem informações sensoriais e viscerais ao sistema nervoso central	Possibilita o controle rápido e coordenado dos sistemas corporais em resposta ao movimento
Neurônios eferentes controlam o movimento dos músculos esqueléticos pelo sistema nervoso somático	Possibilita a contração dos músculos esqueléticos e a criação do movimento
Regulação do controle da temperatura, da sede, do débito urinário e da ingestão alimentar	Possibilita que o corpo regule o meio interno, remova resíduos metabólicos e forneça energia aos tecidos em resposta ao movimento

 Sistema muscular

O sistema muscular trabalha em conjunto com o sistema nervoso e o sistema esquelético para gerar os movimentos do corpo humano. Em resposta ao comando do sistema nervoso, os diversos músculos do corpo se contraem e geram força. A contração dos músculos esqueléticos promove o movimento dos ossos onde estão inseridos, criando movimento de partes específicas do corpo. Os músculos esqueléticos, em virtude de sua capacidade de gerar energia e calor, também ajudam a manter a temperatura corporal apropriada. A contração da musculatura lisa, encontrada nas paredes de órgãos ocos e tubos no corpo, regula o fluxo nos vasos sanguíneos, dos alimentos no sistema digestório, de ar nas vias respiratórias e da urina no sistema urinário. A contração do músculo cardíaco, encontrado nas paredes do coração, gera a força necessária para a ejeção de sangue aos tecidos corporais.[1,14]

Os componentes primários do sistema muscular são as fibras musculares individuais (ou seja, células musculares). Fibras musculares geram força graças à interação de várias proteínas contráteis e reguladoras. Essa força possibilita que os diferentes tipos de músculos realizem suas funções específicas de maneiras muito singulares. As fibras têm características distintas de acordo com o tipo de músculo (p. ex., esquelético, liso e cardíaco).

As fibras musculares esqueléticas são, tipicamente, nomeadas e, dessa forma, classificadas de acordo com determinadas características contráteis ou metabólicas, embora existam vários sistemas de classificação. A Tabela 3.3 descreve a nomenclatura e as propriedades contráteis e metabólicas dos músculos esqueléticos segundo um sistema de classificação tradicional.[13]

O músculo liso e o músculo cardíaco compartilham algumas propriedades básicas com o músculo esquelético, embora cada tipo também apresente singularidades com relação à força e à velocidade da contração. De modo geral, o processo contrátil nos três tipos musculares é o mesmo. Por exemplo, o início da contração muscular ocorre por meio de um processo dependente de cálcio, e a geração da força ocorre por meio da teoria de filamentos de proteínas deslizantes. Existem outras diferenças significativas entre os três tipos musculares. Por exemplo, o músculo esquelético está sob controle voluntário, enquanto o músculo liso e o músculo cardíaco são controlados pelo sistema nervoso autônomo. Além disso, a força da contração do músculo liso e do músculo cardíaco é influenciada por vários hormônios do sistema endócrino, enquanto a força de contração do músculo esquelético não é influenciada.[1,14,15]

Sistema muscular e ciência do exercício

Indivíduos previamente sedentários que começam um programa de exercícios físicos para melhorar sua saúde e seu condicionamento físico provavelmente sentirão dor muscular de início tardio (DMIT) nos músculos ativos. Esse tipo específico de dor muscular surge, geralmente, entre 24 a 48 horas após exercícios físicos vigorosos e pode durar por até 72 a 96 horas. Acredita-se que a DMIT resulte de dano tecidual decorrente da força mecânica excessiva exercida pelas fibras musculares e pelo tecido conjuntivo.[13,16] A DMIT ocorre mais frequentemente após exercício físico ou atividade física não habitual, que danifica membranas celulares e proteínas musculares.[13] O dano às membranas e às proteínas induz uma resposta inflamatória pelo sistema imune nos músculos, com subsequente formação de edema. Nervos aferentes são estimulados em resposta ao edema e o indivíduo sente dor nos músculos mais sensíveis à dor. As **ações musculares excêntricas** parecem provocar maior dano tecidual,

Tabela 3.3 Nomenclatura convencional e características metabólicas e contráteis específicas das fibras musculares esqueléticas.[13]

CARACTERÍSTICA	TIPO I – OXIDATIVA LENTA	TIPO IIA – GLICOLÍTICO-OXIDATIVA RÁPIDA	TIPO IIX – GLICOLÍTICA RÁPIDA
Velocidade de contração	Lenta	Rápida	A mais rápida
Resistência à fadiga	Alta	Intermediária	Baixa
Atividade da ATPase da miosina	Baixa	Alta	A mais alta
Capacidade energética oxidativa	A mais alta	Alta	Baixa
Capacidade energética não oxidativa	Baixa	Intermediária	A mais alta

Ações musculares excêntricas. Quando o comprimento das fibras musculares aumenta durante a geração de força.

maior dor muscular imediata e maior sensibilidade à dor muscular.[17] O fenômeno de DMIT tem sido estudado por profissionais da ciência do exercício e profissionais de atenção à saúde em um esforço para compreender como a dor tardia ocorre e para determinar se medidas preventivas ou terapias poderiam eliminar ou, pelo menos, amenizar a mialgia sentida pelo indivíduo. A redução da mialgia poderia melhorar a adesão do indivíduo iniciante a um programa de exercício muscular. O aumento gradativo da intensidade no início de um programa de exercício, evitando ações musculares excêntricas vigorosas simultâneas, parece ser a melhor maneira de evitar a ocorrência de DMIT. Embora alguns tipos de terapias comprovadamente tenham resultados promissores em termos de redução da DMIT,[18,19] outras medidas preventivas e terapêuticas como oxigenoterapia hiperbárica,[20,21] fármacos inibidores de prostaglandinas,[22] vestimentas compressivas,[23] vibração de corpo inteiro[24] e acupuntura[25] parecem promover pouca proteção ou alívio da DMIT.

O treinamento de resistência de alta intensidade resulta em ganhos significativos de massa e força musculares, o que leva a um aprimoramento do desempenho desportivo e atlético. O aumento da massa muscular pode resultar do aumento do tamanho das fibras musculares individuais (chamada **hipertrofia das fibras musculares**) ou do aumento do número de fibras musculares individuais (chamada **hiperplasia das fibras musculares**). A hipertrofia das fibras musculares ocorre em resposta ao treinamento prolongado com exercícios de resistência; contudo, ainda há controvérsias se ocorre hiperplasia das fibras musculares.[26,27] Fatores de crescimento provenientes do sistema endócrino ajudam a estimular a hipertrofia muscular em conjunto com um programa de treinamento.[28] Atletas engajados em treinamentos de alta intensidade e alto volume com exercícios de resistência durante muitos anos aparentemente apresentam mais fibras musculares por unidade motora que uma pessoa comum.[29] Além disso, o uso de esteroides anabolizantes e outros fatores de crescimento (humanos e sintéticos) promove aumento do número de fibras individuais em um músculo.[30] Se realmente ocorrer a hiperplasia, isso pode resultar de um de dois mecanismos propostos.[30-32] O primeiro mecanismo seria o aumento do número de fibras musculares porque as fibras existentes hipertrofiam a tal ponto, que cada uma delas se divide. O segundo mecanismo seria o estímulo de **células satélites indiferenciadas** para se tornarem fibras musculares completamente desenvolvidas.[28] Seja qual for o mecanismo envolvido na hiperplasia das fibras musculares, o aumento do número de fibras parece ser pequeno e dependente de vários fatores, incluindo o perfil genético, histórico de treinamento, aporte nutricional e uso de fatores de crescimento.[30,32] A Figura 3.2 mostra um atleta com treinamento de resistência que apresenta hipertrofia muscular. A Tabela 3.4 mostra as funções do sistema muscular e exemplos de como essas funções relacionam-se com atividade física, exercício físico e desempenho desportivo e atlético.[1]

Pensando criticamente

De que maneira a abordagem de sistemas à luz da ciência do exercício contribuiu para a maior compreensão dos fatores musculares e ósseos que influenciam o desempenho bem-sucedido no desempenho desportivo e atlético?

Hipertrofia das fibras musculares. Aumento do diâmetro das fibras musculares.
Hiperplasia das fibras musculares. Aumento do número de fibras musculares em um músculo.
Células satélites indiferenciadas. Células indiferenciadas responsáveis pela regeneração do músculo esquelético; têm o potencial de se diferenciarem em células musculares completamente desenvolvidas.

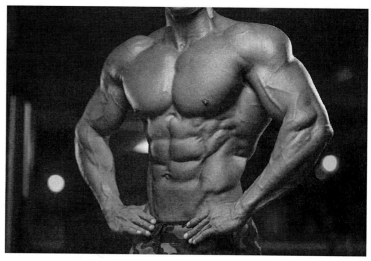

FIGURA 3.2 Um atleta com treinamento de resistência que apresenta hipertrofia muscular. (Shutterstock.)

Tabela 3.4	Funções do sistema muscular e suas correlações com atividade física, exercício físico e desempenho desportivo e atlético.
FUNÇÃO	**CORRELAÇÕES COM ATIVIDADE FÍSICA, EXERCÍCIO FÍSICO E DESEMPENHO DESPORTIVO E ATLÉTICO**
A contração do músculo cardíaco propulsiona sangue ao sistema circulatório	Libera nutrientes e oxigênio aos tecidos ativos do corpo e retira resíduos metabólicos
A contração e a dilatação da musculatura lisa regulam o diâmetro das vias dos sistemas circulatório e respiratório	Permite o fluxo sanguíneo coordenado aos tecidos ativos e o fluxo de ar aos pulmões para troca gasosa
Os músculos esqueléticos geram movimento, que aumenta o gasto energético e a produção de calor	Possibilita movimentos corporais, responsáveis pela maior parte do gasto energético

Sistema esquelético

O sistema esquelético funciona como um arcabouço estrutural do corpo, protegendo órgãos e tecidos do corpo, proporcionando um sistema de alavanca para o movimento e funcionando como local de armazenamento de minerais importantes para as funções do corpo. O sistema esquelético também participa na formação de eritrócitos (hemácias). Durante os movimentos corporais, o sistema esquelético interage com o sistema muscular e o sistema nervoso para criar movimentos ou para reagir a estímulos. Essa interação próxima dos sistemas muscular e esquelético resulta, com frequência, na discussão conjunta desses sistemas e no uso do termo sistema musculoesquelético.[1,33]

Os minerais cálcio e fósforo e as diferentes células que constituem a medula óssea são os componentes primários do sistema esquelético. Os ossos proporcionam suporte estrutural, com transferência do peso do corpo para o chão pelos membros inferiores. Os ossos também são locais de inserção dos músculos, agindo como um sistema de alavanca para o movimento de partes do corpo. O tecido ósseo é uma massa rígida e, portanto, protege as estruturas subjacentes, como encéfalo, medula espinal, coração e pulmões. O sistema esquelético atua como um reservatório ativo de cálcio; portanto, quando os níveis de cálcio não são suficientes para atender às demandas do corpo, o cálcio pode ser captado dos ossos e, subsequentemente, é reposto quando os níveis de cálcio são normalizados. Vários ossos do corpo contêm medula óssea vermelha, que produz todos os tipos de células sanguíneas (p. ex., hemácias, leucócitos, plaquetas) em um processo denominado **hematopoese**.[1,33]

Sistema esquelético e ciência do exercício

A interação de atividade física, exercício físico, nutrição e envelhecimento tem implicações significativas para a saúde do sistema esquelético. Sem níveis apropriados de atividade física e aporte adequado de minerais na dieta, o risco de desenvolver **osteoporose** aumenta em pessoas de todas as faixas etárias. A osteoporose é uma condição patológica caracterizada por baixa densidade mineral óssea (DMO). A Figura 3.3 ilustra as diferenças de DMO entre o

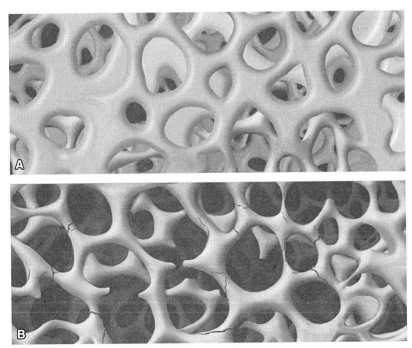

FIGURA 3.3 Diferenças na densidade mineral óssea entre o osso normal (**A**) e o osso osteoporótico (**B**).

Hematopoese. Formação e desenvolvimento de hemácias (eritrócitos).
Osteoporose. Distúrbio no qual os ossos tornam-se progressivamente mais porosos, quebradiços e sujeitos a fraturas, em decorrência da falta de cálcio e de outros componentes minerais.

osso normal e o osso osteoporótico. A osteoporose aumenta o risco de fratura quando o osso sofre traumatismo ou estresse mecânico. Já foram identificadas inúmeras condições, doenças e medicações que contribuem para a osteoporose e aumentam a taxa de fratura óssea.[34,35] Segundo a Organização Mundial da Saúde, um indivíduo é definido clinicamente como tendo osteoporose quando a DMO é 2,5 desvios padrões ou mais abaixo do nível médio de adultos jovens do mesmo sexo.[34] As duas estratégias primárias para reduzir o risco de desenvolver osteoporose são: (a) aumentar a massa óssea máxima até os 30 anos; e (b) lentificar a perda óssea após essa idade.[36] A melhor forma de maximizar a massa óssea consiste na realização de exercícios moderadamente intensos que exijam algum suporte estrutural, como caminhada ou corrida.[36-39] O consumo diário de, ao menos, quantidade mínima de cálcio também maximiza a massa óssea. A quantidade ótima da ingestão de cálcio varia de acordo com o indivíduo e depende do sexo e da idade.[40] O consumo inadequado de cálcio quando jovem impede que o indivíduo atinja a densidade mineral óssea máxima, além de impedir indivíduos mais velhos de manter a massa óssea ótima.[34,36,41] Profissionais da ciência do exercício são cruciais na elaboração de planos efetivos de nutrição e de programas de atividades físicas e exercícios físicos para reduzir o risco de osteoporose em homens e mulheres de todos os grupos etários.

O sistema esquelético também é importante na determinação de desempenho desportivo e atlético bem-sucedido. Um dos muitos fatores importantes que influenciam o sucesso em eventos de *endurance* (aeróbicos) é a capacidade de fornecimento de oxigênio aos tecidos ativos do corpo. Quase todo o oxigênio no corpo é transportado por eritrócitos,[14] os quais são formados pela medula óssea vermelha. O hormônio **eritropoetina** controla esse processo.[14] Se for possível aumentar o número de eritrócitos do corpo, o transporte de oxigênio aos tecidos também aumenta e, assim, há incremento do condicionamento cardiovascular e do desempenho em exercícios de *endurance* (aeróbicos).[12] Os atletas de *endurance* (atividades aeróbicas) podem se beneficiar do aumento da contagem de eritrócitos (hemácias). **Eritropoetina humana recombinante** (rEPO) comprovadamente promove a formação de eritrócitos (hemácias) e reduz o risco de anemia como parte da terapia de uma ampla gama de doenças clínicas.[42] Se a rEPO pode aumentar a formação de eritrócitos em atletas bem treinados, existe o potencial de melhora do desempenho em função do aumento do aporte de oxigênio aos tecidos ativos.[43] De fato, tem sido demonstrado que a rEPO melhora o desempenho de ciclistas,[44-45] e existem numerosos exemplos de uso ilegal de rEPO por atletas de *endurance*. As associações que regulam as atividades desportivas expulsam rotineiramente atletas de competições por causa de testes positivos para a rEPO no exame *antidoping*.[44] Por outro lado, o treinamento em grandes altitudes seria uma forma lícita de induzir a produção de mais eritrócitos pela medula óssea.[46] Viver em grandes altitudes, onde há menos oxigênio, e treinar em locais mais baixos é uma maneira de estimular a medula óssea a produzir mais eritrócitos, de incrementar o transporte de oxigênio pelo sistema circulatório e de melhorar o desempenho em exercícios de *endurance* (aeróbicos).[46] Em resposta ao potencial para aprimorar o desempenho em exercícios de *endurance* (aeróbicos) com esse tipo de ambiente e treinamento, empresas comerciais criaram tendas que possibilitam aos indivíduos repousar e dormir em "grandes altitudes" e treinar em baixas altitudes, independentemente de sua residência física. A Tabela 3.5 mostra as funções do sistema esquelético e os exemplos de como essas funções se relacionam com atividade física, exercício físico e desempenho desportivo e atlético.

Eritropoetina. Hormônio que estimula a produção de hemácias (eritrócitos) e hemoglobina.
Eritropoetina humana recombinante. Eritropoetina humana produzida em laboratório.

Tabela 3.5	Funções do sistema esquelético e suas correlações com atividade física, exercício físico e desempenho desportivo e atlético.
FUNÇÃO	CORRELAÇÕES COM ATIVIDADE FÍSICA, EXERCÍCIO FÍSICO E DESEMPENHO DESPORTIVO E ATLÉTICO
Armazenamento de minerais como cálcio e fósforo	Quantidades apropriadas são cruciais para função fisiológica normal e ótima saúde óssea
Formação de hemácias (eritrócitos)	Transporta oxigênio aos tecidos do corpo; etapa crucial na produção energética aeróbica
Proporciona um arcabouço estrutural ao corpo	Possibilita movimento e posicionamento do corpo
Sistema de alavanca que proporciona movimento ao corpo	Possibilita que a contração muscular mobilize partes do corpo

Sistema cardiovascular

O sistema cardiovascular transporta sangue que contém oxigênio, nutrientes e outras substâncias (p. ex., hormônios, eletrólitos e fármacos) para os tecidos do corpo, ao passo que, ao mesmo tempo, viabiliza a retirada de dióxido de carbono e outros resíduos metabólicos do corpo. O sistema cardiovascular também auxilia na regulação da temperatura corporal. Por causa da interação singular dos sistemas cardiovascular e respiratório, esses dois sistemas são frequentemente referidos como um único sistema: o sistema cardiorrespiratório ou cardiopulmonar. Embora os dois sistemas realmente trabalhem em conjunto, cada um deles tem outras funções que possibilitam a integração com outros sistemas corporais.[1,14]

Os componentes primários do sistema cardiovascular incluem coração, artérias, arteríolas, capilares, vênulas, veias e sangue. O coração é composto por células musculares e tecido nervoso que geram a força que propulsiona o sangue pelo corpo. As artérias e algumas veias são constituídas por musculatura lisa que ajuda a distribuir o sangue pelos vários tecidos corporais. Os capilares são estruturas tubulares, com espessamento de uma célula, que viabiliza a transferência de gases, nutrientes e resíduos metabólicos para dentro e para fora das células do corpo. O sangue é constituído por eritrócitos, leucócitos, plaquetas e plasma, e transporta vários gases, nutrientes e resíduos metabólicos pelos tecidos.[1] A Figura 3.4 mostra as várias áreas do corpo irrigadas pelo sistema cardiovascular. Tanto a musculatura cardíaca como a musculatura lisa respondem ao aporte dos sistemas nervoso e endócrino. Todos esses sistemas funcionam em conjunto para proporcionar uma resposta coordenada aos desafios das atividades e exercícios físicos.

Sistema cardiovascular e ciência do exercício

A manutenção da saúde depende de um sistema cardiovascular sem patologias, capaz de responder às demandas da vida diária e de atividades e exercícios físicos. As doenças cardiovasculares são uma das principais causas de morte nos EUA.[47] Vários anos de pesquisas realizadas por especialistas em saúde pública e profissionais da ciência do exercício geraram muitas informações sobre os fatores responsáveis pelo desenvolvimento de doenças

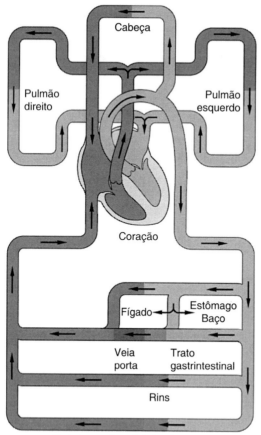

FIGURA 3.4 Áreas do corpo irrigadas pelo sistema cardiovascular. (*LifeART image copyright © 2010 Lippincott, Williams & Wilkins*. Todos os direitos reservados.)

cardiovasculares.[48-51] A doença arterial coronariana (DAC) é a doença cardiovascular primária encontrada na maioria dos norte-americanos. A **aterosclerose**, um processo patológico com acúmulo de colesterol e lipídios nas artérias que irrigam o coração, resulta em redução do fluxo sanguíneo ao músculo cardíaco.[14] Caso o fluxo sanguíneo para o coração diminua a um nível crítico, pode ocorrer um infarto agudo do miocárdio (IAM). Níveis aumentados de atividade física e a prática regular de exercícios físicos estão associados à redução do risco de morbidade e mortalidade como consequência de doenças cardiovasculares.[48,52,53] Atividades e exercícios físicos melhoram a função do músculo cardíaco e o fluxo sanguíneo para o coração e outros tecidos do corpo. Quando uma pessoa sofre um IAM, ela é frequentemente encaminhada a um programa de reabilitação cardíaca. Nesses programas, fisiologistas do exercício e outros profissionais de atenção à saúde trabalham para incrementar o condicionamento físico, melhorar o aporte nutricional, reduzir o estresse e modificar comportamentos não saudáveis. Os programas de reabilitação cardíaca utilizam a prática regular de exercícios físicos como um componente fundamental para ajudar a recuperação de um evento cardíaco e para a prevenção de eventos futuros.[54] Para obter mais informações sobre reabilitação cardíaca, ver Capítulo 5.

Aterosclerose. Processo patológico no qual há acúmulo de colesterol e lipídios nas artérias com consequente redução do calibre desses vasos.

O sistema cardiovascular também participa de forma importante no desempenho bem-sucedido de vários tipos de eventos desportivos e atléticos. O aporte de oxigênio e nutrientes aos músculos ativos e a remoção de resíduos metabólicos são essenciais na determinação de sucesso durante eventos de *endurance* (aeróbicos).[12,55] O sistema cardiovascular age em conjunto com os sistemas nervoso, respiratório e endócrino para realizar essas ações. Eventos atléticos que duram mais que aproximadamente 3 a 5 minutos dependem muito do aporte adequado de oxigênio aos tecidos. O **consumo máximo de oxigênio** ($\dot{V}O_{2máx}$) é definido como o consumo máximo de oxigênio pelo corpo durante exercício físico máximo. Boa parte da pesquisa disponível indica que o transporte de sangue e oxigênio aos tecidos ativos pelo sistema cardiovascular é um dos fatores limitantes na determinação do $\dot{V}O_{2máx}$ de um indivíduo. Como o desempenho bem-sucedido na maioria dos eventos de *endurance* (aeróbicos) é determinado, em parte, pelo consumo máximo de oxigênio do indivíduo, a contribuição do sistema cardiovascular é crucial nesse processo.[12,55-57] Os profissionais da ciência do exercício estão, com frequência, envolvidos na elaboração de programas de treinamento, no aprimoramento do movimento biomecânico, do aporte nutricional e dos fatores psicológicos em um esforço para aumentar o aporte de oxigênio aos tecidos e melhorar o desempenho desportivo e atlético. A Tabela 3.6 apresenta um sumário das funções do sistema cardiovascular e exemplos de correlações com atividade física, exercício físico e desempenho desportivo e atlético.

Pensando criticamente

De que maneira uma abordagem sistêmica à luz da ciência do exercício contribuiria para a melhor compreensão da função do sistema cardiovascular na promoção da saúde, reduzindo o risco de cardiopatias e aumentando o desempenho em exercícios de *endurance* (aeróbicos)?

Tabela 3.6 Funções do sistema cardiovascular e suas correlações com atividade física, exercício físico e desempenho desportivo e atlético.

FUNÇÃO	CORRELAÇÕES COM ATIVIDADE FÍSICA, EXERCÍCIO FÍSICO E DESEMPENHO DESPORTIVO E ATLÉTICO
Auxiliar a regulação da temperatura corporal	Controle da temperatura corporal durante períodos de aumento de movimento
Remover o dióxido de carbono e os resíduos metabólicos	Eliminação de resíduos metabólicos do corpo
Transportar nutrientes e outras substâncias aos tecidos corporais	Aporte de macronutrientes e substâncias aos tecidos ativos

Sistema respiratório

O sistema respiratório leva ar aos pulmões, possibilita a captação do oxigênio do ar e a eliminação do dióxido de carbono ao ambiente externo. O sistema respiratório, por meio da regulação dos níveis sanguíneos do dióxido de carbono, também ajuda a manter o equilíbrio

Consumo máximo de oxigênio. Volume máximo de oxigênio que o corpo consome durante exercício físico máximo.

ácido-base corporal. Os pulmões e as estruturas associadas criam uma vasta área superficial entre o sangue e o meio externo que possibilita a troca rápida e eficiente de oxigênio e dióxido de carbono em uma pessoa saudável. O sistema respiratório atua em conjunto próximo com o sistema cardiovascular, sendo, frequentemente, denominado "sistema cardiorrespiratório" ou "cardiopulmonar".[14]

Os componentes primários do sistema respiratório compreendem os músculos respiratórios, as vias respiratórias e as unidades respiratórias. Os músculos respiratórios (músculos intercostais interno e externo, diafragma e músculos abdominais) criam um gradiente de pressão no tórax e pulmões que possibilita o influxo e o efluxo de ar pulmonar. As vias respiratórias, algumas das quais contêm musculatura lisa, começam com a boca e o nariz, continuam com traqueia, brônquios direito e esquerdo e bronquíolos, e finalizam com os bronquíolos terminais. As vias respiratórias que contêm musculatura lisa conseguem dilatar e contrair em resposta a estímulos internos (do próprio corpo) e externos (do ambiente). A broncodilatação e a broncoconstrição possibilitam o aumento e a redução do influxo de ar aos pulmões, respectivamente. A unidade respiratória consiste em alvéolos individuais (onde ocorrem as trocas gasosas) e capilares pulmonares (que irrigam os alvéolos). A maior parte da troca de oxigênio e dióxido de carbono ocorre nas unidades respiratórias.[1,14] A Figura 3.5 mostra os componentes primários do sistema respiratório que viabilizam o aporte de ar e as trocas gasosas nos capilares pulmonares.

Sistema respiratório e ciência do exercício

Condições patológicas do sistema respiratório são fatores importantes que influenciam o desempenho em atividades e exercícios físicos realizados pelos indivíduos. Por exemplo, a doença pulmonar obstrutiva crônica (DPOC) é uma condição que inclui bronquite crônica e enfisema e, com frequência, resulta em redução da capacidade de realizar atividades e exercícios físicos. A equipe de assistência à saúde ao paciente com DPOC inclui, em geral, fisioterapeutas, pneumologistas e fisiologistas do exercício. Esses profissionais atuam em conjunto para aprimorar o desempenho funcional do sistema respiratório e aumentar a qualidade de vida desses pacientes. Atividades e exercícios físicos também podem afetar o sistema respiratório e resultar em eventos asmáticos deflagrados por uma resposta do sistema imune.[58] Os eventos asmáticos são tipicamente referidos como **asma induzida por exercício** (AIE). A AIE pode resultar da contrição de vias respiratórias, dispneia e sibilos semelhantes aos apresentados por indivíduos com asma; contudo, na AIE os sintomas são transitórios.[59] O tipo, a intensidade e a duração do exercício também podem deflagrar eventos asmáticos em indivíduos suscetíveis. Outros fatores ambientais como fumaça de cigarros, bolores, pó e temperaturas baixas também podem atuar na indução de episódios de AIE. Um episódio agudo pode resultar em dificuldades na realização do exercício físico e, consequentemente, na redução da prática de exercícios físicos.[60] O crucial para a minimização da ocorrência de AIE é evitar quaisquer fatores predeterminados que possam deflagrar episódios asmáticos.[7,59]

O sistema respiratório também exerce papel importante no desempenho desportivo e atlético bem-sucedido. Durante exercícios de intensidade muito alta a máxima, os músculos esqueléticos utilizam carboidratos e aumentam a produção de ácido láctico. O acúmulo de ácido láctico, que se dissocia em íon lactato e íon hidrogênio, causa redução do pH (medida da

Asma induzida por exercício. Condição clínica caracterizada por dispneia induzida por exercício aeróbico sustentado.

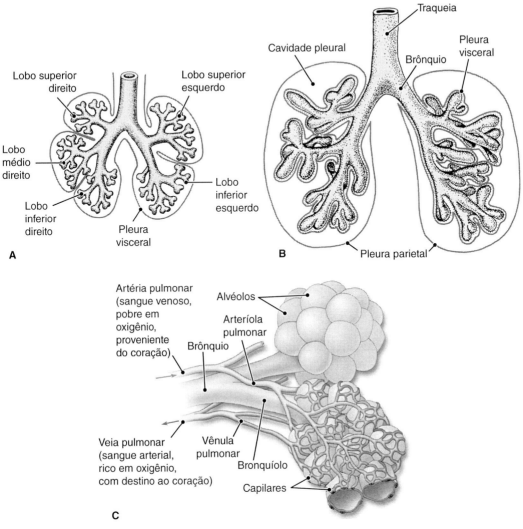

FIGURA 3.5 Componentes primários do sistema respiratório. **A.** Pulmões direito e esquerdo. **B.** Pleuras visceral e parietal e vias respiratórias. **C.** Estruturas pulmonares com vasos sanguíneos.

concentração dos íons hidrogênio) nos tecidos do corpo, tornando o pH mais ácido. A elevação da acidez contribui para a redução ou interrupção do desempenho desportivo e atlético. Para manter o pH nos tecidos e fluidos corporais dentro de limites aceitáveis, ocorrem reações químicas que resultam no aumento da produção de dióxido de carbono.[14] A reação primária que resulta na formação de dióxido de carbono como resultado da elevação da concentração de íons hidrogênio é: $H^+ + HCO_3^- \rightarrow H_2CO_3 \rightarrow H_2O + CO_2$. O dióxido de carbono em excesso é eliminado do corpo pelos pulmões e isso ajuda a evitar que os tecidos corporais se tornem ácidos demais, baixando a concentração de íons hidrogênio.[14] A Tabela 3.7 apresenta um sumário das funções do sistema respiratório e exemplos de como essas funções relacionam-se com a atividade física, o exercício físico e o desempenho desportivo e atlético.

Pensando criticamente

De que maneira o consumo de uma bebida que contenha carboidrato melhora o desempenho durante uma maratona ou um triatlo?

Tabela 3.7	Funções do sistema respiratório e suas correlações com atividade física, exercício físico e desempenho desportivo e atlético.
FUNÇÃO	**CORRELAÇÕES COM ATIVIDADE FÍSICA, EXERCÍCIO FÍSICO E DESEMPENHO DESPORTIVO E ATLÉTICO**
Auxílio na regulação do equilíbrio ácido-base	Controla o pH corporal durante períodos de movimentos de alta intensidade
Eliminação de dióxido de carbono do corpo	Proporciona a eliminação de dióxido de carbono, um resíduo do metabolismo de macronutrientes
Transporte de oxigênio ao corpo	Possibilita a produção de energia durante o movimento via metabolismo aeróbico

Sistema urinário

O sistema urinário elimina resíduos metabólicos do corpo e regula o volume, a composição eletrolítica e o pH dos fluidos corporais. Todos os tecidos do corpo dependem da manutenção do ambiente estável dos fluidos corporais e da remoção dos produtos metabólicos tóxicos gerados pelas células, enquanto elas realizam suas funções normais. É especialmente importante a capacidade do corpo de regular o volume e a **osmolaridade** (ou seja, concentração de todos os solutos como eletrólitos, proteínas, glicose, ureia etc.) do meio interno por intermédio do controle do equilíbrio de sódio e água.[1,14]

Os componentes primários do sistema urinário são os rins, as artérias e veias renais, os ureteres, a bexiga urinária e a uretra. Os rins realizam importante função no controle de fluidos corporais por meio da regulação da concentração de muitos dos componentes do plasma, sobretudo eletrólitos e água, e da eliminação de todos os resíduos metabólicos (com exceção do dióxido de carbono). O plasma, que é a parte aquosa do sangue, entra pela artéria renal nos rins, onde substâncias importantes para o corpo são preservadas e os produtos indesejáveis ou em excesso são filtrados para a urina para eliminação do corpo. O plasma retorna, então, à circulação sistêmica pelas veias renais. Os ureteres são responsáveis pelo transporte de líquido e resíduos metabólicos (agora denominado "urina") para a bexiga urinária para armazenamento até que a urina seja eliminada do corpo pela uretra.[1,14]

Sistema urinário e ciência do exercício

O sistema urinário regula o volume de líquido total e a concentração de eletrólitos do corpo, e essa função tem implicações importantes para reduzir o risco a determinadas doenças. Nos EUA, muitos indivíduos têm hipertensão arterial sistêmica (HAS), com aproximadamente 33% dos adultos com mais de 20 anos apresentando HAS elevada e/ou em uso de medicamentos anti-hipertensivos.[61] Os indivíduos com HAS têm risco maior de desenvolver doença cardiovascular (principalmente doença arterial coronariana [DAC] e acidente vascular encefálico [AVE] ou cerebral [AVC]) e doença renal.[61] Além disso, a taxa de mortalidade por todas as causas

Osmolaridade. Concentração de solutos em uma solução, expressa como o total de partículas (solutos) por litro.

Capítulo 3 Ciência do Exercício: Abordagem dos Sistemas

aumenta, de modo progressivo, com a elevação da pressão arterial sistólica (PAS) e diastólica (PAD). O tratamento primário de indivíduos com HAS inclui a prevenção de morbidade e mortalidade associadas à pressão arterial elevada e o controle da pressão arterial por métodos menos invasivos possíveis.[62] Para os indivíduos no estágio 1 da HAS (PA em repouso > 130/80 mmHg) recomendam-se modificações no estilo de vida e possível tratamento farmacológico. Para os indivíduos no estágio 2 da HAS (PA em repouso > 140/90 mmHg) recomendam-se modificações no estilo de vida e tratamento farmacológico.[62,63] Modificações nos hábitos de atividades e exercícios físicos e no aporte nutricional são cruciais para o tratamento da HAS. O sistema urinário tem papel importante no manejo da pressão arterial em indivíduos hipertensos ao regular o volume de fluidos corporais. Os diuréticos são um grupo de fármacos que aumentam a eliminação de sódio e água pelos rins.[64] Os diuréticos bloqueiam a reabsorção de sódio da urina pelos rins e, dessa forma, aumentam o volume de líquido eliminado como urina. A redução da concentração sanguínea de sódio resulta na diminuição do volume sanguíneo total e da resistência imposta aos vasos sanguíneos do corpo. As duas ações têm o efeito de reduzir a pressão arterial sistêmica.[14]

O sistema urinário desempenha papel importante no desempenho desportivo e atlético de muitas formas. Atletas que treinam e praticam atividades desportivas em condições de alto calor e/ou umidade regulam a temperatura corporal principalmente por meio da sudorese, diminuindo o volume de fluido corporal total como consequência. O sistema urinário, em resposta a essa redução de volume de fluido total, reabsorve sódio e água da urina em um esforço para manter níveis aceitáveis de água corporal. O processo de reabsorção de sódio e água pelos rins diminui o volume de urina, tornando-a mais concentrada. Profissionais da ciência do exercício, incluindo nutricionistas esportivos, treinadores de atletas e médicos do esporte, orientam os atletas a examinarem cuidadosamente a cor da urina como uma maneira de monitorar seu estado de hidratação. Quando a urina está escura e concentrada e quando ocorre perda de massa corporal, quando comparada antes e depois do exercício físico, isso geralmente indica que o atleta está desidratado e deve consumir mais líquido.[65] Atletas que competem por classes de massa corporal podem usar, de modo ilegal, diuréticos para aumentar o volume urinário excretado pelo corpo. O uso de diuréticos ajuda esses atletas a reduzir a massa corporal e competir em classes de massa corporal menor. Os atletas também têm consumido diuréticos para reduzir a concentração de substâncias ativas na urina por meio do aumento do volume de urina excretado pelo corpo, ajudando na redução da concentração de substâncias ativas ou de seus metabólitos na urina,[14] o que contribui, portanto, para evitar a detecção de uso de substâncias ilícitas pelos atletas. A Tabela 3.8 mostra um sumário das funções do sistema urinário e exemplos de como essas funções relacionam-se com atividades físicas e exercícios físicos e desempenho esportivo e atlético.

Tabela 3.8	Funções do sistema urinário e suas correlações com atividade física, exercício físico e desempenho desportivo e atlético.
FUNÇÃO	**CORRELAÇÕES COM ATIVIDADE FÍSICA, EXERCÍCIO FÍSICO E DESEMPENHO DESPORTIVO E ATLÉTICO**
Eliminação de resíduos metabólicos do corpo	Remove resíduos metabólicos resultantes do metabolismo elevado que ocorre durante os movimentos
Regulação a longo prazo do equilíbrio ácido-base	Auxilia no controle do pH que pode ser influenciado por alterações no metabolismo
Regulação do volume de líquido e das concentrações de eletrólitos	Controla os níveis de fluidos e as concentrações de eletrólitos do corpo que são cruciais ao funcionamento eficiente do corpo durante os movimentos

Sistema digestório

O sistema digestório transfere **macronutrientes, micronutrientes, eletrólitos** e água dos alimentos que consumimos para o nosso corpo, de modo que as funções normais possam ser realizadas e a saúde mantida. Os macronutrientes compreendem carboidratos, lipídios e proteínas, enquanto os micronutrientes, vitaminas e minerais. Esses macronutrientes e micronutrientes contidos nos alimentos representam fontes essenciais para os componentes que formam as estruturas básicas do corpo e regulam os vários processos celulares e teciduais. Sem aporte adequado de nutrientes, há comprometimento substancial da capacidade de manter a saúde, de realizar atividades físicas e exercícios físicos, assim como de treinar adequadamente para competições desportivas e atléticas.[1,14]

Os componentes primários do sistema digestório são boca, faringe, esôfago, estômago, pâncreas, fígado e intestinos delgado e grosso. A boca, e a faringe e o esôfago são responsáveis pela mastigação e deglutição dos alimentos, respectivamente. O estômago mistura e promove digestão adicional por meio de sucos digestivos provenientes do pâncreas e do fígado. O intestino delgado absorve nutrientes e a maior parte dos eletrólitos e da água. O intestino grosso é responsável principal pela absorção de sais e água e pela conversão do conteúdo remanescente no bolo fecal.[1,14]

Sistema digestório e ciência do exercício

O aumento das atividades físicas e exercícios físicos associado à modificação dos hábitos nutricionais reduz o risco da evolução de algumas formas de câncer, uma das principais causas de morte nos EUA.[47] Várias linhas de pesquisa são sugestivas de que o aumento da ingestão de fibras dietéticas reduz o risco de se desenvolver câncer colorretal. Esse efeito protetor pode ser resultado da diluição de **carcinógenos** e **pró-carcinógenos** fecais, redução do tempo de trânsito intestinal do bolo fecal, produção de ácidos graxos de cadeia curta (os quais promovem ação **anticarcinogênica**) e ligação/redução de ácidos biliares carcinogênicos.[66] Todavia, os resultados de numerosos estudos populacionais de grande escala que examinaram o efeito do aumento do consumo de fibras na redução do risco de câncer são inconsistentes.[67,68] Vários estudos têm demonstrado efeitos benéficos do aumento do consumo de fibras dietéticas na redução da incidência de câncer colorretal.[69-71] Por outro lado, muitos estudos prospectivos encontraram pouca ou nenhuma associação entre o consumo aumentado de fibras dietéticas e o risco de desenvolvimento de câncer

Macronutrientes. Nutrientes necessários em grandes quantidades, incluindo carboidratos, lipídios e proteínas, os quais são utilizados em numerosos processos no corpo.
Micronutrientes. Nutrientes necessários em menor quantidade, incluindo vitaminas e minerais, os quais são utilizados em numerosos processos no corpo.
Eletrólitos. Ânions e cátions que estão presentes nos compartimentos líquidos do corpo.
Carcinógenos. Substâncias ou agentes que provocam câncer.
Pró-carcinógenos. Compostos ou substâncias que podem levar à formação de células cancerosas.
Anticarcinogênica. Substância que inibe ou evita a atividade de um carcinógeno ou o desenvolvimento de um carcinoma.

colorretal[72-76] ou adenomas colorretais,[77] assim como ensaios clínicos randomizados com suplementação de fibras dietéticas não demonstraram redução na recorrência de adenomas colorretais.[78-81] Um dos maiores fatores contribuintes para o desenvolvimento de câncer colorretal é a gordura da dieta. O consumo de uma refeição rica em lipídios aumenta a quantidade de ácidos biliares liberados no sistema digestório, os quais ajudam a degradar a gordura consumida na refeição. Entretanto, quando grandes quantidades de ácidos biliares chegam ao cólon, esses podem ser convertidos em ácidos biliares secundários, que promovem crescimento de tumores malignos. Isso é especialmente relevante para as células que revestem o cólon.[66] A incidência de câncer de cólon é muito elevada em alguns grupos populacionais, incluindo homens negros, homens brancos e mulheres negras.[82]

O sistema digestório também realiza importante função para o desempenho desportivo e atlético. Carboidratos são a fonte energética preferencial do músculo esquelético na maioria de eventos atléticos e competições desportivas de alta intensidade. O consumo inadequado de carboidratos antes e durante competições pode resultar em desempenho insatisfatório. A ingestão de carboidrato durante a prática de exercícios físicos aumenta a disponibilidade sanguínea de glicose e mantém a capacidade dos tecidos ativos de utilizar carboidratos como fonte de energia durante exercícios de alta intensidade com duração superior a 60 minutos. A ingestão de carboidrato durante exercícios prolongados e de *endurance* (aeróbicos) de alta intensidade melhora o desempenho,[83,84] assim como pode aumentar o desempenho durante exercícios de curta duração e alta intensidade.[85]

Existe um limite para a taxa máxima de utilização de glicose sanguínea durante exercícios prolongados quando os carboidratos são ingeridos.[83,84] O sistema digestório tem função importante no transporte de carboidratos para o corpo durante o exercício físico. O sistema digestório tem vários locais potenciais para limitar o uso de carboidratos, inclusive esvaziamento gástrico e absorção intestinal.[57] Uma análise de como os sistemas digestório, circulatório e muscular interagem ajuda a demonstrar essas limitações. As taxas de esvaziamento gástrico e a absorção intestinal de glicose a partir de uma solução eletrolítica com 6% de glicose foram mensuradas em 1,2 e 1,3 g/min em condições de repouso e 1 g/min durante exercício.[86] À medida que a concentração de glicose na bebida aumenta, a taxa de suprimento de glicose para o sangue é menor que a taxa de carboidrato usado nos músculos. Isso é sugestivo de que há uma limitação gastrintestinal em se utilizarem os carboidratos ingeridos como fonte de energia ou uma falência do sistema cardiovascular em transportar a glicose do sistema digestório para a corrente sanguínea.[87] O consumo simultâneo de glicose e frutose, que são absorvidas a partir do sistema digestório por diferentes mecanismos, resulta em maior utilização de carboidratos como fonte de energia pelos músculos do que a ingestão de quantidades semelhantes de glicose ou frutose consumidas separadamente.[88] Além disso, se a glicose for infundida por via intravenosa, em vez de consumida por via oral, pode ser usada mais rapidamente como fonte de energia.[89] Coletivamente, esses achados são sugestivos de que o aporte de carboidratos do sistema digestório ao sistema cardiovascular pode ser o fator limitante no uso dos carboidratos ingeridos como fonte de energia pelos músculos ativos durante exercícios físicos.[90]

A Tabela 3.9 apresenta um resumo das funções do sistema digestório e exemplos de como essas funções relacionam-se com atividade física, exercício físico e desempenho desportivo e atlético.

 Pensando criticamente

Como a participação regular em um programa de atividades físicas ou exercícios físicos melhoraria a capacidade funcional do sistema respiratório em pacientes com patologias pulmonares?

Tabela 3.9	Funções do sistema digestório e suas correlações com atividade física, exercício físico e desempenho desportivo e atlético.
FUNÇÃO	**CORRELAÇÕES COM ATIVIDADE FÍSICA, EXERCÍCIO FÍSICO E DESEMPENHO DESPORTIVO E ATLÉTICO**
Transporte de macronutrientes ao corpo	Carboidratos, lipídios e proteínas são essenciais para manter a função ótima do corpo, durante e após os movimentos
Transporte de micronutrientes ao corpo	Vitaminas e minerais são essenciais para manter a função ótima do corpo, durante e após os movimentos

Sistema endócrino

O sistema endócrino auxilia na regulação das funções fisiológicas e influencia a função de outros sistemas corporais. Juntos, o sistema nervoso e o sistema endócrino são os sistemas de controle primário do corpo. Uma vantagem principal do sistema endócrino no controle de funções fisiológicas é que os hormônios circulam e influenciam células e tecidos em todo o corpo, sem a necessidade da conexão física direta de que o sistema nervoso necessita. Além disso, alterações endócrinas regulam a função com duração que varia desde alguns segundos até várias horas. O sistema endócrino realiza suas funções por meio de hormônios secretados pelas várias glândulas endócrinas do corpo. Embora as glândulas endócrinas não sejam conectadas anatomicamente, na prática elas funcionam como um sistema. Muitos desses hormônios são importantes porque influenciam tanto as respostas agudas como as adaptações crônicas dos sistemas corporais em resposta à atividade física e ao exercício físico.[1,14]

Os componentes primários do sistema endócrino são as glândulas do corpo e os hormônios por elas secretados. Algumas glândulas endócrinas só secretam hormônios (p. ex., adeno-hipófise e tireoide), enquanto outros componentes do sistema endócrino são órgãos que desempenham outras funções além de secretar hormônios (p. ex., os testículos secretam testosterona e também produzem espermatozoides). De modo geral, o sistema endócrino, por meio dos hormônios secretados na corrente sanguínea, regula atividades e funções mais lentamente do que o outro mecanismo de controle primário do corpo, ou seja, o sistema nervoso. Muitas das atividades sob o controle de hormônios são direcionadas para a manutenção da **homeostase** (condições normais de funcionamento) do corpo.[1,14] A Tabela 3.10 apresenta várias glândulas endócrinas do corpo importantes para a ciência do exercício e os hormônios primários por elas secretados.

Sistema endócrino e ciência do exercício

Os hormônios influenciam as respostas sistemáticas do corpo de várias maneiras e, frequentemente, agem com outros sistemas corporais para regular funções normais durante atividades físicas e exercícios físicos. Por exemplo, epinefrina e norepinefrina (também

Homeostase. Manutenção de condições fisiológicas internas relativamente estáveis.

Capítulo 3 Ciência do Exercício: Abordagem dos Sistemas

Tabela 3.10	Glândulas endócrinas e alguns de seus hormônios secretados.[1]
GLÂNDULA(S) ENDÓCRINA(S)	HORMÔNIOS
Hipotálamo	Hormônios liberadores e inibidores
Neuro-hipófise	Vasopressina
Adeno-hipófise	Hormônio tireoestimulante (TSH), hormônio adrenocorticotrófico (ACTH) e hormônio do crescimento (GH)
Tireoide	Tiroxina (T4), tri-iodotironina (T3) e calcitonina
Córtex suprarrenal	Aldosterona, cortisol e androgênios
Medula suprarrenal	Epinefrina e norepinefrina
Pâncreas	Insulina e glucagon
Paratireoides	Paratormônio (PTH)
Ovários	Estrogênio e progesterona
Testículos	Testosterona
Rins	Renina e eritropoetina
Estômago	Gastrina
Fígado	Somatomedinas
Pele	Vitamina D
Coração	Peptídio natriurético atrial
Tecido adiposo	Leptina e adiponectina

denominadas "adrenalina" e "noradrenalina") comprovadamente elevam a frequência cardíaca e a pressão arterial em resposta ao estresse, incluindo atividades físicas e exercícios físicos.[12] A insulina mantém as concentrações sanguíneas de glicose via aumento da captação e utilização de glicose como fonte de energia nos tecidos do corpo. A interação de epinefrina, norepinefrina e insulina tem sido associada ao desenvolvimento de HAS em um distúrbio conhecido como síndrome metabólica.[91] O termo síndrome metabólica descreve o agrupamento de várias condições, incluindo aumento da circunferência da cintura, dislipidemias (elevação das concentrações sanguíneas de triglicerídios e diminuição sanguínea de lipoproteína de alta densidade [HDL]), alteração da glicemia de jejum e níveis elevados de pressão arterial sistêmica. O crucial para compreensão da síndrome metabólica é participação da resistência à insulina no desenvolvimento de algumas das condições patológicas associadas. Uma dieta rica em gordura e açúcar refinado[92] contribui significativamente para o desenvolvimento de resistência à insulina, reduzindo a capacidade de as células captarem glicose em determinada concentração de insulina. Em resposta à progressiva resistência à insulina nos tecidos corporais, o pâncreas secreta mais insulina que promove a captação da glicose sanguínea pelas células do corpo em um esforço para manter a concentração sanguínea de glicose normal. Se o pâncreas não for capaz de secretar insulina suficientemente, a glicemia permanecerá elevada, resultando no quadro de diabetes *mellitus* do tipo 2 (DM2).[14] Quando o pâncreas é estimulado a secretar mais insulina em decorrência da resistência à insulina, a concentração plasmática do hormônio torna-se elevada (conhecida como hiperinsulinemia). A atividade do sistema nervoso simpático aumenta em resposta às concentrações elevadas de insulina. Essa resposta pode provocar elevação dos hormônios epinefrina e norepinefrina, os quais induzem ao aumento da frequência cardíaca, do volume sistólico e da pressão arterial sistêmica. A elevação dos níveis desses hormônios (epinefrina e norepinefrina) também pode interferir na liberação de insulina pelo pâncreas e na captação tecidual de glicose, agravando o problema. Nesse caso, a resistência à insulina contribui significativamente para a HAS. Por outro lado, tendo em vista a complexa interação de eventos, a HAS pode também causar resistência à insulina. A atividade física e a prática regular de exercícios físicos podem beneficiar os indivíduos com resistência à insulina e HAS ao aumentar a sensibilidade do corpo aos hormônios insulina, epinefrina e norepinefrina.[13,93]

É de longa data que treinadores e atletas têm interesse na suplementação de hormônios **exógenos** para melhorar o desempenho esportivo e atlético. Por exemplo, o uso de esteroides anabolizantes (p. ex., testosterona sintética) e do hormônio do crescimento (GH) humano para melhorar o desempenho atlético é comum em determinados grupos de atletas.[94-98] Os esteroides anabolizantes exercem **efeitos androgênicos** e **efeitos anabólicos**.[99] As ações anabólicas fazem com que o corpo aumente a síntese de proteínas nos músculos esqueléticos e em vários outros tecidos, resultando em aumento da retenção de nitrogênio. O aumento da síntese de proteínas resulta em aumento da força e da massa muscular, além de elevar a massa corporal.[14] Para os esportes que dependem do tamanho corporal ou da geração de potência e força pelos músculos, o aumento da massa e força muscular resulta frequentemente em melhora do desempenho desportivo e atlético. Quando usados em doses altas, como ocorre muitas vezes em atletas, existem efeitos colaterais potencialmente graves e irreversíveis que causam problemas sérios à saúde.[96,99] Embora o uso desses tipos de substâncias e de outros similares seja ilegal e considerado antiético, existe considerável interesse na compreensão do mecanismo de ação dessas substâncias e na detecção do seu uso ilegal.[96,99] A identificação do mecanismo de ação desses hormônios é importante para determinar como essas substâncias podem ser detectadas na saliva, no sangue e na urina,[100] a fim de assegurar que as normas regulamentadoras das associações de atletas sejam seguidas. As questões relacionadas ao exame *antidoping* efetivo incluem o uso de equipamentos suficientemente sensíveis para detectar metabólitos das substâncias ilícitas no sangue ou na urina e a identificação de vários metabólitos associados ao uso de esteroides anabolizantes sintéticos, além da garantia de que exames *antidoping* sejam efetivos e criem obstáculos ao uso de esteroides anabolizantes e outras substâncias anabolizantes pelos atletas.[100] Na Tabela 3.11 são apresentados os hormônios primários do sistema endócrino e alguns exemplos de como essas funções se relacionam com atividade física, exercício físico e desempenho esportivo e atlético.

Exógeno. Proveniente de fora do corpo.
Efeitos androgênicos. O desenvolvimento e a manutenção de características sexuais masculinas.
Efeitos anabólicos. O desenvolvimento e a manutenção de tecidos, particularmente a musculatura esquelética.

Capítulo 3 Ciência do Exercício: Abordagem dos Sistemas

Tabela 3.11	Hormônios primários do sistema endócrino e como suas funções correlacionam-se com atividade física, exercício físico e desempenho desportivo e atlético.	
HORMÔNIO	**FUNÇÃO**	**CORRELAÇÕES COM ATIVIDADE FÍSICA, EXERCÍCIO FÍSICO E DESEMPENHO DESPORTIVO E ATLÉTICO**
Adiponectina	Regulação do metabolismo de glicose e de ácidos graxos	Participa na supressão de anormalidades metabólicas
Aldosterona	Aumento na reabsorção de sódio e na excreção de potássio pelos rins	Ajuda na regulação do balanço hídrico para prevenir desidratação
Calcitonina	Redução na concentração plasmática de cálcio	Aumenta a deposição de cálcio nos ossos
Cortisol	Elevação da concentração sanguínea de glicose e contribuição para a adaptação ao estresse	Ajuda a elevar a concentração sanguínea de glicose, evitando a hipoglicemia
Epinefrina e norepinefrina	Reforço na atividade do sistema nervoso simpático	Ajudam o corpo durante a resposta ao estresse causado pelo movimento
Eritropoetina	Estímulo da produção de hemácias (eritrócitos) pela medula óssea	Aumenta o aporte de oxigênio aos tecidos ativos
Estrogênio	Responsável pelo desenvolvimento de características sexuais femininas	Ajuda a regular a massa magra e a massa esquelética no corpo
Glucagon	Promoção da manutenção de níveis de nutrientes no sangue, especialmente a glicose	Ajuda a regular os níveis sanguíneos de glicose durante o exercício físico
Hormônio do crescimento	Essencial para o crescimento dos ossos e dos tecidos moles; anabolismo proteico; mobilização do tecido adiposo	Promove o crescimento da massa magra e do tecido esquelético
Insulina	Promoção da captação de nutrientes da dieta, especialmente a glicose	Ajuda a regular os níveis sanguíneos de glicose após o consumo de alimentos
Leptina	Auxílio ao encéfalo na regulação do apetite e do metabolismo	Auxilia o corpo na regulação da massa corporal apropriada
Testosterona	Responsável pelo desenvolvimento de características sexuais masculinas	Auxilia na regulação da massa magra no corpo
Vitamina D	Aumento na absorção do cálcio e do fósforo da dieta pelo sistema digestório	Auxilia na regulação dos níveis de cálcio no corpo, especialmente nos ossos

Sistema imune

O sistema imune regula a suscetibilidade, a gravidade e a recuperação de infecções ou injúrias, crescimento tecidual anormal e doenças. O sistema imune age em conjunto com outros sistemas corporais por meio de uma organização complexa de estruturas, compostos e células. Os vários elementos do sistema imune não estão conectados anatomicamente; contudo, constituem um sistema funcional do corpo. O sistema imune possibilita que o corpo diferencie seus componentes normais (ou seja, próprios) de elementos estranhos (ou seja, não próprios) com o propósito de autoproteção contra substâncias estranhas ao corpo.[1,14]

Os componentes primários do sistema imune são fatores físicos, mecânicos, químicos, sanguíneos e celulares do corpo. Os componentes do sistema imune **inato** (ou seja, natural) e **adquirido** (ou seja, adaptativo) interagem de modo complexo para proteger o corpo de elementos externos. O sistema imune inato do corpo oferece proteção geral imediata e predeterminada contra todos os tipos de desafios estranhos ao corpo. Em contrapartida, o sistema imune adaptativo é extremamente específico na resposta a determinado invasor estranho.[101] Na Tabela 3.12 são mostrados os componentes da imunidade inata e da imunidade adquirida.

Tabela 3.12 — Componentes da imunidade inata e da imunidade adquirida.[101]

IMUNIDADE INATA	IMUNIDADE ADQUIRIDA
Barreiras físicas (para manter os patógenos fora do corpo)	
Pele e epitélio	
Muco e estruturas das mucosas	
Fluxo de ar turbulento	
Barreiras químicas (para criar um ambiente hostil ou neutralizar patógenos no sistema)	**Defesas químicas e solúveis** (para ligar e neutralizar patógenos)
Fatores do complemento	Imunoglobulinas (também conhecidas como anticorpos)
Lisozimas	
Proteínas de fase aguda	
pH ácido no estômago	
Defesas celulares (para criar um ambiente tóxico, destruir bactérias ou células potencialmente infectadas ou fagocitar restos celulares; também para desempenhar função primária no processo inflamatório)	**Defesas celulares** (para ativar defesas imunes, destruir células infectadas e produzir anticorpos)
Monócitos/macrófagos[a]	Linfócitos T (células T, múltiplos tipos)
Granulócitos, por exemplo, neutrófilos	Linfócitos B (células B)/plasmócitos
Células NK (*natural killer*)	

[a]Também atuam na apresentação de antígenos a células na imunidade adquirida.

Imunidade inata. Imunidade que existe desde o nascimento.
Imunidade adquirida. Imunidade que surge após o nascimento.

Sistema imune e ciência do exercício

Nas últimas décadas, houve um crescimento constante nos estudos voltados à atividade física, ao exercício físico e à função imune, e como eles interagem para influenciar positiva ou negativamente a saúde. A prática de exercícios físicos é importante na prevenção e no tratamento de determinadas doenças, como o câncer e a síndrome da imunodeficiência adquirida (AIDS).[102] Evidências de estudos de **epidemiologia** são indicativas da associação entre a prática regular de atividade física e menores taxas de alguns tipos de cânceres.[103] Estudos em animais também são sugestivos de que o treinamento físico aumenta a resistência ao crescimento de tumor experimentalmente induzido.[104] Além disso, a prática de exercícios físicos tem efeito positivo na estimulação do sistema imune durante distúrbios ou redução da responsividade (p. ex., envelhecimento ou AIDS). Estudos realizados por períodos de 10 a 20 anos relataram redução da incidência de câncer em grupos fisicamente ativos.[104,105] Também há evidências de que atividade física ocupacional esteja associada à redução do risco de câncer colorretal[106] e que a inatividade física esteja associada ao risco aumentado para esse tipo de câncer.[104] Níveis aumentados de atividade física também podem reduzir o risco de câncer em outros locais, como mamas[107] e de órgãos do sistema reprodutor em mulheres.[103,105] A prática de exercícios físicos pode também influenciar positivamente doenças autoimunes, como artrite reumatoide, doença de Graves e lúpus eritematoso sistêmico.[108] Em adultos mais velhos, níveis aumentados de atividade física e prática regular de exercícios físicos também melhoram a função do sistema imune.[109,110]

Alguns atletas altamente competitivos apresentam taxas elevadas de algumas enfermidades, como mononucleose e infecções de vias respiratórias superiores. A correlação entre a prática de exercícios físicos e doenças de vias respiratórias superiores pode ser modelada em um gráfico na forma de uma curva em "J".[111] Esse modelo é sugestivo de que, embora o risco de doenças de vias respiratórias superiores seja menor em um indivíduo sedentário que inicia o treinamento físico moderado, o risco é acima da média durante períodos de treinamento excessivo de alta intensidade.[101] Esse maior risco também é observado em uma condição denominada **síndrome de sobretreinamento** (*overtraining*).[111,112] Embora muitas evidências sejam de observações pessoais ou casuais, as poucas tentativas de quantificar as taxas de risco para doenças tendem a apoiar a incidência mais elevada em alguns grupos de atletas.[113-115] Em resposta a essa informação, estudos prospectivos examinaram diversos recursos nutricionais na tentativa de melhorar a função imune e reduzir a incidência de doenças em atletas submetidos a treinamento de alta intensidade. Os efeitos da suplementação de carboidrato sobre a função imune são o objeto de estudo da maioria dos trabalhos de pesquisa, mas existem outros suplementos nutricionais que têm o potencial de modificar a função imune e reduzir o risco de doenças em atletas. Por exemplo, observou-se que os betaglicanos têm o potencial de reduzir o risco para doenças de vias respiratórias superiores e melhorar a função imune,[116,117] porém não em todos os estudos.[118] Provavelmente, o volume de treinamento e das competições exerce um efeito combinado na suscetibilidade às doenças. Os exercícios físicos de intensidade moderada induzem alterações bem menores nos componentes celulares do sistema imune. Períodos curtos de exercício de alta intensidade podem provocar comprometimento temporário

Epidemiologia. Ramo da medicina que trata da incidência e da prevalência de doenças em grandes populações.

Síndrome de sobretreinamento (*overtraining*). Condição na qual o treinamento excessivo resulta em mal-adaptação das respostas corporais.

da resposta imune, e o treinamento vigoroso repetido e o estresse de competições de nível elevado podem exercer efeitos mais graves na função imune. As pesquisas apontam que esforços intensos aumentam o risco de o atleta ter doenças de vias respiratórias superiores em decorrência das alterações da função imune[119] e da elevação dos níveis dos hormônios epinefrina e cortisol.[120] A Tabela 3.13 mostra as funções do sistema imune e os exemplos de como essas funções relacionam-se com a atividade física, o exercício físico e o desempenho desportivo e atlético.

Pensando criticamente

Como o treinamento físico para melhorar a saúde e o condicionamento físico difere do treinamento físico para aprimorar o desempenho durante competições desportivas e atléticas com relação às alterações da função do sistema imune?

Sistemas de geração de energia

A capacidade de produzir energia é crucial para garantir o funcionamento normal de todas as células e todos os tecidos do corpo. A produção de energia para suportar as funções corporais é estritamente controlada e regulada, de modo que há equilíbrio entre a produção e a utilização de energia. Nos seres humanos, a troca energética ocorre quando os alimentos (carboidratos, lipídios, proteínas) ingeridos são degradados em formas de energia que possam ser usadas pelo corpo. Embora as trocas energéticas nos seres humanos não constituam um sistema no sentido estrutural, os vários processos de produção de energia pelo corpo constituem um sistema no sentido funcional.[1,14]

Os principais componentes do sistema energético são os compostos químicos presentes nas vias energéticas das células e os macronutrientes (carboidratos, lipídios e proteínas). Quando as células do corpo precisam de energia, elas degradam o composto químico denominado "adenosina trifosfato" (ATP). Imediatamente, as células começam a ressintetizar o ATP a partir da energia contida nas ligações químicas que mantêm a estrutura dos macronutrientes. Nas fibras musculares esqueléticas, a energia para a ressíntese de ATP provém de uma das três vias energéticas: (a) **fontes imediatas**, que usam a energia armazenada na forma de ATP, adenosina difosfato (ADP) e **fosfocreatina**; (b) **glicólise** e **glicogenólise**, que utilizam glicose

Tabela 3.13	Funções do sistema imune e suas correlações com atividade física, exercício físico e desempenho desportivo e atlético.
FUNÇÃO	**CORRELAÇÕES COM ATIVIDADE FÍSICA, EXERCÍCIO FÍSICO E DESEMPENHO DESPORTIVO E ATLÉTICO**
Regulação da suscetibilidade, da gravidade e da recuperação de infecções, crescimento anormal de tecido e doenças	Exerce efeito protetor contra agentes internos e externos que causam doenças

Fontes imediatas de energia. Energia armazenada na forma de ATP e fosfocreatina.

Fosfocreatina. Composto orgânico encontrado nos músculos e no tecido cardíaco, capaz de armazenar e fornecer energia à contração muscular.

Glicólise. Degradação da glicose para produzir energia.

Glicogenólise. Degradação de glicogênio para produzir energia.

da corrente sanguínea e glicogênio muscular, respectivamente; e (c) **metabolismo oxidativo**, que usa produtos do metabolismo de carboidratos, lipídios e proteínas. As reservas imediatas rapidamente sintetizam ATP no músculo esquelético durante o início do movimento e durante exercícios de intensidade muito elevada. Como a capacidade do sistema de energia imediato é limitada, o corpo começa rapidamente a gerar energia por outras vias. Os processos de glicólise (que utiliza glicose) e glicogenólise (que usa glicogênio) envolvem a degradação de carboidratos em ácido pirúvico e ácido láctico. À medida que os carboidratos são degradados, a energia é utilizada para a ressíntese de ATP ao corpo. A necessidade energética do corpo determina, em parte, os produtos finais do metabolismo de carboidratos. Se a demanda energética muscular for elevada, então há formação de ácido láctico. Se a demanda energética muscular for menor, então há formação de ácido pirúvico, o qual é utilizado para produzir energia por meio do metabolismo oxidativo. Glicose, glicogênio, lipídios e proteínas podem ser usados para produzir energia. O metabolismo oxidativo ocorre nas mitocôndrias das células e é um potente sistema com alta capacidade de gerar energia.[12,14] A produção de energia precisa ser compatível com a utilização de energia durante o exercício, ou a intensidade do exercício precisa ser reduzida ou o exercício precisa ser interrompido. A via energética predominante durante a atividade física ou exercício físico dependerá primariamente da intensidade e da duração da atividade. A utilização de carboidratos, lipídios ou proteínas para produção de energia dependerá da via metabólica ativada, mas também pode ser influenciada por fatores como consumo de alimentos, nível de treinamento físico e uso de **recursos ergogênicos**. A Tabela 3.14 mostra os sistemas de produção de energia do corpo.

Sistemas de produção de energia e ciência do exercício

A identificação apropriada da intensidade da atividade física e do exercício físico para promover a utilização de lipídios como fonte energética é importante na regulação de massa e composição corporais. No começo do exercício, o aumento da utilização energética do corpo é acompanhado por aumento da produção de energia a partir de fontes imediatas e da degradação de glicose e glicogênio muscular. À medida que a prática do exercício físico se prolonga, há modificação da produção de energia de modo que, em determinadas circunstâncias, mais energia é produzida a partir da degradação de lipídios. Vários fatores influenciam qual via energética é utilizada, incluindo a condição nutricional e o nível de treinamento físico do indivíduo, a intensidade e a

Tabela 3.14	Sistemas de produção de energia no corpo.
SISTEMA DE PRODUÇÃO DE ENERGIA	SUBSTRATO UTILIZADO
Fontes imediatas	ATP e fosfocreatina
Glicólise e glicogenólise	Glicose sanguínea e glicogênio muscular
Metabolismo oxidativo	Produtos do metabolismo de carboidratos, lipídios e proteínas

Metabolismo oxidativo. Uso de oxigênio para degradar carboidratos, lipídios e proteínas para produzir energia.

Recursos ergogênicos. Qualquer substância ou dispositivo que aprimore o desempenho fisiológico ou psicológico.

duração do exercício e a concentração de vários hormônios no corpo. Desses fatores, frequentemente, a intensidade e a duração do exercício exercem a maior influência na utilização de lipídios e carboidratos como fontes de energia (Figura 3.6). Durante a atividade e o exercício físico, a contribuição percentual de carboidratos e lipídios para a produção de energia pode ser estimada pela razão de troca respiratória (RTR), cujo valor pode ser obtido por equipamento que calcula quanto dióxido de carbono é produzido em relação ao consumo de oxigênio.[12] Quando a RTR é utilizada para estimar a utilização de fontes de energia durante o repouso ou o exercício, a contribuição das proteínas para a produção de energia é, habitualmente, ignorada porque essa contribuição é muito pequena durante a atividade física e o exercício físico.[12] A RTR pode ser empregada para estimar a utilização de fontes de energia porque carboidratos e lipídios diferem em termos de oxigênio consumido e dióxido de carbono produzido; os lipídios demandam mais oxigênio que os carboidratos quando são usados para produção de energia.[12]

A compreensão de como a massa corporal e a **composição corporal** influenciam a utilização de lipídios é muito importante para a compreensão dos mecanismos subjacentes à epidemia de obesidade.[121] O aumento da massa corporal e do percentual de gordura corporal, bem como as alterações na utilização de lipídios como fonte de energia, têm implicações significativas no desenvolvimento de várias doenças crônicas, como resistência à insulina, DM2 e síndrome

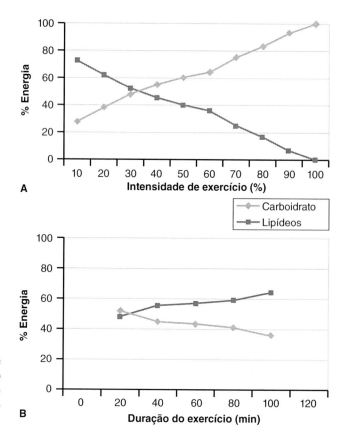

FIGURA 3.6 A relação entre a intensidade (**A**) e a duração (**B**) do exercício físico e o uso de lipídios e carboidratos como fontes de energia.

Composição corporal. Quantidade de tecido adiposo e não adiposo no corpo.

metabólica.[122] Os profissionais da ciência do exercício têm interesse na determinação da intensidade ótima para utilização de lipídios durante a atividade física e o exercício físico, auxiliando os indivíduos que buscam diminuir a gordura corporal e emagrecer. Evidências recentes indicam que a intensidade do exercício físico na qual há utilização máxima de lipídios é aproximadamente 65% do $\dot{V}O_{2máx}$ de um indivíduo.[1] A maximização da taxa de oxidação de lipídios durante o exercício físico pode exercer efeitos benéficos na saúde geral, incluindo melhora na sensibilidade à insulina[123] e no controle da massa corporal a longo prazo.[124]

A determinação da intensidade ótima do exercício durante eventos de *endurance* que são mais longos que 10 km é crucial para maximizar o desempenho desportivo e atlético. O sucesso em eventos de *endurance* pode ser determinado pela análise de alguns fatores. Por exemplo, um dos preditores mais importantes de desempenho bem-sucedido em corrida de distância é a velocidade de corrida na **fase estável máxima de lactato**.[125] Durante exercícios físicos de intensidade moderada a elevada, a maior parte da energia produzida para a contração muscular provém da degradação de carboidratos. Durante o metabolismo rápido de glicose e glicogênio, há formação de ácido láctico, que se dissocia em íons lactato e íons hidrogênio. O aumento dos íons hidrogênio resulta em redução do pH intramuscular, o que contribui para a fadiga e a redução da geração de força pelo músculo em atividade.[126] O ácido láctico é retirado por vários processos metabólicos do corpo.[12,127,128] Existe uma intensidade de exercício físico na qual a formação máxima de ácido láctico na fibra muscular é igual à eliminação máxima de ácido láctico pela fibra muscular. Isso é denominado "fase estável máxima de lactato".[129] Exercícios acima da fase estável máxima de lactato resultam em elevação progressiva da concentração de lactato e íons hidrogênio nos músculos e, por fim, redução do desempenho no exercício físico ou interrupção completa do exercício.[129] A fase estável máxima de lactato é considerada um ótimo preditor de desempenho bem-sucedido em provas de *endurance*.[130] Treinadores e atletas de *endurance* criam e implementam programas de treinamento com o intuito de aumentar a intensidade do exercício na fase estável máxima de lactato.[12,131,132] A Tabela 3.15 mostra os componentes do sistema energético e exemplos de como esses componentes estão relacionados com atividade física, exercício físico e desempenho desportivo e atlético.

 Pensando criticamente

Por que o entendimento da interação dos sistemas corporais contribui para a maior compreensão de como a atividade física e o exercício físico influenciam a saúde e de como o treinamento físico regular influencia o desempenho desportivo e atlético?

Tabela 3.15 Componentes dos sistemas produtores de energia e como esses componentes correlacionam-se com atividade física, exercício físico e desempenho desportivo e atlético.

SISTEMAS PRODUTORES DE ENERGIA	CORRELAÇÕES COM ATIVIDADE FÍSICA, EXERCÍCIO FÍSICO E DESEMPENHO DESPORTIVO E ATLÉTICO
Fontes imediatas: ATP e fosfocreatina	Fornecem energia durante o início dos movimentos e durante exercícios físicos de alta intensidade
Glicólise e glicogenólise	Fornecem energia durante exercícios físicos de intensidade moderadamente alta
Metabolismo oxidativo	Fornece energia durante repouso e atividade e exercícios físicos de intensidade baixa a moderadamente alta

 Fase estável máxima de lactato. Intensidade de exercício em que a produção máxima de ácido láctico é compatível com a remoção máxima de ácido láctico.

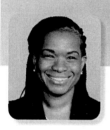

Entrevista

Nicole Keith, PhD, FACSM

Professora de Cinesiologia e Associate Dean of Faculty Affairs, Indiana University-Purdue University, Indianapolis; Pesquisadora Científica, Indiana University Center for Aging Research; Investigatora, Regenstrief Institute

Breve introdução – Minha graduação em Ciência do Exercício foi na Howard University, em Washington, DC. A seguir, tornei-me mestre em Ciência do Exercício na University of Rhode Island e Doutora em Filosofia em Fisiologia do Exercício na University of Connecticut. Concluí outro mestrado em ciências em Pesquisa Clínica na Indiana University. Comecei minha carreira acadêmica como instrutora no departamento de cinesiologia na University of Rhode Island e após 2 anos, fui contratada como professora assistente na University of Southern Indiana. Dois anos depois, tornei-me professora assistente na Indiana University-Purdue University, Indianapolis (IUPUI). Minha pesquisa se concentra nas disparidades da saúde e na busca pela igualdade em saúde via participação em atividade física. Nos últimos 18 anos, os alvos da minha pesquisa consistem em pacientes atendidos pelos Federally Qualified Health Centers (FQHC), em Indianapolis, e adultos que vivem em comunidades urbanas da periferia. Recebo subsídios federais e da instituição para realizar esse trabalho.

P: Quais são as experiências mais significativas em sua carreira?

Primeiro, o estabelecimento do programa *Physically Active Residential Communities and Schools* (PARCS), que é realizado em escolas de Ensino Médio das comunidades e oferece oportunidades para estudantes dessas escolas e para adultos das comunidades da periferia para praticar exercícios físicos com estudantes de cinesiologia da IUPUI, com pouco ou nenhum custo. Nos últimos 18 anos, mais de 4.000 adolescentes e adultos foram atendidos pelo PARCS. Esse programa também serve como local de aprendizado para centenas de estudantes de cinesiologia. Segundo, quase ao mesmo tempo, eu e meus colegas estabelecemos o *Healthy Me*, um programa comportamental de vida saudável baseado nos FQHC, que já atendeu mais de 7.000 pacientes com sobrepeso e obesidade. Esses dois programas possibilitam que pessoas que não têm acesso a oportunidades de aprender sobre vida saudável se tornem ativas e adquiram hábitos saudáveis. Terceiro, o fato de ser apontada como Associate Dean of Faculty Affairs tem demonstrado que meu reitor confiou em mim para lidar com mais de 70 professores da School of Health and Human Sciences, além da experiência gratificante de dar apoio aos meus pares. Quarto, como *Chair* do American College of Sports Medicine's (ACSM) *Committee on Diversity Action*, orientei a elaboração da primeira declaração de diversidade do ACSM e ajudei nos esforços para aumentar a diversidade na organização. Também criei o *ACSM Leadership and Diversity Training Program* para orientar e manter pessoas de minorias sub-representadas. Há 150 participantes especiais, 10 deles eleitos para conselhos de *ACSM Regional Chapter* ou para o *Board of Trustees*. Quinto, sendo eleita Representante Estudantil, *Trustee*, vice-presidente e, agora, presidente do American College of Sports Medicine, demonstra que os pares da minha organização profissional primária apreciam meu trabalho na ACSM nos últimos 25 anos e confiam na minha capacidade de liderança. Por fim, sendo a primeira pessoa negra a ser eleita para exercer todos esses cargos, isso tem me dado a oportunidade de mostrar que isso é possível.

P: Por que resolveu ser "cientista do exercício"?

Meus pais cresceram em um bairro pobre de Chicago. Eles concluíram a faculdade e minha mãe obteve um PhD. Nós deixamos Chicago e nos mudamos para Grand Rapids, Michigan, quando eu tinha 4 anos. A cada verão, nós visitávamos nossos parentes em Chicago. Eu observava que eles ingeriam comidas que não eram saudáveis e eram sedentários – meus familiares mais distantes tinham um estilo de vida muito diferente da minha família mais próxima. Com o passar dos anos, percebi que meus pais estavam envelhecendo muito mais lentamente que seus irmãos. Foi nessa época que percebi que o estilo de vida influencia a saúde. Achei isso fascinante e quis saber mais sobre o assunto. Inicialmente, fiz o curso de formação de professor de educação física, mas percebi que essa não era a carreira que eu desejava. A seguir, conheci a Ciência do Exercício e descobri que poderia seguir minha paixão por meio da pesquisa.

P: **Por que é importante que os estudantes de ciência do exercício saibam como os sistemas corporais funcionam?**

A atividade física impacta positivamente todos os sistemas do corpo humano e a maioria das doenças crônicas. Embora profissionais da saúde e pesquisadores possam se especializar em uma dada patologia ou sistema corporal, ninguém começa desse jeito. Para descobrir o interesse ou o desinteresse de um estudante, é muito importante que eles tenham contato com todos os sistemas corporais e suas funções. Esse nível de conhecimento será muito útil ao longo do tempo. Por fim, independentemente de onde os cientistas do exercício atuem, os outros profissionais esperam que eles saibam tudo sobre exercício. Já me fizeram as perguntas mais imprevistas sobre coisas que aprendi há 30 anos.

P: **Que conselho você daria para um estudante que deseja seguir carreira na ciência do exercício?**

Tome decisões com base em seus desejos e emoções. Vale a pena explorar diferentes áreas de interesse ou opções de carreira e é muito importante passar por várias experiências diferentes para aprender o que é prazeroso e o que não é. É interessante interagir com outros estudantes, tanto aqueles com os mesmos interesses como aqueles com interesses diversos dos seus, pois você aprenderá com ambos os grupos. Também, assegure-se de que seus professores conheçam você antes de solicitar uma carta de recomendação. Se você tomar conhecimento sobre um profissional da saúde ou um cientista com experiência prática ou de pesquisa em uma área que seja do seu interesse, entre em contato com essa pessoa. Nunca é cedo demais para expandir sua rede de contatos profissionais.

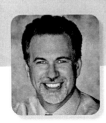

Entrevista

J. Timothy Lightfoot, PhD, FACSM

Fisiologista de Exercício Clínico Registrado, Especialista Certificado em Exercícios (ACSM). Omar Smith Endowed Chair em Cinesiologia e Diretor, Sydney and JL Huffines Institute for Sports Medicine and Human Performance na Texas A&M University

Breve Introdução – Graduei-me e fiz mestrado na University of Louisiana Monroe e fiz doutorado na University of Tennessee. Concluí uma consultoria em pesquisa na U.S. National Aeronautics and Space Administration (NASA) no Kennedy Space Center, no Biomedical Laboratory, e, depois, 3 anos como *National Institutes of Health Postdoctoral Research Fellowship* na Division of Physiology na Johns Hopkins University. Fui professor assistente e agora sou professor associado na Florida Atlantic University e professor na University of North Carolina Charlotte. Já publiquei mais de 70 artigos científicos, revisados por pares, sobre genética da atividade física diária e exercício de *endurance*, bem como resposta fisiológica à exposição à alta gravidade e hemorragia. Também tenho recebido financiamento externo do National Institutes of Health e do Department of Defense para realizar pesquisa sobre a genética da atividade física. Sou *Fellow* do American College of Sports Medicine, *ACSM-certified Exercise Specialist* e *Registered Clinical Exercise Physiologist*. Já presidi o *Southeast Regional Chapter* do American College of Sports Medicine e fui membro do Board of Trustees for the American College of Sports Medicine.

90   ACSM Introdução à Ciência do Exercício

P: Quais são as experiências mais significativas em sua carreira?

Sou abençoado e honrado em ter tido várias experiências significativas em minha carreira. Meu trabalho no Kennedy Space Center (NASA), em meados da década de 1980, foi fantástico e tive várias experiências de como os princípios de fisiologia do exercício poderiam ser aplicados em vários cenários "não esportivos", como músicos e praticantes de automobilismo. O fato de ter desempenhado funções administrativas acadêmicas quando jovem ajudou-me a aprender como conseguir que os indivíduos trabalhem juntos para alcançar metas. Meus anos como Presidente de Departamento também me ensinaram muito sobre o que "não" funciona no trabalho em equipe. A troca do meu interesse de pesquisa no final da década de 1990 para genética foi uma experiência valiosa. Embora eu já fosse um pesquisador conhecido, precisei começar tudo de novo e reconstrua minha experiência e competência. Valeu a pena porque minha mudança para genética, em 1998, deu-me a base para receber múltiplos subsídios federais para minha pesquisa (regulação biológica da atividade física) que tem repercussões não apenas na ciência do exercício, mas também na saúde de nossa sociedade.

P: Qual foi sua motivação para se tornar um "cientista do exercício"?

A decisão de tornar-me um cientista do exercício foi, em princípio, egoísta: eu queria me tornar um atleta melhor. Assim, imaginei que quanto mais eu aprendesse, melhor atleta eu me tornaria. Todavia, logo percebi que eu tinha uma paixão pelo desempenho humano. A maneira de como os seres humanos poderiam atuar e se adaptar em uma ampla gama de ambientes e situações estimulava meu interesse e meu desejo contínuo de compreender como todos esses processos funcionam mecanisticamente.

P: Por que é importante às pessoas que estudam ciência do exercício compreender como todos os sistemas corpo funcionam?

Como cientistas, frequentemente atuamos no "modo reducionista" e tentamos isolar tudo – até mesmo em nível molecular – para podermos, então, encontrar "a causa". Contudo, pouquíssimas coisas em fisiologia atuam isoladamente. Embora o reducionismo seja extremamente importante, o cientista sempre deve se questionar sobre como os achados de sua pesquisa interagem com outros componentes para formar o sistema que faz o corpo funcionar. A ciência do exercício e a fisiologia do exercício são extremante complexas e a compreensão de apenas uma pequena parte não permite que você identifique como os sistemas completos atuam em conjunto.

P: Que conselho você daria a um estudante que está pensando em seguir uma carreira em ciência do exercício?

Busque algo que você ame muito: um assunto que mexa com sua imaginação e que lhe atraia muito. A maioria das pessoas mais bem-sucedidas que eu conheço em ciência do exercício são aquelas apaixonadas pelo assunto ou pelo trabalho que realizam. Portanto, busque um assunto ou área da ciência do exercício que faz você parar e dizer: "Nossa, que legal." É isso que você deve fazer – seja pesquisa, reabilitação ou *coaching*. Busque intensamente e você descobrirá. O segundo conselho é não ter medo de conversar com as pessoas. Cumprimente e converse sobre aquilo que elas fazem. Pergunte qual é a paixão dessas pessoas na ciência do exercício. Assim, você terá uma grande chance de entrar em contato com pessoas que atuam em ciência do exercício e formar a sua *network*, além de ter uma ideia dos motivos de outras pessoas optarem pela ciência do exercício como a melhor carreira.

Resumo

- Os vários sistemas corporais realizam papéis importantes na regulação das funções corporais antes, durante e após atividade física e exercício físico e no desempenho desportivo e atlético
- O controle apropriado das funções corporais exige que os sistemas atuem juntos de maneira coordenada e controlada
- De modo geral, níveis aumentados de atividade física e treinamento físico regular resultam em aprimoramento das funções de vários sistemas, enquanto a inatividade física promove, tipicamente, diminuição da capacidade funcional e, em geral, condições patológicas no corpo

Capítulo 3 Ciência do Exercício: Abordagem dos Sistemas

- O desempenho bem-sucedido nas competições desportivas e atléticas depende do funcionamento ótimo dos sistemas corporais
- Vários assuntos e áreas da ciência do exercício, bem como as carreiras profissionais, baseiam-se substancialmente em conhecimentos sólidos dos sistemas corporais.

Para revisão

1. Por que o estudo dos sistemas corporais deve ser feito a partir de uma abordagem integrada?
2. Quais são os componentes funcionais primários do sistema nervoso e como esses componentes respondem ao exercício físico?
3. Quais são os três tipos primários de fibras musculares esqueléticas?
4. Quais são as principais funções do sistema esquelético?
5. Como o sistema cardiovascular atua para manter a homeostase durante o exercício físico?
6. Descreva o papel do sistema respiratório na manutenção de equilíbrio ácido-base normal durante o repouso e o exercício físico.
7. Que função o sistema urinário desempenha no tratamento de indivíduos com hipertensão arterial sistêmica?
8. Como o sistema digestório influencia o aporte de carboidratos aos músculos esqueléticos ativos?
9. Descreva como a resistência à insulina influencia o desenvolvimento da síndrome metabólica.
10. Qual é a diferença entre a imunidade inata e a imunidade adquirida?
11. Descreva uma lista de fontes de energia usadas nas três vias primárias de produção de energia. Quais vias são utilizadas durante exercícios de baixa, moderada e alta intensidade?

Aprendizagem baseada em projetos

1. Monte um quadro que mostre as inter-relações dos dez sistemas corporais e suas respostas (elevação, redução, não alteração) para as seguintes atividades físicas:
   a. Cortar a grama usando um cortador de grama.
   b. Caminhar com o cachorro da família durante 45 minutos em um dia quente e úmido.
2. Monte um quadro que mostre as inter-relações dos dez sistemas corporais e suas respostas (elevação, redução, não alteração) para as seguintes atividades físicas:
   a. Jogar tênis ao meio-dia, em um dia de verão em Melbourne, Austrália.
   b. Correr um *sprint* de 100 m em uma competição atlética.

Referências bibliográficas

1. Sherwood L. *Fundamentals of Physiology: A Human Perspective*. 3rd ed. Belmont (CA): Thompson Publishing; 2006.
2. Laskin JJ, Anderson M. Cerebral palsy. In: *ACSM's Resources for Clinical Exercise Physiology*. 2nd ed. Philadelphia (PA): Wolters Kluwer Health; 2002. p. 288–94.
3. O'Connell DG, Barnhart R, Parks L. Muscular endurance and wheelchair propulsion in children with cerebral palsy or myelomeningocele. *Arch Phys Med Rehabil*. 1992;73(8):709–11.
4. Olney S, MacPhail H, Hedden D, Boyce W. Work and power in hemiplegic cerebral palsy gait. *Phys Ther*. 1990;70:431–8.

92   ACSM Introdução à Ciência do Exercício

5. Priego-Quesada JI, Lucas-Cuevas AG, Llana-Belloch S, Perez-Soriano P. Effects of exercise in people with cerebral palsy: a review. *J Phys Educ Sport.* 2014;14(1):36–41.

6. American College of Sports Medicine. *ACSM's Exercise Management for Persons with Chronic Diseases and Disabilities.* 4th ed. Champaign (IL): Human Kinetics; 2009.

7. Thompson WR. *ACSM's Clinical Exercise Physiology.* Philadelphia (PA): Wolters Kluwer Health; 2019. 792 p.

8. De Messsman RE. Respiratory sinus arrhythmia alteration following training in endurance athletes. *Eur J Appl Physiol.* 1992;64:434–6.

9. Goldsmith RL, Bigger JT, Bloomfield DM, Steinman RC. Physical fitness as a determinant of vagal modulation. *Med Sci Sports Exerc.* 1997;29:812–7.

10. Goldsmith RL, Bigger JT, Steinman RC, Fleiss JL. Comparison of 24-hour parasympathetic activity in endurance-trained and untrained young men. *J Am Coll Cardiol.* 1992;20:552–8.

11. Kowalik T, Klawe JJ, Tafil-Klawe M, et al. Multiannual, intensive strength-endurance training modulates the activity of the cardiovascular and autonomic nervous system among rowers of the International level. *BioMed Res Int.* 2019:1–6.

12. Brooks GA, Fahey TD, Baldwin KM. *Exercise Physiology: Human Bioenergetics and Its Applications.* 4th ed. Mountain View (CA): Mayfield; 2004.

13. Powers SK, Howley ET, Quindry J. *Exercise Physiology: Theory and Application to Fitness and Performance.* 11th ed. New York (NY): McGraw-Hill; 2021.

14. Guyton AC, Hall JE. *Textbook of Medical Physiology.* 13th ed. Oxford (UK): Elsevier; 2016.

15. Krans JL. The sliding filament theory of muscle contraction. *Nat Educ.* 2010;3(9):66–70.

16. Bobbert MF, Ettema G, Huijing PA. The force-length relationship of a muscle-tendon complex: experimental results and model calculations. *Eur J Appl Physiol.* 1990;61:323–9.

17. Clarkson PM. Eccentric exercise and muscle damage. *Int J Sports Med.* 1997;18(4):S314–7.

18. Nicol LM, Rowlands DS, Fazakerly R, Kellett J. Curcumin supplementation likely attenuates delayed onset muscle soreness (DOMS). *Eur J Appl Physiol.* 2015;115(8):1769–77.

19. Snyder JG, Ambeqaonkar JP, Winchester JB. Cryotherapy for treatment of delayed onset muscle soreness. *Int J Athl Ther Train.* 2011;16(4):28–32.

20. Harrison BC, Robinson D, Davison BJ, Foley B, Seda E, Byrnes WC. Treatment of exercise-induced muscle injury via hyperbaric oxygen therapy. *Med Sci Sports Exerc.* 2001;33(1):36–42.

21. Mekjavic IB, Exner JA, Tesch PA, Eiken O. Hyperbaric oxygen therapy does not affect recovery from delayed onset muscle soreness. *Med Sci Sports Exerc.* 2000;32(3):558–63.

22. Kuipers H, Keizer HA, Verstappen FT, Costill DL. Influence of a prostaglandin-inhibiting drug on muscle soreness after eccentric work. *Int J Sports Med.* 1985;6(6):336–9.

23. Heiss R, Hotfiel T, Kellermann M, et al. Effect of compression garments on the development of edema and soreness in delayed-onset muscle soreness. *J Sports Sci Med.* 2018;17:392–401.

24. Magoffin RD, Parcell AC, Hyldahl RD, Fellingham GW, Hopkins JT, Feland JB. Whole-body vibration as a warm-up before exercise-induced muscle damage on symptoms of delayed-onset muscle soreness in trained subjects. *J Strength Cond Res.* 2020;34(4):1123–32.

25. Ko GWY, Clarkson C. The effectiveness of acupuncture for pain reduction in delayed-onset muscle soreness: a systematic review. *Acupunct Med.* 2020;38(2):63–74.

26. MacDougall JD, Sale DG, Alway SE, Sutton JR. Muscle fiber number in biceps brachii of bodybuilders and control subjects. *J Appl Physiol.* 1984;57:1399–403.

27. McCall GE, Byrnes WC, Dickinson A, Pattany PM, Fleck SJ. Muscle fiber hypertrophy, hyperplasia, and capillary density in college men after resistance training. *J Appl Physiol.* 1996;81:2004–12.

28. Damas F, Libardi CA, Ugrinowitsch C. The development of skeletal muscle hypertrophy through resistance training: the role of muscle damage and muscle protein synthesis. *Eur J Appl Physiol.* 2018;118(3):485–500.

29. Larsson L, Tesch PA. Motor unit fibre density in extremely hypertrophied skeletal muscles in man: electrophysiological signs of muscle fibre hyperplasia. *Eur J Appl Physiol.* 1986;55:130–6.

30. Kadi F, Eriksson A, Holmner S, Thornell LE. Effects of anabolic steroids on the muscle cells of strength-trained athletes. *Med Sci Sports Exerc.* 1999;31(11):1528–34.

31. Adams GR, Haddad F, Baldwin KM. Time course of changes in markers of myogenesis in overloaded rat skeletal muscles. *J Appl Physiol.* 1999;87(5):1705–12.

32. Kelley G. Mechanical overload and skeletal muscle fiber hyperphasia: a meta-analysis. *J Appl Physiol.* 1996;81(4):1584–8.

33. Muscolino JE. *Kinesiology: The Skeletal System and Muscle Function.* St. Louis (MO): Mosby Elsevier; 2006.

34. Cosman F, de Beur SJ, Leboff MS, et al. Clinician's guide to prevention and treatment of osteoporosis. *Osteoporos Int.* 2014;25(10):2359–81.

Capítulo 3 Ciência do Exercício: Abordagem dos Sistemas

35. Kanis JA, Melton LJ III, Christiansen C, Johnston CC, Khaltaev N. The diagnosis of osteoporosis. *J Bone Miner Res.* 1994;9:1137–41.
36. Kohrt WM, Bloomfield SA, Little KD, Nelson ME, Yingling VR. Physical activity and bone health. *Med Sci Sports Exerc.* 2004;36(11):1985–96.
37. French SA, Fulkerson JA, Story M. Increasing weight-bearing physical activity and calcium intake for bone mass growth in children and adolescents: a review of intervention trials. *Prev Med.* 2000;31(1):722–31.
38. Maddalozzo GF, Snow CM. High intensity resistance training: effects on bone in older men and women. *Calcif Tissue Int.* 2000;66:399–404.
39. Pagnotti GM, Styner M, Uzer G, et al. Combating osteoporosis and obesity with exercise: leveraging cell mechanosensitivity. *Nat Rev Endocrinol.* 2019;15(6):339–55.
40. Sale C, Elliott-Sale KJ. Nutrition and athlete bone health. *Gatorade Sports Sci Exch.* 2020;29(201):1–7.
41. Heaney RP. The role of calcium in prevention and treatment of osteoporosis. *Phys Sportsmed.* 1987;15(11):83–8.
42. Georgopoulos D, Matamis D, Routsi C, et al. Recombinant human erythropoietin therapy in critically ill patients: a dose-response study. *Crit Care.* 2005;9:R508–15.
43. Gledhill N, Warburton D, Jamnik V. Hemoglobin, blood volume, cardiac function, and aerobic power. *Can J Appl Physiol.* 1999;24(1):54–65.
44. Birkeland KI, Hemmersbach P. The future of doping control in athletes. *Sports Med.* 1999;28(1):25–33.
45. Heuberger JAAC, Posthuma JJ, Ziagkos D, et al. Additive effect of erythropoietin use on exercise-induced endothelial activation and hypercoagulability in athletes. *Eur J Appl Physiol.* 2020;120(8):1893–904.
46. Levine BD, Stray-Gundersen J. "Living high-training low": effect of moderate-altitude acclimatization with low-altitude training on performance. *J Appl Physiol.* 1997;83:102–12.
47. Centers for Disease Control and Prevention. Leading causes of death: 2017. 2020. Available from: http://www.cdc.gov/nchs/fastats/leading-causes-of-death.htm.
48. Blair SN, Kampert JB, Kohl HW, et al. Influences of cardiorespiratory fitness and other precursors on cardiovascular disease and all-cause mortality in men and women. *J Am Med Assoc.* 1996;276:205–10.
49. Cooper R, Cutler J, Desvigne-Nickens P, et al. Trends and disparities in coronary heart disease, stroke, and other cardiovascular diseases in the United States: findings of the national conference on cardiovascular disease prevention. *Circulation.* 2000;102:3137–47.
50. McCullough ML, Feskanich D, Rimm EB, et al. Adherence to the Dietary Guidelines for Americans and risk of major chronic disease in men. *Am J Clin Nutr.* 2000;72:1223–31.
51. McCullough ML, Feskanich D, Stampfer MJ, et al. Adherence to the Dietary Guidelines for Americans and risk of major chronic disease in women. *Am J Clin Nutr.* 2000;72:1214–22.
52. Richardson CR, Kriska AM, Lantz PM, Hayward RA. Physical activity and mortality across cardiovascular disease risk groups. *Med Sci Sports Exerc.* 2004;36(11):1923–9.
53. Sesso HD, Paffenbarger RS, Ha T, Lee IM. Physical activity and cardiovascular disease risk in middle-aged and older women. *Am J Epidemiol.* 1999;150(4):408–16.
54. Franklin BA, Brinks J. Cardiac rehabilitation: underrecognized/underutilized. *Curr Treat Options Cardiovasc Med.* 2015;17(62):1–18.
55. Jacobs RA, Rasmussen P, Siebenmann C, et al. Determinants of time trial performance and maximal incremental exercise in highly trained endurance athletes. *J Appl Physiol.* 2011;111(5):422–30.
56. Evans SL, Davy KP, Stevenson ET, Seals DR. Physiological determinants of 10-km performance in highly trained female runners of different ages. *J Appl Physiol.* 1995;78(5):1931–41.
57. Hagberg JM, Moore GE, Ferrell RE. Specific genetic markers of endurance performance and VO$_2$max. *Exerc Sport Sci Rev.* 2001;29(1):15–9.
58. Parsons JP, Mastronarde JG. Exercise induced asthma. *Curr Opin Pulm Med.* 2009;15(1):25–8.
59. Kovan JR, Moeller JL. Respiratory system. In: McKeag DB, Moeller JL, editors. *ACSM's Primary Care Sports Medicine.* 2nd ed. Philadelphia (PA): Lippincott, Williams, & Wilkins; 2007. p. 165–71.
60. Hough DO, Dec KL. Exercise-induced asthma and anaphylaxis. *Sports Med.* 1994;18:162–72.
61. Centers for Disease Control and Prevention. Hypertension. 2018. Available from: http://www.cdc.gov/nchs/fastats/hypertension.htm.
62. James PA, Oparil S, Carter BL, et al. 2014 Evidence-based guidelines for the management of high blood pressure in adults. *JAMA.* 2014;311(5):507–20.
63. American College of Sports Medicine. *ACSM's Guidelines for Exercise Testing and Prescription.* 11th ed. Philadelphia (PA): Lippincott, Williams, and Wilkins; 2021.
64. Krakoff LR. Diuretics for hypertension. *Circulation.* 2005;112(10):e127–9.
65. Prentice WE. *Principles of Athletic Training: A Competency-based Approach.* 15th ed. New York (NY): McGraw-Hill Companies; 2014.

94   ACSM Introdução à Ciência do Exercício

66. Lipkin M, Reddy B, Newmark H, Lamprecht SA. Dietary factors in human colorectal cancer. *Annu Rev Nutr.* 1999;19:545–86.

67. Park Y, Hunter DJ, Spiegelman D, et al. Dietary fiber intake and risk of colorectal cancer: a pooled analysis of prospective cohort studies. *JAMA.* 2005;294(22):2849–57.

68. Romaneiro S, Parekb N. Dietary fiber intake and colorectal cancer risk. *Top Clin Nutr.* 2012;27(1):41–7.

69. Bingham SA, Day NE, Luben R, et al. Dietary fibre in food and protection against colorectal cancer in the European Prospective Investigation into cancer and nutrition (EPIC): an observational study. *Lancet.* 2003;361:1496–501.

70. Kaaks R, Riboli E. Colorectal cancer and intake of dietary fibre: a summary of the epidemiological evidence. *Eur J Clin Nutr.* 1995;49:S10–7.

71. Nomura AMY, Hankin JH, Henderson BE, et al. Dietary fiber and colorectal cancer risk: the multiethnic cohort study. *Cancer Causes Control.* 2007;18:753–64.

72. Fuchs CS, Giovannucci EL, Colditz GA. Dietary fiber and the risk of colorectal cancer and adenoma in women. *N Engl J Med.* 1999;340:169–76.

73. Mai V, Flood A, Peters U, Lacey N, Schairer C, Schatzkin A. Dietary fibre and risk of colorectal cancer in the Breast Cancer Detection Demonstration Project (BCDDP) follow-up cohort. *Int J Epidemiol.* 2003;14:234–9.

74. McCullough ML, Robertson AS, Chao A. A prospective study of whole grains, fruits, vegetables and colon cancer risk. *Cancer Causes Control.* 2003;14:959–70.

75. Sanjoaquin MA, Appleby PN, Thorogood M, Mann JI, Key TJ. Nutrition, lifestyle and colorectal cancer incidence: a prospective investigation of 10998 vegetarians and non-vegetarians in the United Kingdom. *Br J Cancer.* 2004;90:118–21.

76. Terry P, Giovannucci E, Michels KB. Fruit, vegetables, dietary fiber, and risk of colorectal cancer. *J Natl Cancer Inst.* 2001;93:525–33.

77. Platz EA, Giovannucci E, Rimm EB. Dietary fiber and distal colorectal adenoma in men. *Cancer Epidemiol Biomark Prev.* 1997;6:661–70.

78. Alberts DS, Martinez ME, Roe DJ. Lack of effect of a high-fiber cereal supplement on the recurrence of colorectal adenomas: Phoenix Colon Cancer Prevention Physician's Network. *N Engl J Med.* 2000;342:1156–62.

79. MacLennan R, Macrae F, Bain C. Randomized trial of intake of fat, fiber, and beta carotene to prevent colorectal adenomas: the Australian Polyp Prevention Project. *J Natl Cancer Inst.* 1995;87:1760–6.

80. McKeown-Eyssen GE, Bright-See E, Bruce WR. A randomized trial of low fat high fibre diet in the recurrence of colorectal polyps: Toronto Polyp Prevention Group. *J Cancer Epidemiol.* 1994;47:525–36.

81. Schatzkin A, Lanza E, Corle D. Lack of effect of a low-fat, high-fiber diet on the recurrence of colorectal adenomas. *N Engl J Med.* 2000;342:1149–55.

82. Centers for Disease Control and Prevention Web site [Internet]. Atlanta (GA): Centers for Disease Control and Prevention; [cited 2021]. Available from: http://www.cdc.gov.

83. Coggan AR, Coyle EF. Reversal of fatigue during prolonged exercise by carbohydrate infusion or ingestion. *J Appl Physiol.* 1987;63:2388–95.

84. Coggan AR, Coyle EF. Effect of carbohydrate feeding during high-intensity exercise. *J Appl Physiol.* 1988;65:1703–9.

85. Haub MD, Potteiger JA, Jacobsen DJ, Nau KL, Magee LM, Comeau MJ. Glycogen replenishment and repeated short duration high intensity exercise: effect of carbohydrate ingestion. *Int J Sport Nutr Exerc Metab.* 1998;9:406–15.

86. Duchman SM, Ryan AJ, Schedl HP, Summers RW, Bleiler TL, Gisolfi CV. Upper limit for intestinal absorption of a dilute glucose solution in men at rest. *Med Sci Sports Exerc.* 1997;29:482–8.

87. McConell GK, Fabris S, Proietto J, Hargreaves M. Effect of carbohydrate ingestion on glucose kinetics during exercise. *J Appl Physiol.* 1994;77:1537–41.

88. Adopo E, Peronnet F, Massicotte D, Brisson GR, Hillaire-Marcel C. Respective oxidation of exogenous glucose and fructose given in the same drink during exercise. *J Appl Physiol.* 1994;76:1014–9.

89. Coyle EF, Hamilton MT, Gonzalez-Alonso J, Montain SJ, Ivy JL. Carbohydrate metabolism during intense exercise when hyperglycemic. *J Appl Physiol.* 1991;70:834–40.

90. Hargreaves M. Metabolic responses to carbohydrate and lipid supplementation during exercise. In: Maughan RJ, Shirreffs SM, editors. *Biochemistry of Exercise IX.* 9th ed. Champaign (IL): Human Kinetics; 1996. p. 421–9.

91. Zimmet P, Boyko EJ, Collier GR, Courten M. Etiology of the metabolic syndrome: potential role of insulin resistance, leptin resistance, and other players. *Ann N Y Acad Sci.* 2000;892:25–44.

92. Barnard RJ, Roberts CK, Varon SM, Berger JJ. Diet-induced insulin resistance precedes other aspects of the metabolic syndrome. *J Appl Physiol.* 1998;84:1311–5.

93. Mark AL, Correia M, Morgan DA, Shaffer RA, Haynes WG. Obesity induced hypertension: new concepts from the emerging biology of obesity. *Hypertension.* 1999;33:537–41.

Capítulo 3 Ciência do Exercício: Abordagem dos Sistemas   **95**

94. Buckely WE, Yesalis CE, Friedl KE, Anderson WA, Streit AL, Wright JE. Estimated prevalence of anabolic steroid use among male high school seniors. *JAMA*. 1988;260(23):3441–5.

95. DuRant R. Use of multiple drugs among adolescents who use anabolic steroids. *N Engl J Med*. 1993;328:922–6.

96. Hoffman JR, Kraemer WJ, Bhasin S, et al. Position stand on androgen and human growth hormone use. *J Strength Cond Res*. 2009;23(5):S1–59.

97. Green GA, Uryasz FD, Petr TA, Bray CD. NCAA study of substance use habits of college student athletes. *Clin J Sport Med*. 2001;11(1):51–6.

98. Windsor R, Dumitru D. Prevalence of anabolic steroid use by male and female athletes. *Med Sci Sports Exerc*. 1989;21(5):494–7.

99. Yesalis CE. *Anabolic Steroids in Sport and Exercise*. 2nd ed. Champaign (IL): Human Kinetics; 2000.

100. Cadwallader AB, Murray B. Performance-enhancing drugs I: understanding the basics of testing for banned substances. *Int J Sport Nutr Exerc Metab*. 2015;25(4):396–404.

101. Shephard RJ. *Physical Activity, Training and the Immune Response*. Carmel (IN): Cooper Publishing Group; 1997.

102. Gleeson M. Immune function in sport and exercise. *J Appl Physiol*. 2007;103:693–9.

103. Evenson KR, Stevens J, Cai J, Thomas R, Thomas O. The effect of cardiorespiratory fitness and obesity on cancer mortality in women and men. *Med Sci Sports Exerc*. 2003;35(2):270–7.

104. Hoffman-Goetz L, Husted J. Exercise, immunity, and colon cancer. In: Hoffman-Goetz L, editor. *Exercise and Immune Function*. 1st ed. Boca Raton (FL): CRC Press, Inc.; 1996. p. 179–97.

105. Dorn J, Vena J, Brasure J, Freudenheim J, Graham S. Lifetime physical activity and breast cancer risk in pre-and postmenopausal women. *Med Sci Sports Exerc*. 2003;35(2):278–85.

106. Slattery ML, Schumacher MC, Smith KR, West DW, Abd-Elghany N. Physical activity, diet, and risk of colon cancer in Utah. *Am J Epidemiol*. 1988;128(5):989–99.

107. Bernstein L. Exercise and breast cancer prevention. *Curr Oncol Rep*. 2009;11(6):490–6.

108. Ferry A. Exercise and autoimmune diseases. In: Hoffman-Goetz L, editor. *Exercise and Immune Function*. 1st ed. Boca Raton (FL): CRC Press, Inc.; 1996. p. 163–78.

109. Crist DM, Mackinnon LT, Thompson RF, Atterborn HA, Egan PA. Physical exercise increases natural cellular-mediated tumor cytotoxicity in elderly women. *Gerontology*. 1989;35:66–71.

110. Mazzeo RS. Exercise, immunity, and aging. In: Hoffman-Goetz L, editor. *Exercise and Immune Function*. 1st ed. Boca Raton (FL): CRC Press, Inc.; 1996. p. 199–241.

111. Nieman DC. Exercise, infection, and immunity. *Int J Sports Med*. 1994;15(3):S131–41.

112. Fitzgerald L. Overtraining increases the susceptibility to infection. *Int J Sports Med*. 1991;12(1):S5–8.

113. Mountjoy M, Junge A, Slysz J, Miller J. An uneven playing field: athlete injury, illness, load, and daily training environment in the year before the FINA (Aquatics) World Championships, 2017. *Clin J Sport Med*. 2019. doi:10.1097/JSM.0000000000000814.

114. Hausswirth C, Louis J, Aubry A, Bonnet G, Duffield R, Le Meur Y. Evidence of disturbed sleep and increased illness in overreached endurance athletes. *Med Sci Sports Exerc*. 2014;46(5):1036–45.

115. Nieman DC, Nehlsen-Cannarella SL, Markoff PA, et al. The effects of moderate exercise training on natural killer cells and acute upper respiratory tract infections. *Int J Sports Med*. 1990;11(6):467–73.

116. Bergendiova K, Tibenska E, Majtan J. Pleuran (beta-glucan from *Pleurotus ostreatus*) supplementation, cellular immune response and respiratory tract infections in athletes. *Eur J Appl Physiol*. 2011;111(9):2033–40.

117. Davis JM, Murphy EA, Brown AS, Carmichael MD, Ghaffar A, Mayer EP. Effects of oat beta-glucan on innate immunity and infection after exercise stress. *Med Sci Sports Exerc*. 2004;36(8):1321–7.

118. Nieman DC, Henson DA, McMahon M, et al. Beta-glucan, immune function, and upper respiratory tract infections in athletes. *Med Sci Sports Exerc*. 2008;40(8):1463–71.

119. Castell LM, Nieman DC, Bermon S, Peeling P. Exercise-induced illness and inflammation: can immunonutrition and iron help? *Int J Sport Nutr Exerc Metab*. 2019;29(2):181–8.

120. Pedersen BK, Nieman DC. Exercise immunology: integration and regulation. *Immunol Today*. 1998;19:1–3.

121. Horowitz JF. Regulation of lipid mobilization and oxidation during exercise in obesity. *Exerc Sport Sci Rev*. 2001;29(1):42–6.

122. van Baak MA. Exercise training and substrate utilization in obesity. *Int J Obes*. 1999;23(3):S11–7.

123. Robinson SL, Hattersley J, Frost GS, Chambers ES, Wallis GA. Maximal fat oxidation during exercise is positively associated with 24-hour fat oxidation and insulin sensitivity in young, healthy men. *J Appl Physiol*. 2015;118(11):1415–22.

124. Marra M, Scalfi L, Contaldo F, Pasanisi F. Fasting respiratory quotient as a predictor of long-term weight changes in non-obese women. *Ann Nutr Metab*. 2004;48(3):189–92.

125. Urhausen A, Coen B, Weiler B, Kindermann W. Individual anaerobic threshold and maximum lactate steady state. *Int J Sports Med*. 1993;14(3):134–9.

96 ACSM Introdução à Ciência do Exercício

126. Westerblad H, Allen DG, Lannergren J. Muscle fatigue: lactic acid or inorganic phosphate the major cause? *News Physiol Sci.* 2002;17:17–21.

127. Bergman BC, Wolfel EE, Butterfield GE, et al. Active muscle and whole body lactate kinetics after endurance training in men. *J Appl Physiol.* 1999;87(5):1684–96.

128. Gladden LB. Lactate metabolism: a new paradigm for the third millennium. *J Physiol.* 2004;558(1):5–30.

129. Heck H, Mader A, Hess G, Mucke S, Muller R, Hollman W. Justification of the 4-mmol/lactate threshold. *Int J Sports Med.* 1985;6:117–30.

130. Bassett DR, Howley ET. Limiting factors for maximum oxygen uptake and determinants of endurance performance. *Med Sci Sports Exerc.* 2000;32(1):70–84.

131. Potteiger JA. Aerobic endurance training. In: Baechle TR, Earle RW, editors. *Essentials of Strength Training and Conditioning.* 2nd ed. Champaign (IL): Human Kinetics; 2000. p. 495–509.

132. Stepto NK, Martin DT, Fallon KE, Hawley JA. Metabolic demands of intense aerobic interval training in competitive cyclists. *Med Sci Sports Exerc.* 2001;33(2):303–10.

CAPÍTULO

4

Fisiologia do Exercício

Após concluir este capítulo, você será capaz de:

1. Definir a fisiologia do exercício e fornecer exemplos da relação entre fisiologia do exercício e ciência do exercício.

2. Identificar os eventos históricos importantes na evolução da fisiologia do exercício como disciplina científica.

3. Discutir as diferenças entre as respostas agudas e crônicas ao exercício.

4. Comentar os componentes básicos de um programa de treinamento e condicionamento.

5. Descrever algumas áreas importantes de estudo no campo da fisiologia do exercício.

Fisiologia do exercício é o estudo das respostas e adaptações anatômicas, fisiológicas e funcionais que ocorrem durante e após os movimentos. O conhecimento das respostas e adaptações é importante para a promoção de atividade física e exercício por indivíduos saudáveis e por pessoas com doenças crônicas. Além disso, o aprimoramento do desempenho de atletas em todos os níveis de capacidade demanda conhecimento profundo dos princípios básicos e avançados da fisiologia do exercício. Interessada principalmente nos vários sistemas do corpo (ver Capítulo 3), a fisiologia do exercício é o estudo de como os sistemas do corpo respondem, individual e coletivamente, a períodos agudos e crônicos de atividade física e exercício.

A utilização de uma abordagem integrada dos sistemas possibilita que os estudantes compreendam o valor da atividade física e do exercício na melhora da saúde e na redução do risco de doença. Existem numerosos dados que confirmam o valor da atividade física e do exercício na melhora da saúde e na redução do risco de se desenvolver uma doença crônica, além de ser um componente importante da reabilitação de agravos, incapacidade ou doença. Atividade física e exercício são efetivamente usados para, por exemplo, promover a saúde óssea,[1] incentivar perda de massa corporal,[2] controlar níveis anormais de pressão arterial sistêmica[3] e melhorar a cognição e o desempenho acadêmico.[4] A popularidade de um campo de estudo denominado "fisiologia da inatividade" tem aumentado e, com frequência, também é analisado pelos profissionais da ciência do exercício. A fisiologia da inatividade está interessada nas respostas dos sistemas do corpo ao sedentarismo.[5] A falta de atividade física está associada à perda das alterações adaptativas e das respostas funcionais ao movimento físico regular do corpo.[6] Por exemplo, a pesquisa já demonstrou que o comportamento sedentário aumenta o percentual de gordura no coração, no fígado e nas vísceras nos indivíduos com risco alto de diabetes *mellitus* do tipo 2 (DM2).[7]

Atletas, *coaches* e outros profissionais da ciência do exercício aplicam os princípios básicos e avançados do treinamento e condicionamento da fisiologia do exercício para potencializar a função dos vários sistemas do corpo. Assim, programas de treinamento e condicionamento conseguem aumentar o desempenho esportivo e atlético e o sucesso durante competições. A identificação dos fatores que influenciam o desempenho e o subsequente aprimoramento como resposta ao treinamento apropriado é o traço distintivo do uso da fisiologia do exercício para incrementar o desempenho. Em alguns casos, o termo fisiologia do exercício é usado como sinônimo de ciência do exercício, e muitos indivíduos com frequência fazem isso. Todavia, como foi mostrado no Capítulo 1, ciência do exercício é um termo abrangente que é corretamente usado para descrever as disciplinas e as áreas de estudo que têm o movimento como tema central.

Programas acadêmicos em faculdades e universidades são, com frequência, estruturados de modo a preparar os estudantes para atuar como fisiologistas do exercício em ambientes clínicos, de condicionamento físico, desportivos ou de pesquisa. Os estudantes que são treinados para atuar em ambientes clínicos, como reabilitação cardiovascular e pulmonar, recebem mais treinamento nos aspectos clínicos da fisiologia do exercício (ver Capítulo 5). O treinamento para uma carreira profissional em condicionamento físico e atividades desportivas incluirá mais experiências para compreender como pessoas não treinadas e treinadas responderão às demandas da atividade física, da prática regular de exercício e treinamento para competição desportiva e atlética. Já os indivíduos que estão se preparando para uma carreira em pesquisa

Fisiologia do exercício. Estudo das respostas e adaptações funcionais que ocorrem durante e após atividade física e exercícios físicos.

serão expostos a maior preparação em métodos e *design* de pesquisa, além de procedimentos de análise de dados. Essa carreira exige tipicamente mestrado ou doutorado e envolve trabalho com modelos animais e humanos, com amostras de tecidos de animais e seres humanos ou com grandes conjuntos de dados. Independentemente da opção de carreira, a preparação para uma carreira profissional em fisiologia do exercício exige estudo dos sistemas do corpo e como eles respondem à prática aguda e crônica de atividade física e exercício.

História da fisiologia do exercício

Embora a fisiologia do exercício seja uma disciplina relativamente nova, existem indivíduos interessados nas respostas fisiológicas à atividade física e ao exercício desde a Grécia antiga.[8] Os eventos históricos nos campos da medicina, da fisiologia, do exercício e dos esportes que ajudaram a definir a fisiologia do exercício também influenciaram o desenvolvimento de outras disciplinas na ciência do exercício. Muitos desses importantes eventos históricos são descritos no Capítulo 1, e o leitor interessado deve revisar essas informações. O material nesta seção deve ser considerado um suplemento do Capítulo 1 e contém apenas informações específicas sobre o desenvolvimento histórico recente da fisiologia do exercício.

Influências da primeira metade do século XX

Um dos eventos mais significativos para o surgimento da fisiologia do exercício como disciplina científica foi a criação, em 1891, do Department of Anatomy, Physiology, and Physical Training na Lawrence Scientific School da Harvard University.[9,10] O corpo docente e o chefe desse departamento implementaram um exigente currículo de 4 anos que incluía cursos teóricos e práticos de fisiologia do exercício.[9-12] A expansão desse conceito de associação de teoria com atividades práticas de exercício e treinamento físico também ocorreu no Springfield College em Massachusetts e no George Williams College em Chicago, Illinois.[9] Apesar dos cursos de fisiologia do exercício nessas universidades, não havia evidências suficientes de que fisiologia do exercício realmente fosse uma disciplina acadêmica até a inauguração do Harvard Fatigue Laboratory em 1927.[9]

O propósito primário do Harvard Fatigue Laboratory consistia nos estudos das respostas fisiológicas, psicológicas e sociológicas dos operários de fábrica a estímulos desgastantes.[13,14] Os fundadores do laboratório incluíram *fatigue* (fadiga) porque acreditavam que isso atrairia o interesse e o patrocínio de donos de empresas e o conceito de fadiga poderia ser compreendido por muitos indivíduos sem necessidade de explicação ou definição.[13] Entre 1941 e 1947, o foco do laboratório foi centralizado no condicionamento físico de militares e no gasto energético para a realização de ações militares em condições de extremo calor e frio.[15] O Harvard Fatigue Laboratory atraiu cientistas de alta qualidade de todo o planeta e formou profissionais que foram cruciais na modelagem da fisiologia do exercício como disciplina científica. Paradoxalmente, o fechamento do Harvard Fatigue Laboratory, em 1947, foi decisivo para a criação de outros laboratórios de fisiologia do exercício nos EUA. Muitos dos fundadores desses novos laboratórios eram indivíduos renomados que tinham conexões próximas com Harvard Fatigue Laboratory e ajudaram a expandir a fisiologia do exercício.[10,16]

Influências da segunda metade do século XX

A partir da década de 1940 ocorreram vários eventos que tiveram influência significativa na disciplina de fisiologia do exercício. Durante esse período, vários periódicos com revisão por pares publicaram dados de experimentos sobre as respostas fisiológicas ao

100 ACSM Introdução à Ciência do Exercício

exercício.[10] Ao final da década de 1940 havia conhecimento suficiente sobre fisiologia do exercício para justificar a oferta de cursos formais pelas faculdades/escolas técnicas e universidades. A evolução adicional da fisiologia do exercício foi consequente a vários fatores sociais, políticos e profissionais. Nas décadas de 1950 e 1960, o desempenho insatisfatório das crianças em idade escolar nos EUA em provas de condicionamento físico e a competição entre os EUA e a União Soviética para levar o homem ao espaço e, posteriormente, à lua amplificaram o foco no condicionamento físico e no desempenho da população norte-americana. O presidente Eisenhower criou o President's Council on Youth Fitness e o presidente Kennedy expandiu a atuação dessa organização. Outros fatores decisivos incluíram a liberação de fundos para pesquisa relacionada a saúde, instalações e programas pedagógicos de treinamento pelo National Institutes of Health; o interesse da American Physiological Society (APS) em pesquisa relacionada ao exercício; a publicação do *Journal of Applied Physiology* pela APS; e a formação do American College of Sports Medicine (ACSM) e seu periódico revisado por pares *Medicine & Science in Sports & Exercise*.[9] O interesse em exercício e condicionamento físico de muitos dos primeiros diretores do ACSM resultou em ênfase aumentada no estudo das respostas fisiológicas à prática de exercícios físicos.[16,17]

Durante as décadas de 1960 e 1970, a fisiologia do exercício continuou a se expandir e evoluir. À medida que aumentava o interesse em fisiologia do exercício, os currículos das instituições de ensino superior passavam dos programas tradicionais em educação física para cursos e atividades relacionadas à ciência. Alunos da graduação faziam cursos de bioquímica e fisiologia e participavam em várias atividades de laboratório. Essa modificação preparou melhor os estudantes para carreiras profissionais que exijam uma base de conhecimento em fisiologia do exercício. Atualmente, nos EUA, os estudantes têm a opção de seguir carreira em fisiologia do exercício em vez de serem treinados como professores de educação física.[9] Essa tendência persiste até hoje, visto que muitos programas de educação física demandam pouco preparo formal em fisiologia e fisiologia do exercício. Por outro lado, currículos expandidos em fisiologia do exercício incluem tópicos como provas de esforço e prescrição, manejo de doenças crônicas por meio da prática de exercícios físicos, estudo avançado de funções e mecanismos celulares e genética, devotando pouco ou nenhum tempo para o treinamento para a profissão de professor.

Desde a criação do ACSM, numerosas organizações surgiram para dar suporte a outros profissionais interessados em fisiologia do exercício. Em 1997, a criação da American Society of Exercise Physiologists (ASEP) baseou-se na crença de que era necessário ter uma organização dedicada exclusivamente à promoção da fisiologia do exercício como profissão da saúde (ver Capítulo 12). Além da ASEP, muitas outras organizações, como a National Strength and Fitness Association (NSCA) e a American Association of Cardiovascular and Pulmonary Rehabilitation (AACVPR), promovem o estudo e o avanço da fisiologia do exercício na saúde, na atividade física, no condicionamento físico e no desempenho esportivo e atlético.

Influências do século XXI

Nos primórdios do século XXI, houve um esforço conjunto para compreender melhor a participação da genética na saúde e no desempenho dos seres humanos. Como resultado, a ciência molecular e a genética se empenharam em revelar e identificar os mecanismos subjacentes dos movimentos relacionados com os exercícios físicos e regulação. Os trabalhos iniciais envolveram a criação de um mapa genético de condicionamento físico e desempenho atlético e vários artigos foram publicados na *Medicine & Science in Sports & Exercise* entre

2001 e 2009.[18] Graças a estudos observacionais familiares, estudos experimentais em gêmeos e estudos experimentais familiares, os fisiologistas do exercício conseguiram obter muitas informações sobre a participação da genética na saúde e no condicionamento físico. Um dos estudos mais conhecidos é o *HERITAGE Family Study*, no qual famílias seguiram um protocolo padronizado de treinamento físico e, posteriormente, foi analisada a influência genética na saúde, no condicionamento físico e na doença.[18] Trabalho adicional realizado por fisiologistas do exercício está ajudando a compreender a participação da genética na identificação de desempenho desportivo e atlético bem-sucedido.[19]

Na última década houve uma expansão significativa de áreas de estudo na fisiologia do exercício com o intuito específico de compreender como os sistemas do corpo respondem à atividade física, ao exercício e ao desempenho desportivo e atlético. Por exemplo, o efeito da atividade física e do estilo de vida saudável na morbidade e na mortalidade continua sendo uma área de foco da pesquisa,[20,21] com atenção específica na dose apropriada de exercício para induzir desfechos positivos[22] e na investigação da possibilidade de a prática de atividade física e exercício conseguir reduzir a demanda de medicamentos para tratar doenças.[23] Em 2018, o *Physical Activity Guidelines Advisory Committee Scientific Report* foi apresentado para o United States Secretary of Health and Human Services. O relatório continha um sumário detalhado dos benefícios para a população do aumento da atividade física em termos de prevenção de doença e promoção da saúde. Além da redução do risco de mortalidade, níveis mais altos de atividade física regular de intensidade moderada a vigorosa diminuem o risco de muitas doenças comuns nos EUA.[24] O relatório também apresentou evidências de que indivíduos fisicamente ativos têm maior capacidade funcional e melhor qualidade de vida e que pequenos aumentos da atividade física regular de intensidade moderada a vigorosa, sobretudo em indivíduos mais sedentários, diminuem significativamente os custos médicos diretos e indiretos.[24]

Na última década foi dada maior atenção ao uso de substâncias para incrementar o desempenho dos atletas. Em 2012, o ciclista Lance Armstrong perdeu sete títulos do Tour de France por ter feito uso dessas substâncias, e durante as Olímpiadas de 2018 em Seul a participação nas competições de toda a equipe de atletas russos foi barrada por causa de *doping* sanguíneo sistemático. Embora os órgãos reguladores da atividade desportiva tenham instituído novas normas e novos métodos de detecção do uso de *doping* sanguíneo, os atletas e seus treinadores e *coaches* insistem nessa conduta ilícita e na busca por métodos mais sofisticados de *doping* sanguíneo e estratégias para evitar a sua detecção.[25] Esta continuará sendo uma área importante de estudo fisiológico no futuro próximo.

A fisiologia do exercício continua se expandindo como disciplina e como profissão. Nos EUA, estudantes da graduação com ênfase em fisiologia do exercício podem buscar carreiras profissionais como *personal trainers*, instrutores de condicionamento físico, especialistas em exercício, *coaches* de força e condicionamento e *coaches* de bem-estar. Essas profissões indicam claramente as aplicações práticas que a fisiologia do exercício tem nas populações saudáveis e doentes. Também é possível fazer mestrado e doutorado e se tornar professor e pesquisador em instituições públicas e privadas.

A fisiologia do exercício conservará sua importância em nossa sociedade, visto que são fatos reconhecidos a melhora da saúde promovida pela atividade física e pelo exercício e a redução do risco de doença, sem esquecer a busca por aprimoramento do desempenho desportivo e atlético. A Tabela 4.1 identifica alguns eventos históricos importantes na evolução da fisiologia do exercício.

Pensando criticamente

De que maneira a fisiologia do exercício contribuiu para a maior compreensão da colaboração da atividade física e do exercício para a promoção de condicionamento físico e saúde, além da compreensão de desempenho desportivo e atlético bem-sucedido?

Tabela 4.1	Alguns eventos históricos importantes no desenvolvimento da fisiologia do exercício.
ANO	EVENTO
1891	Criação do Department of Anatomy, Physiology, and Physical Training na Harvard University
1927	Abertura do Harvard Fatigue Laboratory na Harvard University
1948	Publicação do *Journal of Applied Physiology* pela American Physiological Society
1954	Formação do American College of Sports Medicine
1969	*Medicine and Science in Sports* (posteriormente denominado *Medicine & Science in Sports & Exercise®*) pela ACSM
1978	Criação da National Strength and Fitness Association
1985	Formação da American Association of Cardiovascular and Pulmonary Rehabilitation
1997	Criação da American Society of Exercise Physiologists
2007	Aceitação da ACSM na Federation of American Societies for Experimental Biology
2018	Physical Activity Guidelines Committee apresenta relatório ao Secretary of Health and Human Services

Base de estudo na fisiologia do exercício

Duas áreas de estudo primárias na fisiologia do exercício são a resposta do corpo a episódios agudos de atividade física e exercício e como a prática regular de atividade física e exercício resulta em adaptações crônicas dos vários sistemas do corpo. **Homeostase** descreve a condição dos sistemas do corpo quando o corpo está em estado de repouso. Quando o corpo é submetido ao estresse, como atividade física ou exercício, a homeostase do corpo é alterada. Quando o corpo é submetido a trabalho físico, atividade física ou exercício, numerosas alterações ocorrem e influenciam todos os sistemas do corpo. O conhecimento da homeostase é crucial para a percepção das respostas agudas e das adaptações crônicas à atividade física e ao exercício. Quando a homeostase é perturbada como resultado de atividade física ou exercício, a resposta dos vários sistemas do corpo consiste em aumento ou redução de seus níveis de atividade. Essa resposta coordenada dos sistemas possibilita que o corpo atenda aos desafios da atividade física ou do exercício e retorne à homeostase. Desafios repetidos de níveis apropriados de atividade física e exercício à homeostase resultam em adaptações crônicas dos sistemas do corpo. Essas adaptações à prática regular de atividade física e exercício constituem a base para melhoras da saúde, condicionamento físico e desempenho desportivo e atlético.

Homeostase. A manutenção de condições fisiológicas internas relativamente estáveis.

Respostas agudas à atividade física e aos exercícios físicos

As **respostas agudas** dos sistemas do corpo são aquelas ações que ocorrem em resposta à atividade física ou a um episódio isolado de exercício. Quando um indivíduo se engaja em movimento físico, há numerosos desafios à homeostase e quase todos os sistemas do corpo são envolvidos de alguma maneira. Por exemplo, durante uma caminhada vigorosa em um dia quente de verão, há aumento da demanda de produção de energia nos músculos ativos, necessidade de aumento do fluxo sanguíneo nos sistemas cardiovascular e pulmonar e elevação da temperatura corporal. Em um indivíduo saudável, os vários sistemas do corpo respondem de maneira coordenada para atender às demandas do corpo durante o exercício e para retornar à homeostase após o término do exercício. Nesse exemplo, haveria aumento da captação de glicose e ácidos graxos pelos músculos esqueléticos ativos, aumento da frequência cardíaca, do volume de ejeção e do débito cardíaco (sistema cardiovascular), aumento da frequência respiratória e da profundidade das incursões respiratórias (sistema pulmonar) e aumento do fluxo sanguíneo para a pele para ajudar na regulação da temperatura. Os profissionais da ciência do exercício precisam ter compreensão significativa de como os sistemas do corpo respondem a episódios agudos de atividade física e exercício, de modo que possam ser prescritos programas seguros e efetivos de atividade física e exercício para os indivíduos com quem eles trabalham. A Tabela 4.2 ilustra como alguns dos principais sistemas do corpo respondem a um episódio isolado de exercício. As pesquisas e o estudo das respostas agudas do corpo durante atividade física e exercício e o desempenho atlético e desportivo possibilitaram maior compreensão de como os sistemas controlam o meio interno do corpo e a resposta aos desafios à homeostase. Na Tabela 4.3 há exemplos de áreas de pesquisa sobre a resposta aguda dos diferentes sistemas do corpo à atividade física ou ao exercício.

Tabela 4.2 Respostas agudas de alguns sistemas do corpo a um episódio de atividade física e exercício.

SISTEMA DO CORPO	RESPOSTAS AGUDAS
Cardiovascular	Aumento da frequência cardíaca, do volume de ejeção (volume sistólico), do débito cardíaco e da pressão arterial, bem como redirecionamento do fluxo sanguíneo para os tecidos ativos do corpo
Pulmonar	Aumento do influxo e do efluxo de ar nos pulmões e aumento do fluxo sanguíneo nos pulmões
Muscular	Aumento da produção de força, da utilização e da produção de energia e da produção do calor
Endócrino	Aumento da liberação de epinefrina e norepinefrina

Respostas agudas. Alterações nos sistemas do corpo que são reações a um episódio de atividade física ou exercício.

Tabela 4.3	Exemplos de pesquisa de respostas agudas de alguns sistemas do corpo a um episódio de atividade física e exercício.
SISTEMA DO CORPO	**RESPOSTAS AGUDAS**
Cardiovascular	Quais fatores regulam o controle local do fluxo sanguíneo para os músculos ativos?
Pulmonar	A ventilação pulmonar limita o esforço físico máximo?
Muscular	Quais fatores contribuem para a perda de produção de força na musculatura esquelética durante o exercício?
Endócrino	Como diferentes níveis de aporte de carboidratos, lipídios e proteínas influenciam a liberação dos hormônios insulina e glucagon?

Adaptações crônicas à atividade física e ao exercício

O termo **adaptações crônicas** à atividade física e ao exercício descreve as adaptações que ocorrem nos sistemas do corpo com a prática regular e repetida de atividade física e exercício. Se a atividade física ou o exercício for realizado de forma regular e tiver **intensidade**, **duração** e **frequência** suficientes, haverá adaptações positivas dos sistemas do corpo. O propósito primário dessas adaptações, muitas vezes denominadas "respostas ao treinamento", é o aprimoramento da resposta do corpo aos desafios impostos pela atividade física ou pelo exercício. Na Tabela 4.4 são mostrados alguns exemplos das respostas dos sistemas do corpo à prática crônica de atividade física e exercício.

Tabela 4.4	Adaptações crônicas de alguns sistemas do corpo à atividade física e ao exercício.
SISTEMA DO CORPO	**ADAPTAÇÕES CRÔNICAS**
Cardiovascular	Aumento do volume sistólico e do débito cardíaco e redução da frequência cardíaca na mesma carga absoluta de trabalho
Pulmonar	Melhora do influxo e do efluxo de ar nos pulmões e aumento do fluxo sanguíneo na mesma carga absoluta de trabalho
Muscular	Aumento da produção de energia a partir de lipídios e menor formação de ácido láctico na mesma carga absoluta de trabalho
Endócrino	Redução da liberação de epinefrina e norepinefrina na mesma carga absoluta de trabalho

Adaptações crônicas. Alterações nos sistemas do corpo em resposta à prática regular e repetida de atividade física e exercício.
Intensidade. Trabalho realizado durante o exercício, geralmente comparado ao esforço máximo ou frequência cardíaca máxima.
Duração. Período de tempo de realização do exercício.
Frequência. O número de vezes de realização do exercício, habitualmente dias por semana.

De modo geral, as adaptações crônicas à atividade física e ao exercício melhoram várias funções do corpo em repouso e durante o trabalho físico submáximo e máximo. Por exemplo, se um indivíduo participar de um programa regular de caminhada como exercício, ocorrerão adaptações dos sistemas do corpo que resultam do exercício crônico. Para determinado nível de intensidade de exercício, a prática regular de caminhada resultaria no maior uso de lipídios como fonte de energia, menor frequência cardíaca e maior volume de ejeção (volume sistólico), troca mais eficiente de oxigênio e dióxido de carbono nos pulmões e melhor regulação da temperatura corporal. É importante mencionar que, da mesma forma que as respostas agudas ao exercício, as adaptações crônicas são extremamente variáveis e fortemente influenciadas pela predisposição genética do indivíduo[26] e pelo tipo de atividade física e exercício realizado.[27] Na Tabela 4.5 são mostrados alguns exemplos de áreas de estudo sobre as adaptações crônicas dos diferentes sistemas do corpo à prática regular de atividade física e exercício. A fisiologia do exercício baseia-se no estudo e no entendimento das respostas agudas e das adaptações crônicas à atividade física e ao exercício. Boa parte do conhecimento de fisiologia do exercício e ciência do exercício resulta, em geral, de pesquisa e observação das respostas agudas e das adaptações crônicas dos sistemas do corpo à atividade física e ao exercício.

 Pensando criticamente

Por que atletas e coaches precisam conhecer as respostas agudas e as adaptações crônicas ao treinamento de endurance e ao treinamento com exercícios de resistência?

Programas de treinamento e condicionamento

Programas de treinamento e condicionamento têm sido, com frequência, estruturados a partir de programas usados por indivíduos bem-sucedidos, atletas e *coaches*, bem como por indivíduos famosos que acreditam ter algum conhecimento especializado. Programas efetivos de treinamento e condicionamento são baseados em princípios científicos desenvolvidos a partir de pesquisa experimental. A estimulação dos vários sistemas do corpo em níveis superiores aos normalmente suportados é o princípio fundamental para melhorar o

Tabela 4.5 Exemplos de pesquisa no estudo de adaptações crônicas de alguns sistemas do corpo à atividade física e ao exercício.

SISTEMA DO CORPO	ADAPTAÇÕES CRÔNICAS
Cardiovascular	Quais fatores influenciam a redução da pressão arterial em indivíduos hipertensos após diferentes tipos de treinamento físico?
Pulmonar	Como o treinamento físico melhora o fluxo sanguíneo nos pulmões?
Muscular	Como a prática regular de exercício influencia a captação de glicose pelos músculos esqueléticos em pessoas com diabetes *mellitus*?
Endócrino	Quais hormônios são responsáveis nos atletas pelo desvio do metabolismo energético após treinamento?

Programas de treinamento e condicionamento. O processo de prática regular e repetitiva de exercícios físicos com o propósito de aprimorar as funções dos sistemas do corpo e, assim, melhorar o desempenho físico.

funcionamento desses sistemas e, por fim, a saúde. Se um sistema fisiológico for estimulado durante sessões repetidas de treinamento, o sistema responderá com aprimoramento de sua capacidade funcional para atender às demandas do corpo durante o repouso, a atividade física e o exercício. Com o passar do tempo, essa resposta ao treinamento possibilita que o indivíduo realize mais atividade física ou exercício, com aprimoramento adicional dos sistemas especificamente desafiados durante o treinamento.

Como a maioria das atividades físicas e dos exercícios físicos, bem como o desempenho desportivo ou atlético, envolve os vários sistemas fisiológicos em graus diferentes, é importante conhecer as respostas fisiológicas a um episódio agudo de atividade física e exercício. Um programa de treinamento e condicionamento bem estruturado destina um período de tempo apropriado de exercício físico para atender às demandas da atividade e dos sistemas estimulados. Se forem seguidos os princípios básicos de treinamento e condicionamento, as alterações que ocorrem no corpo tornam a pessoa mais saudável e com desempenho físico melhor. As funções dos sistemas fisiológicos são aprimoradas apenas se o treinamento e o condicionamento forem modelados de modo a desafiar esses sistemas. Os princípios de **sobrecarga**, **especificidade** e **reversibilidade** precisam ser levados em consideração quando é criado um programa de treinamento e condicionamento efetivo. Todo o corpo ou um sistema específico do corpo precisa ser provocado em um nível superior ao que está acostumado (ou seja, sobrecarregado) para ocorrerem os efeitos do treinamento. Quando a sobrecarga é aplicada, o(s) sistema(s) do corpo se adaptará(ão) ao estresse físico e seu funcionamento será aprimorado. As variáveis que são manipuladas para impor uma sobrecarga e, subsequentemente, provocar o efeito do treinamento são intensidade, duração e frequência. A magnitude, a duração e a frequência do treinamento físico vão impactar a velocidade e a intensidade da melhora dos sistemas do corpo em resposta ao programa de treinamento e condicionamento.

Numerosos fatores influenciam a resposta individual a um programa de treinamento e condicionamento. Alguns exemplos desses fatores são gênero, níveis iniciais de condicionamento físico e genótipo. Esses fatores têm de ser levados em conta pelos profissionais da ciência do exercício quando elaborarem um programa de treinamento e condicionamento, visto que os indivíduos respondem de modo diferente a um mesmo programa de treinamento e condicionamento.

A mesma abordagem geral e os mesmos princípios do treinamento físico e condicionamento podem ser aplicados a homens e mulheres. Todavia, existem aspectos específicos que são diferentes entre os gêneros e que precisam ser reconhecidos quando se elabora um programa de treinamento e condicionamento. Exemplos de alguns aspectos fisiológicos que precisam ser levados em conta na estruturação e na implementação de um programa de treinamento e condicionamento para homens e mulheres incluem diferenças nos níveis hormonais, na massa muscular total, nas dimensões e na composição do corpo, potência máxima aeróbica e anaeróbica, concentração de hemoglobina, atividade das enzimas musculares e utilização relativa de lipídio e carboidrato como fontes de energia.[28,29]

Sobrecarga. Sistemas precisam ser desafiados acima da atividade normal para responder ao estímulo de treinamento.

Especificidade. É preciso treinar os músculos envolvidos no movimento e os sistemas que dão suporte ao movimento.

Reversibilidade. Quando o treinamento é interrompido, os efeitos do treinamento desaparecem rapidamente.

Os indivíduos também diferem bastante nas respostas a um programa de treinamento e condicionamento por causa dos níveis iniciais de condicionamento físico. De modo geral, a melhora é maior nos indivíduos com menor condicionamento físico no início do programa de treinamento. Todavia, indivíduos com condições físicas insatisfatórias não conseguirão tolerar o treinamento físico de alta intensidade ou de alta frequência no início do programa. Indivíduos menos bem condicionados precisarão de um programa de treinamento menos vigoroso e, provavelmente, também precisarão de tempo de recuperação maior.[28]

O genótipo também tem participação importante na resposta da pessoa ao treinamento físico. Um indivíduo com predisposição genética para treinamento de *endurance* e condicionamento responde de modo diferente ao treinamento de *endurance* que uma pessoa com perfil genético muito diferente. Além disso, alguns indivíduos apresentam resposta positiva ao treinamento físico e ao condicionamento, enquanto outros simplesmente não respondem. Embora o treinamento físico e o condicionamento possam melhorar a função fisiológica, os limites superiores de adaptação e desempenho serão estabelecidos pelo genótipo da pessoa. Após ser alcançado o limite máximo (teto) genético, torna-se difícil obter aprimoramento adicional da função fisiológica.[30]

Os componentes de uma sessão de treinamento e condicionamento físico individual devem incluir o aquecimento (*warm-up*), o(s) exercício(s) específicos a ser(em) realizado(s) e o esfriamento (*cool-down*). O aquecimento (*warm-up*) tem alguns objetivos importantes, inclusive aumento do débito cardíaco e do fluxo sanguíneo para os músculos que serão usados durante a atividade, elevação da temperatura muscular e degradação do tecido conjuntivo/fibrótico nos músculos, possibilitando maior amplitude de movimento. O(s) exercício(s) específicos a ser(em) realizado(s) deve(m) ser direcionado(s) para os músculos e os sistemas fisiológicos que precisam ser aprimorados. O componente final da sessão de treinamento e condicionamento físico é o esfriamento (*cool-down*). Após o exercício físico, um período de exercício ou atividade de baixa intensidade deve ser realizado. O esfriamento (*cool-down*) tem vários objetivos importantes, inclusive o retorno do sangue "acumulado" nos músculos esqueléticos para a circulação central e retorno do corpo para os níveis normais de função fisiológica. A duração do aquecimento (*warm-up*) e do esfriamento (*cool-down*) dependerá das condições ambientais, da idade e do nível de condicionamento físico do indivíduo e da intensidade e duração do treinamento.[28]

Uma sessão de treinamento e condicionamento físico pode ter muitas formas, intensidades, durações e modalidades diferentes de exercício. De modo geral, os programas de treinamento podem ser categorizados em aprimoramento de resistência (*endurance*), potência, força e flexibilidade. As respostas específicas dos sistemas fisiológicos serão dependentes do foco específico do programa de treinamento e condicionamento físico. A apresentação dos vários tipos de programa de treinamento e condicionamento físico está além do escopo desta obra e os estudantes devem ler e revisar outros livros/periódicos.[28,31]

O treinamento físico para promoção da saúde e aprimoramento do desempenho desportivo e atlético exige um programa bem elaborado e com base científica. Um programa de treinamento deve ser desenvolvido em conjunto com avaliações periódicas e estruturado para potencializar os pontos fortes e melhorar os pontos fracos do indivíduo. Uma combinação de práticas de treinamento deve ser adotada de modo que todos os sistemas fisiológicos envolvidos no desempenho bem-sucedido sejam sobrecarregados e desafiados para responder com adaptações positivas.

 Pensando criticamente

Como a ciência do exercício prepararia uma pessoa para uma carreira como fisiologista do exercício, especialista do exercício ou coach de força e condicionamento físico?

Áreas de estudo na fisiologia do exercício

Para atuar da melhor maneira possível como especialista de exercício, *personal trainer*, *coach* de força e condicionamento ou fisiologista do exercício é necessário ter uma boa formação acadêmica e ter feito estágios em boas instituições. A fisiologia do exercício contribui para a compreensão completa da saúde, da atividade física, do exercício e do desempenho desportivo e atlético em uma ampla gama de áreas que não podem ser abordadas adequadamente em um livro introdutório sobre ciência do exercício. As áreas discutidas nas próximas seções são algumas das áreas de interesse primário na fisiologia do exercício. As áreas selecionadas não são uma lista inclusiva nem indicam maior importância dos assuntos abordados; são apenas uma amostra de como são gerados e empregados os conhecimentos de fisiologia do exercício. A expectativa é que a leitura desses tópicos promova maior entendimento da interação dos vários sistemas do corpo no controle das funções e como vários aspectos da atividade física e do exercício influenciam essas respostas.

Fatores que controlam o metabolismo de substratos

Cientistas do exercício e outros profissionais da área da saúde se interessam há muito tempo pelos diferentes fatores que controlam a produção e a utilização de energia no corpo durante o exercício físico. As fontes de energia, muitas vezes denominadas **substratos**, utilizadas pelo corpo são carboidratos, lipídios e proteínas. Compreender como os tecidos corporais utilizam esses macronutrientes para obter energia é crucial quando são feitas recomendações para aprimorar a atividade física e o exercício e o desempenho desportivo e atlético. No estado de repouso e no **estado pós-absortivo**, os tecidos corporais dependem de lipídio e carboidrato como fontes primárias de energia e pouca energia é obtida de proteínas.[32] Todavia, a porcentagem de energia fornecida ao corpo por carboidratos, lipídios e proteína pode ser influenciada por inúmeros fatores. Por exemplo, a ingestão de refeições com diferentes teores de macronutrientes pode modificar as fontes de energia utilizadas durante o repouso e o exercício.[33,34] Refeições ricas em carboidratos aumentam a utilização de glicose e glicogênio e potencializam o desempenho físico, enquanto refeições pobres em carboidratos diminuem a utilização de carboidrato e, com frequência, comprometem o desempenho físico.[35,36] A restrição alimentar, seja por dieta ou inanição e exercício prolongado, modifica a utilização do substrato ao promover maior contribuição das proteínas como fonte de energia.[36,37]

A intensidade e a duração da atividade física e do exercício são dois fatores primários que influenciam a utilização de substrato. Durante a atividade física e o exercício de baixa intensidade, o lipídio é o substrato primário para produção de energia. À medida que aumenta a intensidade da atividade física ou do exercício, aumenta a dependência do carboidrato como fonte de energia. Quando a intensidade do exercício se aproxima de 100% do consumo máximo de oxigênio ($\dot{V}O_{2máx}$), quase 100% da energia provém do metabolismo de carboidratos.[38,39] Existe uma intensidade de exercício na qual ocorre a troca de lipídio para carboidrato como o substrato predominante. Esse valor é denominado **crossover point** (ponto de cruzamento).[38] Durante o

Substratos. Uma fonte de energia para as células do corpo.
Estado pós-absortivo. A condição após a absorção completa de uma refeição.
Crossover point. O ponto no qual o corpo recebe mais energia de carboidratos do que de lipídios.

Capítulo 4 Fisiologia do Exercício 109

exercício físico, existem alguns fatores que provocam a troca de substrato utilizado. À medida que aumenta a intensidade do exercício, mais fibras musculares glicolíticas são recrutadas para contribuir com a contração muscular e essas fibras dependem predominantemente de carboidrato como fonte de energia.[40] O segundo fator que influencia diretamente a troca de substrato utilizado é a elevação da concentração do hormônio epinefrina. À medida que aumenta a intensidade do exercício, o sistema nervoso simpático e a medula suprarrenal aumentam a liberação de epinefrina para a circulação. A epinefrina acelera o metabolismo de carboidrato ao promover a degradação de glicogênio e ao inibir a liberação de gordura do tecido adiposo.[40] O aprimoramento do condicionamento cardiorrespiratório secundário a níveis aumentados de atividade física ou exercício regular resulta em desvio da utilização de substrato de modo que ocorre maior utilização de lipídios em intensidades mais altas de exercício.[41] Assim, menos carboidrato e mais lipídios são usados durante atividade física ou exercício.[38]

Durante a atividade física ou o exercício prolongado, há aumento gradual da utilização de lipídios como fonte de energia. Isso resulta em redução do uso de carboidratos como fonte de energia.[40] Existem vários fatores que causam a mudança na utilização das fontes de energia durante o exercício prolongado. A utilização de lipídios como fonte de energia pela musculatura esquelética depende, em parte, da liberação de lipídios a partir do tecido adiposo e do aporte de gordura pelo sistema circulatório para os músculos esqueléticos ativos.[38] A degradação e a liberação de gordura a partir do tecido adiposo são controladas por enzimas denominadas "lipases". O nível de atividade dessas enzimas é influenciado pelos hormônios epinefrina, norepinefrina e glucagon. Durante o exercício prolongado, a concentração sanguínea desses hormônios aumenta, resultando em maior liberação de ácidos graxos para a circulação. O aporte de lipídios para os tecidos ativos resulta do aumento do fluxo sanguíneo para os músculos que estão ativos durante a atividade física e o exercício físico.[39] A mobilização da gordura pode ser inibida por níveis sanguíneos elevados de ácido láctico e do hormônio insulina. Se durante o exercício de duração prolongada ocorre um aumento da intensidade de forma que os níveis de ácido láctico aumentem, isso pode resultar em diminuição da mobilização de gordura e de sua utilização como substrato energético.[38] A insulina também inibe a mobilização de gordura; contudo, durante o exercício de duração prolongada ocorre, geralmente, queda dos níveis sanguíneos de insulina.[38] A Tabela 4.6 identifica alguns fatores importantes que influenciam o uso de fontes de energia durante exercício.

Implicações para atividade física e exercício

O controle de fatores que influenciam o metabolismo de substratos tem implicações para os profissionais da ciência do exercício que elaboram programas de atividade física e exercício. Por exemplo, se a intenção for reduzir a gordura corporal e a massa corporal, então, deve-se dar

Tabela 4.6	Alguns fatores que influenciam a utilização de fontes de energia durante o exercício físico.
FATOR	RESPOSTA GERAL
Aumento da intensidade do exercício	Uso aumentado de carboidrato
Aumento da duração do exercício	Uso aumentado de lipídio
Epinefrina e norepinefrina	Uso aumentado de carboidrato
Glucagon	Uso aumentado de lipídio
Ácido láctico	Uso diminuído de lipídio

ênfase à atividade física e aos exercícios que promovam a utilização de lipídios como substrato. Com frequência, recomenda-se que a intensidade do exercício seja mantida baixa para promover a utilização de lipídios como substrato porque maior porcentagem de gordura é utilizada em intensidades baixas. Todavia, essa recomendação não leva em conta toda a energia gasta durante a sessão de exercício. Em intensidades mais altas, mais gordura poderia ser utilizada, embora o percentual de gordura seja menor do que o que é gasto em intensidades mais baixas.[28] A taxa máxima de oxidação dos lipídios é definida como a maior utilização de lipídios observada como fonte de energia durante metabolismo oxidativo.[42] A taxa máxima de oxidação de lipídios é, tipicamente, determinada durante uma prova de esforço incremental até a exaustão.[42] As informações fornecidas por esse tipo de avaliação podem ser empregadas na elaboração de prescrições de exercícios efetivas e no monitoramento das alterações das taxas de oxidação de lipídios durante o treinamento. Outra consideração é se o consumo de alimentos sólidos ou líquidos ricos em carboidratos antes do exercício é necessário. Se alimentos sólidos ou bebidas com glicose forem consumidos antes do início do exercício, provavelmente ocorrerá elevação da concentração sanguínea de insulina e isso reduzirá a mobilização de gordura e resultará em menor utilização de lipídios como substrato.[43,44]

Implicações para desempenho esportivo e atlético

Atletas que participam de competições desportivas ou atléticas de longa duração (p. ex., triatlos, corrida de longa distância e ciclismo) precisam ter cuidado e manter as concentrações sanguíneas de glicose e as concentrações musculares de glicogênio durante o exercício físico. Durante a realização de exercícios em intensidade moderada a elevada, existe dependência significativa do glicogênio muscular como fonte de energia (carboidrato). Durante exercícios com duração igual ou superior a 3 a 4 horas, tanto as concentrações sanguíneas de glicose como o glicogênio muscular contribuem para a produção de energia em porcentagens iguais.[28] À medida que a concentração muscular de glicogênio diminui, a utilização da glicose sanguínea aumenta, de modo que, quando um atleta está próximo da depleção do glicogênio muscular, a glicose sanguínea se torna a fonte predominante de carboidrato como substrato.[45]

Se a concentração sanguínea de glicose não for mantida durante exercícios físicos de longa duração, o atleta poderia apresentar **hipoglicemia**, com consequentes fadiga, comprometimento do desempenho e possíveis condições clínicas graves. Portanto, é importante manter as concentrações sanguíneas de glicose durante o exercício físico.[28,46] A cronologia, o tipo e a concentração do consumo de carboidrato são fatores críticos na manutenção das concentrações sanguíneas de glicose durante exercícios físicos de longa duração. Recomenda-se o consumo de 1 a 5 g de carboidrato/kg de massa corporal entre 1 e 4 horas antes do início da prática de exercício.[47] Embora isso resulte em utilização aumentada do carboidrato como substrato na fase inicial do exercício, o carboidrato adicional consumido ajudará a manter os níveis sanguíneos de glicose (glicemia) por um período mais longo durante o exercício.[36,48] Carboidrato também pode ser consumido durante o exercício (Figura 4.1) e já foi constatado que essa conduta retarda o aparecimento de fadiga e melhora o desempenho em exercícios físicos de longa duração.[47-49] O melhor tipo de carboidrato a ser consumido durante a realização de exercícios físicos consiste em glicose, sacarose ou **solução com polímeros de glicose** em uma concentração

Hipoglicemia. Condição de níveis anormalmente baixos de glicose no sangue.
Solução com polímeros de glicose. Bebida que contém múltiplas moléculas de glicose ligadas em solução.

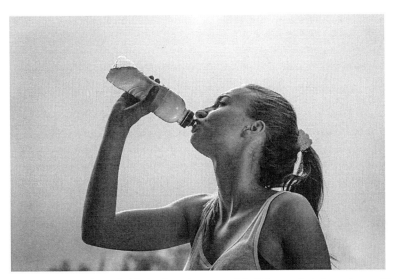

FIGURA 4.1 O consumo de carboidrato durante o exercício físico pode influenciar a utilização de substrato e o desempenho. (Shutterstock.)

de aproximadamente 6 a 8%.[36,50,51] Evidências recentes apoiam a ingestão concomitante de frutose para aumentar o aporte de carboidrato para os tecidos do corpo.[52] Os profissionais da ciência do exercício continuam procurando maneiras de reduzir os efeitos adversos potenciais da depleção de glicogênio muscular e hipoglicemia por meio da ingestão de glicose, bebidas com polímeros de glicose, gel de carboidrato e barras energéticas antes e durante o exercício. A manutenção dos níveis sanguíneos de glicose e dos níveis de glicogênio muscular durante o exercício provavelmente resultará em melhor desempenho desportivo e atlético.

Controle muscular da captação de glicose

O controle da captação da glicose sanguínea pelos tecidos do corpo em repouso e durante a atividade física e o exercício tem implicações importantes para a saúde global e o desempenho atlético; portanto, é de considerável interesse para os profissionais da ciência do exercício. O corpo mantém controle rigoroso da utilização de energia, de modo que os músculos esqueléticos utilizam energia durante atividade física ou exercício graças ao aumento da produção de energia pelos tecidos corporais. À medida que aumenta a demanda por energia, ocorrem algumas alterações no corpo. Por exemplo, o uso de carboidratos como fonte de energia nos músculos resulta na degradação e utilização de glicogênio muscular e aumento da captação de glicose do sangue para as células musculares individuais. Há também aumento da degradação do glicogênio e da produção de glicose no fígado. Em seguida, o fígado libera glicose para o sangue em uma tentativa de manter a concentração sanguínea de glicose e fornecer glicose para os músculos ativos.[29] Vários hormônios, inclusive epinefrina, norepinefrina e glucagon, estimulam a degradação do glicogênio hepático.[38]

O movimento de glicose do sangue para as células depende predominantemente da interação do hormônio insulina com uma proteína transportadora de glicose. A insulina é liberada pelo pâncreas para ajudar a controlar os níveis sanguíneos de glicose (glicemia) e para ajudar a glicose a penetrar nas células do corpo. A glicose penetra nas células graças à interação da insulina com uma proteína transportadora de glicose na membrana celular. Existem várias proteínas transportadoras de glicose, mas a proteína específica para a musculatura esquelética é a **proteína transportadora de glicose 4** (GLUT 4). Quando uma célula muscular precisa de glicose, ocorre aumento de proteínas GLUT 4 na membrana celular.[53] Alguns fatores estimulam o aumento das proteínas GLUT 4, inclusive insulina, aumento do fluxo sanguíneo para os músculos esqueléticos, elevação da concentração de glicose e contrações musculares.[54,55] A Figura 4.2 mostra o processo pelo qual a insulina interage com a proteína transportadora GLUT 4 para permitir a entrada de glicose nas células.

Após a entrada de glicose nas fibras musculares, esta pode ser armazenada como glicogênio muscular ou ser imediatamente usada para produzir energia. O glicogênio muscular armazenado pode ser degradado posteriormente para fornecer energia nas fibras musculares. O glicogênio muscular e a glicose no sangue são metabolizados graças a uma série de reações químicas e vias metabólicas para fornecer energia para as funções das fibras musculares que estão contraindo. Como já foi mencionado, a intensidade do exercício é um dos fatores influenciadores mais importantes na utilização de carboidrato como fonte de energia. À medida que a intensidade do exercício aumenta, torna-se necessária a produção mais rápida de trifosfato de adenosina (ATP). Como resultado, há aumento da dependência de carboidratos como fonte de energia por causa da aceleração da degradação de glicose e glicogênio para fornecer ATP.

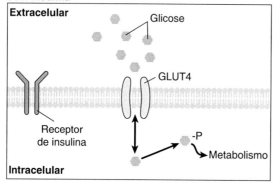

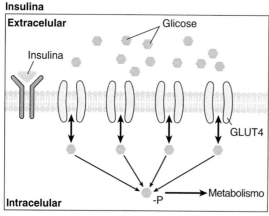

FIGURA 4.2 O processo pelo qual a insulina e a GLUT 4 viabilizam a captação de glicose pelas células do corpo.

Proteína transportadora de glicose 4. Um tipo de molécula que atua com a insulina para viabilizar a captação de glicose pelas fibras musculares esqueléticas.

Implicações para atividade física e exercício

A atividade física e a prática de exercícios, ao regular o metabolismo da glicose, são importantes na promoção de saúde e bem-estar. Diabetes *mellitus* é uma condição na qual o pâncreas não produz insulina suficiente (tipo 1) ou a insulina não promove a captação de glicose pelas células (tipo 2). Já se acreditou que os indivíduos com diabetes *mellitus* do tipo 1 não deveriam participar de atividade física, exercícios ou competição desportiva ou atlética porque eles teriam dificuldade em controlar suas concentrações sanguíneas de glicose. Todavia, graças à maior compreensão da ação das proteínas de transporte de glicose no controle da glicemia, indivíduos com diabetes *mellitus* do tipo 1 sem outros problemas de saúde são agora encorajados a participar de programas de exercício e atividades desportivas para melhorar sua saúde e bem-estar.[56] Um elemento importante a ser considerado nos indivíduos com diabetes *mellitus* do tipo 1 é o controle metabólico. Atividade física e exercícios exercem impacto significativo na concentração sanguínea de glicose (glicemia) e, se o indivíduo não for cuidadoso com relação à dieta e à intensidade da atividade ou do exercício, podem ocorrer hipoglicemia e **choque insulínico**. O controle metabólico indica que o indivíduo se encontra em um esquema regular de dieta, insulina e atividade física, que possibilita a manutenção dos níveis sanguíneos de glicose na faixa da normalidade com pouca flutuação.[57,58]

Diabetes *mellitus* do tipo 2 se manifesta graças a vários processos por meio dos quais o corpo se torna resistente à insulina. Sedentarismo e maus hábitos alimentares podem levar ao desenvolvimento de resistência à insulina.[55,59] Essa condição é caracterizada por secreção relativamente bem conservada de insulina e níveis plasmáticos normais a elevados de insulina. De modo geral, diabetes *mellitus* do tipo 2 ocorre em adultos mais velhos e existem vários outros riscos associados para a saúde, inclusive hipertensão arterial sistêmica, níveis sanguíneos elevados de colesterol, obesidade abdominal e inatividade física.[60] A prática de atividade física e exercícios é benéfica para o indivíduo com diabetes *mellitus* do tipo 2, visto que o aumento do nível de atividade física ajuda a controlar a concentração sanguínea de glicose, além de exercer efeito positivo nos riscos associados para a saúde.[61] A combinação de um programa regular de exercícios físicos e reorientação alimentar pode aumentar a sensibilidade à insulina[62] e possibilita que o indivíduo com diabetes *mellitus* do tipo 2 não precise ser medicado com **insulina exógena** ou hipoglicemiantes orais que estimulam a secreção de insulina pelo pâncreas.[61] Os profissionais da ciência do exercício envolvidos na prescrição de atividade física e exercício precisam conhecer o processo de captação de glicose e sua utilização como fonte de energia, bem como os fatores que influenciam esse processo, de modo que possam ser elaborados programas individualizados efetivos para indivíduos saudáveis e adoentados.

Implicações para desempenho desportivo e atlético

O sucesso em determinados tipos de desempenho desportivo e atlético é dependente da capacidade de o corpo e as fibras musculares produzirem energia rapidamente. Os eventos atléticos que são caracterizados por curta duração e períodos de alta intensidade de atividade (p. ex., *sprint*, futebol americano, voleibol) dependem substancialmente da capacidade

Choque insulínico. Hipoglicemia aguda que, em geral, resulta de dose excessiva de insulina e caracterizada por sudorese, tremores, tontura e, se não for tratada, convulsões e coma.
Insulina exógena. Insulina produzida artificialmente em laboratório.

de utilização de carboidratos (primariamente glicogênio muscular) como fonte de energia. Há muito tempo, os cientistas do exercício, *coaches* de força e condicionamento, *coaches* desportivos e atletas se interessam pelo aprimoramento da produção de energia a partir de carboidratos e pelo retardo do aparecimento de fadiga em decorrência da produção de ácido láctico nos músculos: um subproduto do metabolismo de carboidratos.

A formação de ácido láctico nos músculos esqueléticos é um processo complexo. Durante o repouso e o exercício físico de baixa intensidade, boa parte da energia é produzida graças ao uso de oxigênio no **metabolismo aeróbico** dos carboidratos e lipídios. Embora uma pequena fração de ácido láctico seja produzida nos músculos, esta é rapidamente eliminada por vários processos no corpo. Quando a intensidade do exercício aumenta e torna-se necessário produzir ATP mais rapidamente, ocorre produção de ácido láctico nos músculos ativos e, ao mesmo tempo, aumenta a eliminação do ácido láctico dos tecidos. Todavia, existe uma intensidade de exercício na qual a produção de ácido láctico excede a eliminação e ocorre acúmulo de ácido láctico nos músculos e no sangue. Durante a formação do ácido láctico, ele se dissocia em íons lactato com carga elétrica negativa e seus íons hidrogênio com carga elétrica positiva. À medida que aumenta a concentração de íons hidrogênio, associada a outros metabólitos intramusculares, ocorre fadiga dos músculos esqueléticos ativos.[63]

Há muito tempo a meta de *coaches* e atletas é a elaboração de vários programas de treinamento para aumentar a produção de energia a partir de fontes aeróbicas e diminuir os efeitos de fadiga do ácido láctico. Nos eventos de *endurance* (aeróbicos), o competidor bem-sucedido entre atletas com valores semelhantes de $\dot{V}O_{2máx}$ é, habitualmente, aquele que consegue manter a produção aeróbica de energia na porcentagem mais elevada de seu $\dot{V}O_{2máx}$, sem acúmulo significativo de ácido láctico nos músculos e no sangue.[64] Embora muitos termos sejam utilizados para descrever esse fenômeno, limiar de lactato é o mais frequentemente encontrado na literatura. O limiar de lactato é a intensidade de exercício na qual é encontrada uma concentração sanguínea específica de lactato ou o ponto no qual a concentração sanguínea de lactato começa a se elevar acima dos níveis de repouso.[65] A pesquisa mostrou que o limiar de lactato de um atleta parece ser um forte preditor do desempenho em atividade de *endurance* (aeróbica).[66,67] O estado de equilíbrio dinâmico máximo do lactato é outro termo que é encontrado na literatura sobre treinamento aeróbico. O estado de equilíbrio dinâmico máximo do lactato é a intensidade de exercício na qual a produção máxima de lactato é igual à depuração máxima de lactato no corpo.[68] Muitos especialistas consideram que a intensidade de exercício no estado de equilíbrio dinâmico máximo do lactato é um indicador melhor do desempenho em exercícios de *endurance* (aeróbicos) do que o consumo máximo de oxigênio ou o limiar de lactato.[68,69] Constatou-se que os atletas de *endurance* (exercícios aeróbicos) precisam aprimorar sua capacidade de diminuir a produção de ácido láctico e aumentar a retirada de ácido láctico dos músculos e do sangue. Isso exige que o atleta treine na vigência de níveis sanguíneos e musculares elevados de lactato de modo a maximizar os aprimoramentos induzidos pelo treinamento que reduzem a produção de ácido láctico e aumentam a depuração de ácido láctico pelo corpo.[70] A criação e o uso de recursos ergogênicos nutricionais, como bicarbonato de sódio e citrato de sódio, para ajudar a minimizar os efeitos das elevações das concentrações de íons hidrogênio durante exercícios de alta intensidade também são motivo de interesse dos profissionais da ciência do exercício. Tanto o bicarbonato de sódio como o citrato de sódio utilizam reações químicas no corpo para ajudar a manter os níveis normais do pH do corpo à medida que as concentrações de ácido láctico se elevam.[71]

Metabolismo aeróbico. Produção de energia por meio do uso de oxigênio na célula.

Fisiologia no músculo esquelético

Os músculos esqueléticos exercem várias funções importantes no corpo humano (ver Capítulo 3). Como resultado, os cientistas do exercício estudam os músculos esqueléticos para compreender melhor como eles desempenham várias funções durante a prática de exercícios físicos e atividades desportivas. As fibras dos músculos esqueléticos se desenvolvem a partir de **miotubos embrionários** que se tornam fibras musculares maduras e esse processo é influenciado por vários fatores promotores do crescimento.[29] Durante o desenvolvimento das fibras, várias proteínas reguladoras e contráteis são dispostas em um padrão sistemático que possibilita a geração de força pelas fibras quando há estimulação de um neurônio motor.[29] As fibras musculares esqueléticas são um **grupo heterogêneo** de fibras com características contráteis e metabólicas distintas (ver Capítulo 3, Tabela 3.3).[72] Cada um desses tipos de fibra tem características que possibilitam a realização de funções distintas e respondem de maneiras diferentes durante a contração muscular. As fibras musculares esqueléticas são singulares em indivíduos e grupos musculares específicos. De modo geral, os tipos de fibras musculares não podem ser modificados, a menos que haja uma alteração significativa da atividade física ou dos hábitos de exercício físico de um indivíduo. Nesse caso, os tipos de fibra muscular adotam as características que ajudam os músculos a atenderem às demandas da atividade física ou do exercício físico.

Implicações para atividade física e exercício

Os músculos esqueléticos são importantes na promoção da saúde e do bem-estar em todos os indivíduos. Há muito tempo os profissionais da ciência do exercício se interessam em identificar o programa de treinamento com exercícios de resistência mais apropriado para promover fortalecimento muscular e melhora do condicionamento muscular, do equilíbrio, da coordenação e de outras medidas do desempenho motor.[73,74]

Graças a anos de pesquisa, muito se aprendeu sobre os vários componentes necessários para um programa bem-sucedido com exercícios de resistência. Algumas das características que influenciam o desenvolvimento de força muscular são mostradas na Figura 4.3. O treinamento com exercícios de resistência induz hipertrofia das fibras musculares[75,76] como resultado do aumento da síntese de proteína.[77] Observa-se aumento da força muscular[78] e da potência muscular[79] após participação em programas de treinamento com exercícios de resistência.

A força muscular nos adultos mais velhos é crucial para a manutenção da capacidade funcional normal e, com frequência, da independência.[80,81] Desde que os princípios de treinamento sejam atendidos, adultos mais velhos conseguem aumentar as dimensões e a força dos músculos após treinamento com exercícios de resistência.[82-84] A prática regular de exercícios de resistência também consegue melhorar a capacidade funcional de adultos com sobrepeso e obesidade[85] e adultos mais velhos com artrite reumatoide.[86] Embora muito se saiba sobre a resposta dos indivíduos aos programas de treinamento físico de resistência, ainda restam muitas perguntas não solucionadas sobre diferenças relacionadas ao gênero na resposta ao treinamento físico, sobre o volume apropriado de treinamento para reduzir o risco de doenças relacionadas ao estilo de vida e sobre o valor dos exercícios de resistência no treinamento de indivíduos com condições mórbidas.

Miotubos embrionários. Estruturas imaturas que têm o potencial de se converterem em fibras musculares.

Grupo heterogêneo. Um conjunto constituído por partes com propriedades ou características diferentes.

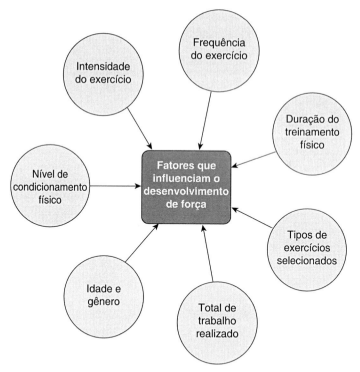

FIGURA 4.3 Fatores predominantes que influenciam o desenvolvimento de força durante um programa de treinamento com exercícios de resistência.[74]

Implicações para desempenho esportivo e atlético

O tipo de fibra muscular de um atleta é uma consideração importante no desempenho desportivo e atlético por causa das características funcionais e metabólicas singulares das fibras. A **biópsia muscular** (em combinação com a **técnica** *skinned fiber*) possibilitou que os cientistas do exercício identificassem diferenças nos tipos de fibra entre os indivíduos e na resposta dos tipos de fibra ao exercício agudo e aos diferentes tipos de treinamento físico crônico. Nos homens e mulheres sedentários, entre 45 e 55% do total das fibras são fibras de contração lenta.[87] Padrões específicos de distribuição dos tipos de fibra são evidentes em atletas bem-sucedidos.[88,89] Fibras musculares de contração lenta predominam nos músculos ativos de atletas com treinamento em *endurance* (exercícios aeróbicos), enquanto fibras de contração rápida predominam nos músculos ativos de atletas com treinamento em resistência e *sprint*.[88,89] Um dado muito importante para os profissionais da ciência do exercício, *coaches* e atletas é se os tipos de fibras musculares podem ser modificados com treinamento. Aparentemente, treinamento com duração, frequência e intensidade apropriadas consegue modificar as características funcionais e metabólicas dos tipos de fibra nos músculos que são treinados. De modo geral, treinamento de baixa intensidade

Biópsia muscular. Técnica com agulha usada para coleta de amostras teciduais de um músculo.

Técnica *skinned fiber*. Técnica laboratorial na qual a membrana celular é removida para se conseguir controle mais preciso do ambiente interno de uma fibra muscular.

em *endurance* resulta em modificação das características funcionais e metabólicas das fibras de contração rápida que se tornam mais semelhantes às das fibras de contração lenta.[73] Por outro lado, treinamento em *sprint* de alta intensidade e treinamento com exercícios de resistência fazem com que as características funcionais e metabólicas das fibras de contração lenta se assemelhem às das fibras de contração rápida.[73] O treinamento físico pode ou não converter as fibras de um tipo em outro, mas o treinamento crônico realmente modifica as características de as fibras suportarem o tipo de treinamento realizado.[90]

Metabolismo ósseo

Os ossos constituem um sistema dinâmico muito importante do corpo. Além de formar um arcabouço estrutural e proteger os órgãos e os tecidos do corpo, o sistema esquelético constitui um mecanismo de alavancagem para os movimentos, uma área de armazenamento de minerais importantes e um local de formação de células sanguíneas. Embora muitos indivíduos tenham boa saúde óssea, vários indivíduos na população geral e na população de atletas correm risco aumentado de comprometimento da saúde óssea.[1] Como resultado, os profissionais da ciência do exercício se interessam na influência da atividade física e do exercício no metabolismo ósseo.

Osteoporose é uma condição mórbida caracterizada por baixa densidade mineral óssea. Na Figura 4.4 são mostrados exemplos de osso normal e osso osteoporótico. Adultos mais velhos, sobretudo mulheres, correm risco aumentado de desenvolver osteoporose.[1] Mulheres atletas que participam de treinamento de alto volume também correm risco aumentado de desenvolver osteopenia (densidade mineral óssea baixa) e, possivelmente, osteoporose.[1,91,92] Indivíduos com baixa densidade mineral óssea e osteoporose também correm risco aumentado de fratura óssea associada a traumatismo repetitivo.[1] Habitualmente há duas estratégias aceitas para tornar o esqueleto mais resistente a fraturas: (a) maximização da densidade mineral óssea nas primeiras três décadas de vida; e (b) minimização do declínio da densidade mineral óssea após os 30 anos.[1] Os esforços de vários profissionais da ciência do exercício são muito importantes para ajudar na elaboração de programas de atividade física e exercício, bem como na conquista de bons hábitos nutricionais que melhorem a saúde óssea.

Implicações para atividade física e exercício

Profissionais da ciência do exercício e outros profissionais da saúde expandiram consideravelmente as informações sobre o valor da atividade física na manutenção da saúde. A carga mecânica consiste na aplicação de força nos tecidos do corpo e constitui uma consideração

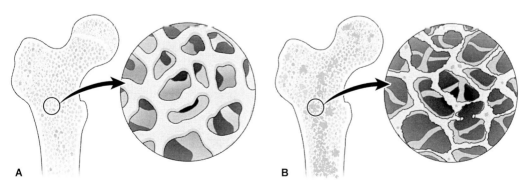

FIGURA 4.4 Comparação de osso normal e osso osteoporótico. **A.** Osso normal. **B.** Osteoporose.

importante na saúde óssea. A carga mecânica singular, variável e dinâmica provoca alterações no sistema esquelético que aumentam a densidade mineral óssea.[1,93] Obviamente, a intensidade, a duração e a frequência da carga mecânica são importantes na maximização da formação óssea; contudo, é necessária mais pesquisa para determinar se existe um limiar específico.[1] Outros fatores que parecem ser importantes no comprometimento da saúde óssea são deficiência de cálcio[94,95] e deficiência de estrogênio.[96] A maximização da massa óssea em crianças, adolescentes e adultos jovens é crucial, uma vez que se acredita que a massa óssea máxima é atingida ao final da terceira década de vida.[1] Embora ainda não tenham sido determinados de modo conclusivo o tipo, a frequência, a intensidade e a duração ótimos, é evidente que a atividade física e os exercícios físicos são fundamentais para a maximização da densidade mineral óssea.[1,97]

Começando em torno dos 40 anos, a massa óssea diminui aproximadamente 0,5% ou mais por ano, independentemente do gênero ou da etnia. A taxa de perda varia de acordo com a região do esqueleto e é, potencialmente, influenciada por genética, nutrição, estado hormonal e atividade física regular.[1] Aparentemente, alguns tipos de atividade física e exercícios são mais benéficos para a preservação da massa óssea. Atividades com carga mecânica de maior intensidade, como caminhada vigorosa, subir escadas e *jogging*, parecem induzir melhor resposta (aumento da massa óssea) do sistema esquelético.[1,98,99] O treinamento com exercícios de resistência também aumenta a densidade mineral óssea.[97] A prática regular de atividade física também reduz o risco de fratura ao aumentar a densidade mineral óssea, ao reduzir a perda mineral óssea ou ao aumentar a força muscular e o equilíbrio e, consequentemente, reduzir o risco de episódios de queda.[1,100]

Implicações para desempenho esportivo e atlético

Mulheres jovens atletas que apresentam transtorno alimentar, **amenorreia** e redução da densidade mineral óssea são consideradas portadoras da tríade da atleta.[92] O transtorno alimentar é caracterizado por uma ampla gama de comportamentos alimentares deletérios e, com frequência, inefetivos que são adotados na tentativa de emagrecer ou conquistar um corpo esbelto. Morbidade a curto e longo prazos, comprometimento do desempenho, amenorreia e, até mesmo, mortes são desfechos do transtorno alimentar.[92,101,102] Amenorreia consiste na ausência de ciclo menstrual regular e pode ser classificada como primária ou secundária. **Amenorreia hipotalâmica** resulta em redução da produção de hormônio pelos ovários, e **hipoestrogenemia** é semelhante à menopausa. Essa condição está associada tanto aos exercícios físicos como ao transtorno alimentar conhecido como anorexia nervosa. Tanto a amenorreia hipotalâmica como a menopausa estão associadas à diminuição da densidade mineral óssea.[92,103] A combinação de transtorno alimentar, amenorreia e osteoporose constitui a base da tríade da atleta.

Adolescentes e mulheres jovens que participam em competições desportivas ou atléticas que focam baixa massa corporal como método para aprimorar o desempenho ou o aspecto físico correm risco elevado de apresentar a tríade da atleta.[91] Se uma mulher desenvolver a tríade da atleta, a combinação de maus hábitos alimentares resultando em aporte inadequado de cálcio e níveis baixos de estrogênio da amenorreia podem resultar na redução significativa

Amenorreia. Supressão anormal ou ausência de menstruação.
Amenorreia hipotalâmica. Condição na qual a ausência de ciclo menstrual normal é causada por um distúrbio no hipotálamo.
Hipoestrogenemia. Níveis sanguíneos baixos do hormônio feminino estrogênio.

da densidade mineral óssea.[28,92] Profissionais da ciência do exercício e outros profissionais de saúde continuam trabalhando para estabelecer programas de prevenção, detecção e tratamento de adolescentes e mulheres que apresentam manifestações da tríade da atleta.

Balanço energético e perda ponderal

A massa corporal é criticamente importante para a promoção da saúde global e para a otimização do desempenho. Embora muitos indivíduos consigam regular e controlar sua massa corporal com relativa facilidade, incontáveis pessoas batalham para evitar ganho ponderal excessivo, para conseguir perder massa corporal de modo significativo ou, em alguns casos, conseguir ganho ponderal. O controle da massa corporal pode ser mais bem descrito pela equação de equilíbrio energético. Essa equação descreve as alterações da massa corporal quando o aporte energético e o gasto energético são modificados.

FATOR	FATOR	DESFECHO
Aporte energético =	Gasto energético	Massa corporal estável
Aporte energético >	Gasto energético	Aumento da massa corporal
Aporte energético <	Gasto energético	Diminuição da massa corporal

A observação inicial da equação de equilíbrio energético sugeriria que a compreensão e a conquista da massa corporal desejada são um processo relativamente simples. Todavia, existem numerosos fatores genéticos, ambientais, socioeconômicos, fisiológicos, psicológicos e comportamentais que poderiam influenciar o aporte energético ou o gasto energético, desequilibrando a equação e resultando em ganho ou perda de massa corporal. Fatores que influenciam o aporte energético e o gasto energético dos indivíduos são mostrados na Figura 4.5.[32]

É provável que vários desses fatores sejam inter-relacionados e contribuam para o ganho ou a perda de massa corporal dos indivíduos.[2] Os profissionais de ciência do exercício trabalham com outros profissionais da saúde para identificar os fatores que promovem o ganho ponderal e os métodos mais bem-sucedidos de emagrecimento e manutenção de massa corporal saudável.

Implicações para atividade física e exercício

A compreensão do equilíbrio energético e do controle da massa corporal é crucial para a promoção da saúde e do condicionamento físico. Nos EUA e em muitos outros países houve um aumento rápido e significativo do número de indivíduos com sobrepeso e obesidade nas últimas décadas.[104-106] No Capítulo 1, a Figura 1.3 mostra a prevalência ajustada para a idade de sobrepeso e obesidade nos adultos (20 a 74 anos) nos EUA segundo as *National Health and Nutrition Examination Surveys*. Inúmeros fatores ambientais e individuais já foram sugeridos como determinantes para esse rápido ganho corporal.[107,108] Além disso, é improvável que exista uma estratégia de intervenção ou um programa terapêutico único que auxilie todos os indivíduos a emagrecer de modo efetivo e a evitar o ganho ponderal.

As pesquisas já mostraram que a obesidade está associada a aumento do risco e da prevalência de doenças e condições de saúde crônicas como câncer,[109,110] cardiopatia,[111] **hiperinsulinemia**,[112,113] **hiperlipidemia**[114] e hipertensão arterial sistêmica.[115] A obesidade

Hiperinsulinemia. Níveis circulantes elevados de insulina no corpo.
Hiperlipidemia. Níveis circulantes elevados de lipídios no corpo.

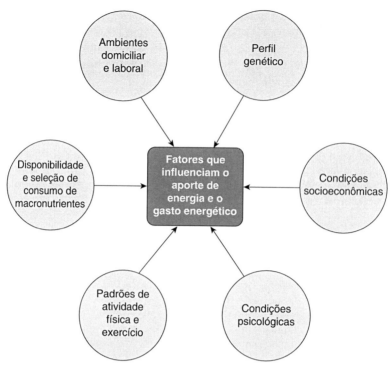

FIGURA 4.5 Fatores predominantes que influenciam o aporte energético e o gasto energético nos seres humanos.[32]

também compromete a qualidade de vida[116] e está associada a custo econômico significativo para o sistema de saúde.[117] Existe uma forte conexão entre obesidade e gastos médicos.[118] A Figura 4.6 ilustra, com base nos dados mais recentes disponíveis, as estimativas de gastos médicos atribuíveis à obesidade em adultos (em milhões de dólares) por estado nos EUA em 2009.[119] Iniciativas de saúde importantes, como *Healthy People 2030*, foram criadas para reduzir o número de indivíduos com sobrepeso e obesidade nos EUA (www.healthypeople.gov) e em outros países-membros da Organização Mundial da Saúde (www.who.int). As metas desejadas podem ser alcançadas pela identificação das intervenções mais apropriadas para a promoção de emagrecimento e a prevenção do ganho ponderal.[2]

Existem vários fatores a serem considerados quando se examina a relação entre obesidade e saúde e condicionamento físico. O índice de massa corporal (IMC) é utilizado para quantificar a massa tecidual com base na altura e na massa corporal de um indivíduo (IMC = massa corporal [kg]/altura [m^2]). O valor do IMC é utilizado para categorizar o indivíduo como abaixo do peso, peso normal, sobrepeso ou obesidade. Nos EUA, o National Institutes of Health preconiza programas de emagrecimento para adultos com IMC superior a 25 kg/m^2.[120] O padrão de distribuição da gordura corporal em indivíduos com sobrepeso e obesidade também contribui para o risco aumentado para a saúde. Especificamente, aumento da gordura intra-abdominal apresenta associação positiva com hiperinsulinemia, **hipercolesterolemia** e hipertensão arterial sistêmica.[121,122] A perda ponderal no caso de indivíduos com sobrepeso e

Hipercolesterolemia. Concentração sanguínea elevada de colesterol.

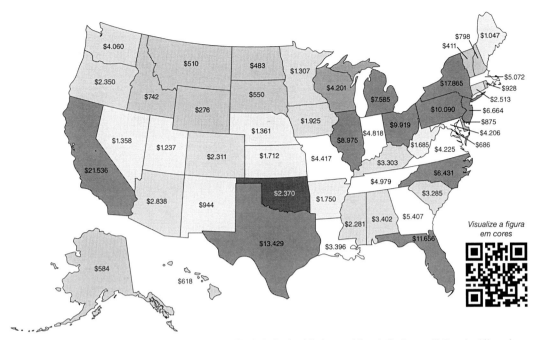

FIGURA 4.6 Estimativas de custos médicos atribuíveis à obesidade na vida adulta (em milhões de dólares) por estado nos EUA em 2009.[119]

obesidade não precisa ser grande para influenciar positivamente a saúde. Uma redução de 5 a 10% da massa corporal consegue melhorar significativamente a saúde ao reduzir os níveis sanguíneos de lipídios, os níveis de pressão arterial e os fatores relacionados ao aparecimento de diabetes *mellitus* do tipo 2;[2,123,124] entretanto, os efeitos benéficos para a saúde a longo prazo são maximizados por perda ponderal sustentada igual ou superior a 10% da massa corporal inicial.[2]

Os programas de emagrecimento incorporam várias estratégias para promover perda ponderal segura e efetiva. Embora ainda não esteja claro quais são os melhores programas de emagrecimento a curto e longo prazos para indivíduos de vários antecedentes étnicos, gêneros e diferentes níveis de massa corporal e gordura corporal, já foram identificadas algumas características de programas bem-sucedidos de perda ponderal.[2] Essas características são mostradas na Figura 4.7.

Implicações para desempenho esportivo e atlético

A manutenção do equilíbrio energético e a regulação da massa corporal são cruciais para vários grupos de atletas terem sucesso nas competições. Especialmente importante é a manutenção e/ou o aumento da massa corporal magra pelos atletas que fazem treinamento de *endurance* e resistência. A manutenção da massa corporal magra é fortemente influenciada pelo gasto energético durante o treinamento e o aporte de energia na forma de consumo de macronutrientes.[32,125] Obviamente, atletas que fazem treinamento de *endurance* e de resistência têm demandas dietéticas de proteína superiores à ingestão dietética recomendada (IDR) para pessoas com mais de 18 anos. Atualmente, a IDR é estabelecida em 0,8 g de proteína por quilograma de massa corporal por dia.[126] Todavia, a ingestão recomendada de proteína é maior para indivíduos ativos.[127] Recomenda-se que atletas que fazem treinamento

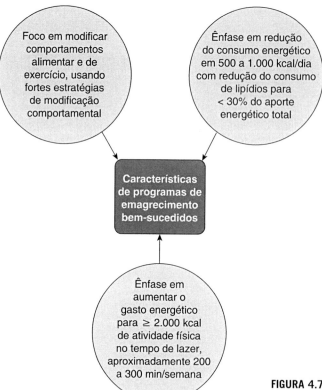

FIGURA 4.7 Características de programas bem-sucedidos de perda ponderal.[2]

de *endurance* devem consumir entre 1,2 e 1,4 g de proteína/kg de massa corporal/dia e atletas que fazem treinamento de resistência devem consumir entre 1,4 e 1,7 g de proteína/kg de massa corporal/dia.[128,129]

É importante para alguns atletas a manutenção ou o aumento da massa corporal magra, tanto para fins estéticos (p. ex., fisioculturistas) como para produção de força (p. ex., levantamento de peso, *sprint*, futebol americano). O aporte dietético apropriado de carboidrato e proteína combinado com programa de treinamento de exercícios de resistência é essencial para aumentar a massa muscular magra. Esforço considerável tem sido empreendido pelos profissionais da ciência do exercício para compreender melhor o valor do metabolismo proteico nos músculos quando combinado com treinamento físico de resistência. Exercícios de resistência de alta intensidade e alto volume aumentam a taxa de síntese proteica e de degradação das proteínas nos músculos esqueléticos por algumas horas após o término de uma sessão de treinamento físico.[77,130] Com o propósito de minimizar a perda proteica e aumentar a síntese de proteínas, tanto proteínas como carboidratos devem ser consumidos nos 30 a 60 minutos após o exercício.[47] Durante esse período a taxa de degradação de proteínas supera a taxa de síntese de proteína na ausência de aporte energético.[77,131] Quando alimentos são consumidos após o término de uma sessão de treinamento físico, esse aporte energético ajuda a criar um ambiente **anabólico** nos músculos e isso favorece a síntese de proteínas.[132]

Anabólico. O processo pelo qual compostos ou moléculas maiores são criadas a partir de compostos ou moléculas menores.

A síntese aumentada de proteína promove reparos dos tecidos "danificados" durante o exercício físico e ajuda a viabilizar a formação de novas proteínas nos músculos.[133] Esses dois fatores resultam, em geral, em aumento das dimensões dos músculos e produção de força.

> **Pensando criticamente**
>
> *Quais informações poderiam ser valiosas quando é prescrito um programa de treinamento físico para um indivíduo que está tentando emagrecer ou ganhar massa corporal?*

Avaliação do gasto energético e da atividade física

A avaliação acurada do gasto energético durante as atividades físicas e a prática de exercícios físicos é importante para a promoção da saúde e para a compreensão dos fatores que influenciam o desempenho dos atletas. Os profissionais da ciência do exercício, trabalhando em conjunto com outros profissionais experientes das disciplinas de química, engenharia e tecnologia computadorizada, criaram várias ferramentas acuradas e confiáveis para determinação do gasto energético em várias situações. Os métodos de avaliação do gasto energético e das atividades físicas incluem alguns muito invasivos (p. ex., biópsia muscular) e complexos (p. ex., água duplamente marcada) e outros menos invasivos (p. ex., determinação da frequência cardíaca por telemetria) e simples (p. ex., pedômetros). A Figura 4.8 mostra o procedimento invasivo da biópsia muscular para determinar as concentrações dos metabólitos intramusculares antes e depois do exercício físico, enquanto a Figura 4.9 mostra pedômetros que podem ser usados no vestuário para avaliação da atividade física.

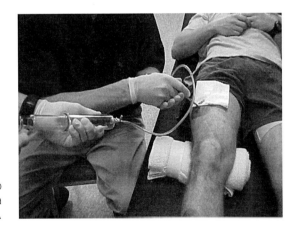

FIGURA 4.8 Uma biópsia do músculo vasto lateral pode ser realizada para avaliar o gasto energético desse músculo.

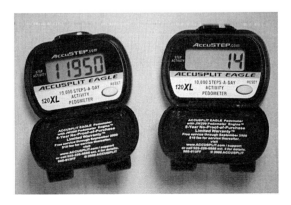

FIGURA 4.9 Pedômetros são aparelhos comumente utilizados para avaliação de atividade física.

124   ACSM Introdução à Ciência do Exercício

Em alguns casos, a avaliação do gasto energético pode ser utilizada para responder a questionamento da pesquisa básica, por exemplo, como as vias metabólicas são controladas nos músculos esqueléticos. A avaliação do gasto energético também tem muitas aplicações práticas. Por exemplo, o conhecimento da energia despendida durante determinada atividade física pode ser proveitoso para o profissional da ciência do exercício que está elaborando um programa nutricional compatível com o esquema de exercícios físicos, monitorando alterações da massa corporal ou identificando a demanda de condicionamento físico para determinada habilidade laboral.

A maioria das avaliações do gasto energético é considerada indireta. Embora seja possível quantificar diretamente o gasto energético (p. ex., calorimetria de um indivíduo no interior de uma estrutura que permita atividade moderada), o processo é difícil e dispendioso. De modo geral, as análises indiretas do gasto energético consistem na mensuração de alguma variável fisiológica (p. ex., consumo de oxigênio) seguida pela determinação do gasto energético a partir de uma equação matemática. Por exemplo, a avaliação do gasto energético pela análise dos gases respiratórios consiste no uso de equipamento para medida da ventilação pulmonar (ou seja, o influxo e o efluxo de ar dos pulmões) e das concentrações de oxigênio e dióxido de carbono no ar inspirado e no ar expirado. Nesse tipo de avaliação, o gasto energético é aferido de modo mais acurado se for determinada a oxidação total de carboidratos, lipídios e proteínas. Outros métodos de avaliação do gasto energético que demandam a mensuração de uma variação fisiológica incluem a técnica de água duplamente marcada, que exige a coleta de amostras de urina ou saliva, e o método de monitoramento da frequência cardíaca, que exige a determinação acurada e contínua da frequência cardíaca. Esses métodos de avaliação são acurados, mas trabalhosos e, com frequência, dispendiosos.[134]

Uma avaliação indireta da atividade física em grandes grupos de indivíduos pode ser realizada por questionários, pedômetros e acelerômetros. Cada um desses métodos de avaliação foi validado para acurácia, habitualmente em comparação com um método que exige a mensuração de uma variável fisiológica (p. ex., análise de gases respiratórios ou água duplamente marcada). A análise da atividade física por um questionário exige que o indivíduo lembre ou rememore acuradamente as atividades do dia ou da semana. Pedômetros e acelerômetros dependem menos da adesão do indivíduo e atualmente são mais utilizados para analisar os níveis de atividade física e gasto energético.[134-136] Na Tabela 4.7 é mostrado um resumo dos métodos de avaliação energética. Uma descrição mais completa desses métodos de avaliação pode ser encontrada no Capítulo 11.

Tabela 4.7	Exemplos de métodos de avaliação de energia e atividade física.
MÉTODO DE AVALIAÇÃO	COMENTÁRIOS GERAIS
Biópsia muscular	Exame muito invasivo, limitado a um número pequeno de pessoas
Água duplamente marcada	Exame muito dispendioso, limitado a um número pequeno de pessoas, exige idas frequentes ao laboratório
Troca gasosa respiratória	Exame dispendioso, limitado primariamente ao ambiente laboratorial, embora unidades portáteis estejam se tornando mais comuns
Questionários de atividade física	Não dispendiosos, podem ser usados por numerosos indivíduos
Pedômetros e acelerômetros	Não dispendiosos, possibilitam mobilização livre dos indivíduos avaliados

Implicações para atividade física e exercício

A utilização dos vários métodos de avaliação do gasto energético e das atividades físicas possibilitou a criação de um compêndio de diferentes atividades físicas com estimativas do gasto energético delas.[137] Esse compêndio pode ser muito oportuno para os profissionais da ciência do exercício que estão organizando prescrições de exercícios físicos para promoção da saúde e do condicionamento físico. A ACSM Position Stand intitulada *Appropriate physical activity intervention strategies for weight loss and prevention of weight regain for adults* (Estratégias apropriadas de intervenção com atividade física para emagrecimento e prevenção de recuperação da massa corporal para adultos) preconiza que a melhor maneira de manter o emagrecimento por longos períodos consiste na realização de 200 a 300 minutos de atividade física de intensidade moderada por semana.[2] A prática de atividade física de intensidade moderada durante 150 a 250 minutos por semana é necessária para a prevenção efetiva de ganho ponderal.[2] Para os profissionais da ciência do exercício que estão elaborando um programa de exercícios físicos para fins de perda ponderal, é proveitoso ter uma referência do gasto energético das atividades físicas. Vale mencionar que os indivíduos que participam de programas de emagrecimento podem ser mais bem-sucedidos se entenderem o gasto energético das diferentes atividades. Além disso, a avaliação acurada do gasto energético e da atividade física pode ser benéfica para os profissionais e pesquisadores da ciência do exercício que estão analisando a efetividade e a **eficácia** dos programas de emagrecimento.

Implicações para desempenho esportivo e atlético

A avaliação do gasto energético também pode ser útil para aprimorar o desempenho em determinadas competições desportivas e atlética. A determinação do sistema predominante de suprimento de energia para músculos ativos (que estão contraindo) é importante para compreender questionamentos básicos de pesquisa envolvendo o controle das vias energéticas e para a elaboração de programas efetivos de treinamento e condicionamento físico. Por exemplo, o procedimento de biópsia muscular (ver Figura 4.10) possibilitou a determinação acurada da utilização e da produção de energia na musculatura esquelética.[138] Muitos cientistas do exercício realizaram biópsias musculares para estudar alterações nos substratos musculares, na atividade das enzimas e nos níveis de metabólitos antes, durante e depois de exercícios físicos. A utilização das biópsias musculares possibilitou maior compreensão da melhora do desempenho físico após o uso de suplementos nutricionais.[139] Os estudos clássicos do glicogênio muscular da década de 1960[138,140-142] não forneceram muitos dados sobre como a modificação do aporte dietético de carboidrato[143] melhora o desempenho em provas de *endurance* sem a mensuração dos níveis de glicogênio intramuscular. A biópsia muscular é um procedimento frequentemente realizado em associação a outras técnicas de avaliação, como coleta de sangue e análise dos gases respiratórios, para ajudar os profissionais da ciência do exercício a compreender melhor o metabolismo energético durante o treinamento físico e as competições atléticas.

Pensando criticamente

Por que o consumo de carboidratos antes e durante o exercício físico exerceria efeitos diferentes em um indivíduo que está se exercitando para melhorar a saúde em comparação com um indivíduo em uma competição atlética de longa duração?

Eficácia. Capacidade de atingir os objetivos e resultados pretendidos.

Exercício e condições ambientais

Indivíduos desempenham, com frequência, atividades físicas e exercícios em várias condições ambientais. Há muitos anos os profissionais da fisiologia do exercício buscam garantir a segurança durante a prática de exercícios e otimizar o desempenho atlético em condições ambientais desafiadoras. Por exemplo, os Jogos Olímpicos de 1968, realizados na cidade do México, chamaram a atenção para a influência da altitude no desempenho atlético, quando vários recordes foram estabelecidos em eventos atléticos de curta duração e o desempenho nos eventos atléticos de maior duração foi impactado de modo adverso. Desde essa época, profissionais da ciência do exercício se interessam pelos fatores que impactam o desempenho físico de curta e longa duração em grandes altitudes. A realização de atividade física e exercício em ambientes de calor e frio tem muitas repercussões nos seres humanos e, embora já tenhamos conhecimento considerável sobre o impacto dessas situações nas respostas corporais, muitos indivíduos ainda apresentam desidratação, hipertermia e hipotermia durante a prática de exercícios físicos nessas condições ambientais.

Implicações para atividade física e exercício

A temperatura central do corpo humano (cerca de 37 °C) é regulada dentro de uma faixa de sobrevida estreita; ficar fora dessa zona de segurança por um período prolongado resulta em lesão grave e morte por excesso de calor ou de frio. Os distúrbios de saúde relacionados ao calor incluem síncope pelo calor, cãibras pelo calor, exaustão pelo calor e insolação.[144] A Figura 4.10 mostra os fatores que influenciam a resposta de um indivíduo à prática de

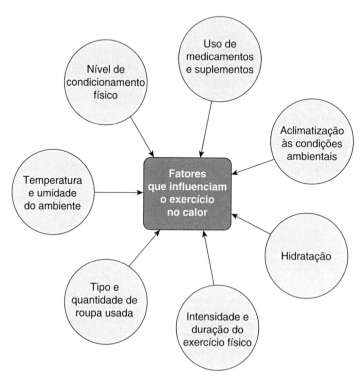

FIGURA 4.10 Vários fatores que influenciam a resposta de uma pessoa ao exercício em ambiente quente.[144]

exercício físico no calor.[144] Quando um indivíduo realiza atividade física ou exercício físico em condições quentes e/ou úmidas, ocorre aumento da atividade nos sistemas do corpo que controlam a regulação da temperatura. A principal resposta do sistema circulatório consiste em aumento do fluxo sanguíneo para a pele, que resulta aumento da sudorese. Se o líquido não for reposto, a sudorese excessiva pode provocar desidratação. Quando um indivíduo sofre desidratação, há redução da capacidade de trabalho físico e do desempenho no exercício, redução do intervalo de tempo até a exaustão física e aumento do armazenamento de calor no corpo,[144-146] que aumenta o risco de distúrbios da saúde relacionados ao calor. Indivíduos sem condicionamento físico ou que não seguem as diretrizes de reposição hídrica correm risco aumentado de distúrbios da saúde relacionados ao calor durante atividade física ou prática de exercícios físicos em ambientes quentes e/ou úmidos. Diretrizes para promoção da segurança do atleta e redução das doenças relacionadas ao calor foram elaboradas por várias organizações profissionais, inclusive ACSM[144,147,148] e National Athletic Trainers' Association,[149,150] e são mostradas na Tabela 4.8. Essas diretrizes e outras informações podem ser encontradas nos *sites* da ACSM (www.acsm.org) e da National Athletic Trainers' Association (www.nata.org).

Implicações para desempenho esportivo e atlético

A manutenção de hidratação apropriada é crucial para reduzir o risco de lesão por calor e para otimizar o desempenho atlético.[46] Fatores como condições ambientais, gênero, idade, nível de condicionamento físico e aporte dietético influenciam o suor e a perda de eletrólitos durante a prática de exercícios físicos; portanto, devem ser elaborados padrões individualizados de reposição hídrica. Atletas, *coaches* e profissionais da ciência do exercício devem garantir as estratégias de aporte de líquido, e isso inclui aporte de líquido antes de ser iniciada uma atividade física para assegurar hidratação normal; consumo de líquido durante a prática de exercício físico para evitar desidratação excessiva; e reposição hidroeletrolítica após o término do exercício para restauração da hidratação normal. É muito importante que haja correspondência entre o aporte hidroeletrolítico e a perda de água para evitar desidratação. Por outro lado, o consumo excessivo de água pode resultar em **hiponatremia** sintomática associada a exercício físico e isso pode ter graves repercussões clínicas.[46]

Tabela 4.8	Diretrizes para segurança do participante e redução de doença relacionada ao calor.[144,149-150]
Evitar, sempre que possível, a programação de práticas e eventos atléticos em clima extremamente quente	
Assegurar a aclimatação gradual dos atletas a condições ambientais quentes e úmidas	
Monitorar os atletas à procura de sinais e sintomas de estresse térmico	
Monitorar os atletas para assegurar reposição hídrica adequada durante e após treinamento e competição	

Hiponatremia. Concentração sanguínea de sódio anormalmente baixa.

Atividade física e exercício em condições ambientais frias

Atividade física e prática de exercícios físicos em condições ambientais frias podem resultar em redução do desempenho e aumento do risco de **hipotermia**.[151] Existem vários fatores que interagem durante a atividade física e o exercício físico no frio e têm o potencial de amplificar a tensão fisiológica e o risco de lesão além daquele associado a efeitos semelhantes de atividade realizada em condições mais amenas (Figura 4.11).[151]

Ocorre dissipação de calor do corpo por quatro processos: **condução**, **convecção**, **radiação** e **evaporação**.[28] Os dois fatores ambientais mais críticos na interação com a temperatura ambiental para promover dissipação de calor em condições frias são vento e água. O índice de resfriamento indica quão rápida é a perda de calor em diferentes temperaturas do ar e velocidades de vento.[28] A água tem condutividade térmica que é aproximadamente 25 vezes maior do que a do ar na mesma temperatura;[152] portanto, mais calor é perdido na água do que na exposição ao ar. Existem várias medidas que podem

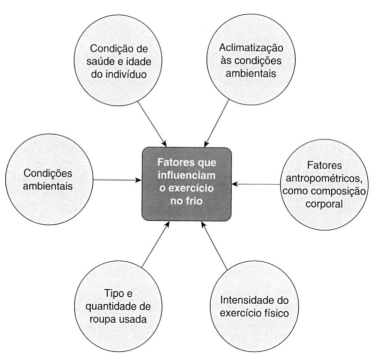

FIGURA 4.11 Vários fatores que influenciam a resposta individual à prática de exercício físico em ambiente frio.[153]

Hipotermia. Temperatura corporal anormalmente baixa.
Condução. O processo de dissipação de calor via transferência direta para um objeto mais frio.
Convecção. O processo de dissipação de calor para o ar que circunda o corpo.
Radiação. O processo de dissipação de calor através do ar para objetos sólidos mais frios.
Evaporação. O processo de dissipação de calor via evaporação de suor a partir da superfície do corpo.

ser tomadas para minimizar os efeitos das condições ambientais frias no desempenho de atividade física e exercício e para reduzir o risco de lesão por frio. As respostas fisiológicas à aclimatação ao tempo frio são mínimas e dependem da intensidade da exposição.[151,153] Para prevenção de hipotermia, é importante avaliar o nível de frio por meio de monitoramento da temperatura ambiental, do vento e do impacto solar, bem como da profundidade de imersão em água fria e altitude, se aplicável.[151] O risco de realizar atividade física ou exercício no frio é, então, avaliado por meio de análise do que será realizado e do vestuário disponível. Também é importante identificar os indivíduos (p. ex., crianças e adultos mais velhos) que correm maior risco de hipotermia. A intensidade e a duração da atividade física e do exercício, a experiência, a condição física, as condições gerais de saúde e o estado nutricional do indivíduo também devem ser levados em conta para determinar se existe risco elevado de lesão pelo frio.[151] O manejo apropriado do risco ajuda a prevenir a ocorrência de lesões pelo frio, como queimadura pelo frio (*frostbite*) e hipotermia, durante atividade física e exercício no frio.[151] Os profissionais da ciência do exercício atuam para garantir que as atividades físicas, os exercícios físicos, as atividades desportivas e as competições atléticas possam ser realizadas de modo seguro em condições ambientais frias.

Outras áreas de estudo

A disciplina de fisiologia do exercício abrange numerosas áreas de estudo que não foram mencionadas neste capítulo. Por exemplo, profissionais de força e condicionamento estão interessados nas várias respostas do corpo a diferentes métodos de treinamento e condicionamento, como periodização, treinamento de alta intensidade, pliometria e exercícios coordenados de *endurance* e resistência. Os profissionais da ciência do exercício também se interessam pela contribuição da inatividade física para o risco de doença; pela regulação hormonal do metabolismo; pela medida de trabalho, potência e eficiência do exercício; e pelo papel dos sistemas cardiovascular e respiratório na promoção de melhora da saúde e do condicionamento físico. Especialistas em exercício e *personal trainers* elaboram prescrições de exercício para promover a saúde e o condicionamento em indivíduos saudáveis e doentes, bem como populações especiais como crianças, mulheres, adultos mais velhos e pessoas com necessidades especiais. Os profissionais da ciência do exercício também estão interessados em como os mecanismos genéticos controlam as respostas ao exercício, além de regular os níveis de condicionamento e atividade física em condições aeróbicas. A interação de nutrição e composição corporal na saúde e no desempenho também foi estudada exaustivamente pelos profissionais da ciência do exercício, mas ainda há muito a ser aprendido nessas áreas.

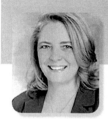

Entrevista

Jill A. Bush, PhD, FACSM, CSCS*D

Professora Associada no Department of Health and Exercise Science de The College of New Jersey

Breve introdução – Natural de New Jersey, recebi meu título BS em Ciência do Exercício na Rutgers University, onde eu jogava hóquei. Recebi meu MS (*Master of Science*) e meu PhD em cinesiologia na Pennsylvania State University, com ênfase em força e condicionamento, endocrinologia e imunologia. Completei o *NIH Post-Doctoral Research Fellowship* no Baylor College of Medicine do USDA/ARS Children's Nutrition Research Center em Houston, Texas. Minha pesquisa atual examina os efeitos do treinamento físico nas alterações hormonais, na alimentação saudável e nos programas comunitários em múltiplas populações étnicas de crianças e adultos obesos; e alterações musculares e hormonais em resposta à vibração em programas de treinamento de força.

P: Quais foram suas experiências profissionais mais significativas?

Uma das minhas experiências mais significativas foi meu pós-doutorado (2 anos) no USDA/ARS Children's Nutrition Research Center do Baylor College of Medicine em Houston, Texas, onde estudei os efeitos do hormônio do crescimento e as taxas de síntese/degradação de proteína em um modelo suíno. Como antes só havia trabalhado com seres humanos, essa foi uma grande oportunidade de expandir minhas habilidades e conhecimento em uma área específica. Após completar meu doutorado, mergulhei na pesquisa e aperfeiçoei minhas habilidades todos os dias durante 2 anos. Graças a essa experiência, trabalhei com outros pesquisadores em áreas semelhantes e adquiri novas habilidades, que pude usar em minha pesquisa e no ensino de fisiologia. Além disso, passei muito tempo pleiteando subsídios para minha pesquisa, apresentando-a e escrevendo artigos sobre ela.

P: Por que você escolheu a carreira de "cientista do exercício"?

Durante minha juventude eu pratiquei vários esportes e, com frequência, sofri lesões. Eu estava muito determinada a compreender melhor como as alterações no corpo, inclusive na fisiologia, na musculatura esquelética e no aporte calórico, influenciam o desempenho atlético. Como eu não sou mais atleta, transferi esse entusiasmo para o estudo de como as alterações no corpo ao longo da vida e em homens e mulheres são influenciadas pela atividade física, inclusive esportes competitivos.

P: Por que é importante para os estudantes da ciência do exercício compreender fisiologia do exercício?

O mundo atual é muito diferente do mundo de 20 ou 30 anos atrás; muitos indivíduos atualmente correm alto risco de obesidade e condições relacionadas à obesidade. Muitos desses fatores de risco podem ser consequentes de estilo de vida, hábitos alimentares insatisfatórios e sedentarismo. Estudantes com conhecimentos profundos de fisiologia do exercício estão mais capacitados a comunicar a importância e os benefícios da prática regular de exercícios físicos e dos hábitos alimentares saudáveis para indivíduos de todos os grupos etários. De posse desse conhecimento, a próxima geração de estudantes atuando em campo relacionado à ciência do exercício estará mais bem equipada para interagir e repassar as informações mais corretas e atualizadas sobre programação de exercício, adaptação do corpo a vários modos de exercício e os benefícios da prática regular de exercícios físicos.

P: *Que recomendação você daria para um estudante que está explorando as possibilidades de carreiras na ciência do exercício?*

Há poucas mulheres trabalhando no campo de condicionamento físico e força, sobretudo em pesquisa. É importante para a próxima geração de mulheres encontrar mentores para orientá-las em suas carreiras. A carreira de cientista do exercício combina duas áreas que eu amo: ensino e pesquisa da adaptação do corpo ao exercício. Se a pessoa deseja ser *personal trainer*, trabalhar em hospital como fisiologista do exercício ou ensinar e fazer pesquisa com a próxima geração, é importante interagir com pessoas que já trabalhem no campo da ciência do exercício. Isso possibilita a observação em primeira mão da vida diária de um cientista do exercício, além de oferecer oportunidades importantes de criação de uma rede de contatos (*networking*).

Entrevista

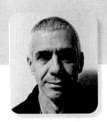

Ricardo Mora-Rodriguez, PhD
Professor no Departamento de Actividad Física y Ciencias del Deporte da Universidad de Castilla-La Mancha (Espanha)

Breve introdução – Cresci em Madrid (Espanha) em um bairro da classe operária; comecei a nadar quando tinha 12 anos; posteriormente, troquei a natação por polo aquático e acabei competindo pelo clube AR Concepción aos 18 anos. A prática de esportes era minha paixão, então fiz educação física na Universidad Politécnica de Madrid. Após trabalhar como professor de educação física por 1 ano, recebi uma bolsa da Fulbright para estudar nos EUA. Cheguei aos EUA no verão de 1990 e saí em 1998 com uma experiência inesquecível e um PhD em Fisiologia do Exercício do Human Performance Laboratory na University of Texas em Austin.

P: *Quais foram suas experiências profissionais mais significativas?*

Tive a sorte de estudar com alguns dos melhores pesquisadores do campo da fisiologia do exercício. Entre outros, meus mentores incluíram Edward Coyle, Joseph Starnes, John Ivy, Jack Wilmore e Bengt Saltin, com quem eu tive uma breve experiência de pós-doutorado em seu laboratório. O conhecimento e a intuição científica desses campeões da ciência não podem ser adquiridos totalmente, mas eles me passaram sua paixão pela resolução de problemas. Esse entusiasmo persiste até hoje e me ajuda em minha pesquisa atual. Se nós pensarmos com convicção que "exercício é medicamento," então o treinamento físico possibilitará a redução (ou pelo menos impedirá o aumento) do tratamento farmacológico de condições mórbidas. Desde 2012, realizamos experimentos para a potencial substituição de medicamentos por treinamento físico.

P: *Por que você escolheu a carreira de "cientista do exercício"?*

Eu já gostava das ciências naturais quando era criança. Ainda me lembro de quão maravilhado fiquei quando o Sr. Vicente explicou a atuação dos cones e bastonetes na retina do olho. Como atleta, comecei a me questionar sobre os métodos de treinamento que os *coaches* usavam. No início da década de 1980, eles nos falavam do conceito "revolucionário" da influência do $\dot{V}O_{2máx}$, do limiar de lactato e da eficiência mecânica no desempenho em provas de *endurance*. Mal sabia eu naquela época que meu futuro orientador e amigo fiel, Dr. Ed Coyle, foi um dos primeiros proponentes do modelo. Acho que decidi me tornar um cientista do exercício para decifrar como treinar para aprimorar todos esses componentes e treinar "de modo mais inteligente" que os outros atletas. O mais engraçado é que 30 anos depois, ainda não descobri como treinar "de modo mais inteligente", mas creio ter contribuído para responder a outros questionamentos em fisiologia do exercício.

P: Por que é importante para os estudantes da ciência do exercício compreender fisiologia do exercício?

A fisiologia do exercício está no cerne das ciências do exercício. A parte clínica da fisiologia do exercício é um excelente exemplo de como a fisiologia do exercício pode nos ajudar a interromper a taxa crescente de condições clínicas relacionadas à obesidade. Controle motor, biomecânica, fisiologia muscular, exercício físico e envelhecimento, crescimento e maturação, e composição corporal são temas importantes que completam o treinamento de um cientista do exercício.

P: Que recomendação você daria para um estudante que está explorando as possibilidades de carreiras na ciência do exercício?

Meu conselho seria buscar o melhor programa de ciência do exercício. Viajei para os EUA para estudar ciência do exercício e foi a melhor escolha para mim, mas existem bons programas de ciência do exercício em outros países. Apreender e dominar as técnicas é importante; contudo, elas são apenas um meio para responder aos seus questionamentos sobre fisiologia do exercício; as técnicas não definem o profissional. Não somos bioquímicos, não somos biólogos moleculares, não somos epidemiologistas, não somos cardiologistas e não somos engenheiros mecânicos, mas somos uma ciência sólida com mais de dois séculos de história. Não se restrinja a um nicho.

Resumo

- Fisiologia do exercício é o estudo de como as respostas agudas e crônicas dos sistemas do corpo respondem à atividade física e ao exercício físico
- Atividade física e exercício físico constituem desafios sutis e profundos para os sistemas do corpo
- Os sistemas do corpo respondem, seja a um desafio agudo ou uma exposição crônica, de forma a retornar o corpo à homeostase e preparar o corpo para o próximo desafio
- Programas de treinamento e condicionamento físico precisam obedecer aos princípios de sobrecarga, especificidade e reversibilidade para serem efetivos e provocarem alterações positivas nos sistemas fisiológicos do corpo
- Fisiologia do exercício emprega várias abordagens para responder aos questionamentos e fornecer recomendações para melhorar a saúde por meio de atividade física e exercício
- As áreas de estudo na fisiologia do exercício fornecem métodos seguros e efetivos de treinamento para aprimorar o desempenho no esporte e no treinamento.

Para revisão

1. De que maneira o Harvard Fatigue Laboratory foi importante no desenvolvimento da fisiologia do exercício como uma disciplina científica?
2. Qual é a diferença entre respostas agudas e crônicas ao exercício físico?
3. Quais são os princípios fundamentais que precisam ser levados em conta quando é elaborado um programa de treinamento e condicionamento físico?
4. Enumere algumas respostas agudas dos sistemas cardiovascular, pulmonar, muscular e endócrino do corpo no início do exercício.
5. Como um programa regular de exercício físico resulta em adaptações crônicas dos sistemas cardiovascular, pulmonar, muscular e endócrino do corpo?
6. Enumere alguns fatores que controlam a utilização de energia durante a prática de exercícios físicos.

Capítulo 4 Fisiologia do Exercício

7. Por que os atletas que praticam exercícios de duração prolongada devem ingerir carboidratos antes e durante o exercício?
8. Como a insulina e as proteínas transportadoras GLUT 4 atuam para aumentar a captação de glicose pelas células musculares?
9. Qual é o fator primário que influencia a captação de glicose em um indivíduo com diabetes *mellitus* do tipo 2?
10. Quais são os efeitos benéficos para um adulto mais velho que participa de um programa de treinamento em resistência?
11. Quais são as implicações significativas para a saúde da tríade da atleta?
12. Enumere algumas doenças com risco aumentado de ocorrência em pessoas obesas.
13. Quais são as recomendações para ingestão de proteína para um atleta de *endurance* e para um atleta de força?
14. Quais são as maneiras mais frequentemente utilizadas para avaliar atividade física em grandes populações?
15. Explique cinco fatores que influenciam a resposta de um indivíduo à prática de exercício físico em ambiente quente.
16. Explique o motivo de o índice de resfriamento ser um fator importante na regulação da temperatura corporal em um ambiente frio.

Aprendizagem baseada em projetos

1. Obtenha cópias do *Physical Activity Guidelines Advisory Committee Scientific Report* de 2018 e do *Physical Activity and Health Report of the Surgeon General* de 1995. Prepare um resumo comparando as evidências científicas para promoção de atividade física desses dois relatórios, dando atenção específica ao aprimoramento dos sistemas fisiológicos do corpo e mostrando como as evidências apoiam a atividade física como método para reduzir as principais causas de morte nos EUA.
2. Identifique um atleta de competição com quem você consiga se relacionar. Forneça evidências científicas para apoiar a elaboração de um programa de treinamento e condicionamento físico para esse atleta com a meta de melhorar seu desempenho durante as competições.

Referências bibliográficas

1. Kohrt WM, Bloomfield SA, Little KD, Nelson ME, Yingling VR. Physical activity and bone health. *Med Sci Sports Exerc*. 2004;36(11):1985–96.
2. Donnelly JE, Blair SN, Jakicic JM, Manore MM, Rankin JW, Smith BK. Appropriate physical activity intervention strategies for weight loss and prevention of weight regain for adults. *Med Sci Sports Exerc*. 2009; 41(2):459–71.
3. Pescatello LS, Franklin BA, Fagard R, Farquhar WB, Kelley GA, Ray CA. Exercise and hypertension. *Med Sci Sports Exerc*. 2004;36(3):533–53.
4. Donnelly JE, Hillman CH, Castelli D, et al. Physical activity, fitness, cognitive function, and academic achievement in children: a systematic review. *Med Sci Sports Exerc*. 2016;48(6):1197–222.
5. Hamilton MT, Healy GN, Dunstan DW, Zderic TW, Owen N. Too little exercise and too much sitting: Inactivity physiology and the need for new recommendations on sedentary behavior. *Curr Cardiovasc Risk Rep*. 2008;2(4):292–8.
6. Booth FW, Roberts CK, Thyfault JP, Ruegsegger GN, Toedebusch RG. Role of inactivity in chronic diseases: evolutionary insight and pathophysiological mechanisms. *Physiol Rev*. 2017;97(4):1351–402.

ACSM Introdução à Ciência do Exercício

7. Henson J, Edwardson CL, Morgan B, et al. Associations of sedentary time with fat distribution in a high-risk population. *Med Sci Sports Exerc*. 2015;47(8):1727–34.

8. Berryman JW. Ancient and early influences. In: Tipton CM, editor. *Exercise Physiology: People and Ideas*. New York (NY): Oxford University Press; 2003. p. 1–38.

9. Tipton CM. Exercise Physiology, part II: a contemporary historical perspective. In: Massengale JD, Swanson RA, editors. *The History of Exercise and Sport Science*. Champaign (IL): Human Kinetics; 1997. p. 396–438.

10. Tipton CM. Contemporary exercise physiology: fifty years after the closure of the Harvard Fatigue Laboratory. In: Holloszy JO, editor. *Exercise and Sport Science Reviews*. Baltimore (MD): Williams & Wilkins; 1998. p. 315–39.

11. Kroll WP. *Graduate Study and Research in Physical Education*. Champaign (IL): Human Kinetics; 1982.

12. Park RJ. The rise and demise of Harvard's B.S. program in anatomy, physiology, and physical training: a case of conflicts of interest and scare resources. *Res Q Exerc Sport*. 1992;63:246–60.

13. Chapman CB. The long reach of Harvard's Fatigue Laboratory, 1926–1947. *Perspect Biol Med*. 1990;34:17–33.

14. Horvath SM, Horvath EC. *The Harvard Fatigue Laboratory: Its History and Contributions*. Englewood Cliffs (NJ): Prentice-Hall; 1973.

15. Folk GE. The Harvard Fatigue Laboratory: contributions to World War II. *Adv Physiol Educ*. 2010;34(3):119–27.

16. Buskirk ER, Tipton CM. Exercise physiology. In: Massengale JD, Swanson RA, editors. *The History of Exercise and Sport Science*. Champaign (IL): Human Kinetics; 2003. p. 367–438.

17. Buskirk ER. From Harvard to Minnesota: keys to our history. In: Holloszy JO, editor. *Exercise and Sport Sciences Reviews*. Baltimore (MD): Williams & Wilkins; 1992. p. 1–26.

18. Bouchard C, Leon AS, Rao DC, Skinner JS, Wilmore JH, Gagnon J. The HERITAGE family study. Aims, design, and measurement protocol. *Med Sci Sports Exerc*. 1995;27(5):721–9.

19. Chen Y, Wang D, Yan P, Yan S, Chang Q, Cheng Z. Meta-analyses of the association between the PPARGC1A Gly482Ser polymorphism and athletic performance. *Biol Sport*. 2019;36(4):301–9.

20. Journath G, Hammar N, Vikström M, et al. A Swedish primary healthcare prevention programme focusing on promotion of physical activity and a healthy lifestyle reduced cardiovascular events and mortality: 22-year follow-up of 5761 study participants and a reference group. *Br J Sports Med*. 2020;54(21):1294–9.

21. Holme I, Retterstøl K, Norum KR, Hjermann I. Lifelong benefits on myocardial infarction mortality: 40-year follow-up of the randomized Oslo diet and antismoking study. *J Intern Med*. 2016;280(2):221–7.

22. Pedisic Z, Shrestha N, Kovalchik S, et al. Is running associated with a lower risk of all-cause, cardiovascular and cancer mortality, and is the more the better? A systematic review and meta-analysis. *Br J Sports Med*. 2020;54(15):898–905.

23. Naci H, Salcher-Konrad M, Dias S, et al. How does exercise treatment compare with antihypertensive medications? A network meta-analysis of 391 randomised controlled trials assessing exercise and medication effects on systolic blood pressure. *Br J Sports Med*. 2019;53(14):859–69.

24. Physical Activity Guidelines Committee. *2018 Physical Activity Guidelines Advisory Committee Scientific Report*. Washington (DC): U.S. Department of Health and Human Services; 2018.

25. Atkinson TS, Kahn MJ. Blood doping: then and now. a narrative review of the history, science and efficacy of blood doping in elite sport. *Blood Rev*. 2020;39:1–6.

26. Wilson GC, Mavros Y, Tajouri L, Singh MF. The role of genetic profile in functional performance adaptations to exercise training or physical activity: a systematic review of the literature. *J Aging Phys Act*. 2019;27(4):594–616.

27. Harvey NR, Voisin S, Dunn PJ, et al. Genetic variants associated with exercise performance in both moderately trained and highly trained individuals. *Mol Genet Genomics*. 2020;295(2):515–23.

28. Powers SK, Howley ET, Quindry J. *Exercise Physiology: Theory and Application to Fitness and Performance*. 11th ed. New York (NY): McGraw-Hill; 2021.

29. Guyton AC, Hall JE. *Textbook of Medical Physiology*. 13th ed. Oxford (UK): Elsevier; 2016.

30. Vellers HL, Kleeberger SR, Lightfoot JT. Inter-individual variation in adaptations to endurance and resistance exercise training: genetic approaches towards understanding a complex phenotype. *Mamm Genome*. 2018;29(1):48–62.

31. McArdle WD, Katch FI, Katch VL. *Sports and Exercise Nutrition*. 4th ed. Baltimore (MD): Lippincott Williams & Wilkins; 2012.

32. Gropper SS, Smith JL. *Advanced Nutrition and Human Metabolism*. 6th ed. Belmont (CA): Wadsworth; 2013.

33. Bernardoni B, Mitchell NM, Hughes MR, Potteiger JA. Effect of different meal composition after exercise on fat and carbohydrate oxidation in women with different levels of body fat. *Appl Physiol Nutr Metab*. 2014;38:538–43.

Capítulo 4 Fisiologia do Exercício **135**

34. Mitchell NM, Potteiger JA, Bernardoni B, Claytor RP. Effects of carbohydrate ingestion during exercise on substrate oxidation in physically active women with different body compositions. *Appl Physiol Nutr Metab.* 2013;38(3):314–9.
35. Coyle EF. Substrate utilization during exercise in active people. *Am J Clin Nutr.* 1995;61:968S–979S.
36. Sherman WM. Carbohydrate feedings before and after exercise. In: Lamb DL, Williams MR, editors. *Perspectives in Exercise Science and Sports Medicine. Volume 4: Ergogenics — Enhancement of Performance in Exercise and Sport.* New York (NY): McGraw-Hill Companies; 1991.
37. Tipton KD, Wolfe RR. Exercise-induced changes in protein metabolism. *Acta Physiol Scand.* 1998;162:377–87.
38. Brooks GA, Fahey TD, Baldwin KM. *Exercise Physiology: Human Bioenergetics and Its Applications.* 4th ed. Mountain View (CA): Mayfield; 2004.
39. Gollnick PD. Metabolism of substrates: energy substrate metabolism during exercise and as modified by training. *Fed Proc.* 1983;44(2):353–7.
40. Gollnick PD, Saltin B. Fuel for muscular exercise: role of fat. In: Horton ES, Terjung RL, editors. *Exercise, Nutrition and Energy Metabolism.* New York (NY): MacMillan; 1988. p. 72–88.
41. Astorino TA, Schubert MM, Palumbo E, Stirling D, McMillan DW. Effect of two doses of interval training on maximal fat oxidation in sedentary women. *Med Sci Sports Exerc.* 2013;45(10):1878–86.
42. Achten J, Gleeson M, Jeukendrup AE. Determination of the exercise intensity that elicits maximal fat oxidation. *Med Sci Sports Exerc.* 2002;34(1):92–7.
43. Hargreaves M. Metabolic responses to carbohydrate and lipid supplementation during exercise. In: Maughan RJ, Shirreffs SM, editors. *Biochemistry of Exercise IX.* 9th ed. Champaign (IL): Human Kinetics; 1996. p. 421–9.
44. Richter EA, Hargreaves M. Exercise, GLUT4, and skeletal muscle glucose uptake. *Physiol Rev.* 2013;93(3): 993–1017.
45. Coggan AR, Coyle EF. Carbohydrate ingestion during prolonged exercise: effects on metabolism and performance. In: Holloszy JO, editor. *Exercise and Sport Sciences Reviews.* 19th ed. Philadelphia (PA): Williams & Wilkins; 1991. p. 1–40.
46. Sawka MN, Burke LM, Eichner ER, et al. Exercise and fluid replacement. *Med Sci Sports Exerc.* 2007; 39(2):377–90.
47. Thomas DT, Erdman KA, Burke LM. American College of Sports Medicine Joint Position Statement. Nutrition and athletic performance. *Med Sci Sports Exerc.* 2016;48(3):543–68.
48. Coyle EF. Fluid and fuel intake during exercise. *J Sport Sci.* 2004;22:39–55.
49. Wright DA, Sherman WM, Dernbach AR. Carbohydrate feedings before, during or in combination improve cycling endurance performance. *J Appl Physiol.* 1991;71(3):1082–8.
50. American College of Sports Medicine, American Dietetic Association, Dietetic Association of Canada. Nutrition and athletic performance. *Med Sci Sports Exerc.* 2009;41(3):709–31.
51. King AJ, O'Hara JP, Arjomandkhah NC, et al. Liver and muscle glycogen oxidation and performance with dose variation of glucose–fructose ingestion during prolonged (3 h) exercise. *Eur J Appl Physiol.* 2019; 119(5):1157–69.
52. Fuchs CJ, Gonzalez JT, Loon LJC. Fructose co-ingestion to increase carbohydrate availability in athletes. *J Physiol.* 2019;597(14):3549–60.
53. Cortright RN, Dohm GL. Mechanisms by which insulin and muscle contraction stimulate glucose transport. *Can J Appl Physiol.* 1997;22(6):519–30.
54. Holloszy JO. Exercise-induced increase in muscle insulin sensitivity. *J Appl Physiol.* 2005;99:338–43.
55. van Baak MA, Borghouts LB. Relationships with physical activity. *Nutr Rev.* 2000;58(3):S16 8.
56. Galassetti P, Riddell MC. Exercise and type 1 diabetes (T1DM). *Compr Physiol.* 2013;3(3):1309–36.
57. Kemmer FW, Berger M. Exercise and diabetes mellitus: physical activity as a part of daily life and its role in the treatment of diabetic patient. *Int J Sport Med.* 1983;4:77–88.
58. Richter ER, Galbo H. Diabetes, insulin, and exercise. *Sports Med.* 1986;3:275–88.
59. Barnard RJ, Roberts CK, Varon SM, Berger JJ. Diet-induced insulin resistance precedes other aspects of the metabolic syndrome. *J Appl Physiol.* 1998;84:1311–5.
60. Albright A, Franz MS, Hornsby G, et al. Exercise and type 2 diabetes. *Med Sci Sports Exerc.* 2000;32(8):1345–60.
61. American College of Sports Medicine, American Dietetic Association. Exercise and type 2 diabetes. *Med Sci Sports Exerc.* 2010;42(12):2282–303.
62. Ryan BJ, Schleh MW, Ahn C, et al. Moderate-intensity exercise and high-intensity interval training affect insulin sensitivity similarly in obese adults. *J Clin Endocrinol Metab.* 2020;105(8):1–19.
63. Enoka RM, Duchateau J. Translating fatigue to human performance. *Med Sci Sports Exerc.* 2016;48(11):2228–38.
64. Lamb DR. Basic principles for improving sport performance. *Sports Sci Exch.* 1995;8(2):1–5.
65. Wells CL, Pate RR. Training for performance of prolonged exercise. In: Lamb DL, Murray R, editors. *Perspectives in Exercise Science and Sports Medicine. 1.* Indianapolis (IN): Benchmark Press, Inc; 1995. p. 357–88.

136   ACSM Introdução à Ciência do Exercício

66. Coyle EF, Coggan AR, Hopper MK, Walters TJ. Determinants of endurance in well-trained cyclists. *J Appl Physiol.* 1988;64(6):2622–30.
67. Coyle EF, Feltner ME, Kautz SA, et al. Physiological and biomechanical factors associated with endurance cycling performance. *Med Sci Sports Exerc.* 1991;23:93–107.
68. Beneke R. Anaerobic threshold, individual anaerobic threshold, and maximal lactate steady state in rowing. *Med Sci Sports Exerc.* 1995;27:863–7.
69. Foxdal P, Sjodin B, Sjodin A, Ostman B. The validity and accuracy of blood lactate measurements for the prediction of maximal endurance capacity. *Int J Sports Med.* 1994;15:89–95.
70. Potteiger JA. Aerobic endurance training. In: Baechle TR, Earle RW, editors. *Essentials of Strength Training and Conditioning.* 2nd ed. Champaign (IL): Human Kinetics; 2000. p. 495–509.
71. Potteiger JA, Webster MJ, Nickel GL, Haub MD, Palmer RJ. The effects of buffer ingestion on metabolic factors related to distance running performance. *Eur J Appl Physiol.* 1996;72:365–71.
72. Kelso TB, Hodgson DR, Visscher AR, Gollnick PD. Some properties of different skeletal muscle fiber types: comparison of reference bases. *J Appl Physiol.* 1987;62(4):1436–41.
73. Ratamess NA, Alvar BA, Evetovich TK, et al. Progression models in resistance training for healthy adults. *Med Sci Sports Exerc.* 2009;41(3):687–708.
74. Starkey DB, Pollock ML, Ishida Y, et al. Effect of resistance training volume on strength and muscle thickness. *Med Sci Sports Exerc.* 1996;28(10):1311–20.
75. Dietz WH. Does energy expenditure affect changes in body fat in children. *Am J Clin Nutr.* 1998;67:190–1.
76. McCall GE, Byrnes WC, Dickinson A, Pattany PM, Fleck SJ. Muscle fiber hypertrophy, hyperplasia, and capillary density in college men after resistance training. *J Appl Physiol.* 1996;81:2004–12.
77. Phillips SM, Tipton KD, Aarsland A, Wolf SE, Wolfe RR. Mixed muscle protein synthesis and breakdown after resistance exercise in humans. *Am J Physiol.* 1997;273:E99–E107.
78. Rhea MR, Alvar BA, Burkett LN, Ball SD. A meta-analysis to determine the dose response for strength development. *Med Sci Sports Exerc.* 2003;35(3):456–65.
79. Wilson GJ, Newton RU, Murphy AJ, Humphries BJ. The optimal training load for the development of dynamic athletic performance. *Med Sci Sports Exerc.* 1993;25(11):1279–86.
80. Chodzko-Zajio W, Proctor DN, Fiatarone-Singh MA, et al. Exercise and physical activity for older adults. *Med Sci Sports Exerc.* 2009;41(7):1510–30.
81. Haskell WL, Phillips WT. Exercise training, fitness, health, and longevity. In: Lamb DL, Gisolfi CV, editors. *Perspectives in Exercise Science and Sports Medicine: Exercise in Older Adults.* Carmel (IN): Cooper Publishing Group; 1995. p. 11–52.
82. Brown AB, McCartney N, Sale DG. Positive adaptations to weight-lifting training in the elderly. *J Appl Physiol.* 1990;69:1725–33.
83. Candow DG, Vogt E, Johannsmeyer S, Forbes SC, Farthing JP. Strategic creatine supplementation and resistance training in healthy older adults. *Appl Physiol Nutr Metab.* 2015;40(7):689–94.
84. Fiatarone MA, Marks EC, Ryan ND, Meredith CN, Lipsitz LA, Evans WJ. High-intensity strength training in nonagenarians. *JAMA.* 1990;263(22):3029–34.
85. Villareal DT, Aguirre L, Burke GA, et al. Aerobic or resistance exercise, or both, in dieting obese older adults. *N Engl J Med.* 2017;376(20):1943–55.
86. Lange E, Kucharski D, Svedlund S, et al. Effects of aerobic and resistance exercise in older adults with rheumatoid arthritis: a randomized controlled trial. *Arthritis Care Res.* 2019;71(1):61–70.
87. Edstrom L, Ekblom B. Differences in sizes of red and white muscle fibers in vastus lateralis of musculus quadriceps of normal individuals and athletes: relation to physical performance. *Scand J Clin Lab Invest.* 1972;30:175–81.
88. Costill DL, Fink WJ, Pollock ML. Muscle fiber composition and enzyme activities of elite distance runners. *Med Sci Sports.* 1976;8:96–102.
89. Tesch PA, Karlsson J. Muscle fiber types and size in trained and untrained muscles of elite athletes. *J Appl Physiol.* 1985;59(6):1716–20.
90. Kraemer WJ, Patton JF, Gordon SE, et al. Compatibility of high-intensity strength and endurance training on hormonal and skeletal muscle adaptations. *J Appl Physiol.* 1995;78(3):976–89.
91. Lambert BS, Cain MT, Heimdal T, et al. Physiological parameters of bone health in elite ballet dancers. *Med Sci Sports Exerc.* 2020;52(8):1668–78.
92. Nattiv A, Loucks AB, Manore MM, Sanborn CF, Sundgot-Borgen J, Warren MP. The female athlete triad. *Med Sci Sports Exerc.* 2007;39(10):1867–82.
93. Burr DB, Robling AG, Turner CH. Effects of biomechanical stress on bones in animals. *Bone.* 2002;30:781–6.
94. Lanyon LE, Rubin CT, Baust G. Modulation of bone loss during calcium insufficiency by controlled dynamic loading. *Calcif Tissue Int.* 1986;38:209–16.

Capítulo 4 Fisiologia do Exercício **137**

95. Sale C, Elliott-Sale KJ. Nutrition and athlete bone health. *Gatorade Sports Sci Exch*. 2020;29(201):1–7.
96. Zaman G, Cheng MZ, Jessop HL, White R, Lanyon LE. Mechanical strain activates estrogen response elements in bone cells. *Bone*. 2000;27:233–9.
97. Chilibeck PD, Candow DG, Landeryou T, Kaviani M, Paus-Jenssen L. Effects of creatine and resistance training on bone health in postmenopausal women. *Med Sci Sports Exerc*. 2015;47(8):1587–95.
98. Chow R, Harrison JE, Notarius C. Effect of two randomized exercise programmes on bone mass of healthy post-menopausal women. *Br Med J*. 1987;295:1441–4.
99. Dalsky GP, Stocke KS, Ehsani AA, Slatopolsky E, Lee WC, Birge SJ. Weight-bearing exercise training and lumbar BMC in postmenopausal women. *Ann Intern Med*. 1988;108:824–8.
100. American College of Sports Medicine. Osteoporosis and exercise. *Med Sci Sports Exerc*. 1995;27(4):i–vii.
101. Harris RT. Bulimarexia. *Ann Intern Med*. 1983;99:800–7.
102. Herzog DB, Copeland PM. Eating disorders. *N Engl J Med*. 1985;313:295–303.
103. Cann CE, Martin MC, Genant HK, Jaffe RB. Decreased spinal mineral content in amenorrheic women. *JAMA*. 1984;251:626–9.
104. Wang Y, Beydoun MA, Min J, Xue H, Kaminsky LA, Cheskin LJ. Has the prevalence of overweight, obesity and central obesity levelled off in the United States? Trends, patterns, disparities, and future projections for the obesity epidemic. *Int J Epidemiol*. 2020;49(3):810–23.
105. Flegal KM, Carroll MD, Kit BK, Ogden CL. Prevalence of obesity and trends in the distribution of body mass index among us adults, 1999–2010. *JAMA*. 2012;307(5):491–7.
106. Flegal KM, Carroll MD, Ogden CL, Curtin LR. Prevalence and trends in obesity among US adults, 1999–2008. *JAMA*. 2010;303(3):235–41.
107. Hill JO, Peters JC. Environmental contributions to the obesity epidemic. *Science*. 2002;280:1371–4.
108. Hill JO. Genetic and environmental contributions to obesity. *Am J Clin Nutr*. 1998;68:991–2.
109. Garfinkel L. Overweight and mortality. *Cancer*. 1986;58:1826–9.
110. Giovannucci E, Ascherio A, Rimm EB, Colditz GA, Stampfer MJ, Willett WC. Physical activity, obesity, and risk for colon cancer and adenoma in men. *Ann Intern Med*. 1995;122:327–34.
111. Katzmarzyk PT, Gagnon J, Leon AS, et al. Fitness, fatness, and estimated coronary heart disease risk: the HERITAGE family study. *Med Sci Sports Exerc*. 2001;33(4):585–90.
112. Haffner SM, Mitchell BD, Hazuda HP, Stern MP. Greater influence of central distribution of adipose tissue on incidence of non-insulin-dependent diabetes in women than men. *Am J Clin Nutr*. 1991;53:1312–7.
113. Lew EA, Garfinkel L. Variations in mortality by weight among 750,000 men and women. *J Clin Epidemiol*. 1979;32:563–76.
114. Ashley FW, Kannel WB. Relation of weight change to changes in atherogenic traits: the Framingham Study. *J Chronic Dis*. 1974;27:103–14.
115. Flegal KM, Carroll MD, Kuczmarski RJ, Johnson CL. Overweight and obesity in the United States: prevalence and trends, 1960–1994. *Int J Obes Relat Metab Disord*. 1998;22:39–47.
116. Engel TJ, Crosby RD, Kolotkin RL, et al. Impact of weight loss and regain on quality of life: mirror image or differential effect? *Obes Res*. 2003;11(10):1207–13.
117. Allison DB, Zannolli R, Narayan KM. The direct health care costs of obesity in the United States. *Am J Public Health*. 1999;89(8):1194–9.
118. Finkelstein EA, Trogdon JG, Cohen JW, Dietz WH. Annual medical spending attributable to obesity: payer-and service-specific estimates. *Health Aff (Millwood)*. 2009;28(5):w822–w831.
119. Trogdon JG, Finkelstein EA, Feagan CW, Cohen JW. State-and payer-specific estimates of annual medical expenditures attributable to obesity. *Obesity*. 2012,20(1).214–20.
120. National Institutes of Health, National Heart Lung and Blood Institute. *Clinical Guidelines on the Identification, Evaluation, and Treatment of Overweight and Obesity: The Evidence Report*. Washington (DC): U.S. Department of Health and Human Services; 1998.
121. Després JP, Couillard C, Gagnon J, et al. Race, visceral adipose tissue, plasma lipids, and lipoprotein lipase activity in men and women: the health, risk factors, exercise training, and genetics (HERITAGE) family study. *Arterioscler Thromb Vasc Biol*. 2000;20:1932–8.
122. Després JP, Moorjani S, Lupien PJ, Tremblay A, Nadeau A, Bouchard C. Regional distribution of body fat, plasma lipoproteins, and cardiovascular disease. *Arteriosclerosis*. 1990;10:497–511.
123. Goldstein DJ. Beneficial health effects of modest weight loss. *Int J Obes*. 1992;16:397–415.
124. Wing RR. Physical activity in the treatment of the adulthood overweight and obesity: current evidence and research issues. *Med Sci Sports Exerc*. 1999;31(11):S547–S552.
125. Lemon PWR. Beyond the zone: protein needs of active individuals. *J Am Coll Nutr*. 2000;19(5):513S–521S.
126. National Institutes of Health Office of Dietary Supplements Web site [Internet]. Nutrient recommendations: Dietary Reference Intakes (DRI). 2021 [cited 2021]. Available from: https://ods.od.nih.gov/HealthInformation/Dietary_Reference_Intakes.aspx

ACSM Introdução à Ciência do Exercício

127. Cortright RL, Chandler MP, Lemon PWR, DiCarlo SE. Daily exercise reduces fat, protein and body mass in male but not female rats. *Physiol Behav.* 1997;62(1):105–11.

128. Lemon PWR. Do athletes need more dietary protein and amino acids? *Int J Sport Nutr.* 1995;5:S39–S61.

129. Lemon PWR. Effects of exercise on dietary protein requirements. *Int J Sport Nutr.* 1998;8:426–447.

130. Deutser PA, Zelazowska EB, Singh AK, Sternberg EM. Expression of lymphocyte subsets after exercise and dexamethasone in high and low stress responders. *Med Sci Sports Exerc.* 1999;31(12):1799–1806.

131. Biolo G, Maggi SP, Williams BD, Tipton KD, Wolfe RR. Increased rates of muscle protein turnover and amino acid transport after resistance exercise in humans. *Am J Physiol.* 1995;268:E514–E520.

132. Miller SL, Tipton KD, Chinkes DL, Wolf SE, Wolfe RR. Independent and combined effects of amino acids and glucose after resistance exercise. *Med Sci Sports Exerc.* 2003;35(3):449–55.

133. Wolfe RR. Protein supplements and exercise. *Am J Clin Nutr.* 2000;72:551S–557S.

134. Melby CL, Ho RC, Hill JO. Assessment of human energy expenditure. In: Bouchard C, editor. *Physical Activity and Obesity.* Champaign (IL): Human Kinetics; 2000. p. 103–31.

135. Allor KM, Pivarnik JM. Stability and convergent validity of three physical activity assessments. *Med Sci Sports Exerc.* 2001;33(4):671–6.

136. Haskell WL. Assessment of physical activity. *Med Sci Sports Exerc.* 1993;25(1):60–70.

137. Ainsworth BE, Haskell WL, Whitt MC, et al. Compendium of physical activities: an update of activity codes and MET intensities. *Med Sci Sports Exerc.* 2000;32(9):S498–S516.

138. Bergstrom J. Muscle electrolytes in man. Determination by neutron activation analysis on needle biopsy specimens. A study on normal subjects, kidney patients and patients with chronic diarrhoea. *Scand J Clin Lab Invest.* 1962;14(Suppl 68):1–110.

139. Haub MD, Potteiger JA, Jacobsen DJ, Nau KL, Magee LM, Comeau MJ. Glycogen replenishment and repeated short duration high intensity exercise: effect of carbohydrate ingestion. *Int J Sport Nutr Exerc Metab.* 1998;9:406–15.

140. Ahlborg B, Bergstrom J, Ekelund LG, Hultman E. Muscle glycogen and muscle electrolytes during prolonged physical exercise. *Acta Physiol Scand.* 1967;70:129–42.

141. Bergstrom J, Hermansen L, Hultman E, Saltin B. Diet, muscle glycogen and physical performance. *Acta Physiol Scand.* 1967;71:140–50.

142. Bergstrom J, Hultman E. Muscle glycogen synthesis after exercise: an enhancing factor localized to the muscle cells in man. *Nature.* 1966;210:309–11.

143. Ivy JL, Katz A, Cutler CL, Sherman WM, Coyle EF. Muscle glycogen synthesis after exercise: effect of time of carbohydrate ingestion. *J Appl Physiol.* 1988;64(4):1480–5.

144. Armstrong LE, Casa DJ, Millard-Stafford ML, Moran DS, Pyne SW, Roberts WO. Exertional heat illness during training and competition. *Med Sci Sports Exerc.* 2007;39(3):556–72.

145. Armstrong LE, Costill DL, Fink WJ. Influence of diuretic-induced dehydration on competitive running performance. *Med Sci Sports Exerc.* 1985;17(4):456–61.

146. Cheuvront SN, Carter RC, Sawka MN. Fluid balance and endurance exercise performance. *Curr Sports Med Rep.* 2003;2:202–8.

147. Armstrong LE, Epstein Y, Greenleaf JE, et al. Heat and cold illness during distance running. *Med Sci Sports Exerc.* 1996;28(12):i–x.

148. Convertinoe VA, Armstrong LE, Coyle EF, et al. Exercise and fluid replacement. *Med Sci Sports Exerc.* 1996;28(1):1–7.

149. Casa DJ, Armstrong LE, Hillman S, et al. National Athletic Trainer's Association position statement: fluid replacement for athletes. *J Athl Train.* 2000;35(2):212–24.

150. Casa DJ, Csillan D. Preseason heat-acclimatization guidelines for secondary school athletics. *J Athl Train.* 2009;44(3):332–3.

151. Castellani JW, Young AJ, Ducharme MB, Giesbrecht GG, Glickman E, Sallis RE. Prevention of cold injuries during exercise. *Med Sci Sports Exerc.* 2006;38(11):2012–29.

152. Horvath SM. Exercise in a cold environment. In: Miller DI, editor. *Exercise and Sport Sciences Review.* 9th ed. Salt Lake City (UT): Franklin Institute; 1981. p. 221–63.

153. Young AJ. Homeostatic responses to prolonged cold exposure: human cold acclimatization. In: Fregly MJ, Blatteis CM, editors. *Handbook of Physiology: Environmental Physiology.* Bethesda (MD): American Physiological Society; 1996. p. 419–38

CAPÍTULO

5

Fisiologia do Exercício Aplicado à Clínica

Após concluir este capítulo, você será capaz de:

1. Descrever a evolução histórica da fisiologia do exercício aplicado à clínica.

2. Explicar os deveres e as responsabilidades de um fisiologista do exercício aplicado à clínica.

3. Enumerar os dados fisiológicos coletados durante um teste de esforço graduado.

4. Enumerar os dados fisiológicos coletados durante as provas de função pulmonar.

5. Descrever os componentes da avaliação de condicionamento físico relacionado à saúde.

6. Identificar as doenças cardiovasculares, respiratórias, metabólicas e neuromusculares primárias.

Atividade física e exercício têm papel essencial na prevenção, no tratamento e na recuperação de várias patologias e incapacidades físicas. A fisiologia do exercício aplicada à clínica consiste no uso da atividade física e do exercício para prevenir ou retardar o aparecimento de doença crônica em indivíduos saudáveis ou para promover efeitos benéficos **terapêuticos** ou **funcionais** em indivíduos com doenças ou incapacidade física. Indivíduos com treinamento em ciência do exercício e certificação para trabalhar em ambientes clínicos são denominados "fisiologistas do exercício aplicado à clínica". As responsabilidades primárias desses profissionais incluem auxiliar outros profissionais da saúde e especialistas no diagnóstico e na avaliação da capacidade funcional; prescrever exercícios personalizados de acordo com as necessidades, desejos e capacidades do cliente; e orientar, supervisionar e monitorar programas de exercício em ambientes clínicos.[1] Os fisiologistas do exercício aplicado à clínica podem atuar em vários locais como hospitais, centros de reabilitação, ambulatórios, clínicas de emagrecimento, centros de bem-estar e condicionamento físico na comunidade, em corporações, em ambientes comerciais e nas universidades, casas de repouso e comunidades de aposentados. A gama de atuação inclui indivíduos aparentemente saudáveis sem condições clínicas conhecidas e indivíduos com diagnóstico de condições e doenças cardiovasculares, pulmonares, metabólicas, reumatológicas, neoplásicas malignas, comportamentais, psiquiátricas, ortopédicas e/ou neuromusculares.[1,2]

Os fisiologistas do exercício aplicado à clínica precisam ter uma sólida formação acadêmica em fisiologia do exercício, inclusive conhecimentos de como o corpo responde à prática aguda e crônica de atividade física e exercício, tanto na saúde como na doença. Conhecimentos avançados da **fisiopatologia** de doenças crônicas, da farmacologia de substâncias e medicamentos, da terminologia técnica, da manutenção de registros clínicos, da interpretação eletrocardiográfica, do teste de esforço (teste ergométrico) em populações especiais e de nutrição também são valiosos para o fisiologista do exercício aplicado à clínica.[3] Nos EUA os estudantes da graduação que estão interessados em fisiologia do exercício aplicado à clínica devem concluir um internato, que possibilita o trabalho com pacientes em ambientes clínicos, interações com vários profissionais da saúde e oportunidades para prescrever e monitorar a prática de exercício em vários locais.[2,4] Nos EUA os indivíduos que desejam se tornar fisiologistas do exercício aplicado à clínica devem obter certificação de uma organização profissional como o American College of Sports Medicine (ACSM) (ver Capítulo 12).

História da fisiologia do exercício aplicado à clínica

Embora a fisiologia do exercício aplicado à clínica seja uma disciplina formal relativamente nova, desde a Grécia Antiga existem indivíduos interessados na influência da atividade física e do exercício na saúde e na recuperação de doenças.[5] Eventos históricos antigos em medicina, fisiologia e exercício que ajudaram a definir muitas das disciplinas na ciência do exercício também influenciaram o desenvolvimento da fisiologia do exercício aplicado à clínica. Muitos

Terapêutico. Referente ou relativo ao tratamento de uma doença ou distúrbio por medicamentos ou outros métodos.
Funcional. Capaz de realizar uma função regular.
Fisiopatologia. Alterações funcionais associadas a uma condição mórbida.

desses eventos históricos importantes são descritos nos Capítulos 1 e 4. O material desta seção deve ser considerado um suplemento desses capítulos e contém apenas informações específicas ao desenvolvimento da fisiologia do exercício aplicado à clínica.

Influências mais antigas

O uso de atividade física e exercício na recuperação de doenças cardiovasculares remonta aos séculos XVIII e XIX.[6] William Heberden (1710-1801) foi o primeiro a descrever a condição de **angina de peito** (dor torácica) durante o esforço físico[7] e o uso de atividade física em pacientes que relatavam angina de peito.[8] Heberden e William Stokes (1804-1878) foram considerados os primeiros médicos a recomendar a prática de atividade física e exercício para promover a recuperação de cardiopatias.[6,9] Nos primórdios do século XX, muitos médicos aceitavam que um nível razoavelmente elevado de atividade física era seguro e necessário para o desenvolvimento normal do coração.[10] Infelizmente, antes de meados do século XX, havia poucos relatos do valor da atividade física e da prática de exercícios físicos na prevenção de doenças crônicas ou no processo de recuperação de doenças.[4]

Influências do final do século XX

Um dos eventos mais significativos no desenvolvimento da fisiologia do exercício aplicado à clínica foi um renomado estudo de cardiopatia isquêmica em motoristas e condutores de ônibus londrinos realizado por Jeremy Morris et al. e publicado em 1953.[11] Esse estudo é considerado o primeiro a demonstrar a relação entre atividade física e redução do risco de desenvolver cardiopatia, e foi importante porque estimulou interesse na redução de risco da doença e em epidemiologia em saúde pública. A **reabilitação cardíaca** começou a tomar forma na década de 1950 e o foco principal era a restauração da capacidade funcional após um evento cardiovascular. Nessa época, Samuel Levine e Bernard Lown foram os primeiros a preconizar a realização de exercícios físicos em cadeira de braço para os pacientes com cardiopatia[12] e Herman Hellerstein criou um plano em etapas para a reabilitação de pacientes com cardiopatia.[1] Embora o uso de atividade física e exercício em pacientes com cardiopatia não fosse comum antes de 1960,[13] o trabalho dos grupos de pesquisa liderados por Hellerstein, Levine, Lown e Morris criaram a base da utilização de atividade física e exercício na promoção e na recuperação de várias doenças. Durante as décadas de 1960 e 1970, experimentos em animais e em seres humanos resultaram na utilização de atividade física e exercício no processo de recuperação de pacientes que sofreram infartos agudos do miocárdio.[13] Por exemplo, alguns estudos prospectivos apoiaram o uso de um programa estruturado de atividade física e exercício para redução das taxas de morbidade e mortalidade e para melhorar os vários fatores clínicos, médicos, fisiológicos e psicológicos em pacientes com patologias cardíacas.[14,15] O fomento dos programas de reabilitação cardíaca avançou significativamente durante a década de 1970 quando organizações como a American Heart Association e o ACSM publicaram obras sobre os procedimentos apropriados de avaliação e treinamento de indivíduos saudáveis e adoentados[16-18] Essas obras foram bem recebidas e ainda são muito usadas.

Angina de peito. Dor torácica intensa causada por aporte insuficiente de sangue ao coração.
Reabilitação cardíaca. Programa supervisionado por médico para ajudar pacientes com cardiopatia a se recuperarem rapidamente e para promover a melhora de suas funções mentais e físicas.

A aplicação de atividade física e exercício para promover a recuperação de pacientes com doenças pulmonares é atribuída a Alvan Barach.[6] Considerado por muitos especialistas o "pai da pneumologia moderna", Barach empregou vários procedimentos e estratégias para aprimorar as condições de indivíduos com insuficiência cardíaca congestiva (ICC), pneumonia e outras pneumopatias.[19] A partir de 1958, William Miller e Thomas Petty publicaram vários artigos que estimulavam o uso de atividade física e exercício para tratamento de indivíduos com doenças pulmonares crônicas, inclusive obstrução das vias respiratórias e enfisema.[20-22] A difusão da **reabilitação pulmonar** como parte apropriada do tratamento de indivíduos com patologias avançou ainda mais quando, em 1981, a American Thoracic Society emitiu uma declaração apoiando a reabilitação pulmonar como procedimento necessário para aprimorar a capacidade funcional de pacientes com pneumopatias.[23]

Em 1974, começou a ser publicado o *Journal of Cardiac Rehabilitation*, que oferecia aos profissionais da saúde informações científicas cruciais para reabilitação de indivíduos com várias formas de cardiopatia.[6] Em 1986, o conteúdo do periódico foi ampliado e passou a incluir reabilitação pulmonar, sendo chamado *Journal of Cardiopulmonary Rehabilitation*.[6] A criação de uma associação de especialistas em reabilitação cardíaca ocorreu em 1985 – a chamada American Association of Cardiovascular and Pulmonary Rehabilitation (AACVPR).[6] A missão da AACVPR é reduzir as taxas de morbidade, mortalidade e incapacidade das doenças cardiovasculares e pulmonares por meio de instrução, prevenção, reabilitação, pesquisa e manejo de patologias.[6] A base de conhecimentos na reabilitação cardiopulmonar foi ampliada graças à pesquisa e à publicação de diretrizes e declarações de posicionamento pela AACVPR. A Tabela 5.1 arrola algumas publicações importantes que promoveram ainda mais a reabilitação cardiopulmonar. A AACVPR fomentou ainda mais a reabilitação cardiopulmonar como profissão por meio da certificação de programas de reabilitação cardíaca e pulmonar em 1996.[6]

Tabela 5.1 Publicações importantes sobre reabilitação cardiopulmonar.

PUBLICAÇÃO	DATA
Outcome Measurement in Cardiac Rehabilitation[77]	2004
Clinical Competence Guidelines for Pulmonary Rehabilitation Professionals[78]	2007
Pulmonary Rehabilitation: Joint ACCP/AACVPR Evidence-Based Clinical Practice Guidelines[79]	2007
Core Competences for Cardiac Rehabilitation/Secondary Prevention Professionals: 2010 Update[3]	2011
Guidelines for Pulmonary Rehabilitation Programs, 4th edition[80]	2011
Guidelines for Cardiac Rehabilitation and Secondary Prevention Programs, 5th edition[81]	2013
ACSM's Guidelines for Exercise Testing and Prescription, 11th edition[29]	2021

Reabilitação pulmonar. Um programa supervisionado por profissionais da saúde que ajuda os pacientes com doenças pulmonares crônicas a estabilizar ou reverter manifestações sistêmicas.

A criação de programas de certificação individuais por várias outras organizações profissionais também estimulou o crescimento profissional da reabilitação cardiopulmonar. Nos EUA, organizações profissionais importantes como o ACSM e a National Strength and Conditioning Association oferecem certificados para indivíduos que desejam trabalhar com populações saudáveis e com patologias. No Capítulo 12 são fornecidas mais informações sobre esse assunto.

Nos EUA, o endosso pelo Surgeon General, em 1996, dos efeitos benéficos para a saúde da prática de atividade física e exercício foi crucial para a promoção de atividade física e exercício para indivíduos saudáveis e adoentados. O relatório do Surgeon General salienta os efeitos positivos da prática de atividade física e exercício nos sistemas muscular, esquelético, circulatório (cardiovascular), respiratório e endócrino, incluindo a redução do risco de morte prematura e de cardiopatia isquêmica, hipertensão arterial sistêmica, câncer de cólon e diabetes *mellitus*. Recomendações de prática adequada de atividade física e exercício ajudaram a estabelecer os parâmetros do uso de treinamento físico para auxiliar no tratamento de indivíduos adoentados.[24,25]

Desde a década 1990 até os primeiros anos do século XXI, agências governamentais dos EUA, como o Department of Health and Human Services e o Centers for Disease Control and Prevention (CDC), estruturaram programas de promoção da saúde com a meta de reduzir o risco de desenvolvimento de patologias em indivíduos saudáveis e para melhorar a saúde de pessoas com doenças. O National Institutes of Health e muitas organizações profissionais continuam promovendo atividades de pesquisa e programas de saúde pública para promover a saúde e reduzir o risco de doença. O programa *Jump Rope for Heart* da American Heart Association e a iniciativa *Exercise is Medicine*® do ACSM são dois exemplos de programas criados para promover a prática de exercícios físicos como tratamento de várias doenças crônicas.

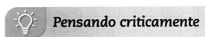 **Pensando criticamente**

Como a evolução histórica da reabilitação cardiopulmonar e o relatório de 1996 do Surgeon General podem promover a participação da atividade física e do exercício na prevenção e no tratamento de doenças?

Influências do século XXI

Já no século XXI, a AACVPR manteve-se na liderança do campo da fisiologia do exercício aplicado à clínica. A Clinical Exercise Physiology Association (CEPA), fundada em 2008, é uma sociedade afiliada do ACSM com a missão de viabilizar a aplicação científica e prática da fisiologia do exercício para a melhora da saúde, do condicionamento físico e da qualidade de vida para pacientes que correm risco elevado de doenças crônicas ou que vivem com doenças crônicas.[26] A CEPA publicou primeiro o *Journal of Clinical Exercise Physiology* em 2012, que tinha como foco tópicos importantes e de interesse para os fisiologistas do exercício aplicado à clínica.

Em 2012, a iniciativa *Million Hearts* foi lançada pelo CDC e pelos Centers for Medicare and Medicaid Services (CMS) com a meta de prevenir 1 milhão de casos de infarto agudo do miocárdio, acidente vascular cerebral e outros eventos cardiovasculares agudos em um período de 5 anos.[27] A iniciativa foi renovada por mais um período de 5 anos e foi nomeada *Million Hearts 2022*. Embora a reabilitação cardíaca não fosse um foco inicial da iniciativa *Million Hearts*, foi identificada como um elemento importante da abordagem abrangente e baseada em evidências para prevenção secundária de doença cardiovascular. Concomitantemente, a *Million Hearts Cardiac Rehabilitation Leadership Summit* foi realizada em 2015. A cúpula de líderes reuniu pessoas importantes da assistência à saúde, de seguros de saúde e reabilitação cardíaca com profissionais dos CDC, CMS e National Institutes of

Health para debater estratégias de incremento do encaminhamento e da participação em reabilitação cardíaca.[27]

Em 2014, pela primeira vez foi disponibilizado o *Certified Cardiac Rehabilitation Professional* (CCRP). O CCRP foi elaborado por profissionais da reabilitação cardíaca e alinhado com as competências publicadas de reabilitação cardíaca. A AACVPR também defende com veemência a prática de reabilitação cardiovascular e pulmonar, incentivando disposições legislativas e normas regulamentadoras que terão impacto positivo no atendimento de pacientes.

No século XXI, programas de promoção da saúde e orientação se mostrarão cruciais na promoção do uso de nutrição, manejo de estresse, controle de massa corporal, atividade física e exercício para articular e garantir a saúde e viabilizar a recuperação de doenças. É decisivo que a reavaliação da efetividade desses programas seja realizada de modo regular para que possam ser feitos ajustes, se isso for indicado. Por exemplo, como parte da iniciativa *Exercise is Medicine*® (EIM), foi estabelecido o *EIM Research Learning Collaborative* para acompanhar a reavaliação da iniciativa EIM em colaboração com os sistemas de saúde parceiros, as organizações da comunidade, o setor de condicionamento físico e as empresas de tecnologia.[28] Fisiologistas do exercício aplicado à clínica serão colaboradores importantes para essa tarefa. A Tabela 5.2 apresenta uma lista dos eventos significativos na evolução histórica da fisiologia do exercício aplicado à clínica.

Pensando criticamente

De que maneira as organizações AACVPR e CEPA contribuem para o desenvolvimento da fisiologia do exercício aplicado à clínica como disciplina e profissão?

Tabela 5.2 Eventos significativos na história da fisiologia do exercício aplicado à clínica.

DATA	EVENTO
1802	Heberden descreve o uso do esforço físico para tratar angina de peito
1854	Stokes preconiza a prática de atividade física e exercício durante a recuperação de doença cardíaca
1948	Barach incentiva o uso de atividade física e exercício para promover a recuperação de pacientes com pneumopatias
1952	Levine e Lown recomendam ginástica na cadeira de braço para pacientes com cardiopatias
1953	Morris demonstra a relação entre atividade física e redução do risco de se desenvolver cardiopatia
1957	Hellerstein e Ford delineiam um plano de reabilitação para pacientes com cardiopatias
1958	Miller e Petty publicam vários artigos que promovem o uso de atividade física e exercício para tratamento de indivíduos com distúrbios pulmonares crônicos
1972 e 1975	A American Heart Association e o American College of Sports Medicine lançam obras sobre testagem apropriada e treinamento de indivíduos saudáveis e adoentados
1974	Publicação do *Journal of Cardiac Rehabilitation*
1985	A American Association of Cardiovascular and Pulmonary Rehabilitation é criada

(continua)

Tabela 5.2	Eventos significativos na história da fisiologia do exercício aplicado à clínica. (Continuação)
DATA	EVENTO
1996	Nos EUA, o relatório do Surgeon General realça os efeitos positivos para a saúde que a atividade física apresenta tanto nos sistemas psicológicos como na redução de doenças crônicas
1996	A American Association of Cardiovascular and Pulmonary Rehabilitation estabelece a certificação para programas de reabilitação cardíaca e pulmonar
2008	A iniciativa *Exercise is Medicine*® é lançada pelo ACSM
2014	AACVPR apresenta o *Certified Cardiac Rehabilitation Profissional*

Deveres e responsabilidades dos fisiologistas do exercício aplicado à clínica

Os fisiologistas do exercício aplicado à clínica têm vários deveres importantes e obrigações que envolvem a avaliação da saúde e a prescrição de atividade física e exercício para indivíduos saudáveis, assim como para indivíduos com enfermidades. Os deveres primários dos fisiologistas do exercício aplicado à clínica incluem a realização de exames de rastreamento antes do início do treinamento físico, a realização de testes de esforço e reavaliação, a elaboração de prescrições de exercício físico, a orientação dos indivíduos quanto às técnicas apropriadas de treinamento físico e a supervisão de programas seguros e efetivos de exercício em vários ambientes (p. ex., unidades de saúde, comunidade, locais de trabalho). Os fisiologistas do exercício aplicado à clínica precisam conhecer as respostas fisiológicas normais do corpo à prática aguda e crônica de atividade física e exercício, de modo a maximizar o uso de atividade física e exercício para a prevenção, o manejo ou a reabilitação de doenças. Também é importante compreender como diferentes doenças e o manejo clínico das patologias impactam as respostas fisiológicas durante o repouso e a prática de exercício físico.[3,4]

Teste de esforço e avaliação

O **teste de esforço (teste ergométrico)** é um elemento importante da fisiologia do exercício aplicado à clínica, visto que é usado para liberar os indivíduos para a participação segura em atividade física e exercício, além de servir de base para a elaboração da prescrição de exercício. O teste de esforço e a determinação da capacidade funcional são dois métodos de testagem e reavaliação da capacidade de participar em atividade física e exercício.

O teste de esforço é, com frequência, realizado para investigar doença cardiovascular ou pulmonar. A Figura 5.1 mostra o tipo de teste de esforço realizado por fisiologistas do exercício aplicado à clínica. Durante esse exame complementar são aferidas a frequência cardíaca, a atividade elétrica do coração e a pressão arterial. Se o indivíduo apresentar manifestações

Teste de esforço (teste ergométrico). Realizado para determinar a existência de uma doença específica ou de possível patologia.

clínicas de cardiopatia ou pneumopatia, relatar possível incidente cardíaco anormal, apresentar atividade elétrica anormal do coração ou houver probabilidade elevada de doença subjacente, é realizado teste de esforço, tipicamente sob supervisão médica. O teste de esforço (teste ergométrico) ajuda a diagnosticar doenças cardíacas, primariamente com base em alterações anormais da pressão arterial, da frequência cardíaca ou da atividade elétrica cardíaca durante a sua realização. Durante o exercício físico, as demandas aumentadas impostas ao coração provocam o aparecimento de respostas anormais e manifestações clínicas das doenças. Embora os fisiologistas do exercício aplicado à clínica tenham participação importante na realização do teste de esforço, somente um profissional da saúde como um médico pode fazer o diagnóstico de uma doença.[4,29]

A **determinação da capacidade funcional** fornece dados sobre o nível de condicionamento físico de um indivíduo e sobre sua aptidão para participar em programas de atividade física e exercício. As informações obtidas podem ser utilizadas na prescrição de um programa apropriado de atividade física e exercício com a meta de melhorar o condicionamento físico e a saúde. De modo geral, a capacidade funcional é determinada por um teste de esforço submáximo ou máximo cuja intensidade é aumentada progressivamente. Esse exame também pode ser realizado para deliberar se um indivíduo apresenta respostas cardiovasculares e pulmonares normais à prática de atividade física e exercício.[29]

Tanto o teste ergométrico como a determinação da capacidade funcional são solicitados para investigar as respostas cardiovasculares e pulmonares a uma carga de trabalho padrão e, quando essa carga de trabalho é incremental e sua intensidade é aumentada de modo gradual, são denominados "testes de esforço graduado". Durante um teste de esforço graduado, a intensidade é aumentada em estágios de esforço leve a esforço máximo ou até um ponto final previamente determinado. Existem diretrizes gerais a serem seguidas durante a realização

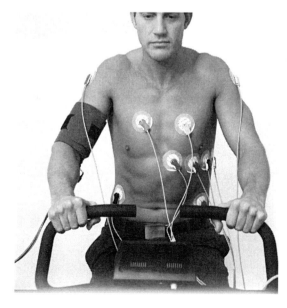

FIGURA 5.1 O teste de esforço pode ser realizado para investigar doença cardiovascular.

Determinação da capacidade funcional. Realizada para obter uma medida objetiva da capacidade funcional de um indivíduo que possibilite a realização segura de atividade física e exercício.

de um teste de esforço graduado, que tipicamente é realizado em esteira ergométrica ou cicloergômetro. Vários protocolos estão disponíveis e o protocolo selecionado depende do propósito do exame e das características do indivíduo que será avaliado.[29]

Procedimentos pré-teste

Tanto a atividade física como o exercício impõem tensão nos sistemas de órgãos do corpo e aumentam o risco de lesão musculoesquelética e eventos cardiovasculares e pulmonares anormais. Algumas precauções precisam ser tomadas antes da realização de testes de esforço graduado para reduzir o risco de lesão ou evento anormal. Essas precauções incluem rastreamento pré-teste, exame físico, realização de anamnese e obtenção de assinatura em formulário de consentimento livre e esclarecido.[29] Os fisiologistas do exercício aplicado à clínica têm participação ativa na realização de alguns procedimentos antes do teste de esforço, inclusive rastreamento pré-teste de risco para a saúde, coleta da anamnese e obtenção de assinatura em formulário de consentimento livre e esclarecido.

Rastreamento pré-teste de risco para a saúde

É muito importante determinar se a prática de atividade física e exercício e a realização do teste de esforço são apropriados para determinado indivíduo. Para muitos indivíduos saudáveis, a prática de atividade física e exercício não representa um risco para a segurança se forem observados os princípios e as técnicas apropriadas de exercício. Todavia, a prática de atividade física e exercício não é segura para todas as pessoas, sobretudo se houver uma condição clínica preexistente como doenças cardiovasculares, pulmonares ou metabólicas. Alguns indivíduos não conseguem participar do teste de esforço por causa de motivos clínicos específicos. Uma lista de contraindicações pode ser encontrada na obra *ACSM's Guidelines for Exercise Testing and Prescription.*[29] O nível de risco de um indivíduo participar de atividades físicas e exercício tem de ser determinado antes da realização de um teste diagnóstico ou de capacidade funcional e do início de um programa de exercícios físicos.[4]

Exame físico

Alguns indivíduos que são fisicamente inativos e têm múltiplos fatores de risco para doenças precisam de avaliação clínica antes da realização do teste de esforço ou do início de um programa de exercício. Nessa situação, o exame físico é realizado para avaliar o risco de um evento anormal durante a participação em treinamento físico ou teste de esforço. A obra *ACSM's Guidelines for Exercise Testing and Prescription* pode ser usada para auxiliar os fisiologistas do exercício aplicado à clínica e profissionais da saúde na determinação da segurança do exercício para os indivíduos.[29]

Condições de saúde

A análise das condições de saúde de um indivíduo e de seus fatores de risco para doença cardiovascular é um elemento importante da fase de rastreamento pré-teste do teste de esforço e de prescrição de exercício. A análise das condições de saúde de um indivíduo visa:

- Identificar indivíduos com **contraindicações clínicas** à prática de exercícios físicos

Contraindicação clínica. Uma condição que torna desaconselhável determinado tratamento ou procedimento.

148 ACSM Introdução à Ciência do Exercício

- Identificar indivíduos com doenças clinicamente significativas que devem ser encaminhados para um programa de exercício supervisionado por profissional da saúde especializado
- Identificar indivíduos com sintomas e fatores de risco para uma patologia e que devem ser submetidos a avaliação clínica adicional antes de iniciar um programa de exercícios físicos
- Identificar indivíduos com necessidades especiais para a participação segura em exercícios (p. ex., idosos, gestantes).[29]

Existem várias ferramentas para o registro e a avaliação da anamnese dos indivíduos. O *American Heart Association/ACSM Health/Fitness Facility Preparticipation Screening Questionnaire for Exercise Professionals* e o *Physical Activity Readiness Questionnaire* (PAR-Q) são exemplos de ferramentas que podem ser empregadas na fase de rastreamento pré-teste do teste de esforço e de prescrição de exercício. Questionários devem ser elaborados para coletar dados da anamnese (que inclui informações pessoais do indivíduo e de seus familiares). A Figura 2 do artigo de Magal e Riebe, de 2016, disponível em https://journals.lww.com/acsm-healthfitness/fulltext/2016/05000/new_preparticipation_health_screening.9.aspx, mostra um exemplo de questionário elaborado para determinar as condições de saúde.[29]

Consentimento livre e esclarecido[a]

O termo de consentimento livre e esclarecido é um processo por meio do qual o indivíduo que participa no teste de esforço ou recebe uma prescrição de exercício é informado e compreende os propósitos, os riscos e os benefícios associados ao exame complementar ou ao programa de treinamento físico. Um documento de consentimento livre e esclarecido assinado deve ser obtido antes do teste diagnóstico ou de capacidade funcional. Todos os procedimentos envolvidos no teste de esforço e os potenciais riscos e benefícios devem ser meticulosamente explicados antes da realização do exame. Durante a coleta do termo de consentimento livre e esclarecido, os participantes devem ser encorajados a fazer perguntas para elucidar e solucionar incertezas sobre a conduta durante o exame. Na página https://www.exerciseismedicine.org/assets/page_documents/EIM%20informed%20consent.pdf é possível visualizar um exemplo de formulário de consentimento livre e esclarecido para a realização de teste de esforço.

Realização do teste

Após a coleta de dados, a avaliação da anamnese e a obtenção da assinatura no formulário de consentimento livre e esclarecido, o teste de esforço pode ser iniciado se o indivíduo apresentar os níveis aceitos de saúde e risco de doença para a realização desse exame complementar. A Figura 2 do artigo de Riebe et al., de 2015, disponível em https://journals.lww.com/acsm-msse/fulltext/2015/11000/updating_acsm_s_recommendations_for_exercise.28.aspx, mostra algoritmos que podem ser utilizados para identificar os indivíduos que podem participar de exercícios e testes de esforço e a intensidade segura de exercício.[29]

---

[a]N.T.: O médico deve acompanhar todas as etapas do teste ergométrico aplicado aos pacientes, além de estar habilitado e capacitado para atender às emergências cardiovasculares que porventura ocorram, sendo considerada falta de ética a delegação do acompanhamento desse tipo de exame a outro profissional da área da saúde. Essas determinações constam na Resolução 2021/13 do Conselho Federal de Medicina (CFM), publicada em 27/09/2013 no Diário Oficial da União.

Durante o teste de esforço são aferidas medidas fisiológicas como frequência cardíaca e pressão arterial em repouso e durante os esforços. Outras medidas frequentemente determinadas incluem a **escala de percepção de esforço** (EPE), a atividade elétrica do coração pelo uso de **eletrocardiógrafo**, consumo de oxigênio ($\dot{V}O_2$) para determinar o **consumo máximo de oxigênio** ($\dot{V}O_{2máx}$) e capacidade de trabalho físico. Um teste de esforço pode ser submáximo ou máximo dependendo dos dados pré-rastreamento e de o intuito ser diagnóstico ou avaliação da capacidade funcional.[29]

Frequência cardíaca

Habitualmente a frequência cardíaca (FC) em repouso é aferida após o indivíduo permanecer sentado tranquilamente após 5 minutos ou mais. Utiliza-se, geralmente, um monitor eletrônico de frequência cardíaca para aferir a frequência cardíaca de indivíduos saudáveis. Em unidades de assistência à saúde, contudo, a frequência cardíaca é determinada por eletrocardiograma (ECG) ou diretamente na tela do **osciloscópio**. Muitos fatores podem influenciar a frequência cardíaca em repouso e nos esforços físicos, inclusive tabagismo, ingestão de cafeína, febre, umidade elevada no ambiente, estresse ou ansiedade, digestão de alimentos, alguns medicamentos, inflamação e atividade física ou exercício prévio. Esse é o motivo das instruções pré-teste que frequentemente proíbem o consumo de cafeína ou alimentos ou a prática de atividade física antes do teste de esforço. Durante o exercício, a frequência cardíaca é registrada periodicamente para assegurar uma resposta cardiovascular apropriada ao esforço físico e para uso posterior na elaboração da prescrição de exercício.[29]

Pressão arterial

A **pressão arterial** é aferida após a pessoa ficar sentada tranquilamente por um período de tempo e, com frequência, isso é feito ao mesmo tempo que é aferida a frequência cardíaca em repouso. A pressão arterial (PA) é a força exercida nas paredes dos vasos sanguíneos do sistema circulatório. O nível pressórico mais elevado registrado durante um **ciclo cardíaco** (sequência de fatos que acontece a cada "batimento cardíaco") ocorre durante a fase de contração (sístole) dos ventrículos e é denominado "pressão arterial sistólica" (PAS). A aferição da pressão arterial sistólica fornece uma estimativa do trabalho do coração, bem como da pressão exercida nas paredes dos vasos sanguíneos. O período entre as contrações cardíacas é denominado "fase de relaxamento do coração" (diástole) e a pressão aferida durante esse período é denominada "pressão arterial diastólica" (PAD). Durante a diástole, a pressão arterial diminui e essa aferição constitui uma indicação indireta da facilidade do fluxo sanguíneo no sistema circulatório.[29]

Escala de percepção de esforço. Medida subjetiva do trabalho realizado por uma pessoa.
Eletrocardiógrafo. Aparelho que mede os potenciais elétricos na superfície do corpo e gera um registro das correntes elétricas associadas à atividade do músculo cardíaco (miocárdio).
Consumo máximo de oxigênio. O volume máximo de oxigênio usado pelo corpo durante esforço físico máximo.
Osciloscópio. Aparelho eletrônico que produz um traçado instantâneo na tela correspondente às oscilações de voltagem e de corrente.
Pressão arterial. A força que exerce pressão contra as paredes dos vasos sanguíneos.
Ciclo cardíaco. Uma sequência alternada de contração e relaxamento dos átrios e ventrículos; inclui sístole e diástole e os intervalos.

150 ACSM Introdução à Ciência do Exercício

Os níveis tensionais são um indicador importante da saúde global. Quando a pressão arterial em repouso está cronicamente elevada, então existe uma doença denominada "hipertensão arterial sistêmica". Indivíduos com hipertensão arterial sistêmica correm risco aumentado de acidente vascular cerebral (encefálico) e doença cardiovascular.[30,31] Nas unidades de atendimento a pressão arterial pode ser aferida manualmente ou por um aparelho automático. No método manual são empregados um esfigmomanômetro e um estetoscópio e, com frequência, a aferição é feita por um fisiologista do exercício aplicado à clínica. O medidor de PA automático elimina boa parte da variabilidade individual associada ao método manual de aferição da PA. As categorias para classificação e manejo da pressão arterial em adultos no Brasil podem ser encontradas no *site* da Sociedade Brasileira de Cardiologia (http://departamentos.cardiol.br/dha/consenso3/capitulo1.asp).

Atividade física e exercício provocam elevações dos níveis de pressão arterial. Um teste de esforço (teste ergométrico) é solicitado para avaliar a resposta da pressão arterial a cargas de trabalho crescentes e para ajudar a identificar quaisquer respostas anormais. Durante o teste de esforço, a pressão arterial é, habitualmente, aferida a cada 1 a 3 minutos. Os níveis de PAS elevam-se de forma linear com a carga de trabalho e podem chegar a aproximadamente 200 mmHg em homens e mulheres saudáveis e com bom condicionamento físico durante esforço máximo. Os níveis de PAD devem permanecer iguais ou cair um pouco durante o teste de esforço. Respostas anormais da PAS ou da PAD durante o teste de esforço indicam, tipicamente, um distúrbio no sistema cardiovascular.[29]

Classificação do esforço percebido

Durante um teste de esforço (teste ergométrico) realiza-se, com frequência, a avaliação da percepção subjetiva da intensidade do exercício. Utiliza-se, geralmente, a escala de Borg (escala de percepção de esforço, EPE) para avaliar o nível subjetivo de dificuldade que o indivíduo sente durante a realização do exercício.[32] Essa EPE constitui uma medida moderadamente acurada de como o indivíduo se sente em relação ao nível de esforço físico. A EPE também possibilita ao profissional que conduz o teste saber quando o indivíduo avaliado está se aproximando do esforço máximo percebido. A EPE numérica de 6 a 20 pontos guarda relação próxima com as frequências cardíacas em repouso até esforço máximo quando multiplicadas por um fator de 10 (60 a 200 batimentos por minuto [bpm]) em indivíduos não medicados. A EPE de 15 pontos é respaldada pelos termos fraco e exaustão. Uma EPE revisada tenta fornecer valores (variando de 0 a 11) que estão baseados nos termos "nenhum esforço" e "máximo absoluto".[33] Outra escala de percepção de esforço, denominada "escala Omni", foi criada e utiliza imagens para ajudar os indivíduos a identificarem o nível de dificuldade associado ao esforço físico.[34,35] Outro benefício da EPE é a utilização desses dados na elaboração da prescrição de exercícios porque os indivíduos conseguem aprender com facilidade a praticar exercícios em uma EPE específica que corresponde a determinada intensidade de esforço físico.[29]

Eletrocardiograma

A atividade elétrica do coração é, em geral, registrada por um aparelho denominado "eletrocardiógrafo". Essa informação ajuda na avaliação geral das condições de saúde e doença. A atividade elétrica do coração pode ser registrada a partir de eletrodos colocados na superfície do tórax. O número de eletrodos usados varia de 4 a 12, e os eletrodos são colocados em pontos específicos na face anterior do tórax. O eletrocardiograma (ECG) é um elemento valioso do teste ergométrico porque ajuda a determinar a existência de doença cardiovascular (DCV). O diagnóstico de DCV é mais fácil durante o exercício porque a frequência cardíaca aumenta e o coração precisa gerar mais força do que em repouso.[29] Algumas das anormalidades cardiovasculares mais comuns incluem infradesnivelamento do segmento ST e arritmias atriais e ventriculares. A Figura 5.2 mostra as análises realizadas durante um teste de esforço.

Ecocardiografia

A condição funcional e as patologias do coração também podem ser avaliadas por meio de **ecocardiografia**. Um ecocardiógrafo é um aparelho que utiliza ondas sonoras para criar uma imagem móvel do coração (denominado "ecocardiograma") que é muito mais detalhada que uma imagem obtida por raios X e não há exposição à radiação ionizante. O ecocardiograma possibilita que os profissionais da saúde observem as contrações cardíacas e muitas estruturas cardíacas. Ocasionalmente, uma estrutura corporal como os pulmões ou as costelas impedem a passagem das ondas sonoras e dos ecos. Nesses casos uma pequena dose de contraste pode ser injetada em uma veia para possibilitar a obtenção de imagens melhores dos vasos do coração. O ecocardiograma também pode ser combinado com o teste de esforço (muitas vezes denominado "ecocardiograma com estresse"). Dessa forma, os profissionais da saúde podem avaliar as funções cardíacas durante esforço físico. O ecocardiograma combinado com o teste de esforço é útil, sobretudo, para o diagnóstico de doença da artéria coronária.[36]

Consumo de oxigênio e capacidade funcional

A avaliação da capacidade funcional mede o quanto uma pessoa consegue aumentar a intensidade da atividade física e do exercício e manter esse nível aumentado. A capacidade funcional está relacionada com a capacidade de o corpo levar sangue e oxigênio para os tecidos ativos, que utilizam o oxigênio para transformar carboidratos, lipídios e proteínas em energia para o exercício. A capacidade funcional de um indivíduo é fortemente influenciada pela saúde e pelo nível de condicionamento dos sistemas circulatório (cardiovascular), respiratório e muscular. A medida do $\dot{V}O_{2máx}$ é a melhor avaliação do condicionamento cardiovascular e uma boa medida do condicionamento físico global. O $\dot{V}O_{2máx}$ é definido como a taxa máxima

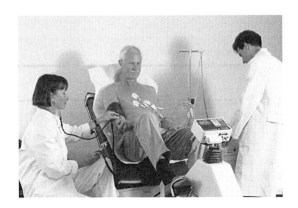

FIGURA 5.2 A pressão arterial, a frequência cardíaca e a atividade elétrica do coração são determinadas durante o teste de esforço.

Ecocardiografia. Exame que utiliza ondas sonoras para criar imagens móveis do coração.

de captação, distribuição e utilização de oxigênio pelo corpo durante o esforço físico que envolve grande massa muscular.[37] Durante um teste de esforço máximo, a carga de trabalho é aumentada gradativamente até o máximo tolerado pelo indivíduo. O consumo de oxigênio mais elevado é considerado o $\dot{V}O_{2máx}$. Foram estabelecidos critérios específicos para assegurar que os indivíduos atinjam o nível máximo verdadeiro de consumo de oxigênio durante um teste de esforço.[37]

Teste de esforço submáximo

Um teste de esforço submáximo pode ser realizado para avaliar as respostas dos sistemas cardiovascular, respiratório e muscular; esse teste é feito em uma intensidade que provoca entre 70 e 85% da frequência cardíaca máxima prevista para a faixa etária. Os dados obtidos durante esse exame podem ser utilizados para fazer uma estimativa do nível de condicionamento máximo de um indivíduo. O condicionamento cardiovascular pode ser estimado a partir de equações que predizem o $\dot{V}O_{2máx}$ durante a última carga de trabalho no teste, a partir do consumo de oxigênio durante a caminhada gradativa e horizontal na esteira ergométrica ou a partir da frequência cardíaca do indivíduo em resposta a uma série de cargas de trabalho submáximas (tipicamente usados durante o teste em cicloergômetro). A frequência cardíaca e a pressão arterial são, em geral, registradas a cada estágio do teste ergométrico e, se necessário, realiza-se um ECG. Respostas anormais da frequência cardíaca, da pressão arterial ou do ECG indicam a necessidade de se interromper o teste ergométrico e encaminhar a pessoa para avaliação médica. Um teste de esforço submáximo é, em geral, de execução mais fácil, menos dispendioso e mais seguro que um teste de esforço máximo porque não exige esforço máximo do indivíduo. Em alguns casos uma estimativa do $\dot{V}O_{2máx}$ é suficiente para a aprovação do indivíduo em um programa de exercícios físicos e para a elaboração de uma prescrição de exercício indidividualizada.[29]

Teste de esforço máximo

Um teste de esforço máximo é, com frequência, solicitado quando é necessário fazer uma avaliação direta das funções cardiovascular, respiratória e muscular. Um teste de esforço máximo não é interrompido em uma carga de trabalho predeterminada (p. ex., 70 a 85% do máximo previsto para a faixa etária); o teste só é interrompido quando o indivíduo atinge o ponto de exaustão ou quando ocorrem respostas fisiológicas anormais. Se o propósito for firmar um diagnóstico, o teste ergométrico pode ser continuado até ocorrerem respostas anormais da pressão arterial e/ou da atividade eletrocardiográfica, bem como dor torácica (angina de peito), **dispneia** ou sensação de desmaio. Com frequência é denominado "teste ergométrico limitado" por sinais/sintomas. É importante levar os indivíduos até o esforço máximo porque muitos sinais e sintomas de doença só ocorrem quando a carga de trabalho é muito intensa. A principal preocupação associada a um teste de esforço máximo é o nível de estresse físico imposto aos participantes, sobretudo aqueles que não são fisicamente ativos, porque isso aumenta o risco de um evento cardiovascular anormal.[29]

Pensando criticamente

Por que é importante que o fisiologista de exercício clínico colete dados sobre a frequência cardíaca, a pressão arterial, a percepção subjetiva do esforço e o ECG durante um teste ergométrico tanto em pessoas saudáveis como em indivíduos adoentados?

Dispneia. Sensação subjetiva de falta de ar ou dificuldade respiratória.

Avaliação e interpretação de condicionamento físico relacionado com a saúde

A avaliação do condicionamento físico relacionado com a saúde é uma prática comum e apropriada nos programas de atividade física e exercício com propósitos preventivos e de reabilitação. A avaliação pode:

- Fornecer informações sobre o condicionamento relacionado com a saúde do indivíduo em relação aos padrões e às normas para pessoas da mesma idade e do mesmo gênero
- Fornecer informações valiosas para a elaboração de prescrições de exercício
- Possibilitar a avaliação do progresso dos indivíduos em um programa de exercício
- Aumentar a motivação ao se estabelecerem metas de condicionamento físico
- Identificar o nível de risco de algumas doenças cardiovasculares.[29]

Informações obtidas durante a avaliação do condicionamento físico relacionado com a saúde podem ser combinadas com os dados clínicos do indivíduo para se analisar o nível de risco de determinadas patologias e para se formularem prescrições de exercício apropriadas. Os testes selecionados devem fornecer resultados que indiquem o estado atual de condicionamento físico, devem ser sensíveis o suficiente para refletir alterações promovidas pela atividade física ou pelo exercício e devem ser diretamente comparáveis aos **dados normativos** de modo que o nível de condicionamento possa ser determinado. Os fisiologistas do exercício clínico estão, com frequência, envolvidos na avaliação do condicionamento físico relacionado com a saúde. A Tabela 5.3 mostra exemplos de métodos de avaliação usados comumente para determinar o condicionamento físico relacionado com a saúde.[29]

Prescrição de exercício

Níveis aumentados de prática regular de atividade física e exercício são úteis para melhorar a saúde e reduzir o nível de risco de várias patologias. Após o teste de esforço, os fisiologistas do exercício aplicado à clínica têm papel importante na elaboração de uma prescrição de exercício específica para o indivíduo. Uma prescrição de exercício é um plano de atividade física e treinamento físico criado para atingir desfechos específicos, como melhora do condicionamento físico, redução do risco de doença cardiovascular ou emagrecimento. Quando os indivíduos têm uma doença diagnosticada, a prescrição de exercício deve ser individualizada para otimizar a probabilidade de treinamento físico seguro e efetivo. Graças a avanços na fisiologia básica e na fisiologia do exercício aplicado à clínica, o processo de prescrição de atividade física e exercício para indivíduos saudáveis e para indivíduos com doenças crônicas foi aprimorado. A formulação de uma prescrição que atenda aos interesses, às metas, às demandas de saúde e às condições clínicas e ambientais de um indivíduo precisa ser fundamentada em sólidos princípios de treinamento e em programação inovadora (ver Capítulo 4). As prescrições de exercício devem especificar o tipo de atividade, bem como a intensidade, a duração e a frequência de cada sessão de treinamento.[38] Os resultados do teste de esforço ou de capacidade funcional, do teste de condicionamento físico relacionado à saúde, das avaliações clínicas e das metas devem ser empregados na formulação do programa de atividade física e exercício.[29]

Dados normativos. Informações geradas que possibilitam a comparação de um indivíduo com um grupo.

Tabela 5.3	Avaliações usadas para a determinação de condicionamento físico relacionado com a saúde.[29]
COMPONENTE DO CONDICIONAMENTO FÍSICO RELACIONADO COM A SAÚDE	**EXEMPLOS DE AVALIAÇÃO**
Composição corporal	Índice de massa corporal, circunferência da cintura, razão cintura/quadril, medidas das dobras cutâneas, bioimpedância elétrica
Condicionamento cardiovascular-respiratório	Teste ergométrico (esforço máximo e submáximo) em esteira ergométrica e cicloergômetro, testes de distância caminhada
Força muscular	Máximo de repetições em *bench press* ou *leg press*
Resistência (*endurance*) muscular	Número máximo de repetições realizadas com peso preestabelecido (*bench press* ou *leg press*), peso submáximo sustentado estaticamente durante determinado período de tempo
Flexibilidade	Teste de sentar e alcançar (*sit and reach test*)

Condições mórbidas específicas

Os fisiologistas do exercício aplicado à clínica elaboram programas de atividade física e exercício para melhorar a saúde, reduzir o risco de doença, prevenir complicações associadas a doenças, compensar a perda de função anatômica ou fisiológica e otimizar a capacidade funcional.[4] O aumento dos níveis de atividade física e exercício constitui uma estratégia de intervenção apropriada para atingir essas metas porque quase 70% das condições incapacitantes limitam a mobilidade e a capacidade funcional (interferem nas funções dos sistemas cardiovascular, pulmonar, muscular e esquelético). Portanto, os fisiologistas do exercício aplicado à clínica precisam ter conhecimentos abrangentes de fisiologia do exercício e sua aplicação no ambiente clínico. Os fisiologistas do exercício aplicado à clínica também precisam estar familiarizados com as substâncias frequentemente utilizadas no tratamento farmacológico das doenças, visto que muitas delas podem influenciar a resposta da frequência cardíaca e da pressão arterial ao exercício.[39] As intervenções terapêuticas para muitas condições clínicas incluem cirurgia, intervenções farmacológicas, reeducação alimentar e terapia nutricional, modificações do estilo de vida (p. ex., redução do estresse), emagrecimento e treinamento físico. A maioria das condições mórbidas pode ser classificada nos seguintes grupos: doenças cardiovasculares, doenças respiratórias, doenças metabólicas, doenças neuromusculares, transtornos comportamentais e da saúde mental e neoplasias malignas.[4,40] As próximas seções apresentam uma breve visão geral das doenças comuns e como os fisiologistas do exercício aplicado à clínica podem usar o exercício físico para melhorar a saúde e reduzir o risco de doença.

Doenças cardiovasculares

As doenças cardiovasculares (DCVs) constituem a principal causa de morte nos EUA e contribuem para morbidade considerável. A Figura 5.3 mostra a prevalência de doença cardiovascular nos EUA.[41,42] A prevalência de DCV varia de acordo com a idade, o gênero e a raça.[43] Para muitas DCVs o aumento do nível de atividade física e exercício pode ser benéfico e restaurar as funções físicas e fisiológicas normais. A Tabela 5.4 mostra os efeitos benéficos potenciais do exercício físico para as DCVs primárias.

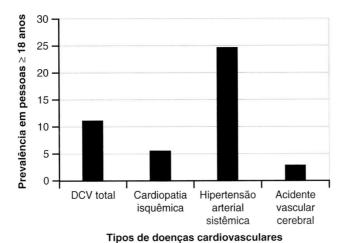

FIGURA 5.3 Prevalência de doença cardiovascular (DCV) em indivíduos com 18 anos ou mais nos EUA em 2017.[41]

Tabela 5.4	Efeitos benéficos potenciais do exercício físico para doenças cardiovasculares.[44]
CONDIÇÃO MÓRBIDA	EFEITOS BENÉFICOS PRIMÁRIOS DO EXERCÍCIO FÍSICO
Infarto agudo do miocárdio	Aumento do $\dot{V}O_{2máx}$; redução da frequência cardíaca, da pressão arterial e da demanda miocárdica de oxigênio; melhora do perfil lipídico sanguíneo; melhora do bem-estar e da autoeficácia; proteção contra fatores deflagradores de infarto agudo do miocárdio
Doença da artéria coronária	Aumento do $\dot{V}O_{2máx}$; redução da frequência cardíaca, da pressão arterial e da demanda miocárdica de oxigênio; melhora do perfil lipídico sanguíneo; melhora do bem-estar e da autoeficácia; proteção contra fatores deflagradores de infarto agudo do miocárdio
Angina de peito	Redução da demanda miocárdica de oxigênio
Arritmia cardíaca	Redução da frequência cardíaca em repouso e em cargas de trabalho submáximas
Valvopatia cardíaca	A melhora da capacidade de trabalho da musculatura esquelética aumenta a capacidade de realização das atividades da vida diária
Insuficiência cardíaca congestiva	Melhora do metabolismo nos músculos esqueléticos e da distribuição de sangue para os tecidos do corpo
Doença vascular periférica	Aumento do fluxo sanguíneo para os membros; melhor redistribuição do fluxo sanguíneo; melhora da função muscular
Hipertensão arterial sistêmica	Redução da elevação da pressão arterial com o passar do tempo; redução dos níveis de pressão arterial sistólica e pressão arterial diastólica em repouso

Infarto agudo do miocárdio

Um infarto agudo do miocárdio (IAM) ocorre quando uma área do músculo cardíaco (miocárdio) é privada de oxigênio e ocorre morte tecidual. Em geral, o IAM é causado por bloqueio de uma artéria coronária lesionada com consequente redução do fluxo sanguíneo (a chamada **isquemia**) para a área do coração irrigada por essa artéria (Figura 5.4). Tipicamente, o IAM é acompanhado por dor torácica (a chamada "angina de peito") que se irradia para um braço ou para os dois braços. A gravidade da lesão do músculo cardíaco varia segundo a extensão e a localização desse dano e isso pode contribuir para a redução da capacidade funcional do coração.[44] Se o dano cardíaco for substancial, a pessoa pode morrer.

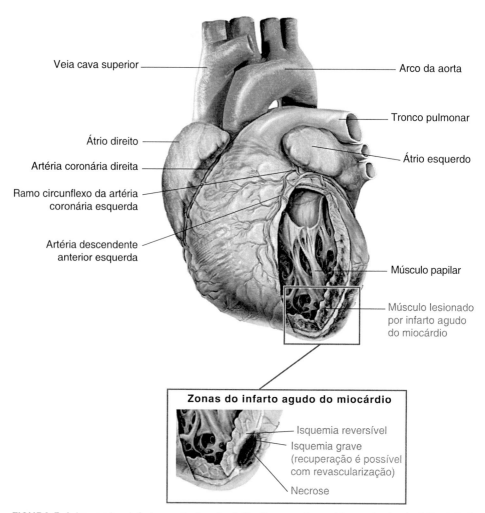

FIGURA 5.4 Isquemia e infarto agudo do miocárdio. (Imagem fornecida por Anatomical Chart Co.)

Isquemia. Redução do aporte de sangue para um órgão, tecido ou parte do corpo causada por constrição ou obstrução dos vasos sanguíneos.

Doença da artéria coronária

A doença da artéria coronária (DAC) consiste em acúmulo localizado de tecido fibroso e, em menor grau, de lipídios na artéria coronária. O acúmulo de gotículas de lipoproteína na túnica íntima das artérias coronárias atrai leucócitos e macrófagos, resultando na formação de células espumosas. Essas células espumosas formam estrias gordurosas nas células musculares lisas, que causam, então, a proliferação de lesões e acúmulo de material que reduz o fluxo no vaso sanguíneo. A combinação de tecido fibroso e lipídios é denominada "placa". O estreitamento resultante do lúmen do vaso sanguíneo é, com frequência, denominado "**aterosclerose** coronariana". Essa condição reduz o fluxo sanguíneo nas artérias coronárias para o músculo cardíaco (miocárdio). Comumente, o fluxo sanguíneo diminuído resulta em disfunção ventricular, angina de peito e, com frequência, IAM. A DAC torna-se clinicamente significativa quando há obstrução de aproximadamente 75% do vaso sanguíneo. Esse bloqueio pode comprometer a capacidade funcional do coração e provocar um IAM.[44]

Angina de peito

Angina de peito consiste em sensação de dor ou desconforto torácico que se origina atrás do esterno (retroesternal) e se irradia para os ombros, para os membros superiores, para o pescoço ou para a mandíbula. Alguns indivíduos apresentam dispneia, náuseas ou sudorese excessiva (**diaforese**). De modo geral, essas manifestações duram 10 a 20 segundos por vez, embora possam durar 30 minutos ou mais. Angina de peito é, em geral, uma resposta à redução do fluxo sanguíneo para o músculo cardíaco (miocárdio) desencadeada por DAC. Existem dois tipos de isquemia: sintomática e silenciosa. A isquemia sintomática resulta no aparecimento das manifestações clínicas descritas anteriormente, enquanto a isquemia silenciosa consiste em fluxo sanguíneo reduzido para o músculo cardíaco sem manifestações clínicas associadas.[44]

Arritmia cardíaca

O tecido nervoso no átrio direito do coração é responsável por iniciar a contração do músculo cardíaco e por estabelecer a frequência cardíaca. Quando o coração é saudável e seu funcionamento é normal, o ritmo cardíaco e a frequência cardíaca são estabelecidos de modo a atender às demandas do corpo por sangue e oxigênio. Uma arritmia ocorre quando o ritmo cardíaco e a frequência cardíaca são modificados. Por exemplo, um ritmo cardíaco anormal denominado "fibrilação atrial" é caracterizado por atividade elétrica caótica, rápida e irregular dos átrios. A fibrilação atrial é uma **arritmia** comum e torna-se mais frequente quando as pessoas envelhecem. As contrações irregulares resultam em redução do enchimento dos ventrículos com sangue e redução do aporte de sangue nos tecidos do corpo.[44]

Aterosclerose. Consiste em espessamento ou redução da flexibilidade das artérias em decorrência do acúmulo de placa ateromatosa (constituída por colesterol, cálcio, fibrina) na lâmina íntima.
Diaforese. Sudorese excessiva.
Arritmia. Atividade elétrica irregular do coração.

Valvopatia cardíaca

A estrutura anatômica do coração inclui valvas unidirecionais de tecido fibroso que separam os ventrículos (câmaras inferiores) dos átrios (câmaras superiores). Essas valvas possibilitam o fluxo sanguíneo coordenado e regulado nas câmaras cardíacas e para os tecidos do corpo. Valvopatia cardíaca pode resultar de febre reumática, anomalias congênitas, infecção e envelhecimento. A valvopatia cardíaca pode provocar redução significativa do **débito cardíaco** com consequentes complicações clínicas que comprometem a capacidade de se realizarem atividades físicas e exercícios físicos. As manifestações clínicas, as limitações e as recomendações para prática de atividade física e exercício de um indivíduo com valvopatia cardíaca dependem da valva comprometida, das condições da valva e da existência de comorbidades.[44]

Insuficiência cardíaca crônica

A insuficiência cardíaca crônica é caracterizada pela incapacidade do coração de ejetar volumes adequados de sangue para os tecidos do corpo. A insuficiência cardíaca crônica resulta em disfunção sistólica, disfunção diastólica ou uma combinação delas. A disfunção sistólica ocorre quando o coração perde miocárdio (geralmente, em decorrência de IAM) ou quando há redução da força contrátil gerada pelo músculo cardíaco. A disfunção diastólica é caracterizada por redução do enchimento dos ventrículos, tipicamente por redução do retorno venoso para o coração. A insuficiência cardíaca crônica está associada a alterações em outros tecidos, inclusive alterações no metabolismo dos músculos esqueléticos, comprometimento da **vasodilatação** e incapacidade de os rins removerem escórias metabólicas do corpo (**insuficiência renal**).[44]

Doença vascular periférica

A doença vascular periférica pode acometer as artérias, as veias ou os vasos linfáticos dos tecidos extracardíacos. O tipo mais importante e comum de doença vascular periférica é a doença arterial periférica, que é uma condição similar à DAC. Na doença arterial periférica, depósitos de lipídios se acumulam no revestimento interno das paredes arteriais, resultando em bloqueio e restrição do fluxo sanguíneo, sobretudo nas artérias que irrigam os rins, o estômago, os membros superiores, os membros inferiores e os pés (Figura 5.5). A doença arterial periférica torna-se mais comum em adultos mais velhos. Indivíduos com doença arterial periférica correm risco quatro a cinco vezes maior de sofrer IAM ou acidente vascular cerebral.[44]

Hipertensão arterial sistêmica

A hipertensão arterial sistêmica consiste em níveis anormalmente elevados de pressão arterial. Os níveis tensionais elevados resultam de aumento do volume de sangue bombeado pelo coração ou de aumento da resistência das artérias do corpo ao fluxo de sangue ejetado pelo coração.

Débito cardíaco. O volume de sangue ejetado pelo coração no sistema circulatório em um minuto. O volume de sangue ejetado pelo ventrículo esquerdo em uma contração é denominado "volume sistólico" ou "volume de ejeção".

Vasodilatação. Dilatação de um vaso sanguíneo.

Insuficiência renal. Incapacidade de os rins filtrarem e eliminarem substâncias tóxicas do corpo.

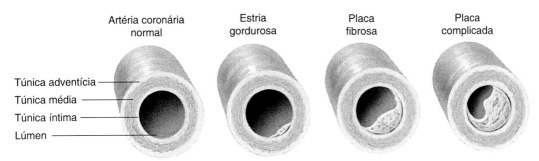

FIGURA 5.5 Evolução da doença arterial periférica. (Imagem fornecida por Anatomical Chart Co.)

De modo geral, hipertensão arterial sistêmica é definida como pressão arterial superior a 120 (sistólica)/80 (diastólica) mmHg. Níveis de pressão arterial considerados elevados ou pré-hipertensivos devem promover maior conscientização dos profissionais da saúde.[33] Na hipertensão arterial sistêmica primária ou essencial, a causa não é conhecida. Quando a causa da hipertensão arterial sistêmica é conhecida (p. ex., um distúrbio nas glândulas suprarrenais, nos rins ou nas artérias), a condição é denominada "hipertensão arterial sistêmica secundária". Acredita-se que vários fatores de risco, como hereditariedade, obesidade, tabagismo, aporte nutricional e tensão emocional, contribuam para o desenvolvimento de hipertensão arterial sistêmica.[44]

Doenças respiratórias

As doenças respiratórias contribuem para morbidade e mortalidade significativas, independentemente de gênero, idade e raça. Para muitas doenças respiratórias o aumento dos níveis de atividade física e a prática regular de exercícios físicos é benéfico e restaura o influxo e o efluxo de ar dos pulmões. A Tabela 5.5 mostra os efeitos benéficos potenciais da prática de exercícios físicos para várias doenças respiratórias.

Doença pulmonar obstrutiva

Nos EUA, a doença pulmonar obstrutiva crônica (DPOC) afeta mais de 30 milhões de pessoas e é uma causa importante de morte.[43] DPOC resulta em dificuldade respiratória progressiva. Indivíduos com DPOC apresentam, tipicamente, sinais e sintomas de bronquite crônica e

Tabela 5.5 Efeitos benéficos potenciais do exercício físico para várias doenças respiratórias.

DOENÇA	EFEITOS BENÉFICOS DO EXERCÍCIO FÍSICO
Doença pulmonar obstrutiva crônica (DPOC)	Melhora das funções cardiovascular e ventilatória; aumento da força muscular e da flexibilidade; melhora da composição corporal
Doença pulmonar restritiva	Melhora das funções cardiovascular e ventilatória; maior extração de oxigênio nos pulmões
Asma	Melhora do condicionamento físico geral
Fibrose cística	Aumento da capacidade laboral; melhora da função ventilatória; maior eliminação de muco; retardo da deterioração da função pulmonar

enfisema (Figura 5.6). Bronquite crônica é uma condição caracterizada por inflamação crônica dos pulmões e é acompanhada por aumento da produção de muco. Enfisema é uma condição caracterizada por perda de tecido pulmonar. A maioria dos casos de DPOC resulta de tabagismo, embora fibrose cística e outras formas de doença pulmonar também contribuam para o desenvolvimento de DPOC. Indivíduos com DPOC são suscetíveis a muitos distúrbios que podem levar rapidamente ao desenvolvimento de outras patologias. Comprometimento ventilatório e das trocas gasosas nos pulmões ocorre em pacientes com DPOC; contudo, as funções cardiovascular e muscular também podem ser prejudicadas. Indivíduos com DPOC também apresentam ansiedade crônica e, com frequência, depressão em virtude da dificuldade respiratória e da redução da capacidade de fazer exercícios e atividades físicas.[44]

Doença pulmonar restritiva

As doenças pulmonares restritivas são caracterizadas por redução do volume pulmonar, que é causada por alteração do tecido pulmonar ou por doença associada do tecido pulmonar, da parede torácica ou do processo respiratório neuromuscular. As doenças pulmonares restritivas são diferenciadas por redução da capacidade pulmonar total (CPT), da capacidade vital ou do volume pulmonar em repouso. Se forem causadas por **doença pulmonar parenquimatosa**, as doenças pulmonares restritivas são acompanhadas por redução da transferência de oxigênio e dióxido de carbono entre os pulmões e o sangue. Os numerosos distúrbios que provocam redução ou restrição dos volumes pulmonares podem ser divididos em dois grupos de acordo com as estruturas anatômicas. As doenças pulmonares intrínsecas (patologias do tecido pulmonar) provocam inflamação ou fibrose do tecido pulmonar ou resultam em preenchimento dos alvéolos por líquido e restos celulares. As doenças pulmonares intrínsecas podem ser caracterizadas de acordo com fatores causais e incluem pneumopatias de causa desconhecida, doenças do tecido conjuntivo, pneumopatias fármaco-induzidas e doenças primárias dos pulmões. As doenças pulmonares extrínsecas (causadas por fatores

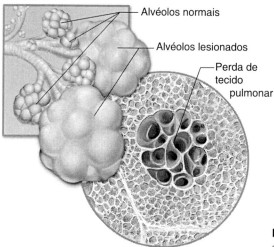

FIGURA 5.6 Doença pulmonar obstrutiva crônica como resultado de enfisema.

Doença pulmonar parenquimatosa. Patologia que acomete o tecido pulmonar.

extrapulmonares) resultam de disfunção da parede torácica, das pleuras parietal e visceral e dos músculos acessórios da respiração. Patologias nessas estruturas resultam em restrição pulmonar, disfunção ventilatória e insuficiência respiratória.[44]

Asma

Asma é uma condição pulmonar caracterizada por obstrução reversível do fluxo de ar e hiper-responsividade brônquica a vários estímulos, tanto **alérgenos** como ambientais. Mais de 7% dos indivíduos com 18 anos ou mais têm asma.[43] O agravamento agudo da asma é denominado "crise asmática" e caracteriza-se por dispneia, tosse, sibilos e desconforto torácico. Indivíduos com asma apresentam ampla gama de gravidade das manifestações clínicas durante uma crise asmática, desde muito leves, provocadas por um alérgeno ou exercício físico, até muito intensas, que são muito resistentes, apesar de administração ótima de medicação. Asma induzida por exercício físico é caracterizada por breve obstrução das vias respiratórias que habitualmente ocorre 5 a 15 minutos após o início do esforço físico. As manifestações clínicas podem durar até 30 minutos após o término do exercício físico.[44]

Fibrose cística

Fibrose cística é um distúrbio genético hereditário que faz com que as secreções mucosas em muitas partes do corpo se tornem espessas e viscosas. Uma em cada 25 pessoas brancas carreiam o gene da fibrose cística e uma criança terá a doença se herdar esse gene dos dois genitores. O muco espesso compromete primariamente os sistemas respiratório e digestório. O muco acumula-se nas vias respiratórias, reduzindo o fluxo de ar e dificultando o acesso de ar aos pulmões. O tecido pulmonar é extremamente suscetível a infecção, inflamação, **fibrose** e perda irreversível da função pulmonar. O muco também impede que as enzimas pancreáticas cheguem ao sistema digestório, comprometendo a digestão e a absorção de macronutrientes e micronutrientes. Indivíduos com fibrose cística podem ser medicados diariamente com substâncias que ajudam na eliminação do muco dos pulmões e com suplementos orais (reposição de enzimas pancreáticas). Segundo a Cystic Fibrosis Foundation (dados de 2022), a expectativa de vida das pessoas com fibrose cística nascidas entre 2018 e 2022 é de 56 anos.

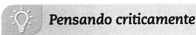

Pensando criticamente

Quais informações devem ser utilizadas pelo fisiologista do exercício aplicado à clínica quando prepara um programa seguro e efetivo de exercícios físicos para promover saúde e reduzir o risco de doença cardiopulmonar em um adulto de meia-idade?

Doenças metabólicas

Várias doenças metabólicas contribuem, direta e indiretamente, para taxas elevadas de morbidade e mortalidade. A Figura 5.7 mostra a prevalência das doenças metabólicas mais frequentes: hipercolesterolemia, diabetes *mellitus*, sobrepeso e obesidade.[43,45] Essas condições podem ter vários fatores predisponentes e o tratamento pode incluir modificação do estilo de vida e do comportamento e intervenções farmacológicas. A Tabela 5.6 mostra os efeitos benéficos potenciais da prática de exercícios físicos para cada uma dessas doenças metabólicas.

Alérgeno. Substância que provoca alergia.
Fibrose. Desenvolvimento de tecido conjuntivo fibroso como resposta a agravos ou lesões; pode ocorrer como parte da cicatrização normal ou ser excessiva.

Diabetes mellitus

Diabetes *mellitus* é uma condição caracterizada por comprometimento do metabolismo e níveis sanguíneos de glicose (glicemia) consistentemente acima da faixa da normalidade. Nos EUA, a porcentagem de indivíduos com diabetes *mellitus* (diagnosticado por médico ou não diagnosticado) permanece em torno de 15%.[43] Existem três tipos de diabetes *mellitus*: tipo 1, tipo 2 e gestacional. Diabetes *mellitus* do tipo 1 (DM1) caracteriza-se por produção insuficiente de insulina pelas células beta das ilhotas pancreáticas. O diabetes *mellitus* do tipo 2 (DM2) caracteriza-se por resistência à insulina nos tecidos, embora também haja algum comprometimento da função das células beta das ilhotas pancreáticas. O diabetes gestacional também envolve resistência à insulina, visto que alguns hormônios secretados durante a gestação podem comprometer o metabolismo normal da glicose. Diabetes *mellitus* pode provocar muitas complicações clínicas, inclusive dificuldades associadas a episódios agudos de **hipoglicemia** e **cetoacidose**. Entre as complicações a longo prazo estão aumento do risco de doença cardiovascular, insuficiência renal crônica, lesão retiniana, lesão do tecido nervoso e lesão dos pequenos vasos sanguíneos em todo o corpo. O fluxo sanguíneo inadequado para os tecidos compromete a cicatrização de feridas, sobretudo nos pés, frequentemente resultando em amputação.[44]

Hiperlipidemia

Hiperlipidemia consiste em níveis sanguíneos elevados de lipídios e/ou lipoproteínas. Os lipídios não são hidrossolúveis; portanto, precisam ser transportados em combinação com uma cápsula proteica no sangue. Essa cápsula proteica é denominada "lipoproteína". A densidade dos lipídios e o tipo de proteína determinam o destino da lipoproteína e sua influência no metabolismo. Hiperlipidemia é um achado comum na população geral e resulta de influência genética, tabagismo, excesso de gordura corporal, escolhas dietéticas insatisfatórias e sedentarismo. Hiperlipidemia

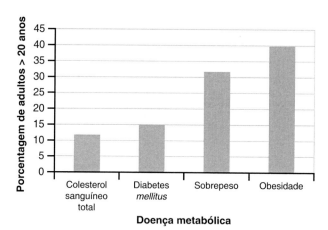

FIGURA 5.7 Prevalência de doenças metabólicas comuns em indivíduos com 20 anos ou mais: hipercolesterolemia (colesterol sanguíneo total > 240 mg/dℓ), diabetes *mellitus* (diagnosticado por médico ou não diagnosticado), sobrepeso (IMC 25 a 30 kg/m^2) e obesidade (IMC > 30 kg/m^2).

Hipoglicemia. Níveis sanguíneos de glicose abaixo da faixa da normalidade.
Cetoacidose. Condição causada pela produção aumentada de corpos cetônicos.

Tabela 5.6	Efeitos benéficos potenciais do exercício físico para várias doenças metabólicas.
DOENÇA	**EFEITOS BENÉFICOS DO EXERCÍCIO**
Diabetes *mellitus*	Melhor controle da glicemia; melhora do condicionamento físico; redução da gordura corporal; diminuição do estresse
Hiperlipidemia	Melhora do perfil dos lipídios sanguíneos
Obesidade	Redução da massa corporal e do percentual de gordura corporal; melhora do condicionamento físico
Síndrome metabólica	Redução da massa corporal e do percentual de gordura corporal; melhora do condicionamento físico; melhora do perfil dos lipídios sanguíneos; melhor controle da glicemia

é um fator de risco importante para doença cardiovascular porque contribui para o desenvolvimento de aterosclerose e doença da artéria coronária. As quatro classificações de lipoproteínas incluem quilomícrons, lipoproteínas de densidade muito baixa (VLDL, do inglês *very low-density lipoproteins*), lipoproteínas de baixa densidade (LDL, do inglês *low-density lipoproteins*) e lipoproteínas de alta densidade (HDL, do inglês *high-density lipoproteins*). Hipertrigliceridemia consiste em concentração sanguínea elevada de triglicerídeos, enquanto hipercolesterolemia consiste em níveis sanguíneos elevados de colesterol.[44]

Obesidade

Obesidade é definida como acúmulo excessivo de gordura corporal que pode resultar em comprometimento significativo da saúde e da capacidade funcional. Massa corporal excessiva e acúmulo anormal de gordura resultam de influências ambientais, fatores genéticos e distúrbios metabólicos, bem como do consumo exagerado de calorias e níveis baixos de atividade física e exercício. Obesidade é decorrente de alteração de várias funções fisiológicas, inclusive elevação dos níveis de insulina em jejum, resposta aumentada da insulina à glicose e sensibilidade diminuída à insulina.[46] Obesidade está associada a taxas elevadas de morbidade e mortalidade e aumenta o risco de diabetes *mellitus*, câncer, hipertensão arterial sistêmica e cardiopatia isquêmica. O tratamento típico para obesidade inclui modificação do comportamento, manejo do estilo de vida, modificação nutricional e aumento da atividade física e da prática de exercícios. Existem intervenções farmacológicas e cirúrgicas disponíveis para os indivíduos que fracassam em repetidas tentativas de emagrecimento.[47] Os indivíduos que têm obesidade e perdem massa corporal apresentam uma taxa elevada de recidiva e uma porcentagem elevada deles aumenta novamente a massa corporal em 1 ano.[44]

Síndrome metabólica

A síndrome metabólica caracteriza-se pelo agrupamento de fatores de risco metabólicos, inclusive obesidade abdominal, **dislipidemia aterogênica**, níveis elevados de pressão arterial,

Dislipidemia aterogênica. Níveis sanguíneos anormais de lipídios que promovem a ocorrência de aterosclerose.

resistência à insulina ou intolerância à glicose, **estado protrombótico** (p. ex., níveis sanguíneos elevados de fibrinogênio ou de inibidor de ativador de plasminogênio 1) e estado pró-inflamatório (p. ex., níveis sanguíneos elevados de proteína C reativa).[48] Indivíduos com síndrome metabólica correm risco aumentado de cardiopatia isquêmica e outras patologias relacionadas à aterosclerose (p. ex., infarto agudo do miocárdio, acidente vascular cerebral ou encefálico e doença vascular periférica) e diabetes *mellitus* do tipo 2 (DM2). A síndrome metabólica tornou-se cada vez mais comum nos EUA e estima-se que aproximadamente 23% da população adulta apresente essa condição.[49] Os fatores de risco subjacentes dominantes para síndrome metabólica parecem ser obesidade abdominal e resistência à insulina. Outras condições associadas à síndrome metabólica incluem sedentarismo, envelhecimento, desequilíbrio hormonal e predisposição genética. Não existem critérios consagrados para o diagnóstico da síndrome metabólica; contudo, muitos especialistas concordam que o achado de três ou mais das seguintes alterações indica síndrome metabólica: circunferência da cintura aumentada (> 88 cm para mulheres, > 102 cm para homens), níveis sanguíneos elevados de triglicerídeos, níveis sanguíneos reduzidos de HDL-colesterol, níveis elevados de pressão arterial e glicemia de jejum elevada.[50]

Doenças ortopédicas e neuromusculares

Doenças ortopédicas e neuromusculares podem comprometer significativamente a participação em atividade física e exercício, contribuindo para taxas consideráveis de morbidade e mortalidade. A Figura 5.8 mostra a prevalência das duas doenças ortopédicas e neuromusculares mais comuns: artrite e osteoporose.[43] As doenças comentadas nas próximas seções são algumas das mais frequentemente encontradas pelos fisiologistas do exercício aplicado à clínica em unidades de saúde. A Tabela 5.7 mostra os efeitos benéficos potenciais do exercício físico para cada uma das doenças ortopédicas e neuromusculares.

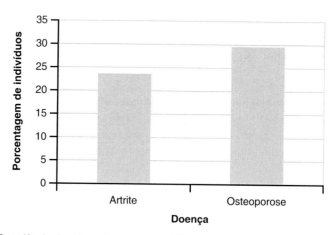

FIGURA 5.8 Prevalência das duas doenças ortopédicas e neuromusculares mais comuns: artrite e osteoporose.[43]

Estado protrombótico. Também conhecido como trombofilia ou estado hipercoagulável; é a propensão à trombose venosa em virtude de anormalidade no sistema de coagulação. Pode ser hereditário ou adquirido.

Tabela 5.7	Efeitos benéficos potenciais da prática de exercício físico em várias doenças ortopédicas e neuromusculares.
DOENÇA	EFEITOS BENÉFICOS DO EXERCÍCIO
Artrite	Melhora do condicionamento físico; redução do edema e da dor nas articulações
Osteoporose	Melhora do condicionamento físico
Distrofia muscular	Aumento da força muscular e da capacidade funcional
Esclerose múltipla	Melhora a curto prazo do condicionamento físico e do desempenho funcional
Paralisia cerebral	Melhora do condicionamento físico; aumento da sensação de bem-estar

Artrite

Artrite é uma condição dolorosa que acomete uma articulação isolada ou numerosas articulações do corpo. Nos EUA, aproximadamente 53 milhões de indivíduos têm artrite e esta é uma causa importante de incapacidade em indivíduos com mais de 55 anos.[51] As duas condições artríticas mais comuns são osteoartrite (uma artropatia degenerativa) e artrite reumatoide (AR, artropatia inflamatória). A osteoartrite acomete uma ou mais articulações e, primeiro, manifesta-se como um déficit na cartilagem em torno das extremidades dos ossos que formam a articulação. Também conhecida como doença articular degenerativa, a osteoartrite ocorre tipicamente após traumatismo articular, após infecção articular ou, simplesmente, como resultado do envelhecimento. A artrite reumatoide resulta de uma resposta inflamatória do sistema imune contra o tecido articular. Nesse caso, a resposta inflamatória pode ocorrer em numerosas articulações e, também, em outros sistemas de órgãos do corpo. O tratamento das condições artríticas varia de acordo com o tipo de artrite, mas inclui tipicamente fisioterapia, terapia ocupacional, modificação do estilo de vida (com aumento da atividade física e prática regular de exercícios físicos), perda ponderal e tratamento farmacológico. Artroplastia pode ser necessária nos casos graves que apresentam deterioração articular.[44]

Osteoporose

Osteoporose é caracterizada por densidade óssea mineral (DMO) baixa e deterioração da microarquitetura do tecido ósseo, mais especificamente redução do número de trabéculas e adelgaçamento das trabéculas, aumentando o risco de fratura. **Osteopenia** consiste em perda importante da massa óssea, mas não tão grave quanto a observada na osteoporose. Embora a osteoporose possa ocorrer em qualquer pessoa, é mais comum em mulheres brancas abaixo do peso ideal (IMC < 18) após a menopausa.[52] Estima-se que mais de 54 milhões de pessoas tenham osteoporose e massa óssea baixa.[52] A massa óssea é, tipicamente, mais elevada durante a terceira e a quinta décadas de vida de uma pessoa (Figura 5.9). Após essa idade, ocorre

Osteopenia. Termo usado para descrever redução da densidade mineral óssea (DMO) e da calcificação, mas sem atender aos critérios de osteoporose. Segundo a Organização Mundial da Saúde, osteopenia é um escore t entre −1 e −2,5, enquanto na osteoporose o escore t é −2,5.

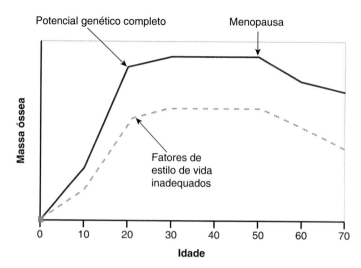

FIGURA 5.9 Aquisição e perda de massa óssea ao longo da vida. (Adaptada de Heaney RP, Abrams S, Dawson-Hughes B, et al. Peak bone mass. *Osteoporos Int.* 2000;11:985-1009.)

redução gradual da massa óssea porque a reposição de osso não é tão rápida quanto a sua perda. Após a menopausa, a produção de estrogênio, que ajuda a manter os níveis de cálcio e de outros minerais necessários para a regeneração óssea normal, diminui substancialmente. Esse nível diminuído de estrogênio contribui para a perda acelerada de massa óssea (até 3% ao ano durante um período de 5 a 7 anos). Outros fatores que contribuem para aceleração da perda óssea incluem tabagismo, consumo excessivo de álcool etílico e sedentarismo. O desenvolvimento de osteoporose também tem um componente genético. Identificou-se um gene do receptor que impacta a captação de cálcio e a densidade óssea, e as diferentes formas desse gene parecem estar correlacionadas com diferenças na densidade óssea de indivíduos com osteoporose.[44]

Distrofia muscular

Distrofia muscular é um termo abrangente empregado na descrição de várias doenças genéticas caracterizas por desgaste progressivo dos músculos esqueléticos. Existem cinco formas principais da doença e elas são classificadas de acordo com a idade de aparecimento das manifestações clínicas, o padrão de herança e a parte do corpo primariamente acometida. A distrofia muscular caracteriza-se por degeneração progressiva das fibras musculares que são substituídas por tecido fibroso. A distrofia muscular manifesta-se precocemente e provoca fraqueza muscular **simétrica** e desgaste de grupos de músculos como os dos membros inferiores, da cintura escapular e da face. A forma mais comum da doença (de *Duchenne*) é causada por um defeito no cromossomo X e só acomete meninos. A membrana celular dos músculos não apresenta uma proteína específica denominada *distrofina*, que, em condições normais, impede que a estrutura muscular seja destruída

Simétrico. Aquilo que acomete partes correspondentes ao mesmo tempo e de modo semelhante.

pelas próprias contrações. Não existe tratamento conhecido nem cura para a distrofia muscular no presente momento. Medidas de suporte associadas à prática regular de atividade física e exercício podem melhorar a qualidade de vida e preservar a mobilidade o máximo possível.[44]

Esclerose múltipla

Esclerose múltipla é uma doença autoimune crônica e de evolução lenta na qual o sistema imune ataca as bainhas de mielina que circundam e protegem as células nervosas do encéfalo e da medula espinal. Isso resulta em áreas lesionadas no sistema nervoso que não conseguem transmitir os impulsos nervosos. Há também lesão lenta dos próprios nervos. Tipicamente, a esclerose múltipla manifesta-se entre os 20 e 40 anos. As muitas manifestações clínicas associadas à esclerose múltipla acometem quase todos os sistemas do corpo e resultam em alteração da visão, transtornos emocionais, transtornos da fala, convulsões, paralisia ou dormência de várias regiões do corpo, distúrbios da bexiga urinária e fraqueza muscular. A evolução da doença varia consideravelmente entre os indivíduos. Em alguns indivíduos, as manifestações clínicas diminuem e depois reaparecem, às vezes em intervalos frequentes e, outras vezes, após alguns anos. Em outros indivíduos, a doença evolui de modo constante. Existe predisposição genética à esclerose múltipla e fatores ambientais também estão envolvidos no desenvolvimento da doença. Não há cura para a esclerose múltipla; contudo, alguns fármacos conseguem alentecer a sua evolução e reduzir a frequência dos episódios agudos.[44]

Paralisia cerebral

Paralisia cerebral é causada por lesão cerebral antes ou durante o nascimento ou nos primeiros 5 anos de vida, resultando em perda do controle e da coordenação da musculatura voluntária. Embora não seja conhecida a causa exata, alguns fatores predispõem a criança a desenvolver paralisia cerebral, inclusive doenças como rubéola ou herpes genital, peso muito baixo ao nascimento, agravos ou maus-tratos físicos, tabagismo materno, etilismo e ingestão de determinadas substâncias (p. ex., paracetamol). Muitos casos de paralisia cerebral estão associados a problemas pré-natais. A gravidade do quadro depende da extensão da lesão cerebral. Indivíduos com casos leves de paralisia cerebral podem apresentar acometimento de alguns músculos, enquanto nos casos graves pode ocorrer perda total da coordenação motora ou até mesmo paralisia. Existem muitas formas diferentes de incapacidade, cada uma delas provocada por lesão em uma área diferente do cérebro. A forma espástica de paralisia cerebral representa mais de 50% de todos os casos e resulta de lesão das áreas motoras do córtex cerebral. Essa condição faz com que os músculos afetados se contraiam e sejam hiper-responsivos a estímulos. Outros tipos de paralisia cerebral incluem atetoide, coreica e atáxica. Os diferentes tipos de paralisia cerebral podem ocorrer isoladamente ou em combinação. Alguns indivíduos com paralisia cerebral apresentam algum grau de comprometimento mental; contudo, muitos indivíduos têm seu intelecto preservado. Não há cura para a paralisia cerebral e, em geral, a conduta inclui fisioterapia, terapia ocupacional e fonoterapia.[44]

Transtornos do comportamento e da saúde mental

Os transtornos do comportamento e da saúde mental são caracterizados por alterações dos pensamentos, das emoções ou do comportamento significativas o suficiente para comprometer a atuação do indivíduo. Numerosas condições da saúde mental comprometem de modo significativo a participação em atividades físicas e exercícios, contribuindo para taxas consideráveis

168 ACSM Introdução à Ciência do Exercício

de morbidade e mortalidade. As duas condições da saúde mental mais comuns são transtornos de ansiedade e depressão.[53] Participação em atividades físicas e exercícios como tratamento adjuvante pode ter desfechos positivos, tanto na ansiedade como na depressão.[40]

Transtornos de ansiedade

Os transtornos de ansiedade constituem um grupo de doenças que incluem fobias sociais, transtorno do pânico, transtorno obsessivo-compulsivo (TOC), transtorno de estresse pós-traumático (TEPT) e transtorno de ansiedade generalizado.[44] Prevê-se que até 33% dos adultos apresentarão transtorno de ansiedade durante suas vidas.[54] Esses transtornos podem ter efeito significativo na saúde física ou mental.[53] Além disso, transtornos de ansiedade podem aumentar a atividade do sistema nervoso simpático (SNS), resultando em elevação de funções fisiológicas como pressão arterial, frequência cardíaca, sudorese e fluxo sanguíneo para grupos musculares importantes.[44] Esse aumento da atividade do SNS pode ser problemático para indivíduos com comorbidades. As opções terapêuticas para os transtornos de ansiedade incluem psicoterapia, medicamentos, grupos de suporte e técnicas de manejo de estresse. Os medicamentos usados no tratamento dos transtornos de ansiedade podem influenciar significativamente funções fisiológicas como frequência cardíaca e pressão arterial.[53]

Depressão

Depressão (também conhecida como transtorno depressivo maior) é um transtorno do humor comum e grave. Nos EUA, até 7,1% da população adulta sofreu depressão no último ano.[53] Depressão pode causar manifestações graves que impactam como os indivíduos se sentem, pensam e lidam com as atividades da vida diária. Para ser feito o diagnóstico de depressão, os sintomas têm de existir há pelo menos 2 semanas.[53] Embora a depressão não influencie diretamente as funções fisiológicas, um indivíduo com depressão provavelmente demonstrará pouco interesse na maioria das atividades, apresentará aumento ou perda significativa de massa corporal, relatará fatiga ou astenia.[44] Essas manifestações podem exercer efeito indireto na participação em atividade física ou exercício. A conduta mais comum em pacientes com depressão inclui psicoterapia e medicamentos. A medicação antidepressiva demora algumas semanas antes de aliviar os sintomas depressivos e, com frequência, é preciso ajustar a dose para maximizar o efeito terapêutico.[40]

Câncer

Câncer consiste em crescimento anormal de tecido (neoplasia), caracteristicamente mais rápido que o normal, com perda parcial ou completa da organização estrutural e ausência de coordenação funcional com os tecidos normais. As neoplasias, massas distintas de tecidos, podem ser benignas ou malignas.[55] Câncer é uma causa importante de morbidade e mortalidade nos EUA, sendo a segunda principal causa de morte (ver Figura 1.1). O quanto de atividade física e exercício consegue ser tolerado pelo indivíduo pode ser influenciado pelo tipo e pelo estágio da neoplasia maligna. Os sete tipos mais comuns de neoplasia maligna são os de mama, ginecológico, próstata, pulmão, colorretal, cabeça e pescoço e hematológico.[40] O tratamento de neoplasias malignas varia de acordo com o tipo e o estágio da patologia, bem como outros fatores, inclusive a idade e as condições gerais de saúde do indivíduo. As abordagens mais frequentes são cirurgia, quimioterapia, radioterapia e terapias biológicas, hormonais e imunológicas direcionadas.[40]

Áreas de estudo na fisiologia do exercício aplicado à clínica

A fisiologia do exercício aplicado à clínica engloba numerosas áreas de pesquisa e questionamento acadêmico com a meta de aprimorar os desfechos de saúde e a reabilitação dos pacientes. Os profissionais de reabilitação cardíaca e pulmonar estão interessados nas várias respostas das doenças às diferentes intervenções físicas, nutricionais e comportamentais. Os objetivos primários consistem em identificar os programas de reabilitação mais efetivos e eficientes para um paciente específico. O valor da tecnologia, a localização do exercício e a prescrição de exercícios são exemplos de algumas das áreas atuais de interesse primário na fisiologia do exercício aplicado à clínica. As áreas selecionadas não são necessariamente mais importantes nem mais definidoras; elas simplesmente são uma amostra da geração e da utilização dos dados sobre fisiologia do exercício aplicado à clínica.

Uso de tecnologia

A utilização de tecnologia eletrônica nos programas de reabilitação cardíaca tem um potencial grande de promoção da adesão dos pacientes aos programas de treinamento físico e, portanto, aprimoramento do condicionamento cardiovascular e redução do risco de futuro infarto agudo do miocárdio.[56,57] Os resultados mostraram que os pacientes e os profissionais da saúde acreditam que o uso de *smartphones* é um elemento exequível, seguro e aceitável do processo de reabilitação cardíaca.[56] Além disso, foram constatados aprimoramento clinicamente significativo da capacidade física e da capacidade funcional, bem como das taxas de participação em atividades físicas.[58,59] Telessaúde, a assistência à saúde remota via métodos eletrônicos de comunicação, está se tornando um elemento crucial para indivíduos que não conseguem acesso fácil à assistência à saúde presencial. A reabilitação cardíaca via telessaúde parece ser tão efetiva quanto a reabilitação cardíaca presencial no tocante a aprimoramento dos fatores que contribuem para a redução do risco de doença cardiovascular, melhorando a capacidade funcional e sobrepujando barreiras comuns que limitam a participação em um programa convencional (em uma instalação especializada).[60] O uso da telessaúde também tem potencial expressivo na reabilitação pulmonar porque ajuda a superar barreiras de acesso no caso de pessoas que vivem em regiões rurais e de pessoas que não podem comparecer pessoalmente em razão de outros compromissos, como emprego e filhos.[61]

Localização e modalidade de exercício

Uma área relevante de estudo na reabilitação cardíaca é a análise dos programas domiciliares em comparação com programas convencionais no tocante à potencialização da capacidade física dos pacientes.[62] Existem evidências suficientes de que a reabilitação cardíaca melhora o condicionamento físico após um evento cardíaco. Todavia, muitos pacientes elegíveis não recebem reabilitação cardíaca[63] e, como resultado, os benefícios físicos e emocionais da reabilitação cardíaca não são, com frequência, mantidos. Alguns estudos recentes constataram que não há diferenças expressivas entre o treinamento físico domiciliar e o treinamento físico convencional em termos de condicionamento físico, nível de atividade física ou qualidade de vida relacionada à saúde no caso de pacientes com risco cardíaco baixo a moderado que aderem à reabilitação cardíaca. Mais importante ainda, o treinamento físico domiciliar foi associado a maior satisfação dos pacientes e parece ser mais custo-efetivo do que o treinamento em unidades convencionais.[64,65] Embora a reabilitação cardíaca domiciliar pareça ser promissora no tocante à expansão da acessibilidade a pacientes elegíveis, ainda é necessária pesquisa adicional para elucidar, fortalecer e estender as evidências científicas para subgrupos cruciais, inclusive adultos mais velhos, mulheres, minorias sub-representadas e outros grupos de alto risco e pouco estudados.

De modo semelhante aos estudos realizados em pacientes com doenças cardíacas, é importante determinar se um programa de reabilitação pulmonar domiciliar efetivamente melhora a função pulmonar de pacientes com DPOC.[66] Em um esforço para encontrar programas alternativos de treinamento físico para melhorar a função pulmonar, pesquisadores investigaram se exercícios chineses tradicionais, como *qigong* e *tai chi*, têm valor terapêutico em pacientes com DPOC.[67] Por fim, os pesquisadores determinaram recentemente que a realização regular de exercícios de equilíbrio pode exercer um efeito considerável no equilíbrio funcional de pacientes com DPOC.[68]

Treinamento físico individualizado

Existem numerosos fatores que influenciam a adesão a um programa de reabilitação cardíaca, inclusive acesso às instalações físicas e a preferência por determinada modalidade de exercício.[29,69] Assim, modelos flexíveis e várias opções de exercício são fundamentais para garantir a adesão prolongada ao treinamento físico de pacientes com doenças cardiovasculares. Em um esforço para oferecer aos pacientes opções variadas de exercícios físicos, os pesquisadores analisaram as respostas dos sistemas cardiovascular e respiratório durante exercícios aquáticos porque essa modalidade é atraente para muitos participantes na reabilitação cardíaca.[69-72] Os resultados de vários estudos indicam que os exercícios aquáticos melhoram, no caso de pacientes com cardiopatias, a velocidade e a distância caminhada, aumentam a motivação pessoal para a prática de exercício e promovem respostas cardiovasculares seguras e efetivas durante o exercício.[69-72]

A identificação do programa de exercício individualizado e apropriado a ser seguido na reabilitação cardíaca é importante para assegurar redução do risco de doença e um programa de exercício seguro e efetivo. Por exemplo, mulheres entram em programas de reabilitação cardíaca com medidas basais notavelmente mais baixas e há evidências de que o condicionamento cardiorrespiratório delas não aumenta tanto quanto o dos homens.[73,74] Fatores que poderiam explicar o menor incremento das mulheres incluem intensidade menor de treinamento físico, número maior de comorbidades e existência de diabetes *mellitus*.[74,75] É necessário estudar como a prescrição de exercício individualizada, sobretudo para mulheres, influencia a capacidade de exercício, a melhora do condicionamento cardiorrespiratório e os fatores de risco metabólicos, porque isso fornecerá informações valiosas sobre a redução de risco de doença.[75,76]

A fisiologia do exercício aplicado à saúde também engloba numerosas áreas de estudo que são mencionadas em outros capítulos desta obra. Por exemplo, os profissionais da ciência do exercício também estão interessados no papel da inatividade física no risco de doença, como os genes regulam a recuperação de uma doença cardiovascular, como o exercício alentecerá a evolução da distrofia muscular ou como o aporte nutricional influencia o desenvolvimento de osteoporose. De uma perspectiva mais ampla, epidemiologistas estudam o papel dos fatores ambientais, comportamentais e genéticos no risco e na prevalência de várias doenças em grandes populações. Os exemplos apresentados não são uma lista completa das pesquisas e das atividades acadêmicas, apenas uma representação de áreas de estudo relacionadas com a fisiologia do exercício aplicado à clínica.

Como o curso de ciência do exercício prepara a pessoa para uma carreira profissional como fisiologista do exercício aplicado à clínica e auxilia no uso da atividade física e do exercício para o manejo de uma doença crônica?

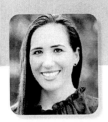

Entrevista

Mary Stauder, MS, RCEP, ACSM-CEP & EIM-3, NSCA-CPT, ACE-TES

Diretora Associada de Health & Healing em Canyon Ranch, Tucson, AZ

Breve introdução – Nasci em Wisconsin e graduei-me em Ciência do Exercício e do Esporte com ênfase em condicionamento e nutrição, com mestrado em Fisiologia do Exercício Aplicado à clínica na University of Wisconsin-La Crosse. Concluí meu internato no Duke University Diet and Fitness Center (DFC) em Durham, NC, e meu mestrado em Reabilitação Cardíaca no St. Luke's Medical Center em Milwaukee, WI. Minha paixão é prescrever e orientar pessoas sobre como o treinamento físico pode prevenir, controlar e, até mesmo, tratar condições crônicas. Além do meu trabalho no Canyon Ranch, sou a fundadora e CEO do Rx Fit To Lead LLC, onde realizo consultas (telessaúde) para clientes que "buscam mais que o mero treinamento físico e percebem que o exercício age como medicamento" e, assim, melhoram a saúde e o condicionamento físico.

P: Quais são as experiências mais significativas na sua carreira?

Uma das experiências mais significativas foi trabalhar como *personal trainer*, instrutor de exercício em grupo e instrutor de segurança em esportes aquáticos no início da minha carreira, antes da graduação. O fato de estudar em tempo integral e ter múltiplos empregos para ganhar experiência prática foi inestimável. Graças a essa vivência, percebi que muitos dos meus clientes tinham condições crônicas e isso me incentivou a buscar mais conhecimento de exercício aplicado à clínica de modo a fazer prescrições de exercício seguras e efetivas. Assim, fiz um internato integrativo com base clínica em DFC e um mestrado em fisiologia do exercício aplicado à clínica. Tive uma epifania durante o internato que mudou minha concepção da profissão e da jornada dos pacientes. Percebi que equipes multiprofissionais são cruciais para a saúde e o condicionamento físico dos indivíduos. Portanto, busquei oportunidades focadas em equipes multiprofissionais após minha formatura. O trabalho em bem-estar empresarial foi uma opção evidente para a minha pessoa; tive a oportunidade de me tornar uma especialista em condicionamento físico e, posteriormente, uma pioneira como fisiologista do exercício aplicado à clínica em um modelo de residência centrada em assistência médica primária, em que eu também atuava como gestora de programas de manejo de doença e liderava equipes de condicionamento físico em todo o país. Após viajar para a Dinamarca por causa do trabalho do meu marido e deixar meu emprego em bem-estar empresarial, busquei bem-estar integral na indústria hoteleira em Canyon Ranch. Ali, tive a oportunidade de transformar vidas como fisiologista do exercício e, atualmente, sou *Associate Director* da divisão Health & Healing. Junto com as equipes de assistência integral, nós oferecemos palestras, programas com curadoria e, não menos importante, instalações e equipamento de teste. A gestão de uma equipe de terapeutas e cuidadores com a meta de transformar vidas é extremamente recompensadora e muito inspiradora.

P: Por que você optou pela reabilitação cardíaca ou como se tornou uma profissional da reabilitação cardíaca?

Na minha adolescência, constatei que o poder de cura do exercício era muito superior ao mero condicionamento físico. Minha missão pessoal tornou-se evidente: compartilhar os efeitos benéficos do exercício com o maior número possível de pessoas, de modo que elas pudessem usufruir desse poder de cura do exercício e ir além do treinamento físico.

Dê dois ou três exemplos dos "melhores componentes" do seu trabalho.

Uma das melhores coisas da minha profissão é ter tido a oportunidade de orientar as pessoas como fazer treinamento físico com a meta de alcançar condicionamento físico e como "medicamento". Muitas vezes, indivíduos que trabalham comigo não compreendem bem o motivo de se fazerem exercícios físicos e isso inibe sua capacidade de praticar exercícios físicos para obter condicionamento por toda a vida. Após orientação e *coaching*, é fantástico observar a transformação deles e sua adesão ao treinamento físico. Outra coisa que eu adoro na minha profissão é o fato de trabalhar com uma equipe multiprofissional. A colaboração de nutricionistas, especialistas de saúde comportamental, médicos, treinadores atléticos e terapeutas (bem-estar espiritual) proporciona uma abordagem holística do bem-estar do cliente. Além disso, adoro elaborar programas integrais focados na transformação da mente e do espírito, nutrição e alimentação, condicionamento físico e movimento e saúde e cura.

 Que recomendação você ofereceria para um estudante que deseja seguir carreira em ciência do exercício/reabilitação cardíaca?

Minha recomendação para os estudantes é determinar o que desejam aprender e procurar um preceptor (orientador). O campo da ciência do exercício apresenta muitas vertentes diferentes que o estudante muitas vezes não conhece. Com frequência, os estudantes acreditam que uma carreira em ciência do exercício seria *personal trainer* ou fisiologista do exercício em reabilitação cardíaca. Existem outros campos disponíveis para os profissionais do exercício, como bem-estar empresarial, programas de gestão de doença, bem-estar na hotelaria e atenção primária integral à saúde. Crucial para o meu sucesso foi seguir a minha paixão e me permitir mudar de ideia em vários momentos da minha carreira. As oportunidades são infinitas! Ganhe experiência, procure um preceptor e rompa as barreiras!

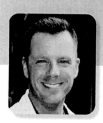

Entrevista

Dan Bayliss, RN, MS CES
Enfermeiro Registrado, Atlantic Coast Athletic Club, Richmond, VA

Breve introdução – Embora oriundo da região nordeste de Ohio, agora considero Richmond, Virginia, minha casa. Graduei-me em biomedicina pela Ohio Northern University, fiz mestrado em fisiologia do exercício aplicado a clínica/condicionamento físico do adulto pela Ball State University e graduei-me em Enfermagem pelo Chesapeake College. Atualmente, trabalho como enfermeiro e fisiologista do exercício para promoção de condicionamento físico e bem-estar no Atlantic Coast Athletic Club (ACAC). Como ex-fumante e etilista mais que social com história familiar de diabetes *mellitus*, depressão, câncer e hipertensão arterial sistêmica, mudei minha vida graças ao condicionamento físico. Na verdade, ter concluído minha primeira maratona foi o momento mais emocionante da minha vida – foi o dia em que comecei a viver, não apenas existir e foi graças aos exercícios físicos que consegui transformar minha vida.

 Quais são as experiências mais significativas na sua carreira?

Após trabalhar por vários anos com reabilitação cardiopulmonar, tive a oportunidade de trabalhar no University of Virginia Medical Center como *Clinical Director* do *UVA SitFit Program*, um programa de treinamento físico para pacientes dialisados durante as sessões no hospital, um dos três programas de treinamento físico para pacientes dialisados existentes nos EUA. Tratava-se de um programa inovador e moderno que se tornou nacionalmente reconhecido.

Capítulo 5 Fisiologia do Exercício Aplicado à Clínica **173**

P: Por que você optou pela reabilitação cardíaca ou como se tornou um profissional da reabilitação cardíaca?

Foi realmente interessante porque sempre quis me tornar um farmacêutico como meus pais. Infelizmente, nunca gostei de química orgânica e, de repente, fiquei desnorteado. Meu preceptor durante a graduação ajudou-me a encontrar um assunto que me interessou. Um dia ouvi falar de "fisiologia do exercício" e isso despertou meu interesse. Por acaso, meu preceptor conhecia o diretor do internacionalmente reconhecido *Ball State Exercise Physiology Program*. Meu preceptor telefonou para ele e, na semana seguinte, fomos a Muncie, Indiana, e conversamos sobre o programa de fisiologia do exercício. No outono seguinte, iniciei o curso e graduei-me em 1999. Em 2014, tive a oportunidade de entrar para a faculdade de enfermagem. Todavia, desde o início, eu não desejava trabalhar em hospital. Na verdade, eu queria combinar meus conhecimentos de exercício com o mundo clínico da enfermagem, de modo a criar um nicho especial para atuar. Desde então, trabalhei em um programa de treinamento físico (denominado "P.R.E.P") em minha unidade de condicionamento físico, orientando um programa de 2 meses para pessoas com doenças crônicas.

P: Dê dois ou três exemplos dos "melhores componentes" do seu trabalho.

Gosto muito de atuar na vanguarda do campo de condicionamento físico em situações clínicas. Na minha opinião, nos EUA a medicina preventiva está se tornando crucial para a assistência médica no futuro próximo; portanto, sinto que é minha responsabilidade ajudar a orientar o público sobre os efeitos benéficos do condicionamento físico e como este se correlaciona com a saúde. Sinto-me afortunado por ajudar a superar o hiato entre os mundos da enfermagem e do condicionamento físico ao combinar os programas de exercício físico aplicado à clínica com minhas habilidades de enfermagem para fornecer um nível elevado de cuidados para as pessoas.

P: Que recomendação você ofereceria para um estudante que deseja seguir carreira em ciência do exercício como reabilitação cardíaca?

Bem, se ele(ela) estiver em busca de fortuna, essa provavelmente não é a profissão certa! É preciso lembrar que há coisas mais importantes no mundo do que ganhar dinheiro, como a oportunidade de ajudar a mudar a vida de uma pessoa por meio de condicionamento físico e conseguir observar *diariamente* essas alterações do estilo de vida. Esse impacto na vida do outro trará mais satisfação do que dinheiro. Se a pessoa se engajar nessa profissão com paixão, dedicação e empenho, as oportunidades de crescimento surgirão e essa carreira é muito rica em possibilidades. No meu caso, a fisiologia do exercício foi uma grande plataforma para outras carreiras como enfermagem; contudo, tudo depende da pessoa. Ted Kennedy disse: "seu destino será determinado por suas obras, temperadas por motivo e verdade." Apesar da crença popular, as possibilidades na fisiologia do exercício são infinitas e eu lanço o desafio de as pessoas criarem seus próprios destinos, expandirem suas fronteiras para alcançarem novos planos e fazerem uma diferença no mundo em que vivemos.

Resumo

- A característica primordial da fisiologia do exercício clínico consiste em atividade física e exercício que conseguem prevenir ou retardar o aparecimento de doença crônica em indivíduos saudáveis ou que têm efeitos benéficos terapêuticos ou funcionais em indivíduos com doenças
- Os fisiologistas do exercício aplicado à clínica têm uma participação importante na equipe de saúde e contribuem com seus conhecimentos para a prevenção, o tratamento e a reabilitação de numerosas doenças e incapacidade física
- Os fisiologistas do exercício clínicos empregam a atividade física e o exercício como um meio para analisar a capacidade funcional; auxiliam os especialistas da assistência à saúde nos exames diagnósticos; prescrevem exercícios fundamentados em demandas,

174 ACSM Introdução à Ciência do Exercício

desejos e capacidades individuais; além de orientar, supervisionar e monitorar programas de exercício em ambientes clínicos

- Doenças cardiovasculares, respiratórias, metabólicas, ortopédicas e neuromusculares podem ser positivamente impactadas pela utilização de um programa individualizado de atividade física e exercício.

Para revisão

1. Quais são as possibilidades primárias de emprego para o fisiologista de exercício aplicado à clínica?
2. Quais eventos significativos ocorreram durante a década de 1950 que contribuíram para a compreensão do valor da atividade física e do exercício na prevenção de doenças cardiovasculares?
3. Defina avaliação de capacidade funcional e diagnóstico.
4. Quais são as funções primárias de um teste ergométrico?
5. Qual é o propósito do rastreio pré-exercício?
6. Por que é obrigatório que o indivíduo assine um termo de consentimento livre e informado antes da realização de um teste ergométrico?
7. Por que é importante verificar a EPE, a frequência cardíaca, a pressão arterial e o ECG durante um teste ergométrico?
8. Qual é a diferença entre um teste ergométrico submáximo e um teste ergométrico máximo?
9. Quais são os componentes do teste de condicionamento físico relacionado à saúde?
10. Defina as doenças cardiovasculares primárias:
    a. Infarto agudo do miocárdio
    b. Doença da artéria coronária
    c. Angina de peito
    d. Valvopatia cardíaca
    e. Insuficiência cardíaca crônica
    f. Doença vascular periférica
    g. Hipertensão arterial sistêmica.
11. Defina as doenças respiratórias primárias:
    a. Doença pulmonar obstrutiva
    b. Doença pulmonar restritiva
    c. Asma
    d. Fibrose cística.
12. Defina as doenças metabólicas primárias:
    a. Diabetes *mellitus*
    b. Hiperlipidemia
    c. Obesidade
    d. Síndrome metabólica.
13. Defina as doenças ortopédicas e neuromusculares primárias:
    a. Artrite
    b. Osteoporose
    c. Distrofia muscular
    d. Esclerose múltipla
    e. Paralisia cerebral.

Aprendizagem baseada em projetos

1. Identifique um vídeo de teste ergométrico (teste ou prova de esforço) no YouTube. Enquanto assiste ao teste ergométrico, anote as diferentes medidas e como elas são feitas na pessoa avaliada. Prepare um relatório que descreva as diferentes patologias que poderiam ser identificadas graças ao teste ergométrico.
2. Descreva, usando fontes literárias baseadas em evidências, como a prática regular de exercício e atividade física poderia ter um desfecho positivo em um indivíduo com as seguintes características:
   a. Homem negro, 50 anos, com hipertensão arterial sistêmica
   b. Mulher de 65 anos, pós-menopausa
   c. Mulher de 18 anos com obesidade e diabetes *mellitus* do tipo 2
   d. Homem de 78 anos com forma grave de artrite.

Referências bibliográficas

1. Hellerstein HK, Ford AB. Rehabilitation of the cardiac patient. *JAMA*. 1957;164(3):225–31.
2. Franklin BA, Fern A, Fowler A, Spring T, deJong A. Exercise physiologist's role in clinical practice. *Br J Sports Med*. 2009;43(2):93–8.
3. Hamm LF, Sanderson BK, Ades PA, Berra K, Kaminsky LA, Roitman JL, et al. Core competencies for cardiac rehabilitation/secondary prevention professionals: 2010 update: position statement of the American Association of Cardiovascular and Pulmonary Rehabilitation. *J Cardiopulm Rehabil Prev*. 2011;31(1):2–10.
4. Hornsby WG, Bryner RW. Clinical exercise physiology. In: Brown SP, editor. *Introduction to Exercise Science*. 1st ed. Philadelphia (PA): Lippincott, Williams & Wilkins; 2001. p. 212–34.
5. Berryman JW. Ancient and early influences. In: Tipton CM, editor. *Exercise Physiology: People and Ideas*. New York (NY): Oxford University Press; 2003. p. 1–38.
6. Wilson PK. AACVPR: The first 20 years. *J Cardiopulm Rehabil*. 2005;25:242–8.
7. Heberden W. Some accounts of a disorder of the chest. *Med Trans Coll Phys*. 1772;2:59–66.
8. Heberden W. *Commentaries on the History and Care of Disease*. London: T. Payne; 1802. 1802 p.
9. Stokes W. *Disease of the Heart and Aorta*. Philadelphia (PA): Lindsay; 1854.
10. Heggie V. A century of cardiomythology: exercise and the heart c.1880. *Soc Hist Med*. 2010;23(2):280–98.
11. Morris JN, Heady JA, Raffle PAB, Roberts CG, Parks JW. Coronary heart disease and physical activity of work. *Lancet*. 1953;262:1053–7.
12. Levine SA, Lown B. Armchair treatment of acute coronary thrombosis. *JAMA*. 1952;148:1365–7.
13. Froelicher VF. *Cardiac Rehabilitation. Exercise and the Heart: Clinical Concepts*. 2nd ed. Chicago (IL): Year Book Medical Publishers, Inc.; 1987. p. 423–86.
14. Cain HD, Frasher WG, Stiuelman R. Graded activity program for safe return to self care following myocardial infarction. *JAMA*. 1961;177:111–5.
15. Kallio V, Hamalainen H, Hakkila J, Luurila OJ. Reduction in sudden deaths by a multifactorial intervention programme after acute myocardial infarction. *Lancet*. 1979;2:1091–4.
16. American College of Sports Medicine. *Guidelines for Graded Exercise Testing and Prescription*. 1st ed. Philadelphia (PA): Lea and Febiger; 1975. 1975 p.
17. American Heart Association. *Exercise Testing and Training of Apparently Healthy Individuals: A Handbook for Physicians*. New York (NY): American Heart Association; 1972. 1972 p.
18. Erikssen G. Physical fitness and changes in mortality. *Sports Med*. 2001;31(8):571–6.
19. Barach AL. *Physiologic Therapy in Respiratory Disease*. Philadelphia (PA): J.B. Lippincott; 1948. 1948 p.
20. Miller WF. Physical therapeutic measures in the treatment of chronic bronchopulmonary disorders. *Am J Med*. 1958;24:929.
21. Miller WF. Rehabilitation of patients with chronic lung diseases. *Med Clin North Am*. 1967;51:349–56.
22. Petty TL, Nett LM, Finigan NM, Brink GA, Corsello PR. A comprehensive care program for chronic airway obstruction. *Ann Int Med*. 1969;70:1109–20.
23. Society AT. Pulmonary rehabilitation. *Am Rev Respir Dis*. 1981;24:663–6.

176 ACSM Introdução à Ciência do Exercício

24. Pate RR, Pratt M, Blair SN, et al. A recommendation from the Centers for Disease Control and Prevention and the American College of Sports Medicine. *JAMA*. 1995;273(5):402–7.
25. Van Camp SP, Cantwell JD, Fletcher GF, Smith LK, Thompson PD. Exercise for patients with coronary artery disease. *Med Sci Sports Exerc*. 1994;26(3):i–v.
26. Clinical Exercise Physiology Association. 2021. Available from: https://cepa.clubexpress.com/.
27. Wall HK, Stolp H, Wright JS, et al. The Million Hearts initiative: catalyzing utilization of cardiac rehabilitation and accelerating implementation of new care models. *J Cardiopulm Rehabil Prev*. 2020;40(5):290–3.
28. Exercise is Medicine Web Site [Internet]. 2016. Available from: www.exerciseismedicine.org.
29. American College of Sports Medicine. *ACSM's Guidelines for Exercise Testing and Prescription*. 11th ed. Philadelphia (PA): Lippincott, Williams, and Wilkins; 2021.
30. James PA, Oparil S, Carter BL, et al. Evidence-based guidelines for the management of high blood pressure in adults. *JAMA*. 2014;311(5):507–20.
31. Joint National Committee on Prevention D, Evaluation, and Treatment of High Blood Pressure. The seventh report of the Joint National Committee on prevention, detection, evaluation, and treatment of high blood pressure (JNC VII). *Hypertension*. 2003;157:2413–46.
32. Borg GAV, Linderholm H. Perceived exertion and pulse rate during graded exercise in various age groups. *Acta Med Scand*. 1967;472:194–206.
33. Borg GAV. *Borg's Perceived Exertion and Pain Scales*. Champaign (IL): Human Kinetics; 1998. 1998 p.
34. Robertson RJ, Goss FL, Boer N, et al. OMNI scale perceived exertion at ventilatory breakpoint in children: response normalized. *Med Sci Sports Exerc*. 2001;33(11):1946–52.
35. Robertson RJ, Goss FL, Rutkowski J, et al. Concurrent validation of the OMNI perceived exertion scale for resistance exercise. *Med Sci Sports Exerc*. 2003;35(2):333–41.
36. Eisenmann JC, DuBose KD, Donnelly JE. Fatness, fitness, and insulin sensitivity among 7- to 9-year-old children. *Obesity*. 2007;15:2135–44.
37. Howley ET, Bassett DR, Welch HG. Criteria for maximal oxygen uptake: review and commentary. *Med Sci Sports Exerc*. 1995;27(9):1292–301.
38. Mezzani A, Hamm LF, Jones AM, et al. Aerobic exercise intensity assessment and prescription in cardiac rehabilitation: a joint position statement of the European Association for cardiovascular prevention and rehabilitation, the American Association of Cardiovascular and Pulmonary Rehabilitation, and the Canadian Association of Cardiac Rehabilitation. *J Cardiopulm Rehabil Prev*. 2012;32(6):327–50.
39. Kostoff D. Parmacotherapy. In: Ehrman JK, Gordon PM, Visich PS, Keteyian SJ, editors. *Clinical Exercise Physiology*. 2nd ed. Champaign (IL): Human Kinetics; 2009. p. 31–59.
40. Thompson WR. *ACSM's Clinical Exercise Physiology*. Philadelphia (PA): Wolters Kluwer Health; 2019. 792 p.
41. Centers for Disease Control and Prevention. *Leading Causes of Death: 2017*. 2020. Available from: http://www.cdc.gov/nchs/fastats/leading-causes-of-death.htm.
42. Mozaffarian D, Benjamin EJ, Go AS, et al. Heart disease and stroke statistics 2015 update: a report from the American Heart Association. *Circulation*. 2015;131(4):e29–e322.
43. Centers for Disease Control and Prevention. *National Center for Health Statistics 2021*. Available from: https://www.cdc.gov/nchs/index.htm.
44. American College of Sports Medicine. *ACSM's Exercise Management for Persons with Chronic Diseases and Disabilities*. 4th ed. Champaign (IL): Human Kinetics; 2009. 2009 p.
45. Centers for Disease Control and Prevention. *FastStats Homepage* 2020. Available from: www.cdc.gov/nchs/fastats/.
46. Allison DB, Downey M, Atkinson RL, et al. Obesity as a disease: a white paper on evidence and arguments commissioned by the Council of The Obesity Society. *Obesity*. 2008;16(6):1161–77.
47. Sugerman HJ, Kral JG. Evidence-based medicine reports on obesity surgery: a critique. *Int J Obes*. 2005;29:735–45.
48. Churilla JR, Fitzhugh EC, Thompson DL. The metabolic syndrome: how definition impacts the prevalence and risk in U.S. adults: 1999-2004 NHANES. *Metab Syndr Relat Disord*. 2007;5(4):331–42.
49. Beltran-Sanchez H, Harhay MO, Harhay MM, McElligott S. Prevalence and trends of metabolic syndrome in the adult U.S. population, 1999–2010. *J Am Coll Cardiol*. 2013;62(8):697–703.
50. Alberti KGMM, Eckel RH, Grundy SM, et al. Harmonizing the metabolic syndrome: a joint interim statement of the International Diabetes Federation Task Force on Epidemiology and Prevention; National Heart, Lung, and Blood Institute; American Heart Association; World Heart Federation; International Atherosclerosis Society; and International Association for the Study of Obesity. *Circulation*. 2009;120(16):1640–5.
51. Arthritis Foundation 2020 [cited 2020]. Available from: https://www.arthritis.org/.
52. National Osteoporosis Foundation. *Fast facts on osteoporosis*. Washington (DC): 2015. 2015 p. Available from: https://www.nof.org/.
53. National Institute of Mental Health. 2021 [cited 2021]. Available from: https://www.nimh.nih.gov.

54. Bandelow B, Michaelis S. Epidemiology of anxiety disorders in the 21st century. *Dialogues Clin Neurosci.* 2015;17(3):327–35.

55. Schairer JR, Keteyian SJ. Cancer. In: Ehrman JK, Gordon PM, Visich PS, Keteyian SJ, editors. *Clinical Exercise Physiology.* Champaign (IL): Human Kinetics; 2009.

56. Forman DE, LaFond K, Panch T, Allsup K, Manning K, Sattelmair J. Utility and efficacy of a smartphone application to enhance the learning and behavioral goals of traditional cardiac rehabilitation. *J Cardiopulm Rehabil Prev.* 2014;34(5):327–34.

57. Turk-Adawi K, Grace SL. Smartphone-based cardiac rehabilitation. *Heart.* 2014;100(22):1737–8.

58. Yudi M, Clark D, Tsang D, et al. SMARTphone-based, early cardiac REHABilitation in patients with acute coronary syndromes [SMART-REHAB Trial]: a randomised controlled trial. *Heart Lung Circ.* 2017;26:S349.

59. Meehan G, Koshy A, Kunniardy P, Murphy A, Farouque O, Yudi M. A systematic review and meta-analysis of randomized controlled trials assessing smartphone based cardiac rehabilitation in patients with coronary heart disease. *J Am Coll Cardiol.* 2020;75(11, Supplement 1):2004.

60. Rawstorn JC, Gant N, Direito A, Beckmann C, Maddison R. Telehealth exercise-based cardiac rehabilitation: a systematic review and meta-analysis. *Heart.* 2016;102(15):1183–92.

61. Inskip JA, Lauscher HN, Li LC, et al. Patient and health care professional perspectives on using telehealth to deliver pulmonary rehabilitation. *Chron Respir Dis.* 2017;15(1):71–80. doi:10.1177/1479972317709643.

62. Ramadi A, Haennel RG, Stone JA, et al. The sustainability of exercise capacity changes in home versus center-based cardiac rehabilitation. *J Cardiopulm Rehabil Prev.* 2015;35:21–8.

63. Schopfer DW, Nicosia FM, Ottoboni L, Whooley MA. Patient perspectives on declining to participate in home-based cardiac rehabilitation: a MIXED-METHODS STUDY. *J Cardiopulm Rehabil Prev.* 2020;40(5):335–40.

64. Kraal JJ, Van den Akker-Van Marle ME, Abu-Hanna A, Stut W, Peek N, Kemps HM. Clinical and cost-effectiveness of home-based cardiac rehabilitation compared to conventional, centre-based cardiac rehabilitation: results of the FIT@Home study. *Eur J Prev Cardiol.* 2017;24(12):1260–73.

65. Xu L, Cai Z, Xiong M, et al. Efficacy of an early home-based cardiac rehabilitation program for patients after acute myocardial infarction: a three-dimensional speckle tracking echocardiography randomized trial. *Medicine.* 2016;95(52):e5638.

66. de Sousa Pinto JM, Martin-Nogueras AM, Calvo-Arenillas JI, Ramos-Gonzalez J. Clinical benefits of home-based pulmonary rehabilitation in patients with chronic obstructive pulmonary disease. *J Cardiopulm Rehabil Prev.* 2014;34:355–9.

67. Ng BHP, Tsang HWH, Ng BFL, So CT. Traditional Chinese exercises for pulmonary rehabilitation. *J Cardiopulm Rehabil Prev.* 2014;34:367–77.

68. Marques A, Jacome C, Cruz J, Gabriel R, Figueiredo D. Effects of a pulmonary rehabilitation program with balance training on patients with COPD. *J Cardiopulm Rehabil Prev.* 2015;35:154–8.

69. Adsett JA, Morris NR, Kuys SS, Paratz JD, Mudge AM. Motivators and barriers for participation in aquatic and land-based exercise training programs for people with stable heart failure: a mixed methods approach. *Heart Lung.* 2019;48(4):287–93.

70. Adsett J, Morris N, Kuys S, et al. Aquatic exercise training is effective in maintaining exercise performance in trained heart failure patients: a randomised crossover pilot trial. *Heart Lung Circ.* 2017;26(6):572–9.

71. Dionne A, Leone M, Goulet S, Andrich DE, Pérusse L, Comtois A-S. Acute effects of water immersion on heart rate variability in participants with heart disease. *Clin Physiol Funct Imag.* 2018;38(2):233–9.

72. Choi IH, Kim BR, Joo SI, et al. Comparison of cardiorespiratory responses during aquatic and land treadmill exercise in patients with coronary artery disease. *J Cardiopulm Rehabil Prev.* 2015;35:140–6.

73. Ades PA, Balady GJ, Berra K, et al. The *Journal of Cardiopulmonary Rehabilitation and Prevention* at 40 years and its role in the evolution of cardiac rehabilitation. *J Cardiopulm Rehabil Prev.* 2020,40(1).2–8.

74. Savage PD, Antkowiak M, Ades PA. Failure to improve cardiopulmonary fitness in cardiac rehabilitation. *J Cardiopulm Rehabil Prev.* 2009;29(5):284–91.

75. Rengo JL, Khadanga S, Savage PD, Ades PA. Response to exercise training during cardiac rehabilitation differs by sex. *J Cardiopulm Rehabil Prev.* 2020;40(5):319–24.

76. Hwang CL, Wu YT, Chou CH. Effect of aerobic interval training on exercise capacity and metabolic risk factors in people with cardiometabolic disorders: a meta-analysis. *J Cardiopulm Rehabil Prev.* 2011;31(6):378–85.

77. Sanderson BK, Southard D, Oldridge NB. Outcomes evaluation in cardiac rehabilitation/secondary prevention programs. *J Cardiopulm Rehabil.* 2004;24:68–79.

78. Nici L, Limberg T, Hilling L, et al. Clinical competency guidelines for pulmonary rehabilitation professionals. *J Cardiopulm Rehabil.* 2007;27:355–8.

79. Ries AL, Bauldoff GS, Carlin BW, et al. Pulmonary rehabilitation: joint ACCP/AACVPR evidence-based clinical practice guidelines. *Chest.* 2007;131(5):4S–42S.

80. American Association of Cardiovascular and Pulmonary Rehabilitation. *Guidelines for Pulmonary Rehabilitation Programs*. 4th ed. Champaign (IL): Human Kinetics; 2011.
81. American Association of Cardiovascular and Pulmonary Rehabilitation. *Guidelines for Cardiac Rehabilitation and Secondary Prevention Programs*. 5th ed. Champaign (IL): Human Kinetics; 2013.
82. Whelton PK, Carey RM, Aronow WS, et al. 2017 ACC/AHA/AAPA/ABC/ACPM/AGS/APhA/ASH/ASPC/NMA/PCNA guidelines for the prevention, detection, evaluation, and management of high blood pressure in adults: a report of the American College of Cardiology/American Heart Association Task Force on Clinical Practice Guidelines. *J Am Coll Cardiol*. 2018;71(19):e127–e248.
83. Chobanian AV, Hill M. National Heart, Lung, and Blood Institute workshop on sodium and blood pressure. *Hypertension*. 2000;35:858–63.

CAPÍTULO

6

Treinamento Atlético e Medicina do Exercício e do Esporte

Após concluir este capítulo, você será capaz de:

1. Descrever a importância do treinamento atlético e da medicina do exercício e do esporte em relação a aumentar a compreensão das atividades e exercícios físicos e do desempenho esportivo e atlético.

2. Descrever os pontos mais importantes na evolução histórica do treinamento atlético e da medicina do exercício e do esporte.

3. Identificar as responsabilidades primárias de um treinador de atletas e de um médico do time de medicina do exercício e do esporte.

4. Descrever algumas áreas do conhecimento valiosas para os treinadores de atletas e para os profissionais da medicina do exercício e do esporte.

O **treinamento atlético** é uma área da ciência do exercício que engloba a prevenção, o tratamento e a reabilitação de lesões em indivíduos fisicamente ativos e atletas (Figura 6.1). Com frequência, muitos indivíduos pensam que os profissionais do treinamento atlético trabalham apenas com atletas em ambiente esportivo; entretanto, os treinadores de atletas também trabalham com outros profissionais da saúde em unidades clínicas, de modo a prestar assistência a todas as pessoas que sofreram lesões decorrentes de participação em atividades ou exercícios físicos. Treinadores de atletas certificados atuam sob a direção ou em colaboração com um médico para a prática profissional em vários ambientes, inclusive escolas de Ensino Médio, faculdades e universidades, clínicas e hospitais, programas profissionais de esportes, artes cênicas e indústria de entretenimento, ambientes governamentais, militares e policiais e outros locais de assistência à saúde. Os treinadores de atletas atuam próximo aos médicos para formar uma equipe primária de medicina do exercício e do esporte. Boa parte do trabalho desempenhado pelos treinadores de atletas é realizado em uma clínica de treinamento atlético.[1]

No Brasil, a **medicina do exercício e do esporte** é uma especialidade médica reconhecida pelo Conselho Federal de Medicina[a] e abrange tópicos inter-relacionados de medicina, atividades e exercícios físicos, aprimoramento do desempenho desportivo, promoção da saúde e prevenção de doenças;[2] é multidisciplinar e inclui os aspectos clínicos, fisiológicos, biomecânicos, psicológicos, anatomopatológicos e de reabilitação, exercício e desempenho desportivo e atlético. A medicina do exercício e do esporte tem quatro áreas primárias:

- Supervisão e assistência médica a atletas competitivos e amadores
- Utilização do exercício e do esporte para pessoas com incapacidade física ou mental
- Ajuda as pessoas a desenvolverem e manterem condicionamento físico, além de aprimorar o desempenho esportivo e atlético
- Utilização do exercício físico para o tratamento e a reabilitação de pessoas com doenças ou lesões.

O ramo da medicina do exercício e do esporte criou um equilíbrio entre o atendimento a atletas de competição e o tratamento de pacientes por meio de promoção da saúde e prevenção de doenças. Nos EUA, o médico do exercício e do esporte pode ser o médico do atendimento primário ao atleta ou o médico contratado pelo estabelecimento de Ensino Médio, pela universidade ou pela faculdade ou por um time esportivo profissional para supervisionar todos os aspectos da assistência médica aos atletas. Atualmente, os médicos do exercício e do esporte, que antes consistiam primariamente em cirurgiões ortopédicos, incluem médicos que fazem residência ou especialização em medicina do exercício e do esporte. O treinador de atletas e o médico do exercício e do esporte trabalham juntos e, muitas vezes, com outros profissionais da saúde (p. ex., fisioterapeutas) para prestar a melhor assistência à saúde e os melhores tratamentos possíveis para atletas e indivíduos fisicamente ativos que sofreram lesões.[2]

Treinamento atlético. Área da ciência do exercício que ajuda na prevenção, no tratamento e na reabilitação de agravos a indivíduos fisicamente ativos e atletas.

Medicina do exercício e do esporte. Especialidade médica que engloba conhecimentos sobre medicina, atividades e exercícios físicos, aprimoramento do desempenho esportivo, promoção da saúde e prevenção de doenças.

---

[a]N.T.: No Brasil, o médico que deseja fazer especialização em medicina do exercício e do esporte deve fazer uma pós-graduação *lato sensu* ou fazer residência médica na área, que existe desde 2007.

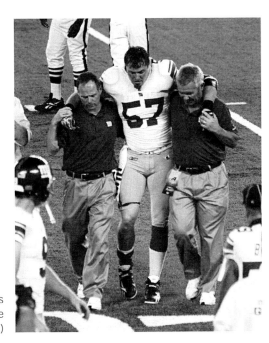

FIGURA 6.1 Treinadores de atletas ajudam na prevenção, no diagnóstico e na reabilitação de lesões. (Shutterstock.)

Lesões são ocorrências comuns em indivíduos que participam em atividades físicas e programas de exercícios, bem como em pessoas ativamente envolvidas em competições esportivas e atléticas. Treinadores de atletas, médicos do exercício e do esporte e outros profissionais da saúde e da ciência do exercício têm uma responsabilidade primária com a redução do risco de lesão em indivíduos ativos, além de realizar reabilitação após uma lesão. Apesar das muitas medidas de prevenção de lesões desportivas, os indivíduos que participam em competições esportivas e atléticas correm risco de lesões relacionadas à modalidade esportiva. As Figuras 6.2 e 6.3 mostram a incidência de lesões em algumas modalidades

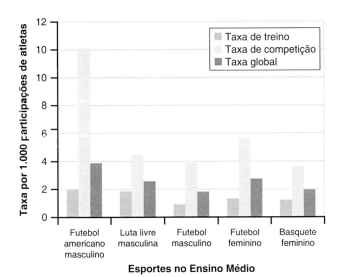

FIGURA 6.2 Taxas globais de lesões nos cinco principais esportes com maior taxa de lesões entre atletas do Ensino Médio no período escolar de 2018 a 2019.[3]

esportivas atléticas do Ensino Médio e universitárias, e de lesões esportivas e em esportes amadores tratadas em unidades de pronto-socorro. A Figura 6.2 mostra as taxas de lesão nas cinco modalidades esportivas com as maiores taxas em atletas do Ensino Médio durante o período escolar de 2018 a 2019.[3] A Figura 6.3 mostra as taxas de lesão durante competições em jogos e treinos de homens e mulheres nas modalidades esportivas patrocinadas pela National Collegiate Athletic Association, durante o período de 2014 a 2015 até 2018 a 2019.[4-13]

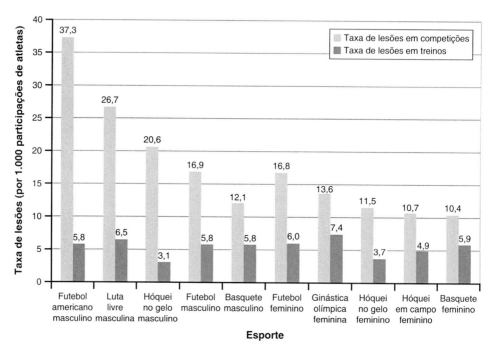

FIGURA 6.3 Taxa global de lesões durante competições em jogos e treinos nas dez principais modalidades esportivas patrocinadas pela National Collegiate Athletic Association, durante o período de 2014 a 2015 até 2018 a 2019.[4-13]

A Figura 6.4 apresenta dados sobre lesões atendidas em pronto-socorro durante o ano de 2019, nas dez principais atividades esportivas e recreativas.[14] Obviamente, a participação em atividades esportivas competitivas e em atividades recreativas implica riscos inerentes a lesões. O treinador de atletas e o médico do exercício e do esporte atuam de modo coordenado no tratamento e na reabilitação de pessoas que sofreram lesões.

História do treinamento atlético e da medicina do exercício e do esporte

A evolução histórica do treinamento atlético e a da medicina do exercício e do esporte é interligada porque as duas áreas desenvolveram-se primariamente a partir do atendimento prestado a atletas com lesões. Esta seção começa com um breve relato histórico do treinamento atlético e finaliza com uma visão geral do desenvolvimento histórico da medicina do exercício e do esporte.

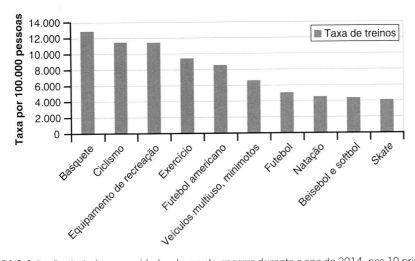

FIGURA 6.4 Lesões tratadas em unidades de pronto-socorro durante o ano de 2014, nas 10 principais atividades esportivas e de recreação.

Influências mais antigas do treinamento atlético

O desenvolvimento formal do treinamento atlético como profissão ocorreu nos primórdios do século XX e sua expansão coincidiu com o surgimento do futebol americano.[15] Na verdade, entretanto, o treinamento atlético surgiu provavelmente com o homem primitivo. Para sobreviver, o homem primitivo precisava desenvolver continuamente habilidades físicas e manter seu condicionamento físico de modo a atender às demandas e superar os perigos do ambiente onde vivia. Esses caçadores primitivos acreditavam em curandeiros, denominados *shamans*, os quais utilizavam ervas e calor para manter os caçadores saudáveis, de modo que eles pudessem continuar a caça por alimentos e sobreviver.[15]

As civilizações grega e romana tiveram participação importante no desenvolvimento do treinamento atlético. Os gregos tinham treinadores que eram denominados *paidotribes*, *aleittes* e *gymnastes*. Os significados de *paidotribes* e *aleittes* são, respectivamente, "homem borracha" e "massagista". O uso desses termos em textos gregos é sugestivo de que a massagem era uma parte importante dos deveres do treinador.[16] Herodicus, de Megura, considerado o maior de todos os treinadores gregos, também era tido como médico. Ele defendia a prática da ginástica e foi mestre de Hipócrates, o pai da medicina moderna. Na época, os *gymnastae* não eram responsáveis pelo treinamento de indivíduos em uma habilidade ou modalidade esportiva específica, mas apresentavam alguma ideia do efeito da dieta, do repouso e do exercício físico no desenvolvimento do corpo.[15]

Claudius Galenus (130 a 200 d.C.) é considerado um dos primeiros "treinadores de atletas" e médico de equipe esportiva. Galenus foi um escritor prolífico sobre medicina e treinamento atlético e, com frequência, criticava treinadores e *coaches* de atletas em relação a suas práticas e sua preparação. Ele recomendava que os pacientes se exercitassem nos ginásios para se recuperarem de enfermidades e da fadiga. Infelizmente, desde a época de Galenus até os primórdios do século XX, houve poucos registros escritos do trabalho dos treinadores de atletas.[15]

Influências do século XX no treinamento atlético

Nos primórdios do século XX, os treinadores de atletas começaram a compreender a necessidade do desenvolvimento e do avanço do treinamento atlético como profissão. Um grupo de treinadores de atletas começou a vislumbrar o desenvolvimento de uma organização

184 ACSM Introdução à Ciência do Exercício

profissional, que, por fim, tornou-se a National Athletic Trainers' Association (NATA). A NATA exerceu impacto profundo no desenvolvimento profissional do treinamento de atletas. A primeira associação nacional de treinadores de atletas foi organizada em 1938; contudo, os desafios da necessidade de viajar, comunicação, limitações financeiras e a influência da Segunda Guerra Mundial resultaram na dissolução da primeira NATA, em 1944.[15]

O ressurgimento da NATA resultou do desenvolvimento de associações regionais de treinadores de atletas em vários colegiados regionais. Essas associações acabaram por se fundir e formar a estrutura organizacional regional diferenciada da NATA e incluíam as regiões: meridional, oriental, costa do Pacífico, sudoeste e sudeste. Essa estrutura regional original foi conservada quando as associações foram designadas como distritos na NATA.[15]

Em 1950, a NATA era formada oficialmente por representantes dos colegiados regionais. Um total de nove distritos constituía a nova estrutura organizacional da NATA. Os líderes organizacionais à época desejavam que a associação criasse e fortalecesse a profissão do treinamento atlético por meio de troca de ideias, conhecimentos e métodos de treinamento. A Cramer Chemical Company, a qual produzia equipamentos de treinamento atlético e da medicina do exercício e do esporte, financiou todas as despesas da associação nos primeiros 5 anos de existência, o que foi crucial para o desenvolvimento da NATA.[15] Em 1956, em um esforço para disseminar informações sobre a profissão de treinamento atlético, a NATA começou a publicar o periódico denominado *The Journal of the National Athletic Trainers' Association*. Posteriormente, a NATA modificou o nome desse periódico para *Athletic Training: The Journal of the National Athletic Trainers Association* antes de, finalmente, passar a ser chamado *Journal of Athletic Training*.[15]

De 1950 a 1975, a NATA expandiu de modo constante a sua influência profissional e sua reputação nas comunidades atléticas graças a duas conquistas fundamentais. Em 1969, o NATA Committee on Professional Advancement elaborou e implementou normas e regulamentos para a certificação de treinadores de atletas. Foi criado um exame nacional de certificação e, em 1970, a NATA começou a fazer testes e a certificar treinadores de atletas profissionais. Também, durante esse período, foi aprovado o programa curricular pelo NATA Professional Education Committee, o qual foi adotado como parte dos currículos do Ensino Médio e das universidades para a preparação profissional dos treinadores de atletas. O Board of Certification, Inc. (BOC) disponibiliza um programa de certificação para todos os treinadores iniciantes de atletas. Apenas aqueles que eram aprovados no programa de treinamento de atletas acreditado pela Commission on Accreditation of Athletic Training Education (CAATE) poderiam se tornar treinadores de atletas certificados. Em 1990, a American Medical Association reconheceu o treinador de atletas como profissional da saúde.[17] Um marco importante foi o internato para obtenção da certificação, no final da década de 1990. Isso tornou o treinamento atlético consistente com a preparação profissional de outros profissionais da saúde.[17,18]

Influências do século XXI no treinamento atlético

Durante os primórdios do século XXI, os programas de treinamento atlético receberam acreditação pelo Joint Review Committee on Educational Programs in Athletic Training. Em 2007, a CAATE foi reconhecida oficialmente pelo Council for Higher Education Accreditation.[1] A influência da CAATE exerceu impacto significativo na legislação regulatória, na prática de treinamento atlético em ambientes não tradicionais e em considerações de seguro.[1] O desenvolvimento continuado do treinamento atlético resultou em aumento da regulação por agências estaduais individuais.[17] Nos EUA, cada estado elaborou diretrizes específicas para licenciatura, certificação e registro do treinamento atlético (ver informações adicionais no Capítulo 12). A NATA e suas estruturas regulatórias ainda são cruciais para o desenvolvimento do treinamento atlético como profissão.

Em 2009, a Youth Sport Safety Alliance (YSSA) foi convocada pela NATA com a meta de criar programas esportivos mais seguros para adultos jovens. A YSSA é constituída por grupos de defesa do país, instituições de pesquisa, associações profissionais, organizações de assistência à saúde e ligas esportivas para jovens. A YSSA criou um plano de ação nacional para dar orientações específicas sobre as ações a serem tomadas para atingir essa meta pelos formadores de políticas. A YSSA ainda faz reuniões de cúpula com foco na segurança cada vez maior na prática esportiva por jovens adultos.[19]

Em 2012, um informe técnico denominado *Professional Education in Athletic Training* foi apresentado pela NATA e resultou em modificação do preparo educacional para treinadores de atletas profissionais, exigindo que passasse a ser um curso de mestrado em vez de licenciatura, a partir do outono de 2022. Após essa data, os programas de graduação deixariam de admitir estudantes para o programa de treinamento atlético. Os estudantes passariam a fazer mestrado como preparação para exercer a profissão de treinador de atletas.

A NATA mantém sua posição de defensora da segurança das pessoas que participam em atividades e exercícios físicos, atléticos e esportes. CAATE, BOC, NATA e NATA Research and Education Foundation trabalham em conjunto para promover e fomentar o treinamento atlético como profissão. Um sumário de alguns eventos históricos importantes no progresso do treinamento atlético é apresentado na Tabela 6.1.

Influências mais antigas da medicina do exercício e do esporte

A medicina do exercício e do esporte, como muitas outras disciplinas relacionadas à saúde e à medicina, tem sua origem na Grécia e na Roma antigas. Por exemplo, registros antigos descrevem a atuação de Claudius Galenus como médico para os gladiadores gregos.[20] Boa parte dos escritos antigos, entretanto, focalizava na atuação dos médicos na saúde, nas atividades e exercícios físicos. Durante o Iluminismo no século XVIII, surgiu o interesse em ortopedia. Por exemplo, em 1741, Nicolas Andry, um professor da Faculté de Médecine de Paris, publicou a primeira edição de *Orthpaedia*. Andry criou o conceito de ortopedia para

Tabela 6.1	Eventos históricos importantes no treinamento atlético.
DATA	**EVENTO**
1938	Primeira tentativa de formação da NATA
1950	Formação da NATA
1956	Primeira publicação do *Journal of Athletic Training* como *NATA Journal*
1969	Desenvolvimento do programa de certificação para treinadores de atletas
1970	Elaboração de diretrizes de acreditação para programas de treinamento atlético em instituições de Ensino Médio e universidades
1990	A American Medical Association reconheceu o treinamento atlético como profissão da área da saúde
2006	Estabelecimento da Commission on Accreditation of Athletic Training Education (CAATE)
2012	Recomendação de nova preparação educacional de treinadores de atletas foi apresentada ao NATA Board of Directors
2015	Todos os programas de treinamento atlético devem ser programas de mestrado até 2023

186 ACSM Introdução à Ciência do Exercício

tratar crianças e, assim, corrigir e prevenir deformidades. O termo provém do grego *orthós* (reto) + *paidós* (criança) + o sufixo *ia*. A especialidade expandiu-se para os adultos, ampliando seu campo de ação.[21]

Influências do século XX na medicina do exercício e do esporte

Na primeira metade do século XX, a ortopedia era uma especialidade da medicina com foco primário em crianças e papel limitado no tratamento de lesões traumáticas. Em 1928, um grupo de médicos nos Jogos Olímpicos de Inverno em St. Moritz, Suíça, criou a Association Internationale Médico-Sportive, que posteriormente tornou-se a International Federation of Sports Medicine (FIMS).[22] O propósito primário da FIMS consistia em promover o estudo e o desenvolvimento da medicina do exercício e do esporte em todo o planeta.[1] Após a Segunda Guerra Mundial, os ortopedistas expandiram sua atuação no tratamento de fraturas e traumatismos graves graças ao avanço das técnicas cirúrgicas. Por exemplo, a artroplastia total possibilitou o crescimento da cirurgia reconstrutora como uma especialidade médica durante as décadas de 1950 e 1960. No início da década de 1970, nasceu a medicina do exercício e do esporte moderna, a qual, inicialmente, era descrita como algo sem base real.[23] Muito da ciência por trás dessa especialidade não era formal, e os artigos apresentados nas conferências eram basicamente testemunhos e observações de médicos e cirurgiões que trabalhavam com atletas. Inicialmente, a prática da medicina do exercício e do esporte era focada em atletas de competição, mas, gradativamente, seu escopo aumentou e passou a incluir atletas amadores. A aceitação da assistência primária na medicina do exercício e do esporte para os atletas sinalizou uma mudança importante. A abordagem em equipe nessa especialidade surgiu nas décadas de 1980 e 1990, incorporando ortopedistas, médicos do atendimento primário, treinadores de atletas, fisioterapeutas, fisiologistas do exercício, cardiologistas, nutricionistas e outros.[21]

Outro avanço histórico importante na medicina do exercício e do esporte ocorreu em 1989 com o seu reconhecimento como especialidade pelo American Board of Medical Specialties. A criação de várias organizações profissionais, como a American Orthopaedic Society for Sports Medicine (AOSSM) e o American College of Sports Medicine (ACSM), viabilizaram ainda mais o crescimento e o amadurecimento da medicina do exercício e do esporte. A AOSSM foi fundada em 1972 e começou a publicar o periódico *American Journal of Sports Medicine*, em 1974. O ACSM presta serviços aos médicos do exercício e do esporte como parte de uma estrutura organizacional global. A publicação do *Sports Medicine Bulletin* e das *Team Physician Consensus Statements*[24-31] possibilitou que o ACSM distribuísse informações atualizadas para os médicos e ajudasse a dar forma aos cuidados prestados aos participantes de esportes competitivos e atléticos. A American Medical Society for Sports Medicine (AMSSM) foi fundada em 1991; trata-se de uma organização multidisciplinar dedicada a médicos do atendimento primário com formação em medicina do exercício e do esporte, médicos do exercício e do esporte que não realizam cirurgia e médicos de equipes esportivas que trabalham em programas de horário integral.[32]

Alguns avanços no tratamento de atletas lesionados e outras medidas preventivas ajudaram ainda mais a dar forma à medicina do exercício e do esporte. Um dos avanços tecnológicos cruciais foi o desenvolvimento da cirurgia artroscópica. A artroscopia, realizada pela primeira vez nos primórdios da década de 1930, tornou-se tão popular que, no final da década de 1990, aproximadamente 700.000 artroscopias de joelho e ombro eram realizadas a cada ano.[21] Uma intervenção diagnóstica e terapêutica, denominada "endoscopia de tecidos moles", abrevia o período de recuperação de atletas que sofreram lesões tendinosas. Outrora consideradas revolucionárias, a cirurgia de ligamento cruzado anterior (LCA) e a reconstrução do ligamento

Capítulo 6 Treinamento Atlético e Medicina do Exercício e do Esporte

colateral ulnar são, agora, realizadas com frequência. Futuros avanços na medicina do exercício e do esporte incluem, por exemplo, implante de condrócitos, proteína morfogênica óssea, terapia com células-tronco e terapia gênica.[33]

Vários cirurgiões ortopédicos proeminentes tiveram papel crucial na promoção do desenvolvimento da medicina do exercício e do esporte. Frank Jobe realizou a primeira reconstrução do ligamento colateral ulnar em um jogador de beisebol, Tommy John, em 1974. James Andrews é conhecido por seu trabalho pioneiro na correção cirúrgica de lesões em joelho, cotovelo e ombro. Em 1984, Jack Hughston inaugurou o Hughston Sports Medicine Hospital, a primeira instituição desse tipo nos EUA. Hughston é conhecido por seu trabalho na correção de lesões no joelho e por ser o primeiro a criar bolsas de pós-doutorado em medicina do exercício e do esporte. Hughston também foi um dos fundadores da AOSSM e, em 1972, criou o *American Journal of Sports Medicine*.[21]

Influências do século XXI na medicina do exercício e do esporte

Em 2012, a exposição da profundidade e da amplitude do uso de substâncias, drogas ou métodos ilícitos para aumentar o desempenho físico no *Tour de France* e, sobretudo, o caso de Lance Armstrong, teve repercussões imensas na medicina do exercício e do esporte. A World Anti-Doping Agency (WADA), fundada em 1999, tornou-se mais ativa na testagem sistemática e na avaliação de atletas de todas as modalidades esportivas em um esforço para detectar o uso de substâncias para aumentar o desempenho físico (*i. e.*, *doping*) e retirar esses indivíduos da competição atlética. A WADA publica, com regularidade, dois documentos importantes, o *World Anti-Doping Code*, que traz consistência às regras, às normas regulamentadoras e às políticas *antidoping* em todo o planeta, e a Lista Proibida (*Prohibited List*), que identifica as substâncias e os métodos que os atletas não podem usar, seja durante as competições ou fora delas.[b,34]

Um dos mais surpreendentes avanços da medicina do exercício e do esporte nos primórdios do século XXI foi o uso do ultrassom, tanto como modalidade diagnóstica, quanto para fins terapêuticos. Essa tecnologia usada no diagnóstico clínico de condições musculoesqueléticas aumentou a acurácia dos procedimentos, reduziu os custos e aumentou a satisfação dos pacientes.[35-37] O ultrassom pode ser utilizado no diagnóstico e no tratamento de distúrbios musculoesqueléticos comuns, com ênfase no ombro, no cotovelo, no quadril, no joelho, no pé e no tornozelo,[38] além de possibilitar maior acurácia nas injeções aplicadas em várias articulações do corpo.[39]

As *Team Physician Consensus Statements* (Declarações de Consenso da Equipe Médica), publicadas pela primeira vez em 2000, fornecem dados atualizados aos profissionais da medicina do exercício e do esporte, de modo que eles possam prestar atendimento apropriado aos atletas. Os médicos do exercício e do esporte aprimoraram a assistência prestada graças ao aperfeiçoamento do exame físico pré-participação (ExPP)[40] e à elaboração de diretrizes para a prática de exercícios físicos durante a gravidez.[41] Os médicos do exercício e do esporte também contribuíram para o maior entendimento da tríade da atleta[24] e da prevalência mais alta de lesões do LCA nas atletas,[42] além de aperfeiçoarem o manejo e o tratamento de concussão cerebral.[43] A geração de conhecimentos foi incrementada pelo fato de os médicos do exercício e do esporte incorporarem a investigação científica e a abordagem baseada em evidências ao tratamento e aos cuidados prestados aos atletas com lesões.[44] Organizações importantes de medicina do exercício e do esporte, como o

---

[b]N.T.: No Brasil, para mais informações, acesse o *site* https://www.gov.br/abcd/pt-br/composicao/atletas/substancias-e-metodos-proibidos.

ACSM e a FIMS, continuam oferecendo conferências nacionais e internacionais voltadas para a exploração de oportunidades de pesquisa colaborativa e para a disseminação de informações educacionais aos médicos do exercício e do esporte e aos atletas.[22] Por exemplo, em um esforço colaborativo, numerosas organizações de medicina do exercício e do esporte elaboraram a *Consensus Statement on Concussion in Sport* a partir de discussões realizadas na *Fifth International Conference on Concussion in Sport*, em Berlin, em 2017.[45] A Tabela 6.2 mostra alguns eventos históricos significativos na evolução da medicina do exercício e do esporte.

Pensando criticamente

Como a evolução histórica do treinamento atlético e da medicina do exercício e do esporte contribuiu para melhor assistência à saúde de indivíduos que sofrem lesões durante a participação em treinamento físico ou atividades esportivas?

Tabela 6.2 Eventos históricos significativos na medicina do exercício e do esporte.

DATA	EVENTO
1741	Andry publicou a primeira edição da *Orthopaedia*
1928	Realização do primeiro *FIMS International Congress*
1934	Desenvolvimento da cirurgia por via artroscópica
1972	Formação da American Orthopaedic Society for Sports Medicine
1974	Frank Jobe realizou o primeiro procedimento de reconstrução do ligamento colateral ulnar, também conhecido como cirurgia de Tommy John (jogador de beisebol)
1989	Reconhecimento da medicina do exercício e do esporte como especialidade pelo American Board of Medical Specialties (ABMS)
1991	Formação da American Medical Society for Sports Medicine
2011	Publicação da *Concussion* (*Mild Traumatic Brain Injury*) e da *Team Physician: A Consensus Statement – 2011 Update*
2017	*Fifth International Conference on Concussion in Sport*, Berlim, Alemanha

Áreas primárias de responsabilidade dos profissionais do treinamento atlético

O conjunto central de conhecimentos sobre treinamento atlético foi dividido em cinco domínios pelo BOC.[1] A Tabela 6.3 mostra esses domínios; eles são os princípios que orientam o treinamento atlético. Os indivíduos que estudam um programa acreditado pela CAATE desenvolverão conhecimentos, habilidades e competências nas áreas de conteúdo a seguir:

1. Assistência centrada no paciente.
2. Atuação e educação interprofissionais.
3. Prática baseada em evidências.
4. Informática na assistência à saúde.
5. Aprimoramento da qualidade.
6. Profissionalismo.

Capítulo 6 Treinamento Atlético e Medicina do Exercício e do Esporte **189**

Tabela 6.3	Descrição dos domínios do treinamento atlético.
Prevenção de lesão/doença e proteção do bem-estar	
Exame, avaliação e diagnóstico	
Atendimento imediato e de emergência	
Intervenção terapêutica	
Administração de assistência à saúde e responsabilidade profissional	

Dados de Henderson J. *The 2015 athletic trainer practice analysis study*. Omaha (NE): Board of Certification; 2015.

Nos EUA, apenas os indivíduos graduados em um programa de treinamento atlético em nível universitário são elegíveis para fazer o exame de certificação nacional e tornarem-se treinadores de atletas. As seções a seguir contêm informações sobre as responsabilidades primárias de um treinador de atletas. O leitor deve acessar os seguintes *sites* para obter dados atualizados sobre a profissão de treinador de atletas: www.nata.org, www.bocatc.org e www.caate.net.

Prevenção de lesão/doença e proteção do bem-estar

A participação em atividades esportivas e em treinamento físico é acompanhada de risco inerente de lesões. Esse nível de risco depende de vários fatores, incluindo as condições físicas do indivíduo, o nível de habilidade do indivíduo e o ambiente onde o indivíduo pratica a atividade. Uma das principais responsabilidades de um treinador de atletas é assegurar o menor nível possível de risco de lesões e de comprometimento físico. Uma das medidas preventivas mais importantes que os indivíduos fisicamente ativos podem tomar para garantir a redução do risco de lesões é fazer um ExPP antes de se engajarem em qualquer competição esportiva ou atlética.[46] Treinadores de atletas, atuando em conjunto com os membros da equipe de medicina do exercício e do esporte, são elementos cruciais da equipe de avaliação do ExPP.[1,40] Tipicamente, o ExPP inclui anamnese, exame físico, rastreamento cardiovascular, avaliação de maturidade, avaliação ortopédica e rastreamento de bem-estar.[1]

Os treinadores de atletas também precisam conhecer as condições físicas e ambientais que aumentam o risco de lesão desportiva. A redução do risco de lesão pode ser uma medida simples como assegurar o funcionamento apropriado do equipamento a ser usado e seguir as diretrizes de saúde e segurança. A inspeção visual do equipamento ou das condições dos locais de treino e das áreas de recreação à procura de elementos que podem aumentar o risco de lesões é algo que os treinadores de atletas precisam realizar. Os treinadores de atletas devem trabalhar com os *coaches* para garantir que os grupos de atletas treinem em áreas diferentes da área de treino para diminuir o risco de colisões não intencionais. Os treinadores de atletas podem ajudar a reduzir o risco de lesões ao assegurar que os indivíduos obedecem às diretrizes de segurança, como o uso de protetores bucais e de outros equipamentos para aumentar a segurança e reduzir o risco de lesões. Se os treinadores de atletas estiverem trabalhando em ambiente industrial, podem passar algum tempo com os funcionários em um treinamento laboral antes de serem efetivamente integrados às suas funções. Os treinadores de atletas também precisam lembrar que condições ambientais extremas, como temperaturas elevadas, umidade relativa do ar alta, baixas temperaturas com velocidade do vento alta e poluição atmosférica, podem contribuir para a ocorrência de lesões induzidas por calor, hipotermia ou distúrbios pulmonares.[1]

Exame, avaliação e diagnóstico

O reconhecimento, a avaliação e a estimativa das lesões nos atletas que ocorrem durante o treinamento e a competição são responsabilidade primária dos treinadores de atletas. Esses são, provavelmente, os deveres mais visíveis porque os treinadores de atletas costumam ser as primeiras pessoas a atuar quando um atleta sofre uma lesão (Figura 6.5). Os treinadores de atletas são responsáveis por fazer uma abordagem sistemática da ocorrência, de modo que possa ser gerado um relato abrangente para os médicos do exercício e do esporte e para outros profissionais da saúde. A substancial preparação recebida em atividades educacionais e experiências de campo constituem o fundamento para a atuação bem-sucedida dos treinadores de atletas.[1] Um processo específico de avaliação é seguido quando o treinador de atletas atende um atleta lesionado. Primeiro, é realizada uma avaliação primária, seguida por uma avaliação secundária. Ambas têm etapas específicas a serem seguidas.[1] A Figura 6.6 mostra um exemplo das etapas seguidas pelos treinadores de atletas na avaliação de uma vítima de lesão desportiva.

Os treinadores de atletas precisam estar plenamente preparados para lidar com vários tipos de lesões, inclusive cuidados de emergência e procedimentos de cuidados pessoais. Os treinadores de atletas precisam ter habilitação em reanimação cardiopulmonar (RCP) em crianças e adultos, uso de desfibrilador externo automático, segundo socorrista em RCP, medidas para obstrução de vias respiratórias e dispositivos de barreira. Recomenda-se fortemente que os treinadores de atletas tenham habilitação em primeiros socorros.[47] Isso é tão crucial que também é preconizado que recebam treinamento e certificação em atendimento de emergências. Os treinadores de atletas também devem se preocupar com a própria segurança quando realizarem seus deveres, especialmente no tocante à exposição a patógenos transmitidos pelo sangue. Os treinadores de atletas, assim como os médicos do exercício e do esporte, precisam tomar cuidado para evitar contato com sangue e outros líquidos corporais enquanto fazem uma avaliação ou prestam primeiros-socorros. Os treinadores de atletas devem usar luvas (não látex), além de óculos de proteção e protetores faciais. Procedimentos apropriados de limpeza e descarte são obrigatórios sempre que houver contato com sangue ou outros líquidos corporais.[48]

Avaliação primária

Os treinadores de atletas realizam uma avaliação primária quando um atleta sofre uma lesão para determinar se existem lesões potencialmente fatais. Essa avaliação inclui a determinação do nível de consciência do paciente e dos sinais *ABCs* (vias respiratórias [*airways*], ventilação

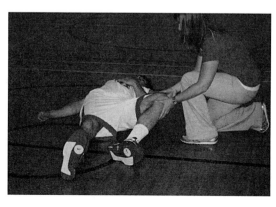

FIGURA 6.5 Avaliação de uma lesão aguda por uma treinadora de atletas.

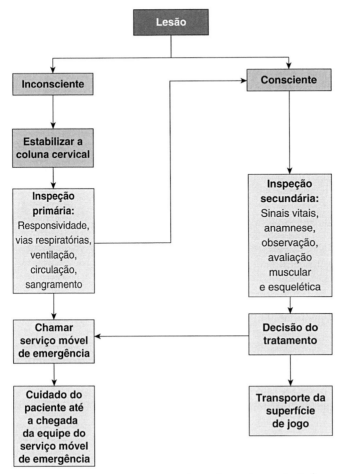

FIGURA 6.6 Etapas do processo de avaliação de uma lesão.[1]

[*breathing*] e circulação [*circulation*]), determinando se o atleta lesionado apresenta choque (falência circulatória) e solicitando atendimento por serviço de atendimento médico móvel de urgência, se necessário. Pacientes inconscientes são cuidadosamente monitorados, a região cervical da coluna vertebral é estabilizada e, se necessário, é iniciada RCP. Mesmo se o paciente que sofreu a lesão esteja consciente, a avaliação primária ainda é necessária. Após a conclusão da avaliação primária realiza-se a avaliação secundária.[1]

Avaliação secundária

A Tabela 6.4 apresenta as etapas da avaliação secundária. Esse processo inclui o exame do paciente e da região corporal lesionada em um esforço para fazer uma análise abrangente e tomar a decisão sobre o curso de ação mais apropriado. Se, durante a avaliação secundária, qualquer informação coletada indicar o encaminhamento para outra especialidade (p. ex., emergencistas, ortopedistas), o treinador de atletas termina a avaliação e o paciente é transportado para uma unidade de saúde apropriada para atendimento adicional. A avaliação secundária começa com o relato da lesão. As informações sobre quando, como e o que causou a lesão é importante para a obtenção de um diagnóstico acurado. O treinador de atletas

Tabela 6.4	Inspeção secundária na avaliação de lesões.
Coleta de dados sobre como ocorreu a lesão, observação do movimento corporal e verificação do pulso cardíaco, da frequência respiratória, da pressão arterial e da temperatura corporal
Verificação se há deformidades e alteração da coloração da pele; exame das pupilas e se há alteração do formato e das dimensões das estruturas
Exame da área lesionada, inclusive palpação dos ossos e dos tecidos moles
Avaliação da amplitude de movimento
Realização de testes específicos para identificar a lesão (agravo) e avaliação do desempenho funcional
Tomada de decisão sobre o curso de ação

precisa determinar se há lesões prévias na parte do corpo lesionada porque isso influencia a avaliação estrutural e funcional da nova lesão. Durante e após a coleta de dados sobre a ocorrência da lesão, o treinador de atletas observa a linguagem corporal do paciente porque esta pode fornecer indícios do nível de dor ou desconforto sentido pelo paciente e do quanto esse indivíduo está protegendo a parte do corpo lesionada. Durante uma observação mais formal da área lesionada, o treinador de atletas verifica se há deformidades, alteração da cor da pele e/ou modificação do formato ou das dimensões das várias estruturas. A etapa seguinte consiste em **palpação** da área lesionada, inclusive ossos e tecidos moles. É solicitado à pessoa que sofreu a lesão que identifique o local mais doloroso. A seguir, o treinador de atletas deve apalpar a parte do corpo distal a essa área dolorosa, avançando lentamente em direção à lesão e, por fim, chegando ao ponto de maior desconforto.[1]

Se indicado, o treinador de atletas pode realizar alguns testes para verificar a integridade funcional e estrutural da região corporal lesionada. O treinador de atletas verifica se há circulação além do local da lesão (agravo), bem como determina a resposta do atleta lesionado à palpação e sua capacidade de ativar a musculatura da área lesionada. Se tudo estiver normal, a amplitude de movimento (ADM) da região corporal é testada em três estágios sucessivos: ADM ativa, passiva e resistiva. A ADM ativa exige que o atleta mova a parte do corpo em resposta às instruções do treinador de atletas, enquanto a ADM passiva envolve a comparação da ADM realizada pelo atleta em comparação com a ADM alcançada pelo treinador quando os músculos do atleta estão relaxados. O terceiro tipo de avaliação da ADM envolve a aplicação de resistência pelo treinador enquanto o atleta move a parte lesionada do corpo no ângulo de ADM normal.[1]

Todas as informações coletadas durante as avaliações primária e secundária são usadas para ajudar a determinar o que mais precisa ser feito. Exames especializados podem ser realizados para determinar se existem patologias musculoesqueléticas específicas. Se os resultados das avaliações forem normais, então realiza-se teste funcional envolvendo movimentos específicos para determinar se o paciente pode retomar com segurança suas atividades plenas. Durante o teste funcional e as avaliações primária e secundária, comparações com o lado oposto do corpo são feitas de modo a levar em conta a variabilidade encontrada nos indivíduos.[1]

Palpação. Método usado no exame físico para avaliar a temperatura, a textura, o formato, o estado de hidratação, os movimentos, as áreas de maior sensibilidade e a pulsação cardíaca com as mãos.

Capítulo 6 Treinamento Atlético e Medicina do Exercício e do Esporte

Curso de ação

Após a avaliação da lesão, o treinador precisa decidir o curso de ação. Se a lesão for leve, o atleta pode ser liberado para retornar às suas atividades. Se a lesão for moderada a grave, o paciente é retirado do treino ou da competição e, em geral, é encaminhado para o médico da equipe para avaliação adicional ou tratamento. No caso de algumas lesões graves e de todas as lesões potencialmente catastróficas, o sistema móvel de emergência é acionado e o paciente é transportado para a unidade de saúde mais próxima para tratamento.[1]

Registro

Após o término da avaliação da lesão, o treinador de atletas faz um relato detalhado, seja por escrito ou no formato eletrônico, para fins de documentação. Os resultados de todas as avaliações e testes são registrados para uso posterior pelos médicos que realizarão a avaliação adicional e o tratamento da lesão. O relatório da avaliação da lesão e do tratamento pode ser utilizado por outros treinadores de atletas, médicos do exercício e do esporte, assim como profissionais da saúde para supervisionar a reabilitação do indivíduo que sofreu a lesão. O método SOAP de registro é, provavelmente, o mais comumente utilizado para anotar as informações. SOAP é o acrônimo de: **S**ubjetivo, **O**bjetivo, **A**valiação e **P**lano.[49] A Tabela 6.5 mostra uma descrição detalhada do método no formato SOAP.

Assistência imediata e cuidados de emergência

Os treinadores de atletas estão entre os profissionais da saúde que mais frequentemente prestam socorro às vítimas de lesões (agravos) agudas. Isso significa que os treinadores de atletas precisam ser capacitados e habilitados a reagir em situações de lesões, sejam leves ou potencialmente fatais. As avaliações primária e secundária fornecem informações que orientam o curso de ação a ser seguido pelo treinador de atletas em caso de lesões em atletas. Todos os possíveis cenários devem ter um plano de ação de emergência escrito.[1] Um plano de ação de emergência bem elaborado e executado limita significativamente lesões secundárias provocadas por mobilização inapropriada, tratamento incorreto ou demora em acionar o serviço móvel de emergência. Se o serviço móvel de emergência for ativado pelo treinador de atletas, a equipe do serviço móvel de emergência assume a responsabilidade pelo paciente.[1]

Lesões musculoesqueléticas agudas são, frequentemente, tratadas pela aplicação de gelo (p. ex., compressa ou *spray*), compressão, elevação da parte do corpo lesionada e repouso.[1] O repouso da parte do corpo lesionada implica afastamento do treino ou da competição por um período de tempo específico. Se for necessário imobilizar a parte do corpo lesionada, podem

Tabela 6.5		Método SOAP de registro.[1]
S	Dados subjetivos	O relato do atleta para o treinador de atletas
O	Dados objetivos	Dados quantificáveis, incluindo sinais, observações, palpação e testes especializados realizados pelo treinador de atletas
A	Avaliação	Opinião profissional do treinador de atletas ou de outros profissionais da saúde sobre a natureza e a extensão da lesão
P	Plano	Inclusão de todos os tratamentos prestados, incluindo encaminhamento ou intervenção local continuada ou reabilitação

ser usadas muletas, tipoias ou dispositivos rígidos para limitar ou restringir os movimentos. Bolsas de gelo e ataduras compressivas são, com frequência, colocadas na parte lesionada. O gelo e a compressão ajudam a reduzir o edema local. De modo geral, a aplicação de gelo e das ataduras compressivas é feita por 20 minutos e o gelo só é aplicado novamente após o tecido retornar a sua temperatura normal.[50]

Intervenção terapêutica

Dor, edema, diminuição da amplitude de movimento e perda da função normal são os efeitos imediatos de uma lesão aguda em uma região do corpo. Após uma lesão aguda, ocorre um período de inatividade que, dependendo de sua duração, pode resultar em alterações significativas da musculatura, inclusive atrofia muscular e redução da força, da resistência e da coordenação neuromuscular, bem como em disfunção de outros sistemas do corpo.[1] Um programa apropriado de tratamento, reabilitação e recondicionamento consegue abreviar o tempo até o retorno do atleta aos treinos e às competições.

Os vários tecidos (p. ex., tendões, ligamentos e ossos) e sistemas (p. ex., muscular, cardiovascular e respiratório) do corpo precisam de exercícios e atividades físicas regulares para conservar a função normal e o desempenho ótimo.[1,51] Por exemplo, a imobilização de um membro inferior pode reduzir vários marcadores de função cardiorrespiratória em um período de tempo relativamente curto.[1,51] A força e o desempenho musculares diminuem à medida que aumenta o número de dias de inatividade física.[52] Para reduzir essa perda funcional, é preciso seguir um programa sistemático de reabilitação. Exercícios físicos ativos e passivos, bem como exercícios aeróbicos e de resistência, devem ser usados em um programa abrangente de reabilitação para pessoas que sofreram lesões. Os exercícios físicos devem ser selecionados de modo a minimizar o estresse imposto à região do corpo lesionada e, ao mesmo tempo, trabalhar todo o corpo.

A restauração da amplitude de movimento normal de uma parte do corpo lesionada é crítica para a preparação de um paciente lesionado para a retomada de suas atividades. A avaliação dos movimentos fisiológicos e dos movimentos acessórios é crucial para o aumento da amplitude de movimento de uma articulação. Movimentos fisiológicos são aqueles realizados normalmente por uma articulação e incluem, por exemplo, flexão e extensão da articulação do cotovelo. Movimentos acessórios são movimentos pequenos que reposicionam os ossos para a eficiência máxima do movimento fisiológico e incluem movimentos adicionais. A função e a amplitude de movimentos normais de uma articulação exigem coordenação apropriada dos movimentos fisiológicos e acessórios. A atividade dos grandes músculos na amplitude de movimento (ativa, passiva e resistiva) é, tipicamente, utilizada para incrementar os movimentos fisiológicos. Os movimentos acessórios de uma articulação são, frequentemente, restaurados por técnicas de mobilização articular.[1,53]

Atividades físicas

Os treinadores de atletas podem escolher vários tipos de ação muscular no processo de reabilitação, inclusive exercícios isométricos, isotônicos e isocinéticos. A ação muscular **isométrica** envolve a contração de um músculo sem realização de movimento. A força é gerada pelo músculo, mas não há movimento do músculo durante o processo de contração. As ações musculares isométricas conseguem aumentar a força muscular, mas apenas em um ângulo aproximado de 15° na amplitude de movimento na posição da articulação.[54] Para aumentar

Isométrico. A geração de força por um músculo sem movimento da articulação.

a força muscular em toda a amplitude de movimento, as contrações musculares precisam ser realizadas em vários ângulos articulares. As contrações isométricas são realizadas contra uma máquina ou indivíduo (p. ex., treinador) que exerce resistência contra a contração muscular.[53]

Ações musculares **isotônicas** envolvem a contração de um músculo contra resistência e a articulação move-se em todas as amplitudes do movimento. A força é gerada pelo músculo e existe movimento da articulação durante o processo de contração. As ações musculares isotônicas são realizadas com pesos livres ou aparelhos que ofereçam resistência contra o movimento muscular. Durante os exercícios isotônicos, a resistência imposta pela força externa mantém-se constante, mas a força gerada pelo músculo muda à medida que o ângulo articular é modificado. Quando há alteração do ângulo articular, a ação de alavancagem da articulação é modificada, assim como a força a ser gerada pelo músculo.[54] As ações musculares isotônicas são realizadas em velocidades variáveis contra uma resistência fixa.

Ações musculares **isocinéticas** consistem em contração de um músculo contra resistência e movimento da articulação por toda a amplitude de movimento em velocidade constante. Máquinas específicas, denominadas "dinamômetros isocinéticos", possibilitam a contração muscular em uma velocidade controlada, geralmente entre 0 e 360° por segundo. Ao mesmo tempo, a resistência é imposta contra o movimento muscular e isso exige que o músculo gere força.[54] Exercícios isocinéticos são realizados em uma velocidade fixa com resistência variável.

Tanto os exercícios isotônicos como os exercícios isocinéticos possibilitam ações musculares concêntricas e excêntricas. **Ações musculares concêntricas** ocorrem quando o comprimento do músculo diminui e desenvolve tensão, enquanto **ações musculares excêntricas** ocorrem quando o comprimento do músculo aumenta e gera tensão.

Treinadores de atletas também utilizam atividades em **cadeia cinética fechada** e atividades em **cadeia cinética aberta** para viabilizar a reabilitação de atletas lesionados. As relações anatômicas funcionais existentes entre os membros superiores e os membros inferiores constituem a base para os exercícios em cadeia cinética. Quando um indivíduo está em uma posição de sustentação de peso, a cadeia cinética do membro inferior inclui a transmissão de forças entre o pé, o tornozelo, a perna, a coxa e o quadril. A mão, como a superfície de sustentação de peso do membro superior, transmite forças para o punho, o antebraço, o cotovelo, o braço e o cíngulo dos membros superiores (cintura escapular).[1,55] Em uma cadeia cinética fechada, o pé ou a mão sustenta o peso corporal, enquanto na cadeia cinética aberta não há contato da mão ou do pé com uma superfície.[1,55] Em uma cadeia cinética fechada, as forças começam no ponto de contato entre o pé ou a mão e a superfície e, depois, são transmitidas ao longo de cada articulação. Em uma cadeia cinética fechada, as forças são absorvidas por vários tecidos e estruturas anatômicas em vez de ser dissipadas como ocorreria em uma cadeia aberta.[56] As técnicas de fortalecimento em cadeia cinética fechada tornaram-se extremamente populares em programas de reabilitação, em parte por serem mais funcionais do

Isotônico. A geração de força constante por um músculo com movimento da articulação.

Isocinético. A geração de força constante por um músculo com movimento da articulação e velocidade constante.

Ação muscular concêntrica. Quando o comprimento do músculo diminui (encurtamento) e desenvolve tensão.

Ação muscular excêntrica. Quando o comprimento do músculo aumenta (alongamento) e desenvolve tensão.

Cadeia cinética fechada. Quando as forças ao longo do corpo são transmitidas para uma estrutura adjacente, geralmente realizada no chão ou em um equipamento.

Cadeia cinética aberta. Quando as forças ao longo do corpo dissipam-se para o ar.

que as atividades em cadeia cinética aberta.[1] Os exercícios em cadeia cinética fechada também são mais específicos em termos de atividade física e de esporte porque esses exercícios envolvem movimentos muito semelhantes aos da atividade desejada, sobretudo no caso dos membros inferiores.[1]

Modalidades terapêuticas

Os treinadores de atletas fazem uso de várias **modalidades terapêuticas** no processo de reabilitação (Figura 6.7). As modalidades terapêuticas fornecem suporte efetivo às várias técnicas empregadas no processo de reabilitação.[1] Protocolos apropriados de reabilitação e evolução adequada da terapia precisam ser fundamentados basicamente nas respostas fisiológicas à lesão e na compreensão de como os vários tecidos reagem durante o processo de regeneração. O treinador de atletas precisa levar em conta os sinais/sintomas e as várias fases do processo de regeneração quando toma a decisão sobre quais modalidades terapêuticas serão melhores para o atleta que sofreu uma lesão.[1] Na Tabela 6.6 são mostradas modalidades terapêuticas comumente empregadas pelos treinadores de atletas. Nos EUA, leis específicas regulamentam o uso das modalidades terapêuticas e os treinadores de atletas precisam conhecer e seguir essas leis. Quando essas modalidades são usadas de modo inapropriado, podem causar dano e lesão; portanto, os treinadores de atletas precisam ter muito cuidado quando empregam uma modalidade terapêutica na reabilitação da pessoa lesionada.[1]

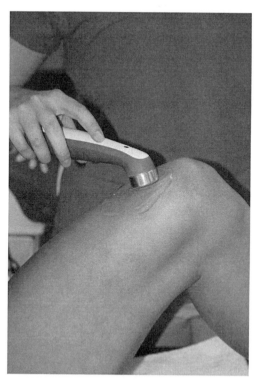

FIGURA 6.7 Tratamento de uma lesão com ultrassom realizado por treinador de atletas.

Modalidades terapêuticas. Equipamentos, dispositivos ou substâncias para acelerar a recuperação de uma lesão.

Tabela 6.6	Modalidades terapêuticas comumente utilizadas.[1]	
MODALIDADE	PRINCÍPIO	EXEMPLOS
Crioterapia	O resfriamento reduz a função fisiológica	Massagem com gelo, imersão em água fria ou gelada, bolsas de gelo, gelo em *spray*
Criocinética	Resfriamento de parte do corpo até analgesia e, depois, trabalho para aumentar a amplitude de movimento	Imersão em gelo, bolsas de gelo, massagem com gelo
Termoterapia	O aquecimento aumenta a função fisiológica	Bolsas de calor úmido, banheira com turbilhão, banho de parafina, banho de contraste, hidroterapia
Ultrassom	Aquecimento profundo de tecidos para aumentar a temperatura tecidual	O gerador de alta frequência transmite ondas de ultrassom contínuas ou pulsáteis, fonoforese
Eletroterapia	Aumento na excitabilidade do tecido nervoso	Estimuladores elétricos transcutâneos emitem correntes bifásicas, monofásicas ou polifásicas
Massagem	A manipulação dos tecidos moles provoca respostas mecânicas, fisiológicas e psicológicas	*Effeurage*, *petrissage*, fricção, tapotagem, vibração, massagem profunda, massagem associada à acupressão
Tração	Promoção de afastamento das vértebras para reduzir a pressão sobre a coluna vertebral e sobre os tecidos e as articulações associados	Tração manual, mecânica, posicional, com suporte na parede e invertida
Compressão intermitente	O aumento da pressão controla ou reduz o edema	Bainha inflável pneumática e *Cryo-cuff*®

Administração da assistência à saúde e responsabilidade profissional

Com frequência, muitos treinadores de atletas trabalham como autônomos. Isso exige que esses profissionais sejam responsáveis por várias questões relacionadas com a organização e a administração de um programa de treinamento atlético, inclusive manejo da equipe, desenvolvimento profissional, manejo e projeto do local, orçamento, prontuário eletrônico do paciente, manutenção dos prontuários, seguro de saúde e relações públicas.[57] É importante que os treinadores de atletas atendam essas questões de modo que a melhor assistência possível seja prestada aos atletas e indivíduos fisicamente ativos. As seções seguintes apresentam uma visão geral de algumas das áreas de responsabilidade.

Desenvolvimento e responsabilidade do profissional

Os indivíduos que exercem uma profissão têm a responsabilidade de se manter atualizados quanto aos padrões de atuação. Os treinadores de atletas também precisam se manter atualizados, tanto em assuntos teóricos como em competência terapêutica, por meio de programas e atividades de educação continuada. Nos EUA, por exemplo, os treinadores de atletas precisam ter a certificação em primeiros-socorros e RCP. Além disso, os treinadores de atletas precisam continuar obtendo CEUs (*continuing education units* [unidades de educação continuada]) para atender às exigências do BOC. Os treinadores de atletas também têm a responsabilidade de promover a profissão para o público em geral. Por causa da relação próxima estabelecida com os pacientes, os atletas e os familiares dos pacientes, os treinadores de atletas precisam fazer recomendações sobre prevenção, reabilitação e tratamento das lesões. Essas responsabilidades são importantes na prestação de cuidados efetivos aos atletas.[1]

Atendimento

Nos EUA, os treinadores de atletas são responsáveis pela cobertura médica nas unidades de treinamento físico, bem como nos treinos e nas competições. De modo geral, nessas unidades são realizados tratamento e reabilitação, preparação para competição e manejo das lesões. Nas faculdades e universidades e, muitas vezes, em unidades comerciais, o atendimento é feito 24 horas por dia. Nos estabelecimentos de Ensino Médio, o local de atendimento é mais restrito. Para prestar a melhor assistência e dar mais proteção aos atletas, um treinador de atletas certificado deve estar presente em todos os treinos e competições. As faculdades e universidades têm, tipicamente, equipes suficientes para dar cobertura a vários esportes. Nos estabelecimentos de Ensino Médio há, geralmente, um ou dois treinadores de atletas que precisam decidir qual treino esportivo ou competição será coberta em determinado horário. Essas decisões são, em geral, baseadas no número de atletas, no risco inerente do esporte e no fato de a atividade ser uma competição ou um treino. Nessa situação, um esquema deve ser elaborado de modo que o treinador de atletas esteja presente em componentes críticos do treino ou da competição.[1]

Questões legais e de seguro

Os treinadores de atletas precisam manter registros atualizados e acurados como parte do programa de treinamento atlético ou do atendimento. Os componentes essenciais dos registros que devem ser guardados incluem prontuários dos pacientes, avaliações das lesões, laudos das lesões, registro das sessões de tratamento, relatos do progresso e da velocidade do progresso, material e estoque e relatórios anuais dos programas. O conhecimento sólido das leis que regulamentam a confidencialidade é crucial para o funcionamento efetivo do programa de treinamento atlético e para a atuação dos treinadores de atletas. Nos EUA, a Health Insurance Portability and Accountability Act (HIPAA) e a Family Educational Rights and Privacy Act (FERPA) são responsáveis pela proteção dos dados médicos e educacionais dos indivíduos, respectivamente. A HIPAA regula como uma pessoa com dados de saúde de determinado indivíduo (p. ex., atleta) pode compartilhar esses dados com outras pessoas.[58] A HIPAA assegura que todos os indivíduos tenham alguns direitos sobre o controle e o uso de seus prontuários de saúde e apresenta uma via bem definida de recurso caso sua privacidade médica seja comprometida.[1] A FERPA é uma lei que protege a privacidade dos registros educacionais dos estudantes. A FERPA dá aos genitores alguns direitos aos registros educacionais de seus filhos até eles completarem 18 anos ou frequentarem a faculdade. Para liberar qualquer dado do registro educacional de um aluno, o educandário precisa ter permissão por escrito do genitor ou do estudante qualificado.[1]

Tendo em vista as significativas modificações no sistema de saúde nos EUA, é cada vez mais importante que os treinadores de atletas e outros profissionais da ciência do exercício conheçam várias questões relacionadas à prestação de cuidados de saúde. Todos os atletas e indivíduos fisicamente ativos devem ter seguro de saúde que cubra doenças,

Capítulo 6 Treinamento Atlético e Medicina do Exercício e do Esporte

hospitalização e cuidados de emergência.[1] É importante para as atividades patrocinadas por escolas que os alunos tenham seguro de saúde.[59] Existe seguro contra acidentes para os estudantes atletas, o qual cobre acidentes nos educandários enquanto o aluno estiver em suas dependências. Com frequência, existem seguros contra catástrofes disponíveis para atletas para ajudar nos gastos associados à incapacidade permanente. Embora lesões causadas por catástrofes sejam extremamente raras, a assistência médica e a reabilitação substanciais associadas a esses tipos de lesões podem criar um imenso ônus financeiro para os atletas e seus familiares.[1]

Os treinadores de atletas também devem aventar a possibilidade de adquirir seguros contra responsabilidade civil profissional. Esses seguros protegem os treinadores de atletas e outros profissionais da saúde no caso de lesões que ocorram nas dependências dos educandários e, com frequência, cobre alegações de negligência.[60] Esse tipo de seguro ajuda a proteger os profissionais e cobre parte dos custos da defesa contra uma alegação de negligência feita por um cliente e potenciais repercussões de uma ação legal.

Os treinadores de atletas também podem ser pagos por terceiros enquanto atuam em vários tipos de ambientes, inclusive hospitais, consultórios médicos, clínicas de reabilitação esportiva e departamentos médicos em faculdades e universitários.[61] Em muitos estados nos EUA, os treinadores de atletas certificados são considerados profissionais da saúde licenciados e, portanto, elegíveis para reembolso pelos planos de saúde. Para agilizar o reembolso, os treinadores de atletas precisam preencher, de imediato e corretamente, os formulários dos planos de saúde.[62] É importante que os treinadores de atletas mantenham registros acurados e atualizados para fins de emissão de fatura e recebimento de reembolso pelo tratamento de um atleta que sofreu uma lesão.

Atuação junto ao médico da equipe

Na maioria dos departamentos esportivos em escolas de Ensino Médio, faculdades e clubes, bem como em unidades de saúde, os treinadores de atletas atuam primariamente sob a direção ou em colaboração com o médico da equipe, geralmente um médico do exercício e do esporte (Figura 6.8). Um ambiente de trabalho com respeito e cooperação entre o treinador de atletas e o médico da equipe garante que os pacientes recebam o melhor atendimento possível. Com frequência, os treinadores de atletas são os primeiros profissionais a terem contato com um atleta ferido. Eles precisam ser diretos e concisos ao relatar as informações sobre a natureza da lesão no atleta e para o médico do exercício e do esporte ou para o médico do atendimento primário. O médico da equipe, que é o responsável pelo atendimento global do atleta, fará o diagnóstico da extensão da lesão e recomendará o que será feito como acompanhamento. Os médicos das equipes esportivas devem estar cientes do progresso da reabilitação do paciente

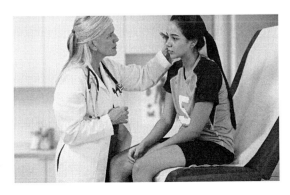

FIGURA 6.8 Médica da equipe entrevistando uma atleta que sofreu uma lesão. (Shutterstock.)

Pensando criticamente

Na sua opinião, quais qualidades pessoais e atributos profissionais um treinador de atletas deve ter para atender às suas responsabilidades primárias?

durante o período de recuperação e tomam a decisão final sobre a data de retorno do atleta aos treinos e às competições.[1] O médico da equipe esportiva deve assumir vários papéis e responsabilidades em relação à prevenção de lesões e aos cuidados de saúde que estão apresentados na seção seguinte deste capítulo.

Medicina do exercício e do esporte

O campo da medicina do exercício e do esporte expandiu-se significativamente desde o início da década de 1980, sobretudo por causa da demanda por assistência à saúde de alta qualidade para atletas e indivíduos fisicamente ativos. O número de lesões esportivas e de lesões relacionadas a atividades físicas aumentou e muitos fatores contribuíram para esse aumento.[63] As Figuras 6.2 e 6.3 mostram as taxas de prevalência de lesões em esportes no Ensino Médio e nas faculdades, enquanto a Figura 6.4 mostra as taxas de atendimentos em pronto-socorro a vítimas de lesões esportivas (os dez esportes mais comuns). A Tabela 6.7 mostra alguns motivos sugeridos para o aumento do número de lesões esportivas. Os médicos do exercício e do esporte contribuem para a assistência total aos atletas e são elementos cruciais da equipe esportiva, trabalhando com outros profissionais, incluindo ortopedistas, fisiatras, treinadores de atletas, biomecânicos, cardiologistas, nutricionistas, optometristas, farmacêuticos, fisioterapeutas, fisiologistas do exercício, psicólogos e podiatras.[63]

Diretrizes para os médicos do exercício e do esporte

Com frequência, o médico do exercício e do esporte é o líder da equipe esportiva e a importância do médico da equipe resultou no trabalho conjunto de várias organizações com a emissão das *Team Physician Consensus Statements* (Declarações de Consenso do Médico da Equipe Esportiva). Essas declarações são usadas para orientar as atividades e as responsabilidades da equipe esportiva.[24-31,43,64-71] Na Tabela 6.8, é apresentada uma lista das atuais *ACSM Team Physician Consensus Statements*.

Tabela 6.7	Motivos para o aumento do número de lesões desportivas.[63]
Maior participação em esportes	
Maior número de pessoas previamente sedentárias que se tornam fisicamente ativas	
Maior variedade de modalidades esportivas disponíveis	
Aumento das oportunidades de participação	
Maior sofisticação dos participantes nos esportes	
Aumento da intensidade de participação, que, frequentemente, aumenta o risco de lesões	
Especialização do atleta desde a infância/adolescência com consequente lesão por uso excessivo	
Métodos insatisfatórios de *coaching* e treinamento com consequente aumento de lesões esportivas	

Capítulo 6 Treinamento Atlético e Medicina do Exercício e do Esporte

Tabela 6.8	Team Physician Consensus Statements.	
ASSUNTO		**ANO DA PUBLICAÇÃO**
Team Physician Consensus Statement[28]		2000
Sideline Preparedness for the Team Physician: A Consensus Statement[27]		2001
The Team Physician and Conditioning of Athletes for Sports: A Consensus Statement[26]		2001
The Team Physician and Return-To-Play Issues: A Consensus Statement[29]		2002
Female Athlete Issues for the Team Physician: A Consensus Statement[24]		2003
Mass Participation Event Management for the Team Physician: A Consensus Statement[25]		2004
Psychological Issues Related to Injury in Athletes and the Team Physician: A Consensus Statement[66]		2006
Selected Issues for the Adolescent Athlete and the Team Physician: A Consensus Statement[31]		2006
Selected Issues in Injury and Illness Prevention and the Team Physician: A Consensus Statement[135]		2007
Selected Issues for the Adolescent Athlete and the Team Physician: A Consensus Statement[31]		2008
Selected Issues for the Master Athlete and the Team Physician: A Consensus Statement[67]		2010
Concussion (Mild Traumatic Brain Injury) and the Team Physician: A Consensus Statement–2011 Update[30]		2011
The Team Physician and the Return-to-Play Decision: A Consensus Statement–2012 Update[69]		2012
Sideline Preparedness for the Team Physician: A Consensus Statement–2012 Update[68]		2012
Team Physician Consensus Statement: 2013 Update[70]		2013
Selected Issues for Nutrition and the Athlete: A Team Physician Consensus Statement[71]		2013
The Team Physician and Strength and Conditioning of Athletes for Sports: A Consensus Statement[136]		2015
Psychological Issues Related to Illness and Injury in Athletes and the Team Physician: A Consensus Statement–2016 Update[66]		2017
Female Athlete Issues for the Team Physician: A Consensus Statement V 2017 Update[137]		2018
Load, Overload, and Recovery in the Athlete: Select Issues for the Team Physician–A Consensus Statement[138]		2019
Select Issues in Pain Management for the Youth and Adolescent Athlete[139]		2020

A primeira *Team Physician Consensus Statement* foi publicada em 2000 e atualizada em 2013, oferecendo diretrizes para escolher um médico de equipe qualificado e um esboço de seus deveres aos médicos, aos administradores de educandários, aos donos de equipes esportivas, ao público em geral e aos indivíduos responsáveis pela tomada de decisões sobre a assistência médica aos atletas e às equipes esportivas.[28] Essa declaração de consenso fornece dados diretos e concisos sobre a definição, as qualificações e os deveres do médico de equipe esportiva. Cada uma das declarações de consenso subsequentes identifica tópicos importantes e relevantes para a prestação da melhor assistência médica aos atletas em todos os níveis de participação. A Tabela 6.9 apresenta um sumário das responsabilidades do médico de equipe esportiva.

Avanços no tratamento das lesões desportivas

A responsabilidade primária do médico do exercício e do esporte é prestar a melhor assistência possível a atletas e indivíduos fisicamente ativos, e alguns avanços no tratamento médico de lesões ortopédicas alcançaram essa meta. Em muitos casos, esses avanços resultaram no desenvolvimento de procedimentos minimamente invasivos e recuperação mais rápida dos atletas. Em alguns casos, as carreiras de atletas foram salvas ou prolongadas graças a esses avanços. Exemplos desses procedimentos incluem artroscopia, reconstrução do LCA, reconstrução do ligamento colateral ulnar e implante de condrócitos. Cada um desses procedimentos é discutido nas próximas seções. Os exemplos apresentados não são uma lista completa de avanços significativos na assistência aos atletas, mas uma amostra desses avanços na Medicina do Exercício ao e do Esporte ao longo dos anos.

Pensando criticamente

Como o esforço coordenado dos treinadores de atletas e do médico do exercício e do esporte proporciona a melhor assistência médica ao atleta que sofre uma lesão?

Tabela 6.9 Responsabilidades do médico de equipe esportiva.[28,57,70]

RESPONSABILIDADE	PRINCIPAIS AÇÕES DO MÉDICO
Trabalhar com o treinador de atletas	Supervisionar e orientar a equipe de treinamento atlético; compartilhar a filosofia a respeito do manejo de lesões e da reabilitação
Trabalhar com outros médicos do exercício e do esporte	Prestar a melhor assistência possível usando as competências da equipe esportiva
Fazer anamnese	Monitorar a anamnese; realizar exames físicos nos atletas
Fazer o diagnóstico da lesão	Assumir a responsabilidade pelo diagnóstico das lesões; fazer recomendações terapêuticas para o treinador de atletas e outros profissionais da equipe
Decidir quanto à desqualificação e ao retorno aos jogos	Determinar quando um atleta não deve participar da competição e quando um atleta lesionado pode retornar a jogar
Assistir aos treinos e aos jogos	Assistir ao maior número possível de treinos, jogos amistosos e competições; manter-se disponível para atender os outros profissionais da equipe esportiva
Compromisso com os esportes e os atletas	Demonstrar carinho e dedicação pelos esportes e pelos atletas
Diretor médico do programa acadêmico	Ser responsável pela coordenação e pela orientação dos aspectos médicos de um programa acreditado de educação em treinamento atlético

Artroscopia

A **artroscopia** ou cirurgia artroscópica é um procedimento minimamente invasivo realizado para examinar e tratar lesões intra-articulares. Esse procedimento é realizado por um ortopedista (ver artroscópio na Figura 6.9).

A cirurgia artroscópica é realizada com o intuito de avaliar e tratar muitas condições ortopédicas como a cartilagem flutuante danificada, a cartilagem de superfície lesionada e o LCA da articulação do joelho. A cirurgia artroscópica não exige que a cartilagem a ser tratada seja aberta. Tipicamente, são realizadas três pequenas incisões: uma para o artroscópio, uma para os instrumentos cirúrgicos e uma para a drenagem de líquido. O médico visualiza a área articular em um monitor e consegue diagnosticar e reparar o tecido articular lesionado, inclusive ligamentos e cartilagem. O período de recuperação pós-operatório é reduzido e a taxa de sucesso da artroscopia é geralmente aumentada porque o tecido conjuntivo da articulação é pouco traumatizado. Esse procedimento é especialmente útil no caso de atletas que precisam se recuperar rapidamente. A cirurgia por via artroscópica é realizada comumente nas articulações do joelho,[72,73] ombro,[74,75] cotovelo,[76,77] punho,[78,79] tornozelo[80] e quadril.[81-83]

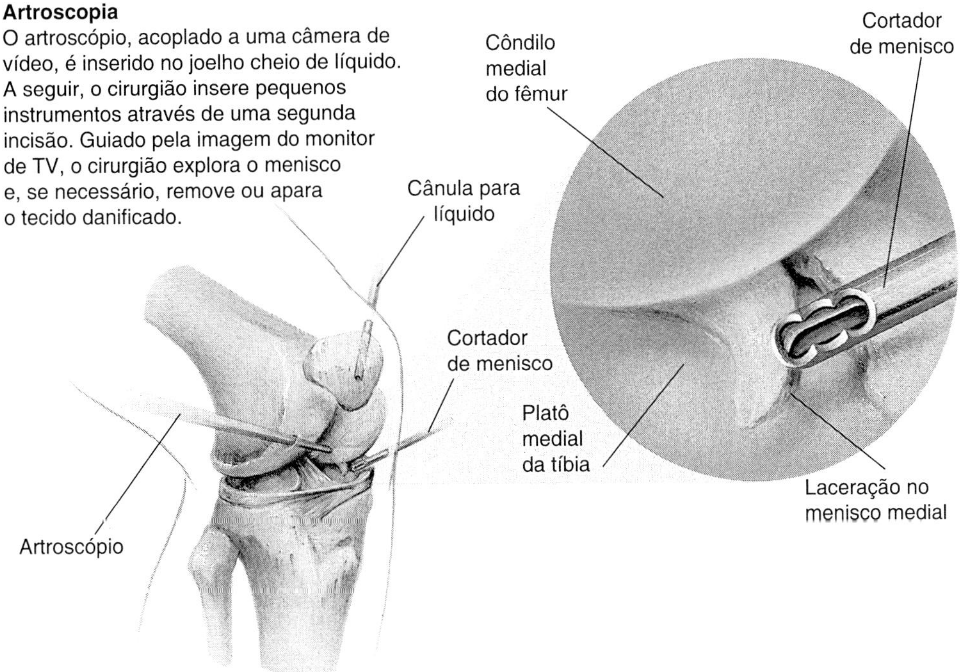

Artroscopia
O artroscópio, acoplado a uma câmera de vídeo, é inserido no joelho cheio de líquido. A seguir, o cirurgião insere pequenos instrumentos através de uma segunda incisão. Guiado pela imagem do monitor de TV, o cirurgião explora o menisco e, se necessário, remove ou apara o tecido danificado.
Côndilo medial do fêmur
Cortador de menisco
Cânula para líquido
Cortador de menisco
Platô medial da tíbia
Laceração no menisco medial
Artroscópio

FIGURA 6.9 Cirurgia artroscópica na articulação do joelho. (Cortesia de Anatomical Chart Co.)

Artroscopia. Procedimento cirúrgico minimamente invasivo, realizado para examinar e tratar danos intra-articulares.

Reconstrução do ligamento cruzado anterior

A **reconstrução do ligamento cruzado anterior** é um procedimento cirúrgico no qual é colocado um enxerto no LCA danificado no joelho (Figura 6.10). A ruptura do LCA reduz substancialmente a estabilidade e a capacidade funcional da articulação do joelho e, comumente, exige cirurgia. Ligamentos não cicatrizam; portanto, a cirurgia é frequentemente necessária para esse tipo de lesão. A reconstrução do LCA exige a retirada de tecido (enxerto) de outra parte do corpo, com frequência, da patela ou do tendão dos músculos isquiotibiais. O ligamento danificado é removido do joelho antes da colocação do enxerto e este é conectado à tíbia e ao fêmur. Os tipos de intervenção diferem sobretudo no tipo de enxerto utilizado. Parte ou toda a reconstrução do LCA é realizada por via artroscópica.[83] Essa intervenção é útil, sobretudo, para atletas que precisam de reparo extenso e de recuperação rápida.[84,85]

Reconstrução do ligamento colateral ulnar

A **reconstrução do ligamento colateral ulnar** é uma intervenção cirúrgica na qual um ligamento na face medial do cotovelo é substituído por um tendão de outro local do corpo, geralmente do antebraço, dos músculos isquiotibiais, do joelho ou do pé. De modo geral,

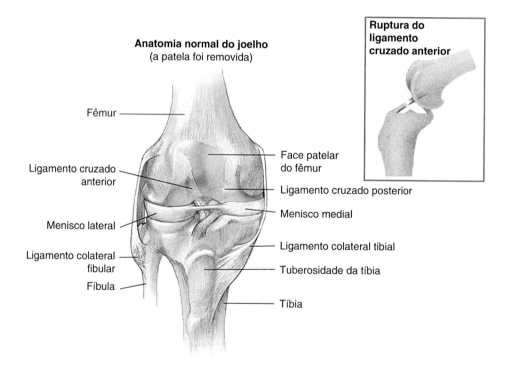

FIGURA 6.10 Ruptura do ligamento cruzado anterior. (Cortesia de Anatomical Chart Co.)

Reconstrução do ligamento cruzado anterior. Procedimento cirúrgico no qual é colocado enxerto em casos de ruptura do LCA no joelho.
Reconstrução do ligamento colateral ulnar. Procedimento cirúrgico no qual um ligamento na face medial do cotovelo é substituído por um tendão de outro local do corpo.

a lesão do ligamento colateral ulnar é provocada pela tensão do movimento de arremesso. No procedimento, o tendão "substituto" é suturado em um padrão de 8 por meio de túneis perfurados na ulna e no úmero (ossos que fazem parte da articulação do cotovelo). Nos EUA, a reconstrução do ligamento colateral ulnar também é conhecida como cirurgia de Tommy John, o qual era o arremessador da equipe de beisebol profissional *Los Angeles Dodgers* e foi o primeiro atleta profissional a ser submetido à cirurgia, realizada pelo Dr. Frank Jobe. Após a cirurgia, o atleta passa por um processo de reabilitação significativo. Exercícios de ADM e treinamento com resistência são realizados durante aproximadamente 6 meses, seguidos por um programa de treinamento de arremessos.[86] A cirurgia de reconstrução é realizada em atletas de todas as idades, e técnicas inovadoras são continuamente desenvolvidas.[87]

Implante de condrócitos autólogos

A cartilagem articular recobre as extremidades dos ossos longos do corpo, é essencialmente lisa (sem atrito) e cria uma superfície regular para o contato e o movimento dos ossos. A cartilagem articular é formada por células denominadas "condrócitos". O **implante de condrócitos autólogo** (ICA) é realizado para corrigir defeitos na cartilagem articular, geralmente no joelho. Pacientes elegíveis para o tratamento apresentam, em geral, dor, edema, "travamento" e desgaste nas articulações. O ICA é, em geral, realizado em pacientes entre 15 e 55 anos, com pouco ou nenhum dano adicional na articulação do joelho. Trata-se de pacientes cujas lesões no joelho não exigem artroplastia total, mas que sentem muita dor e apresentam comprometimento do desempenho esportivo ou da qualidade de vida. Os pacientes clinicamente apropriados são identificados graças a exames complementares convencionais, como ressonância magnética, radiografias e artroscopia.[88]

Após o paciente ser considerado elegível para o ICA, é coletada uma amostra (via **biópsia**) de 200 a 300 mg da cartilagem articular do paciente. A amostra de tecido é, então, enviada para exame laboratorial, em que os condrócitos são separados da cartilagem circundante e cultivados por 4 a 5 semanas, gerando entre 5 e 10 milhões de células. O implante dos condrócitos é um procedimento cirúrgico no qual a articulação do paciente é exposta pelo cirurgião ortopédico. A área danificada é preparada por meio de retirada da cartilagem morta e "alisamento" da cartilagem viva circundante. Um fragmento de periósteo, a membrana que recobre os ossos, é retirado da tíbia do paciente e colocado sobre a área preparada. Os condrócitos cultivados são injetados pelo cirurgião abaixo de periósteo, onde eles crescerão e amadurecerão com o passar do tempo. Em aproximadamente 10 a 12 semanas, o paciente consegue apoiar todo o peso do corpo no joelho, mas a recuperação plena pode demorar até 1 ano.[88] O ICA comprovadamente acelera o retorno dos atletas aos treinos e às competições em comparação com outras formas de reparo da cartilagem.[89,90]

Implante de condrócitos autólogo. Procedimento que emprega condrócitos para reparar defeitos na cartilagem articular de várias articulações.

Biópsia. Procedimento de coleta de pequenas amostras de tecido por meio de uma agulha especial.

Áreas de estudo no treinamento atlético e na medicina do exercício e do esporte

Graças aos avanços na identificação e no tratamento das lesões esportivas, os treinadores de atletas, os médicos do exercício e do esporte e outros profissionais da saúde precisam manter-se atualizados de modo a proporcionar a melhor assistência possível aos atletas. Nos EUA, para manter a certificação, um treinador de atletas precisa acumular 50 CEUs, com pelo menos 10 CEUs em *Evidence-Based Practice* (EBP). Os médicos do exercício e do esporte precisam acumular créditos em educação continuada (*continuing medical education*, CME) para conservarem sua especialização. O número de CMEs necessário varia de um estado para outro no território dos EUA. CEUs e CMEs podem ser obtidos por meio de participação em várias atividades educacionais. Muitas dessas atividades estão direcionadas para tópicos atuais voltados para pesquisadores, estudiosos, treinadores de atletas e médicos do exercício e do esporte. Existe uma ampla gama de assuntos que interessam aos treinadores de atletas e aos médicos do exercício e do esporte, incluindo manutenção da hidratação,[91] prevenção de hipertermia causada por esforço físico,[92] manejo de parada cardíaca súbita[93] e asma[94] em atletas, assim como vigilância e prevenção de lesões.[95] O manejo de concussões sofridas em competições esportivas e o aumento da incidência de lesões no LCA em mulheres atletas são especialmente importantes e são comentados com mais detalhes na próxima seção.

Manejo de concussão

Uma das lesões potencialmente mais graves que um atleta pode sofrer é a concussão cerebral. Treinadores de atletas e médicos do exercício e do esporte precisam conhecer as evidências científicas e basear-se em evidências mais recentes de manejo da concussão relacionada a atividades esportivas. Entre 1968 e 1990, houve redução significativa das mortes por lesão no encéfalo e na coluna cervical em jogadores de futebol americano do Ensino Médio e universitários.[96,97] Essa queda das mortes foi atribuída a vários fatores, incluindo mudanças nas regras, melhor orientação dos jogadores, aprimoramento da segurança do equipamento e melhores técnicas de avaliação praticadas pelos treinadores de atletas e médicos do exercício e do esporte.[96] Todavia, em decorrência da maior atenção despendida, a relação entre as taxas de concussão e o transtorno mental[98] e a função cognitiva,[99] os profissionais ficaram mais atentos à identificação e à retirada de campo dos atletas que sofrem concussão.[43] Essa conscientização da incidência de concussão propagou-se para o futebol,[100] hóquei no gelo[100,101] e outros esportes.[102] Evidências recentes indicam que as mulheres correm maior risco de concussão no futebol e lacrosse em decorrência de contato com a bola ou com o equipamento.[103] Dados baseados na clínica e na ciência têm sido usados para elaborar diretrizes com o propósito de reduzir a incidência e a gravidade das concussões relacionadas a atividades esportivas e de aprimorar as decisões de retorno em treinos e competições.[34] Numerosas organizações profissionais emitiram declarações de consenso e posições oficiais sobre o manejo clínico de concussões relacionadas a atividades esportivas.[30,43,96,104,105]

A concussão relacionada a atividades esportivas mais comum é a lesão cerebral difusa. Esse tipo de lesão ocorre quando um movimento linear de aceleração-desaceleração (laterolateral ou anteroposterior) faz com que o encéfalo "chacoalhe" no interior da caixa craniana (Figura 6.11). A alteração súbita de impulso (torque) pelo encéfalo pode resultar em lesão tecidual. A concussão cerebral pode ser mais bem classificada como lesão difusa leve, a qual resulta em uma ou mais das seguintes manifestações: cefaleia, náuseas, vômitos, tontura,

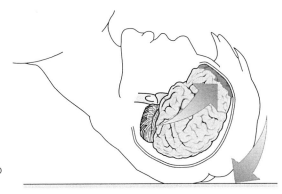

FIGURA 6.11 Exemplo de como ocorre uma concussão cerebral.

desequilíbrio, sensação de "desaceleramento," fadiga, transtornos do sono, sonolência, maior sensibilidade a luz ou ruídos, visão embaçada, comprometimento da memória ou dificuldade de concentração.[45] Embora o propósito do crânio seja a proteção da massa encefálica, quando o encéfalo se choca abruptamente com o crânio, pode ocorrer concussão. Treinadores de atletas e médicos do exercício e do esporte são responsáveis pelas avaliações em campo e, com frequência, seguem um protocolo de retorno ao jogo para ajudar na tomada de decisão sobre a aceitabilidade e a propriedade do retorno do atleta ao jogo ou treino.[43,96] Graças à maior preocupação com a segurança dos atletas, novas normas regulamentadoras utilizam uma abordagem interprofissional e baseada na equipe para a prevenção de retorno do atleta que sofreu uma concussão para o jogo no mesmo dia.[43]

A encefalopatia traumática crônica (ETC) é uma doença neurodegenerativa associada a concussão, traumatismos cranioencefálicos (TCEs) repetitivos, lesão cerebral traumática e participação em esportes de contato e de colisão, incluindo futebol americano, pugilismo, futebol, rúgbi e hóquei no gelo.[30,106-108] Numerosos fatores influenciam o desenvolvimento da ETC, entre esses o tempo de participação em esportes de contato e de colisão e o grau de exposição ao impacto na cabeça.[107,108] Por exemplo, a participação em futebol americano contribui para o maior risco de desenvolver ETC, com as chances dobrando a cada 2,6 anos jogados.[106] Atualmente, a ETC só pode ser diagnosticada em exame neuropatológico *post mortem*;[108] contudo, alguns sinais, sintomas e marcadores biológicos são encontrados nos indivíduos com ETC, tornando o diagnóstico clínico mais acurado.[108] A ETC contribui para comportamento violento e agressivo incontrolável, diminuição da atenção, depressão, disfunção executiva e instabilidades de memória.[109] Essas alterações mentais e psicológicas resultam, com frequência, em comportamento disruptivo e morte prematura, tornando o diagnóstico e o tratamento da ETC um aspecto importante no atendimento a atletas de esportes de contato e de colisão.

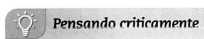

Pensando criticamente

Por que é importante que os treinadores de atletas e os médicos do exercício e do esporte sigam as diretrizes de identificação e tratamento das vítimas de concussão?

Saúde mental dos atletas

A saúde mental é crucial para o bem-estar geral de todas as pessoas, sobretudo para os atletas de competição. A Organização Mundial da Saúde define a saúde mental como "um estado de bem-estar no qual cada pessoa concretiza seu potencial, consegue enfrentar as tensões normais da vida, consegue trabalhar de modo produtivo e frutífero e consegue dar sua contribuição para sua comunidade".[110]

208 ACSM Introdução à Ciência do Exercício

Os treinos e as competições impõem intensas demandas físicas e mentais aos atletas, resultando em aumento de sua suscetibilidade a determinados transtornos mentais e comportamentos de risco.[111] As estratégias e as ações empreendidas para avaliar e controlar esses transtornos mentais em atletas podem ter impacto substancial na sua saúde mental e no seu sucesso nos esportes.[112] Os atletas são vulneráveis a numerosos transtornos da saúde mental, que estão relacionados à participação em esportes e outros fatores associados às demandas das competições, incluindo desempenho insatisfatório, *overtraining* (também conhecido como síndrome de sobretreinamento) e lesão.[113,114] Os transtornos mentais predominantes incluem depressão e ansiedade em homens e mulheres, e transtornos alimentares nas mulheres.[115] A efetividade das intervenções terapêuticas varia consideravelmente entre os níveis dos atletas e tipos de competição.[116] O acesso institucional a profissionais da saúde mental é crucial ao manejo efetivo e ao tratamento.[115] Recentemente, a American Medical Society for Sports Medicine (AMSSM) emitiu uma declaração de posição, detalhando os transtornos da saúde mental específicos de atletas e abordando a importância de reconhecer e tratar esses transtornos (p. ex., transtornos alimentares, depressão e suicídio, ansiedade e estresse, *overtraining*, transtornos do sono e transtorno de hiperatividade e déficit de atenção), com foco na detecção, no manejo e no efeito no desempenho e na prevenção.[117] Médicos do exercício e do esporte, treinadores de atletas e outros profissionais envolvidos no atendimento aos atletas estão em uma posição ímpar para detectar transtornos da saúde mental e fazer intervenções adequadas.[117]

Lesões do ligamento cruzado anterior nas mulheres

Nos EUA, a aprovação da Title IX of the Educational Assistance Act, em 1972, resultou na participação de mais mulheres nos esportes. Por causa da maior participação feminina, a taxa de lesões também aumentou. Infelizmente, o maior número de lesões do LCA acompanhou a maior participação das mulheres nos esportes[42] e essa taxa continua crescendo.[118] Além disso, existe uma probabilidade elevada de que os indivíduos que sofreram uma lesão inicial do LCA apresentem uma segunda lesão do LCA alguns anos após a primeira cirurgia de reconstrução.[119] As mulheres atletas sofrem 4 a 10 vezes mais lesões de LCA do que os homens atletas[120-122] e o número dessas lesões nas mulheres atletas é maior do que nos homens atletas nas mesmas modalidades esportivas.[42,123] Os motivos das taxas diferentes de lesões de LCA em homens e mulheres não são claros, mas podem estar relacionadas com diferenças na estrutura e no alinhamento dos joelhos,[124] na frouxidão ligamentar[42,123,125,126] e na força muscular.[127]

Na articulação do joelho, existe uma fossa intercondilar (compartimento) entre as duas extremidades arredondadas do fêmur (côndilos femorais). O LCA move-se nessa fossa, conectando o fêmur e a tíbia, promovendo a estabilidade do joelho; isso impede que a tíbia se desloque demais para frente e que haja rotação interna excessiva sob o fêmur (Figura 6.12). Nas mulheres, a fossa intercondilar é mais estreita do que nos homens; portanto, o espaço de movimento do LCA é mais limitado em comparação aos homens.[124,128] Nesse espaço circunscrito, os côndilos femorais podem "pinçar" mais facilmente o LCA quando o joelho é dobrado e retificado, sobretudo durante movimentos de torção e hiperextensão. O pinçamento do LCA na articulação pode provocar sua ruptura.[128] Além disso, uma fossa intercondilar estenosada tem correlação significativa com a lesão do LCA nas mulheres.[129]

No joelho, o fêmur e a tíbia formam um ângulo (chamado "ângulo Q de quadríceps"). A largura da pelve determina o ângulo Q. As mulheres têm pelves mais largas que os homens; portanto, o ângulo Q é maior nas mulheres do que nos homens. Nesse ângulo maior, as forças são concentradas no ligamento sempre que há torção do joelho, aumentando o risco de ruptura do LCA. Uma lesão por torção no joelho de um homem pode apenas distender

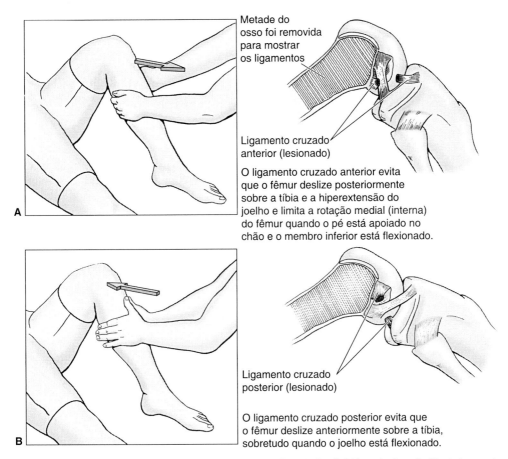

FIGURA 6.12 Mecanismo de lesão do ligamento cruzado anterior (LCA) no joelho. **A.** Sinal da gaveta anterior. **B.** Sinal da gaveta posterior. (Modificada de Moore KL, Dalley AF, II. *Clinical Oriented Anatomy*. 4th ed. Baltimore (MD): Lippincott Williams & Wilkins; 1999.)

o LCA, ao passo que o mesmo tipo de lesão no joelho de uma mulher pode, por causa do maior ângulo Q, provocar ruptura total do LCA.[124,128]

Os hormônios femininos, como estrogênio e progesterona, possibilitam maiores flexibilidade e relaxamento dos músculos, tendões e ligamentos. Esse relaxamento (frouxidão) ajuda a prevenir lesões porque possibilita que alguns músculos e articulações absorvam mais impacto antes de serem lesionados. Essa frouxidão, contudo, contribuiria para as lesões do LCA nas mulheres. Se os ligamentos e os músculos em torno dos joelhos estiverem muito relaxados, eles não conseguem absorver as tensões impostas. Nessa situação, cargas ou forças normais seriam transferidas diretamente para o LCA, tornando-o propenso à ruptura. Assim, o LCA precisa manter a estabilidade do joelho, além de compensar a instabilidade de um joelho "frouxo". Durante o ciclo menstrual, os níveis hormonais oscilam e influenciam a estabilidade dos joelhos. Estudos recentes mostram que, em momentos específicos do ciclo menstrual, o joelho torna-se mais flácido que o normal, e a ruptura do LCA é mais comum.[42,125,126]

Quando homens e mulheres competem nos mesmos eventos esportivos e no mesmo nível de competição, forças de torção e cargas quase iguais são aplicadas nos joelhos desses atletas. As mulheres, entretanto, têm menos força muscular em proporção às dimensões dos ossos que os homens, e os músculos que ajudam a manter a estabilidade dos joelhos são mais fortes nos homens do que nas mulheres.[127] Portanto, as mulheres dependem menos dos músculos e mais do LCA para manter a estabilidade dos joelhos. Nessa situação, o LCA precisa absorver mais forças, tornando-o mais propenso à ruptura.[127] É extremamente importante desenvolver a compreensão da melhor maneira de prevenir as lesões de LCA em mulheres por causa da natureza potencialmente debilitante da lesão e do prognóstico ruim a longo prazo após a reconstrução cirúrgica.[130,131] Evidências recentes indicam que o treinamento neuromuscular preventivo pode ser efetivo na redução das lesões do LCA em mulheres jovens.[132] Treinamento pliométrico, combinado com análise biomecânica e treinamento de técnica, comprovadamente reduz as taxas de lesão de LCA nas mulheres.[130,133] Fortalecimento dos grupos musculares associados, treinamento de equilíbrio, exercícios de controle proximal e múltiplas modalidades de exercícios diminuem significativamente as lesões do LCA.[132] Por fim, há evidências limitadas de que os contraceptivos orais reduzam o risco de lesão do LCA nas atletas.[134] Os treinadores de atletas e os médicos do exercício e do esporte estão focando seus esforços na identificação dos fatores que tornam as mulheres mais suscetíveis que os homens a lesões do LCA e no desenvolvimento de intervenções para ajudar na prevenção dessas lesões.

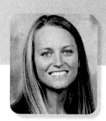

Entrevista

Layci Harrison, PhD, LAT, ATC
Professora Assistente Clínica da Athletic Training, University of Houston

Breve introdução – Meu bacharelado em treinamento atlético ocorreu na Lock Haven University. Logo após, mudei-me para a cidade de Lebanon (Tennessee), para o internato em treinamento atlético na Cumberland University Baseball. Passei mais 2 anos na Cumberland University como assistente de treinador de atletas na equipe de luta livre, enquanto concluía meu mestrado em ciência do exercício. Após deixar a Cumberland University Baseball, passei 3 anos ensinando ciência do exercício no ciclo básico, enquanto fazia doutorado em *Health and Human Performance* na Middle Tennessee State University. Minha pesquisa era focada na prevenção e reabilitação de lesões, incluindo rastreamento funcional dos movimentos e análise do uso do efeito *crossover* para reduzir assimetrias após lesões. Durante minha graduação, trabalhei como diarista e prestava assistência médica a ligas amadoras de ciclistas e jogadores de futebol americano na área central do Tennessee. Atualmente, sou *Clinical Assistant Professor* da Athletic Training na University of Houston, onde coordeno educação interprofissional e simulação clínica.

P: Por que você optou pelo treinamento atlético?

No Ensino Médio, minha matéria favorita era anatomia. Eu adorava aprender como o corpo humano funciona e como o desempenho pode ser impactado por lesões ou doenças. O treinamento atlético deu-me a oportunidade perfeita de estudar algo que eu amava enquanto usava esse conhecimento para ajudar as pessoas a retomarem suas vidas. As múltiplas possibilidades dessa carreira, realmente, atraíram-me. Todos os dias, o treinador de atletas enfrenta novos desafios e novas oportunidades.

Por exemplo, pode ser uma pessoa que sofreu uma entorse no tornozelo e deseja voltar a jogar futebol americano ou pode ser que essa mesma pessoa queira dançar com a pessoa com quem mantém um relacionamento amoroso em um evento próximo. Seja qual for a meta, os treinadores de atletas enfrentam desafios ímpares de ajudar o paciente a retomar atividades superiores às atividades da vida diária (AVDs) e isso é muito estimulante.

P: Compartilhe algumas das "melhores coisas" de sua profissão.

Ao longo da minha carreira, atuei no atendimento e como educadora e sempre foi prazeroso. Minha parte favorita de atuar na assistência era observar a melhora das pessoas em todos os aspectos. Compartilhar o desconforto físico e emocional dos pacientes é desafiador; contudo, atuar como parte da equipe de saúde e acompanhar a recuperação do paciente e sua superação em outras áreas, como educação, relacionamentos ou profissão, é fantástico. Outro bônus é o que o "local de trabalho" muda constantemente. Às vezes, eu atendia em um consultório ou unidade de saúde convencional, mas muitas vezes eu atendia em um local de treino de luta livre, em um ônibus, em saguões de hotel ou outro local não convencional. A assistência à saúde no ambiente laboral demanda criatividade. Você nunca ficará entediado. Agora que estou dando aulas, minha parte favorita é aprender com meus alunos. O campo da medicina está em constante mudança e, para ensinar meus alunos a usar abordagens baseadas em evidências no atendimento aos pacientes, preciso manter-me atualizada, e todo dia é uma oportunidade de aprender algo novo.

Por que é importante que um treinador de atletas seja proficiente em ciência do exercício?

Todos os tópicos da ciência do exercício são importantes para o treinamento atlético. Na verdade, durante minhas aulas, frequentemente repito: "lembrem das aulas de fisiologia". Todos os profissionais da saúde precisam conhecer como o corpo humano reage ao repouso, ao exercício, às doenças e às lesões. Os treinadores de atletas atendem pessoas com várias histórias pregressas e, como profissionais da saúde, são responsáveis pela manutenção da sua segurança durante as atividades físicas. Você não pode tratar uma pessoa se não entender como o seu corpo reage e se adapta.

P: Que recomendação você daria a um estudante que deseja seguir carreira em ciência do exercício ou talvez tornar-se um treinador de atletas?

Qualquer pessoa que deseje seguir uma carreira em treinamento atlético deve observar os treinadores em múltiplas situações e estar disposta a trabalhar em equipe. Muitas pessoas tornam-se treinadores de atletas sem saber que esse é um campo da saúde. Treinadores de atletas são profissionais da saúde e trabalham com outros indivíduos além dos atletas. Nos EUA, os treinadores de atletas trabalham em muitas situações não convencionais, inclusive forças armadas, segurança pública, indústrias, NASA (National Aeronautics and Space Administration), artes e qualquer outra situação na qual as pessoas tentam retornar às atividades, além das atividades da vida diária (AVDs). Os treinadores de atletas também encontram pacientes com várias condições e precisam estar dispostos a aprender e a interagir com múltiplos profissionais da saúde. A meta é trabalhar em equipe para prestar a melhor assistência para os pacientes.

Se a pessoa estiver interessada em treinamento atlético, precisa primeiro informar-se sobre os diferentes programas. Nos EUA, o profissional do treinamento atlético precisa ter um mestrado, e as exigências variam. É preciso analisar a média de seus pontos, as demandas de anatomia e fisiologia e a carga horária. A pessoa deve participar de eventos nas faculdades, fazer questionamentos e, mais importante, quando ingressar no mestrado, manter-se disposta a ter novas experiências e novas situações.

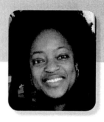

Entrevista

Nailah Coleman, MD, FAAP, FACSM
Children's National Hospital

Breve introdução – Atualmente, sou médica pediatra do exercício e do esporte no Children's National Hospital. Minha graduação ocorreu na Emory University, com um bacharelado em Biologia com dupla licenciatura em International Studies e uma especialização em italiano. Eu joguei voleibol por 1 ano, fiz parte da equipe de animadores de equipe por mais 1 ano e até tentei fazer fotografia esportiva por outro ano. Permaneci na Emory University e formei-me em Medicina, em 2000. Concluí minha residência em pediatria no Children's National Medical Center, em Washington, DC, em 2003. Após a residência, permaneci no Children's National Medical Center como *Physician Analyst* no Information Technology Department. Além disso, atuei como médica hospitalista, como médica assistente na Children's Health Clinic e pediatra neonatal plantonista em The George Washington University Medical Center. Como pediatra atuando em múltiplos ambientes hospitalares, tive a oportunidade de ver crianças em diferentes estágios da vida e de avaliar seu crescimento e bem-estar. Constatei a necessidade de aprimorar a saúde física dos estudantes que praticam atividades atléticas, assim como a dos estudantes que não as praticam, durante seus vários estágios de desenvolvimento. Acredito que devem ser elaborados e encaminhados planos de desempenho atlético, nutrição e saúde física para todos os estudantes, desde o Ensino Básico até a faculdade. A medicina do exercício e do esporte deve incluir atletas e não atletas. Com essas ideias em mente, fui para o Phoebe Putney Memorial Hospital (Georgia, EUA) e fiz 1 ano de especialização em *Primary Care Sports Medicine*, antes de retornar ao Children's National Medical Center na minha função atual, como pediatra generalista e médica do exercício e do esporte (atendimento primário). Tenho certificação em Pediatria e *Primary Care Sports Medicine*. Sou autorizada a exercer essa função em Washington, DC, Virginia, Maryland e Georgia, além de ser membro da American Medical Association, da American Academy of Pediatrics, do American College of Sports Medicine e da American Medical Society of Sports Medicine. Também sou responsável pela cobertura médica e pelo fornecimento de informações sobre medicina do exercício e do esporte para estabelecimentos de Ensino Médio e vários eventos atléticos na área do District of Columbia (DC), Washington.

P: *Por que você optou pela medicina do exercício e do esporte?*

Sempre desejei ser pediatra. Contudo, após a residência, quando eu já era pediatra, finalmente, pensei: "E agora?" Felizmente, assumi a posição de analista no nosso hospital e conheci todos os sistemas do hospital, adquiri experiência na concepção e na implementação de prontuários eletrônicos e tive tempo para participar das sessões de educação continuada, incluindo as discussões de casos semanais. Um dia, enquanto consumia o almoço servido na sessão de casos clínicos, tipicamente *pizza*, a médica que apresentava a sessão era pediatra com especialização em medicina do exercício e do esporte. Nesse momento, percebi que também queria ter essa especialização. Encontrei-me com ela alguns dias depois e inscrevi-me no curso de especialização. Desde então, percebi que havia muitos sinais do meu interesse em medicina do exercício e do esporte. Desde a infância, pratiquei vários esportes e continuei praticando na minha vida adulta. Sempre me interessei pelo que acontecia com o atleta que se machuca nos treinos, mesmo quando era uma criança pequena, e observava o médico da equipe correr para ajudar o atleta que sofreu a lesão; essa era, geralmente, a única parte do jogo que eu prestava atenção. Gostei muito de trabalhar no setor de emergência e participar do serviço cirúrgico na Faculdade de Medicina. Além disso, convenci meus pais a fazerem reeducação alimentar e tornarem-se fisicamente ativos quando estava no Ensino Médio. Na medicina do exercício e do esporte, consigo combinar meu amor pela medicina com meu interesse em exercícios, esportes e bem-estar.

Cite dois ou três exemplos dos "melhores componentes" do seu trabalho.

Eu sou muito extrovertida; portanto, acredito que os melhores aspectos da minha profissão são a conexão e a partilha. Adoro entrar em contato com os pacientes (e seus familiares). Existe algo muito bonito no contato com outro ser humano e, como cada ser humano é único, a conexão que nós, profissionais da saúde, estabelecemos com os pacientes é singular. Alguns pacientes são engraçados e alegres, enquanto outros são mais tristes e geram frustração. É um privilégio e uma honra ajudar os pacientes e seus familiares durante seus momentos mais vulneráveis. Eu também gosto de compartilhar meus conhecimentos e minhas informações com pacientes, familiares, estudantes, funcionários e outros profissionais, bem como minhas estratégias para aprimoramento ou resolução de determinada preocupação.

 Que recomendação você daria a um estudante que deseja seguir carreira em ciência do exercício ou possivelmente como médico do exercício e do esporte?

Existem muitas possibilidades no campo da medicina do exercício e do esporte. É crucial ter paixão pela Medicina e estar aberto a essas opções. Não é problemático decidir e, depois, mudar de ideia.

Resumo

- Os treinadores de atletas têm papel importante na manutenção da segurança do atleta e na prevenção de lesões durante os treinos e as competições
- Como membros da equipe de atendimento primário, os treinadores de atletas são, com frequência, os primeiros a diagnosticar e atuar em caso de lesões
- Pelo fato de atuar em conjunto com os médicos do exercício e do esporte, os treinadores desenvolvem programas individualizados de reabilitação para auxiliar o atleta lesionado a retornar ao treino e à competição
- Os médicos do exercício e do esporte trabalham com outros profissionais da saúde para assegurar a melhor assistência possível aos atletas
- Numerosos avanços na identificação, no tratamento e nos programas de reabilitação de lesões aprimoraram os cuidados prestados aos indivíduos que sofrerem lesões durante atividades e exercícios físicos, bem como competições esportivas e atléticas.

Para revisão

1. Descreva a diferença entre treinamento atlético e medicina do exercício e do esporte.
2. Descreva como foi formada a NATA.
3. Defina avaliação de capacidade funcional e diagnóstico.
4. Nomeie três associações profissionais proeminentes na medicina do exercício e do esporte.
5. Quais são os cinco domínios do treinamento atlético?
6. Qual é a diferença entre a avaliação primária e a avaliação secundária de um atleta que sofreu uma lesão?
7. Por que manter um registro detalhado é importante no programa de treinamento atlético?
8. Qual é o tratamento inicial comum para lesões musculoesqueléticas agudas?

214 ACSM Introdução à Ciência do Exercício

9. Defina as seguintes ações musculares:
   a. Isométrica
   b. Isotônica
   c. Isocinética
   d. Concêntrica
   e. Excêntrica.
10. Qual é a diferença entre exercícios de cadeia cinética aberta e de cadeia cinética fechada?
11. Qual é o propósito das modalidades terapêuticas?
12. Quais avanços médicos recentes possibilitaram que a medicina do exercício e do esporte promovesse o retorno mais rápido dos atletas aos treinos e às competições após uma lesão no joelho?
13. Descreva as manifestações comuns de concussão.
14. Discuta as questões principais relacionadas à incidência mais elevada de lesões do ligamento cruzado anterior nas mulheres.

Aprendizagem baseada em projetos

1. Crie um processo de decisão, desde a avaliação inicial até a liberação para retomada plena das atividades esportivas, nas seguintes situações de lesão desportiva:
   a. Possível entorse de tornozelo
   b. Possível ruptura do ligamento cruzado anterior
   c. Possível concussão.
2. Crie uma apresentação em *PowerPoint* que possa ser compartilhada com os estudantes da ciência do exercício que estejam interessados em:
   a. Graduação em treinamento atlético
   b. Faculdade de Medicina.

Referências bibliográficas

1. Prentice WE. *Principles of Athletic Training: A Competency-Based Approach.* 15th ed. New York, NY: Mc-Graw-Hill Companies; 2014.
2. Matheson GO. Reflecting on 30 years of moving forward. *Phys Sports Med.* 2003;31(1):1-2.
3. Comstock RD, Currie DW, Pierpoint LA. *National High School Sport-Related Injury Surveillance Study.* Aurora, CO: 2015. Report No32.
4. Chandran A, Morris SN, Powell JR, Boltz AJ, Robison HJ, Collins CL. Epidemiology of injuries in National Collegiate Athletic Association men's football: 2014–2015 through 2018–2019. *J Athl Train.* 2021;56(7):643–50.
5. Powell JR, Boltz AJ, Robison HJ, Morris SN, Collins CL, Chandran A. Epidemiology of injuries in National Collegiate Athletic Association men's wrestling: 2014–2015 through 2018–2019. *J Athl Train.* 2021;56(7):727–33.
6. Boltz AJ, Nedimyer AK, Chandran A, Robison HJ, Collins CL, Morris SN. Epidemiology of injuries in National Collegiate Athletic Association men's ice hockey: 2014–2015 through 2018–2019. *J Athl Train.* 2021;56(7):703–10.
7. Chandran A, Morris SN, Boltz AJ, Robison HJ, Collins CL. Epidemiology of injuries in National Collegiate Athletic Association men's soccer: 2014–2015 through 2018–2019. *J Athl Train.* 2021;56(7):659–65.
8. Morris SN, Chandran A, Lempke LB, Boltz AJ, Robison HJ, Collins CL. Epidemiology of injuries in National Collegiate Athletic Association men's basketball: 2014–2015 through 2018–2019. *J Athl Train.* 2021;56(7):681–87.
9. Chandran A, Morris SN, Boltz AJ, Robison HJ, Collins CL. Epidemiology of injuries in National Collegiate Athletic Association women's soccer: 2014–2015 through 2018–2019. *J Athl Train.* 2021;56(7):651–58.

Capítulo 6 Treinamento Atlético e Medicina do Exercício e do Esporte   **215**

10. Chandran A, Roby PR, Boltz AJ, Robison HJ, Morris SN, Collins CL. Epidemiology of injuries in National Collegiate Athletic Association women's gymnastics: 2014–2015 through 2018–2019. *J Athl Train.* 2021;56(7):688–94.

11. Chandran A, Nedimyer AK, Boltz AJ, Robison HJ, Collins CL, Morris SN. Epidemiology of injuries in National Collegiate Athletic Association women's ice hockey: 2014–2015 through 2018–2019. *J Athl Train.* 2021;56(7):695–702.

12. Nedimyer AK, Boltz AJ, Robison HJ, Collins CL, Morris SN, Chandran A. Epidemiology of injuries in National Collegiate Athletic Association women's field hockey: 2014–2015 through 2018–2019. *J Athl Train.* 2021;56(7):636–42.

13. Lempke LB, Chandran A, Boltz AJ, Robison HJ, Collins CL, Morris SN. Epidemiology of injuries in National Collegiate Athletic Association women's basketball: 2014–2015 through 2018–2019. *J Athl Train.* 2021;56(7):674–80.

14. United States Consumer Product Safety Commission. 2015 [updated 2015]. *National Electronic Surveillance System.* Available from: http://www.cpsc.gov/en/Research--Statistics/NEISS-Injury-Data/.

15. O'Shea ME. *A History of the National Athletic Trainers Association.* Greenville (NC): National Athletic Trainers Association; 1980.

16. Harris HA. *Greek Athletes and Athletics.* London: Hutchinson of London; 1964. 1964.

17. Delforge GD, Behnke RS. The history and evolution of athletic training education in the United States. *J Athl Train.* 1999;34(1):53–61.

18. Weidner TG, Henning JM. Historical perspective of athletic training clinical education. *J Athl Train.* 2002;37(4 Suppl):S222–S8.

19. Youth Sports Safety Alliance. 2021. Available from: https://youthsportssafetyalliance.org/.

20. Berryman JW. Ancient and early influences. In: Tipton CM, editor. *Exercise Physiology: People and Ideas.* New York (NY): Oxford University Press; 2003. p. 1–38.

21. Twentieth century orthopaedics. *AAOS Bull.* 1999;47(6):35–41.

22. International Federation of Sports Medicine. 2015 [updated 2021]. Available from: www.fims.org.

23. Wappes JR. 30 years of sports medicine. *Phys Sports Med.* 2003;31(1):1–4.

24. Herring SA, Bergfeld JA, Boyajian-O'Neill L, et al. Female athlete issues for the team physician: a consensus statement. *Med Sci Sports Exerc.* 2003;35(10):1785–93.

25. Herring SA, Bergfeld JA, Boyajian-O'Neill L, et al. Mass participation event management for the team physician: a consensus statement. *Med Sci Sports Exerc.* 2004;36(11):2004–8.

26. Herring SA, Bergfeld JA, Boyd J, et al. The team physician and conditioning of athletes for sports: a consensus statement. *Med Sci Sports Exerc.* 2001;33(10):1789–93.

27. Herring SA, Bergfeld JA, Boyd J, et al. Sideline preparedness for the team physician: a consensus statement. *Med Sci Sports Exerc.* 2001;33(5):846–9.

28. Herring SA, Bergfeld JA, Boyd J, et al. Team physician consensus statement. *Med Sci Sports Exerc.* 2000;32(4):877–8.

29. Herring SA, Bergfeld JA, Boyd J, et al. The team physician and return-to-play issues: a consensus statement. *Med Sci Sports Exerc.* 2002;34(7):1212–4.

30. Herring SA, Cantu RC, Guskiewicz KM, Putukian M, Kibler WB. Concussion (mild traumatic brain injury) and the team physician: a consensus statement — 2011 update. *Med Sci Sports Exerc.* 2011;43(12):2412–22.

31. Herring SA, Bergfeld JA, Bernhardt DT, et al. Selected issues for the adolescent athlete and the team physician: a consensus statement. *Med Sci Sports Exerc.* 2008;40(11).1997–2012.

32. American Medical Society for Sports Medicine. 2020. Available from: www.amssm.org.

33. Schnirring L. Mending injured athletes: a track record of orthopedic advances. *Phys Sports Med.* 2003;31(9):1–3.

34. World Anti-Doping Agency. 2020 [cited 2020]. Available from: https://www.wada-ama.org/.

35. Tang L. Research on applying musculoskeletal ultrasound technology to real-time medical diagnosis of sports injuries. *J Med Imaging Health Inform.* 2020;10(4):837–41.

36. Wang WH, Wang XJ. Clinical application of high frequency ultrasound in diagnosis and treatment of lumbar muscle injury after strenuous exercise. *J Med Imaging Health Inform.* 2020;10(4):923–7.

37. Whittaker JL, Ellis R, Hodges PW, et al. Imaging with ultrasound in physical therapy: what is the PT's scope of practice? A competency-based educational model and training recommendations. *Br J Sports Med.* 2019;53(23):1447–53.

38. Lesniak BP, Loveland D, Jose J, Selley R, Jacobson JA, Bedi A. Use of ultrasonography as a diagnostic and therapeutic tool in sports medicine. *Arthroscopy.* 2014;30(2):260–70.

39. Finnoff JT, Hall MM, Adams E, et al. American Medical Society for Sports Medicine (AMSSM) position statement: interventional musculoskeletal ultrasound in sports medicine. *Br J Sports Med.* 2015;49(3):145–50.

216   ACSM Introdução à Ciência do Exercício

40. Moeller JL, McKeag DB. Preparticipation screening. In: McKeag DB, Moeller JL, editors. *ACSM's Primary Care Sports Medicine*. Philadelphia (PA): Lippincott, Williams & Wilkins; 2007. p. 55-79.

41. Davies GAL, Wolfe LA, Mottola MF, MacKinnon C. Joint SOGC/CSEP clinical practice guideline: exercise in pregnancy and the postpartum period. *Can J Appl Physiol*. 2003;28(3):329-41.

42. Arendt E, Dick RW. Knee injury patterns among men and women in collegiate basketball and soccer: NCAA data and review of literature. *Am J Sports Med*. 1995;23(6):694-701.

43. Herring SA, Bergfeld JA, Boyland A, et al. Concussion (mild traumatic brain injury) and the team physician: a consensus statement. *Med Sci Sports Exerc*. 2006;38(2):395-9.

44. Roberts WO. Sports medicine's primary focus: health for all. *Phys Sports Med*. 2003;31(12):1-2.

45. McCrory P, Meeuwisse W, Dvorak J, et al. Consensus statement on concussion in sport-the 5th international conference on concussion in sport held in Berlin, October 2016. 2017;51:838.

46. Conley KM, Bolin DJ, Carek PJ, Konin JG, Neal TL, Violette D. National Athletic Trainer's Association position statement: preparticipation physical examinations and disqualifying conditions. *J Athl Train*. 2014;49(1):102-20.

47. Prentice WE. *On-the-Field Acute Care and Emergency Procedures. Arnheim's Principles of Athletic Training: A Competency Based Approach*. 14th ed. New York (NY): McGraw-Hill; 2011. p. 319-59.

48. Occupational Safety and Health Administration. The OSHA bloodborne pathogens standards. *Fed Regist*. 1991;55(235):64175.

49. Kettenbach G. *Writing SOAP Notes: With Patient/Client Management Format*. 3rd ed. Philadelphia (PA): F.A. Davis; 2003. 2003.

50. Knight KL. *Cryotherapy in Sports Injury Management*. Champaign (IL): Human Kinetics; 1995. 1995.

51. Brooks GA, Fahey TD, Baldwin KM. *Exercise Physiology: Human Bioenergetics and Its Applications*. 4th ed. Mountain View (CA): Mayfield; 2004.

52. Mujika I, Padilla S. Detraining: loss of training-induced physiological and performance adaptations. Part II. *Sports Med*. 2000;30(4):145-54.

53. Jackson MD. Rehabilitation. In: McKeag DB, Moeller JL, editors. *ACSM's Primary Care Sports Medicine*. 2nd ed. Philadelphia (PA): Lippincott, Williams & Wilkins; 2007. p. 563-93.

54. Fleck SJ, Kraemer WJ. *Designing Resistance Training Programs*. 3rd ed. Champaign (IL): Human Kinetics Books; 2004. 2004.

55. Prentice WE. Mobilization and traction techniques in rehabilitation. In: Prentice WE, editor. *Rehabilitation Techniques in Sports Medicine and Athletic Training*. St. Louis (MI): McGraw-Hill; 2004.

56. Rivera J. Open vs. closed kinetic chain rehabilitation of the lower extremity. *J Sport Rehabil*. 1994;3(2):154.

57. Prentice WE. *The Athletic Trainer as a Health Care Provider. Arnheim's Principles of Athletic Training*. 14th ed. New York (NY): McGraw-Hill; 2011. p. 1-43.

58. Hunt V. Meeting Clarifies HIPAA Restrictions. NATA News. 2003. Available from: www.nata.org/news-publications/publications/nata-news.

59. Rankin J, Ingersoll C. *Athletic Training Management: Concepts and Applications*. 3rd ed. New York (NY): McGraw-Hill; 2006. 2006.

60. Cotton DJ. What is covered by your liability insurance policy? A risk management essential. *Exerc Stand Malpract Rep*. 2001;15(4):54.

61. Hunt V. Reimbursement efforts continue steady progress. NATA News. 2002:10-2.

62. Ray R. *Management Strategies in Athletic Training*. 1st ed. Champaign (IL): Human Kinetics; 2000. 2000.

63. McKeag DB, Moeller JL. Primary care perspective. In: McKeag DB, Moeller JL, editors. *ACSM's Primary Care Sports Medicine*. 2nd ed. Philadelphia (PA): Lippincott, Williams & Wilkins; 2007. p. 3-9.

64. Selected issues in injury and illness prevention and the team physician: a consensus statement. *Med Sci Sports Exerc*. 2016;48(1):159-71.

65. Herring SA, Kibler WB, Putukian M. Psychological issues related to illness and injury in athletes and the team physician: a consensus statement—2016 update. *Med Sci Sports Exerc*. 2017;49(5):1043-54.

66. Herring SA, Boyajian-O`Neill L, Coppel DB, et al. Psychological issues related to injury in athletes and the team physician: a consensus statement. *Med Sci Sports Exerc*. 2006;38(11):2030-4.

67. Herring SA, Kibler WB, Putukian M. Selected issues for the master athlete and the team physician: a consensus statement. *Med Sci Sports Exerc*. 2010;42(4):820-33.

68. Herring SA, Kibler WB, Putukian M. Sideline preparedness for the team physician: a consensus statement: 2012 update. *Med Sci Sports Exerc*. 2012;44(12):2442-5.

69. Herring SA, Kibler WB, Putukian M. The team physician and the return-to-play decision: a consensus statement: 2012 update. *Med Sci Sports Exerc*. 2012;44(12):2446-8.

70. Herring SA, Kibler WB, Putukian M. Team physician consensus statement: 2013 Update. *Med Sci Sports Exerc*. 2013;45(8):1618-22.

Capítulo 6 Treinamento Atlético e Medicina do Exercício e do Esporte

71. Herring SA, Kibler WB, Putukian M, et al. Selected issues for nutrition and the athlete: a team physician consensus statement. *Med Sci Sports Exerc*. 2013;45(12):2378–86.
72. Mullins K, Hanlon M, Carton P. Arthroscopic correction of femoroacetabular impingement improves athletic performance in male athletes. *Knee Surg Sports Traumatol Arthrosc*. 2019;28(7):2285–94.
73. Pestka JM, Lang G, Maier D, Sudkamp NP, Ogon P, Izadpanah K. Arthroscopic patellar release allows timely return to performance in professional and amateur athletes with chronic patellar tendinopathy. *Knee Surg Sports Traumatol Arthrosc*. 2018;26(12):3553–9.
74. Tsikouris GD, Bolia IK, Vlaserou P, Odantzis N, Angelis K, Psychogios V. Shoulder arthroscopy with versus without suprascapular nerve release: clinical outcomes and return to sport rate in elite overhead athletes. *Arthroscopy*. 2018;34(9):2552–7.
75. Bradley JP, Arner JW, Jayakumar S, Vyas D. Revision arthroscopic posterior shoulder capsulolabral repair in contact athletes: risk factors and outcomes. *Arthroscopy*. 2020;36(3):660–5.
76. Cain EL, Moroski NM. Elbow surgery in athletes. *Sports Med Arthrosc Rev*. 2018;26(4):181–4.
77. Ciccotti MC, Stull JD, Buckley PS, Cohen SB. Correlation of MRI to arthroscopy in the elbow: thrower's elbow and ulnar collateral ligament injury. *Sports Med Arthrosc Rev*. 2017;25(4):191–8.
78. Gire JD, Yao J. Surgical techniques for the treatment of acute carpal ligament injuries in the athlete. *Clin Sports Med*. 2020;39(2):313–19.
79. Robertson G, Ang KK, Maffulli N, Simpson CK, Rust PA. Return to sport following surgical management of triangular fibrocartilage tears: a systematic review. *Br Med Bull*. 2019;130(1):89–103.
80. Guelfi M, Zamperetti M, Pantalone A, Usuelli FG, Salini V, Oliva XM. Open and arthroscopic lateral ligament repair for treatment of chronic ankle instability: A systematic review. *Foot Ankle Surg*. 2018;24(1):11–8.
81. Lovett-Carter D, Jawanda AS, Hannigan A. Meta-analysis of the surgical and rehabilitative outcomes of hip arthroscopy in athletes with femoroacetabular impingement. *Clin J Sport Med*. 2018;30(4):404–11.
82. McConkey MO, Chadayammuri V, Garabekyan T, Mayer SW, Kraeutler MJ, Mei-Dan O. Simultaneous bilateral hip arthroscopy in adolescent athletes with symptomatic femoroacetabular impingement. *J Pediatr Orthop*. 2019;39(4):193–7.
83. Brukner P, Khan K. *Clinical Sports Medicine*. 3rd ed. Sydney (Australia): McGraw-Hill; 2007. 2007.
84. King E, Richter C, Jackson M, et al. Factors influencing return to play and second anterior cruciate ligament injury rates in level 1 athletes after primary anterior cruciate ligament reconstruction: 2-year follow-up on 1432 reconstructions at a single center. *Am J Sports Med*. 2020;48(4):812–24.
85. Spindler KP, Huston LJ, Zajichek A, et al. Anterior cruciate ligament reconstruction in high school and college-aged athletes: does autograft choice influence anterior cruciate ligament revision rates? *Am J Sports Med*. 2020;48(2):298–309.
86. Vitale MA, Ahmad CS. The outcome of elbow ulnar collateral ligament reconstruction in overhead athletes: a systematic review. *Am J Sports Med*. 2008;36(6):1193–205.
87. Donohue BF, Lubitz MG, Kremchek TE. Elbow ulnar collateral ligament reconstruction using the novel docking plus technique in 324 athletes. *Sports Med Open*. 2019;5(1):1–9.
88. Brittberg M. Autologous chondrocyte implantation—technique and long-term follow-up. *Injury*. 2008;39(1):40–9.
89. Campbell AB, Pineda M, Harris JD, Flanigan DC. Return to sport after articular cartilage repair in athletes' knees: a systematic review. *Arthroscopy*. 2016;32(4):651–70.
90. Goldberg A, Mitchell K, Soans J, Kim L, Zaidi R. The use of mesenchymal stem cells for cartilage repair and regeneration: a systematic review. *J Orthop Surg Res*. 2017;12(1).1–30.
91. Casa DJ, Armstrong LE, Hillman S, et al. National Athletic Trainer's Association position statement: fluid replacement for athletes. *J Athl Train*. 2000;35(2):212–24.
92. Binkley HM, Beckett J, Casa DJ, Kleiner DM, Plummer PE. National Athletic Trainers Association position statement: exertional heat illness. *J Athl Train*. 2002;37(3):329.
93. Drezner JA, Courson RW, Roberts WO, Mosesso VN, Link MS, Maron BJ. Inter-association task force recommendations on emergency preparedness and management of sudden cardiac arrest in high school and college athletic programs: a consensus statement. *J Athl Train* . 2007;42(1):143–58.
94. Miller MG, Weiler JM, Baker R, Collins J, D'Alonzo G. National Athletic Trainers' Association position statement: management of asthma in athletes. *J Athl Train*. 2005;40(3):224–45.
95. Hootman JM, Dick RW, Agel J. Epidemiology of collegiate injuries for 15 sports: summary and recommendations for injury prevention initiatives. *J Athl Train*. 2007;42(2):311–9.
96. Guskiewicz KM, Bruce SL, Cantu RC, et al. National Athletic Trainers' Association position statement: management of sport-related concussion. *J Athl Train*. 2004;39(3):280–97.
97. Mueller FO, Cantu RC. *Nineteenth Annual Report of the National Center for Catastrophic Sports Injury Research: Fall 1982-Spring 2001*. Chapel Hill (NC): National Center for Catastrophic Sports Injury Research; 2002.

ACSM Introdução à Ciência do Exercício

98. Guskiewicz KM, Marshall SW, Bailes J, et al. Recurrent concussion and risk of depression in retired professional football players. *Med Sci Sports Exerc.* 2007;39(6):903–9.

99. Baillargeon A, Lassonde M, Leclerc S, Ellemberg D. Neuropsychological and neurophysiological assessment of sport concussion in children, adolescents and adults. *Brain Inj.* 2012;26(3):211–20.

100. Delaney JS, Al-Kashmiri A, Correa JA. Mechanisms of injury for concussions in university football, ice hockey, and soccer. *Clin J Sport Med.* 2014;24(3).

101. Abbott K. Injuries in women's ice hockey: special considerations. *Curr Sports Med Rep.* 2014;13(6):377–82.

102. Zuckerman SL, Kerr ZY, Yengo-Kahn A, Wasserman E, Covassin T, Solomon GS. Epidemiology of sports-related concussion in NCAA Athletes from 2009–2010 to 2013–2014: incidence, recurrence, and mechanisms. *Am J Sports Med.* 2015.

103. Ling DI, Cheng J, Santiago K, et al. Women are at higher risk for concussions due to ball or equipment contact in soccer and lacrosse. *Clin Orthop Relat Res.* 2020;478(7):1469–79.

104. Harmon KG, Drezner J, Gammons M, et al. American Medical Society for Sports Medicine position statement: concussion in sport. *Clin J Sport Med.* 2013;23(1):1–18.

105. McCrory P, Meeuwisse W, Aubry M, et al. Consensus statement on concussion in sport: the 4th international conference on concussion in sport held in Zurich, November 2012. *Clin J Sport Med.* 2013;23(2):89–117.

106. Mez J, Daneshvar DH, Abdolmohammadi B, et al. Duration of American football play and chronic traumatic encephalopathy. *Ann Neurol.* 2020;87(1):116–31.

107. VanItallie TB. Traumatic brain injury (TBI) in collision sports: possible mechanisms of transformation into chronic traumatic encephalopathy (CTE). *Metabolism.* 2019;100:153943.

108. Asken BM, Sullan MJ, Snyder AR, et al. Factors influencing clinical correlates of chronic traumatic encephalopathy (CTE): a review. *Neuropsychol Rev.* 2016;26(4):340–63.

109. Huber BR, Alosco ML, Stein TD, McKee AC. Potential long-term consequences of concussive and subconcussive injury. *Phys Med Rehabil Clin N Am.* 2016;27(2):503–11.

110. World Health Organization. *World Health Report 2002.* Geneva (Switzerland): World Health Organization; 2002. Report No 6.

111. Hughes L, Leavey G. Setting the bar: athletes and vulnerability to mental illness. *Br J Psychiatry.* 2012;200(2):95–6.

112. Lazarus RS. How emotions influence performance in competitive sports. *Sport Psychol.* 2000;14(3):229–52.

113. Rice SM, Purcell R, De Silva S, Mawren D, McGorry PD, Parker AG. The mental health of elite athletes: a narrative systematic review. *Sports Med.* 2016;46(9):1333–53.

114. Reardon CL, Hainline B, Aron CM, et al. Mental health in elite athletes: International Olympic Committee consensus statement (2019). *Br J Sports Med.* 2019;53(11):667–99.

115. Kroshus E. Variability in institutional screening practices related to collegiate student-athlete mental health. *J Athl Train.* 2016;51(5):389–97.

116. Breslin G, Shannon S, Haughey T, Donnelly P, Leavey G. A systematic review of interventions to increase awareness of mental health and well-being in athletes, coaches and officials. *Syst Rev.* 2017;6(1):1–15.

117. Chang C, Putukian M, Aerni G, et al. Mental health issues and psychological factors in athletes: detection, management, effect on performance and prevention: American Medical Society for Sports Medicine Position Statement—executive summary. *Br J Sports Med.* 2020;54(4):216–20.

118. Zbrojkiewicz D, Vertullo C, Grayson JE. Increasing rates of anterior cruciate ligament reconstruction in young Australians, 2000–2015. *Med J Aust.* 2018;208(8):354–8.

119. Wiggins AJ, Grandhi RK, Schneider DK, Stanfield D, Webster KE, Myer GD. Risk of secondary injury in younger athletes after anterior cruciate ligament reconstruction: a systematic review and meta-analysis. *Am J Sports Med.* 2016;44(7):1861–76.

120. Chandy TA, Grana WA. Secondary school athletic injury in boys and girls: a 3-year comparison. *Phys Sports Med.* 1985;13:106–11.

121. Grindstaff TL, Hammill RR, Tuzson AE, Hertel J. Neuromuscular control training programs and noncontact anterior cruciate ligament injury rates in female athletes: a numbers-needed-to-treat analysis. *J Athl Train.* 2006;41(4):450–6.

122. Hutchinson MR, Ireland ML. Knee injuries in female athletes. *Sports Med.* 1995;19:288–302.

123. Stracciolini A, Stein CJ, Zurakowski D, Meehan WP, Myer GD, Micheli LJ. Anterior cruciate ligament injuries in pediatric athletes presenting to sports medicine clinic: a comparison of males and females through growth and development. *Sports Health.* 2014;7:1–7.

124. Uhorchak JM, Scoville CR, Williams GN, Arciero RA, St Pierre P, Taylor DC. Risk factors associated with noncontact injury of the anterior cruciate ligament: a prospective four-year evaluation. *Am J Sports Med.* 2003;31:831–42.

Capítulo 6 Treinamento Atlético e Medicina do Exercício e do Esporte   **219**

125. Boden BP, Griffin LY, Garrett WE Jr. Etiology and prevention of noncontact ACL injury. *Phys Sports Med.* 2000;28(4):53–60.
126. Wojtys EM, Huston LJ, Boynton MD, Spindler KP, Lindenfeld TN. The effect of the menstrual cycle on anterior cruciate ligament injuries in women as determined by hormone levels. *Am J Sports Med.* 2002;30:182–8.
127. McClay-Davis I, Ireland ML. ACL research retreat: the gender bias. *Clin Biomech.* 2001;16:937–59.
128. Swenson EJ Jr. Knee injuries. In: McKeag DB, Moeller JL, editors. *ACSM's Primary Care Sports Medicine.* Philadelphia (PA): Lippincott, Williams & Wilkins; 2007. p. 461–90.
129. Bouras T, Fennema P, Burke S, Bosman H. Stenotic intercondylar notch type is correlated with anterior cruciate ligament injury in female patients using magnetic resonance imaging. *Knee Surg Sports Traumatol Arthrosc.* 2018;26(4):1252–7.
130. Hewett TE, Myer GD. Reducing knee and anterior cruciate ligament injuries among female athletes. *J Knee Surg.* 2005;18(1):82–8.
131. McAlindon R. ACL injuries in women. Hughston Health Alert [Internet]. 1999. Available from: http://www.hughston.com/hha.
132. Sugimoto D, Myer GD, Barber Foss KD, Hewett TE. Specific exercise effects of preventive neuromuscular training intervention on anterior cruciate ligament injury risk reduction in young females: meta-analysis and subgroup analysis. *Br J Sports Med.* 2015;49(5):282–9.
133. Petushek EJ, Sugimoto D, Stoolmiller M, Smith G, Myer GD. Evidence-based best-practice guidelines for preventing anterior cruciate ligament injuries in young female athletes: a systematic review and meta-analysis. *Am J Sports Med.* 2019;47(7):1744–53.
134. Samuelson K, Balk EM, Sevetson EL, Fleming BC. Limited evidence suggests a protective association between oral contraceptive pill use and anterior cruciate ligament injuries in females: a systematic review. *Sports Health.* 2017;9(6):498–510.
135. Herring SA, Bernhardt DT, Boyajian-O`Neill L, et al. Selected issues in injury and illness prevention and the team physician. *Med Sci Sports Exerc.* 2007;39:2058–68.
136. Herring SA, Bergfeld JA, Boyajian-O'Neill L. The team physician and strength and conditioning of athletes for sports: a consensus statement. *Med Sci Sports Exerc.* 2015;47(2):440–5.
137. Herring SA, Kibler WB, Putukian M. Female athlete issues for the team physician: a consensus statement—2017 update. *Med Sci Sports Exerc.* 2018;50(5):1113–22.
138. Herring SA, Kibler WB, Putukian M. Load, overload, and recovery in the athlete: select issues for the team physician—a consensus statement. *Med Sci Sports Exerc.* 2019;51(4):821–8.
139. Herring SA, Kibler WB, Putukian M. Select issues in pain management for the youth and adolescent athlete. *Med Sci Sports Exerc.* 2020;52(9):2037–46.

CAPÍTULO

7

Nutrição para o Esporte e o Exercício

Após concluir este capítulo, você será capaz de:

1. Descrever a importância de uma nutrição adequada quando visa melhorar a saúde, a atividade física, o exercício, o esporte e o desempenho atlético.

2. Descrever os principais pontos de destaque no desenvolvimento histórico da nutrição e da nutrição para o esporte.

3. Identificar os nutrientes básicos para uma nutrição saudável.

4. Explicar as questões fundamentais na medição da ingestão de nutrientes.

5. Identificar as principais questões nutricionais para um indivíduo ativo.

6. Identificar as principais questões nutricionais para um atleta competitivo.

A nutrição adequada é importante para uma saúde ótima e para um desempenho bem-sucedido no esporte e na competição atlética. Como sociedade, estamos cada vez mais conscientes do papel que uma boa nutrição desempenha para diminuir o risco de várias doenças e melhorar a saúde geral dos indivíduos ao longo de toda a sua vida. Atletas, *coaches* e nutricionistas esportivos também estão dedicando maior atenção à influência da nutrição adequada para melhorar o treinamento e para melhorar o desempenho durante vários tipos de competições esportivas e atléticas.

A nutrição é definida como a ciência que interpreta a conexão entre a ingestão de alimentos e a função do organismo vivo.[1] A nutrição, como profissão, consiste em uma série de áreas de subespecialidades, incluindo nutrição clínica, bioquímica nutricional, nutrição comunitária, ciência dos alimentos, manejo nutricional, aconselhamento nutricional, nutrição para a saúde e nutrição esportiva[2]. A nutrição para a promoção da saúde e a nutrição para o esporte representam um componente extremamente importante da ciência do exercício.

Os termos dieta e nutrição frequentemente são usados de forma intercambiável na sociedade atual, embora tenham significados diferentes. Em geral, os termos dieta e nutrição são usados para expressar uma descrição dos alimentos e das bebidas que consumimos (Figura 7.1). Entretanto, a palavra "dieta" significa, para muitos indivíduos, uma restrição na ingestão de alimentos ou de energia, o que frequentemente explica uma das frases mais usadas na sociedade: "vou começar minha dieta amanhã". A nutrição é um termo amplamente utilizado para descrever todos os aspectos relacionados com o consumo de alimentos.[3] A nutrição é utilizada nas ciências médica e biológica, bem como por políticos, economistas, cientistas sociais e do comportamento e consumidores para descrever todas as coisas relacionadas com a produção e o consumo de alimentos.[4]

Uma boa saúde e uma redução no risco de numerosas doenças dependem de uma nutrição adequada.[1] A ingestão de nutrientes (*i. e.*, o consumo de alimentos) influencia fortemente o desenvolvimento e a progressão de doenças crônicas e condições precárias de saúde, como doença coronariana, hipertensão, osteoporose, vários tipos de câncer e obesidade.[5,6] Evidências obtidas de pesquisas sustentam a existência de relações entre níveis séricos elevados de colesterol e doença arterial coronariana,[7,8] entre uma ingestão reduzida de cálcio e osteoporose,[9] entre o consumo de gorduras dietéticas e alguns tipos de câncer,[4] e entre uma ingestão excessiva de calorias e obesidade.[10] A Figura 7.2 mostra a relação existente entre a ingestão nutricional e várias doenças comuns.

A nutrição adequada também é importante para o sucesso do esporte e do desempenho atlético. Atletas e treinadores estão cada vez mais conscientes de como os macronutrientes,

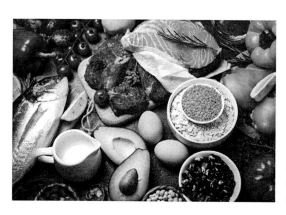

FIGURA 7.1 Uma nutrição ideal requer a ingestão de uma variedade de itens dos grupos de alimentos. (Shutterstock.

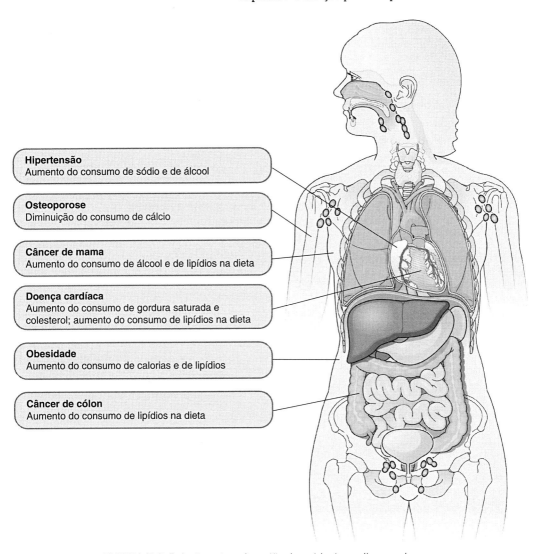

FIGURA 7.2 Relação entre a ingestão de nutrientes e diversas doenças.

as vitaminas, os minerais e a ingestão de líquidos podem melhorar o desempenho esportivo e atlético durante o treinamento e as competições. Uma ingestão nutricional adequada possibilita a manutenção de uma intensidade de treino adequada, promove a recuperação do treino e da competição, aumenta a produção de energia e o desenvolvimento do tecido muscular esquelético. Por exemplo, demonstrou-se que uma carga de carboidratos aumenta os níveis de glicogênio no músculo e melhora alguns tipos de desempenho de *endurance*.[11] A ingestão de líquidos e de carboidratos durante exercícios prolongados pode melhorar o desempenho e prevenir os efeitos da desidratação e da depleção de carboidratos sobre a saúde.[12] Uma ingestão adequada de proteínas tem o potencial de melhorar o desenvolvimento muscular esquelético e o desempenho de atletas que competem em alguns tipos de eventos que dependem da força muscular e da produção de potência. A Tabela 7.1 ilustra como algumas estratégias nutricionais são capazes de melhorar o desempenho desportivo e atlético.

Tabela 7.1	Estratégias nutricionais para melhorar o desempenho esportivo e atlético.
ESTRATÉGIA NUTRICIONAL	**EFEITOS SOBRE A FUNÇÃO FISIOLÓGICA E O DESEMPENHO**
Aumento do consumo de carboidratos antes de um exercício prolongado	Maximiza o glicogênio muscular antes do exercício, o que retarda a depleção de glicogênio e a fadiga
Ingestão de carboidratos e líquidos durante o exercício	Preserva o glicogênio muscular, mantém a glicemia, mantém o volume plasmático e evita a desidratação e a fadiga
Ingestão adequada de proteínas quando combinada com um programa de treinamento de exercício de resistência	Maximiza o desenvolvimento da massa magra

A ingestão nutricional adequada consiste em consumir os nutrientes apropriados para a manutenção, o reparo e o crescimento dos tecidos e para fornecer ao corpo a energia suficiente sem um aporte excessivo de energia.[13] Não existe nenhuma ingestão ideal de nutrientes para todos os indivíduos, visto que as necessidades diárias de nutrientes variam de acordo com a idade, o sexo, o tamanho corporal, os níveis de atividade física e as várias condições de saúde, como diabetes *mellitus* ou hipercolesterolemia.[13] Os profissionais da ciência do exercício podem desempenhar um importante papel na promoção de uma nutrição adequada para melhorar a saúde e aumentar o desempenho esportivo e atlético.

História da nutrição

Embora muitos conhecimentos acerca das necessidades individuais de nutrientes tenham sido adquiridos nas últimas décadas, o interesse pela dieta e nutrição remonta a milhares de anos. A consciência da importância da nutrição e da dieta na saúde humana já pode ser observada nos registros dos antigos gregos e romanos.[3] Muitos escritos gregos daquela época referem-se às necessidades energéticas e a uma dieta equilibrada para a saúde e a possibilidade de tratar algumas doenças com uma ingestão nutricional adequada. Por exemplo, no século IV a.C., Hipócrates formulou uma teoria sobre a relação positiva entre o consumo de alimentos e a saúde, que foi seguida durante séculos.[14] Esses primeiros escritos sobre nutrição lançaram as bases para a expansão de nossa compreensão de como a ingestão de alimentos afeta a saúde, o esporte e o desempenho atlético.

Primeiras influências da nutrição sobre a saúde

A palavra "nutrição" em suas diversas formas na língua inglesa parece ter se originado em algum momento entre os séculos XV e XVI. Ao longo dos séculos XVII e XVIII, médicos e cientistas utilizaram intervenções nutricionais como parte de experimentos em indivíduos doentes. Por exemplo, observou-se, nesse período, que o aumento no consumo de ferro poderia melhorar a anemia, enquanto o consumo de frutas cítricas poderia curar o escorbuto. No início do século XIX, François Magendie observou que cães alimentados apenas com carboidratos e lipídios perdiam a sua proteína corporal e morriam em poucas semanas, enquanto cães alimentados com uma dieta de carboidratos, lipídios e proteína sobreviviam. Esse experimento demonstrou a importância da proteína na dieta de animais.[3]

Influências da nutrição sobre a saúde no século XX

No início do século XX, os termos "dieta" e "dietética" foram amplamente usados para se referir a problemas relacionados com a alimentação.[3] Foram realizados vários avanços importantes. Em 1903, W.O. Atwater e Francis Gano Benedict inventaram uma câmara de respiração (Figura 7.3) e efetuaram medidas muito acuradas de **calorimetria direta** e **calorimetria indireta** do metabolismo alimentar e do gasto energético.[15] Esses experimentos formaram a base para futuros trabalhos nas áreas de aporte energético e gasto energético. Em 1936, Eugene Du Bois criou o termo **taxa metabólica basal** e examinou a relação existente entre taxa metabólica basal e idade, sexo e massa corporal.[16] Em 1937, Clive McCay demonstrou que a restrição do aporte de energia de ratos em 33% levou a um aumento de sua longevidade (em 25%), particularmente se os carboidratos simples fossem restritos.[15] Ancel Keys estudou a influência da dieta sobre a saúde, em particular, os efeitos de diferentes tipos de gordura alimentar. Keys estava estreitamente associado a duas dietas famosas: rações Keys (mais comumente conhecidas como rações K), formuladas como refeições balanceadas para soldados combatentes durante a Segunda Guerra Mundial, e a "dieta mediterrânea", que ele popularizou nas décadas de 1950 e 1960. Keys também esteve envolvido no *Minnesota Starvation Experiment*, que forneceu informações consideráveis sobre os efeitos fisiológicos e psicológicos da restrição alimentar grave e prolongada e da eficácia das estratégias de reabilitação alimentar.[17]

O reconhecimento da nutrição como disciplina acadêmica ocorreu em 1933, com a fundação do American Institute of Nutrition (AIN), que foi de importância fundamental na promoção da nutrição como ciência. Os membros fundadores do AIN identificaram suas áreas disciplinares como nutrição, nutrição animal, química, química agrícola, bioquímica, química fisiológica, fisiologia e anatomia. Essa diversidade de campos permanece evidente hoje

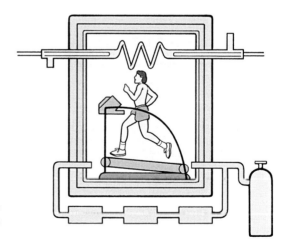

FIGURA 7.3 O calorímetro humano é utilizado para medir o gasto energético e a oxidação de substratos.

Calorimetria direta. Medida do calor produzido por uma reação química ou pelo corpo.
Calorimetria indireta. Medida da produção de energia pelo corpo usando a quantidade de oxigênio consumido e de dióxido de carbono produzido.
Taxa metabólica basal. Nível de metabolismo, medido pelo gasto energético, necessário para manter as funções fisiológicas normais do corpo.

nos indivíduos de uma ampla variedade de disciplinas que trabalham no campo da nutrição e da ciência da nutrição. Embora o AIN tenha mudado o seu nome para a American Society for Nutrition (ASN) em 2005, continua uma proeminente sociedade de pesquisa dedicada a melhorar a qualidade de vida por meio da ciência da nutrição.[3,18]

No início do século XX, vários laboratórios foram estabelecidos para promover a compreensão da nutrição. Em 1904, o Laboratório de Nutrição do Carnegie Institute foi criado para estudar nutrição e metabolismo energético. Fundado em 1927, o Harvard Fatigue Laboratory possibilitou expansão ainda maior da pesquisa científica na área da nutrição do exercício e do esporte.[19] As primeiras pesquisas científicas em nutrição visavam identificar todos os nutrientes essenciais e as necessidades dietéticas de cada nutriente. Foram realizados trabalhos adicionais para determinar a distribuição de cada nutriente em vários alimentos, em um esforço para definir uma dieta nutricionalmente adequada ou analisar uma dieta e determinar se ela é nutricionalmente balanceada para uma boa saúde. Essa pesquisa inicial forneceu a base para vários bancos de dados que existem para fornecer tanto uma análise da dieta quanto uma prescrição nutricional.[3]

O papel da nutrição, particularmente no que concerne ao desenvolvimento de doenças crônicas, tem recebido considerável atenção nos últimos 60 anos. Os **estudos epidemiológicos** nos forneceram muita compreensão a respeito de como vários padrões de nutrientes podem influenciar o desenvolvimento de doenças cardiovasculares, câncer e outras doenças que são afetadas pela ingestão alimentar do indivíduo.[20] O *Framingham Heart Study* (iniciado em 1948),[21] o *Harvard Alumni Study* (iniciado em 1962)[22] e o *National Cholesterol Education Program* (criado em 1985)[8] ajudaram a identificar fatores dietéticos específicos que estão associados a doenças cardiovasculares, incluindo o consumo de altos níveis de gordura saturada e colesterol.[5,6]

Um dos estudos epidemiológicos mais significativos a longo prazo sobre nutrição e saúde é a *National Health and Nutrition Examination Survey* (NHANES). A NHANES começou como resultado da National Health Survey Act de 1956, cuja intenção era estabelecer uma Pesquisa Nacional de Saúde (*National Health Survey*) contínua para obter informações sobre o estado de saúde dos cidadãos dos EUA, incluindo os serviços recebidos para ou em virtude de problemas de saúde. A primeira das três *National Health Examination Surveys* (NHES I, II e III) foi conduzida entre 1959 e 1970. Em resposta a numerosos estudos relacionados com nutrição, o U.S. Department of Health, Education and Welfare (Departamento de Saúde, Educação e Bem-Estar dos EUA) estabeleceu um *National Nutrition Surveillance System* contínuo em 1969, em um esforço para medir o estado nutricional da população dos EUA e monitorar mudanças ao longo do tempo. O *National Nutrition Surveillance System* foi integrado com a *National Health Examination Survey*, criando a NHANES.[23] A Tabela 7.2 fornece as datas e os grupos específicos e os focos das várias pesquisas. Os dados da NHANES forneceram informações consideráveis sobre como os padrões nutricionais mudaram durante os últimos 60 anos e como essas mudanças contribuíram para o desenvolvimento de condições de doenças.

Influências da nutrição sobre a saúde no século XXI

A Academy of Nutrition and Dietetics (AND) foi fundada como a American Dietetic Association (ADA) em 1917, durante uma reunião de aproximadamente 100 nutricionistas em Cleveland, Ohio. A primeira presidente da ADA, Lulu Grace Graves, ajudou a estabelecer as

Estudos epidemiológicos. O estudo dos fatores que afetam a saúde e a doença de grandes grupos de indivíduos.

Capítulo 7 Nutrição para o Esporte e o Exercício 227

Tabela 7.2	Visão geral das pesquisas NHANES de 1959 até o presente.
PESQUISA E ANOS	FOCO ESPECÍFICO
NHES I (1959 a 1962)	Doenças crônicas selecionadas de adultos entre 18 e 79 anos
NHES II (1963 a 1965)	Crescimento e desenvolvimento de crianças entre 6 e 11 anos
NHES III (1966 a 1970)	Crescimento e desenvolvimento de adolescentes entre 12 e 17 anos
NHANES I (1971 a 1975)	A ingestão alimentar excessiva e o estado nutricional foram coletados por meio de entrevista, exame físico e bateria de exames clínicos e medidas
NHANES II (1976 a 1980)	Expandiu a idade da primeira amostra do NHANES ao incluir indivíduos a partir de 6 meses; amostras de crianças e adultos que vivem em condições de pobreza ou abaixo do nível de pobreza foram obtidas com taxas mais altas do que suas proporções na população em geral ("sobreamostragem"), visto que se pensava que esses indivíduos estivessem correndo risco nutricional particular
NHANES III (1988 a 1994)	Incluiu lactentes a partir de 2 meses, sem limite superior de idade para adultos; foi obtida uma sobreamostragem de afro-americanos, mexicano-americanos, lactentes, crianças e indivíduos com mais de 60 anos; a NHANES III também deu maior ênfase aos efeitos do meio ambiente sobre a saúde
1999, NHANES tornou-se uma pesquisa contínua	As pesquisas são conduzidas durante um período de aproximadamente 4 anos, com intervalo de pelo menos 1 ano entre os períodos de pesquisa; as pesquisas mudam de foco para atender às necessidades emergentes em saúde e nutrição

áreas iniciais de prática: (a) dietoterapia, (b) ensino, (c) bem-estar social e (d) administração.[14] Essas áreas de prática continuam o centro da missão da AND, que se esforça para melhorar a saúde do país e o avanço da profissão de dietética por meio de pesquisa, educação e defesa. A AND foi decisiva na promoção da profissão de nutricionista, na melhor compreensão da nutrição e na educação de profissionais de nutrição. Fundações federais, estaduais e muitas privadas continuam apoiando a pesquisa na ciência da nutrição, em um esforço para ajudar a compreender melhor o papel da ingestão nutricional no desenvolvimento de doenças e na redução do risco de doenças. A AND também tem sido fundamental no desenvolvimento de documentos de posicionamento recentes em algumas áreas da nutrição, nomeadamente transtornos alimentares,[24] nutrição para crianças[25,26] e idosos,[27] e insegurança alimentar,[28] e fez parceria com o ACSM para liberar um posicionamento centrado em *Nutrition and Athletic Performance* (Nutrição e Desempenho Atlético).[29] Uma lista completa de documentos de posicionamento da AND pode ser encontrada em www.eatright.org. A AND continua fornecendo depoimentos de especialistas em audiências, *lobbies* em órgãos governamentais, comentários sobre regulamentações federais e estaduais propostas e desenvolve declarações de posicionamento sobre problemas críticos de alimentação e nutrição.[30] A Fundação AND criou diversos programas para apoiar os profissionais de nutrição atuais e futuros para otimizar a saúde em todo o mundo.[30]

A ASN também continuou líder mundial no avanço da nutrição para a saúde. A criação de duas *newsletters* importantes, *Advances in Nutrition* (2010) e *Current Developments in Nutrition* (2017), pela ASN permitiu à organização divulgar oportunamente informações nutricionais a seus membros.

Primórdios da nutrição para o esporte

O papel da nutrição para melhorar o desempenho esportivo e atlético tem uma história relevante. As áreas que receberam maior atenção e que contribuíram de modo mais significativo para o desenvolvimento da nutrição esportiva foram o consumo de carboidratos e proteínas e a suplementação de vitaminas e minerais. Por exemplo, registros históricos (cerca de 500 a 400 a.C.) indicam que o consumo de fígado de veado e coração de leão aumentaria a bravura, a velocidade e a força do atleta e do guerreiro.[31-33] Embora os primeiros escritos demonstrem uma conscientização das pessoas sobre o papel da nutrição na promoção do desenvolvimento físico, a maior parte do que sabemos acerca do papel da nutrição para melhorar o desempenho esportivo e atlético provém de tempos mais recentes.

Pensando criticamente

De que maneira o nosso conhecimento sobre nutrição contribuiu para uma compreensão mais ampla de como os indivíduos podem melhorar a aptidão física e promover uma boa saúde?

Influências sobre a nutrição para o esporte no século XX

No início do século XX, pesquisadores descreveram a importância dos carboidratos durante períodos prolongados de exercício e o papel dos carboidratos na manutenção de reservas adequadas de glicogênio muscular e hepático.[34,35] Durante a Maratona de Boston de 1924, foram realizadas determinações do nível de glicemia dos primeiros 20 corredores a cruzar a linha de chegada. Muitos dos corredores apresentaram hipoglicemia, sintomas de fadiga, entorpecimento e falta de concentração mental.[36] No ano seguinte, os corredores receberam grandes quantidades de carboidratos no dia anterior à corrida e doce de açúcar durante a corrida. O resultado dessa estratégia nutricional foi uma normalização dos níveis de glicemia e alívio dos sintomas de fadiga do sistema nervoso e da baixa concentração mental.[37] O desenvolvimento e o uso da **biópsia muscular** por pesquisadores suecos, na década de 1960, permitiu determinar a rapidez com que o glicogênio muscular se esgotava durante o exercício.[38] Essa informação finalmente levou ao desenvolvimento do procedimento de maior carga de carboidratos para melhorar o desempenho de *endurance* e a influência do consumo de carboidratos na reposição do glicogênio muscular.[39] Pesquisas contínuas nessa área levaram ao uso de bebidas esportivas para retardar a fadiga muscular e melhorar o desempenho durante períodos prolongados de exercício.[40]

Experimentos conduzidos na década de 1940 demonstraram que o aumento do consumo de proteínas poderia melhorar o desenvolvimento da massa muscular esquelética em indivíduos envolvidos em treinamento físico de resistência.[31,41] Ao longo das décadas de 1950 e 1960, o aumento do consumo de produtos lácteos e de carne bovina levou a maior consumo de proteínas.[31] O desenvolvimento de proteínas isoladas em pó e aminoácidos na década de 1970 e no início da década de 1980 fez com que atletas passassem a usar esses produtos para aumentar a ingestão dietética de proteínas. Pesquisas adicionais realizadas na década de 1990 levaram muitos atletas a combinar rigorosamente o consumo de aminoácidos com o treinamento de exercício de resistência, em um esforço para garantir o aumento máximo no desenvolvimento da massa magra.[31]

Muitas vitaminas hidrossolúveis e lipossolúveis foram descobertas durante o período de 1900 a 1930. O uso desses compostos espalhou-se rapidamente pelo mundo dos esportes, de

Biópsia muscular. Procedimento por meio do qual uma pequena amostra de tecido muscular é coletada com o uso de uma agulha especial.

Capítulo 7 Nutrição para o Esporte e o Exercício **229**

modo que, por volta de 1939, ciclistas do Tour de France relataram melhor desempenho após a ingestão de suplementos vitamínicos.[32] As primeiras pesquisas científicas não sustentaram o uso de suplementos vitamínicos para melhorar o desempenho atlético, porém os atletas continuaram comprometidos com o uso maciço de suplementação vitamínica. Por exemplo, durante os Jogos Olímpicos de 1972, atletas relataram o consumo de grandes quantidades de vitaminas em um esforço para melhorar o desempenho durante a competição.[42] Os atletas continuam utilizando altas doses de suplementação vitamínica em um esforço de melhorar o desempenho ou, pelo menos, como mecanismo de segurança para garantir níveis adequados de vitaminas no corpo.[13]

Dentro do AND, foi estabelecido, em 1981, um grupo de prática dietética denominado *Sports, Cardiovascular, and Wellness Nutritionists* (SCAN). O Grupo de Prática Dietética de SCAN trabalha com a finalidade de promover estilos de vida saudáveis e ativos por meio de excelência na prática dietética na especialização em nutrição nas áreas de esportes, atividade física, saúde cardiovascular, bem-estar e prevenção e tratamento de problemas alimentares e transtornos alimentares. Dietistas e nutricionistas[a] registrados também podem adquirir uma certificação do conselho como Especialistas em Dietética Esportiva, indicando que são especialmente treinados para trabalhar com atletas de Ensino Médio, universitários, olímpicos e profissionais para melhorar o desempenho esportivo (www.scandpg.org/).

Em 1991, o *International Journal of Sport Nutrition* foi publicado pela primeira vez e concentrou-se na nutrição para o esporte a partir de uma variedade de perspectivas. A revista mudou o seu nome em 1999 para *International Journal of Sport Nutrition and Exercise Metabolism* e tem como finalidade proceder à publicação de trabalhos tanto acadêmicos quanto aplicados relacionados com os aspectos nutricionais, bioquímicos e moleculares da ciência do exercício.

Influências sobre a nutrição para o esporte no século XXI

O uso de suplementos por todos os tipos de atletas continua no século XXI, e esses atletas misturam várias vitaminas, minerais, aminoácidos e agentes promotores do crescimento, em um esforço para maximizar a síntese de proteínas e a massa muscular esquelética durante o treinamento. Isso levou a uma explosão da indústria de suplementos, com empresas nacionais e multinacionais promovendo produtos geneticamente desenvolvidos para melhorar o treinamento e a recuperação no desempenho esportivo e atlético.[43] Outros avanços nesse século foram realizados com perfis de biomarcadores sanguíneos, que permitem intervenções nutricionais personalizadas que têm como alvo deficiências na ingestão nutricional e que promovem redução no risco de lesões e doenças e melhora no desempenho.[43,44]

Várias organizações continuam liderando no século XXI por meio da divulgação de informações sobre nutrição para o esporte para atletas e treinadores em todos os níveis de competição. O Gatorade Sports Science Institute, criado em 1985, e atualmente sob a direção do Global Senior Director Asker Jeukendrup, continua desenvolvendo sua rica história de pesquisa e educação, bem como a aumentar os serviços prestados diretamente a atletas e treinadores.[45] O grupo de prática SCAN tem sido decisivo na promoção do desempenho nos esportes e no desenvolvimento de recursos para atletas e treinadores, trabalhando com outras organizações profissionais, como a National Collegiate Athletic Association, a National Athletic Trainers Association e os Professionals in Nutrition for Exercise and Sport.

---

[a]N.R.T.: No Brasil, tanto dietista como nutricionista são graduados em "Nutrição".

Os nutricionistas do esporte e do exercício que trabalham com outros profissionais do exercício e saúde continuam explorando maneiras pelas quais a nutrição pode ser usada para promover uma boa saúde e para melhorar o desempenho esportivo e atlético. Futuros trabalhos de pesquisa e avanços em iniciativas políticas e desenvolvimento de programas educacionais serão um foco central à medida que a nutrição é utilizada para abordar problemas de saúde relacionados com a alimentação e para promover melhorias no desempenho esportivo e atlético. A Tabela 7.3 fornece uma lista de eventos recentes relevantes no desenvolvimento histórico da nutrição no que concerne à saúde, à atividade física, ao exercício, ao esporte e à competição atlética.

Pensando criticamente

De que maneira nosso conhecimento sobre nutrição contribuiu para uma compreensão mais ampla de como melhorar o desempenho esportivo e atlético?

Tabela 7.3 Eventos relevantes no desenvolvimento histórico da nutrição para a saúde e para o esporte.

ANO	EVENTO
1903	W.O. Atwater e Francis Gano Benedict inventaram uma câmara de respiração
1904	O Laboratório de Nutrição do Carnegie Institute foi criado para estudar a nutrição e o metabolismo energético
1917	Foi fundada a American Dietetic Association
1925	O primeiro experimento sobre suplementação de carboidratos durante o exercício foi conduzido na Maratona de Boston
1927	Foi estabelecido o Harvard Fatigue Laboratory
1933	Foi fundada a American Society for Nutrition
1937	Olive McCay demonstrou que uma restrição de 33% na ingestão energética de ratos levou a um aumento da longevidade
1939	Primeiro relatório de suplementação com vitamina apresentando melhora do desempenho dos ciclistas no Tour de France
1959	Foi realizada a primeira edição da NHANES
1981	Foi formado o grupo SCAN da ADA
1999	A NHANES tornou-se uma pesquisa contínua
2006	Primeiro exame realizado para Certified Specialists in Sports Dietetics (CSSD) pela Commission on Dietetic Registration
2012	A American Dietetic Association mudou o seu nome para Academy of Nutrition and Dietetics
2013 a 2017	SCAN fez parceria com NCAA, NATA e PINES para oferecer serviços aprimorados a atletas e treinadores

NATA, National Athletic Trainers Association; NCAA, National Collegiate Athletic Association; PINES, Professionals in Nutrition for Exercise and Sport.

Nutrientes básicos

Cada um de nós precisa consumir quantidades adequadas de **macronutrientes** e **micronutrientes** em nossa ingestão nutricional para assegurar uma função fisiológica e estrutural adequada e uma boa saúde. Embora as circunstâncias e as preferências individuais determinem a ingestão de alimentos, muitos indivíduos suprem suas necessidades dietéticas de carboidratos, lipídios, proteínas, vitaminas e minerais ao consumir uma dieta que seja consistente com as diretrizes nutricionais gerais. A **ingestão dietética recomendada (RDA**, do inglês *recommended dietary allowance*) e a **ingestão dietética de referência (DRI**, do inglês *dietary reference intake*) são usadas por profissionais de nutrição para promover uma ingestão adequada de nutrientes nos indivíduos saudáveis e doentes. A ingestão adequada de nutrientes promove crescimento e desenvolvimento ideais, balanço energético e composição corporal adequados, saúde e longevidade e função fisiológica normal. A Tabela 7.4 fornece uma lista dos macronutrientes e micronutrientes, com suas principais funções relacionadas com a atividade física, o exercício, o esporte e a competição atlética. Os profissionais da ciência do exercício

Tabela 7.4 Macronutrientes e micronutrientes e suas principais funções relacionadas com atividade física, exercício, esporte e desempenho atlético.

NUTRIENTE	PRINCIPAL FUNÇÃO RELACIONADA COM ATIVIDADE FÍSICA, EXERCÍCIO, ESPORTE E DESEMPENHO ATLÉTICO
Carboidratos	Fornecem energia durante a atividade física ou o exercício de intensidade moderada a alta
Lipídios	Fornecem energia durante o exercício de intensidade baixa a moderada
Proteínas	Importante componente do músculo esquelético
	Parte de vários compostos que regulam o metabolismo durante o repouso e o exercício
Vitaminas	Importantes para controlar as vias metabólicas que produzem energia durante o repouso e o exercício
Minerais	Parte da estrutura do osso
	Parte de vários compostos que regulam o metabolismo durante o repouso e o exercício

Reproduzida, com autorização, da Canadian Society for Exercise Physiology. *CSEP Physical Activity Training for Health® (CSEP-PATH®) Resource Manual.* 2nd ed. 2019.

Macronutrientes. Substância química (como proteína, carboidrato ou lipídio) necessária em quantidades relativamente grandes na ingestão nutricional diária de um indivíduo.
Micronutrientes. Substância química (como vitamina ou mineral) necessária em pequenas quantidades na ingestão nutricional diária de um indivíduo.
Ingestão dietética recomendada (RDA). Nível de ingestão recomendado de um nutriente considerado para suprir as necessidades diárias de quase todos os indivíduos saudáveis.
Ingestão dietética de referência (DRI). Termo geral para um conjunto de valores de referência usados no planejamento e na avaliação da ingestão de nutrientes de pessoas saudáveis.

precisam ter um conhecimento sólido da função dos nutrientes para fazer recomendações apropriadas para a promoção de uma boa saúde e para a melhora no desempenho esportivo e atlético. As informações contidas nas seções a seguir visam fornecer uma visão geral da função de macronutrientes e micronutrientes.

Carboidratos

Os carboidratos são macronutrientes que fornecem energia ao corpo. Os carboidratos da dieta existem em duas formas: simples e complexos. Os **carboidratos simples**, algumas vezes denominados "açúcares simples", são os carboidratos encontrados naturalmente no leite e nas frutas. Uma grande porcentagem dos açúcares simples consumidos na dieta de indivíduos que vivem nos EUA é acrescentada a alimentos processados durante o processo de fabricação. Esses açúcares refinados, dos quais a sacarose e o xarope de milho rico em frutose são os mais populares, são frequentemente acrescentados a refrigerantes, sucos de frutas, doces e sobremesas. Os **carboidratos complexos**, também denominados "amidos", são encontrados nos grãos integrais (Figura 7.4) e vegetais, particularmente batatas, feijões e ervilhas. Os carboidratos complexos geralmente são considerados mais saudáveis e mais benéficos para a realização de exercícios e a participação em atividades esportivas e atléticas. Os alimentos com carboidratos complexos também contêm grandes quantidades de vitaminas e minerais e resultam em liberação mais lenta de glicose no corpo.[1]

Quando consumidos na dieta, os carboidratos são decompostos no trato gastrintestinal e absorvidos no intestino delgado na forma de pequenas moléculas de seis carbonos, predominantemente glicose, frutose e galactose. A glicose constitui a forma mais comum e útil de carboidrato no corpo. A glicose fornece energia aos vários tecidos do corpo como glicose sanguínea e é armazenada depois de uma refeição na forma de glicogênio hepático e muscular para uso futuro de energia. Embora quase todas as células possam utilizar carboidratos, lipídios ou proteínas para a obtenção de energia, o cérebro e o tecido nervoso dependem quase exclusivamente da glicose para fornecer energia.[1]

A forma de armazenamento da glicose no corpo é denominada "glicogênio". O fígado e o músculo esquelético constituem os principais tecidos envolvidos na síntese e no armazenamento

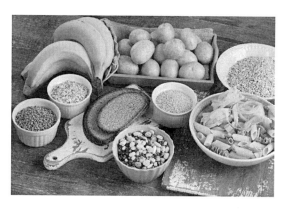

FIGURA 7.4 Exemplos de carboidratos complexos. (Shutterstock.)

Carboidrato simples. Um carboidrato, como glicose ou sacarose, que consiste em uma ou duas unidades monossacarídicas.

Carboidrato complexo. Um carboidrato, como o amido, que consiste em mais de duas unidades monossacarídicas.

do glicogênio. Os níveis de glicemia normais em jejum situam-se entre 70 e 100 mg × dℓ^{-1}.[b] Quando o nível de glicemia cai abaixo de 70 mg × dℓ^{-1}, surge a condição denominada **hipoglicemia**, e podem ocorrer sintomas como sonolência, irritabilidade e fadiga. O corpo responde à hipoglicemia principalmente por meio da degradação do glicogênio hepático em glicose e sua liberação no sangue. Ao mesmo tempo, vários sinais do encéfalo estimulam a fome e o desejo de comer do indivíduo. Em conjunto, essas duas ações servem para elevar os níveis de glicemia.[1]

Quando os níveis de glicemia aumentam após o consumo de alimentos, o corpo libera insulina das células beta do pâncreas. A insulina atua em receptores de proteínas (denominados "receptores de insulina") nos tecidos do corpo para promover a captação de glicose para uso imediato de energia ou sua conversão em glicogênio para armazenamento. Esse processo resulta em retorno da glicose no sangue a seus níveis normais. Ocorre uma doença denominada "diabetes *mellitus*" quando o pâncreas não produz quantidades suficientes de insulina (**diabetes *mellitus* tipo 1**) ou quando a insulina não facilita a captação de glicose pelos tecidos do corpo (**diabetes *mellitus* tipo 2**). Se o nível de glicemia de jejum for de 100 a 125 mg × dℓ^{-1}, o indivíduo pode apresentar glicemia em jejum alterada, comumente conhecida como pré-diabetes. Um nível de glicemia em jejum de 126 mg × dℓ^{-1} ou mais é consistente com diabetes *mellitus* tipo 1, particularmente quando acompanhado dos sinais e sintomas clássicos de diabetes, incluindo aumento da sede ou da fome, micção frequente, perda de peso ou visão turva, ou com diabetes *mellitus* tipo 2.[1]

Lipídios

A gordura e o colesterol da dieta são fundamentais para o funcionamento normal dos tecidos do corpo e para a boa saúde geral do organismo. Os lipídios dietéticos são de grande importância para a absorção das vitaminas lipossolúveis (A, D, E e K) e para fornecer precursores bioquímicos essenciais que podem ser transformados em produtos celulares essenciais. Os lipídios da dieta também contribuem para o sabor e a textura dos alimentos, e acredita-se que a gordura mantenha a **saciedade** e ajude a evitar a fome. Os lipídios também fornecem uma forma concentrada de energia para nosso corpo. O colesterol, uma subclasse de lipídio, é importante na formação das membranas celulares e de alguns hormônios no corpo e é consumido em produtos de origem animal na dieta e/ou produzido por células humanas. Apesar das importantes funções do colesterol, não é necessário consumir colesterol na dieta, visto que o corpo é capaz de produzir toda a quantidade necessária.[1]

Os lipídios consumidos são, em sua maioria, degradados no trato gastrintestinal em ácidos graxos livres e **monoglicerídios** para absorção no intestino delgado. A gordura e o colesterol

Hipoglicemia. Nível anormalmente baixo de açúcar no sangue.
Diabetes *mellitus* tipo 1. Condição caracterizada por níveis elevados de glicemia que resultam da falta de produção de insulina pelo pâncreas.
Diabetes *mellitus* tipo 2. Distúrbio metabólico que se caracteriza principalmente por resistência à insulina, deficiência relativa de insulina e hiperglicemia.
Saciedade. Sensação de plenitude após a ingestão de alimentos.
Monoglicerídios. Estrutura química que contém uma molécula de glicerol e uma molécula de ácido graxo.

---

[b]N.R.T.: No Brasil, são considerados níveis normais até 99 mg × dℓ^{-1}.

da dieta entram na corrente sanguínea e alcançam o fígado para processamento posterior pelo corpo. Os lipídios absorvidos no intestino delgado são processados, em grande parte, no fígado e armazenados no **tecido adiposo** e posteriormente utilizados no corpo para fornecer energia em repouso e durante a atividade física e o exercício. O colesterol é transportado pelo sistema circulatório por meio de lipoproteínas para uso em diversos tecidos do corpo.[1]

A ingestão excessiva de lipídios na dieta pode resultar no desenvolvimento de diversas doenças, incluindo aterosclerose, hiperlipidemia e obesidade. O consumo de uma dieta rica em lipídios, que frequentemente resulta em alta ingestão calórica total, demonstrou estar relacionado com um ganho excessivo de peso e com o desenvolvimento de obesidade[46] e predição de ganho de peso.[47] Os indivíduos com obesidade apresentam maior risco de desenvolver doença cardiovascular, diabetes *mellitus* tipo 2 e alguns tipos de câncer.[48,49] O consumo de uma dieta rica em lipídios também pode levar a níveis excessivos de lipídios no sangue. As condições de **hiperlipidemia** e **hipercolesterolemia** podem aumentar o risco de doença cardiovascular e acidente vascular cerebral.[8,50]

Proteínas

À semelhança dos carboidratos e dos lipídios, as proteínas são importantes para a saúde e o funcionamento normal do organismo. As proteínas são sintetizadas a partir de aminoácidos individuais ligados entre si para formar cadeias. Existem 22 aminoácidos comuns, que podem ser combinados para formar diversas proteínas para uso pelo corpo. As proteínas são principalmente utilizadas para o crescimento e o reparo dos tecidos. Como todos os tecidos do corpo contêm proteínas, trata-se de uma função extremamente importante. As proteínas também formam hormônios, enzimas e receptores proteicos, que atuam para controlar uma variedade de funções fisiológicas do organismo. As proteínas também podem ser degradadas em aminoácidos, os quais podem ser posteriormente metabolizados para fornecer energia ao organismo.[1]

As proteínas da dieta provêm de fontes animais e de algumas fontes vegetais (Figura 7.5). Durante o processo de digestão, essas proteínas são degradadas em aminoácidos individuais e pequenas cadeias de proteínas denominadas "peptídios" (com três a seis aminoácidos de comprimento). Uma vez absorvidos no intestino, os peptídios são degradados em aminoácidos individuais e entram no sistema circulatório. No sistema circulatório, esses aminoácidos podem ser fornecidos aos tecidos do corpo. Nosso corpo tem a capacidade de transferir quimicamente o grupo amino de um aminoácido para outro composto e de criar novos aminoácidos, um processo denominado **transaminação**. A transaminação possibilita a formação de **aminoácidos não essenciais** no corpo. Os **aminoácidos essenciais** não podem ser produzidos no corpo e precisam ser consumidos diariamente na dieta.[1]

Tecido adiposo. Conjunto de células do corpo que armazenam gordura derivada da ingestão excessiva de calorias.
Hiperlipidemia. Presença de níveis elevados de lipídios no sangue.
Hipercolesterolemia. Presença de níveis elevados de colesterol no sangue.
Transaminação. Transferência de um grupo amino de um composto químico para outro.
Aminoácidos não essenciais. Um aminoácido que pode ser sintetizado pelo corpo a partir de outros aminoácidos.
Aminoácidos essenciais. Um aminoácido que não pode ser sintetizado pelo corpo e que precisa ser consumido na dieta.

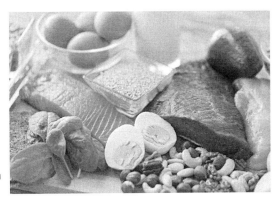

FIGURA 7.5 Diferentes fontes de proteína dietética. (Shutterstock.)

A função fisiológica, o crescimento e o desenvolvimento normais exigem o consumo de cerca de 0,8 g de proteína por kg de massa corporal por dia. O consumo insuficiente de proteínas na dieta pode resultar em **catabolismo** proteico. Durante o catabolismo, o corpo decompõe as proteínas dos tecidos, normalmente do músculo esquelético, para assegurar a formação das proteínas essenciais do corpo (p. ex., hormônios e neurotransmissores). Níveis mais elevados de consumo de proteínas (> 0,8 g × kg^{-1} de massa corporal por dia) podem levar a um estado de **anabolismo** aumentado, particularmente quando o indivíduo participa de um programa de treinamento regular de exercício de resistência para aumentar o crescimento muscular. No estado anabólico, o corpo utiliza os aminoácidos para formar proteínas, incluindo enzimas, hormônios e músculo esquelético.[1,51]

 Pensando criticamente

Onde um atleta ou um treinador podem receber conhecimento acerca da nutrição adequada para aumentar a massa magra e melhorar a força muscular?

Vitaminas

As vitaminas são substâncias orgânicas necessárias para o corpo em quantidades muito pequenas para o desempenho de funções fisiológicas vitais. As vitaminas não contêm uma estrutura química comum, não fornecem energia e não contribuem para a massa corporal total. O corpo não tem a capacidade de produzir vitaminas em quantidades suficientes, e, portanto, as necessidades vitamínicas precisam ser supridas nos alimentos consumimos ou por meio de suplementação dietética. Existem 13 vitaminas diferentes, que são classificadas em vitaminas lipossolúveis ou hidrossolúveis.[1]

As **vitaminas lipossolúveis** estão contidas na gordura dietética e são dissolvidas e armazenadas no tecido adiposo do corpo. Esse processo de armazenamento significa que podem ser necessários anos para que surja uma deficiência, embora esta possa ser acelerada pelo consumo de uma dieta com teor de lipídios extremamente baixo ou isenta de gordura.

Catabolismo. Degradação metabólica de moléculas complexas em moléculas mais simples, resultando frequentemente na liberação de energia.
Anabolismo. Fase do metabolismo em que moléculas complexas, como as proteínas e as gorduras que compõem os tecidos do corpo, são formadas a partir de moléculas mais simples.
Vitaminas lipossolúveis. Compostos que se dissolvem e são armazenados na gordura.

Em contrapartida, a ingestão excessiva de vitaminas lipossolúveis pode ser perigosa e pode levar a efeitos tóxicos. Acredita-se que o consumo de vitaminas lipossolúveis acima do nível recomendado não proporcione nenhum benefício adicional à saúde ou ao desempenho atlético.[13]

As **vitaminas hidrossolúveis** normalmente são agrupadas como vitaminas do complexo B e vitamina C. Muitas vitaminas hidrossolúveis atuam com grandes compostos proteicos para formar enzimas ativas que ajudam a regular as reações químicas no organismo.[1] As vitaminas hidrossolúveis não são armazenadas no corpo e, portanto, precisam ser consumidas de maneira regular na dieta. A ingestão excessiva de vitaminas, como ocorre frequentemente com a suplementação, leva à excreção do excesso de vitaminas na urina.[13]

Minerais

Os minerais da dieta são elementos inorgânicos necessários para a função fisiológica normal e são utilizados como componentes ou cofatores de enzimas, hormônios e vitaminas.[13] Dos mais de 20 minerais conhecidos ou suspeitos de serem essenciais aos seres humanos, 15 apresentam RDA ou ingestão adequada (AI, do inglês *adequate intake*) estabelecidas. Os minerais aparecem em combinação com compostos orgânicos ou como minerais livres nos líquidos corporais. Os minerais presentes em grandes quantidades com função biológica conhecida são classificados como minerais principais; aqueles presentes em quantidades muito pequenas (< 0,05% da massa corporal) são designados como oligoelementos. O excesso de minerais no corpo não desempenha nenhuma função biológica conhecida e, em alguns casos, pode ser até mesmo prejudicial.[1] A maioria dos minerais é encontrada na água, na camada superficial do solo, nos sistemas radiculares de plantas e árvores e nos tecidos de animais que consomem plantas e água que contêm os minerais.[1] Os minerais desempenham papéis essenciais na função do corpo, visto que fornecem estrutura (p. ex., ossos e dentes), função (p. ex., ritmo cardíaco, contração muscular) e regulação (p. ex., metabolismo energético) dentro do corpo. Os minerais também são importantes para a síntese de nutrientes biológicos, como glicogênio, triglicerídios, proteínas e hormônios.[1]

Água

A água desempenha um importante papel na manutenção da saúde e da função fisiológica adequada. A água não contribui para o valor nutricional dos alimentos, porém o conteúdo energético de um alimento específico em geral está inversamente relacionado com o seu conteúdo de água. A massa corporal de um indivíduo tem entre 40 e 60% de água.[52] O conteúdo de água nos tecidos varia de aproximadamente 25% no tecido adiposo até 75% no tecido sem gordura, como o músculo esquelético.[52] Por conseguinte, o conteúdo de água corporal total é uma função da composição corporal (*i. e.*, quantidade de tecido adiposo *versus* tecido muscular). Os compartimentos intracelular e extracelular do corpo contêm água. A água intracelular compreende a matriz líquida que se encontra no interior da célula. O compartimento extracelular compreende todo o líquido que é externo ou está fora da membrana celular e inclui, por exemplo, o plasma sanguíneo, o líquido linfático, a saliva, o líquido dos olhos e líquidos secretados pelas glândulas e pelos intestinos. A ingestão adequada de água na forma de líquidos e alimentos é de importância crítica para a saúde e o funcionamento normal do organismo.[1]

Vitaminas hidrossolúveis. Compostos que são facilmente dissolvidos em água.

Medição da ingestão nutricional

A avaliação acurada da ingestão de energia e de nutrientes é de importância fundamental para assegurar a saúde e a aptidão ideais dos indivíduos e o melhor desempenho de atletas durante o seu treinamento e em competições. Esse aspecto é particularmente importante para garantir o balanço energético e manter uma ingestão adequada de nutrientes. Entretanto, a medição do consumo habitual de alimentos nos seres humanos constitui um dos aspectos mais difíceis na avaliação da ingestão nutricional.[53] Dois grandes desafios que os pesquisadores, os médicos e os profissionais da ciência do exercício enfrentam para efetuar uma avaliação acurada são: (a) a obtenção de uma determinação precisa da ingestão alimentar normal de um indivíduo; e (b) a conversão dessa informação em ingestão de nutrientes e energia.[53] Quando se avalia a ingestão alimentar, é importante verificar se a técnica empregada não interfere nos hábitos nutricionais normais do indivíduo e, portanto, se não influencia o fator que está sendo medido. Os dois métodos mais comuns para medir a ingestão de alimentos em nível individual são o recordatório alimentar e o registro alimentar.[54]

Recordatório alimentar e registro alimentar

O método do **recordatório alimentar** exige que um indivíduo relate a ingestão de alimentos nas últimas 24 horas (denominado "recordatório de 24 horas") ou relate a ingestão habitual durante o período anterior até o ano passado (denominado "questionário de frequência alimentar"). O uso de modelos alimentares, modelos de volume e de tamanho e imagens de alimentos pode aumentar a precisão do recordatório alimentar. O método do **registro alimentar** exige que o indivíduo registre os tipos e as quantidades de todos os alimentos consumidos ao longo de um período de tempo (p. ex., 3 ou 7 dias). A Figura 7.6 fornece um exemplo da informação coletada em um formulário de registro alimentar. Programas de *software* de computador também podem ser usados para o registro acurado da ingestão de alimentos. É importante que os alimentos e os líquidos consumidos pelo indivíduo sejam pesados ou registrados em medidas domésticas disponíveis, como colheres, xícaras, tigelas, pratos, tamanho da porção ou tamanho do produto. Durante a análise dos dados, as informações registradas são convertidas em peso ou em volume pelo dispositivo de medição real usado ou pela adoção de valores padrão de tabelas de referência.[53] Alternativas menos utilizadas para os métodos de recordatório alimentar, questionário de frequência alimentar e registro alimentar incluem a observação direta com registros de alimentos pesados, a técnica de porção dupla e a técnica de fornecimento de alimentos.[53] A Tabela 7.5 ilustra as importantes vantagens e desvantagens das técnicas de medição de alimentos pelo recordatório alimentar e registro alimentar.[55]

Não se sabe ao certo por quanto tempo é necessário medir a ingestão de alimentos para se determinar o consumo nutricional habitual. Se os indivíduos vivem de acordo com um padrão de atividade regular (p. ex., 5 dias de trabalho ou de escola e 2 dias sem trabalho ou

Recordatório alimentar. Processo que exige a lembrança dos indivíduos dos alimentos consumidos durante um período anterior.

Registro alimentar. Processo que exige que os indivíduos registrem os alimentos consumidos durante um período determinado.

238 ACSM Introdução à Ciência do Exercício

REGISTRO DA INGESTÃO DE ALIMENTOS   Data:_____

Nome:_____

Dia/Hora	Atividade durante a alimentação	Local de alimentação	Alimento – Qualidade – Marca

FIGURA 7.6 Formulário de registro alimentar usado para compilar a ingestão de alimentos.

Tabela 7.5	Vantagens e desvantagens das técnicas de medição alimentar por meio do recordatório alimentar e do registro alimentar.[55]		
TIPO DE MEDIÇÃO	**VANTAGENS**	**DESVANTAGENS**	
Recordatório alimentar – 24 horas O entrevistador treinado obtém os tipos de alimentos, o tamanho das porções, o local e o horário das refeições feitas nas últimas 24 horas	Fácil de preencher Entrevista pessoalmente ou por telefone	Depende da memória a curto prazo Pode não refletir a ingestão típica A entrada de dados pode ser demorada	
Registro alimentar O entrevistador treinado instrui a pessoa a fazer uma lista detalhada dos alimentos consumidos, incluindo método de preparo e nome das marcas	Não depende da memória a curto prazo Estimativa acurada dos tamanhos das porções com uso de modelos alimentares Pode incluir alimentos específicos da cultura	Exige motivação para manter o registro por um período prolongado A pessoa pode alterar a dieta típica O custo do treinamento cuidadoso dos participantes é alto	

sem escola), parece razoável supor que seus hábitos sociais e alimentares sejam determinados, em parte, por esse padrão de atividade. A medição da ingestão de alimentos deve incluir amostras de ingestão alimentar tanto dos dias de trabalho/de escola quanto dos dias sem trabalho/sem escola. Se possível, a ingestão alimentar deve ser medida durante toda semana. A duração do período de medição é determinada pelo nível de variabilidade diária e pelo nível de acurácia desejado na avaliação. Em geral, períodos mais longos de medição levam a uma avaliação mais precisa da ingestão habitual de alimentos.[53]

Uma vez coletados os dados de ingestão alimentar, efetua-se a conversão dessas informações em ingestão de nutrientes e de energia, normalmente com o uso de bancos de dados eletrônicos que contêm as informações nutricionais de amostras de alimentos. Um dos principais desafios na obtenção de informações nutricionais acuradas reside na interpretação do alimento específico do registro ou do recordatório alimentar e na seleção do item alimentar correspondente do banco de dados. A verificação de informações específicas do alimento (tamanho, volume, peso, marca etc.) no registro de ingestão alimentar antes de incluir o alimento no banco de dados pode melhorar a precisão. Pode-se obter uma precisão adicional utilizando um produto de banco de dados que tenha vários itens alimentares individuais e que também forneça informações nutricionais sobre alimentos disponíveis em restaurantes ou itens pré-embalados de supermercados. As informações obtidas da avaliação nutricional são, então, utilizadas para fazer recomendações com a finalidade de ajustar ou de melhorar a ingestão nutricional do indivíduo.[53]

 ## Nutrição para a saúde

A ingestão habitual de nutrientes desempenha um importante papel na promoção da saúde e na prevenção de doenças. Dados da NHANES e de outros estudos epidemiológicos demonstraram a existência de relações entre dieta e aumento do risco de doenças cardiovasculares, hipertensão, obesidade, diabetes *mellitus*, osteoporose e alguns tipos de câncer.[56-62] Uma intervenção de tratamento primário para essas doenças e condições relacionadas com o estilo de vida consiste em modificar a ingestão nutricional do indivíduo. A Tabela 7.6 ilustra os potenciais efeitos benéficos da mudança da ingestão alimentar sobre doenças comuns.[1,63]

Não se pode subestimar a importância de uma nutrição adequada para ter uma saúde ideal. O governo federal dos EUA tem utilizado pesquisas científicas para desenvolver numerosas

Tabela 7.6 Mudanças na dieta e riscos de doenças comuns.

MUDANÇA NA DIETA	MUDANÇA NA OCORRÊNCIA DE DOENÇA
Diminuição da ingestão de sódio	Diminuição da pressão arterial em indivíduos hipertensos
Uso diário de multivitamínico que inclua ácido fólico e limitação do consumo de álcool	Diminuição do risco excessivo de câncer de cólon associado a uma história familiar da doença
Diminuição do consumo de gordura saturada e colesterol	Diminuição de doenças cardiovasculares
Diminuição da ingestão de cálcio	Aumento no risco de osteoporose
Diminuição do consumo de carboidrato simples	Diminuição do risco de diabetes *mellitus* do tipo 2
Aumento da ingestão de frutas e vegetais	Diminuição do risco de câncer de cólon

240 ACSM Introdução à Ciência do Exercício

campanhas e programas promocionais destinados a melhorar a ingestão nutricional tanto na população em geral quanto em grupos específicos (p. ex., indivíduos com pressão arterial elevada, diabetes *mellitus* ou indivíduos com renda limitada). Seguem alguns exemplos desses programas:

- A dieta DASH, cujo acrônimo significa *Dietary Approaches to Stop Hypertension* (Abordagens Dietéticas para Interromper a Hipertensão, em tradução livre) foi concebida para ajudar indivíduos a modificar suas dietas em um esforço de reduzir a pressão arterial. O National Heart, Lung, and Blood Institute desenvolveu a dieta DASH no início da década de 1990 para prevenir e tratar a pressão arterial elevada
- *Fruits & Veggies – More Matters* é uma iniciativa de saúde pública concebida com a finalidade de aumentar o consumo de frutas e vegetais. Liderada pelos Centers for Disease Control and Prevention dos EUA em 2007, visa aumentar o consumo de frutas e vegetais
- *We Can!*, que significa *Ways to Enhance Children's Activity & Nutrition* (Maneiras de Melhorar a Atividade e a Nutrição das Crianças) é um programa nacional dos EUA projetado para famílias e comunidades com o objetivo de ajudar as crianças a manter massa corporal saudável. Liderado pelo National Heart, Lung, and Blood Institute em 2005, esse programa foi desenvolvido para ajudar jovens de 8 a 13 anos a manter massa corporal saudável
- O *Supplemental Nutrition Assistance Program Education* (SNAP-Ed, Programa de Educação para Assistência Nutricional Suplementar) dos EUA ensina as pessoas a comprar e a preparar refeições saudáveis e também a aprender como "esticar" o dinheiro do SNAP
- O *Expanded Food and Nutrition Education Program* (EFNEP, Programa Ampliado de Educação Alimentar e Nutricional) dos EUA reúne recursos federais, estaduais e locais para melhorar a saúde e o bem-estar de famílias e jovens com recursos limitados. O EFNEP foi criado em 1969 e é administrado pelo National Institute of Food and Agriculture
- O *National School Lunch Program* (NSLP, Programa Nacional de Merenda Escolar) é um programa de alimentação assistido pelo governo federal dos EUA, que atua em escolas públicas e privadas sem fins lucrativos, bem como em instituições residenciais de cuidados infantis. Estabelecido em 1946 pela National School Lunch Act, o NSLP fornece merendas nutricionalmente balanceadas, de baixo custo ou gratuitas a crianças em todos os dias letivos
- Organizações e fundações privadas também têm fornecido apoio ao importante papel que a nutrição desempenha na otimização da saúde. Exemplos incluem a Bill and Melinda Gates Foundation e a Robert Wood Johnson Foundation. Informações adicionais podem ser obtidas consultando os inúmeros livros de autoajuda dietética confiáveis, *sites* da internet e produtos comerciais para melhorar a ingestão nutricional e a saúde.

Diretrizes dietéticas para a saúde

As *Dietary Guidelines for Americans* (Diretrizes Dietéticas para Estadunidenses),[c] publicadas pela primeira vez em 1980, fornecem evidências baseadas na ciência para promover a saúde e reduzir o risco de doenças crônicas por meio da mudança dos padrões de ingestão nutricional

---

[c]N.R.T.: No Brasil, as diretrizes dietéticas e recomendações nutricionais são geralmente estabelecidas pelo Ministério da Saúde, em conjunto com órgãos como a Agência Nacional de Vigilância Sanitária (Anvisa) e o Departamento de Nutrição do Ministério da Saúde. Essas orientações são elaboradas para promover a saúde e prevenir doenças relacionadas à alimentação.

Além disso, o *Guia Alimentar para a População Brasileira* é uma referência importante que fornece recomendações nutricionais e orientações sobre hábitos alimentares saudáveis. Ele é atualizado periodicamente para refletir as últimas pesquisas e conhecimentos científicos.

Capítulo 7 Nutrição para o Esporte e o Exercício **241**

e atividade física. O U.S. Department of Health and Human Services (HHS) e o U.S. Department of Agriculture (USDA) são responsáveis pelo desenvolvimento e estabelecimento das Diretrizes Dietéticas para Estadunidenses. O processo evoluiu para incluir três estágios para o desenvolvimento de diretrizes, que são ilustrados a seguir:[64]

- Estágio 1 – Uma comissão de especialistas conduz uma análise das novas informações científicas sobre a ingestão nutricional e saúde e emite um relatório detalhado
- Estágio 2 – As principais recomendações dietéticas são feitas com base no relatório e a partir de comentários públicos e de agência
- Estágio 3 – É feita a comunicação das recomendações (*i. e.*, Diretrizes Dietéticas) ao público em geral.

A cada 5 anos, o Dietary Guidelines Advisory Committee (DGAC) analisa novas informações científicas durante a revisão das Diretrizes Dietéticas. Essa análise é publicada no Relatório do DGAC (disponível em https://www.dietaryguidelines.gov/). Esse relatório é utilizado para estabelecer as recomendações que são usadas pelo USDA e pelo HHS para programas e desenvolvimento de políticas públicas.[64]

As Diretrizes Dietéticas resumem e sintetizam o conhecimento obtido sobre nutrientes e componentes alimentares em recomendações para um padrão de alimentação que possa ser adaptado pelo público em geral. As Diretrizes Dietéticas fornecem recomendações importantes baseadas em evidências científicas para reduzir o risco de doenças crônicas e promover a saúde. Uma premissa básica das Diretrizes Dietéticas sustenta que as necessidades de nutrientes devem ser supridas principalmente por meio do consumo de alimentos. Os alimentos fornecem vários nutrientes e outros compostos que podem ter efeitos benéficos sobre a saúde e que podem reduzir o risco de doenças. Alimentos enriquecidos e suplementos dietéticos podem constituir fontes úteis de um ou mais nutrientes que, de outro modo, poderiam ser consumidos em quantidades inferiores às recomendadas. Embora sejam recomendados em alguns casos, os suplementos dietéticos não podem substituir uma dieta saudável.[64]

O *USDA Food Guide*[64] e o Plano Alimentar DASH[65] têm como propósito combinar as recomendações dietéticas das Diretrizes Dietéticas em uma forma saudável de alimentação para a maioria dos indivíduos. O *USDA Food Guide* e o Plano Alimentar DASH baseiam-se na idade e no sexo e apresentam uma ampla variedade de níveis de energia para suprir as necessidades de diferentes grupos de pessoas. O *USDA Food Guide* utiliza a ingestão alimentar da população para criar o conteúdo nutricional para diferentes grupos de alimentos.[64] O Plano Alimentar DASH baseia-se em alimentos selecionados escolhidos para uma amostra de cardápio de 7 dias.[65]

A ingestão energética recomendada em cada plano difere para cada indivíduo, com base na idade, no sexo e nos níveis de atividade. Assim, indivíduos que ingerem alimentos ricos em nutrientes podem conseguir alcançar a DRI de nutrientes sem consumir toda a sua ingestão calórica. As Diretrizes Dietéticas são organizadas por temas específicos e fornecem recomendações essenciais para grupos de populações específicas que são usadas em conjunto para planejar uma dieta geral saudável. As Diretrizes Dietéticas para 2020 foram organizadas para abordar os tópicos a seguir:[64]

1. Ingestão dietética atual ao longo da vida.
2. Relações entre dieta e saúde: gravidez e lactação.
3. Relações entre dieta e saúde: do nascimento aos 2 anos.
4. Relações entre dieta e saúde: indivíduos a partir de 2 anos.

As Diretrizes Dietéticas são utilizadas para desenvolver programas que visam melhorar a saúde do público em geral. As diretrizes mais recentes podem ser encontradas em http://health.gov/dietaryguidelines/. A criação do *ChooseMyPlate*, em 2011, permite ao indivíduo criar dietas e alterar a ingestão nutricional para promover a saúde. A Figura 7.7 ilustra os componentes específicos do *ChooseMyPlate*. As opções específicas no *ChooseMyPlate* incluem informações sobre os seguintes alimentos: frutas, vegetais, grãos, alimentos proteicos, laticínios e óleos. Há também informações sobre o controle do peso, as calorias e a atividade física. As crianças frequentemente apresentam necessidades nutricionais diferentes daquelas dos adultos e necessitam que as informações sejam apresentadas em um formato de fácil compreensão. Como resultado, o *ChooseMyPlate* contém maneiras de promover uma alimentação saudável e uma vida ativa entre crianças de 2 a 11 anos.

Pensando criticamente

Que informações nutricionais um nutricionista registrado poderia fornecer a um indivíduo que esteja iniciando um programa de exercícios para melhorar a saúde e a aptidão?

Áreas de estudo em nutrição para a saúde

Os profissionais da ciência do exercício e os nutricionistas desempenham papéis importantes na determinação de como a ingestão nutricional influencia a saúde e o risco de doenças. O papel da nutrição, à medida que afeta a saúde, pode ser estudado a partir de diversas disciplinas e inúmeras perspectivas, incluindo a dieta mais efetiva para a obtenção de perda de peso, estratégias eficazes para a promoção de perda de peso saudável e os desertos e pântanos alimentares nas disparidades entre dieta e resultados de saúde relacionados com a dieta. Nesta seção, examinaremos várias áreas importantes de estudo em nutrição e saúde e risco de doença. A seleção desses temas não pretende minimizar a importância de outras áreas da nutrição e da saúde, mas fornecer alguns exemplos de áreas de estudo populares.

Dietas eficazes para a perda de peso

A eficácia de dietas com diferentes composições de macronutrientes (p. ex., com baixo teor de carboidratos ou alto teor de proteínas) para alcançar e manter a massa corporal saudável e reduzir o risco de doença tem sido objeto de considerável investigação. A busca pela dieta ideal para perda de peso resultou em aparentemente milhares de diferentes dietas que promoveram combinações eficazes de ingestão alterada e/ou reduzida de energia,

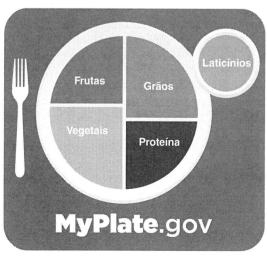

FIGURA 7.7 *ChooseMyPlate*: as recomendações atuais para uma alimentação saudável. (De ChooseMyPlate.gov.)

carboidratos, lipídios e proteínas. É de suma importância identificar qual a dieta ou o programa de perda de peso mais apropriado e eficiente para os indivíduos que lutam para perder o excesso de massa corporal e manter o peso perdido, de modo a conservar a saúde e reduzir o risco de doenças associadas ao sobrepeso e à obesidade.[66] A comparação entre dietas para perda de peso, bem como a comparação com condições dietéticas de controle, é comum na literatura científica. Os três fatores principais que afetam a perda de peso – balanço energético, genética e comportamento – são extremamente difíceis de controlar e de manipular, de modo que as comparações na literatura científica representam um desafio.[67] Além disso, o tempo de adesão do indivíduo à dieta e a duração do acompanhamento após a intervenção dietética variam consideravelmente entre as dietas. Felizmente, o procedimento estatístico de **metanálise** (ver Capítulo 2) pode ser usado para avaliar quais dietas podem ser mais efetivas. Uma análise de 48 ensaios clínicos registrados indica que as dietas com baixo teor de carboidratos e com baixo teor de gorduras são as mais eficazes, e os indivíduos que seguem essas dietas perdem aproximadamente 8 kg depois de 6 meses, em comparação com uma condição de controle sem mudanças na dieta.[68] A recuperação típica do peso depois de 12 meses é de aproximadamente 1 a 2 kg.[68] Embora houvesse diferenças entre as dietas, essas diferenças foram pequenas e provavelmente não foram importantes para a perda de peso.[68] Com frequência, há benefícios concorrentes para a saúde quando algumas dietas são usadas. Por exemplo, embora indivíduos que consomem dietas com baixo teor de carboidratos consigam perda de peso, há também aumentos nos níveis de LDL-colesterol, o que torna as dietas com baixo teor de carboidratos problemáticas para o indivíduo que tenta controlar os níveis de colesterol no sangue e reduzir o risco de doença cardiovascular.[69] A popular dieta mediterrânea tem sido investigada extensivamente, em virtude de seus benefícios bem estabelecidos para a saúde[70] e é eficaz para a perda de peso em indivíduos com sobrepeso e obesidade.[70] O que ainda precisa-se determinar é como os indivíduos que tentam perder peso podem manter efetivamente a perda de peso após concluir qualquer dieta específica.[66]

Estratégias para promover perda de peso saudável

Embora seja importante compreender a ingestão adequada de energia, carboidratos, lipídios e proteínas, é também fundamental identificar as estratégias educacionais mais apropriadas e eficazes para promover uma alimentação saudável dos indivíduos em geral e da sociedade como um todo. Os hábitos alimentares são moldados em uma idade jovem e continuam ao longo do tempo,[71,72] tornando a mudança do comportamento alimentar uma tarefa desafiadora. Os hábitos alimentares variam de acordo com o grupo social, e diferentes grupos sociais adotam, com frequência, padrões alimentares não saudáveis.[73] Por exemplo, os indivíduos com baixo nível socioeconômico em países de baixa renda tendem a ter maior ingestão de açúcar processado, gordura e sódio,[74] enquanto aqueles com alto nível socioeconômico em países de baixa renda também tendem a ter um alto consumo de açúcar processado, gordura e sódio.[75] Numerosos fatores, como influência materna e paterna, preferências alimentares e exposição aos meios de comunicação e oportunidades educacionais, podem ter impacto significativo e efeito interativo no comportamento nutricional.[72] As estratégias empregadas para melhorar

Metanálise. Processo de análise estatística de dados de estudos de pesquisa anteriormente publicados.

os hábitos alimentares de crianças pequenas incluem evitar o uso do alimento como parte do sistema de recompensa, promover a autorregulação e realizar refeições familiares sem a presença de interação com a mídia durante a alimentação.[72]

O uso da terapia de mudança comportamental para modificar a ingestão nutricional tem sido objeto de considerável investigação.[76,77] Os resultados de metanálise recente identificaram temas de importância crítica na manutenção da mudança alimentar. As terapias de mudança comportamental que facilitam o estabelecimento de metas, o comportamento autorregulado e a compreensão da natureza subjacente da motivação responsável pela manutenção do novo comportamento ao longo do tempo parecem ser necessárias quando se trata de adultos com sobrepeso e obesidade que tentam perder peso.[76]

Desertos alimentares e pântanos alimentares

Os **desertos alimentares**, que consistem em áreas caracterizadas pelo pouco acesso a alimentos saudáveis e acessíveis, e os **pântanos alimentares**, que são áreas caracterizadas pelo acesso a *fast food* e *junk food* com elevado teor calórico, podem contribuir para disparidades na dieta e nos resultados de saúde relacionados com a dieta. Os pântanos alimentares representam um fenômeno separado dos desertos alimentares e podem, de fato, constituir melhor preditor de sobrepeso e de obesidade[78] e de morbidade e mortalidade subsequentes. É importante compreender como os desertos alimentares e os pântanos alimentares influenciam a morbidade e a mortalidade dos indivíduos que residem nessas áreas.[79] É claro que existem evidências de disparidades no acesso aos alimentos nos EUA de acordo com a renda e a raça,[79] e que essas disparidades deveriam ser examinadas por fatores como nível socioeconômico, raça, sexo e idade. Por exemplo, a saúde cardiovascular em adultos jovens pode ser fortemente influenciada pela sua residência em um deserto alimentar e parece mais prevalente em residentes com baixo nível socioeconômico,[80] embora esses mesmos achados possam não se estender aos indivíduos idosos.[81,82] O que também permanece obscuro é como a introdução de mercados de alimentos mais saudáveis em áreas de deserto alimentar influencia os resultados nutricionais e de saúde. Vários estudos que avaliaram a influência dos desertos alimentares e dos pântanos alimentares sobre a ingestão dietética e a saúde constataram que a existência de um mercado de alimentos com serviço completo pode melhorar o bem-estar econômico, a saúde e aumentar a escolha de alimentos saudáveis nos residentes que vivem em um bairro com baixo nível socioeconômico.[83-85] A combinação de acessibilidade, fácil acesso e disponibilidade de alimentos saudáveis, com informações nutricionais interativas e envolventes, pode ajudar os clientes a comprar alimentos saudáveis e a aumentar o seu consumo.[84,85] Entretanto, outros estudos sugeriram uma eficácia limitada das intervenções no retalho alimentar no que concerne à melhora dos comportamentos saudáveis em residentes de bairros de baixa renda.[86,87] Esta é claramente uma área de pesquisa que apresenta implicações significativas para a saúde do indivíduo e da população, a política de saúde pública

Pensando criticamente

Por que os indivíduos devem ter cuidado sobre onde eles obtêm informações nutricionais quando tentam consumir uma dieta mais saudável?

Desertos alimentares. Áreas geográficas caracterizadas pelo pouco acesso a alimentos saudáveis e acessíveis.

Pântanos alimentares. Áreas geográficas caracterizadas pelo acesso a *fast food* e *junk food* com alto teor calórico.

e a influência ambiental. Os profissionais da ciência do exercício podem desempenhar um importante papel na promoção de uma nutrição saudável, em virtude da estreita interação com pessoas, jovens e idosos, que têm interesse em efetuar mudanças positivas na sua ingestão nutricional e comportamentos alimentares.

Nutrição para o esporte

Para que os atletas tenham um desempenho ideal, é muito importante que eles tenham uma ingestão adequada de nutrientes tanto durante o treino quanto durante a competição. Atletas em toda a variedade de esportes, desde atletas de *ultraendurance* até os que precisam depender de altos níveis de força e produção de potência para o seu sucesso, trabalham em estreita colaboração com nutricionistas esportivos e com profissionais da ciência do exercício para assegurar uma ingestão adequada de macronutrientes e micronutrientes. Por exemplo, durante o treinamento, os atletas precisam ter suprimentos adequados de energia para garantir que a intensidade adequada e a duração dos treinos individuais possam ser mantidas, de modo que possa ocorrer melhora no desempenho. Em vários esportes, é fundamental que, antes e durante a competição, as estratégias de ingestão de líquidos e alimentos sejam apropriadas para manter o desempenho máximo.

Ingestão de carboidratos

Os carboidratos na forma de glicose no sangue e **glicogênio muscular** fornecem a energia necessária para a contração dos músculos. A ingestão diária adequada de carboidratos na dieta também é importante para atletas que participam de esportes que sejam de *endurance* ou esportes que dependam da força e da produção de potência pelos músculos do corpo. Isso é particularmente válido durante exercício de intensidade moderada a muito alta e treinamento de alto volume.[88] É necessária uma ingestão diária suficiente de carboidratos para reabastecer os níveis de glicogênio muscular após o treinamento e para ajudar a criar um ambiente anabólico que promoverá o reparo do músculo esquelético e a síntese de proteínas.[89-91] Em geral, recomenda-se que 60 a 70% da ingestão total de energia de um atleta consistam em carboidratos.[13,92] Outras recomendações sugerem que a reposição do glicogênio muscular seja aumentada nas primeiras 24 horas se forem consumidos entre 5 e 12 g de carboidratos por kg de massa corporal.[93] Essa quantidade de consumo dietético de carboidratos fornece uma quantia suficiente de carboidratos para a produção de energia e economiza os aminoácidos para a síntese de proteínas no corpo.[93]

Os carboidratos complexos, incluindo grãos, massa, pão integral, batatas, arroz integral e *bagels* integrais, constituem algumas das melhores fontes alimentares para repor o glicogênio muscular e fornecer outros nutrientes necessários ao corpo. Os carboidratos complexos possibilitam a liberação sustentada de glicose no sangue, resultando em menor liberação de insulina do pâncreas, e fornecem mais nutrientes do que os carboidratos simples. Um suprimento insuficiente de carboidratos potencialmente fará com que o atleta se sinta cansado e letárgico e seja incapaz de realizar o seu treino na intensidade e duração desejadas.[92]

Glicogênio muscular. Forma de armazenamento da glicose no músculo esquelético.

Durante o exercício, a ingestão de carboidratos é importante para a manutenção dos níveis de glicemia dentro dos limites normais, particularmente quando a duração do exercício é longa (> 90 minutos). Durante o exercício prolongado, o corpo utiliza suas reservas disponíveis de glicogênio muscular e depende cada vez mais da glicose no sangue fornecida pelo fígado. À medida que ocorre depleção das reservas de glicogênio hepático, o atleta pode apresentar baixos níveis de glicemia.[94] Essa condição, denominada "hipoglicemia", pode resultar em sensação de ansiedade, nervosismo e tremor, e pode afetar o funcionamento do sistema nervoso central.[95] Se houver depleção dos níveis de glicose no sangue e do glicogênio muscular, a intensidade do exercício normalmente diminui, resultando em diminuição do desempenho no exercício. A ingestão de glicose durante o exercício de longa duração (mais de 60 minutos) tem demonstrado reduzir a taxa de depleção de glicogênio muscular e hepático, manter o nível normal de glicemia, retardar o início da fadiga e melhorar o desempenho de *endurance*.[94] A Tabela 7.7 fornece alguns dos efeitos benéficos do consumo de carboidratos antes e no decorrer do exercício prolongado.

Ingestão de proteínas

O consumo regular de quantidades adequadas e de tipos apropriados de proteínas é importante para assegurar o desempenho ideal de indivíduos durante competições esportivas e atléticas. A RDA para a proteína é de 0,8 g de proteína por kg de massa corporal por dia.[1] Entretanto, esse nível pode não ser suficiente para atletas que necessitam de mais proteína do que indivíduos sedentários. Essa maior exigência surge porque os atletas têm maior necessidade de energia durante o treinamento e a competição, precisam proceder ao reparo dos tecidos danificados durante o exercício e devem formar novos músculos esqueléticos para atender às demandas do treinamento físico.[96,97] Os atletas de *endurance* podem necessitar de 1,2 a 1,4 g de proteína por kg de massa corporal por dia, enquanto atletas de força e potência podem exigir entre 1,6 e 1,7 g de proteína por kg de massa corporal por dia.[98] A Tabela 7.8 ilustra as diferenças nas necessidades de proteína de um indivíduo não atlético, de um atleta de *endurance* e de um atacante (*lineman*) ofensivo no futebol americano usando as necessidades de proteína discutidas anteriormente. A quantidade necessária de proteína ingerida diariamente varia de indivíduo para indivíduo e depende dos fatores mostrados na Figura 7.8.[51]

Tabela 7.7	Benefícios do consumo de carboidratos antes e no decorrer do exercício prolongado.
CONSUMO DE CARBOIDRATOS	**EFEITOS BENÉFICOS**
Antes do exercício	Aumenta as concentrações de glicogênio muscular e hepático
	Retarda a depleção de glicogênio muscular e hepático
	Melhora o desempenho do exercício
Durante o exercício	Retarda a depleção de glicogênio muscular e hepático
	Mantém o nível de glicemia
	Melhora o desempenho do exercício
Depois do exercício	Aumenta a síntese de glicogênio muscular e hepático
	Melhora a recuperação do exercício

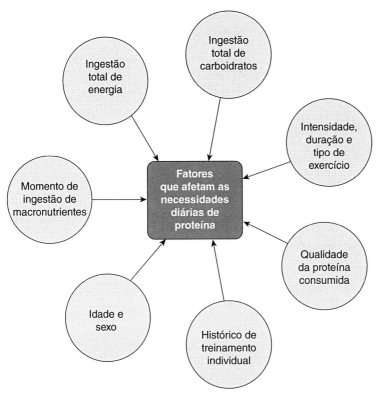

FIGURA 7.8 Fatores que afetam as necessidades diárias de proteína. (Adaptada de Lemon, 2000.)[51]

Tabela 7.8	Necessidades diárias de proteína para um indivíduo não atleta, um atleta de *endurance* e um atacante (*lineman*) ofensivo no futebol americano.

INDIVÍDUO	MASSA CORPORAL	NECESSIDADES DE PROTEÍNA
Não atleta	68 kg	Aproximadamente 55 g de proteína/dia (0,8 g × kg^{-1})
Atleta de *endurance*	63,5 kg	75 a 90 g de proteína/dia (1,2 a 1,4 g × kg^{-1})
Atacante ofensivo no futebol americano	136 kg	218 a 231 g de proteína/dia (1,6 a 1,7 g × kg^{-1})

Os alimentos ricos em proteína incluem muitos produtos de origem animal e laticínios. É provavelmente melhor consumir a proteína em várias refeições ao longo do dia para que os aminoácidos individuais estejam prontamente disponíveis para os tecidos do corpo para a síntese contínua de proteínas.[51,96,99] Essa prática é comum em atletas que tentam manter ou aumentar a massa muscular esquelética. A ingestão de proteína na dieta deve corresponder rigorosamente às necessidades de proteína. Uma quantidade excessiva de proteína na dieta pode levar a um aumento na excreção urinária de cálcio,[100,101] porém não há consenso claro sobre a importância dessa questão para a saúde e o desempenho.[102]

Os suplementos proteicos processados são frequentemente considerados por atletas e treinadores como uma fonte econômica e conveniente de proteína dietética (Figura 7.9). Isso se aplica particularmente aos atletas que pensam que é mais fácil "misturar um *shake*" do que preparar

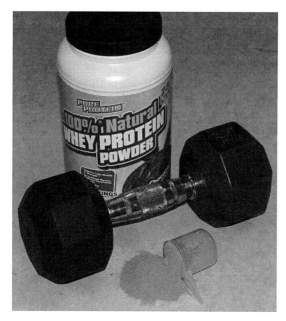

FIGURA 7.9 Suplementos proteicos processados.

ou comprar uma refeição. As empresas comerciais frequentemente afirmam que os suplementos proteicos processados proporcionam uma absorção melhor e mais rápida dos aminoácidos em comparação com a proteína dos alimentos. Esses suplementos proteicos processados estão disponíveis na forma de proteína de soro de leite em pó, aminoácidos hidrolisados livres e aminoácidos em forma livre. Embora os suplementos proteicos possam constituir uma fonte conveniente de proteínas, as boas fontes alimentares fornecem a proteína dietética necessária, são habitualmente de menor custo e contêm outros nutrientes que podem ajudar os atletas a maximizar o seu desempenho esportivo e atlético.[103] Os atletas também precisam ter cuidado ao consumir proteína em excesso, visto que essa prática pode levar a uma ingestão excessiva de calorias, redução da ingestão de carboidratos e, possivelmente, anormalidade da função renal.[104]

Ingestão de lipídios

Em geral, o consumo excessivo de lipídios da dieta não é considerado benéfico para melhorar o desempenho esportivo e atlético. A maioria dos atletas consome quantidades suficientes de lipídios na dieta e, portanto, recebem quantidades suficientes das vitaminas lipossolúveis para a sua função fisiológica normal.[13] Os atletas envolvidos em esportes nos quais o excesso de massa corporal pode ser prejudicial ao desempenho precisam monitorar rigorosamente a ingestão total de calorias e de lipídios na dieta, em um esforço para manter a massa corporal e um percentual de gordura corporal que favoreçam o sucesso no desempenho.

Tem havido algum interesse no uso de dietas com alto teor de lipídios para melhorar o desempenho de *endurance* aeróbico de longa duração.[105-107] A fadiga durante eventos de *endurance* aeróbicos, como maratona ou triatlo, frequentemente está relacionada com uma depleção de glicogênio muscular e com baixos níveis de glicemia.[108] O consumo crônico de dietas ricas em lipídios pode resultar em aumento das reservas de gordura no músculo esquelético e em melhora na capacidade de utilizar a gordura como fonte de energia.[107,109] Por exemplo, quando uma dieta rica em lipídios durante 2 a 4 semanas foi combinada com uma dieta com alto teor de carboidratos por 1 a 3 dias imediatamente antes da competição, houve aumentos na oxidação de gordura e redução da utilização de glicogênio muscular em eventos de *endurance* aeróbicos, como maratona ou eventos de *ultraendurance* com duração de mais de 4 horas[106,107,110] Existe uma necessidade de compreender melhor a composição geral da dieta (p. ex., nível de restrição de carboidratos) necessária para induzir mudanças no metabolismo dos lipídios e dos carboidratos e no desempenho, bem como os fatores que contribuem para a variabilidade individual nas respostas a dietas dessa natureza.[107] Pesquisas e estudos contínuos desse assunto por profissionais da ciência do exercício deverão fornecer informações adicionais sobre essa área de ingestão nutricional.

Ingestão de vitaminas e minerais

As vitaminas e os minerais não constituem uma fonte direta de energia para o corpo. Entretanto, são importantes na regulação e no controle das reações metabólicas no corpo. As vitaminas e os minerais estão contidos nos vários alimentos que consumimos. A maioria dos atletas que consomem uma quantidade adequada de energia total recebe quantidades suficientes de vitaminas e minerais em suas dietas.[13] Os atletas que consomem uma dieta hipocalórica ou uma dieta especial (p. ex., vegetariana) precisam ter o cuidado de consumir alimentos de uma variedade de grupos alimentares diferentes para assegurar que estejam recebendo as vitaminas e os minerais necessários para o funcionamento fisiológico normal.[13]

As vitaminas desempenham um importante papel na produção de energia e no metabolismo dos tecidos. As vitaminas do complexo B, a niacina, o ácido pantotênico, o folato, a biotina e a vitamina C desempenham funções essenciais no uso de carboidratos e lipídios para a obtenção de energia. As vitaminas B_6 e B_{12}, vitamina C, o folato e a biotina desempenham um papel essencial no metabolismo das proteínas. Em geral, a suplementação vitamínica além da ingestão diária recomendada não demonstrou melhorar o desempenho no exercício de indivíduos que consomem uma dieta nutricionalmente bem balanceada.[13] Entretanto, atletas com dieta hipocalórica ou dieta vegetariana podem desenvolver deficiência de algumas vitaminas se não forem feitas escolhas alimentares adequadas.[13]

As vitaminas E e C e o betacaroteno são designados como **vitaminas antioxidantes**, em virtude de sua capacidade de proteger o corpo contra danos causados por **radicais livres de oxigênio**. Os radicais livres são produzidos durante o metabolismo celular, quando uma molécula de oxigênio é combinada com um elétron não pareado, tornando-os altamente reativos a outros compostos. Os radicais livres atacam a membrana celular e têm sido associados a danos relacionados com o envelhecimento, o câncer, a doença arterial coronariana e outras doenças crônicas.[111] Os radicais livres também são importantes como moléculas de sinalização e ajudam a regular numerosas funções celulares. Os antioxidantes, como vitamina E, vitamina C, glutationa e enzimas, como glutationa peroxidase, catalase e superóxido dismutase, protegem os tecidos do corpo.[112] Essas vitaminas e enzimas reagem diretamente com radicais livres para reduzir a sua reatividade e, assim, ajudar a proteger as células do corpo contra danos.[111] A Tabela 7.9 fornece alguns exemplos de vitaminas que podem ser importantes para a melhora do desempenho atlético.

Vitaminas antioxidantes. Compostos que atuam para limitar a formação de radicais livres de oxigênio.

Radicais livres de oxigênio. Compostos produzidos durante o metabolismo celular, quando uma molécula de oxigênio é combinada com um elétron não pareado, tornando-os altamente reativos e com potencial de causar dano à célula.

Tabela 7.9	Vitaminas e potenciais benefícios para o desempenho atlético.
VITAMINA	PAPEL NO DESEMPENHO ATLÉTICO
E	Atua como antioxidante para prevenir danos celulares
B_1 tiamina	Envolvida no metabolismo de carboidratos
B_2 riboflavina	Envolvida no metabolismo dos carboidratos
B_3 niacina	Envolvida no metabolismo energético
B_6 piridoxina	Envolvida no metabolismo de aminoácidos e glicogênio
Ácido pantotênico	Envolvido no metabolismo energético
Folato	Importante no metabolismo de aminoácidos
B_{12} cobalamina	Importante no metabolismo de aminoácidos
Biotina	Envolvida no metabolismo de aminoácidos e do glicogênio
Vitamina C	Atua como antioxidante para prevenir danos celulares

Os minerais são componentes importantes de numerosas reações metabólicas no corpo, incluindo produção de energia e contração muscular.[1,13] Os minerais desempenham três amplas funções no organismo: estrutural, funcional e reguladora. As funções estruturais dos minerais incluem a formação dos ossos e dos dentes. As funções funcionais consistem em manter o ritmo cardíaco normal, iniciar a contração muscular, criar condutividade no sistema nervoso e promover um equilíbrio ácido-base normal. As funções reguladoras dos minerais incluem a sua atuação como componentes das enzimas e dos hormônios que moderam a atividade celular.[13] Em geral, os atletas não necessitam de mais minerais do que os indivíduos saudáveis fisicamente ativos.[13] Entretanto, atletas que não recebem minerais em quantidades suficientes a partir dos alimentos, em decorrência de baixa ingestão de energia ou dietas especiais, podem correr risco de apresentar algumas doenças. A osteoporose e a anemia são dois problemas de saúde comumente apresentados por atletas que não consomem cálcio e ferro em quantidades suficientes.

A osteoporose pode resultar da ingestão insuficiente de cálcio e é particularmente preocupante entre atletas envolvidos em esportes de *endurance* e de controle de massa corporal, como corrida de longa distância, dança e ginástica.[113] A **tríade da atleta** é uma condição associada a transtornos alimentares e irregularidades menstruais e ao desenvolvimento de osteoporose em uma idade jovem. Uma questão fundamental na prevenção da osteoporose consiste na ingestão regular de cálcio em quantidades suficientes. O ACSM publicou declarações de posicionamento sobre esse problema de saúde potencialmente muito grave.[113–115] Uma discussão mais detalhada da osteoporose e da tríade da atleta é encontrada no Capítulo 4.

O ferro como mineral é muito importante para assegurar o transporte adequado de oxigênio aos tecidos do corpo.[1] O ferro é um importante elemento da **hemoglobina**, que é um

Tríade da atleta. Combinação de transtorno alimentar, amenorreia e osteoporose que é prevalente em atletas do sexo feminino que participaram de esportes nos quais a baixa massa corporal constitui um fator importante para o sucesso.

Hemoglobina. Proteína que contém ferro presente nos eritrócitos, que transporta oxigênio.

componente fundamental dos eritrócitos. Uma ingestão insuficiente de ferro pode levar a uma redução na concentração de hemoglobina e no número de eritrócitos e ao desenvolvimento de anemia.[1] Atletas femininas de *endurance* frequentemente apresentam baixos níveis de hemoglobina, o que pode resultar em **anemia esportiva**.[116,117] A suplementação de ferro para atletas com deficiência de ferro demonstrou melhorar as medidas do estado de ferro no sangue, o consumo máximo de oxigênio e o tempo de desempenho de *endurance*.[118] A suplementação de ferro, que melhora o estado do ferro dos atletas, tem o potencial de melhorar o desempenho de *endurance* aeróbico.[119]

Estado de hidratação e reposição de líquidos

A função fisiológica normal depende de um equilíbrio hidroeletrolítico adequado. A água é o meio no qual todas as células existem e onde ocorrem as funções. Mesmo pequenas diminuições na água corporal total podem prejudicar o desempenho esportivo e atlético.[120,121] Por exemplo, uma perda de apenas 2% da água corporal total pode afetar significativamente o desempenho atlético.[122] Os eletrólitos importantes para as funções corporais normais incluem o sódio, o potássio e o cloreto.[122] Os eletrólitos são perdidos predominantemente no suor, e uma redução significativa dos eletrólitos pode prejudicar o desempenho esportivo e atlético.[121] Quando um indivíduo perde água corporal ou eletrólitos em quantidades excessivas e não consegue regular adequadamente a temperatura corporal, existe o potencial de grave lesão decorrente de exaustão pelo calor e insolação.[121] A perda de água durante a respiração também contribui para a perda de líquidos e pode variar, dependendo da temperatura, da umidade e do volume de ventilação pulmonar. A quantidade de água perdida durante o exercício físico está relacionada linearmente com a frequência cardíaca e é aproximadamente quatro vezes maior com 140 bpm do que em repouso.

Os atletas transpiram consideravelmente durante o treinamento e a competição e, portanto, precisam estar rigorosamente atentos para a reposição de líquidos (Figura 7.10). Os atletas treinam e competem em condições climáticas quentes e úmidas, e os que participam de eventos de *endurance* prolongados, como maratonas, ultramaratonas, triatlos e ciclismo de longa distância, necessitam tanto de água quanto de eletrólitos para manter níveis normais de hidratação.[120,121] Consumir apenas água durante treinos e competições prolongados pode ajudar a manter a **eu-hidratação**, porém não proporciona uma reposição dos eletrólitos perdidos no suor.[121] Uma condição denominada **hiponatremia** (baixa concentração de sódio) pode surgir quando os níveis de sódio no sangue tornam-se muito baixos. A hiponatremia pode resultar em convulsões, parada respiratória, pressão arterial muito baixa, coma e até morte.[121] É importante que os atletas consumam bebidas com carboidratos e eletrólitos quando competem em atividades de longa duração, particularmente em condições quentes e/ou úmidas.

Os atletas envolvidos em treinamentos e competições que resultam em sudorese excessiva podem monitorar o estado de hidratação por meio de duas tarefas simples. Em primeiro lugar, os atletas devem monitorar sua massa corporal antes e depois do treino e ao longo do dia. Para

Anemia esportiva. Condição de baixo nível de hemoglobina no sangue, que é o resultado de aumentos no volume sanguíneo.
Eu-hidratação. Estado de níveis normais de água corporal.
Hiponatremia. Concentração anormalmente baixa de íons sódio no sangue.

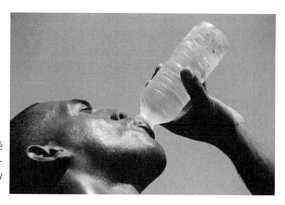

FIGURA 7.10 A reposição de líquidos é importante para manter um estado de hidratação normal. (Foto de Comstock/Getty Images.)

cada 0,453 kg de massa corporal perdido durante a atividade, é necessário um consumo de aproximadamente 475 mℓ de água ou líquido. Uma segunda estratégia para manter o estado de hidratação consiste em monitorar a frequência da micção e a cor da urina. Uma micção repetida com urina de cor clara normalmente indica que o atleta está eu-hidratado. Os atletas que urinam com pouca frequência e que apresentam urina de cor escura geralmente estão desidratados.[121]

Áreas de estudo na nutrição para o esporte

Os profissionais da ciência do exercício, bem como os nutricionistas esportivos, desempenham um importante papel na determinação de como a ingestão nutricional influencia os esportes e o desempenho atlético. O papel da nutrição, à medida que afeta o esporte e o desempenho atlético, pode ser estudado sob diversas perspectivas, incluindo treino *versus* competição; ingestão de macronutrientes *versus* ingestão de micronutrientes; atleta de *endurance versus* atleta de força. Nesta seção, examinaremos várias áreas importantes da nutrição para o esporte: a influência da carga e da suplementação de carboidratos na dieta, a ingestão e a reposição de líquidos e auxílios ergogênicos relacionados com a melhoria do esporte e do desempenho atlético. A seleção desses tópicos não pretende reduzir a importância de outras áreas da nutrição para o esporte, mas fornecer alguns exemplos de áreas populares de estudo na nutrição esportiva.

Carga e suplementação de carboidratos

Com as pesquisas realizadas no início do século XX, tornou-se evidente que a disponibilidade de carboidratos para os músculos em atividade representava um fator limitante no desempenho de *endurance* prolongado.[36,37,123] O trabalho de pesquisa de muitos profissionais proeminentes da ciência do exercício demonstrou que a depleção de glicogênio no músculo esquelético que se contrai resultava em diminuição da intensidade do exercício ou até mesmo a sua interrupção.[39,124] Por meio de manipulação dietética diária, o armazenamento de glicogênio muscular pode retornar a seus níveis normais ou pode ser elevado acima dos valores normais (denominada "carga de glicogênio muscular"). Essa elevação do glicogênio muscular pode resultar em melhora do desempenho do exercício e em atraso subsequente na ocorrência de fadiga.[108] Os componentes importantes da carga de glicogênio muscular relacionados com a nutrição e o exercício para competição incluem os seguintes:[93]

- Redução gradual na intensidade e na duração do treinamento na semana que precede a competição

- Consumo de carboidratos na dieta de 5 a 7 g de CHO por kg de massa corporal por dia durante a semana que precede a competição
- Consumo de carboidratos na dieta de 7 a 12 g de CHO por kg de massa corporal no dia anterior à competição
- Repouso no dia anterior à competição
- Refeição rica em carboidratos antes da competição.

Os atletas que participam de esportes sem *endurance* também podem se beneficiar de estratégias de reposição e suplementação de carboidratos.[125] O treinamento e a competição em esportes como futebol, basquete e futebol americano exigem que os atletas se exercitem com alta intensidade e percorram grandes distâncias durante a participação por até 60 a 90 minutos de modo ininterrupto. As fontes de energia predominantes durante esses tipos de atividades esportivas consistem em ATP intramuscular, fosfato de creatina e glicogênio, bem como glicose no sangue. O gasto energético total é significativo, e o desempenho no treinamento e na competição provavelmente podem se beneficiar da presença de níveis adequados de armazenamento de glicogênio muscular e hepático antes do exercício, bem como o consumo de carboidratos durante o exercício.[125] Várias pesquisas demonstraram melhor desempenho em esportes coletivos após a ingestão de dietas enriquecidas e suplementos de carboidratos para hóquei no gelo,[126] futebol[127-129] e treinamento e condicionamento.[130,131] Uma pesquisa continuada nessa área de estudo certamente conduzirá a maior compreensão de como fornecer melhor carboidratos aos atletas que participam de uma ampla variedade de esportes e competições atléticas.

Ingestão e reposição de líquidos

A manutenção do estado de hidratação adequado é fundamental para a saúde, a segurança e o sucesso de desempenho de atletas. A desidratação aumenta a tensão fisiológica no sistema cardiovascular, provocando elevação da frequência cardíaca e temperatura corporal central e da pele.[121] Além disso, quanto maior a perda de água corporal total, maior o aumento da tensão fisiológica que resulta em redução adicional da taxa de sudorese, perda de calor por evaporação e aumento do armazenamento de calor no corpo.[132-134] O estresse térmico associado à desidratação exacerba ainda mais essas respostas cardiovasculares, visto que cria uma competição entre a circulação central e periférica por um volume sanguíneo limitado,[52] provocando tensão adicional sobre o sistema cardiovascular.[132,133]

A saúde e o desempenho de um atleta podem ser adversamente afetados pela desidratação. A desidratação aumenta o risco de exaustão pelo calor[121] e constitui um fator de risco para insolação,[121] ambos os quais podem levar a problemas de saúde significativos e possível morte. A desidratação também pode exacerbar o nível de **rabdomiólise**[121] e tem sido associada à alteração do volume intracraniano[135] e à redução da velocidade do fluxo sanguíneo cerebral em resposta a mudanças na posição do corpo.[134] As cãibras musculares esqueléticas associadas a desidratação, déficits eletrolíticos e fadiga muscular são comuns em atletas que participam de futebol americano, tênis, eventos prolongados de *endurance*, como maratonas e triatlos, futebol, vôlei, esqui *cross-country* e goleiros de hóquei no gelo.[121] Os fatores que afetam o nível de risco de desidratação incluem sexo, idade e ingestão alimentar.[121]

Rabdomiólise. Ruptura das fibras musculares esqueléticas com vazamento do conteúdo das fibras musculares na circulação.

Beber quando estiver com sede e planejar beber constituem as principais estratégias para manter uma hidratação adequada durante o treinamento e a competição.[136] Enquanto a sensação de sede funciona bem para manter a hidratação em repouso,[137] ela é menos sensível durante o exercício, visto que os mecanismos que estimulam a sensação de sede são afetados por numerosas influências.[138] Até mesmo ao beber *ad libitum*, os indivíduos sentem mais sede em comparação com ensaios de ingestão de água planejada.[139] A sede é aliviada antes que seja alcançada a reidratação completa,[140] e até mesmo quando o exercício começa em um estado eu-hidratado, a perda de líquido acumulada e o desenvolvimento subsequente da sensação de sede podem levar tempo e podem depender de fatores como condições ambientais, intensidade e duração do exercício e taxa de sudorese.[121] Uma estratégia de reposição de líquido, beber quando o indivíduo estiver com sede, que mantém um estado de hidratação dentro de ± 2% da massa corporal, parece ser eficaz na preservação da função fisiológica e no desempenho do exercício, particularmente com menores intensidades e durações do exercício e em temperaturas mais frias.[136] Existem também condições nas quais as necessidades de ingestão de líquidos representam um desafio, e será necessário utilizar uma estratégia personalizada de ingestão planejada de líquido para evitar os potenciais riscos à saúde de disfunções termorreguladoras e cardiovasculares e de redução no desempenho do exercício. Essas condições incluem treinamento físico ou competição de maior duração (> 90 minutos), maior intensidade do exercício e ocorrência em condições ambientais quentes ou muito quentes.[136] O impacto da desidratação no desempenho em esportes coletivos é menos evidente, e são necessárias mais pesquisas para compreender como o desempenho é afetado.[141]

A posição do ACSM sobre o exercício e a reposição de líquidos fornece um excelente recurso para compreender as implicações da desidratação e os procedimentos corretos para manter a eu-hidratação, particularmente durante o exercício.[121] Os atletas devem desenvolver estratégias de reposição de líquidos e eletrólitos individualizadas para manter a eu-hidratação e reduzir o risco de desidratação.[121] A Tabela 7.10 fornece estratégias de reposição de líquidos para manter o estado de hidratação normal.

Tabela 7.10 — Recomendações de reposição de líquidos para manter o estado de hidratação normal.[121]

PERÍODO DE TEMPO	RECOMENDAÇÃO
Antes do exercício	Pré-hidratar-se pelo menos várias horas antes do exercício para permitir a absorção de líquido e a normalização do débito urinário
	O consumo de bebidas com sódio e/ou pequenos lanches ou refeições pode estimular a sede e a ingestão de líquidos
Durante o exercício	Desenvolver uma estratégia individualizada de reposição de líquidos para evitar o excesso de desidratação ou a hiponatremia
	O consumo de bebidas com eletrólitos ou carboidratos pode ajudar a manter o equilíbrio hidroeletrolítico
Depois do exercício	Consumir 1,5 ℓ de líquido para cada kg de massa corporal perdido
	O consumo de bebidas com sódio e/ou pequenos lanches ou refeições pode estimular a sede e a retenção de líquidos

Ad libitum. Condição de beber ou comer tão frequentemente e necessário quanto desejado.

Recursos ergogênicos

Os recursos ergogênicos são substâncias ou dispositivos que atuam para melhorar o desempenho durante o treinamento ou a competição. Os recursos ergogênicos podem ser classificados como biomecânicos, nutricionais, farmacológicos, fisiológicos e psicológicos.[142] O uso de muitos recursos ergogênicos é considerado ilegal por várias associações que regem os esportes. Consequentemente, muitas dessas associações dispõem de listas de substâncias, equipamentos ou recursos proibidos. Entretanto, muitos atletas continuam utilizando recursos ergogênicos como meio de melhorar o desempenho durante o treinamento e a competição.

Os recursos ergogênicos nutricionais atuam para melhorar o desempenho esportivo e atlético, aumentando a produção de energia, melhorando as atividades anabólicas do corpo, influenciando o metabolismo do exercício e ajudando na recuperação do exercício.[103,143] Suplementações de carboidratos, proteínas, vitaminas e minerais, bem como outros compostos ingeríveis, são frequentemente considerados recursos ergogênicos nutricionais. A cafeína, o fosfato de creatina e os polifenóis são exemplos de recursos ergogênicos nutricionais comumente usados, que podem melhorar o desempenho atlético quando consumidos nas circunstâncias corretas.

A ingestão de cafeína é um recurso ergogênico comumente utilizado por atletas em um esforço de aumentar a energia, promover o estado de alerta, neutralizar a privação de sono e promover melhora cognitiva e do humor.[144] Estudos que usaram doses moderadas a altas de cafeína (5 a 9 mg $\times$ kg^{-1} de massa corporal) relataram efeitos ergogênicos em atividades de *endurance* e respostas fisiológicas distintas, incluindo aumento da frequência cardíaca, concentrações mais altas de epinefrina e norepinefrina, níveis sanguíneos mais elevados de ácido láctico, ácidos graxos livres e glicerol.[145,146] A cafeína em doses moderadas a altas também produziu efeitos colaterais indesejados, incluindo desconforto gastrintestinal, aumento do nervosismo e confusão mental, incapacidade de concentração e alteração dos padrões de sono.[147] A administração de baixas doses de cafeína (3 mg $\times$ kg^{-1} de massa corporal) também pode produzir um efeito ergogênico com poucos efeitos colaterais ou nenhum, desde que haja aumentos acentuados nas concentrações plasmáticas de cafeína.[145,147] A cafeína em baixas doses pode proporcionar um efeito ergogênico quando administrada antes de eventos de *endurance*,[148-150] exercícios de resistência,[151,152] esportes coletivos[147,153] e esportes individuais.[154,155] São necessárias pesquisas adicionais para determinar a relação entre predisposição genética e ingestão de cafeína, para estabelecer se a cafeína ainda pode ser um recurso ergogênico efetivo com diferentes métodos de administração, e definir a dose de cafeína capaz de produzir um efeito ergogênico em esportes que exigem habilidade motora fina e competições atléticas.

O fosfato de creatina é um composto encontrado no músculo esquelético, que tem importância crítica na produção de energia durante a contração muscular de alta intensidade. Demonstrou-se que o aumento do consumo de creatina monoidratada pode levar a concentrações mais elevadas de creatina e de fosfato de creatina no músculo esquelético.[156] Podem ser obtidos aumentos da creatina muscular com um período de ingestão de alta dose e de curta duração (cerca de 20 g $\times$ dia^{-1} por 5 dias) ou com um período de ingestão de dose mais baixa e de longa duração (3 a 5 g $\times$ dia^{-1} por cerca de 30 dias).[157] A suplementação de creatina que resulta em elevação da creatina muscular normalmente melhora o desempenho esportivo e atlético com duração de menos de 30 segundos, particularmente se houver sessões repetidas de exercícios de alta intensidade.[158-160] A suplementação de creatina também demonstrou aumentar a massa corporal magra, o que, por sua vez, provavelmente contribui para o melhor desempenho observado no treinamento de exercícios de resistência e na competição.[161-163] São necessárias pesquisas adicionais para determinar a relação entre predisposição genética e suplementação de creatina, para estabelecer se a suplementação de creatina ainda pode constituir um recurso ergogênico eficaz em esportes que exigem habilidade motora fina e competições atléticas e definir que riscos potenciais à saúde estão associados a uma suplementação de creatina a longo prazo.

Os polifenóis são micronutrientes derivados de plantas, e podem ser obtidos na dieta pelo consumo de frutas e vegetais ou de suplementos.[164] Os polifenóis consumidos na dieta aparecem finalmente na forma de vários metabólitos no corpo. As principais funções dos polifenóis consistem em sua atuação como antioxidantes responsáveis pela eliminação de radicais livres e como compostos anti-inflamatórios.[164] Os polifenóis derivados de frutas, incluindo aqueles consumidos em cerejas, mirtilos, groselhas, romãs e cacau, levam a marcadores plasmáticos mais baixos de dano oxidativo e inflamação.[164] A suplementação aguda de polifenóis dentro de 1 hora antes do exercício pode melhorar o desempenho do exercício em indivíduos recreativamente ativos,[165-167] mas não em atletas treinados.[165,168-170] Demonstrou-se que a suplementação crônica de diferentes polifenóis durante pelo menos 7 dias melhora o desempenho no teste contrarrelógio de ciclismo[171,172] e aumenta a distância de corrida intermitente de alta intensidade até a exaustão.[173] O consumo de polifenóis durante pelo menos 7 dias parece produzir melhorias no desempenho de indivíduos recreativamente ativos e, em menor grau, de atletas treinados. São necessárias pesquisas adicionais para determinar se a suplementação de polifenóis é benéfica para a recuperação do treinamento e da competição, a maneira pela qual atletas altamente treinados são afetados pela suplementação e como os atletas que consomem polifenóis dietéticos em quantidades suficientes podem se beneficiar de maior suplementação.

Atletas e treinadores que treinam para melhorar o desempenho esportivo e atlético trabalham com nutrição esportiva e outros profissionais da ciência do exercício para examinar a influência de vários recursos ergogênicos nutricionais sobre fatores fisiológicos, bioquímicos e de desempenho. Por outro lado, outros profissionais da ciência do exercício e da medicina do exercício e do esporte continuam trabalhando para detectar o uso de recursos ergogênicos ilegais e proibidos por atletas. Numerosos recursos ergogênicos são classificados como nutricionais, e a Tabela 7.11 apresenta alguns dos mais comumente usados.[103,143]

Pensando criticamente

Como um curso de nutrição pode preparar um indivíduo para uma carreira como nutricionista registrado, fisiologista do exercício, treinador de força e condicionamento físico ou instrutor de condicionamento físico?

Tabela 7.11 — Recursos ergogênicos nutricionais.[103,143]

RECURSO ERGOGÊNICO	BASE POTENCIAL PARA MELHORA DO DESEMPENHO
Creatina	Melhora a produção de energia durante o exercício de alta intensidade
	Aumenta a massa corporal e a massa magra
Cafeína	Aumenta o estado de alerta e afasta a sonolência
	Aumenta a oxidação das gorduras e reduz a utilização de carboidratos
Bicarbonato de sódio e citrato de sódio	Aumentam a capacidade do corpo de tamponar a produção de ácido láctico

(continua)

Tabela 7.11 Recursos ergogênicos nutricionais.[103,143] (Continuação)

RECURSO ERGOGÊNICO	BASE POTENCIAL PARA MELHORA DO DESEMPENHO
L-carnitina	Melhora a oxidação das gorduras
	Diminui a formação de ácido láctico
Ácido aspártico	Diminui a formação de amônia no músculo
Ginseng	Aumenta a oxidação das gorduras e reduz a utilização do glicogênio muscular
Ácidos graxos ômega-3	Melhoram o fornecimento de oxigênio aos músculos, melhorando o metabolismo aeróbico
Antioxidantes (superóxido dismutase e catalase) e polifenóis	Protegem os tecidos do dano causado por radicais livres de oxigênio
Coenzima Q_{10}	Aumenta a produção de energia aeróbica
Glicerol	Melhora a hidratação e pode diminuir a desidratação
Picolinato de cromo	Melhora o desenvolvimento da proteína muscular

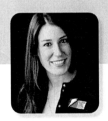

Entrevista

Lisa Heaton, MS, RD, CSSD, LDN
Cientista sênior, Gatorade Sports Science Institute

Breve introdução – Obtive o diploma de bacharelado em Foods, Nutrition and Dietetics da Bradley University. Concluí meu estágio em dietética e obtive meu mestrado em Ciências do Exercício da University of Houston. Consegui e mantive a credencial de Board Certified Specialist in Sports Dietetics (CSSD) desde 2009 e concentrei minha carreira no aprimoramento de saúde, segurança e desempenho dos atletas por meio de pesquisa e educação em nutrição esportiva, recuperação, hidratação e desempenho.

Minha carreira em nutrição esportiva começou no National Institute for Athletic Health and Performance, como assistente de pesquisa e nutricionista esportiva. Participei de iniciativas de pesquisa concentradas na hidratação e termorregulação durante todo o tempo que permaneci lá. Meu trabalho também envolveu aconselhamento nutricional individual, testes de composição corporal, testes de aptidão cardiovascular, trabalho com vários programas atléticos NCAA D-II e D-III na área e atuação como nutricionista esportiva da equipe de basquete Sioux Falls Sky Force.

Como cientista sênior e nutricionista esportiva do Gatorade Sports Science Institute (GSSI), um dos meus principais focos tem sido traduzir o conjunto de pesquisas sobre vários tópicos de nutrição esportiva em materiais educativos relacionados com a nutrição para profissionais, bem como para acadêmicos e pesquisadores. Mantenho o programa de testes para atletas de elite do GSSI e gerencio os testes para atletas que ocorrem no GSSI em Barrington, Illinois. Trabalhei também como consultora em Nutrição Esportiva para a equipe de basquete Chicago Bulls nas temporadas de 2015 a 2016 e 2016 a 2017.

P: *Por que decidiu envolver-se em seu trabalho como nutricionista do exercício e esporte?*

No Ensino Médio, sabia que queria me tornar uma nutricionista registrada. Naquela época, pensei em seguir uma carreira que ajudasse pessoas com transtornos alimentares. Foi somente no primeiro ano da faculdade, quando fiz um curso de nutrição esportiva, é que percebi o que realmente desejava fazer. A dietética esportiva combina a avaliação da dieta do atleta dentro de um ponto de vista de saúde geral e como adaptar as recomendações para ajudar esses atletas a ter o melhor desempenho possível em seu esporte. Esse público, seja amador ou profissional, tende a ser motivado a realizar treinamentos e mudanças alimentares para se sentir melhor e ter o máximo desempenho. Muitos atletas competitivos, do Ensino Médio ao nível profissional, buscam vantagens competitivas que possam adquirir com a competição. Ter uma base nutricional sólida constitui importante parte desse desejo. Gosto de encontrar atletas no momento em que têm interesse pela sua nutrição e querem fazer mudanças para melhorar a ingestão nutricional geral e adaptar a ingestão alimentar antes, durante e após, para maximizar o desempenho, bem como a recuperação e as adaptações ao treinamento. Novas pesquisas relacionadas com a nutrição esportiva são continuamente publicadas, de modo que esse campo está em constante evolução, o que o torna uma área muito atraente para trabalhar.

P: *Por que é importante que estudantes da ciência do exercício compreendam o que é "nutrição"?*

A fisiologia, o condicionamento físico e o movimento constituem apenas uma parte da saúde geral de um indivíduo. A nutrição é uma disciplina relacionada, que pode ter impacto direto sobre outra disciplina. A compreensão dos princípios básicos de como os nutrientes atuam no corpo fornece uma visão mais holística do indivíduo e de suas necessidades. As necessidades e as recomendações nutricionais durante o exercício e em torno do momento de sua realização são diferentes daquelas observadas em repouso. Para um cientista do exercício, é importante compreender o impacto do exercício no metabolismo dos nutrientes e como estes podem suprir as necessidades energéticas do exercício. Ter essa compreensão pode melhorar não apenas a assistência ao indivíduo, mas também a forma como você interage com uma equipe multiprofissional e identifica potencialmente quando um atleta em particular beneficia-se do apoio adicional de outros membros da sua equipe. Os planos de treinamento e as estratégias podem ser coordenados para fornecer ao indivíduo a melhor estratégia possível para alcançar seus objetivos.

P: *Que conselho você daria para um estudante de graduação que está começando a explorar uma carreira na ciência do exercício?*

A beleza de uma graduação em ciência do exercício é que ela permite que você obtenha diplomas ou certificados avançados em diversas disciplinas, como treinamento atlético, dietética esportiva e fisioterapia. Encorajaria qualquer estudante de graduação a dedicar algum tempo para conversar com alguém ou acompanhar alguém em qualquer profissão que possa estar interessado em seguir. Compreender as demandas e os compromissos dessas profissões na vida real pode de fato ajudar o estudante de graduação a decidir se esta é a carreira que ele deseja seguir. Se você estiver interessado em fazer um mestrado ou doutorado baseado em pesquisa, analise a área de tópicos de pesquisa na qual o seu potencial orientador poderá se concentrar. Isso pode ser benéfico para definir a faculdade ou universidade na qual se inscreverá. Se a graduação exige uma tese ou dissertação de pesquisa, concentrar o seu trabalho em um tópico no qual esteja realmente interessado pode ser útil para o desenvolvimento de sua carreira em geral.

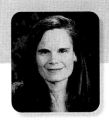

Entrevista

D. Enette Larson-Meyer, PhD, RD, CSSD, FACSM
Virginia Tech University

Breve introdução – Estou no Department of Human Nutrition, Foods, and Exercise, onde trabalho como Diretora do Master of Science Program in Nutrition and Dietetics, além de realizar pesquisas em seres humanos. Durante 16 anos, estive na University of Wyoming onde ensinei e conduzi pesquisas sobre como a nutrição influencia a saúde e o desempenho de indivíduos ativos em todas as fases do ciclo de vida e em todos os níveis de desempenho. Tenho mais de 90 publicações científicas sobre nutrição, exercício e saúde, incluindo um livro *Plant-Based Sports Nutrition. Expert Fueling Strategies for Training, Recovery, and Performance*. Participei de vários International Olympic Committee Panels, incluindo o Sports Nutrition Consensus Panel de 2011 e o Expert Panel for Dietary Supplements and the High-Performance Athlete. Além disso, sou ex-nutricionista esportiva da University of Alabama, em Birmingham. Atuei no ACSM, bem como no PINES (Professionals in Nutrition for Exercise and Sport) e SCAN (o grupo de prática Sports, Cardiovascular and Wellness Nutrition da Academy of Nutrition and Dietetics). Concluí meu bacharelado em ciências pela University of Wyoming e meu estágio em dietética e mestrado no Massachusetts General Hospital em Boston. Trabalhei como nutricionista pesquisadora da Clinical Diabetes and Nutrition Section dos National Institutes of Health, National Institute of Diabetes and Digestive and Kidney Diseases em Phoenix, AZ, antes de concluir meus estudos de doutorado e pós-doutorado na University of Alabama em Birmingham.

P: Por que decidiu se tornar uma "nutricionista do exercício e do esporte"?

Meu pai tinha um exemplar do livro *The Complete Book for Running* do falecido Jim Fixx. A capa tinha uma foto das pernas de Jim e lembro-me claramente de querer ter pernas como as dele. Comecei a treinar com pesos no Ensino Médio e a correr na faculdade, e a morte prematura de Jim em 1984 de um ataque cardíaco teve grande impacto sobre mim. Jim tinha uma forte história familiar de doença cardiovascular, porém sua intervenção no estilo de vida concentrava-se nos exercícios e aparentemente ignorava a nutrição. Com isso no fundo da minha mente, passei a me interessar pela pesquisa biomédica e pela importância *tanto* do exercício regular *quanto* de uma boa nutrição.

P: Por que é importante que os estudantes da ciência do exercício compreendam o que é "nutrição"?

Os bons hábitos alimentares e a prática de exercício/atividade física regular trabalham juntos – em conjunto com outros hábitos de saúde, incluindo sono adequado e redução do estresse – para promover e manter a saúde, reduzir as doenças crônicas e otimizar o desempenho físico. Os estudantes da ciência do exercício devem compreender os fundamentos de uma dieta saudável adequada para que possam ajudar a reforçar a sua importância e entender quando uma moda ou uma tendência na dieta podem não ser apropriadas (ou até mesmo prejudiciais) para o atleta, o praticante de exercícios ou o paciente. Os modismos dietéticos são muito comuns na prática de exercícios e no mundo dos esportes, porém não há atalhos para uma alimentação saudável.

P: Que conselho você daria a um estudante que está explorando uma carreira em qualquer profissão da ciência do exercício?

Os alunos devem adquirir uma base sólida das ciências básicas, incluindo biologia, química, bioquímica, física, imunologia, anatomia e fisiologia. Essas ciências estabelecem a base para nossa profissão, e é difícil entender a profundidade da ciência do exercício sem esse fundamento. Os alunos também devem adquirir uma compreensão do processo de pesquisa enquanto estão na escola e, posteriormente, devem ser aprendizes ao longo de toda a vida. Meu conselho seria: participe e seja ativo no ACSM e em sua sede regional e acompanhe as mudanças no conhecimento dessa área. Não tenha medo de avaliar criticamente o que sabemos e sempre pergunte: "por que ou como sabemos isso?"

Resumo

- O consumo de quantidades adequadas dos macronutrientes e dos micronutrientes é importante para promover a saúde e o desempenho bem-sucedido no esporte e na competição atlética
- A ingestão adequada de nutrientes pode reduzir o risco de algumas doenças e permitir aos indivíduos obter benefícios para a saúde por meio de sua participação em atividades físicas e exercícios
- Foram estabelecidas diretrizes dietéticas para ajudar os indivíduos a fazer escolhas alimentares que melhorem a saúde e reduzam o risco de doenças
- Os atletas de *endurance* aeróbica e de força e potência têm maior necessidade de alguns nutrientes, incluindo carboidratos, proteínas e algumas vitaminas e minerais
- É importante que os atletas monitorem a nutrição e a ingestão de água, de modo que possam obter um desempenho bem-sucedido durante o treinamento e a competição.

Para revisão

1. Quais são alguns hábitos de ingestão nutricional que poderiam levar a um risco aumentado de hipertensão, doença cardíaca, câncer de mama, câncer de cólon, osteoporose e obesidade?
2. Como a NHANES contribuiu para a compreensão dos padrões nutricionais das pessoas que vivem nos EUA?
3. Qual é a principal função da ADA e do SCAN?
4. Quais são as diferenças entre carboidratos simples e complexos?
5. Qual é a diferença entre diabetes *mellitus* do tipo 1 e diabetes *mellitus* do tipo 2?
6. Que papel as vitaminas e os minerais desempenham na melhoria da saúde?
7. Descreva as diferenças entre um recordatório alimentar e um registro alimentar.
8. Por que os atletas de *endurance* e de força e potência devem se preocupar com a ingestão diária de carboidratos?
9. Por que os atletas de *endurance* e de força e potência necessitam de mais proteína do que a RDI?
10. Por que as vitaminas E e C e o betacaroteno são considerados antioxidantes?
11. Quais são os benefícios obtidos do consumo de carboidratos durante exercícios prolongados?
12. Que recursos ergogênicos seriam benéficos para um atleta de *endurance*?
13. Que recursos ergogênicos seriam benéficos para um atleta de força?

Aprendizagem baseada em projetos

1. Identifique um indivíduo que não se alimenta de forma saudável e que não participa de atividades físicas ou exercícios regulares. Prepare uma apresentação que inclua pelo menos cinco recomendações nutricionais importantes que um nutricionista registrado daria a esse indivíduo, em um esforço de melhorar a sua ingestão nutricional. Quais são esses pontos-chave e como a literatura sobre nutrição saudável sustenta as recomendações?
2. Identifique um atleta que não tenha uma ingestão nutricional adequada para o esporte que pratica. Prepare uma apresentação que inclua pelo menos cinco pontos-chave que um nutricionista registrado daria a esse atleta que está lutando com sua ingestão nutricional. Quais são esses pontos-chave e como a literatura sobre nutrição esportiva sustenta as recomendações?

Referências bibliográficas

1. Gropper SS, Smith JL, Carr TP. *Advanced Nutrition and Human Metabolism*. 7th ed. Boston (MA): Cengage; 2018.
2. Volpe SL. Sports nutrition. In: Brown SP, editor. *Introduction to Exercise Science*. 1st ed. Philadelphia (PA): Lippincott, Williams & Wilkins; 2001. p. 162–91.
3. Todhunter EN. Reflections on nutrition history. *J Nutr*. 1983;113:1681–5.
4. Sanjoaquin MA, Appleby PN, Thorogood M, Mann JI, Key TJ. Nutrition, lifestyle and colorectal cancer incidence: a prospective investigation of 10998 vegetarians and non-vegetarians in the United Kingdom. *Br J Cancer*. 2004;90:118–21.
5. McCullough ML, Feskanich D, Rimm EB, et al. Adherence to the Dietary Guidelines for Americans and risk of major chronic disease in men. *Am J Clin Nutr*. 2000;72:1223–31.
6. McCullough ML, Feskanich D, Stampfer MJ, et al. Adherence to the Dietary Guidelines for Americans and risk of major chronic disease in women. *Am J Clin Nutr*. 2000;72:1214–22.
7. Glueck CJ, Gartside P, Laskarzewski PM, Khoury P, Tyroler HA. High-density lipoprotein cholesterol in blacks and whites: potential ramifications for coronary heart disease. *Am Heart J*. 1984;108(3 Pt 2):815–26.
8. Yu-Poth S, Zhao G, Etherton T, Naglak M, Jonnalagadda S, Kris-Therton PM. Effects of the National Cholesterol Education Program's step I and step II dietary intervention programs on cardiovascular disease risk factors: a meta-analysis. *Am J Clin Nutr*. 1999;69:632–46.
9. Heaney RP. Calcium, dairy products, and osteoporosis. *J Am Coll Nutr*. 2000;19:88S–99S.
10. Binkley JK, Eales J, Jekanowski M. The relation between dietary change and rising US obesity. *Int J Obes*. 2000;24:1032–9.
11. Ivy JL, Lee MC, Brozinick JT, Reed MJ. Muscle glycogen storage after different amounts of carbohydrate ingestion. *J Appl Physiol*. 1988;65(5):2018–23.
12. Coyle EF, Montain SJ. Benefits of fluid replacement with carbohydrate during exercise. *Med Sci Sports Exerc*. 1992;24(9):S324–S30.
13. McArdle WD, Katch FI, Katch VL. *Sports and Exercise Nutrition*. 4th ed. Baltimore (MD): Lippincott Williams & Wilkins; 2012.
14. Cassell JA. *Carry the Flame: A History of the American Dietetic Association*. 1st ed. Sudbury (MA): Jones and Bartlett; 1990.
15. Nichols BL. Atwater and USDA nutrition research and service: a prologue of the past century. *J Nutr*. 1994;124:1718S–27S.
16. Sawin CT. Eugene F. DuBois (1882–1959), basal metabolism, and the thyroid. *Endocrinologist*. 2003;13(5):369–71.
17. Keys A, Brozek J, Henschel A, Mickelsen O, Taylor HL. *The Biology of Human Starvation*. 1st ed. Minneapolis (MN): The University of Minnesota Press; 1950.
18. American Society for Nutrition. Web site [Internet]. 2021. Available from: https://nutrition.org/
19. Tipton CM. Exercise Physiology, part II: a contemporary historical perspective. In: Massengale JD, Swanson RA, editors. *The History of Exercise and Sport Science*. Champaign (IL): Human Kinetics; 1997. p. 396–438.
20. Hegsted DM. A look back at lessons learned and not learned. *J Nutr*. 1994;124:1867S–70S.
21. Kannel WB, Larson M. Long-term epidemiologic prediction of coronary disease. *Cardiology*. 1993;82:137–52.
22. Paffenbarger RS, Wing AL, Hyde RT. Physical activity as an index of heart attack risk in college alumni. *J Epidemiol*. 1978;108(3):161–75.
23. Centers for Disease Control and Prevention Web site [Internet]. National Health and Nutrition Examination Survey. 2015. Available from: http://www.cdc.gov/nchs/nhanes.htm
24. American Dietetic Association. Position of the American Dietetic Association: nutrition intervention in the treatment of eating disorders. *J Am Diet Assoc*. 2011;111(1236):1241.
25. American Dietetic Association. Position of the American Dietetic Association: local support of nutrition integrity in schools. *J Am Diet Assoc*. 2010;110:1244–54.
26. American Dietetic Association. Position of the American Dietetic Association: benchmarks for nutrition in child care. *J Am Diet Assoc*. 2011;111:607–15.
27. American Dietetic Association. Position of the American Dietetic Association: individualized nutrition approaches for older adults in health care communities. *J Am Diet Assoc*. 2010;110:1549–53.
28. American Dietetic Association. Position of the American Dietetic Association: food insecurity in the United States. *J Am Diet Assoc*. 2010;110:1368–77.
29. American College of Sports Medicine, American Dietetic Association, Dietitians of Canada. Nutrition and athletic performance. *Med Sci Sports Exerc*. 2009;41(3):709–31.

30. Academy of Nutrition and Dietetics. Academy of Nutrition and Dietetics Web site [Internet]. 2016. Available from: www.eatright.org
31. Applegate EA, Grivetti LE. Search for the competitive edge: a history of dietary fads and supplements. *J Nutr.* 1997;127:869S–73S.
32. Mayer J, Bullen B. Nutrition and athletic performance. *Physiol Rev.* 1960;40:369–97.
33. Van Itallie TB, Sinisterra L, Stare FJ. Nutrition and athletic performance. *JAMA.* 1956;162:1120–6.
34. Courtice FC, Douglas CG. The effect of prolonged muscular exercise on the metabolism. *Proc R Soc London.* 1935;119:381–3.
35. Krogh A, Lindhard J. The relative value of fats and carbohydrates as sources of muscular energy. *Biochem J.* 1919;14:290–4.
36. Levine SA, Gordon B, Derick CL. Some changes in the chemical constituents of the blood following a marathon race. *JAMA.* 1924;82:1778–9.
37. Gordon B, Kohn LA, Levine SA, Matton M, Scriver WDM, Whiting WB. Sugar content of the blood in runners following a marathon race. *JAMA.* 1925;85:508–9.
38. Ahlborg B, Bergstrom J, Ekelund LG, Hultman E. Muscle glycogen and muscle electrolytes during prolonged physical exercise. *Acta Physiol Scand.* 1967;70:129–42.
39. Bergstrom J, Hermansen L, Hultman E, Saltin B. Diet, muscle glycogen and physical performance. *Acta Physiol Scand.* 1967;71:140–50.
40. Wright DA, Sherman WM, Dernbach AR. Carbohydrate feedings before, during or in combination improve cycling endurance performance. *J Appl Physiol.* 1991;71(3):1082–8.
41. Kraut H, Muller EA, Muller-Wecker H. Die abhangigkeit des muskeitrainings und eiweissbestand des korpers. *Biochem Z.* 1954;324:280–94.
42. Darden E. Olympic athletes view vitamins and victory. *J Home Econ.* 1973;65:8–11.
43. Pedlar C, Newell J, Lewis NA. Blood biomarker analysis for the high-performance athlete. *Gatorade Sports Sci Exch.* 2020;29(204):1–5.
44. Pedlar CR, Newell J, Lewis NA. Blood biomarker profiling and monitoring for high-performance physiology and nutrition: current perspectives, limitations and recommendations. *Sports Med.* 2019;49(S2):185–98.
45. Gatorade Sport Science Institute Web site [Internet]. 2021. Available from: https://www.gssiweb.org/en
46. Astrup A, Buemann B, Western P, Toubro S, Raben A, Christensen NJ. Obesity as an adaptation to a high-fat diet: evidence from a cross-sectional study. *Am J Clin Nutr.* 1994;59(2):350–5.
47. Stinson EJ, Piaggi P, Ibrahim M, Venti C, Krakoff J, Votruba SB. High fat and sugar consumption during ad libitum intake predicts weight gain. *Obesity.* 2018;26(4):689–95.
48. Calle EE, Rodriguez C, Walker-Thurmond K, Thun MJ. Overweight, obesity, and mortality from cancer in a prospectively studied cohort of U.S. adults. *N Engl J Med.* 2003;348(17):1625–38.
49. Flegal KM, Williamson DF, Pamuk ER, Rosenberg HM. Estimating deaths attributable to obesity in the United States. *Am J Public Health.* 2004;94(9):1486–9.
50. Després JP, Moorjani S, Lupien PJ, Tremblay A, Nadeau A, Bouchard C. Regional distribution of body fat, plasma lipoproteins, and cardiovascular disease. *Arteriosclerosis.* 1990;10:497–511.
51. Lemon PWR. Beyond the zone: protein needs of active individuals. *J Am Coll Nutr.* 2000;19(5):513S–21S.
52. Guyton AC, Hall JE. *Textbook of Medical Physiology.* 13th ed. Oxford (UK): Elsevier; 2016.
53. Westerterp KR. The assessment of energy and nutrient intake in humans. In: Bouchard C, editor. *Physical Activity and Obesity.* Champaign (IL): Human Kinetics Publishers, Inc; 2000. p. 133–49.
54. Kirkpatrick SI, Baranowski T, Subar AF, Tooze JA, Frongillo EA. Best practices for conducting and interpreting studies to validate self-report dietary assessment methods. *J Acad Nutr Diet.* 2019;119(11):1801–16.
55. Fowles ER, Sterling BS, Walker LO. Measuring dietary intake in nursing research. *Can J Nurs Res.* 2007;39(2):146–65.
56. Abbasi F, McLaughlin T, Lamendola C, et al. High carbohydrate diets, triglyceride rich lipoproteins, and coronary heart disease risk. *Am J Cardiol.* 2000;85(1):45–8.
57. Fuchs CS, Willett WC, Colditz GA, et al. The influence of folate and multivitamin use on the familial risk of colon cancer in women. *Cancer Epidemiol Biomarkers Prev.* 2002;11(3):227–34.
58. Hu FB, Rimm EB, Stampfer MJ, Ascherio A, Spiegelman D, Willett WC. Prospective study of major dietary patterns and risk of coronary heart disease in men. *Am J Clin Nutr.* 2000;72:912–21.
59. Koushik A, Hunter DJ, Spiegelman D, et al. Fruits, vegetables, and colon cancer risk in a pooled analysis of 14 cohort studies. *J Natl Cancer Inst.* 2007;99(19):1471–83.
60. Lindquist CH, Gower BA, Goran MI. Role of dietary factors in ethnic differences in early risk of cardiovascular disease and type 2 diabetes. *Am J Clin Nutr.* 2000;71:725–32.
61. Manore MM. Health consequences of chronic dieting in active women. *Health Fitness.* 1998;2(2):24–31.
62. Slattery ML, Schumacher MC, Smith KR, West DW, Abd-Elghany N. Physical activity, diet, and risk of colon cancer in Utah. *Am J Epidemiol.* 1988;128(5):989–99.

Capítulo 7 Nutrição para o Esporte e o Exercício

63. Nestle M, Dixon LB. *Taking Sides: Clashing Views on Controversial Issues in Food and Nutrition*. Guilford (CT): McGraw-Hill/Dushkin; 2004.
64. United States Department of Health and Human Services, United States Department of Agriculture. *Dietary Guidelines for Americans, 2015*. Washington (D.C): U.S. Government Printing Office; 2005 [updated 2005]. Available from: http://health.gov/DietaryGuidelines/
65. Karanja NM, Obarzanek E, Lin PH, et al. Descriptive characteristics of the dietary patterns used in the Dietary Approaches to Stop Hypertension Trial. *J Am Diet Assoc*. 1999;99:S19–S27.
66. Donnelly JE, Blair SN, Jakicic JM, Manore MM, Rankin JW, Smith BK. Appropriate physical activity intervention strategies for weight loss and prevention of weight regain for adults. *Med Sci Sports Exerc*. 2009;41(2):459–71.
67. Thom G, Lean M. is there an optimal diet for weight management and metabolic health? *Gastroenterology*. 2017;152(7):1739–51.
68. Johnston BC, Kanters S, Bandayrel K, et al. Comparison of weight loss among named diet programs in overweight and obese adults: a meta-analysis. *JAMA*. 2014;312(9):923–33.
69. Mansoor N, Vinknes KJ, Veierød MB, Retterstøl K. Effects of low-carbohydrate diets v. low-fat diets on body weight and cardiovascular risk factors: a meta-analysis of randomised controlled trials. *Br J Nutr*. 2016;115(3):466–79.
70. Mancini JG, Filion KB, Atallah R, Eisenberg MJ. Systematic review of the Mediterranean diet for long-term weight loss. *Am J Med*. 2016;129(4):407–15.e4.
71. Montaño Z, Smith JD, Dishion TJ, Shaw DS, Wilson MN. Longitudinal relations between observed parenting behaviors and dietary quality of meals from ages 2 to 5. *Appetite*. 2015;87:324–9.
72. Scaglioni S, De Cosmi V, Ciappolino V, Parazzini F, Brambilla P, Agostoni C. Factors influencing children's eating behaviours. *Nutrients*. 2018;10(6):706.
73. Mayén A-L, de Mestral C, Zamora G, et al. Interventions promoting healthy eating as a tool for reducing social inequalities in diet in low-and middle-income countries: a systematic review. *Int J Equity Health*. 2016;15(1):205.
74. Darmon N, Drewnowski A. Does social class predict diet quality? *Am J Clin Nutr*. 2008;87(5):1107–17.
75. Popkin BM, Adair LS, Ng SW. The global nutrition transition: the pandemic of obesity in developing countries. *Nutr Rev*. 2012;70(1):3–21.
76. Samdal GB, Eide GE, Barth T, Williams G, Meland E. Effective behaviour change techniques for physical activity and healthy eating in overweight and obese adults; systematic review and meta-regression analyses. *Int J Behav Nutr Phys Act*. 2017;14(1):42.
77. McDermott MS, Oliver M, Iverson D, Sharma R. Effective techniques for changing physical activity and healthy eating intentions and behaviour: a systematic review and meta-analysis. *Br J Health Psychol*. 2016;21(4):827–41.
78. Cooksey-Stowers K, Schwartz M, Brownell K. Food swamps predict obesity rates better than food deserts in the United States. *Int J Environ Res Public Health*. 2017;14(11):1366.
79. Beaulac J, Kristjansson E, Cummins S. A systematic review of food deserts, 1966–2007. *Prev Chronic Dis*. 2009;6(3):1–9.
80. Testa A, Jackson DB, Semenza DC, Vaughn MG. Food deserts and cardiovascular health among young adults. *Public Health Nutr*. 2021;24:117–24.
81. Fitzpatrick K, Greenhalgh-Stanley N, Ver Ploeg M. Food deserts and diet-related health outcomes of the elderly. *Food Policy*. 2019;87:101747.
82. Fitzpatrick K, Greenhalgh-Stanley N, Ver Ploeg M. The impact of food deserts on food insufficiency and SNAP participation among the elderly. *Am J Agric Econ*. 2016;98(1):19–40.
83. Richardson AS, Ghosh-Dastidar M, Beckman R, et al. Can the introduction of a full-service supermarket in a food desert improve residents' economic status and health? *Ann Epidemiol*. 2017;27(12):771–6.
84. Adam A, Jensen JD. What is the effectiveness of obesity related interventions at retail grocery stores and supermarkets?—a systematic review. *BMC Public Health*. 2016;16(1):1247.
85. Glanz K, Yaroch AL. Strategies for increasing fruit and vegetable intake in grocery stores and communities: policy, pricing, and environmental change. *Prev Med*. 2004;39:75–80.
86. Ortega AN, Albert SL, Chan-Golston AM, et al. Substantial improvements not seen in health behaviors following corner store conversions in two Latino food swamps. *BMC Public Health*. 2016;16(1):389.
87. Dubowitz T, Ghosh-Dastidar M, Cohen DA, et al. Diet and perceptions change with supermarket introduction in a food desert, but not because of supermarket use. *Health Aff*. 2015;34(11):1858–68.
88. Gollnick PD. Metabolism of substrates: energy substrate metabolism during exercise and as modified by training. *Fed Proc*. 1983;44(2):353–7.
89. Chandler RM, Byrne HK, Patterson JG, Ivy JL. Dietary supplements affect the anabolic hormones after weight-training exercise. *J Appl Physiol*. 1994;76(2):839–45.

264   ACSM Introdução à Ciência do Exercício

90. Haff GG, Koch AJ, Potteiger JA, et al. Carbohydrate supplementation attenuates muscle glycogen loss during acute bouts of resistance exercise. *Int J Sport Nutr Exerc Metab.* 2000;10:326–39.

91. Volek JS, Kraemer WJ, Bush JA, Incledon T, Boetes M. Testosterone and cortisol in relationship to dietary nutrients and resistance exercise. *J Appl Physiol.* 1997;82(1):49–54.

92. Costill DL. Carbohydrates for exercise: dietary demands for optimal performance. *Int J Sports Med.* 1988;9:1–18.

93. Burke LM, Kiens B, Ivy JL. Carbohydrates and fat for training and recovery. *J Sports Sci.* 2004;22:15–30.

94. Maughan RJ. Physiology and nutrition for middle distance and long distance running. In: Lamb DL, Knuttgen HG, Murray R, editors. *Perspectives in Exercise Science and Sports Medicine: Physiology and Nutrition for Competitive Sport.* 7th ed. Carmel (IN): Cooper Publishing Group; 1994. p. 329–71.

95. Levin BE, Dunn-Meynell AA, Routh VH. Brain glucose sensing and body energy homeostasis: role in obesity and diabetes. *Am J Physiol.* 1999;276:R1223–31.

96. Butterfield G. Amino acids and high protein diets. In: Lamb DL, Williams MH, editors. *Ergogenics: Enhancement of Performance in Exercise and Sport. Perspectives in Exercise Science and Sports Medicine.* Ann Arbor (MI): Wm C. Brown; 1991. p. 87–122.

97. Mettler SU, Mitchell NM, Tipton KD. Increased protein intake reduces lean body mass loss during weight loss in athletes. *Med Sci Sports Exerc.* 2010;42(2):326–37.

98. Manore MM, Barr SI, Butterfield GE, American College of Sports Medicine, American Dietetic Association, Dietitians of Canada. Nutrition and athletic performance. *Med Sci Sports Exerc.* 2000;32(12):2130–45.

99. Rennie MJ, Tipton KD. Protein and amino acid metabolism during and after exercise and the effects of nutrition. *Ann Rev Nutr.* 2000;20:457–83.

100. Itoh R, Nishiyama N, Suyama Y. Dietary protein intake and urinary excretion of calcium: a cross-sectional study in a healthy Japanese population. *Am J Clin Nutr.* 1998;67(3):438–44.

101. Kerstetter JE, O'Brien KO, Insogna KL. Dietary protein, calcium metabolism, and skeletal homeostasis revisited. *Am J Clin Nutr.* 2003;78(3):584S–92S.

102. Dawson-Hughes B, Harris SS, Rasmussen H, Song L, Dallal GE. Effect of dietary protein supplements on calcium excretion in healthy older men and women. *J Clin Endocrinol Metab.* 2004;89(3):1169–73.

103. Applegate E. Effective nutritional ergogenic aids. *Int J Sport Nutr.* 1999;9:229–39.

104. Lemon PWR. Do athletes need more dietary protein and amino acids? *Int J Sport Nutr.* 1995;5:S39–61.

105. Burke LM, Hawley JA, Angus DJ, et al. Adaptations to short-term high-fat diet persist during exercise despite high carbohydrate availability. *Med Sci Sports Exerc.* 2002;34(1):83–91.

106. Rowlands DS, Hopkins WG. Effects of high-fat and high-carbohydrate diets on metabolism and performance in cycling. *Metabolism.* 2002;51(6):678–90.

107. Volek JS, Noakes T, Phinney SD. Rethinking fat as a fuel for endurance exercise. *Eur J Sport Sci.* 2014:1–8.

108. Sherman WM. Carbohydrate feedings before and after exercise. In: Lamb DL, Williams MR, editors. *Perspectives in Exercise Science and Sports Medicine. Volume 4: Ergogenics—Enhancement of Performance in Exercise and Sport.* New York (NY): McGraw-Hill Companies; 1991.

109. Goedecke JH, Christie C, Wilson G, et al. Metabolic adaptations to a high-fat diet in endurance cyclists. *Metabolism.* 1999;48(12):1509–17.

110. Lambert EV, Goedecke JH, van Zyl C, et al. High-fat diet versus habitual diet prior to carbohydrate loading: effects on exercise metabolism and cycling performance. *Int J Sport Nutr Exerc Metab.* 2001;11:209–25.

111. Close DC, Hagerman AE. Chapter 1: Chemistry of reactive oxygen species and antioxidants. In: Alessio HM, Hagerman AE, editors. *Oxidative Stress, Exercise and Aging.* 1st ed. London: Imperial College Press; 2006. p. 1–8.

112. Quindry J, Powers SK. Aging, exercise, antioxidants, and cardioprotection. In: Alessio HM, Hagerman AE, editors. *Oxidative Stress, Exercise and Aging.* 1st ed. London: Imperial College Press; 2006. p. 125–44.

113. Kohrt WM, Bloomfield SA, Little KD, Nelson ME, Yingling VR. Physical activity and bone health. *Med Sci Sports Exerc.* 2004;36(11):1985–96.

114. American College of Sports Medicine. Osteoporosis and exercise. *Med Sci Sports Exerc.* 1995;27(4):i–vii.

115. Nattiv A, Loucks AB, Manore MM, Sanborn CF, Sundgot-Borgen J, Warren MP. The female athlete triad. *Med Sci Sports Exerc.* 2007;29(5):1867–82.

116. Balaban EP, Cox JV, Snell P, Vaughan RH, Frenkel EP. The frequency of anemia and iron deficiency in the runner. *Med Sci Sports Exerc.* 1989;21(6):643–8.

117. Eichner ER. Fatigue of anemia. *Nutr Rev.* 2001;59:S17–9.

118. Hinton PA, Giordano C, Brownlie T, Haas JD. Iron supplementation improves endurance after training in iron-depleted, nonanemic women. *J Appl Physiol.* 2000;88:1103–11.

119. Nielsen P, Nachtigall D. Iron supplementation in athletes. *Sports Med.* 1998;25:207–16.

120. Casa DJ, Armstrong LE, Hillman S, et al. National Athletic Trainer's Association position statement: fluid replacement for athletes. *J Athl Train.* 2000;35(2):212–24.

Capítulo 7 Nutrição para o Esporte e o Exercício **265**

121. Sawka MN, Burke LM, Eichner ER, Maughan RJ, Montain SJ, Stachenfeld NS. Exercise and fluid replacement. *Med Sci Sports Exerc*. 2007;39(2):377–90.
122. Barr SI, Costill DL, Fink WJ. Fluid replacement during prolonged exercise: effects of water, saline, or no fluid. *Med Sci Sports Exerc*. 1991;23(7):811–7.
123. Christensen EH, Hansen O. Respiratorischen quotient und O2-aufnahme. *Skand Arch Physiol*. 1939;81:180–9.
124. Bergstrom J, Hultman E. Nutrition for maximizing sports performance. *JAMA*. 1972;221:999–1006.
125. Williams C, Rollo I. Carbohydrate nutrition and team sports performance. *Gatorade Sports Sci Exch*. 2015;28(140):1–7.
126. Akermark C, Jacobs I, Rasmusson M, Karlsson J. Diet and muscle glycogen concentration in relation to physical performance in Swedish elite ice hockey players. *Int J Sport Nutr*. 1996;6(3):272–84.
127. Balsom P, Wood K, Olsson P, Ekblom B. Carbohydrate intake and multiple sprint sports: with special reference to Football (Soccer). *Int J Sports Med*. 2007;20(1):48–52.
128. Currell K, Conway S, Jeukendrup AE. Carbohydrate ingestion improves performance of a new reliable test of soccer performance. *Int J Sport Nutr Exerc Metab*. 2009;19(1):34–46.
129. Russell M, Kingsley M. The efficacy of acute nutritional interventions on soccer skill performance. *Sports Med*. 2014;44(7):957–70.
130. Phillips SM, Phillips SM, Turner AP, et al. Carbohydrate gel ingestion significantly improves the intermittent endurance capacity, but not sprint performance, of adolescent team games players during a simulated team games protocol. *Eur J Appl Physiol*. 2012;112(3):1133–41.
131. Winnick JJ, Davis JM, Welsh RS, Carmichael MD, Murphy EA, Blackmon JA. Carbohydrate feedings during team sport exercise preserve physical and CNS function. *Med Sci Sports Exerc*. 2005;37(2):306–15.
132. Montain SJ, Coyle EF. Influence of graded dehydration on hyperthermia and cardiovascular drift during exercise. *J Appl Physiol*. 1992;73(4):1340–50.
133. Montain SJ, Latzka WA, Sawka MN. Control of thermoregulatory sweating is altered by hydration level and exercise intensity. *J Appl Physiol*. 1995;79(5):1434–9.
134. Carter R, Cheuvront SN, Vernieuw CR, Sawka MN. Hypohydration and prior heat stress exacerbates decreases in cerebral blood flow velocity during standing. *J Appl Physiol*. 2006;101(6):1744–50.
135. Dickson JM, Weavers HM, Mitchell N, et al. The effects of dehydration on brain volume—preliminary results. *Int J Sports Med*. 2005;26(6):481–5.
136. Kenefick RW. Drinking strategies: planned drinking versus drinking to thirst. *Sports Med*. 2018;48(S1):31–7.
137. Greenleaf JE, Sargent F. Voluntary dehydration in man. *J Appl Physiol*. 1965;20(4):719–24.
138. Greenleaf JE, Castle BL. Exercise temperature regulation in man during hypohydration and hyperhydration. *J Appl Physiol*. 1971;30:847–53.
139. Dion T, Savoie FA, Asselin A, Gariepy C, Goulet EDB. Half-marathon running performance is not improved by a rate of fluid intake above that dictated by thirst sensation in trained distance runners. *Eur J Appl Physiol*. 2013;113(12):3011–20.
140. Greenleaf JE. Problem–thirst, drinking behavior, and involuntary dehydration. *Med Sci Sports Exerc*. 1992;24(6):645–56.
141. Cheuvront SN, Kenefick RW. Dehydration: physiology, assessment, and performance effects. *Compr Physiol*. 2014;4(1):257–85.
142. Williams MH. *Beyond Training: How Athletes Enhance Performance Legally and Illegally*. 1st ed. Champaign (IL): Leisure Press; 1989.
143. Butterfield G. Ergogenic aids: evaluating sport nutrition products. *Int J Sport Nutr*. 1996;6:191–7.
144. Rosenbloom C. Energy drinks, caffeine, and athletics. *Nutr Today*. 2014;49(2):49–54.
145. Graham TE, Spriet LL. Metabolic, catecholamine, and exercise performance responses to various doses of caffeine. *J Appl Physiol*. 1995;78(3):867–74.
146. Pasman WJ, van Baak MA, Jeukendrup AE, de Haan A. The effects of different dosages of caffeine on endurance performance time. *Int J Sports Med*. 1995;16:225–30.
147. Spriet LL. Caffeine and exercise performance: an update. *Gatorade Sports Sci Exch*. 2020;29(203):1–5.
148. Lane SC, Hawley JA, Desbrow B, et al. Single and combined effects of beetroot juice and caffeine supplementation on cycling time trial performance. *Appl Physiol Nutr Metab*. 2014;39(9):1050–7.
149. Pitchford NW, Fell JW, Leveritt MD, Desbrow B, Shing CM. Effect of caffeine on cycling time-trial performance in the heat. *J Sci Med Sport*. 2013;17(4):445–9.
150. Skinner TL, Desbrow B, Arapova J, et al. Women experience the same ergogenic response to caffeine as men. *Med Sci Sports Exerc*. 2019;51(6):1195–202.
151. Grgic J, Grgic I, Pickering C, Schoenfeld BJ, Bishop DJ, Pedisic Z. Wake up and smell the coffee: caffeine supplementation and exercise performance—an umbrella review of 21 published meta-analyses. *Br J Sports Med*. 2020;54(11):681–8. doi:10.1136/bjsports-2018-100278

266   ACSM Introdução à Ciência do Exercício

152. Bellar DM, Kamimori G, Judge L, et al. Effects of low-dose caffeine supplementation on early morning performance in the standing shot put throw. *Eur J Sport Sci*. 2012;12(1):57–61.
153. Chia JS, Barrett LA, Chow JY, Burns SF. Effects of caffeine supplementation on performance in ball games. *Sports Med*. 2017;47(12):2453–71.
154. Lara B, Ruiz-Vicente D, Areces F, et al. Acute consumption of a caffeinated energy drink enhances aspects of performance in sprint swimmers. *Br J Nutr*. 2015;114(6):908–14.
155. Gallo-Salazar C, Areces F, Abián-Vicén J, et al. Enhancing physical performance in elite junior tennis players with a caffeinated energy drink. *Int J Sports Physiol Perform*. 2015;10(3):305–10.
156. Harris RC, Soderlund K, Hultman E. Elevation of creatine in resting and exercised muscle of normal subjects by creatine supplementation. *Clin Sci*. 1992;83:367–74.
157. Hultman E, Soderlund K, Timmons J, Cederblad G, Greenhaff PL. Muscle creatine loading in men. *J Appl Physiol*. 1996;81(1):232–7.
158. Branch JD. Effect of creatine supplementation on body composition and performance: a meta-analysis. *Int J Sport Nutr Exerc Metab*. 2003;13(2):198–226.
159. Cox G, Mujika I, Tumilty D, Burke L. Acute creatine supplementation and performance during a field test simulating match play in elite female soccer players. *Int J Sport Nutr Exerc Metab*. 2002;12(1):33–46.
160. Rawson ES. The safety and efficacy of creatine monohydrate supplementation what we have learned from the past 25 years of research. *Sports Sci Exch*. 2018;29(186):1–6.
161. Rawson ES, Volek JS. Effects of creatine supplementation and resistance training on muscle strength and weightlifting performance. *J Strength Cond Res*. 2003;17(4):822–31.
162. Lanhers C, Lanhers C, Pereira B, et al. Creatine supplementation and upper limb strength performance: a systematic review and meta-analysis. *Sports Med*. 2017;47(1):163–73.
163. Lanhers C, Pereira B, Naughton G, Trousselard M, Lesage F-X, Dutheil F. Creatine supplementation and lower limb strength performance: a systematic review and meta-analyses. *Sports Med*. 2015;45(9):1285–94.
164. Bowtell JL, Wangdi JT, Kelly VG. Fruit-derived polyphenol supplementation for performance and recovery. *Gatorade Sports Sci Exch*. 2019;29(195):1–5.
165. Roelofs EJ, Smith-Ryan AE, Trexler ET, Hirsch Katie R, Mock MG. Effects of pomegranate extract on blood flow and vessel diameter after high-intensity exercise in young, healthy adults. *Eur J Sport Sci*. 2016;17(3):317–25.
166. Cases J, Romain C, Marin-Pagan C, et al. Supplementation with a polyphenol-rich extract, perfload (R), improves physical performance during high-intensity exercise: a randomized, double blind, crossover trial. *Nutrients*. 2017;9(4):421.
167. Deley G, Guillemet D, François-Andre A, Babault N. An acute dose of specific grape and apple polyphenols improves endurance performance: a randomized, crossover, double-blind versus placebo controlled study. *Nutrients*. 2017;9(8):917.
168. Decroix L, Tonoli C, Soares DD, et al. Acute cocoa Flavanols intake has minimal effects on exercise-induced oxidative stress and nitric oxide production in healthy cyclists: a randomized controlled trial. *J Int Soc Sports Nutr*. 2017;14(1):28–11.
169. Crum EM, Muhamed AMC, Barnes M, Stannard SR. The effect of acute pomegranate extract supplementation on oxygen uptake in highly-trained cyclists during high-intensity exercise in a high altitude environment. *J Int Soc Sports Nutr*. 2017;14(1):14–9.
170. Trexler ET, Smith-Ryan AE, Melvin MN, Roelofs EJ, Wingfield HL. Effects of pomegranate extract on blood flow and running time to exhaustion. *Appl Physiol Nutr Metab*. 2014;39(9):1038–42.
171. Cook MD, Myers SD, Blacker SD, Willems MET. New Zealand blackcurrant extract improves cycling performance and fat oxidation in cyclists. *Eur J Appl Physiol*. 2015;115(11):2357–65.
172. Morgan PT, Barton MJ, Bowtell JL. Montmorency cherry supplementation improves 15-km cycling time-trial performance. *Eur J Appl Physiol*. 2019;119(3):675–84.
173. Perkins IC, Vine SA, Blacker SD, Willems MET. New Zealand blackcurrant extract improves high-intensity intermittent running. *Int J Sport Nutr Exerc Metab*. 2015;25(5):487–93.

CAPÍTULO

8

Psicologia do Esporte e do Exercício

Após concluir este capítulo, você será capaz de:

1. Definir a psicologia do esporte e do exercício e fornecer exemplos de como cada uma dessas áreas contribui para a compreensão da atividade física, do exercício, do esporte e do desempenho atlético.

2. Identificar os acontecimentos históricos importantes no desenvolvimento da psicologia do esporte e do exercício.

3. Discutir as diferentes áreas de estudo que estão relacionadas com a psicologia do esporte e do exercício.

4. Discutir os diferentes fatores psicológicos que influenciam a participação na atividade física e no exercício regular.

A **psicologia do esporte e do exercício** são áreas de estudo que tratam do comportamento, dos pensamentos e dos sentimentos de indivíduos saudáveis, com necessidades especiais e indivíduos doentes envolvidos em atividades físicas, exercícios, esportes e competição atlética. Muitas das teorias e das metodologias da psicologia como disciplina-mãe são utilizadas nos estudos básicos e aplicados da psicologia do esporte e do exercício. A American Psychological Association (APA) define a psicologia do esporte e do exercício como "o estudo científico dos fatores psicológicos que estão associados à participação e ao desempenho em esportes, exercícios e outros tipos de atividade física".[1] Uma estrutura conceitual comumente utilizada na psicologia do esporte e do exercício é mostrada na Figura 8.1.[2,3]

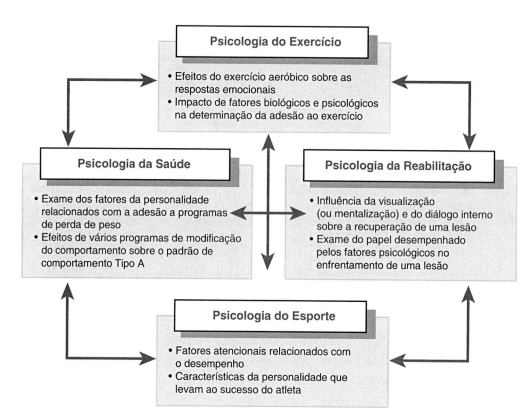

FIGURA 8.1 Estrutura conceitual da psicologia do esporte e do exercício.[2,3] (De Brown SP. *Introduction to Exercise Science*. Baltimore (MD): Lippincott Williams & Wilkins; 2000. 312 p. Originalmente modificada de Rejeski WJ, Brawley LR. Defining the boundaries of sport psychology. *Sport Psychol.* 1988;2:231-42.)

Psicologia do esporte. Trata da aplicação dos princípios psicológicos ao desempenho nas áreas do esporte e da competição atlética.

Psicologia do exercício. Trata das cognições, das emoções e dos comportamentos que estão relacionados com mudanças perceptuais e objetivas na aptidão cardiovascular, na força muscular e *endurance*, na flexibilidade e na composição corporal.

A relação entre a psicologia do esporte e do exercício e a psicologia como disciplina-mãe pode ser delineada a partir dos seguintes pressupostos:

1. O conhecimento do conteúdo na psicologia do esporte e do exercício está fundamentalmente ligado à disciplina da psicologia.
2. O exame e o estudo de questões relevantes na psicologia do esporte e do exercício envolvem o uso de uma ampla variedade de modelos e técnicas de diversos aspectos da psicologia.
3. A psicologia do esporte e do exercício tem várias áreas distintas de estudo, porém essas áreas também apresentam importantes relações entre si.[2,4]

A psicologia do esporte e do exercício recorre às contribuições educacionais, científicas e profissionais da psicologia para ajudar a compreender os aspectos mentais da atividade física, do exercício, do esporte e da competição atlética. Uma área da psicologia do esporte e do exercício é o estudo das **cognições**, das emoções e dos comportamentos que estão relacionados com as mudanças **perceptuais** e **objetivas** na aptidão cardiovascular, força e *endurance* musculares, flexibilidade e composição corporal que resultam da participação em atividades físicas e exercícios.[2] Outra área ocupa-se especificamente da aplicação dos princípios psicológicos ao desempenho nas áreas do esporte e da competição atlética.[2,3] Uma área de estudo mais recente concentra-se nos aspectos psicológicos da atividade física e da saúde e no papel das estratégias comportamentais na atividade física e na promoção da saúde.[5]

Os princípios da psicologia do esporte e do exercício podem ser utilizados tanto em nível individual quanto em grupos em uma variedade de ambientes profissionais. Os profissionais da ciência do exercício que trabalham para gerar novos conhecimentos nas áreas da psicologia do esporte e do exercício podem estar ocupados em desenvolver métodos para melhorar a adesão ao exercício, a autoestima, as capacidades de liderança e a coesão de grupo ou equipe. Os profissionais da ciência do exercício e os profissionais de saúde aliados que trabalham com pacientes em um ambiente clínico podem recorrer a vários princípios da psicologia do esporte e do exercício para melhorar a adesão aos programas de exercícios ou para reduzir a ansiedade e a depressão associadas à participação em um programa de reabilitação cardiopulmonar. Os *personal trainers* e os *coaches* que trabalham com indivíduos ou atletas saudáveis em um ambiente aplicado podem empregar os princípios da psicologia do esporte e do exercício para promover melhora do bem-estar psicológico ou do desempenho durante o treinamento e a competição.[4,6] Coletivamente, esses exemplos de prática profissional poderiam ser designados como psicologia do desempenho.[7] Hays[8] descreveu a psicologia do desempenho como uma forma de ajudar os indivíduos a aprender como realizar melhor e concluir de forma mais consistente atividades nas quais a excelência é importante. Os psicólogos do desempenho são treinados e especializados de forma distinta para participar de uma ampla gama de atividades destinadas a ajudar os indivíduos a funcionar no limite máximo de suas habilidades.[7]

Cognição. Faculdade mental de aquisição do conhecimento, que inclui percepção, reconhecimento, concepção, julgamento, raciocínio e imaginação.

Perceptual. Reconhecimento e interpretação de estímulos sensoriais baseados principalmente na memória.

Objetiva. Interpretação de fatos com base em fenômenos observáveis.

Os fenômenos psicológicos são examinados por meio de uma variedade de métodos frequentemente utilizados em outras áreas da ciência do exercício. Por exemplo, alguns métodos psicológicos dão considerável ênfase à experiência subjetiva do indivíduo. Medidas de autorrelato, que utilizam questionários padronizados ou inventários psicológicos, são comumente usadas na psicologia do esporte e do exercício para medir pensamentos, emoções ou comportamentos.[9] Os indivíduos são frequentemente solicitados a preencher questionários antes e depois da participação em uma sessão de exercício, prática atlética ou competição, ou como parte de uma estratégia de intervenção aguda ou crônica.[4]

A observação dos indivíduos e o registro do que eles fazem durante o exercício, o esporte ou as atividades atléticas também têm sido usados para ampliar a compreensão do comportamento e dos processos psicológicos. Entrevistas e outros métodos qualitativos podem ser utilizados na psicologia do esporte e do exercício quando houver necessidade de maior compreensão das crenças, das experiências e dos valores do indivíduo. As observações e entrevistas, como outros métodos científicos de coleta de informações, precisam ser estruturadas para serem consistentes e sistemáticas, e os indivíduos devem ser treinados no uso adequado das técnicas de entrevista para garantir a sua precisão e eficácia.[10] A psicologia do esporte e do exercício tornou-se uma disciplina bem definida e um campo de estudo profissional comumente utilizado, e a base para que esse desenvolvimento ocorresse tem uma rica história.

História da psicologia do esporte e do exercício

Os primeiros escritos dos antigos gregos exaltavam as virtudes de uma forte relação entre mente e corpo.[11,12] Entretanto, foi somente no século XX que se estabeleceu uma base de conhecimento fundamental na psicologia do esporte e do exercício. A maioria dos avanços significativos na psicologia do esporte e do exercício ocorreu a partir de meados da década de 1960, levando ao surgimento da psicologia do esporte e do exercício como uma área de estudo na ciência do exercício e como um importante componente para melhorar a participação e o desempenho na atividade física, no exercício, no esporte e na competição atlética.[11]

Primeiras influências

A base para o desenvolvimento da psicologia do esporte e do exercício como campo de estudo e como prática surgiu no final do século XIX e início do século XX. A disciplina da psicologia surgiu a partir da disciplina da filosofia em meados do século XIX e, em última análise, tornou-se a disciplina-mãe da psicologia do esporte e do exercício.[12] Os primeiros trabalhos que estabeleceram uma relação entre a mente e o corpo foram, em grande parte, o resultado de indivíduos treinados em psicologia no exame de fatores relacionados com a atividade física e o exercício. Por exemplo, em 1884, Conrad Rieger publicou o que é considerado o primeiro artigo relacionado com psicologia e exercício, no qual relata que o estado mental de **catalepsia hipnótica** aumentava a *endurance* muscular.[13] Pouco depois, Norman Triplett publicou o primeiro estudo experimental verdadeiro que estava diretamente ligado à psicologia do esporte e do exercício.[13] Triplett, um entusiasta do ciclismo, estava interessado em descobrir como a competição direta entre dois indivíduos afetava o desempenho. Triplett

Catalepsia hipnótica. Estado de rigidez física induzida por hipnose.

observou que, quando dois indivíduos competiam um contra o outro, existia um fator social que parecia motivar os ciclistas a ter melhor desempenho, o que não era observado quando os indivíduos atuavam sozinhos.[11]

Influências no século XX

No início do século XX, muitos pesquisadores estudaram a existência de várias relações entre atividade física e esporte e as respostas do cérebro e do sistema nervoso. Em 1908, o presidente da APA, G. Stanley Hall, destacou os avanços realizados nessas áreas em um relatório que descrevia os benefícios psicológicos da participação na educação física.[14]

Um dos primeiros e verdadeiros pioneiros da psicologia do esporte e do exercício foi Coleman Griffith (Figura 8.2) que, em 1925, tornou-se diretor do Research in Athletics Laboratory na University of Illinois.[12] Griffith, que frequentemente é reconhecido como o "Pai da Psicologia do Esporte dos EUA", estudou vários fatores psicológicos relacionados com a participação no futebol americano e no basquete. Griffith publicou dois livros clássicos sobre o seu trabalho com atletas e treinadores: *Psychology of Coaching* (Psicologia do Treinamento), em 1926, e *Psychology and Athletics* (Psicologia e Treinamento Atlético), em 1928. Griffith, que provavelmente foi o primeiro psicólogo do esporte praticante, foi contratado em 1938 por Philip Wrigley, então proprietário do Chicago Cubs, para ajudar a melhorar o desempenho da equipe profissional de beisebol.[15] Deve-se assinalar também que Griffith manteve um laboratório de pesquisa ativo e conduziu numerosos estudos relacionados com a psicologia do exercício e com o desempenho motor durante toda a sua carreira.

A expansão dos fundamentos da psicologia do esporte e do exercício ocorreu ao longo de meados do século XX. Em 1938, Franklin Henry estabeleceu um programa de pós-graduação em psicologia da atividade física na University of California-Berkeley. Henry, um estudioso do comportamento motor, defendeu o desenvolvimento científico da psicologia do esporte e do exercício.[6] Durante os primeiros anos da Segunda Guerra Mundial, Dorothy Hazeltine Yates envolveu-se em intervenções de treinamento mental com boxeadores e aviadores, concentrando-se principalmente em um "método conjunto de relaxamento" e em preparação mental para o desempenho.[12] Yates publicou dois livros e desenvolveu um curso de psicologia para atletas e aviadores na San Jose State University.[12] Ao longo das décadas de 1940 e 1950, pesquisas nas áreas de atividade física, exercício, esporte e competição atlética examinaram os traços de personalidade em atletas, bem como as emoções e o estresse relacionados com a competição esportiva juvenil, o desempenho atlético e a competição universitários, o desempenho motor e o exercício.[12]

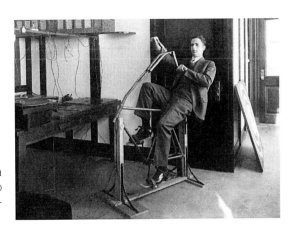

FIGURA 8.2 Coleman R. Griffith (cerca de 1920). (Foto usada com autorização dos University Archives, University of Illinois, Urbana.)

O período que se estende de 1965 a 1980 testemunhou enormes avanços na psicologia do esporte e do exercício, incluindo o desenvolvimento de uma base de conhecimento de pesquisa distinta e separada das disciplinas estreitamente relacionadas de desenvolvimento motor e aprendizado motor.[12] Vários eventos históricos importantes contribuíram para esse crescimento. A International Society of Sport Psychology (fundada em 1965) e a reunião do First World Congress of Sport Psychology que ocorreu em Roma, na Itália, no mesmo ano, foram fundamentais para reunir estudiosos interessados no uso de técnicas psicológicas para melhorar o desempenho esportivo e atlético. Surgiram também organizações profissionais na América para ajudar a promover a psicologia do esporte e do exercício. A primeira reunião da North American Society for the Psychology of Sport and Physical Activity (NASPSPA) ocorreu durante a American Alliance for Health, Physical Education, and Recreation (AAHPER) em 1967, em Las Vegas, Nevada. No início, a NASPSPA continuou se reunindo durante as conferências anuais da AAHPER até 1973, quando passou a realizar reuniões independentes.[12]

Muitos estudiosos estadunidenses e de outros países desempenharam papéis fundamentais no desenvolvimento da psicologia do esporte e do exercício na década de 1960 até a década de 1980. A primeira geração notável de estudiosos estadunidenses era formada por Rainer Martens, Dan Landers, William Morgan, Bruce Ogilvie e Dorothy Harris. Estudiosos proeminentes de outros países incluíram Paul Kunath, Peter Roudik, Miroslav Vanek, Morgan Olsen e John Kane. De particular importância foi Ferruccio Antonelli, que teve um papel fundamental na criação da International Society of Sport Psychologists e liderou a primeira revista de pesquisa em psicologia do esporte, o *International Journal of Sport Psychology*. Outras revistas proeminentes ajudaram a divulgar as pesquisas em psicologia do esporte e do exercício e facilitaram o seu desenvolvimento como campo de estudo, em particular o *Journal of Sport Psychology* (1979), que foi renomeado como *Journal of Sport and Exercise Psychology*, em 1988; o *Sport Psychologist* (1987); e o *Journal of Applied Sport Psychology* (1989).[12]

Durante meados da década de 1980, houve uma mudança nos interesses de pesquisa e aplicação de muitos psicólogos do esporte e do exercício, passando das atividades laboratoriais para maior experimentação e prática de campo.[11] Essa mudança levou a um aumento significativo no número de indivíduos cujo trabalho era dedicado a aprimorar o treinamento de habilidades psicológicas com atletas competitivos. Como resultado desse movimento, foi criada a Association for Applied Sport Psychology, em 1985. Outro evento fundamental no desenvolvimento da psicologia do esporte e do exercício ocorreu em 1986, quando a APA reconheceu a Division 47 – Exercise and Sport Psychology como divisão formal dentro da APA. Aproximadamente na mesma época, houve um aumento na publicação de pesquisas sobre exercício e psicologia.[12] Investigações de pesquisas sistemáticas forneceram evidências de que o exercício diminui o estresse, a ansiedade e a depressão,[16] melhora o humor e a emoção positiva,[17] e aumenta a **autoeficácia**, o **autoconceito** e a **autoestima**.[18]

Autoeficácia. Impressão de que o indivíduo é capaz de realizar algo de determinada maneira ou de alcançar determinados objetivos.

Autoconceito. Soma total do conhecimento e da compreensão que um indivíduo tem de si próprio.

Autoestima. A maneira pela qual os indivíduos pensam e sentem sobre si próprios e o quão bem eles realizam tarefas que são importantes para eles.

Outras pesquisas na área da adesão ao exercício[19] e intervenções para modificação do comportamento relacionado com atividade física[20] também estavam sendo realizadas. Um passo fundamental na profissionalização da psicologia do esporte e do exercício ocorreu em 1991, quando a Association of Applied Sport Psychology passou a conferir o título de "Consultor Certificado" aos indivíduos que preenchiam critérios de treinamento específicos.[11] Essa designação de certificação limita a função do consultor certificado a um papel educativo, ressaltando o treinamento de habilidades psicológicas.[11] Informações adicionais sobre a Association of Applied Sport Psychology podem ser encontradas em www.appliedsportpsych.org/.

Influências no século XXI

No final do século XX e adentrando o século XXI, a psicologia do esporte e do exercício continuou definindo ainda mais a base de conhecimento, expandiu-se para novas áreas de estudo e esclareceu questões relacionadas com a prática profissional.[12] No início do século atual, foram conduzidos estudos disciplinares específicos e atividades acadêmicas para melhor compreender as abordagens interpretativas da pesquisa e da construção do conhecimento,[21] metodologia feminista[22] e **modelos ecológicos** e **abordagens metateóricas**.[23] Em 2012, a revista *Sport, Exercise and Performance Psychology* foi publicada pela primeira vez como a revista oficial da Exercise and Sport Psychology Division da APA. As discussões acerca das competências apropriadas exigidas para treinamento na área da psicologia do desempenho continuam entre os líderes da profissão.[24,25] As subáreas da psicologia do esporte e do exercício continuam expandindo e promovendo nossa compreensão dos fatores mentais e psicológicos que afetam o desempenho e o comportamento na atividade física, no exercício, no esporte e na competição atlética.

Em 2015, a Exercise and Sport Psychology Division da APA teve o seu nome modificado para Society for Sport, Exercise, and Performance Psychology. Essa mudança reflete melhor a abordagem holística empregada na disciplina e a necessidade de fornecer conhecimento e serviços para as populações que praticam exercício, atletas e a população em geral.[1] Os profissionais no campo da psicologia do exercício expandiram a sua prática para incluir a promoção do exercício e da atividade física, explorando a relação da atividade física e do exercício com a qualidade de vida entre populações clínicas e indivíduos idosos, bem como o papel de redução do comportamento sedentário no desempenho acadêmico e cognitivo.[1] A Tabela 8.1 fornece alguns dos eventos significativos no desenvolvimento histórico da psicologia do esporte e do exercício.

 Pensando criticamente

De que maneira a psicologia do esporte e do exercício contribuiu para uma compreensão mais ampla da aptidão física e da saúde?

De que maneira a psicologia do esporte e do exercício contribuiu para uma compreensão mais ampla do desempenho esportivo e atlético?

Modelos ecológicos. Crença na compreensão de que o indivíduo faz parte de um grupo maior e que isso influencia as ações e os comportamentos do indivíduo.

Abordagem metateórica. Discussão dos fundamentos, da estrutura ou da relação de uma teoria específica do conhecimento.

Tabela 8.1	Eventos importantes no desenvolvimento da psicologia do esporte e do exercício.
DATA	EVENTO IMPORTANTE
1884	Conrad Rieger publicou o primeiro artigo relacionado com a psicologia e o exercício
1898	Norman Triplett publicou o primeiro e verdadeiro estudo experimental relacionado com a psicologia do esporte e do exercício
1908	O presidente da APA, G. Stanley Hall, publicou um relatório destacando os benefícios psicológicos da participação na educação física
1925	Coleman R. Griffith fundou o Research in Athletics Laboratory na University of Illinois e estudou a psicologia do esporte e do exercício
1938	Franklin Henry estabeleceu um programa de pós-graduação em psicologia da atividade física na University of California-Berkeley
1965	Formação da International Society of Sport Psychology e do First World Congress of Sport Psychology em Roma, Itália
1967	A NASPSPA foi fundada
1970	Primeira publicação do *International Journal of Sport Psychology*
1979	Primeira publicação do *Journal of Sport Phychology*
1985	Formação da Association for the Advancement of Applied Sport Psychology
1986	Reconhecimento formal pela APA da Division 47 — Exercise and Sport Psychology
1988	O *Journal of Sport Psychology* começou a sua publicação como *Journal of Sport and Exercise Psychology*
1989	Primeira publicação do *Journal of Applied Sport Psychology*
1991	A Association for the Advancement of Applied Sport Psychology começou a conferir o título de Consultor Certificado, AAASP
2006	A AAASP teve o seu nome modificado para Association for Applied Sport Psychology (Associação de Psicologia Aplicada ao Esporte)
2012	Publicação da revista *Sport, Exercise and Performance Psychology* pela APA
2015	A Divisão 47 da APA mudou o seu nome para Society for Sport, Exercise, and Performance Psychology

Estudo da mente e do corpo

A participação em atividades físicas, exercícios, esportes e competições atléticas envolve os esforços coordenados do corpo e da mente. O estudo dos aspectos mentais constitui a base da psicologia do esporte e do exercício. A psicologia do esporte e do exercício inclui o estudo e a aplicação do afeto (*i. e.*, emoção), do comportamento e da cognição (*i. e.*, pensamento) dos indivíduos no momento em que se preparam para executar um movimento planejado. A psicologia do esporte e do exercício continua estreitamente ligada à psicologia como disciplina-mãe, especificamente no que se refere a psicologia cognitiva e **psicologia comportamental**. A psicologia do esporte e do exercício tem três objetivos principais ligados à atividade física, ao exercício, ao esporte e à competição atlética:

1. Compreender os fatores psicossociais que influenciam o comportamento individual.
2. Compreender os efeitos psicológicos da participação.
3. Melhorar as experiências dos indivíduos antes, no decorrer e depois da participação.[10]

Para alcançar esses objetivos, os pesquisadores e profissionais da psicologia do esporte e do exercício concentram-se principalmente nas seguintes áreas: personalidade, motivação, emoção e desempenho, atenção e cognição. Uma sólida compreensão dessas áreas ajudará muitos profissionais da ciência do exercício em suas tentativas de cumprir suas responsabilidades profissionais.

Personalidade

A **personalidade** é descrita como todo o conjunto de qualidades e traços, incluindo caráter e disposições, que são específicos de alguém. A personalidade individual desempenha um importante papel nos comportamentos exibidos pelos indivíduos durante a sua participação em atividade física, exercício, esporte e competição atlética. A pesquisa da personalidade na psicologia do esporte e do exercício tem constituído uma área de estudo procurada[12] e está na base de grande parte das pesquisas e prática dos profissionais de psicologia do esporte e do exercício.[26] A personalidade é conceitualizada de diferentes maneiras.[27]

No centro da personalidade de um indivíduo encontra-se o núcleo psicológico, considerado o aspecto mais estável e menos modificável da personalidade. O núcleo psicológico desenvolve-se a partir das primeiras interações com o ambiente (pais e objetos) e inclui aspectos da personalidade, como percepções do mundo externo, percepções de si mesmo e atitudes básicas, valores, interesses e motivações.[4]

Nossa personalidade central constitui a base de nossos pensamentos, sentimentos e comportamentos. A partir do núcleo psicológico surgem ações e respostas típicas que são consistentes com o núcleo e habitualmente muito consistentes ao longo do tempo. Nossos comportamentos podem mudar como resultado de influências do ambiente social, como ser membro de uma equipe esportiva amadora ou recreativa, e esses comportamentos frequentemente são designados como comportamentos relacionados com o desempenho de papéis. Esses comportamentos relacionados com o desempenho de papéis representam o aspecto mais dinâmico da personalidade de um indivíduo, visto que eles podem variar com base na situação ou ambiente em que o indivíduo está envolvido em determinado momento. Esses comportamentos relacionados com o desempenho de papéis permanecem consistentes com o núcleo psicológico de um indivíduo. Em geral, a personalidade é relativamente estável ao longo do tempo, mas pode mudar gradualmente no decorrer do tempo e se modificar de acordo com o ambiente e as situações. As abordagens comuns ao estudo da personalidade incluem a abordagem disposicional, que é focada no indivíduo, e a abordagem de aprendizagem, que é focada no meio ambiente.[4]

Psicologia comportamental. Ramo da psicologia baseado na proposição de que todas as coisas que os organismos fazem podem e devem ser consideradas como comportamentos.

Personalidade. As qualidades e os traços completos, incluindo caráter e comportamento, que são específicos de um indivíduo.

Abordagem disposicional

Uma abordagem ao estudo da personalidade é a abordagem de traço. Os **traços** são atributos internos duradouros e consistentes que o indivíduo tem e exibe. Foram obtidas informações consideráveis sobre os traços individuais, e os indivíduos podem ser descritos como portadores de traços como temperamental, nervoso, sensível, inquieto, confiante, dinâmico, gregário, alegre, calmo e equilibrado. Duas pessoas que ajudaram a desenvolver nosso atual entendimento da personalidade e dos traços foram Raymond Cattell (1905-1998) e Hans Eysenck (1916-1997). Cattell propôs que a personalidade consistia em 16 fatores e desenvolveu o Inventário de 16 Fatores de Personalidade (16FP) para a sua avaliação.[28] A utilização desse inventário tornou-se amplamente popular para estudar e descrever a personalidade no domínio dos esportes durante as décadas de 1960 e 1970.[4,26] Na Figura 8.3, são encontrados alguns exemplos de perguntas usadas no inventário de 16FP.

Eysenck também desenvolveu uma abordagem para examinar a personalidade.[29] Acreditava que a personalidade poderia ser capturada de forma mais eficaz com apenas três dimensões: extroversão-introversão, neuroticismo-estabilidade e psicoticismo-superego. Um aspecto importante nessa abordagem para examinar a personalidade é o fato de que cada dimensão tem uma base biológica e está intimamente ligada ao processamento biológico.[4] O modelo de Eysenck tem sido utilizado na tentativa de caracterizar o sucesso no exercício, no esporte

1. Em ocasiões sociais, eu:
   ☐ Apresento-me prontamente
   ☐ Entre a primeira e a terceira opção
   ☐ Prefiro permanecer quieto em segundo plano
2. Algumas vezes, não consigo dormir porque uma ideia fica passando repetidamente pela minha cabeça.
   ☐ Verdadeiro
   ☐ Incerto
   ☐ Falso
3. Na minha vida pessoal, alcanço os objetivos que estabeleço quase o tempo todo.
   ☐ Verdadeiro
   ☐ Incerto
   ☐ Falso
4. Prefiro ter o meu próprio escritório e não o compartilhar com outra pessoa.
   ☐ Sim
   ☐ Incerto
   ☐ Não
5. Quando estou em um pequeno grupo, fico satisfeito em sentar e deixar que os outros falem a maior parte do tempo.
   ☐ Verdadeiro
   ☐ Incerto
   ☐ Falso

FIGURA 8.3 Exemplos do inventário de 16FP.[28]

Traços. Atributos internos relativamente duradouros e altamente consistentes que um indivíduo tem e exibe.

e no desempenho atlético. Por exemplo, os indivíduos que são extrovertidos tendem a buscar estimulação sensorial e têm boa capacidade de tolerar a dor. Consequentemente, formulou-se a hipótese de que os extrovertidos seriam mais propensos a participar de competições esportivas e atléticas e teriam mais sucesso nos esportes do que os indivíduos introvertidos.[30] Entretanto, as pesquisas atuais indicam que não existe nenhuma personalidade diferenciável para atletas. Além disso, parece não haver diferenças consistentes de personalidade entre subgrupos atléticos (p. ex., atletas de equipe *versus* atletas de esportes individuais, esporte de contato *versus* esporte sem contato). Foram identificadas várias diferenças nas características da personalidade, particularmente características e traços relacionados ao desempenho de papéis, entre atletas bem-sucedidos e malsucedidos.[4] Atletas de sucesso, por meio de treinamento e prática, podem desenvolver-se e tornar-se:

- Mais autoconfiantes
- Mais capacitados para manter o foco ideal na competição em resposta a obstáculos e distrações
- Eficientes na autorregulação da ativação
- Com pensamentos, imagens e sentimentos mais positivos sobre o esporte
- Mais altamente determinados e comprometidos com a excelência em seu esporte.[10]

A psicologia do esporte e do exercício também busca saber se a participação em esportes e competições atléticas pode influenciar o desenvolvimento e a mudança da personalidade. Por exemplo, indivíduos tornam-se independentes e extrovertidos por meio de sua participação em esportes e atividades atléticas, ou pessoas independentes e extrovertidas são atraídas para o esporte e para as atividades atléticas? As pesquisas sugerem que os indivíduos independentes e extrovertidos são mais interessados em praticar esportes e atividades atléticas. Além disso, parece que o envolvimento em programas esportivos estruturados também pode levar a mudanças positivas na personalidade e no comportamento.[4,6]

No que concerne à atividade física e ao exercício, não foi identificado nenhum conjunto de características da personalidade capazes de prever a adesão a um programa de atividade física ou de exercício. O tipo de personalidade não pode ser usado para prever se indivíduos sedentários praticarão exercícios regularmente; entretanto, duas características da personalidade são fortes preditores do comportamento de praticar exercício. Os indivíduos mais confiantes nas suas habilidades físicas tendem a se exercitar mais do que aqueles que são menos fisicamente confiantes. Além disso, os indivíduos que expressam automotivação têm mais probabilidade de começar e continuar praticando exercícios regulares, enquanto os indivíduos menos motivados são mais propensos a nunca iniciar exercícios regulares ou a interromper um programa já iniciado.[10]

A participação em uma atividade física regular ou em programas de exercícios está associada a mudanças positivas na saúde mental. Os fatores negativos (p. ex., neuroticismo) são reduzidos, enquanto fatores positivos (p. ex., extroversão) são aumentados após a participação em programas regulares de exercícios.[4] A participação em programas de atividade física e exercícios a longo prazo pode levar a uma redução na ansiedade e no neuroticismo.[31] Crianças, adolescentes e adultos[32] demonstram melhora da autoestima com a melhora nos parâmetros de aptidão física.[33] A atividade física regular também está associada à diminuição na depressão e à redução dos sintomas depressivos em indivíduos que são clinicamente deprimidos no início do tratamento com exercício.[4,10]

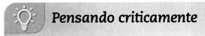 *Pensando criticamente*

De que maneira o exercício pode melhorar o estado mental de um indivíduo?

Motivação

A **motivação** é um importante componente para a participação do indivíduo em atividades físicas, exercícios, esportes e competição atlética. A motivação compreende um conjunto complexo de forças internas e externas que influenciam o indivíduo a se comportar de determinadas maneiras.[1] A **motivação extrínseca** é a influência predominante que ocorre quando o indivíduo se envolve em determinado comportamento para obter alguma recompensa externa por essa participação. A **motivação intrínseca** é o fator predominante quando o indivíduo se envolve em um comportamento porque ele desfruta do processo e obtém prazer e satisfação com essa participação.

Foram desenvolvidas numerosas teorias psicossociais da motivação. Muitas dessas teorias utilizam uma abordagem cognitiva para a motivação, em que o comportamento é considerado determinado por mecanismos cognitivos. A autoconfiança ou a percepção do indivíduo com relação à sua própria capacidade de executar uma habilidade ou atividade constituem um dos conceitos cognitivos mais importantes. As teorias sociopsicológicas comuns na psicologia do esporte e do exercício são a teoria social cognitiva de Bandura,[34] a teoria da atribuição de Weiner[35] e a teoria da autodeterminação de Deci e Ryan.[36]

Teoria social cognitiva

A **teoria social cognitiva** sugere que o indivíduo, o ambiente e o comportamento estão todos relacionados entre si e que os componentes na obtenção de conhecimento de um indivíduo podem estar diretamente relacionados com a observação de outras pessoas no contexto das interações sociais, experiências e influências externas da mídia.[37] A teoria social cognitiva desenvolveu-se a partir da teoria de autoeficácia anterior, e a autoeficácia constitui um importante componente da terapia social cognitiva.[37] A autoeficácia refere-se ao mecanismo cognitivo que medeia a motivação e, portanto, o comportamento de um indivíduo. As convicções ou crenças que o indivíduo tem de que ele é capaz de atuar de determinada maneira ou de alcançar determinados objetivos fornecem um suporte consistente para que esse indivíduo tenha sucesso. A autoeficácia não é uma medida das habilidades que o indivíduo realmente apresenta, mas sim uma medida do julgamento do próprio indivíduo sobre o que ele pode realizar com essas habilidades e a autoconfiança específica para determinada situação. A autoeficácia demonstrou ser um fator importante na escolha da atividade de um indivíduo, no esforço exercido nessas atividades e na persistência da atividade quando confrontado com desafios.[4]

A autoeficácia é decorrente de quatro fatores: desempenho passado, observação de outras pessoas, persuasão social e excitação fisiológica. Desses fatores, o mais proeminente é o desempenho passado em determinada atividade. O desempenho passado é o fator mais confiável e influente que afeta a autoeficácia. O sucesso passado leva a um aumento do

Motivação. Característica psicológica que estimula um organismo a agir em direção a uma meta desejada.
Motivação extrínseca. As razões para a motivação provêm de fatores externos ao indivíduo.
Motivação intrínseca. As razões para a motivação provêm de fatores internos ao indivíduo.
Teoria social cognitiva. Crença de que partes da aquisição de conhecimento de um indivíduo podem estar diretamente relacionadas com a observação de outras pessoas dentro do contexto das interações sociais, experiências e influências externas da mídia.

sentimento de autoeficácia, enquanto os fracassos passados, especialmente fracassos repetidos, levam a uma diminuição dos sentimentos de autoeficácia. A observação de outras pessoas envolvidas na mesma atividade física, exercício, esporte ou competição atlética também pode afetar os julgamentos de eficácia. Esse aspecto é particularmente importante se o indivíduo tiver uma experiência limitada com a habilidade ou a atividade motora. A persuasão social, apesar de constituir uma fonte relativamente fraca, é a influência de uma situação social sobre a autoeficácia. A influência final na eficácia é a excitação fisiológica, que é a avaliação pelo indivíduo de seus próprios estados fisiológicos. O indivíduo pode apresentar aumento da frequência cardíaca, nervosismo, ansiedade, fadiga muscular ou dor antes do desempenho físico, e cada um deles pode levar a uma diminuição da autoeficácia.[4]

A autoeficácia pode determinar o comportamento individual no que concerne a escolhas, esforços, persistência, pensamentos e reações emocionais. Um aspecto fundamental da teoria social cognitiva é a tripla relação do indivíduo (especificamente autoeficácia), do ambiente e do comportamento. Os comportamentos, os pensamentos e as emoções têm influência recíproca na autoeficácia, o que, por sua vez, pode influenciar as fontes de informação sobre a eficácia. A autoeficácia é dinâmica e pode ser constantemente modificada à medida que novas informações são apresentadas ao indivíduo.[4] A autoeficácia é um importante determinante do comportamento na atividade física, no exercício, no esporte e no desempenho atlético. É responsável por aproximadamente 25% de todas as possibilidades disponíveis para explicar o desempenho individual.[37] Constatou-se que a autoeficácia prediz a adoção e a manutenção de programas de atividade física e exercícios moderados e vigorosos em uma variedade de populações.[4,37]

Os profissionais de psicologia do esporte e do exercício, assim como outros profissionais da ciência do exercício, podem usar o conhecimento sobre autoeficácia para melhorar o desempenho na atividade física, no exercício, no esporte e na competição atlética. Com o uso de intervenções apropriadas para melhorar a autoeficácia, aumenta-se a probabilidade de um indivíduo de adotar comportamentos de atividade física e exercício consistentes com uma boa saúde. Além disso, o aumento da autoeficácia em um atleta provavelmente melhorará o seu desempenho durante uma competição esportiva ou atlética.

Teoria da atribuição

Outra teoria da motivação cognitiva proeminente é a **teoria da atribuição** de Weiner. Essa teoria explica como um indivíduo interpreta os resultados de realização e de que maneira essa interpretação influencia o comportamento futuro.[38] O princípio básico da teoria da atribuição afirma que, após envolver-se em um comportamento que produz algum resultado, o indivíduo começa a procurar razões pelas quais o resultado aconteceu dessa maneira.[4] Essas razões para o resultado são referidas como atribuições causais. Os indivíduos utilizam predominantemente quatro atribuições comuns: habilidade, esforço, dificuldade da tarefa e sorte.[4] A teoria da atribuição concentra-se na identificação de dimensões comuns subjacentes às atribuições. Weiner[35] identificou três dimensões causais:

- O *locus* de causalidade refere-se à percepção da causa da atribuição como fator interno ou externo ao indivíduo

Teoria da atribuição. Crença que explica como um indivíduo interpreta os resultados de realização e de que maneira a interpretação influencia o comportamento futuro.

280 ACSM Introdução à Ciência do Exercício

- A estabilidade refere-se à variabilidade da atribuição ao longo do tempo, com algumas atribuições relativamente permanentes (estáveis), enquanto outras são relativamente temporárias (instáveis)
- O *locus* de controle refere-se ao fato de a atribuição estar sob o controle do indivíduo ou o controle de alguma pessoa ou alguma coisa.

Quando obtém algum resultado, o indivíduo experimenta, então, uma emoção, referida como efeito dependente do resultado. Stanley Brown, em seu livro *Introduction to Exercise Science*, ilustra o efeito dependente do resultado. Se o resultado foi bem-sucedido, o indivíduo apresentará boas emoções; se resultado foi um fracasso, o indivíduo terá emoções ruins. Em seguida, o indivíduo envolve-se em uma busca causal para determinar os fatores que foram responsáveis pelo resultado. Depois, esses fatores ou causas são processados em termos de localização ao longo das três dimensões (causalidade, estabilidade e controle).[4]

Os indivíduos que se caracterizam por serem praticantes crônicos de exercícios têm percepções mais elevadas de controle individual sobre a própria saúde, um *locus* interno de causalidade e maior controle sobre o comportamento de exercício. Cada uma dessas três dimensões causais pode prever reações emocionais negativas à interrupção de um programa de exercícios.[4] Os processos de atribuição podem constituir componentes significativos de comportamentos complexos, como o exercício. Além das teorias social cognitiva e da atribuição, outros tópicos populares de estudo motivacional incluem motivação intrínseca, teorias sociopsicológicas de intenções e orientações para a realização de metas.[4,6] A promoção de resultados positivos durante a atividade física, o exercício, o esporte e as competições atléticas resultará em uma resposta emocional positiva do indivíduo, proporcionando um apoio positivo adicional para a sua participação continuada. Os profissionais da ciência do exercício envolvem-se em todos os tipos de comportamentos de apoio na tentativa de melhorar a experiência dos indivíduos que participam em atividades físicas, exercícios, esportes e competições atléticas.

Teoria da autodeterminação

Essa teoria propõe que o tipo e a qualidade da motivação que o indivíduo experimenta são muito importantes na previsão do comportamento.[9] A teoria da autodeterminação tem bases amplas e pode abordar questões que variam desde o desenvolvimento da personalidade até o impacto do ambiente social sobre a motivação, o afeto, o comportamento e o bem-estar.[9,39] Existem quatro subcomponentes que constituem essa ampla teoria: necessidades básicas, avaliação cognitiva, integração organísmica e orientação de causalidade.[9] Um aspecto fundamental da teoria da autodeterminação é a suposição de que a autonomia, a competência e o relacionamento representam necessidades psicológicas fundamentais, e o grau com que essas necessidades são satisfeitas ou insatisfeitas constitui a base das diferenças individuais na motivação.[9]

Embora a teoria da autodeterminação possa ser aplicada a uma variedade de situações que são influenciadas pela motivação, a teoria é particularmente aplicável a situações que envolvem o exercício. Pode-se utilizar um *continuum* para entender melhor como a motivação influencia o comportamento de um indivíduo de praticar exercício. Situada em uma das extremidades do *continuum* está a motivação intrínseca, enquanto no outro extremo encontra-se a falta de motivação. A motivação intrínseca impulsiona um indivíduo a praticar exercícios, porque tem prazer em realizá-los, enquanto a falta de motivação leva a um estado de não praticar nenhum exercício, porque o indivíduo não vê nenhum valor em se exercitar. Dentro do *continuum*, o indivíduo experimenta diferentes níveis de motivação, que são influenciados pelas razões ou metas do comportamento.[9,39] A teoria da autodeterminação pode ser utilizada para estudar uma ampla variedade de comportamentos de prática de exercício, incluindo treinamento intervalado de alta intensidade,[40] sentido da vida e exercício[41] e dieta e exercício.[42]

Emoção e desempenho

Afeto é o termo empregado para referir-se a estados de sentimentos que incluem emoções e humores. Por exemplo, a **excitação** é um estado de atividade fisiológica e psicológica intensificada. A participação em atividade física, exercício, esporte e competição atlética exige um nível de excitação para energizar um indivíduo para a realização de movimento (Figura 8.4). O estado de excitação de um indivíduo varia ao longo de um *continuum,* desde o sono profundo, em uma extremidade, até a excitação ou agitação extremas, na outra extremidade. A excitação também pode ser vista como um construto com múltiplas dimensões – que apresenta pelo menos as dimensões de valência (grau de atração ou de aversão que o indivíduo sente por um objeto ou evento específico) e de intensidade (a força do estado de excitação).[4,38]

O nível de afeto e de excitação de um indivíduo muda constantemente, dependendo da situação e do ambiente. O sistema nervoso central, predominantemente o cérebro, contém estruturas físicas envolvidas no controle da excitação. As interações do sistema de ativação

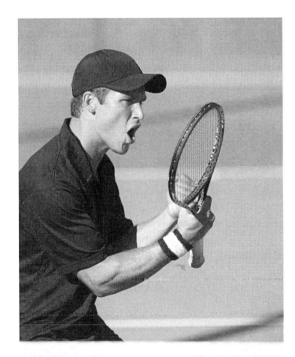

FIGURA 8.4 Excitação em uma competição atlética. (Foto de Digital Vision/Ryan McVay/Getty Images.)

Excitação. Estado de elevada capacidade de resposta a estímulos.

282 ACSM Introdução à Ciência do Exercício

reticular, o córtex cerebral e o hipotálamo no cérebro atuam em conjunto com o sistema nervoso periférico, o sistema nervoso somático e o sistema nervoso autônomo para regular a excitação. O cérebro exerce uma forte influência sobre as glândulas suprarrenais, que são responsáveis pela liberação de epinefrina e de norepinefrina no sistema circulatório. Esses hormônios são responsáveis por ajudar a aumentar o nível de atividade (*i. e.*, de excitação) em vários tecidos do corpo.[4]

Diversos fatores podem influenciar o nível de excitação. Por exemplo, um estressor percebido pode desencadear a resposta de luta ou fuga, o que aumenta o nível de excitação. Algum nível de estresse é benéfico para aumentar as funções fisiológicas e psicológicas. Entretanto, muitos indivíduos equiparam todos os estressores a reações negativas. Isso levou à equiparação da excitação com a ansiedade. Nem todos os estressores devem ser vistos como criadores de uma resposta negativa no corpo. Na verdade, a interpretação de um estressor pelo indivíduo determina se ele será visto como uma ameaça ou como um desafio.[24] Se o indivíduo acreditar que um estressor é uma ameaça, a excitação levará à ansiedade.[4,10]

Medidas fisiológicas e bioquímicas, como atividade cerebral, frequência cardíaca e nível de cortisol, o hormônio do estresse, têm sido usadas para medir a excitação. Além disso, questionários têm sido utilizados para medir especificamente as percepções individuais da excitação. O estudo da excitação no esporte e na competição atlética é importante, em virtude do papel que a excitação tem ao afetar o desempenho. Os principais modelos usados para explicar os efeitos da excitação sobre o desempenho incluem a teoria dos impulsos e a hipótese do U invertido,[4] bem como o modelo circumplexo.[43]

Teoria do impulso

A teoria do impulso é usada para descrever a relação entre o nível de excitação e o desempenho de um indivíduo. Em geral, à medida que aumenta a excitação, o desempenho aumenta de maneira linear. A teoria dos impulsos prediz que os movimentos motores individuais ou o desempenho das habilidades são uma função da interação de hábito e excitação. O hábito é usado para descrever a dominância da resposta mais bem aprendida de um indivíduo a determinada situação, mesmo que ela seja uma resposta incorreta.[44] O aumento da excitação elevará a probabilidade de um indivíduo selecionar a resposta dominante para a situação. Se for uma resposta correta, o desempenho então será bem-sucedido. Quando uma nova habilidade está sendo aprendida, existe maior probabilidade de que a resposta dominante seja incorreta.[4] À medida que o indivíduo melhora no desempenho da habilidade, a resposta dominante torna-se a resposta correta. Neste caso, o aumento da excitação facilita realmente um desempenho bem-sucedido.[4,6]

Para habilidades motoras grosseiras que exigem força muscular, velocidade e/ou *endurance*, existe uma relação linear positiva entre excitação e desempenho.[4] Por exemplo, durante a avaliação da força muscular, é importante que o indivíduo testado esteja excitado, de modo que a produção de força máxima seja gerada durante o movimento muscular. Os acadêmicos profissionais discordam sobre a existência de uma relação linear positiva para as atividades que exigem a precisão das habilidades motoras finas. Se um indivíduo ficar muito excitado, isso pode resultar em diminuição do desempenho. Por exemplo, um jogador de golfe amador que participa do campeonato de clubes locais não quer ficar demasiado excitado ao tentar uma tacada curta que pode resultar na vitória do torneio. Parece haver um ponto de diminuição do retorno com relação à excitação, de modo que, na extremidade do *continuum* de excitação de alta intensidade, o desempenho é afetado adversamente por um excesso de excitação.[4,45]

Hipótese do U invertido

A hipótese do U invertido é usada para explicar alterações no desempenho quando há mudanças no nível de excitação. À medida que a excitação aumenta de níveis baixos para moderados, observa-se também um aumento no desempenho das habilidades. À medida que a excitação continua aumentando, existe um ponto em que o desempenho começa a declinar.[4,45]

Para alcançar o melhor desempenho possível durante competições esportivas ou atléticas, é preciso alcançar um nível de excitação ideal. Pelo menos dois fatores contribuem para a obtenção de níveis ideais de excitação e desempenho: as características da tarefa e as diferenças individuais. Os principais aspectos das características da tarefa são a complexidade e o tipo de tarefa. Uma habilidade motora simples que exige poucas decisões será menos afetada por níveis mais elevados de excitação do que uma habilidade motora complexa que requer muitas decisões. Por outro lado, uma habilidade com movimentos finos que exige grande acurácia ou precisão requer muito menos excitação para o seu desempenho ideal do que uma habilidade com movimento grosseiro que exige força, velocidade ou *endurance*.[4]

Os fatores de experiência e da personalidade também podem afetar o desempenho individual. Um atleta com alta experiência pode suportar maior nível de excitação sem haver qualquer efeito adverso sobre o desempenho. Nesse caso, o nível ideal de excitação é deslocado para a direita do *continuum* de excitação. Os fatores da personalidade associados à excitação têm maior influência sobre a relação entre excitação e desempenho. Os indivíduos que apresentam níveis mais elevados de excitação em situações normais não teriam a capacidade de tolerar muita excitação adicional sem haver um efeito adverso sobre o desempenho. Grande parte do trabalho de aperfeiçoamento do desempenho na psicologia do esporte e do exercício trata de ajudar atletas a determinar suas zonas ideais de desempenho efetivo e, em seguida, ensinar-lhes competências para ajudar a alcançar e a manter esse nível ideal.[4,45]

Modelo circumplexo

O modelo circumplexo foi proposto como uma estrutura conceitual e de medida útil para a investigação dos efeitos do exercício sobre o afeto.[43] O modelo circumplexo utiliza um círculo e organiza os estados afetivos em torno de seu perímetro (ver Ekkekakis e Petruzzello 2002 para um exemplo do modelo).[46] A valência e a ativação, nas formas tanto positivas quanto negativas, dividem o círculo em quatro quadrantes. Esses quatro quadrantes podem ser caracterizados pelas várias combinações de valência e de ativação. O modelo circumplexo fornece uma representação mais geral do afeto, leva em conta os estados afetivos tanto positivos quanto negativos e fornece uma abordagem mais conservadora para estudar o afeto no campo do exercício.[43,47]

Atenção e cognição

A **atenção**, conforme é usada na psicologia do esporte e do exercício, é definida como a capacidade de dirigir o foco para uma habilidade ou atividade específica. A atenção também pode ser definida de forma mais ampla como concentração[48] com quatro componentes:

- Foco nas pistas relevantes do ambiente (atenção seletiva)
- Manutenção do foco atencional ao longo do tempo
- Ter consciência da situação
- Mudança do foco atencional quando necessário.[6]

Atenção. Processo pelo qual uma pessoa se concentra em algumas características do ambiente com exclusão (relativa) de outras.

A capacidade de concentrar a atenção contribui enormemente para o sucesso nos exercícios, nos esportes e nas competições atléticas. Os indivíduos e, em particular, os atletas que conseguem concentrar-se em determinados estímulos ambientais relevantes, enquanto ignoram estímulos irrelevantes, terão maior chance de ter um desempenho bem-sucedido do que indivíduos distraídos e incapazes de se concentrar. A quantidade de esforço necessário para essa concentração da atenção pode ser importante. Normalmente, conforme um indivíduo começa a aprender uma habilidade, ele precisa fazer um esforço consciente para focar a atenção sobre a habilidade e seus componentes. À medida que ele se torna mais proficiente na execução da habilidade, haverá menos necessidade de focar a atenção na habilidade e ele poderá concentrar-se mais em outros aspectos do ambiente.[4,6]

A atenção é um conceito difícil de estudar em ambientes esportivos e atléticos, visto que não existe nenhuma estratégia uniforme para estudá-la e tendo em vista que muitas das metodologias usadas para o seu estudo envolvem a interrupção intencional do desempenho em algum nível. Além disso, o nível de excitação de um indivíduo pode ter impacto na atenção, acrescentando outro fator que precisa ser considerado ou controlado. A excitação tem seus efeitos mais significativos sobre a atenção ao influenciar o nível de foco que o indivíduo pode ter. Em essência, à medida que a excitação do indivíduo aumenta, o foco atencional se estreita, e a atenção do indivíduo torna-se mais concentrada. Isso é necessário para o desempenho efetivo. À medida que a excitação aumenta de uma intensidade baixa para uma intensidade moderada, o campo atencional do indivíduo torna-se mais focado. Em geral, há uma melhora do desempenho, visto que o estreitamento da atenção permite ao indivíduo eliminar estímulos desnecessários do campo da atenção. Entretanto, se a excitação for demasiado alta, ela pode ter um efeito adverso sobre o desempenho. Nesse caso, a atenção pode tornar-se tão estreita que o indivíduo perde informações importantes que são fundamentais para o desempenho da habilidade ou da tarefa em questão.[4,6]

Os profissionais da psicologia do esporte e do exercício utilizam uma variedade de técnicas e estratégias para melhorar as habilidades de atenção e o desempenho dos indivíduos.

A atenção pode ser indiretamente avaliada por meio de vários procedimentos de medição, incluindo medidas comportamentais de atenção, medidas de autorrelato de atenção e medidas psicofisiológicas de atenção.[4] A Tabela 8.2 fornece três das maneiras mais comuns usadas para avaliar a atenção e as limitações associadas a cada uma delas.[4,6]

Pensando criticamente

Que informações específicas sobre um indivíduo você precisa obter para ajudá-lo a melhorar o desempenho durante uma competição esportiva ou atlética?

 ## Psicologia do exercício

Os problemas de saúde mental nos EUA são responsáveis por custos médicos e de hospitalização significativos.[6,49,50] Cerca de 14% de todos os estadunidenses utilizam serviços de saúde mental, e, de acordo com as estimativas, 18,1% sofrem de **ansiedade** enquanto 9,5% apresentam um transtorno de humor.[49,51] A ansiedade e a **depressão** constituem problemas de saúde mental significativos, que também podem levar a outras condições adversas de saúde.[49]

Ansiedade. Estado de inquietação e apreensão relacionado com incertezas futuras.
Depressão. Redução da atividade fisiológica e psicológica.

Capítulo 8 Psicologia do Esporte e do Exercício **285**

Tabela 8.2	Maneiras comuns de se avaliar a atenção e as limitações associadas a cada uma delas.[4,6]	
MEDIDA DA ATENÇÃO	**DESCRIÇÃO**	**LIMITAÇÃO**
1. Paradigma de dupla tarefa	• O indivíduo é solicitado a executar duas tarefas ao mesmo tempo com a crença de que a tarefa principal exigirá a maior atenção, permitindo que o desempenho na segunda tarefa seja avaliado	• A manipulação necessária compromete fundamentalmente o desempenho • Não está claro se existe um limite à capacidade de atenção, cuja suposição está subjacente à técnica
2. Autorrelato	• O indivíduo é solicitado a fornecer informações sobre o que estava focalizando durante o desempenho de uma habilidade ou tarefa	• Não está bem definido se os atletas podem, de fato, acessar os processos cognitivos que ocorrem durante atividades que exigem atenção e, em seguida, colocar essas operações em palavras • Os atletas podem não completar questionários de avaliação exatamente antes de uma competição
3. Medidas psicofisiológicas	• O construto psicológico de atenção pode ser avaliado com base nas respostas fisiológicas do corpo imediatamente antes do desempenho	• A medição de uma variável fisiológica não fornece necessariamente a avaliação de uma variável psicológica

O exercício agudo e crônico tem o potencial de influenciar o humor e as emoções psicológicas. O exercício regular também tem a capacidade de melhorar a saúde mental ao reduzir a ansiedade e a depressão[4,52,53] e ao melhorar o bem-estar psicológico.[54]

Ansiedade

A ansiedade é um estado de inquietação e apreensão relacionado com incertezas futuras. Sessões agudas de atividade física e de exercício e a participação em programas de exercícios regulares reduzem os níveis de ansiedade-estado e ansiedade-traço. São obtidos benefícios positivos em indivíduos que sofrem níveis normais a moderadamente altos de ansiedade. Tanto o exercício aeróbico quanto o treinamento com exercício de resistência podem reduzir os níveis de ansiedade; o exercício aeróbico produz redução da ansiedade semelhante àquela produzida por outros tratamentos comumente usados para ansiedade.[4,6,31] O exercício diminui a ansiedade, independentemente de idade, sexo, nível de condicionamento físico, estado de saúde ou nível de ansiedade do indivíduo. Embora os níveis de ansiedade possam ser reduzidos por meio do exercício, existem algumas diretrizes gerais sobre o exercício que devem ser seguidas para maximizar a influência:

- A intensidade do exercício deve ser pelo menos de 30 a 40% da frequência cardíaca máxima
- A duração do exercício de até 30 minutos proporciona os maiores efeitos
- A participação em programas de treinamento mais longos tem mais efeito do que em programas mais curtos.[6,31]

286 ACSM Introdução à Ciência do Exercício

O volume total de exercício e o tipo de exercício necessários para diminuir a ansiedade não estão totalmente definidos. Os indivíduos podem variar a intensidade, a duração e a frequência dos exercícios em um esforço para afetar o estado psicológico. Tanto o exercício aeróbico quanto o treinamento de resistência demonstraram ter efeitos positivos sobre a ansiedade,[9,47] e, dependendo do nível de ansiedade, apenas 5 minutos de exercício podem ter um impacto positivo sobre a ansiedade.[31]

Depressão

A depressão mental é um estado de desânimo e retraimento emocional geral. Embora o tratamento padrão para a depressão mental seja a psicoterapia ou o uso de medicamentos com prescrição médica, muitos indivíduos utilizam o exercício como escolha de tratamento alternativo efetivo.[6] O sedentarismo também está relacionado com níveis mais elevados de depressão.[55] Tanto o exercício aeróbico quanto o exercício de resistência podem diminuir a depressão, e a redução é observada em todos os tipos de indivíduos de todas as idades, sexo e estado de saúde. O exercício produz efeitos antidepressivos maiores quando o programa de treinamento tem pelo menos 9 semanas de duração e não depende de mudanças no nível de condicionamento físico.[4,31,55,56] O exercício pode funcionar para aliviar a depressão por meio de mecanismos psicológicos ou neurobiológicos.[57] Os mecanismos psicológicos podem incluir aumento da autoeficácia, autoestima e bem-estar positivo e melhora no apoio social.[58] Os mecanismos neurobiológicos podem incluir alterações nas substâncias neurotransmissoras, como norepinefrina, serotonina e triptofano, bem como mudanças na secreção de hormônios do eixo hipotálamo-hipófise-suprarrenal.[56] Parece que é possível encontrar um efeito dose-resposta para o efeito do exercício sobre a depressão, em que o exercício de maior intensidade é mais efetivo do que o exercício de menor intensidade;[57] porém, o volume exato de exercício necessário para influenciar a depressão ainda não foi totalmente determinado.[9,47] Os indivíduos que mantêm programas de exercícios regulares têm tendência a apresentar taxas de recidiva da depressão significativamente mais baixas.[59] Trabalhos futuros nessa área deverão levar a conhecimentos adicionais sobre o papel da atividade física e do exercício como parte do esquema de tratamento completo para indivíduos com depressão.

Bem-estar emocional

Embora grande parte dos estudos anteriores sobre mudanças psicológicas associadas à atividade física e ao exercício tenha se concentrado na redução das emoções negativas, há um volume substancial de apoio sobre a eficácia do exercício no aumento e na melhora de muitos estados psicológicos positivos (Figura 8.5).[4] O exercício pode ter efeitos positivos nos estados de humor, como vigor, pensamento claro, energia, estado de alerta e bem-estar.[6,58] Em alguns casos, o exercício realizado por apenas 10 minutos pode produzir benefícios psicológicos positivos.[60] Um dos efeitos mais consistentemente relatados do exercício agudo e crônico é o aumento da sensação de energia.[38,61] A atividade física e o exercício também demonstraram aumentar a autoconfiança, a autoestima e a função cognitiva.[6,62,63] Embora seja claro que o exercício esteja relacionado com mudanças positivas do humor,[64] ainda não foi esclarecido se o exercício de fato produz melhora do humor.[6] As seguintes características e diretrizes para a atividade física e o exercício parecem ter o maior impacto na mudança do humor de um indivíduo:

- Realizar a respiração abdominal rítmica
- Ausência relativa de comunicação interpessoal
- Realização de atividades fechadas e previsíveis que possibilitam movimentos pré-planejados

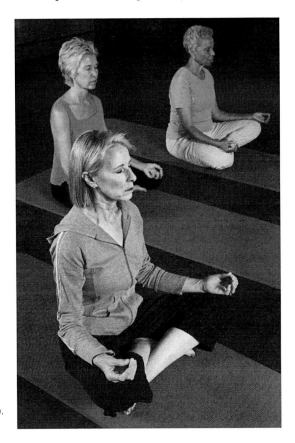

FIGURA 8.5 Exercício e relaxamento. (Foto de Shutterstock.)

- Realizar movimentos rítmicos e repetitivos que permitem que a mente se concentre em questões importantes
- Realizar 20 minutos de atividade física e exercício de intensidade moderada
- Realizar uma atividade física ou exercício de intensidade moderada pelo menos 2 a 3 vezes/semana
- Realizar atividades que sejam agradáveis.[5,55,58,65]

Explicações sobre exercício e bem-estar psicológico

Numerosas explicações e teorias, tanto fisiológicas quanto psicológicas, foram propostas sobre como a atividade física e o exercício melhoram a saúde mental. A Tabela 8.3 fornece uma lista dos fatores fisiológicos e psicológicos que podem desempenhar um papel na facilitação da melhora da saúde mental com a prática de exercício.[6] Embora nenhuma teoria isolada tenha suporte como único mecanismo ou como mecanismo principal para produzir essas mudanças positivas, quatro explicações são frequentemente mencionadas.[61] Incluem a hipótese de distração, a hipótese da endorfina, a hipótese termogênica e a hipótese monoaminérgica.[4]

A *hipótese da distração* é uma das explicações psicológicas mais comuns entre as hipóteses comumente propostas. Ela sugere que a razão para a melhora do perfil emocional após a realização de exercício é que este proporciona uma distração dos acontecimentos diários normais que frequentemente levam ao estresse e às emoções negativas. Isso permite ao indivíduo concentrar-se em coisas diferentes dos fatores que levam ao estresse e a emoções

Tabela 8.3	Fatores fisiológicos e psicológicos que podem desempenhar um papel nos efeitos do exercício sobre a saúde mental.[4,6]
FATORES FISIOLÓGICOS	**FATORES PSICOLÓGICOS**
Aumento do fluxo sanguíneo cerebral	Maior sensação de controle
Alterações nos neurotransmissores cerebrais	Sentimento de competência e autoeficácia
Aumento no consumo máximo de oxigênio e fornecimento de oxigênio ao cérebro	Interações sociais positivas
Redução da tensão muscular	Melhora do autoconceito e da autoestima
Mudanças estruturais no cérebro	Oportunidades de diversão e prazer

negativas.[66] A *hipótese da endorfina* é designada com base na classe de hormônios do estresse, denominados "endorfinas". Durante o exercício, as concentrações de endorfinas aumentam e permanecem elevadas por algum tempo após o término do exercício. Os níveis elevados de endorfinas foram correlacionados de forma positiva com indivíduos que se sentem melhor, e tornou-se popular afirmar que as endorfinas são responsáveis por essa melhora do humor.[67] Entretanto, tem sido difícil provar que a elevação dos níveis de endorfinas seja responsável por fazer os indivíduos se sentirem melhor após o exercício. A *hipótese termogênica* sugere que o exercício de intensidade e/ou duração suficientes resultará em elevação da temperatura corporal. Acredita-se que uma temperatura corporal elevada resultará em uma variedade de mudanças positivas, como redução da tensão muscular após o exercício e outras mudanças psicológicas.[68] A *hipótese monoaminérgica* sugere que alterações nos neurotransmissores cerebrais podem resultar em mudanças emocionais induzidas pelo exercício. Os neurotransmissores norepinefrina, dopamina e serotonina frequentemente estão localizados em estruturas cerebrais reconhecidas por um importante papel na emoção e são alterados com o exercício.[69] Embora cada uma dessas hipóteses forneça um suporte indireto para o papel da atividade física e do exercício na redução do estresse e das emoções negativas, é necessário realizar muita pesquisa para compreender melhor os mecanismos pelos quais a atividade física e o exercício melhoram a saúde mental.

Exercício e função cognitiva

A atividade física e o exercício afetam todos os sistemas do corpo, incluindo o cérebro, no qual melhoram e protegem a função cerebral. O envelhecimento provoca disfunção e degeneração de neurônios e, em alguns casos, alterações da personalidade. As mudanças nos **neurotransmissores** cerebrais determinam como fatores como fluxo sanguíneo cerebral, atividade elétrica do cérebro e subprodutos de neurotransmissores cerebrais estão ligados às emoções e aos pensamentos.[70] O fluxo sanguíneo para o cérebro modifica-se com o exercício. À medida que aumenta a intensidade do exercício, de níveis baixos para moderados, as regiões temporal, parietal e frontal do cérebro apresentam um aumento do fluxo sanguíneo.[71] O registro da

Neurotransmissor. Substância química que é produzida e secretada por uma terminação nervosa e que, em seguida, difunde-se através de uma sinapse para causar excitação ou inibição de outro nervo.

atividade elétrica do cérebro demonstrou prever como um indivíduo irá se sentir depois de realizar um exercício.[72] As funções cerebrais superiores, em particular aquelas associadas ao lobo frontal e às regiões do hipocampo do cérebro, podem ser seletivamente mantidas ou intensificadas em humanos com níveis mais elevados de condicionamento físico.[4,73]

O treinamento físico regular também pode influenciar a função cerebral tanto em crianças quanto na pré-adolescência,[9,47] bem como em indivíduos idosos.[9,62,63,74] O exercício ao longo da vida melhora vários aspectos da cognição e das estruturas e funções cerebrais.[74] Grande parte dessa pesquisa utilizou exercícios aeróbicos, como caminhada, corrida, ciclismo e natação. Estudos transversais demonstraram que o exercício aeróbico melhora componentes da reação dos sistemas nervosos tanto periférico quanto central, resultando em redução do tempo para reconhecimento e resposta a um estímulo. Os indivíduos que praticaram exercícios por um longo período de suas vidas respondem mais rapidamente à apresentação de estímulos auditivos ou visuais, discriminam entre múltiplos estímulos e fazem movimentos com mais rapidez. Além disso, os praticantes de exercícios podem superar os não praticantes em tarefas como raciocínio, memória de trabalho e testes de inteligência fluida.[9,47,75] Entretanto, não foram sempre encontradas diferenças no desempenho de tarefas aparentemente semelhantes entre praticantes de exercícios ao longo da vida e não praticantes.[4,73] É necessário realizar muita pesquisa para identificar a dose adequada e a prescrição de exercício para melhorar a função cognitiva de indivíduos ao longo de sua vida.[47]

Pensando criticamente

De que maneira as diversas áreas de conteúdo da psicologia do esporte e do exercício proporcionam melhorias nos cuidados de saúde de indivíduos saudáveis e com doenças?

Comportamento relacionado com o exercício

O sedentarismo e o baixo condicionamento físico constituem fortes preditores de risco de doenças. Por exemplo, os indivíduos fisicamente inativos correm maior risco de alguns tipos de doença cardiovascular e de câncer.[76] A atividade física promove uma boa saúde e também diminui o risco de morbidade e mortalidade.[54,77-79] Apesar dos esforços nacionais envidados para promover a atividade física nos EUA, as taxas de morbidade e de mortalidade por doenças relacionadas com o estilo de vida permanecem elevadas.[76,80-83] Existem numerosos benefícios fisiológicos e psicológicos que podem ser obtidos quando o indivíduo está fisicamente ativo. Demonstrou-se que a atividade física regular:

- Reduz o risco de doença cardiovascular, incluindo de acidente vascular encefálico, hipertensão arterial e doença arterial coronariana
- Diminui o risco de alguns tipos de câncer, incluindo os cânceres colorretal e de mama
- Contribui para a perda de peso e a manutenção de massa corporal saudável
- Melhora os fatores psicológicos, como redução do estresse e da depressão e aumento da autoestima.[6]

Apesar dos numerosos benefícios derivados da participação em programas regulares de atividade física e exercício, aproximadamente 50% dos homens e das mulheres estadunidenses não realizam atividades físicas regulares o suficiente para alcançar os objetivos do *Healthy People 2030* para a obtenção de benefícios substanciais para a saúde.[84] Muitas barreiras à participação no exercício estão sob o controle do indivíduo e, portanto, são passíveis de mudança.[6] As principais barreiras à participação de indivíduos em programas regulares de atividade física e exercício geralmente são a falta de tempo, a falta de energia e a falta de motivação.[6,85,86] Se um indivíduo conseguir superar essas barreiras e começar um programa de exercícios, o próximo obstáculo que ele enfrentará será o de continuar a sua participação regular no programa. A **adesão ao exercício** representa um desafio para a maioria dos indivíduos, e aproximadamente 50% dos que iniciam um programa o interrompem ou "desistem" nos primeiros 6 meses.[19] Os indivíduos citam uma variedade de razões para explicar a interrupção da atividade física e dos exercícios regulares.[19,87] As pesquisas realizadas identificaram várias estratégias efetivas para aumentar a adesão ao exercício, incluindo incentivos financeiros,[88,89] aconselhamento[90] e estratégias de autorregulação.[91] Em um esforço para compreender melhor a razão pela qual as pessoas não iniciam um programa regular ou o abandonam, os profissionais da psicologia do exercício promoveram várias teorias e modelos de comportamento relacionado com o exercício. É importante que os profissionais da ciência do exercício tenham uma sólida compreensão de como essas teorias influenciam o comportamento relacionado com o exercício.

Teorias e modelos do comportamento de prática de exercícios

Acredita-se que possam ocorrer melhorias na adoção e na adesão ao exercício se for obtida melhor compreensão de como e por que os indivíduos participam de atividades físicas e exercício. São utilizados quatro modelos proeminentes para ajudar a explicar o processo de adoção e adesão ao exercício.[6,92,93] A Tabela 8.4 ilustra esses modelos de comportamento relacionados com o exercício e a teoria associada a cada modelo. Cada um dos modelos discutidos (**comportamento de crença na saúde, teoria do comportamento planejado/ação racional**, teoria sociocognitiva e **modelo transteórico de comportamento**) tem sido usado em diferentes ambientes para ajudar a entender por que os indivíduos podem ou não iniciar e continuar a sua participação em um programa regular de atividade física e exercícios.[94] Outros modelos, como o modelo social ecológico, o modelo de prevenção de recaídas e a teoria do hábito, também são considerados importantes na compreensão de como e por que os indivíduos participam de atividades físicas e exercícios regulares.[9,47]

O *modelo de comportamento de crença na saúde* é um modelo psicológico que procura explicar e prever comportamentos de saúde individuais.[93] O modelo original fornece quatro construtos que representam a ameaça percebida e os benefícios efetivos percebidos de uma ação ou comportamento: a suscetibilidade percebida, a gravidade percebida, os benefícios percebidos e as barreiras percebidas. Esses conceitos foram propostos como explicação para a prontidão de um indivíduo para agir e mudar o comportamento. Posteriormente, foram acrescentados dois outros conceitos ao modelo: pistas para a ação e autoeficácia. As pistas

Adesão ao exercício. Comportamento de participação contínua em um programa regular de exercícios.

Comportamento de crença na saúde. Modelo teórico usado para explicar e prever os comportamentos individuais relacionados com a saúde utilizando seis construtos de comportamento.

Teoria do comportamento planejado/ação racional. Teoria usada para descrever e prever um comportamento individual deliberado e planejado.

Modelo transteórico de comportamento. Modelo utilizado para compreender as fases de progressão dos indivíduos e os processos cognitivos e comportamentais que eles usam durante a mudança de comportamentos relacionados com a saúde.

Capítulo 8 Psicologia do Esporte e do Exercício

Tabela 8.4	Modelos de comportamento relacionado com o exercício e teoria associada a cada modelo.[6]
MODELO	**TEORIA**
Modelo de crença na saúde	• A probabilidade de um indivíduo envolver-se na prática de exercícios depende da percepção da pessoa da gravidade da doença potencial, bem como da avaliação dos custos e benefícios do exercício[131]
Teoria do comportamento planejado/ação racional	• A probabilidade de um indivíduo envolver-se na prática de exercícios depende de suas atitudes com relação a determinado comportamento e às percepções de sua capacidade de executar o comportamento[132]
Teoria sociocognitiva	• A probabilidade de um indivíduo envolver-se na prática de exercícios depende dos fatores pessoais, comportamentais e ambientais que interagem de maneira recíproca[34]
Modelo transteórico	• A probabilidade de um indivíduo envolver-se na prática de exercícios depende da fase de mudança na qual o indivíduo encontra-se atualmente para estabelecer e manter uma mudança no estilo de vida[130]

para a ação ativariam a prontidão de um indivíduo e estimulariam um comportamento aberto. O acréscimo mais recente ao modelo é a autoeficácia ou confiança de um indivíduo na sua capacidade de executar uma ação com sucesso. Esse conceito foi acrescentado para ajudar o modelo de comportamento de saúde a ajustar-se melhor aos desafios de mudança de comportamentos habituais não saudáveis, como sedentarismo, tabagismo ou superalimentação.[95]

A *teoria do comportamento planejado/ação racional* é usada para descrever e prever o comportamento deliberado, visto que o comportamento pode ser deliberado e planejado.[93] A teoria do comportamento planejado/ação racional baseia-se na crença de que o comportamento de um indivíduo é determinado pela sua intenção de executar o comportamento, e que essa intenção é, por sua vez, uma função de sua atitude com relação ao comportamento e sua norma subjetiva. O melhor preditor do comportamento de um indivíduo é a intenção de realizar o comportamento. A intenção é a representação cognitiva da prontidão de um indivíduo para executar determinado comportamento e é considerada como o antecedente imediato do comportamento. Essa intenção é determinada por três fatores: atitude com relação ao comportamento específico, normas subjetivas e controle do comportamento percebido. A teoria do comportamento planejado/ação racional sustenta que apenas atitudes específicas com relação ao comportamento em questão podem prever esse comportamento.[96]

A *teoria sociocognitiva* explica como os indivíduos adquirem e mantêm alguns padrões de comportamento e também pode ser usada para fornecer a base para estratégias de intervenção.[97] A avaliação da mudança comportamental depende do ambiente, do indivíduo e do comportamento específico. Essa teoria fornece uma estrutura para projetar, implementar e avaliar programas de exercícios. O ambiente refere-se aos fatores, tanto sociais quanto físicos, que podem afetar o comportamento de um indivíduo. O ambiente social refere-se às interações individuais e de grupo passíveis de influenciar o comportamento e inclui familiares, amigos e colegas. O ambiente físico refere-se aos fatores do ambiente construído que o indivíduo encontra e inclui, por exemplo, o tamanho e a forma de uma sala, as condições climáticas e a disponibilidade de alimentos específicos. O ambiente combinado com a situação individual fornece a estrutura para a compreensão do comportamento de um indivíduo. A situação refere-se às representações mentais do ambiente que podem afetar o comportamento do indivíduo. A situação inclui a percepção do indivíduo sobre o local, o tempo, as características físicas e a atividade.[98] Os ambientes sociais e físicos influenciam constantemente um ao outro. O comportamento individual não é simplesmente o resultado do ambiente e do indivíduo.[98] O ambiente fornece modelos de comportamento, e os indivíduos executam algumas ações em resposta aos fatores ambientais e sociais.[97]

O *modelo transteórico* tem sido utilizado para compreender as etapas pelas quais os indivíduos progridem e os processos cognitivos e comportamentais que eles usam enquanto mudam comportamentos relacionados com a saúde.[81,93] O modelo transteórico é efetivo para prever e explicar os comportamentos dos indivíduos relacionados com o exercício.[99] Nesse modelo, existem cinco estágios de mudança por meio dos quais os indivíduos progridem à medida que um comportamento é adotado.[99] Os cinco estágios são mostrados na Figura 8.6. O modelo postula que os indivíduos que se envolvem em um novo comportamento passam pelos estágios de pré-contemplação, contemplação, preparação, ação e manutenção. A passagem por esses estágios nem sempre ocorre de maneira linear, mas pode ser cíclica, visto que muitos indivíduos precisam fazer várias tentativas de mudança comportamental antes que o comportamento seja adotado e os objetivos sejam alcançados. A quantidade de progresso que as pessoas fazem como resultado de uma intervenção tende a ser uma função do estágio no qual se encontram no início do tratamento. Foram desenvolvidos instrumentos para medir os estágios e os processos de adoção e manutenção da prática de exercícios e os construtos relacionados de autoeficácia e tomada de decisão específica para a prática de exercícios.[98] O movimento pelos estágios pode ser afetado por muitos fatores fora do controle do indivíduo. Os indivíduos utilizam numerosas estratégias e técnicas para mudar comportamentos, e as estratégias constituem seus processos de mudança. O uso efetivo de estratégias comportamentais que funcionam no ambiente (p. ex., reforço, apoio social) e de estratégias cognitivas que se concentram nos pensamentos e nas percepções (p. ex., educação, campanhas da mídia) pode ajudar as pessoas a passar pelos estágios e a manter uma atividade física regular.[6]

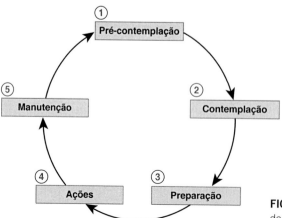

FIGURA 8.6 Padrão cíclico dos estágios de mudança.[6,131]

Áreas de estudo na psicologia do esporte e do exercício

A psicologia do esporte e do exercício abrange inúmeras áreas de pesquisa e de investigação acadêmica com o objetivo de melhorar o desempenho na saúde, na atividade física, no exercício, no esporte e no desempenho atlético. Os profissionais da psicologia do esporte e do exercício são interessados nas diversas respostas mentais e psicológicas que resultam em melhora dos resultados associados ao exercício e ao esporte. O papel dos determinantes da adesão ao exercício, as lesões e a saúde mental, e a visualização e a melhora do desempenho são exemplos de algumas áreas principais de interesse na psicologia do esporte e do exercício. As áreas selecionadas não pretendem de modo algum inferir uma lista inclusiva ou indicar maior importância do que uma área não coberta, mas sim pretendem fornecer uma amostra das áreas nas quais são gerados e usados os conhecimentos da psicologia do esporte e do exercício.

Determinantes da adesão ao exercício

A psicologia do esporte e do exercício é usada para ajudar a compreender melhor o processo de pensamento dos indivíduos que adotam e mantêm um programa regular de exercícios e treinamento. Isso é fundamental para o desenvolvimento de estratégias que irão melhorar a adesão dos indivíduos ao exercício. Na progressão natural de um indivíduo que deseja participar de um programa de atividade física e exercícios, o movimento para dentro e para fora de cada fase principal pode ser afetado por numerosos fatores.[100] Esses determinantes podem ser categorizados em fatores pessoais e ambientais, que podem exercer uma influência positiva ou negativa ou nenhuma influência na adesão ao exercício.[6,93,101,102] Os determinantes pessoais podem ser ainda divididos em variáveis demográficas, cognitivas e de personalidade e comportamentos, enquanto os determinantes ambientais podem ser divididos em ambiente social, ambiente físico e características da atividade física.[6] Exemplos de determinantes pessoais incluem idade, nível de escolaridade, conhecimento sobre exercícios, atitude e nível de autoconfiança. Exemplos de determinantes ambientais incluem acesso a instalações, custo, influências familiares e tempo disponível percebido.[100]

Utilizando as informações sobre os determinantes pessoais e ambientais de um indivíduo, como também as teorias de mudança do comportamento, os profissionais da psicologia do esporte e do exercício, bem como outros profissionais da ciência do exercício, podem desenvolver estratégias eficazes para melhorar a adesão ao exercício. Por exemplo, as pesquisas indicaram que tanto os hábitos pessoais quanto as intenções de atividade física devem ser considerados quando se promovem estratégias de adesão ao exercício em adultos.[103] A Tabela 8.5 ilustra algumas das principais abordagens e estratégias para melhorar a adesao ao exercício.[6] É importante efetuar uma correspondência efetiva entre as teorias e os modelos de comportamento relacionados com o exercício e a estratégia adequada para melhorar a adesão, de modo a aumentar a probabilidade de um indivíduo adotar a prática de exercício regular como comportamento de saúde. Promover efetivamente a adesão aumenta a probabilidade de que um indivíduo continue um programa regular de atividade física e exercício e, assim, obtenha os benefícios associados à saúde.[4,6]

A adesão ao exercício tem sido associada a uma variedade de contextos ambientais com indivíduos de todas as idades e características. Por exemplo, a importância da adesão ao exercício é fundamental para indivíduos que apresentam uma variedade de problemas de saúde e doenças. A capacidade de indivíduos com doença cardíaca ou câncer de manter a sua

ACSM Introdução à Ciência do Exercício

Tabela 8.5	Principais abordagens e estratégias para melhorar a adesão ao exercício.[6]
ESTRATÉGIA	**EXEMPLOS**
Abordagens de modificação do comportamento	• Solicitações • Contratação • Gráfico de presença e participação • Recompensa pela presença e participação • *Feedback*
Abordagens cognitivas	• Estabelecimento de metas • Associação e dissociação
Abordagens de tomada de decisão	• Folha de balanço de decisão
Abordagens de apoio social	• Ações sociais e familiares

participação em um programa de exercícios é fundamental para a taxa global de morbidade e mortalidade dessas condições. Um dos fatores mais significativos que afetam a adesão ao exercício em pacientes com insuficiência cardíaca é o fraco apoio social. Os pacientes que têm maior apoio social percebido demonstraram praticar mais exercício e ter melhores resultados do que aqueles com menor apoio social percebido.[104] A participação em um programa de atividade física e exercícios após tratamento para vários tipos de câncer é fundamental para manter um estilo de vida ativo e independente.[105] Níveis mais elevados de autoeficácia estão significativamente associados à alta taxa de participação e adesão aos exercícios de *endurance*, enquanto menor sofrimento psicológico está significativamente associado a altas taxas de participação em exercícios de resistência.[106]

Lesões e saúde mental

A participação em competições esportivas e atléticas está associada a um nível de risco de lesão, que constitui uma função de numerosos fatores. Fatores tanto intrínsecos (p. ex., idade, controle neuromuscular, lesão anterior, força) quanto extrínsecos (p. ex., equipamento, ambiente) contribuem para tornar um atleta suscetível a lesões físicas durante o treinamento e/ou a competição.[107] A gravidade da lesão afetará o período em que o atleta estará proibido de se envolver em prática ou treinamento, bem como de participar de competições. Embora o aspecto físico da lesão frequentemente seja visível ou descritível para o atleta, treinador e profissional da medicina do exercício e do esporte, há frequentemente um aspecto psicológico da lesão que é menos visível ou descritível. Qualquer componente psicológico associado a uma lesão física requer atenção e intervenção. Um componente psicológico não tratado associado a uma lesão pode contribuir para um atraso na recuperação completa da lesão, baixa qualidade de prática e treinamento, desempenho inadequado durante as competições e incapacidade de participar em competições esportivas ou atléticas.[108]

Para um atleta, uma lesão pode representar um acontecimento significativo na vida, que pode afetar a cognição, as emoções e os comportamentos do atleta. A avaliação cognitiva e a avaliação da lesão podem determinar a resposta emocional do atleta, o que, por sua vez, pode afetar aspectos comportamentais do atleta, como estabelecimento de metas, motivação para treinamento e competição, conformidade com as expectativas do treinador e adesão ao tratamento de reabilitação.[108] Percepção de dor, otimismo/autoeficácia e depressão/estresse constituem fatores psicológicos proeminentes que demonstraram ser importantes no tratamento de doenças e lesões.[108] As estratégias psicológicas sugeridas, como aconselhamento, estabelecimento de metas, diálogo interno positivo, reestruturação cognitiva e visualização, estão associadas à recuperação mais rápida de uma lesão esportiva musculoesquelética.[109-112] Essas intervenções psicológicas permitem mudanças positivas do humor, controle eficaz da dor, maior adesão aos exercícios e aumento da adesão à reabilitação.[109,112] As intervenções psicológicas podem facilitar a recuperação de atletas lesionados ao promover um estado emocional positivo e a adesão à reabilitação. São necessárias pesquisas adicionais para determinar as intervenções mais eficazes para fatores psicológicos específicos, a duração apropriada das intervenções, o melhor método de implementação após uma lesão esportiva e o impacto dessas intervenções na capacidade do atleta de retornar aos treinos e às competições.[109,112]

Os problemas comuns de saúde psicológica em atletas tanto lesionados quanto sem lesão incluem estresse/ansiedade,[113] depressão,[114] transtornos alimentares[115] e transtorno por uso de substâncias.[108,116] Todos esses problemas de saúde psicológica apresentam sinais e sintomas específicos com manejo do tratamento específico para o problema de saúde mental, particularmente no que concerne à recuperação de lesões. As abordagens de tratamento consistem em monitoramento do estado de saúde mental,[117] discussões acerca da desmistificação de problemas de saúde mental,[117,118] intervenções de apoio positivas[119] e programas específicos de intervenção comportamental, como *mindfulness* (atenção plena) e treinamento de resiliência.[117,120]

Visualização e melhora do desempenho

A **visualização** (ou mentalização) é um comportamento executado no cérebro, que utiliza alguns ou todos os sentidos do corpo.[47] A visualização pode melhorar o desempenho ao estimular diretamente padrões de movimentos físicos ou indiretamente por meio da alteração de construtos e disposições associados a um desempenho bem-sucedido (p. ex., enriquecendo a confiança, controlando a ansiedade).[121,122] A visualização é uma habilidade psicológica fundamental utilizada para melhorar o desempenho em atividades físicas, exercícios, esportes e desempenho atlético.[121-123] A visualização é uma técnica efetiva para permitir a aquisição de habilidades motoras, aprendizagem de estratégias esportivas e melhora do desempenho nos esportes. A visualização também pode ter efeitos positivos sobre a ansiedade competitiva, a motivação, a autoeficácia e a confiança.[124] Os atletas utilizam a visualização para aprender, refinar e/ou revisar habilidades e estratégias esportivas; para aumentar a motivação ao imaginar resultados de sucesso no esporte; para aumentar a confiança, o foco e/ou a resistência mental; e para se acalmar ou para se energizar.[125]

A influência de várias formas e tipos de visualização sobre o desempenho esportivo e atlético tem sido objeto de considerável investigação. A velocidade do processo de visualização pode ter uma influência significativa nos resultados de desempenho esportivo e atlético. Os atletas podem empregar a visualização em câmera lenta em tempo real e em movimento acelerado, no esforço de melhorar o desempenho, em que cada velocidade usada afeta diversos aspectos psicológicos da estratégia de aprendizagem e desempenho.[124] Os atletas que incorporam velocidades de visualização em câmera lenta e/ou em câmera rápida durante a aprendizagem de movimentos completos no esporte podem beneficiar o seu desempenho

Visualização. Comportamento executado no cérebro que usa alguns dos sentidos do corpo ou todos eles para melhorar o desempenho.

quando os movimentos em câmera lenta e em câmera rápida são combinados com imagens de velocidade em tempo real.[124] A visualização positiva pode neutralizar o efeito da visualização negativa e pode influenciar diretamente o nível de estresse e ansiedade.[126] Quando usadas como intervenções combinadas, a mentalização visual e a cinestésica são vantajosas para atletas, enquanto o uso separado dessas duas modalidades de visualização pode parecer menos eficiente.[127] A visualização combinada com o diálogo interno e o relaxamento melhora a resistência mental e o desempenho de habilidades especializadas.[128,129]

Pensando criticamente

De que maneira um curso de psicologia do esporte e do exercício prepara o indivíduo para uma carreira como especialista em saúde, personal trainer ou treinador de atletas?

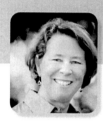

Entrevista

Jennifer Etnier, PhD, FACSM

Distinguished Professor do Department of Kinesiology na University of North Carolina em Greensboro

Breve introdução – Tendo nascido em uma família apaixonada pela atividade física, cresci praticando esportes coletivos e individuais e desfrutando de atividades recreativas ao ar livre. Inicialmente, formei-me em Matemática e Ciência da Computação na University of Tennessee; entretanto, depois de passar um verão inteiro fazendo programação de computadores, mudei de ideia e rapidamente acrescentei um curso (*minor*) de Psicologia a meu bacharelado. Reconheci, então, de maneira mais profunda, a paixão que tinha pela atividade física e pelo trabalho com pessoas e fiz duas pós-graduações em Psicologia do Esporte (mestrado na University of North Carolina em Chapel Hill; PhD pela Arizona State University). Na minha posição atual, realizo pesquisas focadas nos benefícios cognitivos da atividade física ao longo da vida e, atualmente, exerço a função de *Principal Investigator* com bolsa dos National Institutes of Health intitulada Physical Activity and Alzheimer's Disease. Além de pesquisar e ensinar, estou também comprometida em melhorar a experiência do esporte juvenil e escrevi dois livros com esse propósito em mente (*Bring Your "A" Game*; *Coaching for the Love of the Game*).

P: Quais são duas ou três experiências mais significativas em sua carreira?

Uma experiência profissional significativa foi que tive a oportunidade de interagir com o Dr. Gene Glass na Arizona State University. O Dr. Glass é a pessoa responsável por ter criado o termo "metanálise" e trouxe essa técnica para as ciências do comportamento. Como estudante de doutorado, fui convidada para ser a principal autora de uma revisão de metanálise da literatura sobre exercício e cognição, e tive o enorme benefício de conhecer pessoalmente o Dr. Glass para conversar sobre essa técnica estatística. A realização dessa metanálise foi fundamental para mim, tendo em vista meu longo interesse pelo exercício e cognição. E essa experiência também foi importante, visto que me ajudou a perceber que muitos estudiosos com reputação internacional também têm os pés no chão e estão dispostos a ajudar os acadêmicos menos experientes. Uma segunda experiência significativa foi ter tido a oportunidade de trabalhar como presidente da NASPSPA. Isso foi importante porque me deu a oportunidade de interagir e de aprender com acadêmicos de universidades de toda a América do Norte por meio de nosso trabalho no comitê executivo e nosso compromisso com a organização. Estar em uma posição de prestar serviço à profissão é vantajoso para todos, e eu incentivo tanto alunos quanto jovens profissionais a aproveitar as oportunidades de serviço, visto isso que lhes trará uma sensação de realização, ajudará no *networking* e também contribuirá para o crescimento profissional.

🅟 Por que você escolheu tornar-se "psicóloga do esporte e do exercício"?

Ao fazer meu mestrado, meu plano era tornar-me consultora de psicologia do esporte que ajudaria atletas a alcançar seus objetivos relacionados com o esporte. Entretanto, ao ver o grupo de pós-graduados na minha frente, que tinham dificuldades em conseguir um emprego na área, decidi obter um PhD e considerar uma carreira acadêmica. Na minha posição de docente, tenho o privilégio de ser capaz de perseguir meus interesses na psicologia do exercício (com a realização de pesquisas focadas nos benefícios do exercício para a saúde mental e orientação da próxima geração de acadêmicos), ao mesmo tempo que mantenho o meu interesse em ajudar atletas a conseguir melhores experiências no esporte (por meio da publicação de livros, realização de seminários educacionais e consultoria). Por fim, penso que isso se deve à minha experiência inicial e ao amor que tenho pela atividade física. Como psicóloga do esporte e do exercício, tenho também a oportunidade de gerar novos conhecimentos relativos aos benefícios da atividade física e de melhorar a experiência do esporte com a meta final de encorajar mais pessoas a serem fisicamente ativas desde a infância até a idade adulta.

🅟 Por que é importante que estudantes da ciência do exercício tenham uma compreensão da psicologia do esporte e do exercício?

Os estudantes da ciência do exercício serão um dia profissionais da ciência do exercício e deverão trabalhar com clientes, pacientes, atletas, treinadores e estudantes. A psicologia do esporte e do exercício fornece aos profissionais da ciência do exercício as evidências e as ferramentas necessárias para promover a atividade física e incentivar o início e a manutenção desse comportamento. Ao compreender os inúmeros benefícios para a saúde mental que resultam da atividade física, as informações podem ser utilizadas para ajudar as pessoas a reconhecer os benefícios a curto e a longo prazo proporcionados pela atividade física, motivando, assim, a participação. Por meio de teorias de mudança do comportamento ensinadas em cursos de psicologia do esporte e do exercício, os profissionais da ciência do exercício recebem as ferramentas necessárias para ajudar as pessoas a iniciar e manter comportamentos de atividade física. Por fim, a psicologia do esporte e do exercício fornece o conjunto de competências necessárias para ajudar atletas e praticantes de exercício a alcançar seus objetivos, em parte por meio de técnicas de aperfeiçoamento do desempenho, mas também por meio do desenvolvimento de habilidades mentais e de enfrentamento, que podem ser aplicadas ao esporte, aos estudos e à vida.

🅟 Que conselho você daria a um estudante que busca uma carreira em qualquer profissão da ciência do exercício?

Para os estudantes interessados na ciência do exercício, meu conselho é que procurem profissionais que estejam fazendo o que eles pensam e querem realizar. Os objetivos ao conversar com esses profissionais são aprender mais sobre seus caminhos educacionais e de experiência, aprender mais sobre os benefícios e as limitações de sua posição e como buscar mais efetivamente uma posição profissional semelhante. Ao pensar em seu futuro, é importante garantir que a carreira com que você se identificou será uma boa opção para você e, então, aprender quais caminhos você precisa seguir para alcançar essa posição. Gostaria também de incentivar os alunos a aproveitar as oportunidades em sua instituição de modo a ganhar experiência ou para ter interações fora da sala de aula com membros do corpo docente. Essas experiências o ajudarão a aprender mais sobre as várias opções de carreira disponíveis na área da ciência do exercício.

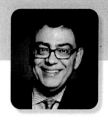

Entrevista

Panteleimon Ekkekakis, PhD, FACSM, FNAK
Professor, Department of Kinesiology, Iowa State University

Breve introdução – Sou natural da Grécia. Migrei para os EUA depois de concluir minha graduação em Ciência do Exercício e do Esporte na Panepistímio Athinón (Universidade de Atenas) e continuar mais 1 ano (quinto ano) como estudante de intercâmbio na University of Liverpool, no Reino Unido. Meu falecido pai era professor de educação física e treinador de atletas, de modo que fui criado em estádios, sempre rodeado de atletas. Seguir o "negócio da família" era quase inevitável. Entretanto, por volta do meu último ano de graduação, percebi que estava mais apaixonado pelo exercício voltado para a saúde do que pelo desempenho atlético. Assim, decidi entrar no então novo campo da psicologia do exercício e senti que tinha encontrado a minha vocação. Depois de concluir meu mestrado na Kansas State University e meu PhD na University of Illinois, fui contratado como Professor Assistente na Iowa State University, onde permaneci por mais de 20 anos.

 Quais são as experiências mais significativas em sua carreira?

Você só consegue identificar o período durante o qual teve o seu maior crescimento intelectual em retrospecto, quase nunca enquanto está passando por ele. Para mim, esse período é formado pelos 4 anos e meio que passei como estudante de doutorado na University of Illinois, em Urbana-Champaign. Como estudante, sabia que a UIUC era tradicionalmente o "epicentro" da psicologia do esporte nos EUA e, mais tarde, da psicologia do exercício. Entretanto, tinha menos consciência da reputação dos outros professores que tinha fora da cinesiologia, como os que me ensinaram psicofisiologia, emoções ou psicometria. Anos depois de me formar e de me aprofundar mais nessas literaturas, comecei a perceber que meus professores eram algumas das mentes mais influentes em seus respectivos campos.

Por que você escolheu tornar-se um "psicólogo do esporte e do exercício"?

Tive um início incomum nessa área, no sentido de que anunciei à minha família que estava me tornando um "psicólogo do esporte" quando era adolescente, bem antes que tivesse uma ideia clara do que isso significava exatamente. Sabia apenas que era fascinado por esportes e pela psicologia, de modo que pensei que seria maravilhoso combinar essas duas áreas de interesse. Por outro lado, escolher entre esporte e psicologia do exercício e escolher psicologia do exercício foi uma decisão mais informada e deliberada. Não só a psicologia do exercício era um campo mais novo, com mais oportunidades de crescimento, como também percebi que eu poderia potencialmente ajudar muito mais pessoas, em particular todos aqueles que não são necessariamente jovens, saudáveis ou atléticos.

Por que é importante que os estudantes da ciência do exercício tenham uma compreensão da psicologia do esporte e do exercício?

Graças às impressionantes descobertas feitas por cientistas do exercício e outros pesquisadores desde a década de 1950, tornou-se hoje um "conhecimento comum" de que o exercício é "bom para você", trazendo-lhe benefícios em quase todos os aspectos da saúde humana ao longo de toda a vida. Onde ainda deixamos a desejar como campo científico e profissional é ainda não termos maneiras capazes de converter esse conhecimento em um número maior de pessoas que sejam fisicamente ativas. Mostro os resultados de pesquisa a meus alunos, sugerindo que 97% dos adultos nos EUA reconhecem que a ausência de atividade física regular é um importante fator de risco para a saúde, mas que 97% ainda fazem menos do que a quantidade mínima recomendada de atividade física. Peço, então, a meus alunos que "coloquem o seu chapéu de ceticismo" e "pensem como um psicólogo" enquanto analisamos as práticas profissionais comuns, como as mensagens que escolhemos na promoção da atividade física, como prescrevemos exercícios, como estruturamos os ambientes físicos e sociais das academias e como fazemos educação física. Embora alguns fiquem na defensiva, a maioria percebe que podemos fazer melhor.

 Que conselho você daria a um estudante que busca uma carreira em qualquer profissão da ciência do exercício?

Embora isso provavelmente pareça um clichê, trata-se de um clichê por uma razão. Você precisa seguir o seu coração e fazer o que o deixa mais apaixonado. Para alguns, como eu, isso significa encontrar maneiras de tornar a experiência do exercício e da atividade física mais atraente, mais agradável e uma atividade para a qual mais pessoas queiram voltar e repetir, idealmente, todos os dias de suas vidas. Isso me deixa feliz e me dá uma sensação de realização, de modo que não penso nunca perder o entusiasmo e o desejo de compartilhar com outros o que estou aprendendo. Espero que todos os meus alunos e todos os estudantes da ciência do exercício encontrem uma paixão semelhante que os incentive ao longo de suas carreiras.

 ## Resumo

- A psicologia do esporte e do exercício é uma área de estudo que trata do comportamento, pensamentos e sentimentos de indivíduos saudáveis, incapacitados e doentes envolvidos em atividade física, exercício, esporte e competição atlética
- Os fatores individuais da personalidade, a motivação, a emoção e a atenção têm, cada um deles, uma forte influência no desempenho bem-sucedido do exercício e do esporte
- A atividade física e o exercício regulares podem influenciar a saúde mental ao reduzir a ansiedade e a depressão, ao melhorar o bem-estar psicológico e ao aprimorar vários aspectos da função cerebral
- A adesão ao exercício, que é importante para alcançar benefícios significativos para a saúde física e mental, é afetada por vários fatores pessoais e ambientais.

Para revisão

1. Quais são as áreas específicas de estudo da psicologia do esporte e do exercício?
2. Descreva o primeiro estudo de pesquisa experimental que influenciou diretamente a psicologia do esporte e do exercício.
3. Quais são as principais organizações profissionais na psicologia do esporte e do exercício?
4. Cite as principais revistas de pesquisa em psicologia do esporte e do exercício.
5. Descreva como a personalidade desempenha um papel no exercício, no esporte e na competição atlética.
6. Quais são as duas características de personalidade que são fortes preditores do comportamento relacionado com o exercício?
7. Descreva a diferença entre motivação extrínseca e intrínseca no que se refere à participação na atividade física e no exercício.
8. Como a autoeficácia influencia o desempenho no esporte e na competição atlética?
9. Quais são as características individuais apresentadas por praticantes de exercícios crônicos?
10. Explique por que um nível de excitação demasiado alto pode afetar adversamente o desempenho.
11. Por que é difícil estudar a atenção durante uma competição esportiva ou atlética?

300 ACSM Introdução à Ciência do Exercício

12. Descreva como o exercício agudo e crônico pode influenciar o nível de ansiedade e depressão de um indivíduo.
13. Cite cinco fatores ou características que a atividade física e o exercício devem ter para influenciar o humor de um indivíduo.
14. Descreva como o exercício melhora o bem-estar psicológico de acordo com cada uma das seguintes teorias:
    a. Distração
    b. Endorfinas
    c. Termogênica
    d. Monoaminérgica.
15. Como o modelo transteórico prevê e explica o comportamento de prática de exercício dos indivíduos?
16. Como atleta, que fatores influenciam a recuperação psicológica de uma lesão?

Aprendizagem baseada em projetos

1. Identifique um indivíduo que não participa de atividade física ou exercícios regulares. Prepare uma apresentação que inclua pelo menos cinco recomendações principais que você daria a essa pessoa em um esforço de melhorar a sua abordagem mental relacionada com a atividade física e o exercício. Quais são esses pontos-chave e como a literatura da psicologia do exercício apoia suas recomendações?
2. Identifique um atleta que você acredita que tenha algumas das características discutidas neste capítulo. Prepare uma apresentação que inclua pelo menos cinco pontos que você daria a outro atleta que esteja lutando com sua abordagem mental ao treinamento e competição. Quais são esses pontos-chave e como a literatura da psicologia do esporte apoia suas recomendações?

Referências bibliográficas

1. American Psychology Association. APA Division 47 2020. Available from: https://www.apadivisions.org/division-47.
2. Rejeski WJ, Brawley LR. Defining the boundaries of sport psychology. *Sport Psychol.* 1988;2:231–42.
3. Rejeski WJ, Thompson A. Historical and conceptual roots of exercise psychology. In: Seraganian P, editor. *Exercise Psychology: The Influence of Physical Exercise on Psychological Processes.* 1st ed. New York (NY): John Wiley & Sons; 1993. p. 3–35.
4. Petruzzello SJ. Exercise and sports psychology. In: Brown SP, editor. *Introduction to Exercise Science.* 1st ed. Philadelphia (PA): Lippincott, Williams & Wilkins; 2001. p. 310–33.
5. Hazelton G, Williams JW, Wakefield J, Perlman A, Kraus WE, Wolever RQ. Psychosocial benefits of cardiac rehabilitation among women compared with men. *J Cardiopulm Rehabil Prev.* 2014;34(1):21–8.
6. Weinberg RS, Gould D. *Foundations of Sport and Exercise Psychology.* 6th ed. Champaign (IL): Human Kinetics; 2015.
7. Portenga ST, Aoyagi MW, Balague G, Cohen A, Harmison B. *Defining the Practice of Sport and Performance Psychology.* American Psychological Association; 2015.
8. Hays KF. Being fit: the ethics of practice diversification in performance psychology. *Prof Psychol Res Pract.* 2006;37(3):223–32.
9. Buckworth J, Dishman RK, O'Connor PJ, Tomporowski PD. *Exercise Psychology.* Champaign (IL): Human Kinetics; 2013.
10. Vealey RS. Sport and exercise psychology. In: Hoffman S, editor. *Introduction to Kinesiology.* 3nd ed. Champaign (IL): Human Kinetics; 2005. p. 269–300.

Capítulo 8 Psicologia do Esporte e do Exercício **301**

11. Gill DL. Sport and exercise psychology. In: Massengale JD, Swanson RA, editors. *The History of Exercise and Sport*. 1st ed. Champaign (IL): Human Kinetics, Inc; 2003. p. 293–320.

12. Vealey RS. Smocks and jocks outside the box: the paradigmatic evolution of sport and exercise psychology. *Quest*. 2006:128–59.

13. Morgan WP. Hypnosis and muscular performance. In: Morgan WP, editor. *Ergogenic Aids and Muscular Performance*. 1st ed. New York (NY): Academic Press; 1972. p. 193–233.

14. Hall GS. *Physical Education in Colleges: Report of the National Education Association*. Chicago; 1908.

15. Green CD. Psychology strikes out: Coleman R. Griffith and the Chicago Cubs. *Hist Psychol*. 2003;6:267–83.

16. Crews DJ, Landers DM. A meta-analytic review of aerobic fitness and reactivity to psychological stressors. *Med Sci Sports Exerc*. 1987;19:114–20.

17. Berger BG, Owen DR. Stress reduction and mood enhancement in four exercise modes: swimming, body conditioning, hatha yoga, and fencing. *Res Q Exerc Sport*. 1988;59:148–59.

18. Sonstroem RJ, Morgan WP. Exercise and self-esteem: rationale and model. *Med Sci Sports Exer*. 1989; 21:329–37.

19. Dishman RK. *Exercise Adherence: Its Impact on Public Health*. 2nd ed. Champaign (IL): Human Kinetics; 1994.

20. Dzewaltowski DA. Toward a model of exercise motivation. *J Sport Exerc Psychol*. 1989;11:251–69.

21. Brustad R. A critical analysis of knowledge construction in sport psychology. In: Horn TS, editor. *Advances in Sport Psychology*. 2nd ed. Champaign (IL): Human Kinetics; 2002. p. 21–37.

22. Gill DL. Feminist sport psychology: a guide for our journey. *Sport Psychol*. 2001;15:363–72.

23. Dzewaltowski DA. The ecology of physical activity and sport: merging science and practice. *J Appl Sport Psychol*. 1997;9:254–76.

24. Aoyagi MW, Portenga ST, Poczwardowski A, Cohen AB, Statler T. Reflections and directions: the profession on sport psychology past, present, and future. *Prof Psychol Res Pract*. 2011;43(1):32–8.

25. Fletcher D, Maher J. Toward a competency-based understanding of the training and development of applied sport psychologists. *Sport Exerc Perform Psychol*. 2013;2(4):265–80.

26. Vealey RS. Personality and sport: A comprehensive view. In: Horn TS, editor. *Advances in Sport Psychology*. 2nd ed. Champaign (IL): Human Kinetics; 2002.

27. Hollander EP. *Principles and Methods of Social Psychology*. New York (NY): Oxford University Press; 1967.

28. Cattell RB. *The Scientific Analysis of Personality*. Baltimore (MD): Penguin; 1965.

29. Eysenck HJ, Eysenck SBG. *Eysenck Personality Inventory Manual*. London (UK): University of London Press; 1968.

30. Eysenck HJ, Nias DK, Cox DN. Sport and personality. *Adv Behav Res Ther*. 1982;4:1–56.

31. Petruzzello SJ, Landers DM, Hatfield BD, Kubitz KA, Salazar W. A meta-analysis on the anxiety reducing effects of acute and chronic exercise: outcomes and mechanisms. *Sports Med*. 1991;11:143–82.

32. Moore JB, Mitchell NG, Beets MW, Bartholomew JB. Physical self-esteem in older adults: a test of the indirect effect of physical activity. *Sport Exerc Perform Psychol*. 2012;1(4):231–41.

33. Fox KR. Self-esteem, self-perceptions and exercise. *Int J Sport Psychol*. 2000;31:228–40.

34. Bandura A. Social foundations of thought and actions: a social cognitive theory. Englewood Cliffs (NJ): Prentice-Hall; 1986.

35. Weiner B. *An Attributional Theory of Motivation and Emotion*. New York (NY): Springer; 1986.

36. Deci EL, Ryan RM. *Intrinsic Motivation and Self-Determination in Human Behavior*. New York (NY): Springer; 1985.

37. Feltz DL. Self-confidence and sports performance. In: Pandolf KB, editor. *Exercise and Sport Science Reviews*. New York (NY): MacMillan; 1988. p. 423–57.

38. Thayer RE. *The Biopsychology of Mood and Arousal*. New York (NY): Oxford University Press; 1989.

39. Deci EL, Ryan RM. Self-determination theory: a macrotheory of human motivation, development, and health. *Can Psychol*. 2008;49:182–5.

40. Burn N, Niven A. Why do they do (h)it? Using self-determination theory to understand why people start and continue to do high-intensity interval training group exercise classes. *Int J Sport Exerc Psychol*. 2019; 17(5):537–51.

41. Hooker SA, Masters KS, Ranby KW. Integrating meaning in life and self-determination theory to predict physical activity adoption in previously inactive exercise initiates enrolled in a randomized trial. *Psychol Sport Exerc*. 2020;49:1–10.

42. Benau EM, Plumhoff J, Timko CA. Women's dieting goals (weight loss, weight maintenance, or not dieting) predict exercise motivation, goals, and engagement in undergraduate women: a self-determination theory framework. *Int J Sport Exerc Psychol*. 2019;17(6):553–67.

43. Ekkekakis P, Petruzzello SJ. Acute aerobic exercise and affect. *Sports Med*. 1999;5:337–74.

44. Spence JT, Spence KW. The motivational components of manifest anxiety: drive and drive stimuli. In: Spielberger CD, editor. *Anxiety and Behavior*. New York (NY): Academic; 1966.

302 ACSM Introdução à Ciência do Exercício

45. Landers DM, Boutcher SH. Arousal performance relationships. In: Williams JM, editor. *Applied Sport Psychology: Personal Growth to Peak Performance*. Mountain View (CA): Mayfield; 1993. p. 197–218.
46. Ekkekakis P, Petruzzello SJ. Analysis of the affect measurement conundrum in exercise psychology: IV. A conceptual case for the affect circumplex. *Psychol Sport Exer*. 2002;3(1):35–63.
47. Lox CL, Burns SP, Treasure DC, Wasley DA. Physical and psychological predictors of exercise dosage in healthy adults. *Med Sci Sports Exerc*. 1999;31(7):1060–4.
48. Solso RL. *Cognitive Psychology*. 4th ed. Boston (MA): Allyn & Bacon; 1995.
49. Kessler RC, Chiu WT, Demler O, Walters EE. Prevalence, severity, and comorbidity of twelve-month DSM-IV disorders in the National Comorbidity Survey Replication. *Arch Gen Psychiatry*. 2005;62(6):617–27.
50. Thorpe KE, Florence CS, Joski P. Which medical conditions account for the rise in health care spending? *Health Aff*. 2004:437–45.
51. Substance Abuse and Mental Health Services Administration. Results from the 2008 National Survey on Drug Use and Health: National Findings. Available from: https://www.dpft.org/resources/NSDUHresults2008.pdf.
52. Landers DM, Petruzzello SJ. Physical activity, fitness, and anxiety. In: Bouchard C, Shephard RJ, Stephens T, editors. *Physical Activity, Fitness, and Health*. 1st ed. Champaign (IL): Human Kinetics; 1994. p. 868–82.
53. Morgan WP. Physical activity, fitness, and depression. In: Bouchard C, Shephard RJ, Stephens T, editors. *Physical Activity, Fitness, and Health*. 1st ed. Champaign (IL): Human Kinetics; 1994. p. 851–67.
54. Pate RR, Pratt M, Blair SN, et al. A recommendation from the Centers for Disease Control and Prevention and the American College of Sports Medicine. *JAMA*. 1995;273(5):402–7.
55. Dunn AL, Trivedi MH, O'Neal HA. Physical activity dose–response effects on outcomes of depression and anxiety. *Med Sci Sports Exerc*. 2001;33(6):S587–97.
56. Knubben K, Reischies FM, Adli M, Schlattmann P, Bauer M, Dimeo F. A randomised, controlled study on the effects of a short-term endurance training programme in patients with major depression. *Br J Sports Med*. 2007;41(1):29–33.
57. Stathopoulou G, Powers MB, Berry AC, Smits JAJ, Otto MW. Exercise interventions for mental health: a quantitative and qualitative review. *Clin Psychol Sci Pract*. 2006;13(2):179–93.
58. Bartholomew JB, Morrison D, Ciccolo JT. Effects of acute exercise on mood and well-being in patients with major depressive disorder. *Med Sci Sports Exerc*. 2005;37(12):2032–7.
59. Babyak M, Blumenthal JA, Herman S, et al. Exercise treatment for major depression: maintenance of therapeutic benefit at 10 months. *Psychosom Med*. 2000;62(5):633–8.
60. Hansen CJ, Stevens LC, Coast JR. Exercise duration and mood state: how much is enough to feel better? *Health Psychol*. 2001;20:267–75.
61. Morgan WP, O'Connor PJ. Exercise and mental health. In: Dishman RK, editor. *Exercise Adherence: Its Impact on Public Health*. 1st ed. Champaign (IL): Human Kinetics; 1988. p. 91–121.
62. Chang YK, Pan CY, Chen FT, Tsai CL, Huang CC. Effect of resistance-exercise training on cognitive function in healthy older adults: a review. *J Aging Phys Act*. 2012;20:497–517.
63. Larson EB, Wang L, Bowen JD, et al. Exercise is associated with reduced risk for incident dementia among persons 65 years of age and older. *Ann Intern Med*. 2006;144(2):73–81.
64. Gauvin L, Rejeski WJ, Reboussin BA. Contributions of acute bouts of vigorous physical activity to explaining diurnal variations in feeling states in active middle-aged women. *Health Psychol*. 2000;19:265–75.
65. Berger BG, Motl RW. Physical activity and quality of life. In: Singer R, Hausenblas HA, Janelle CM, editors. *Handbook of Sport Psychology*. 2nd ed. New York (NY): Wiley; 2001. p. 636–70.
66. Morgan WP. Affective beneficence of vigorous physical activity. *Med Sci Sports Exerc*. 1985;6:422–5.
67. Steinberg H, Sykes EA. Introduction to symposium on endorphins and behavioral processes: review of literature on endorphins and exercise. *Pharmacol Biochem Behav*. 1985;23:857–62.
68. Bulbulian R, Darabos BL. Motor neuron excitability: the Hoffman reflex following exercise of high and low intensity. *Med Sci Sports Exerc*. 1986;18:697–702.
69. Ransford CP. A role for amines in the antidepressive effect of exercise: a review. *Med Sci Sports Exerc*. 1982;14:1–10.
70. Cotman CW, Engesser-Cesar C. Exercise enhances and protects brain function. *Exerc Sport Sci Rev*. 2002;30(2):75–9.
71. Delp MD, Armstrong RB, Godfrey DA, Laughlin MH, Ross CD, Wilkerson MK. Exercise increases blood flow to locomotor, vestibular, cardiorespiratory and visual regions of the brain in miniature swine. *J Physiol*. 2001;533:849–59.
72. Petruzzello SJ, Tate AK. Brain activation, affect, and aerobic exercise: an examination of both state-independent and state-dependent relationships. *Psychophysiology*. 1997;34:527–33.
73. Churchill JD, Galvez R, Colcombe S, Swain RA, Kramer AF, Greenough WT. Exercise, experience and the aging brain. *Neurobiol Aging*. 2002;23:941–55.
74. Bherer L, Erickson KI, Liu-Ambrose T. A review of the effects of physical activity and exercise on cognitive and brain functions in older adults. *J Aging Res*. 2013;2013:1–8.

Capítulo 8 Psicologia do Esporte e do Exercício

75. Langlois F, Vu TTM, Chasse K, Dupuis G, Kergoat MJ, Bherer L. Benefits of physical exercise training on cognition and quality of life in frail older adults. *J Gerontol B Psychol Sci Soc Sci.* 2012;68(3):400–4.

76. Minino AM, Heron MP, Murphy SL, Kochanek KD. *Deaths: Final Data for 2004.* Report No.: 55-19. U.S. Department of Health and Human Services; 2007.

77. Bish CL, Blanck HM, Serdula MK, Marcus M, Kohl HW, Khan LK. Diet and physical activity behaviors among Americans trying to lose weight: 2000 behavioral risk factor surveillance system. *Obes Res.* 2005;13: 596–607.

78. Kohrt WM, Bloomfield SA, Little KD, Nelson ME, Yingling VR. Physical activity and bone health. *Med Sci Sports Exerc.* 2004;36(11):1985–96.

79. Mazzeo RS, Cavanagh PR, Evans WJ, et al. Exercise and physical activity for older adults. *Med Sci Sports Exerc.* 1998;30(6):992–1008.

80. Flegal KM, Carroll MD, Ogden CL, Curtin LR. Prevalence and trends in obesity among US adults, 1999-2008. *JAMA.* 2010;303(3):235–41.

81. Flegal KM, Williamson DF, Pamuk ER, Rosenberg HM. Estimating deaths attributable to obesity in the United States. *Am J Public Health.* 2004;94(9):1486–9.

82. Heron MP. *Deaths: Leading Causes for 2010.* Report No.: 61. Atlanta (GA): Centers for Disease Control and Prevention; 2012.

83. Ogden CL, Carroll MD, Kit BK, Flegal KM. Prevalence of childhood and adult obesity in the United States, 2011–2012. *JAMA.* 2014;311(8):806–14.

84. Office of Disease Prevention and Health Promotion. *Healthy People 2030.* 2021. Available from: https://health.gov/healthypeople.

85. Myers RS, Ross DL. Perceived benefits of and barriers to exercise and stage of exercise adoption in young adults. *Health Psychol.* 1997;16(3):277–83.

86. Russell SJ, Craig CL. *Physical Activity and Lifestyles in Canada.* Report No. 113. Ontario (ON): Canadian Fitness and Lifestyle Research Institute; 1996.

87. Sallis JF, Hovell MF, Hofstetter CR, et al. Distance between homes and exercise facilities related to frequency of exercise among San Diego residents. *Public Health Rep.* 1990;105:179–85.

88. Finkelstein EA, Brown DS, Brown DR, Buchner DM. A randomized study of financial incentives to increase physical activity among sedentary older adults. *Prev Med.* 2008;47(2):182–7.

89. Mitchell MS, Goodman JM, Alter DA, et al. Financial incentives for exercise adherence in adults: systematic review and meta-analysis. *Am J Prev Med.* 2013;45(5):658–67.

90. Ribeiro MA, Martins MA, Carvalho CRF. Interventions to increase physical activity in middle-age women at the workplace: a randomized controlled trial. *Med Sci Sports Exerc.* 2014;46(5):1008–15.

91. McAuley E, Mullen SP, Szabo AN, et al. Self-regulatory processes and exercise adherence in older adults: executive function and self-efficacy effects. *Am J Prev Med.* 2011;41(3):284–90.

92. Culos-Reed SN, Gyurcsik NC, Brawley LR. Using theories of motivated behavior to understand physical activity. In: Singer RN, Hausenblas HA, Janelle CM, editors. *Handbook of Sport Psychology.* 2nd ed. New York (NY): Wiley; 2001. p. 695–717.

93. Redding CA, Rossi JS, Rossi SR, Velicer WF, Prochaska JO. Health behavior models. *J Health Educ.* 2000; 3:180–93.

94. Rhodes RE, Nigg CR. Advancing physical activity theory: a review and future directions. *Exerc Sport Sci Rev.* 2011;39(3):113–9.

95. Rosenstock IM, Strecher VJ, Becker MH. Social learning theory and the health belief model. *Health Educ Behav.* 1988;15(2):175–83.

96. Ajzen I. The theory of planned behavior. *Organ Behav Hum Decis Process.* 1991;50:179–211.

97. Bandura A. *Self-Efficacy: The Exercise of Control.* New York (NY): Freeman; 1997.

98. Glanz K, Rimer BK, Lewis FM. *Health Behavior and Health Education. Theory, Research and Practice.* San Francisco (CA): Wiley & Sons; 2002.

99. Marcus BH, Dubbert PM, Forsyth LH, et al. Physical activity behavior change: issues in adoption and maintenance. *Health Psychol.* 2000;19(1):32–41.

100. Sallis JF, Hovell MF. Determinants of exercise behavior. In: Pandolf KB, Holloszy JO, editors. *Exercise and Sport Science Reviews.* Baltimore (MD): Williams & Wilkins; 1990. p. 307–30.

101. Dishman RK, Buckworth J. Adherence to physical activity. In: Morgan WP, editor. *Physical Activity and Mental Health.* Philadelphia (PA): Taylor & Francis; 1997. p. 63–80.

102. Dishman RK, Sallis JF. Determinants and interventions for physical activity and exercise. In: Bouchard C, Shephard RJ, Stephens T, editors. *Physical Activity, Fitness, and Health.* Champaign (IL): Human Kinetics; 1994. p. 214–38.

103. Rebar AL, Elavsky S, Maher JP, Doerksen SE, Conroy DE. Habits predict physical activity on days when intentions are weak. *J Sport Exerc Psychol.* 2014;36:157–65.

104. Cooper LB, Mentz RJ, Sun JL, et al. Psychosocial factors, exercise adherence, and outcomes in heart failure patients insights from heart failure: a controlled trial investigating outcomes of exercise training (HF-ACTION). *Circ Heart Fail.* 2015;8(6):1044–51.
105. Wong JN, McAuley E, Trinh L. Physical activity programming and counseling preferences among cancer survivors: a systematic review. *Int J Behav Nutr Phys Act.* 2018;15(1):1–22.
106. Kampshoff CS, van Mechelen W, Schep G, et al. Participation in and adherence to physical exercise after completion of primary cancer treatment. *Int J Behav Nutr Phys Act.* 2016;13(1):100.
107. Meeuwisse WH, Tyreman H, Hagel B, Emery C. A dynamic model of etiology in sport injury: the recursive nature of risk and causation. *Clin J Sport Med.* 2007;17(3):215–9.
108. Herring SA, Kibler WB, Putukian M. Psychological issues related to illness and injury in athletes and the team physician: a consensus statement — 2016 update. *Med Sci Sports Exerc.* 2017;49(5):1043–54.
109. Gennarelli SM, Brown SM, Mulcahey MK. Psychosocial interventions help facilitate recovery following musculoskeletal sports injuries: a systematic review. *Phys Sportsmed.* 2020;48:370–7.
110. Slimani M, Bragazzi NL, Znazen H, Paravlic A, Azaiez F, Tod D. Psychosocial predictors and psychological prevention of soccer injuries: a systematic review and meta-analysis of the literature. *Phys Ther Sport.* 2018;32:293–300.
111. Hildingsson M, Fitzgerald UT, Alricsson M. Perceived motivational factors for female football players during rehabilitation after sports injury — a qualitative interview study. *J Exerc Rehabil.* 2018;14(2):199–206.
112. Covassin T, Beidler E, Ostrowski J, Wallace J. Psychosocial aspects of rehabilitation in sports. *Clin Sports Med.* 2015;34(2):199–212.
113. Timpka T, Bargoria V, Halje K, Jacobsson J. Infographic: elite athletes' anxiety over illness ups risk of injury in competition. *Br J Sports Med.* 2018;52(15):955.
114. Wolanin A, Gross M, Hong E. Depression in athletes: prevalence and risk factors. *Curr Sports Med Rep.* 2015;14(1):56–60.
115. Montenegro SO. Disordered eating in athletes. *Athl Ther Today.* 2006;11(1):60–2.
116. McDuff D, Stull T, Castaldelli-Maia JM, Hitchcock ME, Hainline B, Reardon CL. Recreational and ergogenic substance use and substance use disorders in elite athletes: a narrative review. *Br J Sports Med.* 2019;53(12):754–60.
117. Schinke RJ, Stambulova NB, Si GY, Moore Z. International Society of Sport Psychology position stand: athletes' mental health, performance, and development. *Int J Sport Exerc Psychol.* 2018;16(6):622–39.
118. Putukian M. The psychological response to injury in student athletes: a narrative review with a focus on mental health. *Br J Sports Med.* 2016;50(3):145–8.
119. Arthur-Cameselle JN, Baltzell A. Learning from collegiate athletes who have recovered from eating disorders: advice to coaches, parents, and other athletes with eating disorders. *J Appl Sport Psychol.* 2012;24(1):1–9.
120. Donohue B, Pitts M, Gavrilova Y, Ayarza A, Cintron KI. A culturally sensitive approach to treating substance abuse in athletes using evidence-supported methods. *J Clin Sport Psychol.* 2013;7(2):98–119.
121. Williams SE. Comparing movement imagery and action observation as techniques to increase imagery ability. *Psychol Sport Exerc.* 2019;44:99–106.
122. Cumming J, Williams SE. Introducing the revised applied model of deliberate imagery use for sport, dance, exercise, and rehabilitation. *Mov Sport Sci.* 2013;82:69–81.
123. Hall CR, Mack DE, Paivio A, Hausenblas HA. Imagery use by athletes: development of the sport imagery questionnaire. *Int J Sport Psychol.* 1998;29(1):73–89.
124. Jenny O, Ely FO, Magalas S. It's all about timing: an imagery intervention examining multiple image speed combinations. *J Appl Sport Psychol.* 2020;32(3):256–76.
125. Munroe-Chandler KJ, Hall CR. Imagery. In: Schinke RJ, McGannon KR, Smith B, editors. *The Routledge International Handbook of Sport Psychology.* London (UK): Routledge; 2016. p. 357–68.
126. Quinton ML, Cumming J, Williams SE. Investigating the mediating role of positive and negative mastery imagery ability. *Psychol Sport Exerc.* 2018;35:1–9.
127. Filgueiras A, Quintas Conde EF, Hall CR. The neural basis of kinesthetic and visual imagery in sports: an ALE meta-analysis. *Brain Imaging Behav.* 2018;12(5):1513–23.
128. Slimani M, Bragazzi NL, Tod D, et al. Do cognitive training strategies improve motor and positive psychological skills development in soccer players? Insights from a systematic review. *J Sports Sci.* 2016;34(24):2338–49.
129. Brobst B, Ward P. Effects of public posting, goal setting, and oral feedback on the skills of female soccer players. *J Appl Behav Anal.* 2002;35(3):247–57.
130. Prochaska JO, Johnson SS, Lee P. The transtheoretical model of behavior change. In: Schron E, Ockene J, Schumaker S, Exum WM, editors. *The Handbook of Behavioral Change.* 2nd ed. New York (NY): Springer; 1998. p. 159–84.
131. Becker MH, Maiman LA. Sociobehavioral determinants of compliance with health care and medical care recommendations. *Med Care.* 1975;13:10–24.
132. Ajzen I, Madden TJ. Prediction of goal-directed behavior: attitudes, intentions, and perceived behavioral control. *J Exp Soc Psychol.* 1986;22:453–74.

CAPÍTULO

9

Comportamento Motor

Após concluir este capítulo, você será capaz de:

1. Definir o comportamento motor e fornecer exemplos de como o desenvolvimento motor, a aprendizagem motora e o controle motor contribuem para a compreensão do movimento com relação às atividades e aos exercícios físicos, ao esporte e ao desempenho atlético.

2. Identificar os eventos históricos importantes no desenvolvimento do comportamento motor como disciplina científica.

3. Descrever alguns dos principais tópicos nos campos do desenvolvimento motor, aprendizagem motora e controle motor.

4. Discutir as importantes áreas de estudo no desenvolvimento motor, controle motor e aprendizagem motora.

O conhecimento básico e aplicado encontrado na disciplina de **comportamento motor** influencia os profissionais da ciência do exercício de muitas maneiras importantes. O comportamento motor é um termo abrangente que descreve o estudo das interações de muitos processos fisiológicos e psicológicos do organismo. O conhecimento do comportamento motor ajuda a fornecer aos profissionais da ciência do exercício e outros profissionais da saúde relacionados uma compreensão de como o corpo desenvolve, controla e aprende habilidades de movimentos que os indivíduos utilizam em suas atividades diárias, bem como nas atividades e exercícios físicos, no esporte e na competição atlética. Os profissionais da ciência do exercício utilizam os conhecimentos adquiridos com o estudo do comportamento motor para melhorar o desempenho nas atividades e exercícios físicos, assim como para aumentar o sucesso no esporte e na competição atlética. O comportamento motor é composto por três áreas relacionadas de estudo: o desenvolvimento motor, a aprendizagem motora e o controle motor.[1]

O **desenvolvimento motor** refere-se ao estudo da mudança de comportamento motor ao longo da vida e dos vários processos que estão na base dessas mudanças.[2] O desenvolvimento motor é uma área de estudo que examina as alterações no comportamento motor resultantes do amadurecimento do indivíduo e não aquelas que ocorrem como resultado da prática ou da experiência. O desenvolvimento motor trata do modo pelo qual os indivíduos aprendem e controlam o movimento à medida que ocorrem mudanças físicas e mentais ao longo da vida. Originalmente, o desenvolvimento motor envolvia o estudo das mudanças no desenvolvimento desde a infância até a idade adulta; porém, atualmente, inclui também as mudanças que ocorrem ao longo de toda a vida, incluindo a idade avançada.[1,3]

A **aprendizagem motora** é o estudo de como os indivíduos aprendem movimentos especializados a partir da experiência ou da prática.[4] Quando os indivíduos aprendem como se movimentar de acordo com padrões motores eficientes, ocorre frequentemente uma mudança permanente no controle neural das ações musculares. A aprendizagem motora evoluiu principalmente a partir das disciplinas de psicologia e educação. Entretanto, a aplicação de seus princípios é encontrada em todas as áreas da ciência do exercício e nas profissões da saúde relacionadas.[1]

O **controle motor** é o estudo dos aspectos neurológicos, fisiológicos e comportamentais do movimento.[4] O sistema neuromuscular comanda movimentos complexos e coordenados do indivíduo, e o controle motor está relacionado com a maneira pela qual o nosso cérebro e medula espinal planejam e executam esses movimentos. O controle motor inclui o estudo de como os sistemas nervoso central e nervoso periférico controlam o corpo antes e durante o movimento.[1]

As áreas que compõem a disciplina do comportamento motor estão inter-relacionadas e todas têm aplicação no desempenho da atividade e exercício físico, esporte e competição

Comportamento motor. Termo genérico que abrange as disciplinas de controle motor, aprendizagem motora e desenvolvimento motor.

Desenvolvimento motor. Estudo do desempenho motor ao longo da vida, desde o nascimento até o envelhecimento.

Aprendizagem motora. Estudo da aquisição de habilidades motoras básicas e avançadas que são utilizadas nas atividades diárias.

Controle motor. Estudo da compreensão dos mecanismos pelos quais o sistema nervoso ativa os músculos para coordenar os movimentos do corpo.

atlética. Entretanto, o desenvolvimento do conhecimento e o estudo do desenvolvimento, da aprendizagem e do controle motores são realizados separadamente. Em parte, isso deve-se ao fato de que os indivíduos que estudam essas áreas provêm de diferentes campos da ciência e treinamento. É também importante compreender que a ampla aplicação do comportamento motor se estende além do estudo do movimento associado à atividade e ao exercício físico, ao esporte e à competição atlética. Os princípios do comportamento motor são aplicados a uma variedade de outras habilidades, como trabalho em fábrica, operação de equipamentos e máquinas e execução de movimentos complexos associados a atividades de lazer. Os profissionais da ciência do exercício e outros profissionais da saúde que trabalham em diversos ambientes de trabalho utilizam os princípios do comportamento motor para melhorar o desempenho em uma variedade de atividades e esportes, bem como para promover a recuperação de lesões ou intervenções médicas.

História do comportamento motor

À semelhança de muitas outras áreas de estudo na ciência do exercício, a história do comportamento motor começa com os escritos de antigos estudiosos que forneceram a base para muitos princípios associados ao controle da contração muscular pelo sistema nervoso. O desenvolvimento histórico do comportamento motor surge de uma interação das disciplinas-mãe biologia, psicologia e educação. É um desafio tentar fornecer uma visão geral da história do comportamento motor, visto que grande parte do desenvolvimento histórico das três áreas está inter-relacionado. Apenas recentemente é que houve separações distintas das áreas do desenvolvimento motor.

Primeiras influências sobre o desenvolvimento motor

A área do desenvolvimento motor teve o seu fundamento inicial no período de 1787 a 1928. Durante esse período, a psicologia do desenvolvimento e o desenvolvimento motor contemporâneos estabeleceram a base para o estudo. A maior parte das informações relevantes acerca do desenvolvimento motor teve a sua origem na observação das atividades de lactentes e suas mudanças nos reflexos, movimentos e comportamentos alimentares no dia a dia.[2] A publicação do livro *Infancy and Human Growth*,[5] em 1928, marcou o período de maiores pesquisas e de estudos acadêmicos no desenvolvimento motor. Durante todo o início do século XX, foram conduzidos trabalhos importantes sobre desenvolvimento motor, tanto em lactentes quanto em crianças (Figura 9.1). Por exemplo, o estudo clássico realizado por

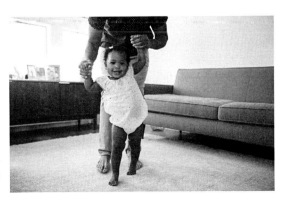

FIGURA 9.1 O desenvolvimento motor começa em idade precoce. (De Shutterstock.)

308 ACSM Introdução à Ciência do Exercício

Myrtle McGraw (1899-1988) forneceu a descrição minuciosa das sequências de comportamento que ocorrem em lactentes e crianças pequenas.[6] Foram também realizados trabalhos significativos sobre o papel do amadurecimento no desenvolvimento motor e na capacidade das crianças de alcançar, sentar e ficar de pé.[7,8] Durante meados do século XX, grande parte da pesquisa e da atividade acadêmica realizada no desenvolvimento motor foi conduzida por educadores físicos com interesse no crescimento, no desenvolvimento de força e no desempenho motor em crianças.[8]

Influências recentes sobre o desenvolvimento motor

A partir de meados da década de 1960, o foco no desenvolvimento motor mudou e passou da psicologia do desenvolvimento e compreensão da influência do amadurecimento para a educação física, especificamente sobre como melhorar o comportamento motor das crianças.[2] Isso fez com que o desenvolvimento motor passasse a fazer parte do estudo da atividade física.[8] No final da década de 1960 e no início da década de 1970, foram publicados quatro livros influentes por estudiosos que serviram para definir o desenvolvimento motor.[9-12] Nas décadas de 1980 e 1990, houve mudanças nas principais áreas de pesquisa e estudo do desenvolvimento motor, que resultaram na ampliação do conhecimento sobre os seguintes assuntos:

- Variações no desempenho associadas à idade e ao sexo
- Variações no desempenho associadas à maturação
- A atividade física como fator no crescimento e amadurecimento
- Fatores raciais, étnicos e sociais que influenciam o desempenho motor
- Fatores cognitivos na aquisição de habilidades por crianças.[8]

Os indivíduos que desempenharam papéis fundamentais no avanço do desenvolvimento motor incluem G. Lawrence Rarick, Jane Clark, Eleanor Gibson, Robert Malina, Mary Ann Roberton, Vern Seefeldt, Esther Thelen, Beverly Ulrich, Dale Ulrich e Jerry Thomas.[8] Em um esforço de promover a melhor compreensão do desenvolvimento e da aprendizagem motores, a Health, Physical Education, Recreation, and Dance (AAHPERD – Aliança Americana para a Saúde, Educação Física, Recreação e Dança) criou uma área especial de interesse para acadêmicos e profissionais.[8] Como organização profissional, a AAHPERD mudou o seu nome para Society of Health and Physical Educators (SHAPE – Sociedade de Educadores Físicos e da Saúde), em 2014, com a intenção de fornecer melhor apoio aos profissionais da disciplina. A SHAPE tem numerosos conselhos profissionais que apoiam o desenvolvimento motor, incluindo o Physical Activity Council (Conselho de Atividade Física) e o Research Council (Conselho de Pesquisa).

Primeiras influências sobre o controle motor e a aprendizagem motora

Grande parte dos primeiros trabalhos no controle motor e na aprendizagem motora concentrou-se na compreensão e explicação do controle da contração muscular pelo sistema nervoso. Cláudio Galeno (ca. 129-ca. 216 d.C.), um médico romano, propôs que a contração muscular era controlada por um líquido que percorria os nervos até alcançar os músculos, produzindo a sua inflação. Galeno referiu-se ao líquido, o componente fundamental desse sistema hidráulico, como "espírito animal". Esta foi a principal teoria que explicou a contração até René Descartes (1596–1650) ampliar o sistema hidráulico, proposto por Galeno, em meados do século XVII. Na opinião de Descartes, um sinal sensorial causava o movimento do "espírito animal" do coração e das artérias para os músculos responsáveis pelo movimento.

Embora muitos cientistas tenham fornecido evidências que contradiziam o sistema hidráulico de controle muscular, esse modelo continuou sendo a teoria dominante para o controle da contração muscular até o final do século XVIII, quando foi substituído por um modelo centrado no conceito de bioeletricidade.[13-15]

No final do século XVIII, Luigi Galvani (1737-1789) conduziu uma série de experimentos que resultaram na formação do conceito de bioeletricidade. Quando Galvani aplicou um estímulo elétrico a um nervo ou músculo de uma rã, provocou uma contração. Galvani também demonstrou que a contração muscular em uma rã poderia ser causada por um raio ou pelo contato do nervo de uma rã com o nervo de outra rã. Galvani estava convencido de que alguns tecidos eram capazes de gerar eletricidade, o que, por sua vez, resultava em contração muscular. A Figura 9.2 ilustra o experimento de Galvani com uma rã que ajudou a estabelecer o conceito neurofisiológico de bioeletricidade, o qual forneceu a base para o desenvolvimento da aprendizagem motora e do controle motor.[8]

Em meados do século XIX, assistiu-se ao nascimento do controle motor e da aprendizagem motora como são atualmente compreendidos. No final do século XIX, vários experimentos de pesquisa significativos começaram a moldar os campos de controle motor e de aprendizagem motora. No final da década de 1890, William Bryan e Noble Harter[16-17] relataram a existência de curvas e platôs de aprendizagem humana e diferentes características em operadores de telégrafos, novatos e experientes.[8] O estudo do controle motor foi ainda mais ampliado em 1903 com a publicação do livro *Le Mouvement* (*O Movimento*), de R. S. Woodworth. Esse livro foi fundamental para estabelecer e expandir o campo de pesquisa das habilidades motoras.[8,18] A lei do efeito, que estabelece que estímulos que produzem um efeito agradável ou satisfatório durante determinada situação têm tendência de ocorrer repetidamente durante essa mesma situação,[19] foi desenvolvida no final da década de 1920 e teve influência significativa na pesquisa da aprendizagem motora.[8] Em 1925, Coleman Griffith, diretor do Research in Athletics Laboratory, na University of Illinois, conduziu pesquisas relevantes sobre as habilidades motoras de atletas. Assim como aconteceu com muitas outras áreas de estudo na ciência do exercício, a Segunda Guerra Mundial exerceu grande influência no desenvolvimento do controle motor e da aprendizagem motora como disciplinas de estudo. Em particular, o treinamento de pilotos da Força Aérea (Figura 9.3) foi fundamental na criação de algumas das primeiras teorias e conhecimento fundamental sobre memória, controle muscular, movimento, transferência de aprendizagem e prática.[8]

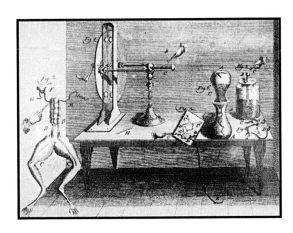

FIGURA 9.2 O experimento de Galvani com uma rã que resultou no conceito da bioeletricidade.

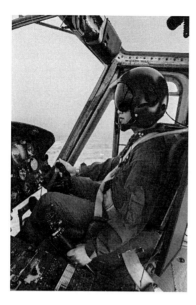

FIGURA 9.3 O treinamento de pilotos da Força Aérea levou ao desenvolvimento da aprendizagem motora e do controle motor como disciplinas de estudo. (De Shutterstock.)

Influências recentes sobre o controle motor e a aprendizagem motora

Franklin Henry desempenhou papel fundamental no surgimento do controle motor e da aprendizagem motora como áreas de estudo na ciência do exercício.[8] Em particular, sua abordagem à memória (comumente designada como teoria do "tambor de memória") estimulou nossa compreensão da atividade cognitiva no controle motor e na aprendizagem motora.[8,20] Henry é frequentemente conhecido como "pai da pesquisa das habilidades motoras".[21] Outros indivíduos que desempenharam papel significativo no desenvolvimento da aprendizagem motora e do controle motor incluem Alfred Hubbard (University of Illinois) e Arthur Slater-Hammel (Indiana University), que são bem conhecidos por iniciar programas de pós-graduação em aprendizagem motora e controle motor em suas respectivas universidades, no final da década de 1960. O *Journal of Motor Behavior*, a primeira revista inteiramente dedicada à publicação de pesquisa acadêmica sobre aprendizagem motora e controle motor, foi publicado, pela primeira vez, em 1969. Outras revistas que foram fundamentais na divulgação das pesquisas e dos conhecimentos sobre aprendizagem motora e controle motor incluem o *Journal of Human Movement Studies* (fundada em 1970), *Research Quarterly for Exercise and Sport* (fundada em 1930), *Human Movement Science* (fundada em 1982) e *Motor Control* (fundada em 1997).[8]

Várias organizações profissionais foram fundamentais no desenvolvimento da aprendizagem motora e do controle motor. A principal organização que incluiu todas as áreas de desenvolvimento, controle e aprendizagem motores foi a North American Society for Psychology of Sport and Physical Activity (NASPSPA). Embora muitos indivíduos associem a NASPSPA à psicologia do esporte e do exercício principalmente, existem, na verdade, três componentes principais dessa Sociedade: aprendizagem e controle motores, desenvolvimento motor e psicologia do esporte. A NASPSPA publica o *Journal of Motor Learning and Development*, que é projetado para melhorar a compreensão da aquisição e expressão de habilidades motoras ao longo de toda vida. Informações adicionais sobre a fundação da NASPSPA são fornecidas no Capítulo 8, "Psicologia do Esporte e do Exercício".

A Society for Neuroscience (fundada em 1969), a Society for Neural Control of Movement (fundada em 1990) e a International Society of Motor Control (fundada em 2002) sustentam o controle motor e a aprendizagem motora, apoiando atividades de desenvolvimento na forma de conferências e *workshops* profissionais.[8] Ao longo do século XXI tem havido maior ênfase sobre o modo pelo qual o controle motor e a aprendizagem motora são alterados nos idosos, especificamente na marcha, no equilíbrio, nas quedas e na capacidade de operar veículos motorizados.[22,23]

O desenvolvimento do conhecimento que forma a base do comportamento motor ocorreu por meio das interações e dos esforços de indivíduos que abrangem numerosas disciplinas acadêmicas. Cada uma das áreas que constituem coletivamente o comportamento motor dispõe de oportunidades significativas para desenvolvimento profissional e aplicações importantes para as atividades de profissionais da ciência do exercício e outros profissionais da saúde. A Tabela 9.1 fornece alguns dos eventos históricos importantes no desenvolvimento do comportamento motor.

 Pensando criticamente

De que maneira cada uma das áreas do comportamento motor (desenvolvimento motor, controle motor e aprendizagem motora) contribuiu para a compreensão mais ampla da saúde, da aptidão física e do exercício físico?

De que maneira cada uma das áreas do comportamento motor (desenvolvimento motor, controle motor e aprendizagem motora) contribuiu para a compreensão mais ampla de como os indivíduos podem ter sucesso em esportes e competições atléticas?

Desenvolvimento motor

O desenvolvimento motor está relacionado com o estudo do desempenho motor e dos fatores que estão na base das mudanças que ocorrem ao longo da vida. O desenvolvimento motor apresenta vários aspectos diferentes que o distinguem da aprendizagem motora e do controle motor. Em primeiro lugar, as origens do desenvolvimento motor surgem,

Tabela 9.1	Eventos significativos no desenvolvimento histórico do comportamento motor.
DATA	**EVENTO SIGNIFICATIVO**
1903	Publicação do livro *Le Mouvement*, que estabelece o campo da pesquisa em habilidades motoras
1925	Coleman Griffith fundou o Athletics Research Laboratory na University of Illinois
1929	Publicação do livro *Infancy and Human Growth*
1960	Franklin Henry propôs a sua teoria do "tambor de memória"
1967	Fundação da NASPSPA
1969	Publicação do *Journal of Motor Behavior*
1970	Publicação do *Journal of Human Movement Studies*
1978	Formação da Motor Development Academy na AAHPERD
1997	Publicação do *Journal Motor Control*
2002	Fundação da International Society of Motor Control
2014	A AAHPERD muda o seu nome para Society of Health and Physical Educators (SHAPE)

principalmente, da disciplina de educação, com contribuições das disciplinas de psicologia educacional e da fisiologia. Em segundo lugar, o desenvolvimento apresenta associação mais estreita com a disciplina de fisiologia em vez da aprendizagem motora ou do controle motor. Como o amadurecimento e o crescimento físicos desempenham importante papel no desenvolvimento motor do indivíduo, esses fatores exigem considerável atenção. Por fim, os métodos de pesquisa e acadêmicos empregados no desenvolvimento motor são diferentes daqueles da aprendizagem motora e do controle motor. No desenvolvimento motor, os estudos **longitudinais** e **transversais** de indivíduos ou de grupos de indivíduos são mais prevalentes do que nas áreas de aprendizagem motora e controle motor.[1] As mudanças que ocorrem ao longo da vida são resultados das exigências das tarefas de movimentos, da biologia do indivíduo e das condições ambientais específicas.[24] Se houver alguma mudança em qualquer algum desses três fatores, o movimento também muda.[3] Muitos profissionais da ciência do exercício encontrarão indivíduos em todos os momentos da vida, durante seu trabalho, tornando a compreensão do desenvolvimento motor importante para assegurar o sucesso de indivíduos envolvidos em atividade e exercício físico, esporte e competição atlética.

Fases da vida

O desenvolvimento humano abrange todos os aspectos do comportamento, podendo ser dividido artificialmente em fases.[24] Entretanto, essa divisão em fases possibilita a separação das atividades de desenvolvimento motor nos seguintes períodos: lactância, infância, adolescência, idade adulta e idade adulta mais avançada. Cada um desses estágios caracteriza-se por marcadores de desenvolvimento ou por uma idade cronológica; entretanto, nem sempre há acordo entre os especialistas do desenvolvimento motor sobre quando esses estágios começam e terminam. Alguns especialistas sugerem o acréscimo de um estágio pré-natal adicional, dividindo a infância em estágios iniciais e posteriores, e dividindo os adultos de idade mais avançada para incluir adultos mais idosos.[1,25] Essa divisão possibilitaria maior diferenciação do desenvolvimento humano nessas fases. As seções a seguir fornecem uma breve visão geral de cada fase de desenvolvimento.

Pré-natal

Vários fatores pré-natais afetam o desenvolvimento motor durante a lactância e ao longo dos anos posteriores. Os fatores pré-natais positivos incluem ingestão nutricional adequada, ganho de massa corporal adequado e manutenção de boa aptidão física. Existem também fatores pré-natais negativos, que podem levar a defeitos congênitos ou a anormalidades de desenvolvimento passíveis de afetar o desenvolvimento motor normal nas fases posteriores do crescimento. Algumas das influências negativas mais comuns incluem a desnutrição e o uso de substâncias nocivas, como o álcool e o tabaco, pela mãe biológica; fatores hereditários, incluindo alterações em cromossomos e genes; fatores ambientais, como radiação e poluentes químicos; e problemas médicos, incluindo doenças sexualmente transmissíveis, infecção materna e estresse da mãe biológica durante a gestação.[26]

Longitudinal. Acompanhamento de uma amostra de indivíduos durante um período de tempo.
Transversal. Seleção de uma amostra de indivíduos para representar a população como um todo.

Lactância

Muitas das informações sobre a lactância provêm da descrição dos movimentos e das atividades realizados por lactentes durante o período inicial de desenvolvimento. Grande parte dessa informação descreve os reflexos primitivos dos lactentes, que estão associados às necessidades humanas básicas de nutrição e segurança. Entretanto, nem todos os movimentos realizados por lactentes são de natureza reflexiva. Por exemplo, os **teóricos da maturação** identificaram e descreveram várias atividades como marcos que ocorrem durante o desenvolvimento inicial da locomoção e do controle manual do lactente. A locomoção para lactentes inclui engatinhar, rastejar e caminhar. Cada uma dessas formas de locomoção é importante para o desenvolvimento normal do lactente. O controle manual inclui os movimentos das mãos e dos braços para segurar e manipular objetos. Os estágios do controle manual incluem os comportamentos de alcançar, agarrar e soltar. O desenvolvimento da locomoção e do controle manual progride de maneira organizada e ordenada durante o crescimento e o desenvolvimento normais de um lactente.[3,25-28]

Primeira e segunda infâncias

A primeira infância é considerada o período que se estende de 2 a 6 anos, enquanto a segunda infância é o período dos 6 aos 10 anos. O desenvolvimento motor na infância envolve progressos nas habilidades motoras fundamentais e na prática desses movimentos em atividades diárias, bem como a participação em atividades e exercícios físicos, esportes e competição atlética. Os padrões fundamentais comuns de movimento durante a primeira e a segunda infâncias envolvem movimentos específicos, como caminhar, correr, saltar e arremessar (Figura 9.4). Aos 3 anos, as crianças devem apresentar padrões aceitáveis de movimentos fundamentais; entretanto, é frequente haver confusão na direção do corpo, no tempo e nos ajustes espaciais. O controle motor geral desenvolve-se rapidamente durante esse período.

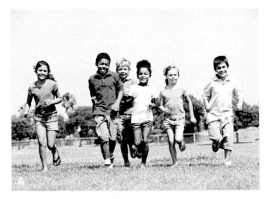
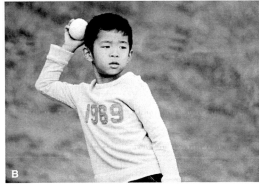

FIGURA 9.4 O desenvolvimento de padrões fundamentais de movimentos, como corrida (**A**) e arremesso (**B**), ocorrem na primeira infância. (De Shutterstock.)

Teóricos da maturação. Indivíduos que acreditam que o princípio fundamental de mudança no desenvolvimento de um indivíduo é a maturação.

Aos 6 anos, a criança deve refinar muitos desses padrões de movimento até serem classificados como padrões maduros. As crianças devem se tornar conscientes do formato e do tamanho do corpo e da capacidade física nesse ponto, e, durante esse período, há desenvolvimento dos princípios mecânicos básicos do movimento. Esse período marca a transição do refinamento de habilidades motoras fundamentais para o estabelecimento de habilidades motoras de transição para jogos e habilidades atléticas simples.[1,26]

Adolescência

À medida que a criança avança na adolescência, ocorre aprimoramento significativo no desempenho das habilidades motoras como resultado de mudanças físicas e fisiológicas substanciais. Muitas dessas mudanças resultam do crescimento do corpo e de mudanças na estrutura corporal. Muitas das diferenças entre homens e mulheres constituem o resultado de mudanças estruturais que conferem aos homens várias vantagens físicas sobre as mulheres. Por exemplo, como resultado da maturação sexual e do aumento na produção de hormônios anabólicos, os homens começam a produzir mais massa muscular, com mudanças físicas nos braços, nos quadris e nos ombros que proporcionam vantagens mecânicas em algumas atividades, em comparação às mulheres. Essas mudanças resultam em aumento da diferença no desempenho motor entre meninos e meninas durante a adolescência. Os adolescentes avançam por meio de diferentes níveis de maturação e estágios de aprendizagem de novas habilidades motoras em taxas diferentes de desenvolvimento.[25,27] As mudanças que ocorrem durante a adolescência levam a diferenças físicas posteriormente na vida (Figura 9.5).

Idade adulta

O início da idade adulta é o período no qual a maioria dos indivíduos alcança o seu desempenho físico máximo. O pico do desempenho motor ocorre em torno dos 22 a 25 anos para as mulheres e por volta dos 29 anos nos homens.[25] Embora ocorram muito poucas mudanças no desempenho motor desde o início até a metade da vida adulta, observa-se grande variação individual no alcance do desempenho máximo. O tempo para alcançar o desempenho físico máximo e as mudanças que ocorrem nos padrões de movimento são o resultado do tipo de habilidade motora ou movimento realizado e da frequência de

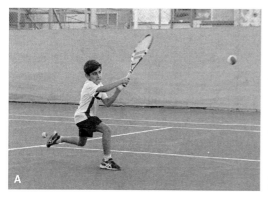 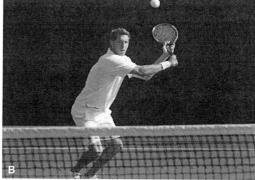

FIGURA 9.5 As diferenças no desenvolvimento durante a adolescência (**A**) levam a diferenças físicas posteriormente na vida (**B**). (De Shutterstock.)

oportunidades de executar a habilidade motora. A manutenção das habilidades motoras durante a vida adulta é uma função da motivação e da oportunidade de participar de atividades físicas, exercícios, esportes e competições atléticas.[25]

Idade adulta mais avançada

À medida que os adultos envelhecem, aumenta o número de problemas relacionados com a saúde. Esse aumento é causado, em parte, por uma diminuição do desempenho máximo de várias funções físicas e fisiológicas.[1] Em geral, começam a ocorrer reduções do desempenho na função cardiorrespiratória, função muscular e função psicomotora em torno dos 50 a 60 anos. Os adultos mais velhos tendem a apresentar diminuição mais rápida da função fisiológica à medida que envelhecem, e algumas das mudanças ocorrem de forma diferente entre os sexos. Muitos fatores podem afetar a taxa de declínio, como a predisposição genética, o nível de atividade física, a participação em exercício regular, o nível de aptidão física e a ingestão nutricional.[1,25] Demonstrou-se que o idoso responde de maneira favorável à intervenção e à prática de habilidades motoras (Figura 9.6). A Tabela 9.2 mostra as principais mudanças que ocorrem nas funções cardiovasculares, musculoesqueléticas e psicomotoras com o envelhecimento.

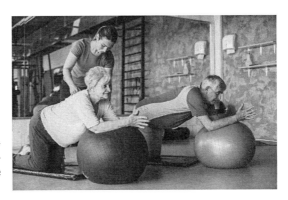

FIGURA 9.6 Os idosos respondem favoravelmente ao exercício e ao desenvolvimento de habilidades motoras. (De Shutterstock.)

Tabela 9.2 Principais alterações das funções cardiovasculares, musculoesqueléticas e psicomotoras com o envelhecimento.[1,25]

SISTEMA	PRINCIPAIS MUDANÇAS
Cardiovascular	Diminuição do débito cardíaco, da frequência cardíaca, da massa muscular miocárdica, do fluxo sanguíneo periférico e do consumo máximo de oxigênio
	Aumento da massa cardíaca e do tempo para retornar à frequência cardíaca de repouso
Musculoesquelético	Diminuição da massa corporal livre de gordura, de massa óssea, massa muscular, força, fibras musculares e neurônios motores
	Aumento da gordura corporal e do colágeno muscular
Psicomotor	Diminuição da atenção nas tarefas motoras
	Diminuição do recrutamento de unidades motoras
	Aumento do tempo de reação

Com relação às mudanças no desenvolvimento motor que ocorrem com o envelhecimento, a alteração que transparece na **função psicomotora** ou na capacidade de integrar a cognição com habilidades motoras tem interesse particular.[1] Dois tipos de inteligência desempenham papel importante na função psicomotora: a inteligência cristalizada e a inteligência fluida. A **inteligência cristalizada** deriva, em grande parte, das experiências educacionais e do conhecimento. Essa inteligência trata principalmente do armazenamento de informações e pode aumentar até o indivíduo alcançar cerca de 60 anos. A **inteligência fluida** consiste principalmente no raciocínio e no pensamento abstrato. A aprendizagem é considerada um mecanismo da inteligência fluida. Essencialmente, a inteligência fluida é uma medida do estado do cérebro, visto que se trata de uma medida da capacidade do indivíduo de fazer conexões novas e únicas. A inteligência cristalizada é um estado da mente baseado na educação, visto que é uma medida das vias bem estabelecidas no cérebro e não da formação de novas vias. A inteligência fluida começa a diminuir quando o indivíduo entra na quarta década de vida e continua declinando à medida que o indivíduo envelhece. Os indivíduos mais idosos não aprendem tão rapidamente quanto os adultos mais jovens, mas podem aprender e aprendem novas habilidades motoras e movimentos. A taxa com que um indivíduo perde a inteligência fluida está relacionada com a quantidade de inteligência fluida que ele utiliza. Quanto mais um indivíduo utilizar a sua mente, mais lento será o declínio da função psicomotora.[1,29]

Uso do conhecimento do desenvolvimento motor

O conhecimento adquirido por meio do estudo do desenvolvimento motor pode ajudar profissionais da ciência do exercício e outros profissionais da saúde que trabalham com indivíduos de uma ampla faixa etária. Por exemplo, os profissionais que trabalham com crianças pequenas precisam estar cientes das várias progressões no desenvolvimento para que as atividades e jogos apropriados para a idade possam ser utilizados para melhorar o desenvolvimento e a aquisição das habilidades motoras fundamentais (Figura 9.7). O desenvolvimento de habilidades motoras fundamentais é essencial para o desenvolvimento físico, cognitivo e social de uma criança, além de ser fundamental para seu envolvimento em um estilo de vida fisicamente ativo. O desempenho das habilidades motoras fundamentais deve ser avaliado, e as atividades e os jogos apropriados podem ser empregados para o desenvolvimento.[30] Questões como a velocidade de crescimento físico e a prontidão para aprender são componentes essenciais no desenvolvimento das habilidades motoras.[31] Para os profissionais que trabalham com crianças mais velhas, o conhecimento de como as características do desenvolvimento físico e motor são adquiridas é fundamental para assegurar que as crianças refinem suas habilidades motoras fundamentais nas áreas de locomoção, manipulação e estabilidade.[32] Habilidades como correr, pular, arremessar, pegar e equilibrar-se são de importância crítica para a progressão normal das habilidades avançadas. O desenvolvimento dessas habilidades melhora ainda mais a capacidade da criança em participar de atividades e jogos apropriados a sua idade, bem como de desenvolver habilidades psicológicas e sociais normais. À medida que as crianças passam para o período de crescimento e desenvolvimento da adolescência, ocorrem numerosas mudanças fisiológicas e psicológicas que influenciam a aquisição de habilidades motoras fundamentais maduras. É durante esse período de desenvolvimento que as diferenças de gênero começam

Função psicomotora. Capacidade de integrar cognição com habilidades motoras.
Inteligência cristalizada. Capacidade de armazenar informações no cérebro.
Inteligência fluida. Capacidade de raciocínio e de pensamento abstrato.

a aparecer de forma significativa. Os profissionais da ciência do exercício e outros profissionais da saúde que trabalham com adolescentes precisam garantir o domínio das habilidades motoras fundamentais maduras, como saltar, balançar e realizar combinações de movimentos antes da introdução de habilidades motoras especializadas.[33] À medida que os indivíduos passam para a idade adulta, as características individuais, as demandas da habilidade motora e as circunstâncias ambientais constituem importantes fatores que determinam o nível de sucesso experimentado pelo adulto no desempenho de uma tarefa motora.[34] À medida que o indivíduo avança para a velhice, as mudanças que ocorrem nos vários sistemas do corpo podem ter impacto significativo sobre a capacidade de realização de habilidades motoras. Da mesma forma que as crianças não conseguem realizar muitas atividades dos adultos, muitos indivíduos idosos também não conseguem realizar muitas das atividades de habilidades motoras de uma pessoa mais jovem.[34] É importante que o profissional da ciência do exercício esteja atento a essas mudanças no desenvolvimento motor que ocorrem ao longo de toda vida, de modo que possam ser tomadas medidas apropriadas para garantir a participação segura, bem-sucedida e agradável em atividades e exercícios físicos, esportes e competição atlética.

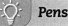 **Pensando criticamente**

Quais informações específicas sobre o desenvolvimento motor são necessárias para um indivíduo tentar melhorar uma habilidade motora associada ao exercício?

Aprendizagem motora

A aprendizagem motora é o estudo de como nos tornamos especializados em movimentos básicos e avançados utilizados na vida diária, incluindo aqueles realizados em atividades e exercícios físicos, esportes e competição atlética. O conhecimento e o estudo do conteúdo da aprendizagem motora exigem a compreensão do processo de aprendizagem, do processamento da informação, da organização da prática para tornar a aprendizagem eficiente e do processo de memória. Os profissionais da ciência do exercício e outros profissionais da saúde precisam compreender os princípios da aprendizagem motora para melhorar o sucesso de indivíduos que iniciam um programa de exercícios ou que participam de um programa de reabilitação, bem como para colocar atletas na melhor posição possível para terem sucesso durante competições esportivas e atléticas. Existem vários componentes importantes para compreender a aprendizagem motora, incluindo o processamento da informação, a memória e a organização e aprendizagem de práticas.

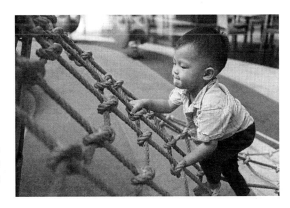

FIGURA 9.7 O conhecimento do desenvolvimento motor pode ser utilizado para estabelecer atividades apropriadas para a idade das crianças. (De Shutterstock.)

Processamento da informação

O estudo do processamento da informação provém da disciplina acadêmica principal da **psicologia cognitiva**. As informações são constantemente apresentadas aos indivíduos durante as atividades diárias e precisam ser processadas de maneira que frequentemente exige uma resposta ou uma ação. O foco da discussão nesta seção é sobre a maneira pela qual a informação é processada de modo eficiente e efetivo durante a participação em atividades e exercícios físicos, esportes e competições atléticas. Os indivíduos devem determinar quais informações são fundamentais para o movimento e, em seguida, organizá-las de modo que os músculos possam responder de acordo com um padrão de movimento coordenado e eficiente. Por exemplo, um indivíduo que corre ao ar livre precisa processar as informações acerca do ambiente externo e, em seguida, tomar decisões sobre que ações ou movimentos devem ser realizados pelo corpo. Se, durante a corrida, o indivíduo deparar-se com uma ladeira, as informações sobre a inclinação e a extensão da ladeira precisam ser processadas de modo que a inclinação do corpo, a velocidade das pernas e o comprimento das passadas adequados possam ser alcançados e o indivíduo possa correr até o topo da ladeira. O processamento da informação geralmente é organizado em três estágios:[1,4,21]

1. **Reconhecimento de estímulos** – coleta das informações do ambiente que, em seguida, são identificadas ou reconhecidas como padrão.
2. **Seleção da resposta** – decisão sobre a resposta a ser dada de acordo com a informação, incluindo a determinação da compatibilidade estímulo-resposta.
3. **Programação da resposta** – organização e início de uma ação após a identificação de um estímulo e a seleção de uma resposta.

O processamento da informação ocorre no cérebro e não pode ser observado diretamente, nem ser estudado com facilidade. Por conseguinte, utiliza-se uma variedade de métodos de observação indireta para elaborar hipóteses sobre a atividade cerebral durante o processamento da informação. Um método comumente utilizado consiste em registrar a rapidez com que um indivíduo responde a determinado estímulo. Esse método exige que o indivíduo receba uma dica externa do ambiente e, em seguida, responda a essa dica. O tempo necessário para iniciar a resposta é designado como **tempo de reação** e fornece uma medida indireta de quanto tempo leva para que um indivíduo possa processar a informação envolvida na tomada de uma decisão e no início de uma resposta. O uso do tempo de reação para analisar o processamento mental de um indivíduo é denominado **método cronométrico**.[1,4,27]

Psicologia cognitiva. Ramo da psicologia que estuda os processos mentais envolvidos na percepção, aprendizagem, memória e raciocínio.
Reconhecimento de estímulos. Refere-se à coleta de informações do ambiente pelo indivíduo e o seu reconhecimento.
Seleção da resposta. Refere-se à decisão do indivíduo sobre o que fazer após coletar e processar a informação.
Programação da resposta. Refere-se ao início de uma ação pelo indivíduo após a seleção de uma resposta.
Tempo de reação. Tempo necessário para receber e responder a um estímulo.
Método cronométrico. Uso do tempo de reação para medir a resposta de um indivíduo a um estímulo.

Tradicionalmente, o processamento da informação tem sido visto como um processo que ocorre em série ou em um estágio de cada vez, uma posição que continua definindo a experimentação e o estudo dentro desse campo. Para um estudo acurado, esse método de processamento da informação envolve a modificação e o controle de cada um dos estágios individualmente para verificar como determinado estágio afeta o tempo de reação global. A manipulação dos processos em um estágio permite aos pesquisadores e estudiosos formular hipóteses sobre o papel desempenhado por esse estágio individual no processamento da informação para uma habilidade motora específica.[1,21,27]

O estágio de reconhecimento do estímulo exige que o indivíduo reconheça algo que mudou no ambiente e que surgiu como algum estímulo. Esse estágio é seguido da decisão individual de produzir uma resposta adequada a esse estímulo. O cérebro organiza um conjunto específico de instruções para as ações musculares que são enviadas ao corpo para produzir um movimento específico. Essas instruções fornecem comandos específicos sobre **estabilização corporal** e posicionamento. O reconhecimento e a identificação de um estímulo são fortemente afetados pela intensidade e clareza do estímulo. Para que um estímulo seja identificado, o cérebro precisa estar no estado de vigilância a ponto de entrar em contato com a memória, que estabelece uma associação entre o estímulo e algo significativo.[1,21,27] Por exemplo, a Figura 9.8 mostra como um corredor que se aproxima de uma ladeira precisa

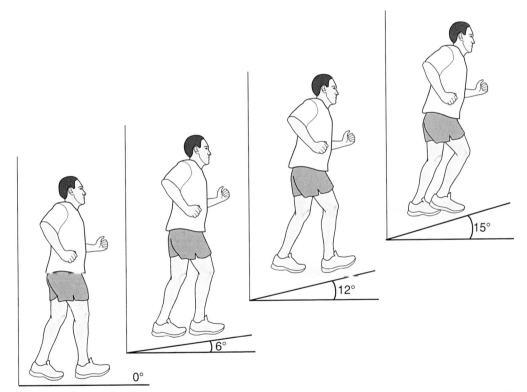

FIGURA 9.8 Para ter sucesso, um corredor precisa processar cognitivamente a informação sobre a subida de uma colina.

Estabilização corporal. Processo de manter o corpo em uma posição desejada.

320 ACSM Introdução à Ciência do Exercício

reconhecê-la, incluindo a identificação de seu grau de inclinação e de sua distância e, em seguida, processar a informação de modo que possam ocorrer as ações musculares adequadas para que o corredor possa subir a ladeira com sucesso. Se houver necessidade de subir uma ladeira com forte inclinação, os indivíduos mudarão seus padrões de movimento para vencer com sucesso a inclinação.[35,36] As mudanças na corrida em subidas incluem ausência de fase aérea, frequência mais rápida das passadas e tempo de contato do pé no solo mais curto.[37]

O estágio de seleção da resposta no processamento da informação exige que o indivíduo tome uma decisão sobre a resposta adequada ao estímulo. Alguns fatores, como número de escolhas (denominadas "alternativas estímulo-resposta") e o quão natural é a relação entre o estímulo e a resposta adequada (denominada "compatibilidade estímulo-resposta") afetam a seleção da resposta. A prática pode afetar ambos os fatores. Em geral, quanto mais natural for a relação entre o estímulo e a resposta adequada, mais rapidamente o indivíduo decidirá sobre uma resposta.[1,27,38] Voltando ao exemplo anterior, um corredor pode selecionar a posição apropriada do corpo, o comprimento da passada e a sua velocidade com base nas informações derivadas do estágio do reconhecimento do estímulo. Caso o corredor tenha encontrado o mesmo tipo de ladeira durante uma corrida anterior, então a prática de subir essa ladeira ajudará a orientar a seleção da resposta adequada de posição do corpo, comprimento da passada e velocidade das pernas para subir a ladeira com sucesso. Se o corredor encontrar uma nova ladeira, então a resposta será selecionada utilizando-se uma combinação das experiências anteriores.

No estágio de programação da resposta, os comandos para os músculos são organizados e a resposta iniciada pelo cérebro. A complexidade e a duração da resposta afetam a programação da resposta. À medida que aumenta a complexidade da resposta, o tempo de reação do indivíduo também aumenta.[39] O tempo de que o indivíduo dispõe para organizar os comandos musculares também afeta a programação da resposta.[27,39,40] Se um corredor encontrar uma ladeira depois de um longo trecho de corrida em solo plano durante a qual a ladeira pode ser avistada, haverá tempo para que o corredor produza a resposta de programação adequada. Entretanto, se o corredor se deparar com a ladeira após fazer uma curva que impediu a visão da ladeira com antecedência, nesse caso, a programação da resposta pode ser afetada e, talvez, o corredor tenha que começar a subir a ladeira antes de selecionar adequadamente a posição do corpo e o comprimento e a velocidade das passadas.

O processamento da informação pode ser influenciado por diversos fatores que produzem aumento ou redução do tempo de reação. Durante competições esportivas e atléticas, a antecipação correta de um movimento por um adversário pode diminuir o tempo necessário para que o atleta responda ao movimento de um adversário. Por exemplo, se um jogador de basquete antecipar um movimento específico de um adversário durante um jogo, ele poderá ajustar a sua posição com relação ao seu adversário, diminuindo efetivamente o tempo necessário para responder ao movimento. Nas competições esportivas e atléticas, o indivíduo ou a equipe pode obter vantagem ao utilizar estratégias para influenciar cada um dos três componentes do processamento da informação:[1,27]

1. Identificação de estímulos – realização de diferentes tipos de jogadas a partir da mesma formação.
2. Seleção da resposta – aumenta o número de opções às quais um adversário deve responder.
3. Programação da resposta – força o adversário a realizar uma tarefa mais complicada.

Cada uma dessas estratégias pode influenciar significativamente os estágios do processamento da informação. Quando os indivíduos são desafiados a cada estágio do processamento da informação, há aumentos no tempo de reação global. Existe alguma discordância sobre o fato de os estágios do processamento da informação serem separados e diferentes, ou se a informação é processada em uma ordem sequencial, de modo que os indivíduos sejam capazes de realizar o processamento de mais de um estágio simultaneamente.[27,41,42]

Memória

A memória é importante para reter e recordar fatos, eventos e impressões, assim como para lembrar ou reconhecer experiências anteriores. Um modelo comumente utilizado para explicar a memória é denominado **modelo de memória de armazenamento múltiplo**.[43] Esse modelo tem três armazenamentos: o armazenamento sensorial a curto prazo, a memória a curto prazo e a memória a longo prazo. Embora esse modelo seja demasiadamente simplificado, é útil para compreender como a informação é processada. A passagem de informações do armazenamento a curto prazo (também conhecido como memória de trabalho) para a memória a longo prazo refere-se à passagem da informação para a memória a longo prazo. Esse processo é conhecido como **codificação**. A passagem da memória a longo prazo para a memória a curto prazo significa que a informação é transferida da memória permanente para a memória de trabalho. Esse processo é denominado **decodificação**.[27]

Cada armazenamento de memória tem função e capacidade específicas para guardar a informação. A capacidade de armazenamento de memória é a quantidade de informações que pode ser efetivamente armazenada. A duração é o período de tempo durante o qual a informação permanece no armazenamento da memória. O armazenamento sensorial a curto prazo coleta informações do ambiente por meio dos sentidos. O armazenamento sensorial a curto prazo tem capacidade ilimitada de armazenamento de informações, porém com duração de armazenamento muito curta. Isso significa que os indivíduos podem reter inúmeras informações provenientes dos sentidos, porém por um curto período, talvez menos de 1 segundo. O armazenamento sensorial a curto prazo retém informações enquanto uma decisão é tomada sobre a importância da informação. Essa decisão é tomada por um processo denominado **atenção seletiva**, um processo que exige que o indivíduo escolha ativamente uma unidade de informação para prestar atenção de cada vez. A informação atendida é então enviada para o armazenamento de memória a curto prazo.[4,21,27]

Tem havido considerável interesse no papel de atividade e exercício físicos regulares sobre a função psicológica, principalmente a influência que a aptidão cardiovascular e o exercício aeróbico exercem em vários marcadores da função cognitiva, como memória, atenção, tempo de reação e inteligência cristalizada e fluida (Figura 9.9). A teoria de trabalho tem sido que as reduções associadas à idade na função cardiovascular levam a níveis mais baixos de oxigênio no cérebro, enquanto os altos níveis de aptidão cardiovascular e a prática regular de

Modelo de memória de armazenamento múltiplo. Modelo mais amplamente utilizado para explicar o armazenamento da memória nos humanos.
Codificação. Processo de passagem da informação do armazenamento a curto prazo para a memória de armazenamento a longo prazo.
Decodificação. Processo de passagem da informação do armazenamento de memória a longo prazo para o armazenamento de memória a curto prazo.
Atenção seletiva. Processo que exige que o indivíduo escolha ativamente uma unidade de informação para prestar atenção de cada vez.

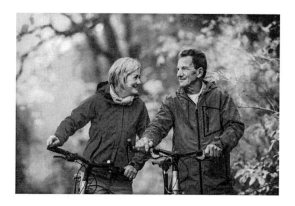

FIGURA 9.9 O exercício regular pode levar à melhora da função cognitiva em idosos. (De Shutterstock.)

exercício aeróbico podem retardar ou diminuir o declínio cognitivo, em virtude do aumento do fornecimento de oxigênio ao cérebro.[44] Vários estudos observacionais e longitudinais[45,46] são sugestivos de que a atividade física reduz a taxa de declínio cognitivo nos indivíduos saudáveis;[47] entretanto, são ainda necessárias mais evidências experimentais para que se possa obter a compreensão completa desse processo.[47,48] Evidências recentes também são sugestivas de que é possível observar melhora modesta da função cognitiva em indivíduos com comprometimento cognitivo. A participação em uma intervenção de atividade física de 6 meses de duração resulta em melhora da função cognitiva em pacientes com doença de Alzheimer,[48] e o exercício regular está associado ao atraso no início da demência e da doença de Alzheimer.[49]

O armazenamento da memória a curto prazo é uma memória consciente ou de trabalho de um indivíduo.[50] As unidades de informações são coletadas a partir do armazenamento sensorial a curto prazo ou da memória a longo prazo, sendo armazenadas por curtos períodos. A apresentação da informação e a organização da prática podem afetar o modo pelo qual o indivíduo organiza a informação no armazenamento da memória a curto prazo. As unidades de informação podem ser lembradas com mais facilidade se forem agrupadas de alguma maneira sistemática. A duração da memória a curto prazo é considerada de 1 a 60 segundos quando o processo de pensamento do indivíduo for ininterrupto.[27,50,51] A prática repetida de uma habilidade motora com retroalimentação no desempenho pode ajudar o indivíduo a lembrar-se de como executar a habilidade. Se um novato realizar uma tacada de golfe, as habilidades e os padrões motores serão mais facilmente lembrados caso o indivíduo continue praticando repetidamente essa habilidade (Figura 9.10). Entretanto, para manter a habilidade motora na memória, o indivíduo precisa transferi-la e armazená-la na memória a longo prazo.

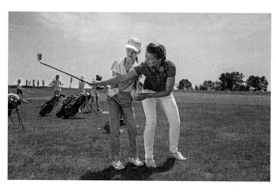

FIGURA 9.10 A prática repetida de uma habilidade motora resultará na transferência do padrão de movimento para a memória. (De Shutterstock.)

A informação considerada importante o suficiente para o seu armazenamento permanente é enviada da memória de curto prazo para a memória a longo prazo, que se acredita ter a capacidade e duração de armazenamento ilimitadas. Embora a capacidade e a duração sejam aparentemente ilimitadas, os indivíduos podem esquecer informações que costumavam lembrar. A informação não se perde na memória, porém o indivíduo simplesmente não consegue recuperá-la da memória a longo prazo. A memória também pode ser considerada como uma retenção de informações, o que, por definição, consiste em aprendizagem. Para maximizar o desempenho bem-sucedido durante a aprendizagem de uma nova habilidade motora por um indivíduo, os profissionais da ciência do exercício, incluindo treinadores e outros profissionais da saúde, precisam ter a compreensão de como a memória funciona. Os estudiosos da aprendizagem motora têm muito interesse em compreender como a memória funciona e em identificar maneiras pelas quais a prática pode ser organizada para otimizar a eficiência com que os indivíduos aprendem.[27,52]

 Pensando criticamente

Quais informações específicas sobre aprendizagem motora são necessárias para que um indivíduo tente melhorar o seu desempenho contra um adversário durante uma competição esportiva ou atlética?

Organização da prática e aprendizagem

Para compreender plenamente como os indivíduos aprendem, é importante esclarecer a distinção entre prática e aprendizagem. O desempenho normalmente é definido como um comportamento passível de ser observado ou medido. A aprendizagem é definida como uma mudança relativamente permanente no comportamento, que resulta de prática ou de experiência. Como a aprendizagem resulta de uma mudança na memória de um indivíduo e não pode ser diretamente observada, a avaliação da quantidade de aprendizagem ocorrida deve ser deduzida a partir do desempenho, normalmente por meio de um teste de retenção física.[1,4,21]

É fundamental compreender a distinção entre prática e aprendizagem, visto que o desempenho de um indivíduo durante a prática não é necessariamente um indicador de aprendizagem.[52] Existe um paradoxo na prática-aprendizagem, visto que algumas variáveis afetam o desempenho da prática e o desempenho da retenção de maneira oposta. Por exemplo, a prática de variações de um movimento, em vez da prática do mesmo movimento repetidamente, dificulta o desempenho dessa prática, porém melhora a aprendizagem. Outro exemplo, ao pedir a um indivíduo que arremesse repetidamente uma bola de basquete a partir do mesmo ponto no chão, isso aumentará a sua capacidade de realizar com sucesso esse arremesso particular na prática. Entretanto, pedir ao indivíduo que arremesse repetidamente a partir de diferentes pontos no solo melhorará a aprendizagem da habilidade de arremesso, mas provavelmente resultará em menos arremessos bem-sucedidos durante a prática. Uma sessão de prática que não desafie o indivíduo o suficiente melhora o desempenho da prática, porém restringe a aprendizagem da habilidade. Os indivíduos precisam encontrar um equilíbrio entre a prática repetida de habilidades para melhorar o desempenho da habilidade e a prática de diferentes habilidades para melhorar a aprendizagem.[1,53]

Interferência contextual

A **interferência contextual** descreve a interferência que resulta da prática de várias tarefas diferentes dentro do contexto de uma única sessão prática. Pode-se estabelecer alto grau

 Interferência contextual. Interferência que resulta da prática de uma série de diferentes tarefas no contexto de uma única sessão de prática.

de interferência contextual fazendo com que o indivíduo pratique várias habilidades diferentes durante a mesma sessão de prática.[54] Pode-se estabelecer baixo grau de interferência contextual fazendo com que o indivíduo pratique apenas uma habilidade durante uma sessão de prática. A prática de uma baixa interferência contextual (com relação a uma alta interferência contextual) leva ao desempenho superior da prática, porém à aprendizagem muito inferior.[55] Por exemplo, um defensor interno de *softball* que está praticando pegar bolas rasteiras atiradas diretamente por um treinador tornar-se-á habilidoso em pegar bolas rasteiras (Figura 9.11A), porém não melhorará as habilidades motoras necessárias para pegar bolas rasteiras atiradas a sua esquerda ou direita. Um treinador pode aumentar a interferência contextual ao atirar bolas rasteiras para a esquerda e, em seguida, para a direita do atleta, exigindo que se mova e coloque a bola em campo (Figura 9.11B). Pode-se obter aumento adicional na interferência contextual quando o atleta não é informado sobre onde a bola será atirada, fazendo com que o mesmo aprenda a colocar a bola em campo em um nível superior. Esse paradoxo de prática-retenção pode depender da experiência do indivíduo. Nos indivíduos com experiência limitada de determinada habilidade ou atividade motora, altos níveis de interferência contextual durante a prática da habilidade não melhoram a aprendizagem mais do que baixos níveis de interferência contextual. De fato, até que o indivíduo tenha experiência em determinada tarefa ou habilidade motora, a interferência contextual em altos níveis pode ser prejudicial para a aprendizagem eficiente. Entretanto, após alcançar algum grau de proficiência, a alta interferência contextual é benéfica para a aprendizagem. Do ponto de vista prático, a diminuição de interferências externas é desejada durante os estágios iniciais da aprendizagem de uma habilidade motora; todavia, à medida que o indivíduo torna-se mais proficiente, maior interferência externa melhora a aprendizagem da habilidade.[1,4]

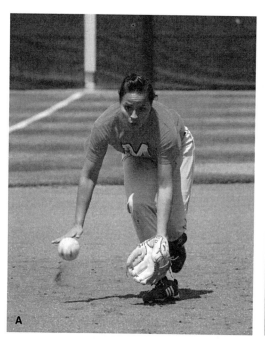 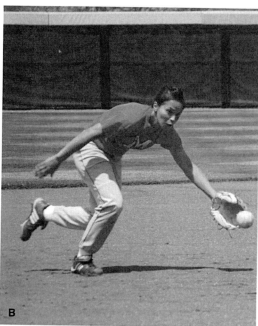

FIGURA 9.11 A habilidade em dominar bolas rasteiras (**A**) pode ser aperfeiçoada ao aumentar a interferência contextual, dominando bolas rasteiras rebatidas à direita ou à esquerda do jogador (**B**).

Variabilidade da prática

Demonstrou-se que a prática repetida do mesmo movimento ou habilidade motora impede o desempenho da prática, porém melhora a aprendizagem da habilidade.[4] À semelhança do que foi observado na interferência contextual, existe uma variabilidade substancial que parece depender do indivíduo envolvido no movimento ou habilidade motora. Além disso, a variabilidade da prática afeta as crianças de maneira diferente dos adultos, assim como afeta os homens diferentemente das mulheres, sugerindo que a capacidade e o conhecimento prévio de um indivíduo, com relação à organização da prática, influenciam a aprendizagem.[1,4,56]

Conhecimento dos resultados

O fornecimento de *feedback* individual após a conclusão de uma atividade motora constitui fator extremamente importante que afeta tanto o desempenho quanto a aprendizagem. A relação entre o *feedback* do desempenho e a aprendizagem de habilidades motoras frequentemente é estudada por meio de técnicas de conhecimento de resultados. O conhecimento de resultados é definido como a informação sobre o sucesso de um movimento com relação ao seu objetivo estabelecido ao indivíduo após a conclusão da habilidade motora ou do movimento. Por exemplo, um fisioterapeuta pode fornecer o conhecimento dos resultados a um paciente com lesão nas costas que está realizando um exercício de reabilitação, projetado para melhorar a flexibilidade da parte inferior das costas e do quadril. Nesse caso, o fisioterapeuta informará ao paciente sobre os movimentos corretos e incorretos. As duas estratégias de *feedback* mais comumente usadas são o resumo do conhecimento dos resultados e o enfraquecimento do conhecimento dos resultados.[1,4,56]

Resumo do conhecimento dos resultados

O resumo do conhecimento dos resultados exige que o indivíduo complete vários ensaios de uma única habilidade ou movimento sem receber qualquer informação sobre o seu desempenho. Após a conclusão dos ensaios, o conhecimento dos resultados desses ensaios é fornecido ao indivíduo. Por exemplo, um jogador de basquete pode fazer um total de 10 arremessos. Depois de completar todos os arremessos, o treinador fornecerá um *feedback* ao atleta sobre os vários aspectos da técnica e do movimento. O resumo do conhecimento dos resultados pode ser fortemente prejudicial ao desempenho da prática, em comparação com o fornecimento do conhecimento dos resultados imediatamente depois de cada tentativa;[52] porém, pode levar a melhor aprendizagem de uma habilidade motora.[57]

É importante ter algum nível de conhecimento dos resultados para uma aprendizagem motora. A quantidade apropriada de tempo entre o momento em que uma habilidade é executada e o momento em que o conhecimento dos resultados é fornecido depende da **complexidade da tarefa**.[4,21] As habilidades motoras e os movimentos de maior complexidade exigem mais ajuda para resolver o problema motor do que uma tarefa motora simples. Quando um indivíduo está aprendendo uma tarefa mais complexa, deve-se fornecer um conhecimento mais imediato dos resultados do que quando o mesmo indivíduo está aprendendo uma habilidade motora ou movimento mais simples. Quando o indivíduo completa a sessão de prática e à medida que melhora o desempenho do movimento ou da habilidade motora,

Complexidade da tarefa. Nível de dificuldade necessário para completar uma tarefa motora.

o tempo ideal entre a conclusão do movimento ou da habilidade e o fornecimento do conhecimento dos resultados aumenta. Os indivíduos inexperientes apresentam melhor desempenho durante a prática e a competição quando o resumo do conhecimento dos resultados for curto; à medida que o indivíduo torna-se mais habilidoso, um breve resumo pode levar ao melhor desempenho durante a prática, porém produz menos aprendizagem.[1,4]

Enfraquecimento do conhecimento dos resultados

O processo de enfraquecimento do conhecimento dos resultados envolve uma redução sistemática na quantidade de conhecimento dos resultados fornecida ao indivíduo durante uma sessão de prática. Essa técnica beneficia a aprendizagem ao ajudar o indivíduo a resolver o problema da habilidade motora no início da prática. Por exemplo, um indivíduo que arremessa uma bola de basquete pode receber o conhecimento dos resultados do técnico após arremessar cinco bolas no início da prática. Entretanto, à medida que a prática avança, o treinador pode usar a estratégia de enfraquecimento do conhecimento dos resultados e fornecer *feedback* somente após 25 arremessos. A redução do conhecimento dos resultados à medida que aumenta a proficiência da habilidade resulta em cronograma de prática altamente eficaz.[1]

Prática das partes e do todo

O método de prática das partes e do todo é comumente utilizado para ensinar habilidades motoras e movimentos complexos. Habilidades motoras de alta complexidade (*i. e.*, que apresentam grande número de componentes para a habilidade motora) e de baixa organização (*i. e.*, baixa relação de dependência entre os componentes), geralmente, beneficiam-se da prática das partes e do todo. Por outro lado, as habilidades motoras de baixa complexidade (*i. e.*, com pequeno número de componentes da habilidade) e de alta organização (*i. e.*, com alta relação de dependência entre os componentes) beneficiam-se da prática da habilidade como um todo. Como resultado, surgiu o método de prática de partes progressivas para ensinar habilidades e movimentos. O método de partes progressivas exige que as partes da habilidade sejam praticadas de forma independente, porém ordenadas de acordo com a sequência em que cada parte ocorre na habilidade. À medida que os componentes da habilidade são aprendidos, eles são progressivamente reunidos entre si até que a habilidade seja praticada como um componente inteiro. Por exemplo, um treinador de força e condicionamento pode ensinar um atleta o movimento de levantamento de peso *power clean* ao dividir o movimento completo em três componentes de habilidade. Esses três componentes do *power clean*, comumente denominados "fase inicial", "fase *clean*" e "fase *jerk*", são praticados em partes até que o atleta se torne habilidoso o suficiente para começar a unir as fases entre si, de modo a realizar o *power clean* completo. A organização da prática em partes progressivas exige o estabelecimento de limites durante a prática inicial de uma habilidade, quando os componentes individuais são praticados de maneira independente; entretanto, à medida que a habilidade é mais bem aprendida, os limites são removidos.[1]

Aprendizagem de habilidades difíceis

Naturalmente, é importante aprender habilidades motoras difíceis para a participação bem-sucedida em exercício, esporte e competição atlética. A dificuldade da tarefa é definida como a complexidade do problema motor que um indivíduo precisa resolver para completar a tarefa com sucesso. A dificuldade da tarefa é usada, com frequência, para descrever o processo de aprendizagem de habilidades motoras difíceis. Existe uma relação entre o desempenho da prática e a dificuldade da tarefa. Quando a dificuldade da tarefa motora aumenta, o desempenho na prática da habilidade diminui. À medida que a habilidade motora se torna cada vez mais um desafio, ocorre deterioração no desempenho do indivíduo.

A aprendizagem motora aumenta com o aumento da dificuldade da tarefa até o que alguns especialistas denominam de **ponto de desafio**. Nesse ponto, o indivíduo é submetido ao desafiado de intensidade ideal para melhorar a aprendizagem da habilidade ou do movimento. Curiosamente, no ponto de desafio, o desempenho na prática não é ideal, porém a aprendizagem é ótima. O aumento da dificuldade da tarefa além desse ponto continua inibindo o desempenho na prática e também começa a inibir a aprendizagem.[1]

À medida que a organização da prática torna-se mais complexa e desafiadora, isso leva ao pior desempenho da prática, porém ao desempenho de retenção superior.[52,55] O desempenho de habilidades motoras e de movimentos na prática não indica necessariamente uma aprendizagem efetiva. Além disso, o excesso ou a falta de dificuldade relativa da habilidade motora podem, na realidade, dificultar a aprendizagem. Conforme esperado, a dificuldade da tarefa ideal depende do nível do executor e da complexidade da habilidade ou do movimento. Por exemplo, quando o indivíduo aprende a rebater uma bola de beisebol ou *softball*, a sessão de treino inicial pode envolver o arremesso de uma bola em uma posição fixa. Após adquirir determinado nível de desempenho, o indivíduo pode passar a rebater uma bola jogada ou arremessada. Esse nível de prática é muito mais difícil, visto que exige que o indivíduo acompanhe o trajeto da bola e determine com sucesso o tempo de balanço do taco para acertá-la. Esse maior nível de organização da prática leva inicialmente a um desempenho inferior na prática, porém proporciona maior nível de desempenho de retenção que, em última análise, levará à aquisição bem-sucedida da habilidade motora. Se a bola for lançada com muita rapidez para o nível de habilidade do indivíduo, o nível mais elevado de dificuldade associado ao recebimento da bola arremessada com rapidez pode prejudicar a capacidade do indivíduo de acertar a bola lançada.[1]

A **dificuldade relativa da tarefa** é definida como a dificuldade do problema motor que um indivíduo precisa resolver para completar uma tarefa motora com sucesso com relação às habilidades de desempenho do indivíduo executor da tarefa. Se as habilidades motoras ou os movimentos forem constantes, a dificuldade relativa da tarefa depende do nível de capacidade do indivíduo que a executa. Do ponto de vista prático, a organização da prática deve ser ajustada à medida que o nível de desempenho do executor muda, o que significa que a dificuldade da tarefa exigida deve aumentar à medida que o executor torna-se mais proficiente na habilidade do movimento.[1,4]

Os profissionais da ciência do exercício precisam ter um sólido conhecimento dos princípios e conceitos da aprendizagem motora para proporcionar aos indivíduos com quem trabalham a melhor oportunidade de sucesso na aquisição de habilidades e de desempenho. Independentemente da idade, do nível de habilidade do indivíduo ou do tipo de atividade realizada, o uso do conhecimento sobre memória e prática ajudará a assegurar que a experiência encontrada durante a atividade e exercício físico, o esporte ou a competição atlética seja segura e efetiva.

 Pensando criticamente

De quais informações de comportamento motor sobre a técnica de um esporte você precisaria para ajudar um atleta a melhorar o desempenho de uma habilidade complexa, como arremessar uma bola ou realizar um mergulho a partir de uma prancha de mergulho?

Ponto de desafio. Ponto em que ocorre a aprendizagem ideal dentro processo de aprendizagem.
Dificuldade relativa da tarefa. Nível de dificuldade necessário para completar uma tarefa motora com relação ao nível de habilidade do indivíduo.

Controle motor

O controle motor envolve a compreensão dos mecanismos pelos quais o sistema nervoso ativa o sistema muscular de modo a coordenar os movimentos do corpo. Diferentes movimentos físicos e habilidades motoras exigem programas diferentes de ações musculares selecionadas. O desempenho bem-sucedido da atividade e do exercício físico, do esporte e da competição atlética depende da capacidade de executar os movimentos necessários para completar o movimento ou a habilidade motora. Por exemplo, adultos de idade mais avançada tendem a exibir movimentos hesitantes e mais lentos em comparação com os movimentos fluidos e mais rápidos observados em adultos mais jovens. Acredita-se que esse tipo de ação muscular resulte do declínio na coordenação motora, mais do que qualquer estratégia desenvolvida de cautela no movimento.[58] O estudo da neuroanatomia e das teorias do controle motor é fundamental para compreender o controle motor e a sua relação com os movimentos e o desempenho.

Neuroanatomia

A **neuroanatomia** refere-se ao estudo da estrutura e função do sistema nervoso central (incluindo o encéfalo e a medula espinal) e do sistema nervoso periférico (além do sistema nervoso central). A Figura 9.12 ilustra os componentes do sistema nervoso, e o Capítulo 3 fornece a explicação das funções do sistema nervoso. Os principais componentes funcionais do sistema nervoso são os neurônios (i. e., as células nervosas). No encéfalo, os neurônios transportam a informação entre as áreas especializadas do encéfalo, o que permite ao indivíduo realizar todas as funções que tornam os humanos únicos (p. ex., pensar, reagir, mover-se). As principais áreas motoras do sistema nervoso central incluem o cerebelo, os núcleos da base e o córtex motor, que é composto pelos córtices motor primário, pré-motor e motor suplementar.

Cerebelo

O **cerebelo** é a área do sistema nervoso central nos seres humanos que coordena os movimentos voluntários complexos, a postura e o equilíbrio. O cerebelo está localizado na parte posterior do cérebro e abaixo dele, consistindo em dois lobos laterais e um lobo central. O cerebelo é importante para o desempenho da atividade e exercício físico, esporte e competição atlética, visto que desempenha papel central na integração da percepção sensorial, coordenação e controle motor. O cerebelo ajusta os movimentos do corpo e as habilidades motoras usando a informação derivada dos neurônios sensitivos.[59]

Neuroanatomia. Estudo da estrutura e da função dos sistemas nervoso central e nervoso periférico.

Cerebelo. Área do encéfalo que coordena os movimentos voluntários complexos, a postura e o equilíbrio nos seres humanos.

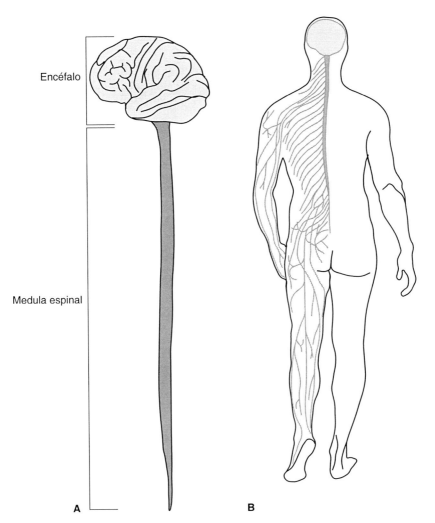

FIGURA 9.12 Componentes do sistema nervoso. **A.** O sistema nervoso central inclui o encéfalo e a medula espinal. **B.** O sistema nervoso periférico consiste nos nervos cranianos e nos nervos espinais, por meio dos quais o sistema nervoso central transmite comandos e recebe informações dos órgãos-alvo. (De Bhatnagar S. *Neuroscience for the Study of Communicative Disorders*. 3rd ed. Baltimore (MD): *Lippincott*, Williams & Wilkins; 2008.)

Núcleos da base

Os **núcleos da base** consistem em grandes massas de substância cinzenta que se localizam na base do hemisfério cerebral. Os núcleos da base formam o conjunto de estruturas interligadas no prosencéfalo. Desempenham várias funções, incluindo organização do

Núcleos da base. Estruturas localizadas no sistema nervoso central, responsáveis pela modulação do movimento, organização do movimento, escala e amplitude do movimento e integração perceptivo-motora.

movimento, escala e amplitude do movimento, modulação do movimento e integração perceptivo-motora. Acredita-se que essas estruturas ajudem na escolha e na organização de como os indivíduos executam movimentos básicos e complexos. Atuam em estreita associação com o córtex cerebral e o sistema corticoespinhal. As doenças comumente associadas ao funcionamento inadequado dos núcleos da base incluem a doença de Huntington e a doença de Parkinson.[59]

Córtex motor

O **córtex motor** é uma região no córtex cerebral envolvida no planejamento, no controle e na execução das funções motoras voluntárias. Normalmente, o córtex motor é dividido em três áreas distintas: o córtex motor primário, o córtex pré-motor e o córtex motor suplementar. O córtex motor gera um plano para o movimento e, em seguida, executa-o. Trata-se de uma das últimas áreas do cérebro a estar ativa antes do início do movimento do corpo. O córtex motor também recebe *feedback* de todas as áreas do corpo, ajusta a resposta motora ao movimento desejado e, em seguida, envia sinais aos músculos esqueléticos para produzir a sua contração ou relaxamento, criando o movimento desejado.[1,59]

Córtex motor primário

O **córtex motor primário** está localizado na parte dorsal do lobo frontal do cérebro. Contribui para a geração de impulsos neurais que percorrem a medula espinal e controlam a execução dos movimentos corporais.[59]

Córtex motor suplementar

O **córtex motor suplementar** faz parte do córtex cerebral sensoriomotor e é importante no planejamento dos movimentos do corpo. Coleta e processa a informação proveniente de outras partes do encéfalo, como os núcleos da base e o cerebelo, iniciando o movimento organizado. As informações do córtex motor suplementar são enviadas ao córtex pré-motor e ao córtex motor primário para processamento adicional antes e durante o movimento.[59]

Córtex pré-motor

O **córtex pré-motor** é uma área do córtex motor no lobo frontal do cérebro. O córtex pré-motor envia sinais nervosos para a musculatura próxima à linha média do corpo, como ombros e braços, de modo que as mãos assumam uma orientação adequada para executar movimentos e tarefas específicos. O córtex pré-motor também recebe informações sensitivas

Córtex motor. Região do córtex cerebral envolvida no planejamento, no controle e na execução das funções motoras voluntárias.

Córtex motor primário. Região do córtex cerebral que gera impulsos neurais que passam pela medula espinal e controlam a execução dos movimentos corporais.

Córtex motor suplementar. Área do cérebro que coleta e processa a informação proveniente de outras áreas do encéfalo, iniciando o movimento organizado.

Córtex pré-motor. Trabalha para controlar muitos dos padrões mais complexos do corpo de coordenação da atividade muscular.

de neurônios que ajudam na orientação do corpo no espaço. O córtex pré-motor avalia as condições iniciais do corpo e, em seguida, inicia o plano de ação, assegurando a estabilização do corpo ou da parte do corpo antes do início do movimento. O córtex pré-motor trabalha com os núcleos da base, o tálamo e o córtex motor primário para controlar muitos dos padrões mais complexos de atividade muscular coordenada do corpo, como aquelas associadas ao exercício, ao esporte e à competição atlética.[1,59]

Sistema motor periférico

O **sistema motor periférico** consiste nos nervos do sistema nervoso periférico e músculos, que são inervados por esses nervos. A unidade funcional primária do sistema motor periférico é a unidade motora, que é composta por um neurônio motor e por todas as fibras musculares por ele inervadas. O recrutamento de unidades motoras durante o movimento é responsável pelos padrões motores que são executados e pela força gerada por um músculo durante a contração.[59] Diferentes níveis de força podem ser gerados por meio do recrutamento de números e tipos diferentes de unidades motoras dentro de um músculo ou de um grupo de músculos.[60]

Sistemas gerais de controle motor

O controle motor envolve tanto o envio de informações para a contração dos músculos quanto o recebimento de informações por meio de neurônios aferentes dos **proprioceptores** do corpo existentes nas articulações e nos músculos. O estudo do controle motor durante o movimento precisa considerar tanto o controle da contração muscular pelo sistema nervoso quanto a influência da informação sensorial proveniente dos tecidos periféricos do corpo.[4] Um indivíduo precisa ser capaz de coordenar a contração e o relaxamento dos músculos para executar com sucesso determinado movimento ou habilidade. Os sistemas de controle motor em alça fechada e em alça aberta são usados como explicações de como o cérebro, o sistema nervoso e os músculos coordenam o movimento do corpo. A **teoria dos sistemas dinâmicos** também foi sugerida como maneira adicional pela qual o desenvolvimento cognitivo e o controle motor ocorrem nos seres humanos. A vantagem de se utilizar a teoria de sistemas dinâmicos é que ela organiza uma complexa interação de múltiplos sistemas, que comumente ocorre durante competições esportivas e atléticas. A teoria dos sistemas dinâmicos é sugestiva de que todos os fatores possíveis que possam estar atuando em qualquer momento de desenvolvimento precisam ser considerados naquele momento específico de tempo.[61]

Sistema de alça fechada

O sistema de alça fechada de controle motor estabelece que a informação sensorial necessária para o desempenho do controle motor é recebida pelo sistema nervoso durante o movimento. Ao utilizar essa informação, a atividade muscular pode ser alterada durante

Sistema motor periférico. Componente do sistema nervoso que é responsável pelo controle dos padrões motores executados e pela força gerada por um músculo durante a contração.
Proprioceptores. Estruturas nervosas encontradas no corpo responsáveis pela detecção da posição do corpo.
Teoria dos sistemas dinâmicos. Teoria utilizada para descrever a complexa interação de sistemas que muda em resposta a determinado estímulo.

o desempenho do movimento, de modo a corrigir mudanças que precisam ser feitas para a execução bem-sucedida do movimento ou para responder a algo presente no ambiente externo.[62,63] As correções e as alterações no desempenho motor podem ocorrer, visto que, à medida que os movimentos são executados, o *feedback* é enviado para as áreas do cérebro responsáveis pela correção e ajuste fino do padrão motor. O sistema de alça fechada de controle motor aumenta a precisão das ações musculares, uma vez que os movimentos do corpo podem ser controlados e ajustados à medida que ocorrem. Uma desvantagem do sistema de alça fechada é a falta de velocidade com que as correções das ações musculares podem ser feitas pelo sistema nervoso durante o desempenho motor.[1]

Pensando criticamente

Como as informações na área de controle motor podem proporcionar melhora na prevenção e nos cuidados de saúde de reabilitação para indivíduos afetados por uma doença neuromuscular?

Sistema de alça aberta

O controle do desempenho motor também é explicado com o uso de um sistema de alça aberta. Essa teoria é sugestiva de que os indivíduos não recebem *feedback* das articulações, dos proprioceptores e dos músculos do corpo durante o movimento.[64] O sistema de alça aberta sugere que os movimentos corporais são totalmente pré-planejados antes do início do movimento. Eles são controlados por um conjunto predefinido de comandos motores que, uma vez enviados aos músculos, completam o movimento sem a participação do *feedback* dos músculos. Esse tipo de sistema resulta em movimentos mais rápidos que aqueles produzidos no sistema de alça fechada, visto que o tempo necessário para fornecer *feedback* é eliminado nesse processo. Uma desvantagem do sistema de alça aberta é que não podem ser feitas modificações nos movimentos musculares para corrigir erros nos movimentos executados.[1]

Áreas de estudo do comportamento motor

O estudo e a aplicação do conhecimento derivado do desenvolvimento, da aprendizagem e do controle motor tornam-se evidentes em uma ampla variedade de atividades e situações, tanto em indivíduos saudáveis quanto naqueles que apresentam doenças. Os profissionais da ciência do exercício devem estar fundamentalmente familiarizados com cada área do comportamento motor. A compreensão do desenvolvimento motor do indivíduo ao longo da vida é de importância fundamental para aplicar a intervenção adequada na atividade ou no exercício físico, de modo a melhorar a saúde e reduzir o risco de doenças ou modificar as competições esportivas e atléticas para garantir a segurança e o sucesso. As atividades que não são adequadas ao desenvolvimento de uma criança ou de um adulto levam a resultados ineficazes e ao desânimo do participante. O uso correto das estratégias de aprendizagem motora é fundamental para que um treinador de atletas possa fazer uso efetivo do tempo de prática, de modo a aprimorar a competição esportiva e atlética. A progressão das habilidades motoras básicas e avançadas em uma sequência apropriada de desenvolvimento é de importância fundamental para melhorar a aquisição de habilidades motoras e promover o desempenho bem-sucedido de um movimento ou de uma atividade. É importante compreender como os indivíduos controlam os movimentos motores para assegurar a obtenção de resultados positivos baseados no indivíduo durante o processo de reabilitação de pacientes com doenças neurológicas. As estratégias eficazes de reabilitação precisam incorporar a compreensão de como os músculos e os movimentos são controlados pelo sistema nervoso. Nas seções a seguir, são fornecidos vários exemplos de como o comportamento motor é estudado e aplicado por profissionais da ciência do exercício. As informações nas seções a seguir não pretendem ser uma lista exaustiva, porém apenas exemplos de como os componentes do comportamento motor são estudados e utilizados em uma variedade de situações.

Modificação do equipamento, de jogos e do ambiente de jogo

Para garantir a participação segura e bem-sucedida no exercício, em esportes e atividades atléticas de indivíduos de todas as idades e todos os tamanhos corporais, deve-se considerar a modificação do equipamento e do ambiente de exercício ou esporte. O conhecimento de como os indivíduos desenvolvem habilidades ao longo da vida pode ajudar os profissionais da ciência do exercício e de *coaching* a fazer mudanças apropriadas no equipamento, no exercício e no ambiente esportivo. Esse processo é denominado "escalonamento".[4] Por exemplo, há muitos anos, esperava-se que as mulheres participassem no basquetebol usando uma bola que fosse do mesmo tamanho da bola "oficial" dos homens, embora o tamanho médio da mão de uma mulher seja muito menor que o de um homem. A adoção de uma bola com circunferência 1 polegada menor e 7 gramas mais leve do que a bola "oficial" usada pelos homens ocorreu em 1984 e permitiu melhora nas habilidades motoras e no desempenho para as mulheres. Esse tipo de escalonamento do equipamento no basquete também é agora usado com crianças.

O escalonamento demonstrou melhorar a precisão na execução de movimentos de rebatidas no tênis,[65,66] arremessos no basquete[67,68] e rebatidas na bola no críquete.[69] Acredita-se que simplificar uma habilidade motora por meio de escalonamento do equipamento ou do ambiente de jogo minimize o envolvimento da memória de trabalho durante a aprendizagem motora,[70] o que é particularmente importante para crianças, tendo em vista que a capacidade da memória de trabalho ainda está em fase de desenvolvimento durante a infância.[67,71]

O uso de estratégias escalonadas para crianças e adolescentes assegura maior desenvolvimento das habilidades motoras para o alcance bem-sucedido de um objeto. As ligas de beisebol e *softball* recreativas empregam jogos de *tee-ball* para crianças pequenas com a finalidade de melhorar o desenvolvimento das habilidades (Figura 9.13) e, posteriormente, permitir que crianças mais velhas rebatam usando máquinas de arremesso (Figura 9.14), antes de avançar para rebater uma bola arremessada por um jogador. Esses tipos de modificações no ambiente do jogo destinam-se a aumentar a segurança e o sucesso de crianças que jogam beisebol e *softball*. O escalonamento do gol para o futebol e da altura para o basquete com relação ao tamanho do corpo permite a obtenção de melhorias nas habilidades e movimentos adequados para o desenvolvimento de crianças pequenas, melhorando a oportunidade de um desempenho bem-sucedido.

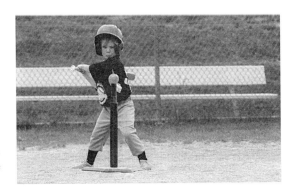

FIGURA 9.13 O uso de um *tee* de rebatidas aumenta o sucesso no beisebol e no *softball* para crianças pequenas. (De Shutterstock.)

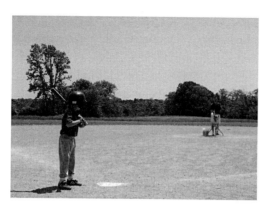

FIGURA 9.14 A progressão para uma máquina de arremesso melhora as chances de maior desenvolvimento de habilidades no beisebol e no *softball* para crianças pequenas.

Junto com maior ênfase na melhora da aptidão física e da saúde em crianças, surgiram equipamentos de exercícios escalonados para o tamanho do corpo de crianças mais novas. Numerosas Young Men's Christian Associations (YMCAs), estabelecimentos de fisioterapia, distritos escolares públicos e privados, instalações de treinamento físico para jovens, centros para pessoas com necessidades especiais, hospitais, academias de ginástica e centros de bem-estar começaram a fornecer equipamentos de exercício adequados à idade de desenvolvimento. Para os idosos, as modificações nos equipamentos de jogo e superfícies podem aumentar a participação e a satisfação, melhorar os níveis de condicionamento físico e aumentar a segurança. O uso de raquetes de tênis e tacos de golfe com maiores superfícies de rebatidas proporciona maior probabilidade de que a bola de tênis ou de golfe seja rebatida com precisão. Aumentar o sucesso do idoso ao jogar provavelmente resulta em uma experiência mais agradável e valiosa.[4]

Como entender a doença de Parkinson

As doenças neurológicas podem afetar indivíduos de qualquer idade; porém, geralmente são mais comuns com o envelhecimento. A causa específica de uma doença neurológica pode variar consideravelmente. As doenças neurológicas comuns incluem doença de Alzheimer, distrofia muscular e esclerose lateral amiotrófica. A doença de Parkinson é uma doença neurológica progressiva, caracterizada por uma série de alterações em características motoras e não motoras, que podem afetar a função física normal. A doença é causada por diminuição na síntese do neurotransmissor dopamina em decorrência da morte das células dopaminérgicas no cérebro. A concentração diminuída de dopamina resulta nas seguintes características clínicas: tremor muscular em repouso, rigidez muscular, movimentos lentos (denominados "bradicinesia") e instabilidade postural. Além disso, a postura flexionada e o congelamento (denominados "bloqueios motores") foram incluídos entre as características clássicas da doença de Parkinson.[72,73]

A doença de Parkinson afeta muitos aspectos do controle motor e do movimento (Figura 9.15). Os tremores musculares são evidentes tanto em repouso quanto durante o movimento. Com frequência, a rigidez muscular começa no pescoço e nos ombros, espalhando-se pelo tronco e membros, dificultando o movimento do corpo. Há redução significativa na capacidade de movimento rápido dos dedos e das mãos, dos braços ou das pernas, e o controle motor para levantar-se de uma cadeira é diminuído. A postura em pé caracteriza-se por ombros curvados (cifose) e joelhos e cotovelos fixos, além de ombros arredondados (aduzidos). Os indivíduos com doença de Parkinson apresentam padrão de

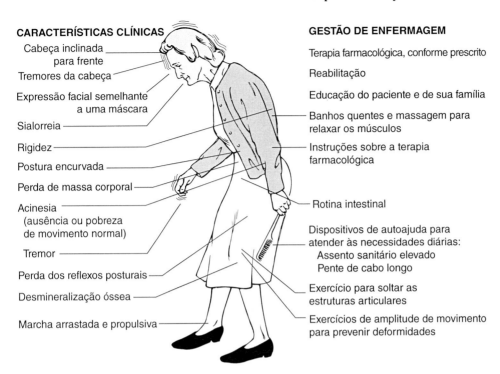

FIGURA 9.15 Alterações no controle motor e no movimento na doença de Parkinson. (LifeArt image © 2010 Lippincott, Williams & Wilkins. Todos os direitos reservados.)

marcha lenta e arrastada, com passos rápidos e encurtados (denominados "festinação"), diminuição do balanço dos braços e dificuldade em iniciar um passo. O controle postural e os reflexos de endireitamento estão comprometidos ou perdidos e, em consequência, as quedas podem tornar-se um problema recorrente. Episódios de diminuição do movimento ou congelamento tornam-se mais frequentes durante a marcha. Os indivíduos com doença de Parkinson frequentemente têm problemas com o volume e a clareza da fala.[73]

O tratamento da doença de Parkinson envolve a realização de ajustes no estilo de vida do indivíduo, na participação do paciente em exercícios e fisioterapia regulares, dieta saudável e uso de medicamentos. O exercício é importante para a saúde geral; porém, particularmente, para a manutenção da boa função física na doença de Parkinson. O treinamento com exercícios de resistência pode melhorar a resistência e a força musculares.[74-76] A aptidão cardiorrespiratória também pode ser melhorada em indivíduos com doença de Parkinson,[74,77] embora possivelmente sem alcançar a mesma extensão que a aptidão muscular.[74] A fisioterapia pode ser aconselhável e pode ajudar a melhorar a mobilidade, a amplitude de movimento das articulações e o tônus muscular. Embora exercícios específicos não possam impedir a progressão da doença, a melhora da força muscular pode ajudar o indivíduo a se sentir mais confiante e capaz na realização dos movimentos. O exercício progressivo e a fisioterapia podem ajudar o indivíduo a melhorar a marcha e o equilíbrio.[78,79] Trabalhar com um fonoaudiólogo pode melhorar os problemas associados à fala e à deglutição. Os medicamentos podem ajudar a controlar problemas relacionados com a marcha, o movimento e o tremor, aumentando o suprimento de dopamina do cérebro.[73]

Pesquisas recentes na área da doença de Parkinson concentraram-se em interromper a progressão da doença, restaurar a função perdida e até mesmo prevenir a doença. O estudo dos genes responsáveis pela doença e a identificação de defeitos gênicos[80] podem ajudar os pesquisadores a compreender como a doença de Parkinson ocorre, a desenvolver modelos animais que reproduzam com precisão a morte neuronal na doença humana, a identificar novos alvos de fármacos e a melhorar o diagnóstico clínico da doença. Os pesquisadores também estão conduzindo muitos estudos sobre novos e melhores tratamentos para a doença de Parkinson. Embora a estimulação cerebral profunda[81] seja atualmente um tratamento aprovado pela U.S. Food and Drug Administration, outros procedimentos cirúrgicos e farmacológicos também podem ser úteis. A terapia farmacológica, as intervenções nutricionais, a terapia gênica e o uso de células-tronco embrionárias para produzir dopamina são áreas de pesquisa que atualmente estão sendo investigadas.

Controle da marcha

A marcha é um movimento humano fundamental, que permite ao indivíduo movimentar-se livremente. A incapacidade de caminhar tem sido independentemente associada ao avanço da idade, a déficits de mobilidade, a comprometimentos cognitivos e ao risco de quedas.[82-85] O movimento de caminhada é conhecido como marcha ou padrão de marcha. Podem ocorrer alterações da marcha em resposta a comprometimentos musculares, cognitivos, neurológicos ou físicos. A incapacidade de se movimentar livremente sem preocupação de segurança é importante para grandes segmentos da população.

A capacidade de andar de forma eficiente e segura é importante para indivíduos com comprometimento tanto cognitivo quanto físico, assim como para idosos que visam manter a sua independência e evitar quedas.[82] Em consequência, o estudo do controle motor no que se refere ao movimento da marcha é de considerável interesse para muitos pesquisadores e cientistas clínicos e outros profissionais da saúde. Por exemplo, uma velocidade lenta de caminhada representa maior desafio para o controle motor do padrão de marcha e pode ser mais sensível a declínios da marcha relacionados com a idade do que com uma velocidade de marcha normal ou maior.[86] Os indivíduos com doença de Huntington ou com doença de Parkinson correm alto risco de quedas, e a compreensão de como os pacientes controlam o movimento é importante para garantir a sua segurança durante a marcha.[87,88] Os indivíduos com incapacidades físicas[89] ou em recuperação de uma cirurgia de substituição precisam aprender a controlar padrões de movimentos musculares para ter um movimento sem dor durante a marcha.[90] Constatou-se que o comprometimento cognitivo é preditor de risco de quedas em idosos, particularmente em condições difíceis que representam um desafio, como superfícies irregulares ou escorregadias. Como resultado, muitos profissionais da ciência do exercício estudam as relações entre função executiva e marcha nos idosos.[91,92]

Pensando criticamente

Como os cursos de desenvolvimento motor, controle motor e aprendizagem motora podem ajudar a preparar um indivíduo para uma carreira como profissional da saúde associado, treinador em força e condicionamento e especialista em condicionamento físico?

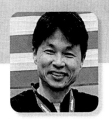

Entrevista

Minoru "Shino" Shinohara, PhD, FACSM
School of Biological Sciences, Georgia Institute of Technology

Breve introdução – Nasci, cresci e fui educado em Tóquio, Japão. Recebi meu bacharelado e mestrado em Educação Física/Ciência do Exercício e meu PhD em Biomecânica/Fisiologia do Exercício, todos da Tōkyōdaigaku (Universidade de Tóquio). Depois de trabalhar como professor assistente na Tōkyōdaigaku durante vários anos, mudei para os EUA, onde consegui cargos de pesquisa na Pennsylvania State University e na University of Colorado, em Boulder, e assumi o cargo de professor no Georgia Institute of Technology. Coordeno o Laboratório de Fisiologia Neuromuscular Humana, onde estudamos os mecanismos fisiológicos subjacentes ao comportamento e controle motores humanos.

 Quais são as experiências mais significativas em sua carreira?

Como professor assistente na Tōkyōdaigaku, estava tão ocupado com o ensino e serviço que só encontrava tempo para realizar a minha pesquisa depois do expediente. Quando me mudei para a University of Colorado, em Boulder, por 1 ano para concentrar-me na pesquisa, fiquei extremamente impressionado com a qualidade das pesquisas e o tempo dedicado nas universidades de pesquisa nos EUA. Decidi abandonar o meu cargo de professor titular no Japão e mudei-me para os EUA para construir uma carreira mais focada em pesquisa. Durante essa transição, tive que aprender diferentes maneiras de preparar, conduzir e relatar pesquisas e educar alunos nos EUA. Uma das minhas experiências mais significativas de carreira foi essa transição de um cargo permanente com atividade de pesquisa realizada nas horas vagas para um cargo não permanente com atividade de pesquisa como trabalho principal em outro país. No campo da aplicação, apliquei meu conhecimento de ciência do exercício no treinamento de ginastas rítmicas de elite depois do expediente. Embora não tivesse nenhuma experiência como atleta nesse esporte, minhas estratégias de treinamento baseadas na ciência funcionaram de forma eficiente, para preparar e melhorar uma ginasta de equipe nacional com poucas horas de treinamento. Essa conquista como cientista do exercício e treinador de nível nacional ajudou a ganhar a confiança da federação de ginástica, que me deu a oportunidade de compartilhar o conhecimento da ciência do exercício com treinadores de ginástica em todo país.

 Por que você escolheu tornar-se um "cientista do exercício"?

O primeiro contato que tive com a ciência do exercício ocorreu na época em que era estudante universitário e treinava para competições de triatlo de longa distância (p. ex., *Hawaii Ironman Race*). Eu fiquei muito entusiasmado em encontrar esse campo de estudo em um livro, o qual pôde ajudar-me a treinar de maneira eficiente para obter melhor desempenho. Fui então atraído pela amplitude e profundidade de conhecimento da ciência do exercício que adquiri com um curso ministrado na Tōkyōdaigaku. Realizei um projeto de pesquisa na graduação, no qual examinei os perfis hematológicos de indivíduos que realizavam uma corrida de triatlo de longa distância, utilizando uma estratégia predeterminada para intensidade de trabalho e a reposição de líquidos. Fiquei fascinado ao fazer novas descobertas por meio de pesquisa experimental sobre o que me interessava e decidi tornar-me um cientista do exercício. Posteriormente, meu interesse na pesquisa passou para comportamento e controle motores, visto que tratam de questões diretamente relacionadas com o desempenho motor.

 Por que é importante para os estudantes de ciência do exercício ter uma compreensão de "comportamento e controle motores"?

Comportamento e controle motores são uma área de conhecimento que descreve as características e os mecanismos dos movimentos voluntários e não voluntários. Abrange aspectos psicológicos, neurofisiológicos e biomecânicos. O movimento repetitivo de partes do corpo durante o exercício é o acúmulo de movimentos que podem ser descritos em comportamento e controle motores. Vários aspectos em comportamento e controle motores durante a prática motora influenciam a aprendizagem motora e a reabilitação motora. Por esse motivo, controle e comportamento motores formam uma parte fundamental da ciência do exercício, e essa é a razão pela qual é importante que os estudantes da ciência do exercício compreendam comportamento e controle motores.

P: Que conselho você daria a um estudante que procura uma carreira em qualquer profissão da ciência do exercício?

Ao explorar uma carreira, os estudantes são aconselhados a procurar uma profissão que apreciam e pela qual se apaixonariam, em vez de uma profissão para a qual podem ser bem remunerados. A aquisição de um conhecimento mais profundo, amplo e atualizado na ciência do exercício e em outros campos relacionados aumentaria o prazer e a contribuição na profissão. Cada órgão e cada sistema têm suas funções específicas, porém não existem independentemente no corpo humano. Assim, é importante ter uma visão tanto específica quanto holística na compreensão da ciência do exercício. A interação de controle sensoriomotor humano e tecnologias está evoluindo a cada dia. Os alunos são incentivados a aprender tanto o conhecimento estabelecido em livros didáticos de ciência do exercício e outros campos afins, quanto os novos conhecimentos divulgados em artigos de periódicos para promover a sua capacidade em qualquer profissão da ciência do exercício.

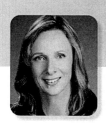

Entrevista

Lisa Griffin, PhD, FACSM

Department of Kinesiology and Health Education, The University of Texas em Austin

Breve introdução – Fui criada no Canadá e concluí o bacharelado em Cinética Humana com um curso de Bioquímica na University of Guelph, Guelph, ON, Canadá. Na University of Western Ontario, em London, ON, Canadá, concluí o mestrado e o PhD em Neurociências. Em seguida, fiz um pós-doutorado no *Miami Project to Cure Paralysis*, Miami, FL, e outro pós-doutorado na York University, Toronto, ON, Canadá.

P: Quais são as experiências mais significativas em sua carreira?

Minhas primeiras experiências de carreira consistiram em assistir a meus mentores Jayne Garland, Christine Thomas e Enzo Cafarelli para o meu trabalho de pós-graduação e pós-doutorado. Aprendi seus estilos de administrar seus laboratórios, aconselhar seus alunos de pós-graduação, publicar, solicitar bolsas e equilibrar trabalho e família. Minhas experiências mais significativas de carreira envolveram o desenvolvimento de meus interesses de pesquisa, que começou com interesse exclusivo em fisiologia neuromuscular e ampliou-se para o desejo de ajudar outras pessoas por meio de minha pesquisa. Como cientista jovem, foi uma poderosa experiência trabalhar no *Miami Project to Cure Paralysis* e fazer parte de um grupo de cientistas que trabalham juntos para melhorar a vida de pacientes com paralisia causada por lesão da medula espinal. Foi também muito emocionante quando comecei a trabalhar no meu próprio laboratório na University of Texas, em Austin. Senti total liberdade e constatei que tinha todos os recursos necessários para pesquisar o que quisesse. Sempre gostei de ajudar estudantes de pós-graduação a desenvolver suas ideias de pesquisa e também gosto de revisar artigos para revistas científicas e pedidos de bolsas para propostas de pesquisa. Gosto de ensinar e ampliei minha pesquisa para incluir uma investigação dos mecanismos de controle neuromusculares para a reabilitação de indivíduos com lesões musculoesqueléticas e acidente vascular cerebral. Valorizo as colaborações com engenheiros que projetam exoesqueletos robóticos e que trabalham com interfaces cérebro-máquina para reabilitação.

P: *Por que você escolheu tornar-se "cientista do exercício"?*

Quando estudante de graduação, desenvolvi uma paixão pela fisiologia neuromuscular básica. Queria tornar-me uma cientista porque desejava ter estímulo intelectual e liberdade de pensar sobre o que quisesse e de administrar minha própria agenda. Gostei da ideia de contribuir para a nossa compreensão básica de fisiologia neuromuscular e do controle motor, bem como de ajudar outras pessoas a se libertar da imobilidade e da dor.

P: *Por que é importante que os estudantes da ciência do exercício compreendam o desenvolvimento motor, o controle motor e a aprendizagem motora?*

O controle motor é a compreensão fundamental de como os seres humanos movem-se. Trata-se de uma parte essencial da vida, cujo estudo é fascinante. É também importante para a reabilitação clínica após lesão. Os efeitos do dano ao sistema nervoso central no cérebro ou na medula espinal podem ter impacto devastador sobre a qualidade de vida. Estamos nos estágios muito iniciais na compreensão de como tratar as lesões neurológicas, e esse campo representa não somente um grande desafio, mas também é muito importante.

P: *Que conselho você daria a um estudante que procura uma carreira em qualquer profissão da ciência do exercício?*

A ciência do exercício é um campo no qual se estabelece o conhecimento fundamental da função e do movimento do corpo humano. A obtenção de um diploma de graduação em ciência do exercício beneficiaria qualquer pessoa interessada em trabalhar no contexto de treinamento pessoal, desempenho atlético, esportes e treinamento, reabilitação, fisioterapia, terapia ocupacional, medicina ou pesquisa. Os estudantes de graduação devem lembrar que eles estão aprendendo os fundamentos de anatomia, fisiologia, biomecânica, controle motor e aprendizagem motora e que isso servirá como a base sobre a qual acrescentarão conhecimentos clínicos mais específicos ou baseados no desempenho para suas futuras carreiras.

Resumo

- O comportamento motor é o estudo das interações dos processos fisiológicos e psicológicos do corpo e abrange as disciplinas de desenvolvimento motor, controle motor e aprendizagem motora
- Os princípios do comportamento motor são aplicados a uma variedade de habilidades diárias, incluindo aquelas envolvidas em atividades de trabalho e lazer, atividade e exercício físico, esporte, competição atlética e reabilitação
- O desenvolvimento motor inclui o estudo das mudanças que ocorrem ao longo da vida e como o desempenho motor é afetado por essas mudanças
- A aprendizagem motora é o estudo da aquisição de habilidades motoras básicas e avançadas que são utilizadas nas atividades diárias, incluindo aquelas envolvidas na atividade e exercício físico, esporte e competição atlética
- O controle motor é o estudo dos mecanismos pelos quais os sistemas nervoso e muscular coordenam os movimentos do corpo.

340 ACSM Introdução à Ciência do Exercício

Para revisão

1. Defina os seguintes termos:
   a. Desenvolvimento motor
   b. Controle motor
   c. Aprendizagem motora.
2. Cite as principais organizações profissionais nas áreas de controle motor, aprendizagem motora e desenvolvimento motor.
3. Quais são os três estágios do processamento da informação?
4. Descreva os seguintes componentes do modelo de memória de armazenamento múltiplo:
   a. Armazenamento sensorial a curto prazo
   b. Memória a curto prazo
   c. Memória a longo prazo.
5. Qual é a diferença entre prática e aprendizagem?
6. Como o resumo do conhecimento dos resultados e o enfraquecimento do conhecimento dos resultados são utilizados para melhorar o desempenho das habilidades motoras?
7. Descreva a relação entre desempenho na prática e a dificuldade da tarefa.
8. Quais são as principais funções das seguintes estruturas neurais?
   a. Cerebelo
   b. Núcleos da base
   c. Córtex motor suplementar
   d. Córtex pré-motor
   e. Córtex motor
   f. Córtex motor primário.
9. Qual é a diferença entre os sistemas de alça fechada e de alça aberta do controle motor?
10. Cite os principais estágios do desenvolvimento motor.
11. Descreva como a inteligência cristalizada e a inteligência fluida interagem com o envelhecimento para influenciar a função psicomotora.

Aprendizagem baseada em projetos

1. Identifique um indivíduo que não participa de atividades ou exercícios físicos regulares e que sofre de instabilidade enquanto está em pé e caminha. Prepare uma apresentação que inclua pelo menos cinco recomendações principais que você daria a esse indivíduo, em um esforço para melhorar o seu equilíbrio durante a atividade ou exercício físico. Quais são esses pontos fundamentais e como a literatura sobre comportamento motor sustenta suas recomendações?
2. Identifique um esporte ou uma competição atlética que você acredita que possa ser melhorado para atletas mais jovens ou com incapacidade. Prepare uma apresentação que inclua pelo menos cinco pontos que você apresentaria a outro grupo de profissionais da ciência do exercício que estejam tentando modificar o equipamento ou a competição para os atletas jovens ou com incapacidade. Quais são esses pontos-chave e como a literatura sobre comportamento motor sustenta suas recomendações?

Referências bibliográficas

1. Guadagnoli MA. Motor behavior. In: Brown SJ, editor. *Introduction to Exercise Science*. 1st ed. Philadelphia (PA): Lippincott, Williams & Wilkins; 2001. p. 334–58.
2. Clark JE, Whitall J. What is motor development?: The lesson of history. *Quest*. 1989;41:183–202.
3. Haywood KM, Getchell N. *Life Span Motor Development*. 6th ed. Champaign (IL): Human Kinetics; 2014.
4. Schmidt RA, Lee T. *Motor Control and Learning: A Behavioral Emphasis*. 5th ed. Champaign (IL): Human Kinetics; 2011.
5. Gesell A. *Infancy and Human Growth*. New York (NY): Macmillan; 1928.
6. McGraw MB. *Growth, A Study of Johnny and Jimmy*. New York (NY): Appleton-Century-Crofts; 1935.
7. Dennis W. The effect of restricted practice upon the reaching, sitting, and standing of two infants. *J Genet Psychol*. 1935;47:17–32.
8. Thomas JR. Motor behavior. In: Massengale JD, Swanson RA, editors. *The History of Exercise and Sport*. 1st ed. Champaign (IL): Human Kinetics; 2003. p. 203–92.
9. Connolly KJ. *Mechanisms of Motor Skill Development*. New York (NY): Academic Press; 1970.
10. Espenshade A, Eckert HM. *Motor Development*. Columbus (OH): Merrill; 1967.
11. Rarick GL. *Physical Activity: Human Growth and Development*. New York (NY): Academic Press; 1973.
12. Wickstrom R. *Fundamental Movement Patterns*. Philadelphia (PA): Lea & Febiger; 1970.
13. Jeannerod M. *The Brain Machine*. Cambridge (MA): Harvard University Press; 1985.
14. Sabbatini REM. The discovery of bioelectricity. *Brain Mind*. 1998;2:1–4.
15. Sherwood DE. Motor control and motor learning. In: Housh TJ, Housh DJ, Johnson GO, editors. *Introduction to Exercise Science*. 3rd ed. Scottsdale (AZ): Holcomb Hataway; 2008. p. 234–52.
16. Bryan WL, Harter N. Studies in the physiology and psychology of the telegraphic language. *Psychol Rev*. 1897;4:27–53.
17. Bryan WL, Harter N. Studies on the telegraphic language: the acquisition of a hierarchy of habits. *Psychol Rev*. 1899;6:345–75.
18. Woodworth RS. *Le mouvement*. Paris (France): Doin; 1903.
19. Thorndike EL. The law of effect. *Am J Psychol*. 1927;39:212–22.
20. Henry FM, Rodgers DE. Increased response latency for complicated movements and a "memory drum" theory of neuromotor reaction. *Res Q*. 1960;31:448–58.
21. Schmidt RA, Wrisberg CA. *Motor Learning and Performance: A Situation-Based Learning Approach*. 4th ed. Champaign (IL): Human Kinetics; 2008.
22. Kannan L, Vora J, Bhatt T, Hughes SL. Cognitive-motor exergaming for reducing fall risk in people with chronic stroke: a randomized controlled trial. *NeuroRehabilitation*. 2019;44(4):493–510.
23. Payne VG, Isaacs LD. *Human Motor Development: A Lifespan Approach*. 9th ed. New York (NT): Routledge; 2017.
24. Gallahue DL, Ozmun JC, Goodway JD. Understanding motor development: an overview. In: *Understanding Motor Development: Infants, Children, Adolescents, Adults*. 7th ed. New York (NY): McGraw-Hill; 2012. p. 2–22.
25. Gabbard CP. *Lifelong Motor Development*. 6th ed. Dubuque (IA): Pearson Education; 2012.
26. Gallahue DL, Ozmun JC, Goodway JD. Prenatal factors affecting development. In: *Understanding Motor Development: Infants, Children, Adolescents, Adults*. 7th ed. New York (NY): McGraw-Hill; 2012. p. 82–105.
27. Anastasi A. *Psychological Testing*. 1st ed. New York (NY): Macmillan; 1988.
28. Gibson EJ. Introductory essay: what does infant perception tell us about theories of perception? *J Exp Psychol* 1987;13(4):515–23.
29. Cattell RB. *Abilities: Their Structure, Growth and Action*. New York (NY): Houghton Mifflin; 1971.
30. Cools W, De Martelaer K, Samaey C, Andries C. Movement skill assessment of typically developing preschool children: a review of seven movement skill assessment tools. *J Sports Sci Med*. 2009;8(2):154–68.
31. Gallahue DL, Ozmun JC, Goodway JD. Childhood growth and development. In: *Understanding Motor Development: Infants, Children, Adolescents, Adults*. 7th ed. New York (NY): McGraw-Hill; 2012. p. 164–79.
32. Gallahue DL, Ozmun JC, Goodway JD. Fundamental movement abilities. In: *Understanding Motor Development: Infants, Children, Adolescents, Adults*. 7th ed. New York (NY): McGraw-Hill; 2012. p. 180–236.
33. Gallahue DL, Ozmun JC, Goodway JD. Specialized movement abilities. In: *Understanding Motor Development: Infants, Children, Adolescents, Adults*. 7th ed. New York (NY): McGraw-Hill; 2012. p. 304–22.
34. Gallahue DL, Ozmun JC, Goodway JD. Physiological changes in adults. In: *Understanding Motor Development: Infants, Children, Adolescents, Adults*. 7th ed. New York (NY): McGraw-Hill; 2012. p. 358–80.

ACSM Introdução à Ciência do Exercício

35. Giovanelli N, Ortiz ALR, Henninger K, Kram R. Energetics of vertical kilometer foot races; is steeper cheaper? *J Appl Physiol*. 2016;120(3):370–5.

36. Ortiz ALR, Giovanelli N, Kram R. The metabolic costs of walking and running up a 30-degree incline: implications for vertical kilometer foot races. *Eur J Appl Physiol*. 2017;117(9):1869–76.

37. Whiting CS, Allen SP, Brill JW, Kram R. Steep (30°) uphill walking vs. running: COM movements, stride kinematics, and leg muscle excitations. *Eur J Appl Physiol*. 2020;120(10):2147–57.

38. Proctor RW, Reeve TG. *Stimulus-Response Compatibility: An Integrated Perspective*. Amsterdam (The Netherlands): Elsevier; 1990.

39. Klapp ST. Reaction time analysis of central motor control. In: Zelaznick HN, editor. *Advances in Motor Learning and Control*. Champaign (IL): Human Kinetics; 1996. p. 13–35.

40. Guadagnoli MA, Reeve TG. Movement complexity and foreperiod effects on response latencies for aimed movements. *J Hum Mov Stud*. 1992;23:29–39.

41. Sanders AF. Issues and trends in the debate on discrete vs. continuous processing of information. *Acta Psychol*. 1990;74:123–67.

42. Sternberg S. The discovery of processing stages: extensions of Donder's method. *Acta Psychol*. 1969; 30:270–315.

43. Atkinson RC, Shiffrin RM. Human memory: a proposed system and its control processes. In: Spence KW, Spence JT, editors. *The Psychology of Learning and Motivation*. Vol 8. London (UK): Academic Press; 1968.

44. Mazzeo RS, Cavanagh PR, Evans WJ, et al. Exercise and physical activity for older adults. *Med Sci Sports Exerc*. 1998;30(6):992–1008.

45. Yaffe K, Barnes D, Nevitt M, Lui L-Y, Covinsky K. A prospective study of physical activity and cognitive decline in elderly women: women who walk. *Arch Intern Med*. 2001;161(14):1703–8.

46. Sofi F, Valecchi D, Bacci D, et al. Physical activity and risk of cognitive decline: a meta-analysis of prospective studies. *J Intern Med*. 2011;269(1):107–17.

47. Bherer L, Erickson KI, Liu-Ambrose T. A review of the effects of physical activity and exercise on cognitive and brain functions in older adults. *J Aging Res*. 2013;2013:1–8.

48. Lautenschlager NT, Cox KL, Flicker L, et al. Effect of physical activity on cognitive function in older adults at risk for Alzheimer disease: a randomized trial. *JAMA*. 2008;300(9):1027–37.

49. Larson EB, Wang L, Bowen JD, et al. Exercise is associated with reduced risk for incident dementia among persons 65 years of age and older. *Ann Intern Med*. 2006;144(2):73–81.

50. Baddley AD, Hitch G. Working memory. In: Bower GH, editor. *Psychology of Learning and Motivation*. New York (NY): Academic Press; 1974.

51. Ericcson KA, Chase WG, Faloon S. Acquisition of a memory skill. *Science*. 1980;208:1181–2.

52. Guadagnoli MA, Dornier LA, Tandy R. Optimal length of summary knowledge of results: the influence of task related experience and complexity. *J Exerc Sport Psychol*. 1996;67:239–48.

53. Guadagnoli MA, Holcomb WR, Weber T. The relationship between contextual interference effects and performer experience on the learning of a putting task. *J Hum Mov Stud*. 1999;37:19–36.

54. Porter JM, Magill RA. Systematically increasing contextual interference is beneficial for learning sport skills. *J Sport Sci*. 2010;28(12):1277–85.

55. Shea CH, Kohl RM, Indermil C. Contextual interference: contributions of practice. *Acta Psychol*. 1990;73:145–57.

56. Wrisberg CA, Ragsdale MR. Further tests of Schmidt's schema theory: development of a schema rule for a coincident timing task. *J Mot Behav*. 1979;11:159–66.

57. Lavery JJ. Retention of simple motor skills as a function of type of knowledge of results. *Can J Psychol*. 1962;16:300–11.

58. Morgan M, Phillips JG, Bradshaw JL, Mattingly JB, Iansek R, Bradshaw JA. Age-related motor slowness: simply strategic? *J Gerontol*. 1994;49(3):M133–M139.

59. Guyton AC, Hall JE. *Textbook of Medical Physiology*. 13th ed. Oxford (UK): Elsevier; 2016.

60. Ferguson RA, Aagaard P, Ball D, Sargeant AJ, Bangsbo J. Total power output generated during dynamic knee extensor exercise at different contraction frequencies. *J Appl Physiol*. 2000;89(1):1912–8.

61. Spencer JP, Austin A, Schutte AR. Contributions of dynamic systems theory to cognitive development. *Cogn Dev*. 2012;27:401–18.

62. Adams JA. A closed loop theory of motor learning. *J Mot Behav*. 1971;3:111–49.

63. Keele SW, Posner MI. Processing visual feedback in rapid movement. *J Exp Psychol*. 1968;77:155–8.

64. Schmidt RA. A schema theory of discrete motor skill learning. *Psychol Rev*. 1975;82:225–60.

65. Buszard T, Garofolini A, Reid M, Farrow D, Oppici L, Whiteside D. Scaling sports equipment for children promotes functional movement variability. *Sci Rep*. 2020;10(1):1–8.

66. Timmerman E, De Water J, Kachel K, Reid M, Farrow D, Savelsbergh G. The effect of equipment scaling on children's sport performance: the case for tennis. *J Sports Sci*. 2014;33(10):1093–100.

Capítulo 9 Comportamento Motor

67. Buszard T, Reid M, Masters R, Farrow D. Scaling the equipment and play area in children's sport to improve motor skill acquisition: a systematic review. *Sports Med.* 2016;46(6):829–43.

68. Gorman AD, Headrick J, Renshaw I, McCormack CJ, Topp KM. A principled approach to equipment scaling for children's sport: a case study in basketball. *Int J Sports Sci Coach.* 2020:1–8.

69. Dancy PAJ, Murphy CP. The effect of equipment modification on the performance of novice junior cricket batters. *J Sports Sci.* 2020:1–8.

70. Buszard T, Farrow D, Reid M, Masters RSW. Scaling sporting equipment for children promotes implicit processes during performance. *Conscious Cogn.* 2014;30:247–55.

71. Alloway TP, Gathercole SE, Pickering SJ. Verbal and visuospatial short-term and working memory in children: are they separable? *Child Dev.* 2006;77(6):1698–716.

72. Jankovic J. Parkinson's disease: clinical features and diagnosis. *J Neurol Neurosurg Psychiatry.* 2008;79(4): 368–76.

73. Protas EJ, Stanley RK, Jankovic J. Parkinson's disease. In: Durstine JL, Moore GE, Painter PL, Roberts SO, editors. *ACSM's Exercise Management of Person's with Chronic Diseases and Disabilities.* 3rd ed. Champaign (IL): Human Kinetics; 2009. p. 350–6.

74. Uhrbrand A, Stenager E, Pedersen MS, Dalgas U. Parkinson's disease and intensive exercise therapy — a systematic review and meta-analysis of randomized controlled trials. *J Neurol Sci.* 2015;353(1–2):9–19.

75. Paul SS, Canning CG, Song J, Fung VS, Sherrington C. Leg muscle power is enhanced by training in people with Parkinson's disease: a randomized controlled trial. *Clin Rehabil.* 2014;28(3):275–88.

76. Corcos DM, Robichaud JA, David FJ, et al. A two-year randomized controlled trial of progressive resistance exercise for Parkinson's disease. *Mov Disord.* 2013;28(9):1230–40.

77. Katzel LI, Sorkin JD, Macko RF, Smith B, Ivey FM, Shulman LM. Repeatability of aerobic capacity measurements in Parkinson disease. *Med Sci Sports Exerc.* 2011;43(12):2381–7.

78. Keus SHJ, Bloem BR, Hendriks EJM, Bredero-Cohen AB, Munneke M; Practice Recommendations Development Group. Evidence-based analysis of physical therapy in Parkinson's disease with recommendations for practice and research. *Mov Disord.* 2007;22(4):451–60.

79. Elleuch MH, Mallek A, Fakhfakh R, Yahia A, Ghroubi S. Physical neurorehabilitation therapy in Parkinson's disease "OFF" period. *Ann Phys Rehabil Med.* 2017;60:e68–e69.

80. Le W, Appel SH. Mutant genes responsible for Parkinson's disease. *Curr Opin Pharmacol.* 2004;4(1): 79–84.

81. Weaver FM, Follett KA, Stern M, et al. Randomized trial of deep brain stimulation for Parkinson disease: thirty-six-month outcomes. *Neurology.* 2012;79(1):55–65.

82. Callisaya ML, Blizzard L, Schmidt MD, McGinley JL, Srikanth VK. Ageing and gait variability — a population-based study of older people. *Age Ageing.* 2010;39(2):191–7.

83. Hausdorff JM, Cudkowicz ME, Firtion R, Wei JY, Goldberger AL. Gait variability and basal ganglia disorders: stride-to-stride variations of gait cycle timing in Parkinson's disease and Huntington's disease. *Mov Disord.* 1998;13(3):428–37.

84. Herman T, Mirelman A, Giladi N, Schweiger A, Hausdorff JM. Executive control deficits as a prodrome to falls in healthy older adults: a prospective study linking thinking, walking, and falling. *J Gerontol A Biol Sci Med Sci.* 2010;65A(10):1086–92.

85. Martin KL, Blizzard L, Wood AG, et al. Cognitive function, gait, and gait variability in older people: a population-based study. *J Gerontol Ser Biol Sci Med Sci.* 2013;68(6):726–32.

86. Almarwani M, VanSwearingen JM, Perera S, Sparto PJ, Brach JS. Challenging the motor control of walking: gait variability during slower and faster pace walking conditions in younger and older adults. *Arch Gerontol Geriatr.* 2016;66:54–61.

87. Morris ME, Huxham F, McGinley J, Dodd K, Iansek R. The biomechanics and motor control of gait in Parkinson disease. *Clin Biomech.* 2001;16(6):459–70.

88. Yogev G, Giladi N, Peretz C, Springer S, Simon ES, Hausdorff JM. Dual tasking, gait rhythmicity, and Parkinson's disease: which aspects of gait are attention demanding? *Eur J Neurosci.* 2005;22(5):1248–56.

89. Alkjaer T, Raffalt PC, Dalsgaard H, et al. Gait variability and motor control in people with knee osteoarthritis. *Gait Posture.* 2015;42(4):479–84.

90. Zeni J, Pozzi F, Abujaber S, Miller L. Relationship between physical impairments and movement patterns during gait in patients with end-stage hip osteoarthritis. *J Orthop Res.* 2015;33(3):382–9.

91. Holtzer R, Wang C, Verghese J. The relationship between attention and gait in aging: facts and fallacies. *Motor Control.* 2012;16:64–80.

92. Persad CC, Jones JL, Ashton-Miller JA, Alexander NB, Giordani B. Executive function and gait in older adults with cognitive impairment. *J Gerontol A Biol Sci Med Sci.* 2008;63(12):1350–5.

CAPÍTULO

10

Biomecânica Clínica e do Esporte

Após concluir este capítulo, você será capaz de:

1. Definir biomecânica e dar exemplos da relação entre biomecânica e ciência do exercício.
2. Identificar os acontecimentos históricos importantes no desenvolvimento da biomecânica.
3. Descrever os conceitos importantes de cinemática e cinética.
4. Descrever a importância da carga sobre os tecidos corporais.
5. Explicar as diferenças entre a biomecânica clínica e a biomecânica do esporte.
6. Discutir alguns dos temas importantes de estudo em biomecânica.

A biomecânica é o estudo do corpo humano em repouso e em movimento com o uso de princípios e conceitos derivados da física, da mecânica e da engenharia.[1] O estudo da biomecânica envolve o exame das forças que atuam sobre uma estrutura biológica e dentro dela, assim como os efeitos produzidos por essas forças.[2,3] A biomecânica pode ser subdividida em estática e dinâmica. A **estática** é o ramo da mecânica que trata de sistemas em estado de movimento constante, incluindo um sistema em repouso (sem movimento) ou em movimento com velocidade e direção constantes. A **dinâmica** é o ramo da mecânica que trata de sistemas quando estão acelerando ou desacelerando.[2] Para ajudar ainda mais o cientista do exercício na análise do movimento, a biomecânica também pode ser subdividida nas áreas de **cinemática** e **cinética**.[2] A cinemática é o estudo do movimento, incluindo os padrões e a velocidade do movimento dos segmentos do corpo, sem considerar as forças que atuam sobre ele. A cinética trata das forças que atuam no corpo, particularmente as forças que não se originam dentro do próprio corpo. Os fatores antropométricos, como tamanho, formato, comprimento e peso dos segmentos corporais, constituem as principais considerações em uma análise cinética.[2,4]

O exame e a compreensão dos mecanismos estruturais e funcionais subjacentes ao movimento humano são fundamentais na biomecânica. A análise do movimento em biomecânica abrange desde habilidades motoras fundamentais até atividades esportivas complexas.[2] Para a ciência do exercício e profissões relacionadas, a relação entre humanos e movimento mecânico normalmente é estudada em dois ambientes principais: o ambiente clínico (biomecânica clínica) e o cenário esportivo (denominado "biomecânica do esporte"). A **biomecânica clínica** concentra-se em melhorar a capacidade de um indivíduo com lesão ou incapacitado a realizar atividades da vida diária, incluindo atividades do trabalho e lazer, atividades ou exercícios físicos. Por exemplo, os profissionais da ciência do exercício, como treinadores de atletas e fisioterapeutas, utilizam princípios e técnicas de biomecânica para facilitar a recuperação de um indivíduo lesionado. A **biomecânica do esporte** aplica as leis e os princípios da física e da mecânica para melhorar o desempenho esportivo e prevenir lesões por meio de aperfeiçoamento das técnicas de movimento e desenvolvimento ou aprimoramento de equipamentos. Por exemplo, treinadores de atletas e outros profissionais da ciência do exercício podem utilizar o conhecimento das técnicas biomecânicas para melhorar o movimento especializado de atletas e fazer com que tenham melhor desempenho

Biomecânica estática. Estudo dos corpos e das massas em repouso ou em constante estado de movimento.

Biomecânica dinâmica. Ramo da mecânica que trata dos sistemas quando são acelerados ou desacelerados.

Cinemática. Estudo do movimento, incluindo os padrões e a velocidade de movimento dos segmentos corporais, sem levar em conta a massa do corpo ou as forças que atuam sobre ele.

Cinética. Estudo das forças que atuam sobre um corpo ou sobre um sistema de corpos, particularmente das forças que não se originam no próprio sistema.

Biomecânica clínica. Ramo da biomecânica focado em melhorar a capacidade de um indivíduo lesionado ou incapacitado de realizar atividades da vida diária, incluindo atividades de trabalho e lazer, atividades ou exercício físicos.

Biomecânica do esporte. Ramo da biomecânica focado em melhorar o desempenho esportivo de atletas por meio de aprimoramento das técnicas de movimento ou desenvolvimento de equipamentos.

durante os treinos e a competição, enquanto os fabricantes de equipamentos esportivos efetuam alterações em uma parte do equipamentos para melhorar a segurança e aumentar o desempenho do atleta.[2] A biomecânica e seus princípios associados são utilizados pelos profissionais da ciência do exercício em uma variedade de ambientes e têm sido aplicados há muito tempo.

História da biomecânica

Embora a biomecânica seja uma área de estudo científico relativamente nova, muitos dos princípios básicos que formam a base da biomecânica remontam a milhares de anos. À semelhança de muitas outras áreas de estudo da ciência do exercício, a história do desenvolvimento da biomecânica começa com os antigos gregos e romanos. Os escritos de muitos estudiosos gregos forneceram a estrutura básica para os princípios orientadores da biomecânica e para o desenvolvimento da biomecânica tanto clínica quanto do esporte. Atualmente, os profissionais da ciência do exercício e outros profissionais das disciplinas de física, mecânica e engenharia continuam ampliando a base dos conhecimentos e a disciplina da biomecânica.

Primeiras influências

O desenvolvimento de modelos mecânicos, matemáticos e anatômicos, e a primeira tentativa de examinar o corpo humano do ponto de vista biomecânico foram contribuições fundamentais de acadêmicos e cientistas entre 700 a.C. e 200 d.C.[5] Estudiosos como Aristóteles (384 a 322 a.C.) e Arquimedes (287 a 212 a.C.) foram fundamentais com seus estudos sobre marcha, corrida e movimento na água. Aristóteles foi quem escreveu um dos primeiros livros de grande influência, denominado *De Motu Animalium* ou *Do Movimento dos Animais*. Aristóteles descrevia os corpos dos animais como sistemas mecânicos e buscava respostas a muitas perguntas, como "qual é a diferença fisiológica entre imaginar realizar uma ação e realmente executá-la".[6] O ensaio de Arquimedes, intitulado *Sobre os Corpos Flutuantes*, descreve o princípio do deslocamento da água pelas estruturas físicas e isso tornou-se a base para determinar a densidade de um objeto.[5] Esse princípio é usado como base para determinar a densidade do corpo humano e, em última análise, a sua composição. Galeno, médico do imperador romano Marco Aurélio, escreveu *Da Utilidade das Partes do Corpo* (i. e., das partes do corpo humano), que foi usado como texto médico padrão no mundo por mais de 1.400 anos. Essa obra inclui descrições anatômicas e uma terminologia ainda utilizada em algumas áreas da ciência biológica.[5]

Ao longo do período renascentista, entre os séculos XIV e XVII, a ciência da biomecânica teve seus fundamentos desenvolvidos ainda mais por alguns dos maiores cientistas de todos os tempos. Por exemplo, Leonardo da Vinci examinou a estrutura e a função do corpo humano, analisou as forças musculares atuando ao longo de linhas que conectam as origens e inserções, assim como estudou a função articular. Andreas Vesalius (1514 a 1564), um médico flamengo, aprofundou o desenvolvimento básico da biomecânica com a publicação de seu texto brilhantemente ilustrado, *Sobre a Estrutura do Corpo Humano* (Figura 10.1).[5,6] Galileo Galilei (1564 a 1642), físico e matemático italiano, estudou a ação da queda dos corpos, os aspectos mecânicos dos ossos e a análise mecânica do movimento. Somando-se ao trabalho de estudiosos anteriores, Giovanni Alphonso Borelli (1608 a 1679) examinou várias relações entre o movimento muscular e os princípios de mecânica. O trabalho de Borelli, *De Moti Animalium*, demonstrou como a geometria poderia ser utilizada para descrever movimentos

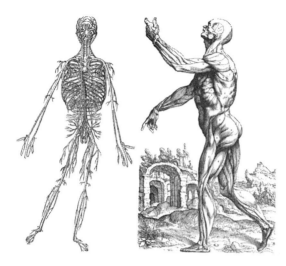

FIGURA 10.1 Estrutura anatômica do corpo por Andreas Vesalius.

complexos de humanos e animais, como saltar, correr, voar e nadar. Por esse trabalho, Borelli frequentemente é referido como o "Pai da Biomecânica".[5] Borelli foi o primeiro a propor que as alavancas do sistema musculoesquelético ampliam o movimento em vez da força, de modo que os músculos precisam produzir forças muito maiores do que as que resistem ao movimento.[5] Isaac Newton publicou as suas leis básicas em *Philosophia Naturalis Principia Mathematica*, em 1686. A contribuição de Newton para a biomecânica durante esse período fornece-nos a teoria para a análise mecânica e para o avanço na ciência por meio do desenvolvimento do processo de teoria e experimentação.[5]

Ao longo do século XIX, o campo da biomecânica expandiu-se enormemente com várias descobertas importantes, incluindo, entre elas, o desenvolvimento da **eletromiografia**, o desenvolvimento de técnicas de medição para examinar a cinemática e a cinética do movimento e o uso inicial de princípios de engenharia na análise biomecânica.[5] Durante o século XIX, pesquisadores e cientistas estudaram a trajetória do centro da gravidade durante o movimento e a influência da gravidade sobre os movimentos dos membros na marcha e na corrida. Vários indivíduos utilizaram técnicas fotográficas e cinematográficas para estudar os movimentos de animais e seres humanos. Por exemplo, Eadweard Muybridge empregou diferentes câmeras para capturar os movimentos de animais e humanos.[7] Estudos mais detalhados do movimento levaram à melhor compreensão da marcha e resultaram no desenvolvimento de dispositivos protéticos para auxiliar o movimento. Esses avanços levaram alguns estudiosos a referir-se ao século XIX como o "Século da Marcha" da biomecânica.[5]

Influências do século XX

Ao longo de todo o século XX, a biomecânica evoluiu ainda mais, passando a constituir uma disciplina baseada na ciência para o estudo dos movimentos em animais e humanos. Com a expansão da tecnologia industrial, surgiu a necessidade de examinar os aspectos físicos e fisiológicos do trabalho industrial. O livro de Jules Amar, *The Human Motor*, publicado em 1920,

Eletromiografia. Técnica para avaliar e registrar a atividade elétrica de um músculo ou grupo muscular.

focou a eficiência do movimento humano e ajudou a estabelecer padrões para a engenharia humana nos EUA e na Europa. Nicholas Bernstein (1896 a 1966) estudou a coordenação e a regulação do movimento, tanto em crianças quanto em adultos. Esse trabalho forneceu a base para suas teorias sobre o controle motor e a coordenação motora.[5] Os fundamentos para o uso da biomecânica para examinar a eficiência e o custo energético do movimento humano foram estabelecidos por Archibald Hill (1886 a 1977), no Harvard Fatigue Laboratory, e por Wallace Fenn (1893 a 1971), que publicou a primeira análise cinematográfica de corrida de velocidade em humanos.[5,8] À medida que aumentava o interesse no uso de princípios mecânicos e de engenharia para estudar o movimento durante o exercício e o esporte, surgiam laboratórios de biomecânica nos EUA, incluindo aqueles fundados por Richard Nelson na Pennsylvania State University, por Charles Dillman da University of Illinois e por Barry Bates, na University of Oregon. Esses indivíduos tiveram papel fundamental na promoção e no desenvolvimento da biomecânica como disciplina científica para o estudo do movimento humano em ambientes tanto clínicos quanto esportivos.[9]

Em meados da década de 1960 até o final do século XX, o estudo da biomecânica foi impulsionado por várias novas sociedades profissionais e revistas acadêmicas, e também por conferências nacionais e internacionais na disciplina. Cinco importantes sociedades profissionais foram fundamentais na promoção da biomecânica: a International Society of Electrophysiology and Kinesiology (Sociedade Internacional de Eletrofisiologia e Cinesiologia), fundada em 1965; a International Society of Biomechanics (Sociedade Internacional de Biomecânica), fundada em 1973; a American Society of Biomechanics (Sociedade Americana de Biomecânica), fundada em 1977; a European Society of Biomechanics (Sociedade Europeia de Biomecânica), fundada em 1976; e a International Society for Biomechanics in Sports (Sociedade Internacional de Biomecânica do Esporte), fundada em 1982. A disseminação do conhecimento por meio de revistas revisadas por pares começou em 1968, com a publicação do *Journal of Biomechanics*. O *International Journal of Sports Biomechanics* (agora intitulado *Journal of Applied Biomechanics*) foi publicado pela primeira vez em 1985, enquanto a International Society of Biomechanics publicou, pela primeira vez, o *Clinical Biomechanics*, em 1986. Essas organizações profissionais e revistas revisadas por pares ajudaram ainda mais o desenvolvimento da biomecânica para uso em ambientes clínicos e esportivos.

Influências do século XXI

O progresso em inúmeras áreas de estudo da biomecânica continuou no século XXI. Pesquisadores na área da biomecânica ortopédica continuaram estudando a biomecânica do osso, da cartilagem articular, dos tecidos moles, dos membros superiores e da coluna vertebral. Equipamentos e análises avançados, modelos matemáticos e aprimoramento da engenharia são usados para criar melhor compreensão da cinemática articular e da função tecidual durante a marcha, a corrida e outras atividades motoras. Engenheiros biomédicos e biomecânicos continuam trabalhando em colaboração com cirurgiões ortopédicos para estudar problemas clinicamente relevantes, melhorando o tratamento e os resultados dos pacientes.[10] Desenvolvimentos e avanços notáveis na tecnologia sem fio e rastreamento de alta velocidade permitiram o uso padrão de equipamentos biomecânicos para avaliações complexas e sofisticadas do movimento em indivíduos saudáveis, incapacitados e lesionados. Isso também levou à criação de novos métodos para desenvolver equipamentos de ponta para reabilitação e para o esporte.

As organizações profissionais continuam um aspecto fundamental no avanço na disciplina de biomecânica. Por exemplo, a International Society for Biomechanics in Sports continua ser líder no desenvolvimento de estratégias de *coaching*, ensino e treinamento, bem como de equipamentos patenteados para esportes, exercícios e reabilitação.[11] Para obter informações adicionais sobre a história da biomecânica, consulte as revisões fornecidas por Wilkerson[12] e Nigg.[5] A Tabela 10.1 apresenta a lista de alguns dos acontecimentos históricos significativos no desenvolvimento da disciplina de biomecânica.

Pensando criticamente

De que maneira o estudo da biomecânica contribuiu para a compreensão mais ampla da aptidão física e da saúde?

Estudo da biomecânica

O estudo e a aplicação da biomecânica envolvem o uso de vários princípios de mecânica e computação das disciplinas acadêmicas física, matemática e engenharia. A análise efetiva do movimento humano exige a compreensão dos conceitos de cinemática e de cinética. A maior parte do movimento humano envolve uma complexa combinação de componentes de movimentos linear e angular, em que os segmentos corporais e os membros movem-se em diferentes direções e em velocidades distintas. O movimento do corpo ou de partes do corpo pode ser classificado como linear, angular ou geral.[13] Os profissionais da ciência do exercício precisam adquirir a compreensão sólida desses princípios mecânicos e computacionais para utilizar de maneira adequada a biomecânica para ajudar os indivíduos a melhorar a execução da atividade ou exercício físico, o esporte e o desempenho atlético.

Tabela 10.1 Acontecimentos históricos no desenvolvimento da biomecânica.

DATA	ACONTECIMENTO HISTÓRICO
Cerca de 384 a 322 a.C.	Aristóteles publica *Do Movimento dos Animais*
Cerca de 130 a 200 d.C.	Galeno publica *Da Utilidade das Partes do Corpo*
1543	Andreas Vesalius publica *Da Estrutura do Corpo Humano*
1679	Giovanni Alphonso Borelli publica *De Moti Animalium*
1920	Jules Amar publica *The Human Motor*
1929	W.O. Fenn publica a primeira análise cinematográfica de corrida de velocidade em humanos
1968	O *Journal of Biomechanics* é publicado pela primeira vez
1973	É fundada a International Society of Biomechanics
1975	É fundada a American Society of Biomechanics
1982	É fundada a International Society for Biomechanics in Sports
1985	O *Journal of Applied Biomechanics* é publicado pela primeira vez
1986	O *Clinical Biomechanics* é publicado pela primeira vez
2000 a 2010	Principais avanços no uso da tecnologia sem fio e digital

Tipos de movimentos corporais

O **movimento linear** verdadeiro ocorre quando todos os pontos do corpo se movem na mesma direção e na mesma velocidade. O movimento linear também pode ser considerado como o movimento ao longo de uma linha de deslocamento. Existem duas formas de movimento linear: a translação retilínea e a translação curvilínea. A **translação retilínea** (algumas vezes considerada como movimento linear) ocorre quando todos os pontos de um corpo se movem em linha reta, na mesma distância, sem mudança de direção. Exemplos de translação retilínea podem incluir um esquiador de *downhill* em posição recolhida (Figura 10.2) ou um ciclista desacelerando durante um passeio. Esses dois exemplos mostram como todos os pontos do corpo podem se mover para frente em linha reta ao mesmo tempo. A **translação curvilínea** ocorre quando todos os pontos de um corpo se movem em linha paralela na mesma distância, porém os trajetos seguidos pelos pontos no objeto são curvos e não há alteração na orientação do corpo. Um exemplo de translação curvilínea pode ser o movimento da parte superior do corpo que ocorre durante *jogging* ou corrida. Na translação curvilínea, a direção do movimento do objeto está mudando constantemente, embora não haja mudança na orientação do objeto.[13] A Figura 10.3 ilustra as translações retilínea e curvilínea.

O **movimento angular**, também conhecido como movimento rotatório ou de rotação, é o movimento em torno de um ponto central imaginário, denominado "eixo de rotação", que é orientado perpendicularmente ao plano em que ocorre a rotação. A maior parte do movimento humano voluntário envolve a rotação de parte do corpo em torno de um eixo imaginário de rotação, que passa pelo centro da articulação à qual a parte do corpo está fixada. Exemplos de movimento angular incluem o exercício de levantamento do ombro (*shoulder press*) e o exercício sentado de extensão do joelho, que envolvem movimentos de uma articulação

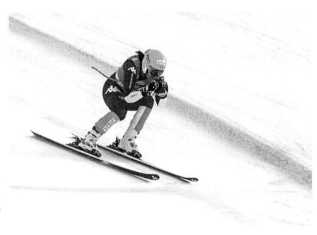

FIGURA 10.2 Um esquiador de *downhill* em posição recolhida fornece um exemplo de translação retilínea. (De Shutterstock.)

Movimento linear. Quando todos os pontos do corpo se movem na mesma direção e na mesma velocidade.
Translação retilínea. Quando todos os pontos de um corpo se movem em linha reta, na mesma distância e sem mudança de direção.
Translação curvilínea. Ocorre quando todos os pontos de um corpo se movem na mesma distância, porém os trajetos seguidos pelos pontos no objeto são curvos.
Movimento angular. O movimento de um corpo em torno de um ponto ou eixo fixo.

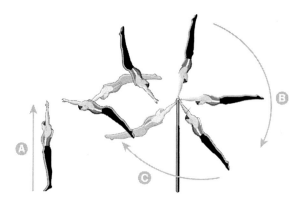

FIGURA 10.3 Exemplos de translação retilínea (**A**) e curvilínea (**B**), e rotação do corpo inteiro (**C**). (De Dorling Kindersley RF/Getty Images.)

esferoide e de uma articulação tipo gínglimo, respectivamente. Esses movimentos envolvem uma ação rotatória, em que as partes do corpo que se movem estão em constante movimento com relação a outras áreas do corpo.[2,13] A Figura 10.3C fornece uma ilustração de rotação de todo o corpo.

O **movimento geral** ocorre quando os movimentos de translação e angular são combinados. Em geral, o movimento humano consiste em movimento geral, em vez de movimento linear ou angular. A classificação do movimento humano como movimento linear, angular ou geral simplifica a análise biomecânica do movimento. Se for possível dividir um movimento em componentes linear e angular, esses componentes podem usar as leis mecânicas que governam os movimentos lineares e angulares. As análises lineares e angulares são, então, combinadas para proporcionar a melhor compreensão do movimento geral do indivíduo ou do objeto.[2,13] Por exemplo, ao caminhar, o corpo realiza movimentos tanto angulares quanto de translação. À medida que os passos são dados, a perna realiza movimentos angulares em virtude dos movimentos nas articulações do quadril, joelho e tornozelo, enquanto a parte superior do tronco está realizando movimentos de translação. Quando se analisa a forma correta de movimento na marcha, é preciso considerar ambos os tipos de movimentos na análise. Os profissionais da ciência do exercício devem adquirir conhecimento sólido dos princípios do movimento, de modo que possam ser desenvolvidos programas eficazes de exercício e de reabilitação. Isso é particularmente válido para treinadores de atletas, fisioterapeutas e terapeutas ocupacionais.

Sistemas mecânicos

A análise biomecânica completa de um movimento requer que o sistema de interesse seja definido em termos operacionais. Isso ajuda a melhorar a qualidade e a utilidade da análise. Em algumas análises, o corpo inteiro é o sistema de interesse, ao passo que, em outros casos, apenas um segmento corporal ou um membro individual são analisados durante o movimento. Por exemplo, durante a análise dos padrões de marcha de um indivíduo com osteoartrite do joelho, pode haver interesse em se definir como o indivíduo transfere o peso de uma perna para a outra durante o movimento. Isso pode exigir que todo o corpo seja designado como sistema de interesse. Se apenas os movimentos do quadril e do joelho forem de interesse, então apenas a perna afetada pode ser designada como o sistema mecânico de interesse.[2]

Movimento geral. Ocorre quando os movimentos de translação e de rotação são combinados.

Terminologia de referência padrão

A análise do movimento humano exige o uso de uma terminologia comum e específica para a identificação precisa das posições do corpo e das direções do movimento. Ao utilizarem uma terminologia consistente, os profissionais da ciência do exercício e os profissionais da saúde aliados podem compreender, com precisão, os movimentos que descrevem as ações do corpo humano.[2] Isso é particularmente importante para os profissionais da saúde, como fisioterapeutas e terapeutas ocupacionais, os quais precisam avaliar movimento e função corporais para ajudar os indivíduos durante a reabilitação de lesões. A Tabela 10.2 fornece a lista de termos e definições comumente utilizados na análise biomecânica do movimento humano.

Terminologia do movimento articular

O uso mais eficiente e efetivo da análise biomecânica ocorre quando os profissionais da ciência do exercício utilizam uma terminologia articular consistente para descrever os movimentos dos ossos e das articulações do corpo. Por exemplo, quando o corpo humano está na posição anatômica de referência, todos os segmentos corporais são considerados na posição em zero grau. O movimento subsequente de um segmento corporal pode então ocorrer em um de três planos: sagital, frontal ou transversal. A Figura 10.4 ilustra os planos do corpo em posição anatômica.

O movimento de um segmento corporal que se afasta da posição anatômica é descrito de acordo com a direção do movimento e é medido como ângulo entre a posição do segmento corporal e a posição anatômica.[2] Os vários músculos esqueléticos e ossos do corpo são responsáveis por criar o movimento dos segmentos e membros corporais.[2] A Tabela 10.3 fornece as terminologias dos vários planos e movimentos do corpo.

Sistemas de referência espacial

Uma compreensão da biomecânica e dos princípios associados exige conhecimento dos sistemas de referência espacial. Por exemplo, durante o movimento do corpo, os três planos coordenados e seus eixos associados de rotação também se movem. Assim, para realizar com mais facilidade a análise biomecânica de um movimento corporal ou de uma habilidade esportiva, é frequentemente útil empregar um sistema fixo de referência. Os profissionais

Tabela 10.2	Termos e definições usados na análise biomecânica.
TERMO	**DEFINIÇÃO**
Posição anatômica de referência	Posição ereta com os pés ligeiramente separados, os braços pendurados e relaxados nas laterais, e as palmas das mãos voltadas para frente
Termos indicadores de direção	Usados para descrever a relação das partes do corpo ou a localização de um objeto externo com relação ao corpo
Planos anatômicos de referência	Divisão do corpo por três planos cardeais imaginários, em três dimensões: sagital, frontal e transversal
Eixos anatômicos de referência	Uso de três eixos de referência para descrever a rotação do corpo humano: mediolateral, anteroposterior e longitudinal

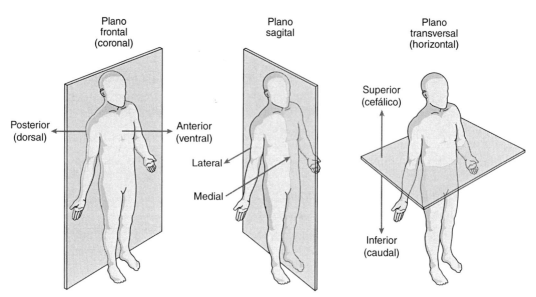

FIGURA 10.4 Ilustração dos planos do corpo em posição anatômica. (Adaptada de Cohen BJ. *Memmler's the Human Body in Health and Disease.* 10th ed. Baltimore (MD): Lippincott Williams & Wilkins; 2005.)

Tabela 10.3	Terminologia dos vários movimentos do corpo.[2]
PLANOS	**MOVIMENTO DO CORPO**
Sagital	Flexão, extensão e hiperextensão
Frontal	Abdução, adução, flexão lateral, elevação e depressão, desvio, eversão e inversão
Transversal	Rotação, supinação, pronação, abdução e adução
Outro	Circundução

de biomecânica clínica e de biomecânica do esporte descrevem quantitativamente o movimento dos humanos por meio do uso de um sistema de referência espacial para padronizar as medidas coletadas. O sistema de referência mais comumente utilizado é um **sistema de coordenadas cartesianas**. Nesse sistema, as unidades são medidas na direção de dois ou três eixos principais. Os movimentos em direção única ou planar, como correr, andar de bicicleta ou saltar, podem ser analisados utilizando-se um sistema de coordenadas cartesianas bidimensional.[2] A Figura 10.5 fornece o exemplo de um sistema de coordenadas cartesianas bidimensional. Os pontos de interesse são medidos em unidades no eixo x (direção horizontal) e no eixo y (direção vertical). Quando um biomecânico analisa o movimento humano, os pontos de interesse geralmente são as articulações do corpo, que constituem os pontos

Sistema de coordenadas cartesianas. Sistema em que a localização de um ponto é obtida pelas coordenadas que representam suas distâncias a partir de linhas perpendiculares que se cruzam em um ponto denominado "origem".

finais dos segmentos corporais. A posição de cada centro articular pode ser medida com relação aos dois eixos, descrita como (x, y), em que x é o número de unidades horizontais que se afastam do eixo y; e y é o número de unidades verticais que se afastam do eixo x. Essas unidades podem ser medidas em direções tanto positivas quanto negativas, conforme ilustrado na Figura 10.6. Quando um movimento corporal é tridimensional, a análise pode ser estendida para a terceira dimensão pelo acréscimo de um eixo z, perpendicularmente aos eixos x e y, e unidades de medição que se afastam do plano x, y, na direção z. Em um sistema de coordenadas bidimensional, o eixo y é vertical, enquanto o eixo x é horizontal. Em um sistema de coordenadas tridimensional, o eixo z é vertical, e os eixos x e y representam as duas direções horizontais.[2]

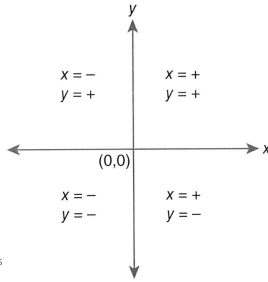

FIGURA 10.5 Sistema de coordenadas cartesianas bidimensional.

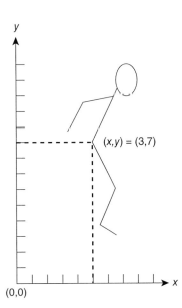

FIGURA 10.6 Posições positivas e negativas em um sistema de coordenadas cartesianas bidimensional.

Análise qualitativa do movimento humano

Com frequência, a análise do movimento humano assume uma forma **qualitativa**. A capacidade dos profissionais da ciência do exercício e profissionais da saúde associados, bem como de treinadores esportivos e de atletas, de avaliar qualitativamente o movimento humano exige conhecimento das características desejadas do movimento e a capacidade de observar e analisar se determinado desempenho incorpora essas características.[2,13] A observação visual constitui a abordagem mais comumente utilizada para a análise qualitativa da mecânica do movimento humano, embora muitos profissionais da ciência do exercício e profissionais da saúde associados estejam empregando gravações em vídeo (ver Capítulo 11) para auxiliar nesse processo. Com as informações obtidas por meio da observação, em tempo real ou em vídeo, do desempenho de uma habilidade do atleta ou do padrão de movimento do paciente, os treinadores de atletas e profissionais da saúde clínica fazem julgamentos e recomendações com base nos padrões de movimento. As análises qualitativas ainda podem ser subdivididas em análise de qualidade e análise anatômica. Na análise de qualidade, o movimento pode ser avaliado em termos de classificação da qualidade do movimento, como "muito ruim", "ruim", "regular", "bom" e "muito bom". Em uma análise anatômica, o movimento pode ser avaliado em termos de ação articular, músculos principais e tipos de contração. As análises qualitativas precisam ser cuidadosamente planejadas e conduzidas com o conhecimento da biomecânica do movimento ou da habilidade motora.[2,13]

Conhecimentos necessários para uma análise qualitativa

A análise de uma habilidade motora constitui um componente vital do estudo em biomecânica. Dois fatores importantes a serem considerados na análise qualitativa de um movimento são as técnicas exibidas pelo executante e o resultado do desempenho. A análise efetiva de habilidades exige que a pessoa que realiza essa análise compreenda o propósito ou o resultado específico da habilidade motora que está sendo estudada. Por exemplo, no ambiente clínico, o resultado de desempenho bem-sucedido na reabilitação de uma cirurgia do ligamento cruzado anterior (LCA) do joelho consiste em adquirir a marcha normal que não provoque estresse excessivo nas articulações do membro inferior. Em um ambiente esportivo, o resultado do desempenho bem-sucedido de um *placekicker* no futebol americano consiste em chutar a bola através das traves verticais da baliza para marcar pontos. O conhecimento desse resultado é fundamental para compreender como iniciar um exame de movimentos e forças necessários para executar a habilidade de chute.[2] O conhecimento dos princípios relevantes da biomecânica é importante para identificar os fatores que contribuem para o sucesso ou a falta de sucesso do desempenho. A análise de uma habilidade motora exige várias etapas importantes de planejamento, incluindo:[2]

1. Identificar a questão principal ou questões de interesse.
2. Determinar a(s) perspectiva(s) ideal(is) a partir da(s) qual(is) o movimento é visualizado.
3. Identificar a distância a partir da qual o movimento é visualizado.
4. Determinar o número de tentativas necessárias do movimento para formular a análise.
5. Determinar se a observação visual por si só é aceitável ou se o movimento deve ser registrado com um sistema de captura de movimento.

Qualitativo. Uso de termos subjetivos e descritivos para avaliar o movimento e o desempenho.

Uma **análise qualitativa** requer a identificação progressiva dos aspectos fundamentais ao movimento ou habilidade motora. Os movimentos que afetam o resultado da habilidade motora são identificados por meio de um processo sistemático, que frequentemente exige que o indivíduo que realiza a análise visualize múltiplas tentativas da habilidade motora de diferentes pontos de vista. Para um fisioterapeuta, a observação de um indivíduo de todos os lados durante a marcha permite determinar se foi estabelecido um padrão de marcha normal durante o programa de reabilitação. Um treinador de atletas que tenta melhorar o desempenho do *placekicker* no futebol americano pode observar o atleta de cada lado durante a execução de várias repetições de um chute. Isso permite vários pontos de vista a partir dos quais o treinador poderá efetuar correções no movimento executado e, assim, melhorar as chances de sucesso (*i. e.*, chutar a bola através das traves verticais da baliza). É também importante lembrar que o desempenho de uma habilidade motora é afetado pelas características físicas, de desenvolvimento e psicológicas do executante.[2] A análise qualitativa de uma habilidade motora frequentemente pode levar ao refinamento do movimento e, em seguida, possivelmente, a uma nova análise da habilidade revisada. A Figura 10.7 mostra como a análise qualitativa de uma habilidade motora pode resultar em um processo cíclico para melhorar o desempenho.[2]

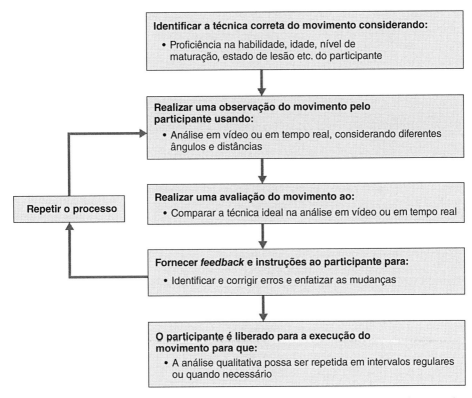

FIGURA 10.7 Processo para a análise qualitativa de um movimento para melhorar o desempenho. (Baseada em dados das referências[2,3].)

Análise qualitativa. Exige a identificação progressiva dos aspectos fundamentais ao movimento por meio de um processo sistemático que, com frequência, requer que o analista visualize múltiplas tentativas sob diferentes pontos de vista.

Conceitos básicos relacionados com o movimento

O termo cinética descreve o estudo das forças no movimento ou o movimento do corpo ou parte do corpo. Quando os músculos produzem forças suficientes, podem ocorrer movimento do corpo e manipulação de objetos. Durante as atividades diárias, a prática de exercícios e a participação em esportes, o corpo humano gera e responde a forças. Por exemplo, a recuperação de uma lesão exige aumento sistemático de forças pelos músculos e por grupos musculares durante a reabilitação. Na fase inicial da reabilitação, são geradas pequenas forças durante a contração muscular, de modo que a parte lesionada do corpo não seja ainda mais danificada. À medida que o programa de reabilitação prossegue, há aumento progressivo na produção de força durante a contração muscular. Com frequência, a decisão de um indivíduo de retornar ao trabalho ou à competição baseia-se na quantidade de força gerada durante uma avaliação dos músculos e do movimento articular. A participação em esportes exige que os músculos exerçam força contra uma variedade de objetos, incluindo bolas, tacos e raquetes, bem como a absorção de forças provenientes de impactos com bola, superfície do jogo e adversários em esportes de contato.[2] Os indivíduos que estudam e que utilizam a biomecânica para melhorar o desempenho humano precisam compreender os conceitos básicos relacionados com a cinética que são apresentados na Tabela 10.4.[2]

Tabela 10.4 Conceitos básicos e definições relacionados com a cinética.[2]

CONCEITO BÁSICO	DEFINIÇÃO
Inércia	Tendência de um corpo a manter seu estado atual de movimento, seja ele imóvel ou em movimento com velocidade constante
Massa	Quantidade de matéria contida em um objeto
Força	Algo que produz uma mudança no movimento de um corpo
Centro de gravidade	Ponto em torno do qual o peso do corpo está igualmente equilibrado, independentemente de como o corpo esteja posicionado
Peso	Força com que um objeto é atraído em direção ao centro da Terra por gravidade; o peso depende da massa de um objeto e da força da atração gravitacional
Pressão	Força por unidade de área que uma região de um gás, líquido ou sólido exerce sobre outra região
Volume	Quantidade de espaço ocupada por um objeto tridimensional ou região do espaço
Densidade	Medida da quantidade de alguma propriedade física expressa como massa por unidade de volume
Torque	Tendência de uma força aplicada a um objeto de fazê-lo girar em torno de um eixo
Impulso	Mudança de momento de um corpo ou sistema físico durante um intervalo de tempo; é igual à força aplicada vezes a duração do intervalo de tempo durante o qual a força é aplicada

Cargas mecânicas sobre o corpo humano

As forças externas que atuam sobre um objeto impõem uma **carga mecânica** sobre o objeto. As forças da gravidade e dos músculos e as forças externas ao corpo afetam o corpo humano de maneira diferente. O efeito de determinada(s) força(s) sobre o corpo ou sobre um objeto depende da direção, da duração e da magnitude da força. A Tabela 10.5 fornece a definição dos tipos de cargas mecânicas sobre o corpo humano.[2,13] A ação das forças sobre o corpo humano pode ser afetada pelo modo como a força é distribuída no corpo. Existem dois termos fundamentais para compreender a ação das forças sobre o corpo: pressão e tensão. A pressão representa a distribuição da força que é aplicada externamente a um corpo. A tensão representa a distribuição da força resultante dentro de um corpo quando uma força externa atua sobre o corpo.[2,13]

Tensão e cargas combinadas

A compressão e a tensão puras são direcionadas ao longo do eixo longitudinal do corpo, sendo denominadas "forças axiais". Quando uma força **excêntrica** (denominada "não axial") é aplicada a uma estrutura, essa estrutura curva-se, criando uma tensão compressiva de um lado e uma tensão de tração do lado oposto. Por exemplo, quando um atleta realiza o salto com vara, a extremidade da vara é colocada na caixa de salto. As forças exercidas na vara causam uma tensão compressiva em um lado da vara e uma tensão de tração do outro lado (Figura 10.8). Ocorre **torção** quando uma estrutura gira em torno de seu eixo longitudinal, normalmente quando uma extremidade da estrutura é fixa. Por exemplo, muitos movimentos no balé exigem que a parte superior do corpo gire em uma direção, enquanto os pés permanecem plantados no solo. Nesse caso, a torção é aplicada à parte superior do corpo. O tipo mais comum de carga sobre o corpo é a carga combinada, que consiste na presença de mais de uma forma de força sobre o corpo.[2]

Efeitos do carregamento

Existem dois resultados potenciais quando uma força atua sobre um objeto: aceleração e deformação. Aceleração é a taxa de mudança na velocidade de um objeto ou do corpo humano. Quando um jogador de beisebol inicia o processo mecânico de arremesso de uma bola, a força

Tabela 10.5 Conceitos básicos e definições relacionados com cargas mecânicas.[2]

CONCEITO BÁSICO	DEFINIÇÃO
Força compressiva (compressao)	Força que tende a encurtar ou comprimir algo, diminuindo seu volume
Força de tração (tensão)	Força que tende a esticar ou alongar algo
Força de cisalhamento	Força que atua sobre uma substância em direção perpendicular à extensão dessa substância

Cargas mecânicas. Forças que atuam sobre um corpo ou um objeto, incluindo as provenientes da gravidade, dos músculos e das forças externas ao corpo.
Excêntrico. Movimento que resulta em alongamento do músculo sob uma força.
Torção. Produção de força na extremidade de um corpo, resultante do movimento de torção, enquanto a outra extremidade do corpo permanece fixa ou se move na direção oposta.

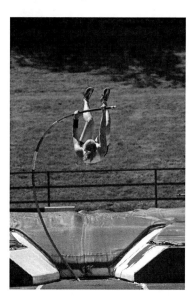

FIGURA 10.8 Exemplo de compressão e tensão durante um salto com vara. (De Shutterstock.)

transmitida à bola faz com que ela, inicialmente contida na mão a uma velocidade de 0 metro por segundo, saia da mão a uma velocidade maior e siga o seu trajeto pelo espaço. O aumento da produção de força pelos músculos do corpo pode aumentar a velocidade dos objetos sobre os quais o corpo atua.[2] Por exemplo, arremessadores profissionais de beisebol podem gerar força suficiente para arremessar uma bola de beisebol a mais de 160 quilômetros por hora.

Ocorre deformação quando a força externa provoca uma mudança no formato ou na estrutura de um objeto ou componente do corpo. Por exemplo, as forças aplicadas por um indivíduo correndo pela pista e colocando a vara na caixa de salto produzirão deformação ou curvatura da vara. A curvatura da vara armazena energia elástica que pode impulsionar o indivíduo para cima e sobre o topo da barra. Entretanto, se for aplicada uma força excessiva à vara durante o salto, a estrutura física da vara não será forte o suficiente para suportar as forças, de modo que a vara poderá quebrar. Quando uma força externa é aplicada ao corpo humano, as estruturas do corpo precisam suportar essa força externa. Se for aplicada uma força em excesso, existe o potencial de lesão de uma parte do corpo. A magnitude e a direção da força e a área sobre a qual a força é distribuída constituem fatores importantes na determinação do potencial de lesão tecidual. As propriedades do material dos tecidos corporais submetidos à carga também são determinantes do risco de lesão. Se a quantidade de força aplicada ao corpo faz com que a deformação dos tecidos corporais exceda o ponto em que ocorre mudança na estrutura, uma quantidade de deformação se tornará permanente. No corpo humano, as deformações que excedem o ponto de falha crucial provocam dano mecânico à estrutura (denominado "lesão"), resultando em fratura óssea ou ruptura de tecidos moles.[2]

Cargas agudas *versus* crônicas

Durante a participação em atividades e exercícios físicos, esportes e competições atléticas, o corpo é submetido a cargas agudas (também denominadas "simples") e cargas crônicas (também denominadas "repetitivas"). A distinção entre carga aguda e carga crônica é importante para compreender a resposta dos tecidos do corpo à atividade e ao exercício físico. A compreensão desses conceitos ajuda a definir o potencial dos tecidos do corpo de experimentar uma adaptação positiva e a definir o potencial de risco de lesões. Quando cargas externas de magnitude apropriada são aplicadas ao corpo durante a atividade e o exercício físico, ocorrem adaptações positivas nos tecidos e nos sistemas do corpo. Por exemplo, durante o treinamento de exercícios de resistência crônicos, a realização de várias séries de supino pode resultar em adaptações positivas, como aumento da densidade óssea e da força muscular. Essas adaptações são designadas como efeito do treinamento. Quando uma única força, grande o suficiente para causar uma lesão, atua sobre os tecidos do corpo, essa lesão é denominada "lesão aguda". A força que provoca a lesão é denominada "macrotrauma". Uma lesão física também pode resultar da ação repetida de forças relativamente pequenas que atuam sobre um tecido durante um período. Nesse caso, a lesão é denominada "lesão crônica" ou "lesão por estresse", e o mecanismo causador é denominado "microtrauma". Por exemplo, a corrida de longa distância pode contribuir para fraturas por estresse da perna em consequência de microtrauma repetido no fêmur, na tíbia e na fíbula.[2,14]

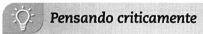

Pensando criticamente

Quais informações biomecânicas são úteis para que um atleta possa melhorar a técnica de movimento após reabilitação de uma lesão relacionada com o esporte?

 ## Conceitos complexos de movimento

As habilidades motoras muito complexas envolvem padrões intrincados de coordenação entre o sistema nervoso e o sistema musculoesquelético. Por exemplo, arremessar uma bola para um local específico com grande acurácia exige que o indivíduo gere uma força pelo corpo, frequentemente durante o movimento, e, em seguida, transfira essa força para a bola que está sendo arremessada, de maneira que resulte em um lançamento acurado. Dois conceitos biomecânicos que podem ajudar a os profissionais da ciência do exercício na compreensão dos movimentos complexos e dos princípios associados a esses movimentos são os princípios de projéteis e de ligação cinética.

Projéteis

Muitas atividades físicas e esportivas, assim como competições atléticas, envolvem o arremesso de um objeto pelo ar e a rebatida ou chute de um objeto que está se deslocando pelo ar. Objetos que voam, sem forças externas (com exceção da gravidade e do atrito do ar) são considerados projéteis. Objetos que voam sofrem deslocamento ao longo do tempo e são considerados objetos em estado de queda livre, de modo que a gravidade e o atrito do ar constituem as únicas forças que afetam o voo. No instante em que qualquer outra força externa é aplicada a um objeto, ele não é mais considerado um projétil, visto que o seu estado de queda livre foi interrompido. Se a força externa for removida, e os dois objetos se separarem, o objeto original começa outra queda livre. Entretanto, o objeto original terá qualidades cinemáticas diferentes daquelas que tinha antes da aplicação da força externa.

Os projéteis que se movem em qualquer direção podem ser mais bem compreendidos quando se utiliza um sistema de coordenadas cartesianas de três eixos. É possível prever e proceder à quantificação de numerosos aspectos do voo de um projétil se for assumido o pressuposto de que nenhuma resistência do ar afeta o objeto enquanto ele se desloca ao longo de seu arco. Isso não ocorre em uma situação do mundo real, visto que a direção e a velocidade do vento podem afetar significativamente o projétil. Partindo da pressuposição de não haver nenhuma resistência do ar, então a única força externa que precisa ser considerada é a gravidade. A gravidade afeta apenas o movimento vertical. Numerosas previsões sobre o voo do objeto podem ser feitas se assumirmos um voo parabólico e a simetria do arco resultante criado durante o voo. O sucesso no arremesso, na rebatida e no chute de projéteis depende, em última análise, da velocidade de lançamento do projétil, do ângulo de projeção e da altura do lançamento. A trajetória do projétil é alterada por mudanças na técnica de arremesso ou na produção de força pelos músculos de um indivíduo.[4] Os princípios da biomecânica podem ser utilizados para ajudar um indivíduo a aumentar o sucesso ao rastrear um projétil para rebatê-lo ou chutá-lo. Normalmente, isso é feito pela alteração dos padrões de movimento e por programas de treinamento do indivíduo.

Princípio de ligação cinética

O desempenho bem-sucedido em atividades físicas e esportivas e em competições atléticas depende da coordenação da contração muscular para a habilidade dos movimentos. Atletas altamente qualificados, com frequência, fazem com que habilidades esportivas muito complexas pareçam ser simples e fáceis. Termos qualitativos, como no bom momento, movimento suave, movimento sem esforço e ótima coordenação, são utilizados para indicar que o sistema nervoso controla adequadamente a musculatura, fazendo com que ela se contraia com a intensidade apropriada ou relaxe no momento certo para produzir os movimentos necessários ao desempenho bem-sucedido. A prática de atividades esportivas pode ser muito desafiadora, visto que são necessárias muitas exigências para obter sucesso, incluindo produção de força, produção de velocidade, padrão específico de movimentos corporais e/ou posições alcançadas e conservação de energia enquanto o indivíduo move-se a uma velocidade relativamente rápida. Os atletas altamente qualificados aproveitam o sistema de ligação cinética do corpo e criam movimentos oportunos por meio de contrações musculares coordenadas. Dois princípios básicos orientam o sistema de ligação cinética do corpo: os movimentos sequenciais e os movimentos simultâneos de segmentos do corpo.[4]

O **princípio da ligação cinética sequencial** (também denominado "movimento sequencial") refere-se à ocorrência de movimento de segmentos do corpo ou articulações em uma sequência específica. Normalmente, esse movimento coordenado leva a alta velocidade gerada durante a última parte do desempenho. As habilidades esportivas que exigem a ligação cinética sequencial para o seu sucesso apresentam o fluxo de energia ou momento de um segmento corporal para outro. A criação do momento nos segmentos mais lentos e maiores do corpo leva à transferência efetiva do momento para segmentos menores e de movimento mais rápido.[4] Um exemplo seria arremessar uma bola de beisebol. Para arremessar com velocidade máxima, o *pitcher* (arremessador) precisa gerar força pelo corpo e, em seguida, transferi-la para a bola. Para fazer isso com sucesso, o arremessador de beisebol deve gerar força utilizando as pernas e os quadris e, em seguida, transferir essa força para o ombro e o cotovelo. Esse processo de movimento sequencial faz com que a força seja transmitida à bola ao ser lançada pela mão que arremessa. Esse poderoso movimento sequencial altamente especializado precisa ser executado com grande precisão no ato de arremessar uma bola de beisebol.

O **princípio de ligação cinética simultânea** refere-se à ocorrência dos principais movimentos motores do corpo ao mesmo tempo (simultaneamente), de modo que não existe nenhuma diferença observável entre as contribuições dos diferentes segmentos corporais para o desempenho. Movimentos que empregam o princípio da ligação cinética simultânea

Princípio de ligação cinética sequencial. Quando segmentos do corpo e rotações articulares ocorrem em uma sequência ou ordem específica.

Princípio de ligação cinética simultânea. Quando os grandes movimentos do corpo ocorrem ao mesmo tempo.

são realizados quando o atleta precisa mover o seu corpo, um objeto ou outro adversário, todos os quais oferecem graus variáveis de resistência. Um exemplo seria realizar um supino. Durante a execução do supino, vários grupos musculares tornam-se ativos enquanto a barra é abaixada e elevada. A contração simultânea dos músculos peitorais maiores, bem como de outros músculos de suporte, incluindo os músculos deltoides anteriores, serrátil anterior, coracobraquial e tríceps, ocorre para que a força possa ser gerada pelos músculos a fim de mover o peso.

Muitos exercícios e atividades esportivas exigem os princípios de ligação cinética sequencial e ligação cinética simultânea durante a execução do movimento. Além disso, algumas atividades exigem tanto a produção de grande força para mover um objeto massivo quanto a produção de alta velocidade durante o movimento.[4] Por exemplo, durante a execução de um levantamento *power clean*, os músculos do corpo precisam gerar força substancial para levantar a barra do solo e, ao mesmo tempo, deslocar a barra em alta velocidade de modo que o peso possa ser rapidamente movido até a posição final. Somente quando os músculos envolvidos nos movimentos sofrem contração simultânea é que o levantamento *power clean* pode ser concluído com sucesso.

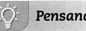 **Pensando criticamente**

De que forma o estudo da biomecânica tem contribuído para a compreensão mais ampla de fatores importantes para melhorar o desempenho no esporte e na competição atlética?

Áreas de estudo em biomecânica

A biomecânica e seus princípios de estudo associados são utilizados em uma ampla variedade de empregos e atividades profissionais. Para trabalhar como clínico em uma profissão da saúde relacionada, ergonomista, *personal trainer* ou treinador de força e condicionamento, é necessário adquirir conhecimento sólido dos princípios básicos e avançados de biomecânica. A biomecânica contribui para a melhor compreensão de numerosos problemas relacionadas com o desempenho seguro e bem-sucedido dos indivíduos em atividades e exercícios físicos, esporte e competição atlética por meio de uma variedade de áreas. As áreas de estudo discutidas nas seções a seguir fornecem uma amostra de algumas das principais áreas de interesse em biomecânica clínica e esportiva, e não pretendem ser uma lista exaustiva.

Biomecânica clínica

A biomecânica clínica concentra-se na mecânica da lesão e nos princípios de prevenção, avaliação e tratamento de problemas musculoesqueléticos. Os profissionais de biomecânica clínica dependem extensamente dos conhecimentos e princípios fundamentais de anatomia, engenharia, matemática, física e psicologia. Exemplos das principais áreas de interesse em biomecânica clínica incluem projeto de técnicas de reabilitação individualizada, projeto de cadeiras de rodas, reparo de tecidos, técnicas cirúrgicas e projeto de ossos e tecidos. Com o avanço do estudo e da preparação, os profissionais de biomecânica clínica podem projetar ambientes que permitam aos indivíduos com incapacidades viver um estilo de vida satisfatório e seguro, assim como participar de atividades recreativas e esportivas.[2,13]

É importante que os biomecânicos clínicos saibam como o corpo movimenta-se e responde a situações saudáveis normais. Em seguida, essas informações são utilizadas para definir metas de recuperação de indivíduos com lesões e incapacidades e para ajudar a prevenir lesões. A compreensão dos padrões normais de movimento e suas variações em indivíduos saudáveis é fundamental para que um indivíduo lesionado ou incapacitado possa ser reabilitado a fim de atingir o padrão de movimento normal e eficiente, com baixo risco de lesão. Os indivíduos que utilizam os princípios de biomecânica clínica devem ser capazes de avaliar padrões de movimento em um indivíduo lesionado ou incapacitado para determinar se o movimento pode retornar a seu padrão normal. Se não for possível alcançar o movimento normal, é necessário efetuar ajustes nos padrões de movimento para o padrão mais eficiente e seguro para aquele paciente. Os biomecânicos clínicos trabalham com outros profissionais da saúde, como médicos, fisioterapeutas e terapeutas ocupacionais, para ajudar indivíduos a readquirir a sua função normal o mais rápido possível.[15] Exemplos de áreas nas quais os biomecânicos clínicos e a aplicação dos princípios de biomecânica clínica ajudam a melhorar a função física incluem a osteoartrite, os padrões de marcha (p. ex., doença de Parkinson) e a reabilitação de lesões dos joelhos.

A osteoartrite é uma doença progressiva e dinâmica, que provoca perda da função articular e incapacidade significativa. Nessa doença, o desgaste da cartilagem que recobre e atua como amortecimento nas articulações provoca inflamação de baixo grau, que, em última análise, causa dor nas articulações.[10] Por exemplo, na osteoartrite do joelho, as superfícies ósseas ficam bem menos protegidas pela cartilagem, e o indivíduo sente dor em atividades de sustentação do peso, incluindo marcha e ficar em pé. A osteoartrite do joelho é duas a três vezes mais prevalente em mulheres do que em homens,[16-18] e elas também correm risco duas vezes maior de desenvolver osteoartrite bilateral do joelho.[17,19] Diferenças intrínsecas entre homens e mulheres em força muscular,[20] ângulo do quadríceps,[21] frouxidão articular[22] e padrões de ativação muscular[23] podem causar diferenças biomecânicas e contribuir para o risco diferenciado de desenvolver osteoartrite do joelho.

Para profissionais da saúde relacionados, a compreensão dos padrões normais de movimento de indivíduos saudáveis constitui o fator-chave para compreender como desenvolver programas de reabilitação para indivíduos lesionados ou incapacitados. Indivíduos que não apresentam osteoartrite exibem cinética articular semelhante do joelho,[24] e foram observadas características das passadas e cinemáticas da articulação do joelho semelhantes ao se compararem as características da marcha entre mulheres e homens.[25] As populações saudáveis e aquelas com osteoartrite apresentam diferentes padrões de marcha (Figura 10.9). Pacientes de ambos os sexos com osteoartrite apresentam marcha com aumento do movimento de adução do joelho,[24] diminuição do movimento de flexão do joelho[26] e redução do ângulo de flexão do joelho,[27] assim como andam a uma velocidade mais lenta do que os indivíduos saudáveis.[28] As mulheres com osteoartrite também apresentam algumas características biomecânicas da marcha que não são observadas nos homens.[29] Ainda não foi determinado se as diferenças

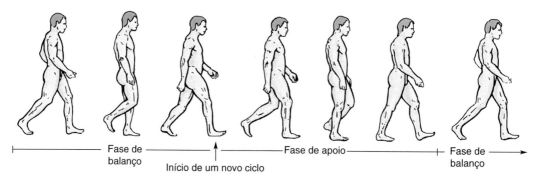

FIGURA 10.9 Ciclo de marcha normal. (De Moore KL, Dalley AF II. *Clinical Oriented Anatomy*. 4th ed. Baltimore (MD): *Lippincott* Williams & Wilkins; 1999.)

na biomecânica da marcha entre homens e mulheres resultam da osteoartrite ou de um fator contribuinte que faz com que as mulheres tenham taxas mais altas de osteoartrite.

Determinar a existência de diferenças na biomecânica do movimento da marcha em homens e mulheres tem implicações significativas para o tratamento da osteoartrite. As mulheres com osteoartrite podem andar diferentemente das mulheres ou dos homens saudáveis, de modo que as intervenções de tratamento devem ser projetadas com base no gênero e nas diferenças existentes entre mulheres e homens. O projeto de intervenção biomecânica específico de gênero para retardar a progressão da osteoartrite deve ser examinado para determinar se essas intervenções influenciam de modo substancial a doença.[29]

Os indivíduos com osteoartrite do joelho normalmente apresentam dor, rigidez, perda de amplitude de movimento articular e limitação de suas atividades diárias.[30] O movimento de adução lateral do joelho é um forte contribuinte para a dor no joelho de indivíduos com osteoartrite.[31] O uso de dispositivos ortopédicos constitui uma maneira não cirúrgica e não farmacológica de tratar a osteoartrite do joelho, que também é de menor custo para o indivíduo e que contribui para melhores resultados do tratamento ao modificar os movimentos biomecânicos do joelho. Há suporte para dispositivos ortopédicos de tornozelo, pé e/ou joelho para produzir maior redução na adução lateral do joelho, que é um movimento que contribui para a marcha anormal e o aumento da dor.[30,32] O efeito de palmilhas usadas nos calçados sobre mudanças biomecânicas experimentadas na articulação do joelho tem interesse particular. A colocação de pequenas cunhas laterais e apoio do arco dentro das palmilhas produz pequenas reduções nos ângulos de adução do joelho, momentos externos e eversão do tornozelo, contribuindo para maior alívio da dor e capacidade funcional.[32]

A artroplastia do joelho está se tornando uma forma cada vez mais popular de tratamento da osteoartrite da articulação do joelho em estágio avançado.[33] Indivíduos com osteoartrite do joelho frequentemente andam com um movimento mais alto de adução do joelho em comparação com indivíduos sem a doença.[34] Para cada aumento de 1% no movimento do joelho acima da linha de base, o risco de progressão da osteoartrite aumenta mais de seis vezes.[35] Como é costume em procedimentos cirúrgicos, é fundamental efetuar uma avaliação dos resultados para compreender o sucesso do procedimento médico. Uma maneira de avaliar os resultados é analisar a mecânica da marcha do indivíduo antes e depois da cirurgia ou efetuar comparações com um grupo controle saudável. Por exemplo, após a cirurgia, o momento de extensão máxima do joelho gerado pelos músculos quadríceps é mais fraco do que nos indivíduos controles, enquanto a amplitude de movimento do joelho, apesar da obtenção da melhora, ainda é menor do que nos controles.[36] Ambos os fatores parecem contribuir para a velocidade de marcha mais lenta e melhora da biomecânica do joelho abaixo do ideal.[36] A análise biomecânica dos padrões de movimento após a artroplastia do joelho permite que a terapia adequada após a cirurgia concentre-se em manter a redução do momento de adução no joelho reconstruído e em evitar o declínio nos padrões de carga do joelho não cirúrgico.[37]

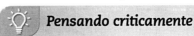

Pensando criticamente

Quais informações cinemáticas e cinéticas são úteis para que um indivíduo que está iniciando um programa de reabilitação recupere-se de uma lesão?

Ergonomia

A ergonomia é o estudo da interação dos seres humanos, os objetos que eles utilizam e os ambientes em que funcionam.[38] A preparação de profissionais em ergonomia é semelhante à dos biomecânicos na área clínica; porém, os ergonomistas devem efetuar cursos adicionais em engenharia, anatomia, fisiologia, psicologia e estatística. O termo ergonomia e fatores humanos frequentemente são usados de forma intercambiável, e a ergonomia refere-se à estação de trabalho, enquanto os fatores humanos referem-se ao sistema mais amplo no qual o indivíduo trabalha e opera. Os ergonomistas trabalham para melhorar a eficiência nos locais de trabalho, prevenir lesões nesses locais e melhorar a capacidade do indivíduo de retornar ao trabalho após a ocorrência de uma lesão. Isso inclui a modificação do ambiente de trabalho e as técnicas empregadas para o trabalhador individual.[39] Os ergonomistas também projetam equipamentos e modificam as condições de trabalho e de vida para populações especiais, como idosos e indivíduos incapacitados. Os ergonomistas projetam e implementam mudanças destinadas a melhorar ambientes como casa, locais e estabelecimentos recreativos, veículos motorizados, escolas, clínicas, locais de trabalho e outros ambientes construídos pelo homem.[15,38]

Diversos fatores físicos podem causar, manter ou agravar a dor musculoesquelética e a lesão. Esforços excessivamente vigorosos, posturas inadequadas, cargas de contato localizadas e movimentos repetitivos podem levar a distúrbios musculoesqueléticos causados por **fadiga mecânica**. Os ergonomistas trabalham para reduzir a influência desses fatores como causa de dor e lesão. A mudança dos padrões de movimento humanos, a reestruturação de áreas de trabalho e o desenvolvimento de equipamentos de proteção são exemplos de como os ergonomistas podem melhorar o desempenho no trabalho e diminuir o risco de dor e lesão. A Tabela 10.6 fornece a lista de alguns desses fatores que podem aumentar o risco de dor e lesão e que, portanto, precisam ser abordados pelo ergonomista.[15,38]

O ambiente de cuidados de saúde é altamente complexo[40,41] e caracteriza-se por sistemas sociais dinâmicos, perigosos e distribuídos por grandes problemas de espaço e por vários outros fatores que contribuem para que o ambiente de um trabalhador ou paciente seja, algumas vezes, incerto.[42] Nesse ambiente, existe considerável risco de lesões para os funcionários e pacientes. A ergonomia da assistência de saúde é fundamental para proporcionar a melhor compreensão do ambiente dos profissionais da saúde e dos pacientes, de modo a melhorar o ambiente de trabalho e aumentar sua segurança.[42-44] Por exemplo, quedas de pacientes no ambiente de assistência à saúde são comuns e facilitadas pela sua perda de função física e

Tabela 10.6	Fatores que aumentam o risco de lesão e de dor.[15,38]
FATOR DE RISCO	**CONTRIBUIÇÃO PARA LESÃO E DOR**
Esforço vigoroso	O esforço vigoroso realizado em atividades que exigem grande magnitude de força para executar uma tarefa pode levar facilmente à lesão
Posturas inadequadas	O uso da técnica inadequada para executar uma tarefa pode provocar lesões incapacitantes dos tecidos e músculos ativos e de sustentação
Cargas constantes localizadas	Ocorrem entre tecidos do corpo e objetos no ambiente e podem causar aumento da compressão e cisalhamento dos tecidos
Movimentos repetitivos	Ocorrem durante a execução repetida de tarefas durante o dia e podem causar lesão por meio de inflamação e estresse repetitivo

Fadiga mecânica. Quando a produção de força esperada de um músculo, tendão, ligamento, cartilagem ou osso não pode ser alcançada ou mantida.

Capítulo 10 Biomecânica Clínica e do Esporte **367**

cognitiva e pelo desconhecimento do ambiente.[45] Os ergonomistas trabalham para criar o ambiente de assistência à saúde que reduza o risco de quedas e aumente a oportunidade de mobilidade segura.[45] Algumas das intervenções frequentemente empregadas para minimizar o risco de quedas de pacientes consistem em projetar pisos antiderrapantes apropriados, organizar o equipamento de cuidados do paciente e móveis de modo a criar um ambiente seguro para a movimentação e a minimização das distrações do paciente.[45]

Biomecânica do esporte

A biomecânica do esporte inclui o exame de fatores do movimento humano associados ao treinamento físico e esporte com o propósito de melhorar o desempenho e evitar as lesões. As informações fornecidas por profissionais de biomecânica do esporte por meio de investigações quantitativas são frequentemente úteis para treinadores que visam fornecer uma análise quantitativa do desempenho de uma habilidade motora ou força de um atleta e para um treinador de condicionamento que ensina um padrão de movimento durante o treinamento. A biomecânica do esporte combina o estudo da anatomia humana aplicada com a física mecânica para descrever como e por que o corpo humano move-se da maneira que o faz e por que os indivíduos atuam em níveis variáveis de sucesso nas atividades esportivas.[4] Os treinadores de atletas trabalham com os biomecânicos do esporte para usar fatores neuromusculares e mecânicos associados ao movimento humano, de modo a descrever os requisitos necessários para que um atleta possa ter um nível ideal de desempenho. Descrições biomecânicas detalhadas da execução de movimentos ajudam treinadores e atletas a aprimorar o seu conhecimento e as abordagens para o treinamento, bem como a considerar técnicas novas e inovadoras para melhorar o desempenho esportivo. Esse conhecimento também pode fornecer informações sobre as causas mecânicas de lesões relacionadas com o esporte, levando potencialmente a uma participação mais segura nos esportes.[2,13]

Aprimoramento da técnica

Aprimorar a técnica é um dos métodos mais comuns para melhorar o desempenho no esporte e em competições atléticas.[13] O uso da biomecânica para melhorar a técnica de um atleta pode ocorrer de duas maneiras. Na primeira, os treinadores podem usar o seu conhecimento de biomecânica para corrigir a técnica de um atleta de modo a melhorar a execução de uma habilidade motora. Nesse caso, os treinadores utilizam métodos qualitativos de análise biomecânica para afetar as mudanças na técnica do atleta. Na segunda maneira, a investigação em biomecânica pode revelar uma técnica nova e mais eficaz para a execução de uma habilidade esportiva. Nesse caso, o pesquisador em biomecânica utiliza métodos quantitativos de análise biomecânica para descobrir novas técnicas, as quais, em seguida, terão sua implementação comunicada aos treinadores e atletas.[2,13]

Existem numerosos exemplos de como a biomecânica do esporte ajuda a melhorar o desempenho atlético por meio da mudança das técnicas empregadas. Antes das Olimpíadas de 1968, a maioria dos atletas realizava o salto em altura utilizando técnicas conhecidas como o *western roll*, a *straddle* ou o chute em tesoura. Na década de 1960, Dick Fosbury desenvolveu a técnica de salto em altura que permitiu aumentar a altura após a aproximação da barra e a decolagem do solo. Essa técnica, originalmente denominada *Fosbury flop*, permite que o centro de gravidade seja reduzido e que ocorra rotação do corpo imediatamente antes do salto. Em consequência, há maior força criada para mover o corpo para cima e por cima da barra. Outro exemplo de como uma mudança na técnica melhora o desempenho esportivo seria o chute da bola (*placekicking*) no futebol americano. Antes do final da década de 1960,

368   ACSM Introdução à Ciência do Exercício

todos os *placekickers* (chutadores) do futebol americano profissional empregavam a abordagem direta (denominada "convencional") para chutar a bola. Nessa técnica, a perna servia como pêndulo para transmitir a força sobre a bola e impulsioná-la para as traves do gol. Pete Gogolak foi o primeiro *placekicker* a abordar a bola em ângulo e chutá-la com o dorso do pé. Esse estilo (denominado "estilo futebol") permite que maior força seja transmitida à bola. Praticamente todos os chutadores de futebol americano usam agora essa abordagem de estilo futebol. A Tabela 10.7 fornece exemplos breves de como a biomecânica pode ser utilizada para melhorar o desempenho de um atleta durante o esporte ou durante uma competição atlética.[2,13]

Melhoria no equipamento

A biomecânica também contribui para o aprimoramento do desempenho, ao melhorar os projetos de calçados, roupas e equipamentos utilizados em diversos esportes.[13] Por exemplo, as mudanças significativas no *design* e na construção de calçados a partir da década de 1980 (Figura 10.10A), provavelmente, contribuiu para o melhor desempenho de atletas em todos os tipos de esportes. Os atletas agora podem escolher entre várias opções de calçados, que são específicos para as características estruturais do pé e do corpo, para a superfície onde ocorre o jogo ou para as condições ambientais (Figura 10.10B). Alterações no *design* das roupas resultaram na redução do atrito com o ar e com a água, assim como em melhor regulação da temperatura corporal. Por exemplo, os corredores competitivos podem usar trajes completos em um esforço de reduzir a resistência do ar sobre o corpo durante a corrida de velocidade. Os equipamentos usados pelos atletas podem afetar o desempenho, seja diretamente ou por meio de prevenção de lesões. As melhorias realizadas no *design* do capacete no futebol (Figura 10.11A e B), hóquei no gelo e lacrosse reduziram o impacto da força sofrido pelos atletas

Tabela 10.7	Exemplos de como a biomecânica pode ser utilizada para melhorar a técnica e o desempenho de um atleta.[2,3]			
	TÉCNICA DE EXECUÇÃO	ANÁLISE DO DESEMPENHO	MUDANÇA NA TÉCNICA	MUDANÇA NO DESEMPENHO
Treinador na melhoria do desempenho	Um arremessador de beisebol tem redução na velocidade de arremesso	O treinador observa o arremessador a partir de diferentes posições em torno do local do arremessador	O treinador sugere a abertura da parte anterior do pé quando caminha em direção à base (*home plate*) durante o arremesso	Isso permite que os quadris do arremessador se abram mais cedo, criando mais força com o corpo e maior velocidade de arremesso
Biomecânico na melhoria do desempenho	Um nadador tem início lento em sua saída do bloco de partida, resultando em uma entrada inadequada na água	O biomecânico filma um grupo de nadadores que utilizam técnicas diferentes de início e analisa o vídeo para determinar qual das técnicas resulta na entrada mais rápida na água	O biomecânico recomenda a mudança na colocação do pé no bloco de saída	Isso permite que os nadadores gerem mais força durante a entrada na água, resultando em uma entrada mais rápida

Capítulo 10 Biomecânica Clínica e do Esporte   369

que competem em esportes de contato.[46] Equipamentos mais leves e mais bem projetados contribuíram para aumentar o desempenho de atletas competitivos, bem como de participantes amadores. Por exemplo, jogadores de beisebol profissionais e amadores frequentemente esculpem a ponta de seu bastão de madeira em um esforço de torná-lo mais leve e aumentar a sua velocidade no balanço durante um arremesso.[13]

O ciclismo de estrada é um esporte em que a realização de numerosas mudanças nos equipamentos resultou em melhoria no desempenho da corrida. Os ciclistas podem se beneficiar do uso de roupas justas, capacetes aerodinâmicos, bicicletas mais leves e aerodinâmicas e rodas revestidas durante o treino e a competição. Cada uma dessas mudanças no equipamento reduz efetivamente a quantidade de força exigida pelos músculos para mover a bicicleta sobre a superfície da estrada. Mudanças realizadas nos estilos dos capacetes reduziram a resistência e melhoraram o desempenho no contrarrelógio.[47,48] As mudanças estruturais nas bicicletas incluem guidão rebaixado, o que permite ao ciclista criar uma posição aerodinâmica que melhora a velocidade e reduz a energia necessária para

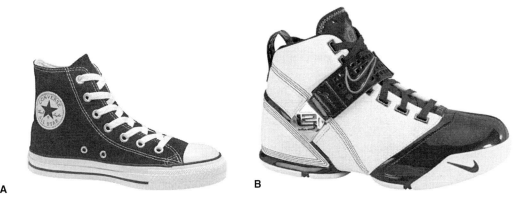

FIGURA 10.10 A. Tênis de basquete original (fotografia com cortesia de Converse). **B.** Tênis de basquete aperfeiçoado biomecanicamente.

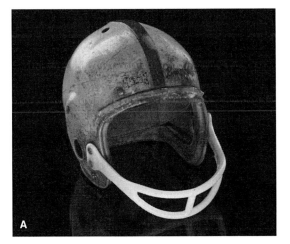
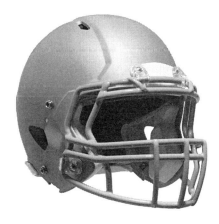

FIGURA 10.11 A. Capacete de futebol americano dos velhos tempos. (Fotografia de Photodisc/Alexander Nicholson/Getty Images.) **B.** Capacete moderno de futebol americano. (De Shutterstock.)

Pensando criticamente

Quais informações qualitativas sobre a técnica de um esporte você precisaria ter para ajudar um atleta a melhorar o desempenho de uma habilidade motora complexa?

determinada quantidade de trabalho,[49,50] e rodas revestidas, que permitem redução da resistência e melhoram o desempenho.[51] A Figura 10.12 mostra algumas das melhorias realizadas nos equipamentos de ciclismo como resultado de pesquisas da biomecânica.

Melhoria no treinamento

Os princípios da biomecânica podem ser utilizados para modificar o treinamento e melhorar o desempenho de muitas maneiras. Uma análise biomecânica do desempenho das habilidades pode identificar deficiências na técnica, as quais podem ser corrigidas com a modificação do treinamento. Por exemplo, se um atleta que participa do salto em altura está com dificuldade em determinar a distância correta de corrida durante a aproximação da barra, o treinador pode passar mais tempo trabalhando a prática de aproximação da barra. Se um atleta estiver limitado pela força ou *endurance* de alguns grupos musculares, uma análise biomecânica pode ser útil para determinar quais grupos musculares estão limitando o desempenho. Em seguida, o programa de treinamento do atleta pode ser modificado para se concentrar em melhorar a força do grupo muscular, o que, por sua vez, pode melhorar a técnica de execução.[4,13] Por exemplo, se a análise biomecânica revelar que técnica deficiente de salto resulta da fraqueza na força dos músculos quadríceps, pode-se planejar nesse caso um programa de treinamento para melhorar a força desse grupo muscular.

O treinamento de exercícios pliométricos é um exemplo de como a biomecânica muscular pode ser utilizada para aumentar a produção de força e de potência nos músculos. Esse tipo de exercício como treinamento envolve a prática de movimentos motores para fortalecer os tecidos e treinar as células nervosas a estimular a contração muscular por meio de um padrão específico. A base teórica do treinamento pliométrico consiste em criar um pré-alongamento do músculo, de modo que ele produza o máximo de força possível durante a contração. Os exercícios pliométricos envolvem rápido movimento de alongamento inicial do músculo, seguido de uma curta fase de repouso e, em seguida, de um movimento explosivo de contração muscular. A combinação desses movimentos permite que os músculos envolvidos na contração gerem a sua força máxima. O treinamento de exercícios pliométricos envolve o reflexo miostático, que é a contração automática dos músculos quando seus receptores do fuso muscular são estimulados. Os exercícios pliométricos utilizam movimentos explosivos para gerar rapidamente grande quantidade de força, melhorando, assim, a potência muscular. O treinamento de exercícios pliométricos atua sobre os nervos, os músculos e os tendões

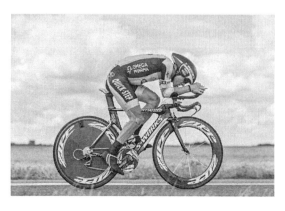

FIGURA 10.12 As melhorias no equipamento do ciclismo resultaram de pesquisas da biomecânica. (De Shutterstock.)

do corpo para aumentar a produção de potência do atleta sem, necessariamente, aumentar a sua força máxima.[52] Os exercícios pliométricos demonstraram melhorar o desempenho muscular em atletas de uma variedade de esportes, incluindo jogadores de basquete masculino e feminino,[53-54] futebol[55] e, mais recentemente, indivíduos idosos.[56,57]

Prevenção de lesões

O uso de análises biomecânicas ajuda os treinadores de atletas e outros profissionais da medicina do exercício e do esporte a identificarem fatores que causam lesão e a mostrar como prevenir sua recorrência (ou a sua ocorrência em primeiro lugar), assim como a identificar quais atividades e exercícios podem auxiliar a reabilitação da lesão. A biomecânica também pode fornecer a base para alterações na técnica, nos equipamentos ou no treinamento para a prevenção ou a reabilitação de lesões.[4,13] Por exemplo, uma análise cinemática de um atleta correndo em uma esteira pode revelar a colocação inadequada do pé que está contribuindo para a dor no quadril. A realização de ajustes na mecânica da corrida pode possibilitar a colocação diferente do pé que aliviará a dor no quadril causada pela mecânica incorreta da corrida. As análises biomecânicas podem revelar fatores passíveis de contribuir para lesões do LCA,[58-60] bem como auxiliar na avaliação do processo de recuperação da cirurgia de LCA.[61,62]

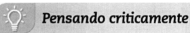

Pensando criticamente

De que maneira o curso de biomecânica e disciplinas associadas podem preparar um indivíduo para a carreira como biomecânico clínico, fisioterapeuta e treinador de atletas?

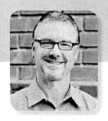

Entrevista

Mark A. Heidebrecht, MSE, ACSM-EP, CPE/CHFP
Proprietário da ErgoMethods, LLC e Sócio da Ergonomics International, LLC

Breve introdução – Ergonomia ou fatores humanos é a disciplina científica envolvida em projetar tarefas, empregos, produtos, ambientes e sistemas que se enquadram nas capacidades físicas e cognitivas de um indivíduo. Fiz o meu bacharelado em Ciência do Exercício pela University of Kansas, em 1992, e formei-me com louvor com mestrado em Fisiologia do Exercício e Biomecânica, em 1994. Percebo que a minha graduação e pós-graduação prepararam-me muito bem para o meu trabalho nas áreas de perícia biomecânica, ergonomia e fatores humanos. Como ergonomista e profissional de fatores humanos certificado pelo Conselho, não estou apenas interessado nas demandas físicas e nos riscos associados ao trabalho, mas também nas capacidades e/ou limitações cognitivas e de processamento da informação dos indivíduos. Utilizo a minha formação em psicologia, sociologia e estatística mais do que jamais poderia ter imaginado quando assistia a essas aulas. Como perito, dependo fortemente da minha capacidade de interpretar os estudos epidemiológicos na formação das minhas opiniões sobre a causa das lesões musculoesqueléticas traumáticas e cumulativas. A fadiga biomecânica e fisiológica e a fadiga cognitiva são precursores de muitas lesões musculoesqueléticas traumáticas e cumulativas. A compreensão e a aplicação dos conceitos de fadiga biomecânica, fisiológica e cognitiva são fundamentais na identificação dos riscos que podem levar à lesão no local de trabalho.

372 ACSM Introdução à Ciência do Exercício

P: Quais são as suas experiências mais significativas em termos de carreira?

Em 1998, abri a minha própria empresa de consultoria ergonômica, a ErgoMethods, LLC e a Ergo-Online, que oferecia seminários e treinamentos ao vivo e *online*. Em 2015, meu sócio e eu formamos a Ergonomics International, LLC, que adquiriu a Ergo-Online. A Ergonomics International continua fornecendo educação *online*; porém, expandiu-se para tornar-se líder em *software* de ergonomia e saúde, assim como de segurança do trabalho. Nosso *software* fornece a abordagem epidemiológica para a compreensão do desenvolvimento de lesões musculoesqueléticas.

Em 2000, fui convidado a apresentar evidências na audiência da Occupational Safety and Health Administration (OSHA) sobre o desenvolvimento da Ergonomic Standard. Mais tarde, naquele ano, fui convidado a apresentar-me na National Academy of Science, em Washington, DC, para falar sobre a eficiência das intervenções ergonômicas e a identificação precoce de distúrbios musculoesqueléticos. Fui indicado como colaborador da publicação da National Academy of Science, *Musculoskeletal Disorders and the Workplace*. Meu testemunho na audiência da OSHA e minha apresentação na National Academy of Science são duas experiências que abriram muitas portas profissionalmente.

Como perito, forneci meu parecer especializado a companhias muito grandes, listadas na *Fortune 500*, estatais e Corte Federal. Muitos profissionais ergonomistas e dos fatores humanos certificados pelo Conselho têm formação avançada em psicologia ou engenharia industrial. Entretanto, percebo que meu diploma de fisiologia do exercício e biomecânica forneceu-me um conjunto único de habilidades que me diferenciou de muitos dos meus colegas. Os profissionais ergonomistas e de fatores humanos certificados pelo Conselho estão em alta demanda, o que permitiu apresentar-me e trabalhar nos EUA, na Europa, no Canadá, na Austrália e na Nova Zelândia.

P: Por que você escolheu sua carreira profissional?

Após concluir vários estágios na área da fisioterapia, fiquei mais interessado em aplicar meus conhecimentos de fisiologia e de biomecânica na prevenção e na causa de lesões, em vez de reabilitação. Para mim, a ergonomia e os fatores humanos foram a combinação perfeita. Esse campo permite aplicar meus conhecimentos de biomecânica e de fisiologia do exercício ao ambiente de trabalho. A ergonomia e os fatores humanos permitem-me identificar maneiras para que as empresas aumentem a produtividade, melhorem a qualidade e diminuam o risco de lesões.

P: Por que é importante que um estudante da ciência do exercício tenha uma compreensão da biomecânica e da ciência do exercício?

Minha compreensão da biomecânica fornece-me o conhecimento necessário para identificar posturas e movimentos que possam estar contribuindo para o desenvolvimento de fadiga ou lesão musculoesquelética. Essa base de conhecimento também permite o desenvolvimento de padrões mais eficientes e seguros de movimento. Por exemplo, ter a compreensão muito boa do manguito rotador e dos músculos envolvidos permite-me identificar e reduzir a exposição a riscos ergonômicos que, de outro modo, poderiam passar despercebidos. Minha compreensão da fadiga muscular e da influência dos fatores ambientais sobre o corpo humano proporciona-me o conhecimento necessário para identificar as exigências do trabalho que podem exceder as capacidades físicas do trabalhador. Uma compreensão completa da biomecânica e da ciência do exercício é fundamental para examinar a causa e a prevenção das lesões musculoesqueléticas, tanto traumáticas quanto cumulativas.

P: Que conselho você daria a um estudante de graduação que está começando a explorar uma carreira na ciência do exercício?

Pense fora da caixa! O diploma em ciência do exercício oferece-lhe um conjunto de habilidades que podem ser aplicadas em muitos ambientes ocupacionais tradicionais e não tradicionais diferentes. Aproveite os estágios e estudos independentes enquanto estiver na escola. A experiência e os contatos que você estabelece são tão importantes quanto o conhecimento que você adquire. Encontre profissionais que estejam estabelecidos na área que escolheu e pergunte se poderão atuar como seus mentores. Olhe para os outros no campo como recursos e não como concorrentes. Adquira uma ampla base na ciência do exercício com o máximo de prática e experiência possível.

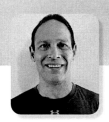

Entrevista

Rafael Escamilla, PhD, PT, CSCS, FACSM

Professor de Fisioterapia; Codiretor, Biomechanics Laboratory
Department of Physical Therapy, California State University,
Sacramento, EUA

Breve introdução – Cresci no noroeste do Pacífico, no estado de Washington, Idaho, e Oregon. Recebi um diploma AA do Walla Walla Community College, um bacharelado em Matemática e Educação Física no Linfield College, um mestrado em Biomecânica na Washington State University, um diploma MPT em Fisioterapia na Elon University e doutorado em Biomecânica pela Auburn University. Atualmente, sou professor de fisioterapia na California State University e coordenador de pesquisa no Results Physical Therapy and Training Center. Também trabalho como fisioterapeuta ambulatorial licenciado. Anteriormente, fui diretor de pesquisa no Andrews Institute, fui professor de cirurgia ortopédica no Duke University Medical Center, diretor de Pesquisa no Andrews Institute, professor de Cirurgia Ortopédica no Duke University Medical Center, diretor do Michael W. Krzyzewski Human Performance Laboratory na Duke University, assim como ministrei cursos de biomecânica e anatomia no programa de doutorado em fisioterapia na Duke University. Trabalhei também no American Sports Medicine Institute, em Birmingham, AL, com o cirurgião ortopédico de medicina do exercício e do esporte mundialmente renomado, Dr. James Andrews. Sou especialista certificado em força e condicionamento (CSCS) e ministrei numerosos cursos e *workshops* como CSCS. Minha área de especialização é biomecânica e patomecânica do ombro e do cotovelo no arremesso acima da cabeça e biomecânica do joelho durante exercícios de reabilitação. Publiquei mais de 200 artigos científicos revisados por pares, resumos e capítulos de livros em biomecânica, fisioterapia e revistas e livros didáticos de medicina do exercício e do esporte, assim como ministrei mais de 250 apresentações profissionais em conferências científicas, principalmente nas áreas de biomecânica do arremesso acima da cabeça, biomecânica do joelho durante o exercício e força e condicionamento. Em 2016, fui escolhido como notável pesquisador universitário sênior da California State University, Sacramento. Ganhei três campeonatos nacionais e internacionais de levantamento de peso e fui atleta universitário de futebol americano, beisebol e atletismo.

P: *Quais são as suas experiências mais significativas em termos de carreira?*

Minhas experiências profissionais mais importantes foram trabalhar como educador em cinesiologia e fisioterapia nos últimos 35 anos e como pesquisador em medicina do exercício e do esporte durante o mesmo período. Trabalhei com numerosos atletas profissionais de alto nível, com foco em treinamento e reabilitação, desempenho atlético e prevenção de lesões. Minha meta era maximizar o desempenho humano no esporte e minimizar lesões durante o treinamento e a competição. Realizei pesquisas de biomecânica no beisebol e no tênis (arremesso no beisebol e serviço no tênis) com bolsas de pesquisa médica nos Jogos Olímpicos de Verão de Atlanta, em 1996, e Jogos Olímpicos de Verão de Sydney, em 2000, examinando a biomecânica do ombro e do cotovelo, além da biomecânica corporal total. A contribuição para a ciência da medicina do exercício e do esporte por meio de publicações em revistas científicas tem sido um destaque na minha carreira, além de apresentar minhas pesquisas em todo o mundo em conferências científicas.

P: *Por que você escolheu tornar-se um "cientista do exercício"?*

Fui atleta universitário e levantador de peso competitivo por 15 anos depois da faculdade. A ciência do exercício aprimorou meu conhecimento sobre como maximizar o desempenho. Por fim, fiquei interessado na prevenção e reabilitação de lesões, que também estão sob a alçada do cientista do exercício.

P: *Que conselho você daria a um estudante que esteja explorando uma carreira em qualquer profissão da ciência do exercício?*

Em primeiro lugar, determine o que lhe desperta interesse e, em seguida, avalie como esses interesses podem levar a uma carreira na ciência do exercício ao longo de sua vida. Entenda todas as disciplinas que pertencem à ciência do exercício e determine quais delas o ajudarão a alcançar mais os seus objetivos a curto e a longo prazo. Avalie seus interesses no ensino, na pesquisa, no trabalho clínico e no aprimoramento do desempenho humano para determinar o que você será.

Resumo

- A biomecânica é o estudo do corpo humano em repouso e em movimento, que utiliza os princípios básicos e avançados das disciplinas acadêmicas de anatomia, matemática, física, engenharia e psicologia
- O uso de técnicas e de princípios cinemáticos e cinéticos fornece informações sobre como o corpo humano movimenta-se e responde a forças quando saudável, lesionado ou durante um esporte ou atividade motora
- A biomecânica tem aplicações importantes no ambiente clínico para promover a recuperação de lesões, bem como no ambiente industrial para melhorar o desempenho no trabalho, reduzindo o risco de lesões a ele relacionadas
- Os princípios de biomecânica também são usados para melhorar o desempenho esportivo e atlético por meio de melhorias na técnica, nos equipamentos e nos métodos de treinamento, assim como para a prevenção de lesões
- Os conceitos avançados de biomecânica são utilizados para compreender movimentos complexos e habilidades esportivas, de modo a promover o desempenho bem-sucedido.

Para revisão

1. Explique a diferença entre biomecânica estática e dinâmica.
2. Quais eventos significativos ocorreram durante o período renascentista que contribuíram para o desenvolvimento da biomecânica?
3. Quais são os dois tipos de movimento linear?
4. O que é um sistema biomecânico de interesse?
5. Como os três planos do corpo (sagital, frontal ou transversal) são utilizados para descrever os movimentos do corpo?
6. Como um sistema de coordenadas cartesianas é usado na análise biomecânica do movimento?
7. Descreva as etapas envolvidas na análise qualitativa de um chute de futebol.
8. Defina os três tipos de cargas mecânicas: força compressiva, força de tração e força de cisalhamento.
9. Como a carga mecânica causa deformação de um objeto, como o osso?
10. Por que um biomecânico clínico precisa compreender como o corpo responde a uma situação ou movimento normal?
11. Qual é a diferença entre um biomecânico clínico e um ergonomista?
12. Descreva como o biomecânico pode melhorar o desempenho ao modificar a técnica, o equipamento ou os métodos de treinamento.
13. Qual é a diferença entre os movimentos sequenciais e os movimentos simultâneos dos segmentos corporais?

Aprendizagem baseada em projetos

1. Identifique um indivíduo que participa de atividades ou exercícios físicos regulares, mas que apresenta uma forma biomecânica ruim na marcha e na corrida. Prepare uma apresentação que inclua pelo menos cinco recomendações principais que você daria a essa pessoa, no esforço de melhorar o seu equilíbrio durante a atividade ou exercício físico. Quais são os pontos-chave das suas recomendações e como a literatura sobre biomecânica as sustenta?
2. Identifique um indivíduo que participa em um esporte ou competição atlética, que você acredita que seu desempenho possa ser aprimorado por meio de algumas mudanças em seus padrões biomecânicos de movimento. Prepare uma apresentação que inclua pelo menos cinco pontos-chave que você daria a outro grupo de profissionais da ciência do exercício que estejam avaliando os padrões de movimento desse atleta. Quais são esses pontos-chave e como a literatura sobre biomecânica sustenta suas recomendações?

Referências bibliográficas

1. Bates BT. The need for an interdisciplinary curriculum. In: *Third National Symposium on Teaching Kinesiology and Biomechanics in Sports Proceedings*; 1991: Ames, IA.
2. Hall SJ. *Basic Biomechanics*. 7th ed. Dubuque (IA): McGraw-Hill; 2015.
3. Hay JG. *Biomechanics of Sports Techniques*. 4th ed. Englewood Cliffs (NJ): Prentice-Hall; 1993.
4. Johnson BF. Sports biomechanics. In: Brown SP, editor. *Introduction to Exercise Science*. 1st ed. Philadelphia (PA): Lippincott, Williams & Wilkins; 2001. p. 264-88.
5. Nigg BM. Introduction. In: Nigg BM, Herzog W, editors. *Biomechanics of the Musculo-skeletal System*. 3rd ed. Chichester, England: John Wiley & Sons, Ltd.; 2007. p. 1-48.
6. Martin RB, editor. *A Genealogy of Biomechanics*. Pittsburgh (PA): American Society of Biomechanics; 1999.
7. Haas RB. *Muybridge: Man in Motion*. Berkley (CA): University of California Press; 1976.
8. Fenn WO. Mechanical energy expenditure in sprint running as measured in moving pictures. *Am J Physiol*. 1929;90:343-4.
9. Stergiou N, Blanke DJ, Chen SJ, Siu KC. Biomechanics. In: Housh TJ, Housh DJ, Johnson GO, editors. *Introduction to Exercise Science*. 3rd ed. San Francisco (CA): Pearson Education, Inc.; 2008. p. 207-31.
10. Innocenti B. Biomechanics: a fundamental tool with a long history (and even longer future!). *Muscles Ligaments Tendons J*. 2018;7(4):491-2.
11. International Society for Biomechanics in Sport 2020 Web site [cited 2020]. Available from: https://isbs.org/.
12. Wilkerson JD. Biomechanics. In: Massengale JD, Swanson RA, editors. *The History of Exercise and Sport Science*. 1st ed. Champaign (IL): Human Kinetics; 1997. p. 321-66.
13. McGinnis PM. *Biomechanics of Sport and Exercise*. 3rd ed. Champaign (IL): Human Kinetics; 2013.
14. Edwards WB, Gillette JC, Thomas JM, Derrick TR. Internal femoral forces and moments during running: implications for stress fracture development. *Clin Biomech*. 2008;23(10):1269-78.
15. Leveau BF. Clinical biomechanics. In: Brown SP, editor. *Introduction to Exercise Science*. 1st ed. Philadelphia (PA): Lippincott, Williams & Wilkins; 2001. p. 236-63.
16. Buckwalter JA, Lappin DR. The disproportionate impact of chronic arthralgia and arthritis among women. *Clin Orthop Relat Res*. 2000;458:159-68.
17. Helmich CG, Felson DT, Lawrence RC, et al. Estimates of the prevalence of arthritis and other rheumatic conditions in the United States: part I. *Arthritis Rheum*. 2008;58(1):15-25.
18. Lawrence RC, Felson DT, Helmich CG, et al. Estimates of the prevalence of arthritis and other rheumatic conditions in the United States: part II. *Arthritis Rheum*. 2008;58(1):26-35.
19. March LM, Bagga H. Epidemiology of osteoarthritis in Australia. *Med J Aust*. 2004;180:S6-10.
20. Cureton KJ, Collins MA, Hill DW, McElhannon FM. Muscle hypertrophy in men and women. *Med Sci Sports Exerc*. 1988;20:338-44.
21. Horton MG, Hall TL. Quadriceps femoris muscle angle: normal values and relationships with gender and selected skeletal measures. *Phys Ther*. 1989;69:897-901.

376 ACSM Introdução à Ciência do Exercício

22. Bridges AJ, Smith E, Reid J. Joint hypermobility in adults referred to rheumatology clinics. *Ann Rheum Dis.* 1992;51:793–6.
23. White KK, Lee SS, Cutuk A, Hargens AR, Pedowitz RA. EMG power spectra of intercollegiate athletes and anterior cruciate ligament injury risk in females. *Med Sci Sports Exerc.* 2003;35:371–6.
24. Hurwitz DE, Sumner DR, Andriacchi TP, Sugar DA. Dynamic knee loads during gait predict proximal tibial bone distribution. *J Biomech.* 1998;31:423–30.
25. Resnicow K, Lazarus Yaroch A, Davis A, et al. GO GIRLS!: results from a nutrition and physical activity program for low-income, overweight African American adolescent females. *Health Educ Behav.* 2000;27(5):616–31.
26. Martinez JA. Obesity in young Europeans: genetic and environmental influences. *Eur J Clin Nutr.* 2000;54:S56–S60.
27. Childs JD, Sparto PJ, Fitzgerald GK, Bizzini M, Irrgang JJ. Alterations in lower extremity movement and muscle activation patterns in individuals with knee osteoarthritis. *Clin Biomech.* 2004;19:44–9.
28. Kaufman KR, Hughes C, Morrey BF, Morrey M, An K. Gait characteristics of patients with knee osteoarthritis. *J Biomech.* 2001;34:907–15.
29. McKean KA, Landry SC, Hubley-Kozey CL, Dunbar MJ, Stanish WD, Deluzio KJ. Gender differences exist in osteoarthritic gait. *Clin Biomech.* 2007;22:400–9.
30. Baghaei Roodsari R, Esteki A, Aminian G, et al. The effect of orthotic devices on knee adduction moment, pain and function in medial compartment knee osteoarthritis: a literature review. *Disabil Rehabil Assist Technol.* 2017;12(5):441–9.
31. Moyer R, Birmingham T, Dombroski C, Walsh R, Giffin JR. Combined versus individual effects of a valgus knee brace and lateral wedge foot orthotic during stair use in patients with knee osteoarthritis. *Gait Posture.* 2017;54:160–6.
32. Shaw KE, Charlton JM, Perry CKL, et al. The effects of shoe-worn insoles on gait biomechanics in people with knee osteoarthritis: a systematic review and meta-analysis. *Br J Sports Med.* 2018;52(4):238–53.
33. Ackerman INP, Bohensky MAP, de Steiger RM, et al. Substantial rise in the lifetime risk of primary total knee replacement surgery for osteoarthritis from 2003-2013: an international, population-level analysis. *Osteoarthritis Cartilage.* 2016;25(4):455–61.
34. Baliunas AJ, Hurwitz DE, Ryals AB, et al. Increased knee joint loads during walking are present in subjects with knee osteoarthritis. *Osteoarthritis Cartilage.* 2002;10(7):573–9.
35. Mandeville D, Osternig LR, Lantz BA, Mohler CG, Chou L-S. The effect of total knee replacement on the knee varus angle and moment during walking and stair ascent. *Clin Biomech.* 2008;23(8):1053–8.
36. Ro DH, Ro DH, Han H-S, et al. Slow gait speed after bilateral total knee arthroplasty is associated with suboptimal improvement of knee biomechanics. *Knee Surg Sports Traumatol Arthrosc.* 2018;26(6):1671–80.
37. Debbi EM, Bernfeld B, Herman A, et al. Frontal plane biomechanics of the operated and non-operated knees before and after unilateral total knee arthroplasty. *Clin Biomech.* 2015;30(9):889–94.
38. Pulat BM. *Fundamentals of Industrial Erogonomics.* 2nd ed. Prospect Heights (IL): Waveland Press; 1997.
39. Chaffin DB, Andersson GB. *Occupational Biomechanics.* 2nd ed. New York (NY): Wiley; 1991.
40. Carayon P. Human factors of complex sociotechnical systems. *Appl Ergon.* 2006;37(4):525–35.
41. Carayon P, Bass E, Bellandi T, Gurses A, Hallbeck S, Mollo V. Socio-technical systems analysis in health care: a research agenda. *IIE Trans Healthc Syst Eng.* 2011;1(1):145–60.
42. Valdez RS, McGuire KM, Rivera AJ. Qualitative ergonomics/human factors research in health care: current state and future directions. *Appl Ergon.* 2017;62:43–71.
43. Holden RJ, Carayon P, Gurses AP, et al. SEIPS 2.0: a human factors framework for studying and improving the work of healthcare professionals and patients. *Ergonomics.* 2013;56(11):1669–86.
44. Valdez RS, Holden RJ, Novak LL, Veinot TC. Transforming consumer health informatics through a patient work framework: connecting patients to context. *J Am Med Inform Assoc.* 2014;22(1):2–10.
45. Hignett S, Wolf L. Reducing inpatient falls: human factors & ergonomics offers a novel solution by designing safety from the patients' perspective. *Int J Nurs Stud.* 2016;59:A1–A3.
46. Pellman EJ, Viano DC, Withnall C, Shewchenko N, Bir CA, Halstead PD. Concussion in professional football: helmet testing to assess impact performance — part 11. *Neurosurgery.* 2006;58(1):78–96.
47. Beaumont F, Taiar R, Polidori G, Trenchard H, Grappe F. Aerodynamic study of time-trial helmets in cycling racing using CFD analysis. *J Biomech.* 2018;67:1–8.
48. Alam F, Chowdhury H, Wei HZ, Mustary I, Zimmer G. Aerodynamics of ribbed bicycle racing helmets. *Proc Eng.* 2014;72:691–6.
49. Chowdhury H, Alam F. Bicycle aerodynamics: an experimental evaluation methodology. *Sports Eng.* 2012;15(2):73–80.

Capítulo 10 Biomecânica Clínica e do Esporte

50. Lukes RA, Chin SB, Haake SJ. The understanding and development of cycling aerodynamics. *Sports Eng.* 2005;8(2):59–74.
51. Arora BB, Bhattacharjee S, Kashyap V, Khan MN, Tlili I. Aerodynamic effect of bicycle wheel cladding — a CFD study. *Energy Rep.* 2019;5:1626–37.
52. Brooks GA, Fahey TD, Baldwin KM. *Exercise Physiology: Human Bioenergetics and Its Applications.* 4th ed. Mountain View (CA): Mayfield; 2004.
53. Asadi A, Ramirez-Campillo R, Meylan C, Nakamura FY, Canas-Jamett R, Izquierdo M. Effects of volume-based overload plyometric training on maximal-intensity exercise adaptations in young basketball players. *J Sports Med Phys Fitness.* 2017;57(12):1557–63.
54. McCormick BT, Hannon JC, Newton M, Shultz B, Detling N, Young WB. The effects of frontal- and sagittal-plane plyometrics on change-of-direction speed and power in adolescent female basketball players. *Int J Sports Physiol Perform.* 2016;11(1):102–7.
55. Ramírez-Campillo R, Vergara-Pedreros M, Henríquez-Olguín C, et al. Effects of plyometric training on maximal-intensity exercise and endurance in male and female soccer players. *J Sports Sci.* 2015;34(8):687–93.
56. Van Roie E, Walker S, Van Driessche S, Delabastita T, Vanwanseele B, Delecluse C. An age-adapted plyometric exercise program improves dynamic strength, jump performance and functional capacity in older men either similarly or more than traditional resistance training. *PLoS One.* 2020;15(8):1–6.
57. Vetrovsky T, Steffl M, Stastny P, Tufano JJ. The efficacy and safety of lower-limb plyometric training in older adults: a systematic review. *Sports Med (Auckland).* 2018;49(1):113–31.
58. Cibin F, Pavan D, Trevisanato G, et al. Biomechanical analysis of the side cut in basketball athletes as noncontact ACL injury screening. *Gait Posture.* 2019;74:9–10.
59. Numata H, Numata H, Nakase J, et al. Two-dimensional motion analysis of dynamic knee valgus identifies female high school athletes at risk of non-contact anterior cruciate ligament injury. *Knee Surg Sports Traumatol Arthrosc.* 2018;26(2):442–7.
60. Thompson JA, Tran AA, Gatewood CT, et al. Biomechanical effects of an injury prevention program in preadolescent female soccer athletes. *Am J Sports Med.* 2017;45(2):294–301.
61. King E, Richter C, Franklyn-Miller A, et al. Biomechanical but not timed performance asymmetries persist between limbs 9 months after ACL reconstruction during planned and unplanned change of direction. *J Biomech.* 2018;81:93–103.
62. Hadizadeh M, Amri SB, Mohafez H, Ahmad SR, Mokhtar AHB. Gait analysis of national athletes after anterior cruciate ligament reconstruction following three stages of rehabilitation program: symmetrical perspective. *Gait Posture.* 2016;48:152–8.

CAPÍTULO

11

Avaliação e Equipamentos Aplicáveis à Ciência do Exercício

Após concluir este capítulo, você será capaz de:

1. Explicar aspectos importantes relacionados com diretrizes e procedimentos pré-testes.

2. Descrever os diversos tipos de equipamentos utilizados na avaliação das funções cardiovascular e pulmonar.

3. Descrever os diversos tipos de equipamentos utilizados na avaliação musculoesquelética.

4. Explicar os diferentes tipos de equipamentos e instrumentos utilizados no controle do peso e nas avaliações da composiçao corporal.

5. Descrever os diferentes tipos de equipamentos utilizados em avaliação clínica e reabilitação.

6. Descrever os diversos tipos de equipamentos utilizados na avaliação do desempenho motor.

7. Explicar os diferentes tipos de instrumentos utilizados nas avaliações do comportamento no exercício e da psicologia dos esportes.

O desempenho dos indivíduos que praticam atividades físicas, exercícios físicos e esportes, e que participam de competições atléticas pode ser afetado por muitos fatores, incluindo constituição genética, condições de saúde e lesões, aporte nutricional, condições fisiológicas e psicológicas, fatores biomecânicos, entre outros.[1-6] Os profissionais que atuam na área de ciência do exercício e outras áreas relacionadas à saúde devem avaliar com precisão os aspectos dietéticos, físicos, fisiológicos, psicológicos, biomecânicos e aqueles relativos ao controle motor, que possam fornecer informações sobre o estado de saúde do indivíduo, risco de desenvolver alguns distúrbios ou doenças e suas respostas aos programas de reabilitação e treinamento físico. Além disso, as avaliações subjetivas e objetivas (*assessment* e *evaluation*, em inglês) de diversos fatores que afetam o sucesso pessoal são importantes para atletas que se esforçam para melhorar seu desempenho em competições esportivas e atléticas.[7]

Os procedimentos utilizados nas avaliações subjetivas e objetivas podem ser dispendiosos e demorados e, por essa razão, a realização de medições mais apropriadas por meio dos melhores equipamentos e instrumentos disponíveis é fundamental para que se possa assegurar medidas válidas e confiáveis. Independentemente se as avaliações são realizadas com indivíduos que praticam atividade física regular ou participam de um programa de exercício físico, ou com atletas altamente treinados, os benefícios obtidos com as avaliações subjetivas e objetivas incluem:[1,7]

- Reconhecer os pontos fracos e os pontos fortes do indivíduo com base nas variáveis avaliadas
- Fornecer *feedback* importante ao indivíduo testado, aos profissionais que atuam na área de ciência do exercício e outras áreas relacionadas com a saúde ou ao treinador quanto aos resultados das avaliações subjetivas e objetivas
- Identificar as condições atuais de saúde, o risco de desenvolver determinadas doenças e os progressos realizados no processo de recuperação de alguma lesão ou doença
- Fornecer informações educativas ao indivíduo testado quanto ao processo das avaliações subjetivas e objetivas e aos resultados dos testes.

Grande parte das avaliações subjetivas e objetivas realizadas por profissionais da ciência do exercício pode ser subdividida, de modo geral, em **testes de aptidão física e capacidade funcional** e **exames diagnósticos**. Os testes de aptidão física e capacidade funcional são usados para ajudar a avaliar o condicionamento físico e o desempenho de um indivíduo ao realizar atividades profissionais ou ocupacionais, atividade e exercício físicos, prática de esporte ou participação em alguma competição atlética. Os exames diagnósticos são realizados para ajudar a detectar a existência de alguma doença, fatores de risco para determinada doença ou lesão preexistente no indivíduo. Os tipos de avaliações subjetivas e objetivas realizadas provavelmente serão diferentes entre um indivíduo comum e um atleta, porque a finalidade e a aplicação das informações fornecidas pelos testes são diferentes nesses dois grupos. Existem diretrizes e procedimentos a serem seguidos para garantir resultados precisos e consistentes, independentemente se os testes são realizados para avaliar aptidão física e capacidade funcional ou investigar testes diagnósticos.

Testes de aptidão física e capacidade funcional. Utilizados para obter medidas objetivas e confiáveis das capacidades funcionais de um indivíduo.

Exames diagnósticos. Utilizados para investigar lesões específicas ou possíveis doenças.

Diretrizes e procedimentos pré-testes

De forma a assegurar que sejam obtidas informações mais precisas e consistentes por meio das avaliações subjetivas e objetivas, os profissionais que atuam na área de ciência do exercício e outras áreas relacionadas à saúde precisam estabelecer e seguir diretrizes e procedimentos pré-testes específicos. Duas das questões mais importantes a considerar antes da realização dos testes são garantir que as avaliações subjetivas e objetivas sejam **válidas** e **confiáveis** e assegurar que os dados coletados sejam específicos e relevantes às informações necessárias ao teste. A avaliação subjetiva ou objetiva de algum aspecto específico da aptidão física ou da função física ou psíquica é válida quando mede realmente o que afirma medir; ela é confiável quando os resultados das avaliações subjetivas ou objetivas são consistentes e reprodutíveis. Para garantir validade e confiabilidade, os instrumentos aplicados nos testes devem ser calibrados e utilizados de acordo com as instruções do fabricante ou com base em procedimentos predefinidos. Por exemplo, a calibração de alguns equipamentos de avaliação metabólica e analisadores sanguíneos exige o uso de padrões de referência conhecidos no processo de calibração. Esses padrões de referência conhecidos são certificados pelos produtores do equipamento de forma a obter valores exatos. Quando são utilizados padrões de referência conhecidos na calibração de um instrumento, a validade e a confiabilidade desse equipamento aumentam significativamente.[7]

Ao realizar a avaliação subjetiva ou objetiva de algum aspecto específico do condicionamento físico, da função física ou psíquica e do desempenho, é importante certificar-se de que protocolos, técnicas, equipamentos e instrumentos de medição sejam específicos e projetados para a característica a ser avaliada. Para que os resultados do teste tenham significância ideal, o teste deve ser específico para a questão que se pretende avaliar. À medida que os procedimentos de teste se afastam da função física ou psíquica real medida pela avaliação subjetiva ou objetiva, sua validade diminui, ainda que seus resultados possam ser confiáveis. Por exemplo, se um profissional da área de ciência do exercício quiser saber quais músculos são usados durante a realização de alguma tarefa ocupacional, é melhor realizar a avaliação no ambiente de trabalho. No entanto, como muitas vezes é necessário equipamento especializado para fazer esse tipo de avaliação, as medições precisam ser realizadas em um laboratório ou serviço médico. Isso pode exigir a elaboração de um teste que simule a tarefa ocupacional com a maior fidelidade possível. Se isso não for possível, a validade da avaliação pode ser comprometida.[7]

Depois de selecionar as avaliações subjetivas e objetivas específicas, é importante familiarizar o indivíduo com o ambiente do teste e os procedimentos aos quais ele será submetido, bem como controlar rigorosamente os procedimentos necessários à realização do teste, de forma a minimizar a influência de fatores externos nos resultados obtidos.[1,7] As questões importantes a seguir devem ser consideradas e controladas durante os processos das avaliações subjetivas e objetivas:

- Assegurar que sejam transmitidas instruções claras e padronizadas aos sujeitos, pacientes, clientes ou atletas
- Assegurar que o participante utilize roupas e calçados apropriados ao teste a ser realizado

Válido. Representa uma medição precisa.
Confiável. Representa uma medição consistente.

382 ACSM Introdução à Ciência do Exercício

- Permitir práticas ou procedimentos de "aquecimento" suficientes, antes de realizar as avaliações subjetivas e objetivas
- Garantir que a ordem e a quantidade de testes das avaliações subjetivas e objetivas não afetem os resultados
- Permitir tempo suficiente para recuperação entre os testes das avaliações subjetivas e objetivas
- Controlar as condições ambientais do local onde os testes são realizados.

A falha em controlar ou contabilizar suficientemente esses fatores pode afetar de forma significativa os resultados obtidos durante os testes, tornando-os inválidos e não confiáveis.

Questões individuais que devem ser controladas

Existem também inúmeras outras questões a serem consideradas e possivelmente controladas no que se refere a sujeitos, pacientes, clientes ou atletas, de forma que sejam obtidos resultados precisos com as avaliações subjetivas e objetivas.[1] Algumas dessas questões incluem:

- Determinar se o indivíduo pratica alguma atividade ou exercício físico, ou participa de algum programa de treinamento esportivo e atlético e há quanto tempo
- Considerar se o horário da atividade ou exercício físico, sessão de treinamento ou competição mais recente pode ter alguma influência nos testes realizados
- Considerar se a hora do dia em que as avaliações subjetivas e objetivas são realizadas pode ter alguma relação com quaisquer avaliações anteriores que tenham sido realizadas
- Avaliar o estado nutricional do indivíduo para determinar seu impacto nas avaliações realizadas no momento
- Garantir que a quantidade de horas de sono ou repouso do indivíduo seja suficiente para a realização do teste
- Determinar se o indivíduo tem alguma lesão ou doença e decidir se isso pode afetar as avaliações
- Assegurar que o indivíduo esteja adequadamente hidratado
- Investigar quaisquer drogas ou fármacos usados pelo indivíduo e avaliar se eles afetam os resultados dos testes
- Entender o estado psíquico do indivíduo (p. ex., ansiedade ou nervosismo) e considerar seu impacto nos resultados do teste.

Exames laboratoriais e testes de campo

Determinados tipos de teste de avaliação e medição devem ser realizados em ambiente laboratorial ou clínico, enquanto outros testes podem ser feitos fora do laboratório e, geralmente, são chamados "testes de campo". Os testes e as avaliações laboratoriais e clínicos são realizados em ambiente controlado e utilizam protocolos e equipamentos que simulam parte ou a totalidade da atividade e exercício físico, esporte ou desempenho atlético. Os procedimentos de medição utilizados nos testes de campo são aplicados enquanto o indivíduo realiza alguma atividade ou exercício físico, ou encontra-se em alguma situação esportiva competitiva simulada. Os resultados obtidos com os testes de campo frequentemente não são tão confiáveis quanto os fornecidos pelos testes de laboratório, mas, às vezes, podem ser mais valiosos em razão de sua maior especificidade para a atividade ou esporte. O desempenho varia mais nas condições de campo que no ambiente de laboratório, porque é difícil controlar variáveis como velocidade do vento, temperatura, umidade e outros fatores ambientais. Além disso, os sistemas portáteis de coleta de dados necessários para os testes de campo podem não ser tão precisos quanto os utilizados no laboratório; no entanto, avanços tecnológicos recentes aumentaram a validade e a confiabilidade de grande parte dos equipamentos e instrumentos utilizados nos testes de campo.

As informações fornecidas pelos testes de aptidão física e capacidade funcional e pelos exames diagnósticos podem ser usadas para melhorar a saúde e o desempenho físico. Muitas avaliações de saúde e desempenho físico são realizadas pela maioria dos profissionais da área de ciência do exercício e outras áreas relacionadas com a saúde e não ficam restritas a uma disciplina ou campo específico. Por essa razão, as informações apresentadas neste capítulo procuram trazer a descrição dos equipamentos atuais mais comumente utilizados, de acordo com as seguintes subdivisões gerais:

- Funções cardiovascular e pulmonar
- Função musculoesquelética
- Avaliação do balanço energético
- Avaliação da composição corporal
- Coleta de sangue
- Reabilitação de lesões
- Desempenho motor
- Funções comportamentais e psíquicas.

Avaliação das funções cardiovascular e pulmonar

Saúde e capacidade funcional do sistema cardiovascular pulmonar desempenham papel importante no risco de o indivíduo desenvolver doenças cardiovasculares e pulmonares[8] e têm considerável aplicação na avaliação clínica dos pacientes.[9,10] Além disso, o condicionamento cardiovascular e pulmonar pode ter influência significativa no potencial de desempenho bem-sucedido em diversos esportes e competições atléticas, como ciclismo, corrida, natação e outras atividades de movimento.[11] A avaliação da função cardiovascular e pulmonar pode variar desde testes de campo pouco dispendiosos e de fácil administração, até medições muito dispendiosas e demoradas, realizadas em ambiente laboratorial controlado ou instalação médica.

Esteiras ergométricas e ergômetros

Durante a avaliação da saúde e capacidade funcional dos sistemas cardiovascular e pulmonar, a intensidade e a quantidade de exercício realizado pelo indivíduo devem ser controladas e medidas com precisão. Além disso, a administração de protocolos de exercício e treinamento seguros e eficazes requer controle preciso da intensidade do exercício. Esteira motorizada e cicloergômetro são os equipamentos mais utilizados nos testes ergométricos realizados para avaliar capacidade funcional ou investigar testes diagnósticos. A seleção do equipamento utilizado no teste deve basear-se na modalidade principal de atividade e exercício físico do indivíduo. Esteira ergométrica é o equipamento preferido pela maioria dos indivíduos em razão de sua familiaridade com os movimentos de caminhar e correr. **Cicloergômetros recombinantes**

Cicloergômetro recombinante. Tipo de cicloergômetro que permite que o indivíduo fique sentado com as pernas em supinação e o dorso apoiado.

ou aplicáveis em posição ereta podem ser usados em grupos especiais, como indivíduos com sobrepeso/obesidade, lesões ou limitações físicas que necessitem de apoio durante a realização do teste ergométrico, ou cuja atividade física e modalidade de exercício principal seja ciclismo.[12]

Durante o exercício em esteira ergométrica, a intensidade é controlada por variações da velocidade e angulação (ou seja, inclinação) da esteira. Isso permite aumentos regulados e progressivos da carga de trabalho aplicada ao indivíduo que caminha ou corre na esteira. No cicloergômetro, a intensidade do exercício é controlada por aumentos da resistência contra a qual o indivíduo deve pedalar. Alguns cicloergômetros de laboratório (Figura 11.1) aplicam resistência com a utilização de uma correia de fricção conectada ao volante oscilante. Nos cicloergômetros com correia de fricção, a frequência de cada pedalada influencia a carga de trabalho e, consequentemente, a intensidade do exercício. Por exemplo, se dois indivíduos pedalam contra a mesma resistência, mas um pedala a um ritmo mais rápido, então esse último realiza mais trabalho com intensidade de exercício mais alta. Essa limitação dos cicloergômetros com correia de fricção pode ser superada com a utilização de um cicloergômetro com freio eletrônico, que usa um eletroímã para transmitir resistência durante o exercício. O cicloergômetro com frenagem eletrônica ajusta automaticamente a intensidade do exercício para compensar as variações da frequência das pedaladas. Durante a realização dos testes diagnósticos e de capacidade funcional dos sistemas cardiovascular e pulmonar, o exercício começa com baixa intensidade e aumenta até atingir a carga ou intensidade predeterminada, ou até que o indivíduo atinja sua capacidade máxima de exercício.[7,12]

Outros equipamentos utilizados nos testes cardiovasculares e pulmonares e no treinamento ergométrico são ergômetros de braço (Figura 11.2A), escadas ergométricas, banquetas de *stepping*, aparelhos elípticos, aparelhos de remo (Figura 11.2B), aparelhos de esqui simulado (Figura 11.2C) e raias de natação (Figura 11.2D). Por exemplo, os ergômetros de braço podem ser utilizados para avaliar a função cardiovascular de indivíduos que não podem utilizar as pernas para praticar atividade ou exercício físico. O cicloergômetro de braço é semelhante a um cicloergômetro comum, exceto pelos pedais de braço que substituem os pedais de pé, sendo o dispositivo colocado sobre uma mesa. Embora as escadas ergométricas e os aparelhos elípticos possam ser utilizados nos testes ergométricos, seu uso não é difundido porque alguns indivíduos não realizam comumente os movimentos requeridos por esses dispositivos e pode ser difícil controlar e medir rigorosamente a intensidade do exercício. Aparelhos de

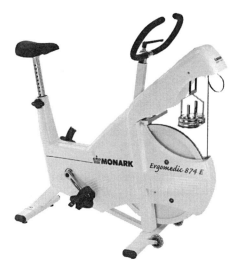

FIGURA 11.1 Cicloergômetro de laboratório. (Fotografia cedida por cortesia da Monark.)

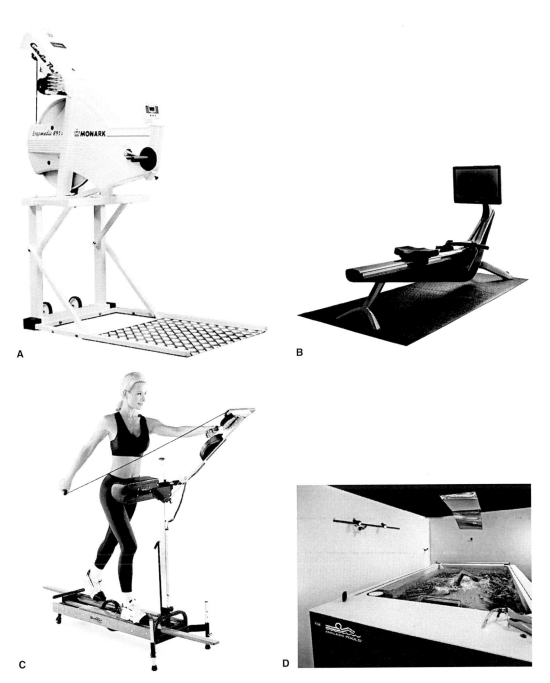

FIGURA 11.2 A. Cicloergômetro de braço. (Fotografia cedida por cortesia da Monark.) **B.** Aparelho de remo. (Fotografia cedida por cortesia da Hydrow.) **C.** Aparelho de esqui simulado. (Fotografia cedida por cortesia da Nordic Track.) **D.** Raia de natação. (Fotografia cedida por cortesia da Endless Pools.)

remo, aparelhos de esqui simulado e raias de natação são utilizados frequentemente para testar atletas em seu esporte específico e, geralmente, permitem avaliações mais precisas do condicionamento cardiovascular e respiratório. A utilização desses tipos de equipamentos permite que o atleta realize a mesma atividade que faz durante a competição, assegurando avaliações mais precisas das funções cardiovascular e pulmonar.[7]

Embora esteiras ergométricas e cicloergômetros sejam utilizados mais frequentemente em exames diagnósticos e testes da capacidade funcional dos sistemas cardiovascular e pulmonar, eles também podem ser utilizados com outras finalidades. Por exemplo, é possível realizar análises biomecânicas de algumas habilidades de movimento em condições controladas por meio de esteiras ergométricas, cicloergômetros, aparelhos de esqui simulado e raias de natação. A utilização de ergômetros permite avaliar com mais precisão a aptidão do indivíduo para regressar ao trabalho, à atividade ou ao exercício físico depois de participar de um programa de reabilitação. Por último, as medições do gasto energético para controle do peso podem ser realizadas com mais precisão durante exercícios controlados em esteira motorizada ou cicloergômetro, quando é possível controlar e medir com precisão a intensidade e o volume do exercício.[13]

Equipamento de avaliação metabólica

A avaliação das funções cardiovascular e pulmonar é realizada comumente com equipamentos que medem os volumes de ar inspirado e expirado, a quantidade de oxigênio consumido e a quantidade de dióxido de carbono produzida em repouso e durante o exercício. Esse equipamento, geralmente conhecido como "carrinho metabólico" (ou **carrinho de avaliação metabólica**), inclui instrumentos altamente sensíveis para medir o volume de ar e as concentrações de oxigênio e dióxido de carbono no ar expirado (Figura 11.3). O carrinho metabólico coleta e mede o volume de ar expirado pela boca do indivíduo e, em seguida,

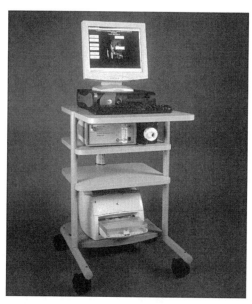

FIGURA 11.3 Carrinho de avaliação metabólica para medir o consumo de oxigênio. (Fotografia cedida por cortesia da Parvo Medics.)

Carrinho de avaliação metabólica. Equipamento que mede os volumes de oxigênio consumido e de dióxido de carbono produzido.

analisa-o para determinar as concentrações de oxigênio e dióxido de carbono, que depois são comparadas com as concentrações ambientes para obter avaliações da quantidade de oxigênio consumido e do tipo de fonte de nutrientes (carboidratos ou lipídios) usada para gerar energia em repouso e durante o exercício.

Durante a realização de exames diagnósticos e testes para avaliar a capacidade funcional, os níveis de consumo de oxigênio alcançados com diferentes cargas de trabalho ou exercício com esforço máximo podem ser usados para avaliar o grau de condicionamento físico, saúde e desempenho, bem como para elaborar prescrições de exercícios personalizados. O nível de consumo de oxigênio alcançado com exercício de intensidade máxima (o chamado $VO_{2máx}$) é uma medida do condicionamento cardiorrespiratório e um forte preditor de risco para desenvolver determinadas doenças,[14] além de ser um indicador do desempenho durante esportes e competições de resistência aeróbica.[11] A maioria dos carrinhos metabólicos é constituída de equipamentos grandes, desenhados para uso em laboratórios ou instalações médicas. Mas também há o carrinho metabólico portátil, que permite avaliar o consumo de oxigênio e a produção de dióxido de carbono durante atividades realizadas fora de um laboratório de testagem controlada (Figura 11.4). A liberdade de movimentos oferecida pelo equipamento de avaliação metabólica portátil permite efetuar medições em condições de trabalho, atividade e exercício físico, assim como atividades atléticas e esportivas.

A informação obtida por meio de um carrinho metabólico também pode ser usada para determinar a quantidade de energia consumida durante atividade e exercício físico, e as quantidades relativas de energia derivada dos carboidratos e dos lipídios como fontes energéticas. Esse tipo de avaliação é conhecido como **calorimetria indireta**. Os dados fornecidos pela calorimetria indireta são utilizados frequentemente na elaboração de prescrições de exercícios personalizados, especialmente como parte dos programas de controle do peso.

Equipamento para avaliar a função pulmonar

As avaliações da função pulmonar incluem uma gama ampla de testes, que determinam a qualidade das inspirações e expirações pulmonares pelo indivíduo e a eficiência dos pulmões em transferir oxigênio para o sangue e remover dióxido de carbono do sangue. As determinações

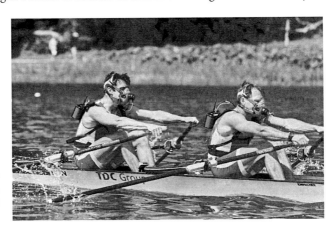

FIGURA 11.4 Sistema portátil de avaliação metabólica para medir o consumo de oxigênio. (Fotografia cedida por cortesia da COSMED.)

Calorimetria indireta. Determinação da energia consumida por meio de medições do consumo de oxigênio e da produção de dióxido de carbono.

das taxas e volumes inspiratórios e expiratórios e da quantidade de oxigênio que se difunde na corrente sanguínea podem auxiliar no diagnóstico de doenças pulmonares restritivas e obstrutivas. **Doença pulmonar restritiva** ocorre quando o paciente não consegue inalar um volume normal de ar e pode ser causada por inflamação ou processos fibróticos do tecido pulmonar, ou anormalidades da musculatura ou das estruturas ósseas da parede torácica.[12,15] Essa doença pode ser diagnosticada por várias medições dos volumes pulmonares, que são realizadas de duas formas. O método mais preciso é colocar o indivíduo sentado dentro de um **pletismógrafo de corpo inteiro** (Figura 11.5). Esse equipamento consiste em uma caixa transparente totalmente vedada. Quando está sentado dentro do pletismógrafo de corpo inteiro, o indivíduo respira normalmente o ar, que entra e sai por um bucal. Alterações da pressão dentro do pletismógrafo permitem determinar diversos volumes pulmonares, inclusive **volume pulmonar residual** e **capacidade pulmonar total**. O volume pulmonar também pode ser determinado quando o indivíduo respira gás nitrogênio ou hélio por meio de um tubo durante um intervalo de tempo predefinido. Desse modo, é possível medir a concentração do gás dentro da câmara vedada ligada ao tubo e obter uma estimativa do volume pulmonar do indivíduo.[15]

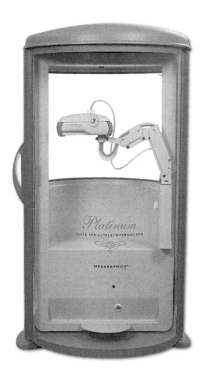

FIGURA 11.5 Pletismógrafo de corpo inteiro usado para avaliar a função pulmonar. (Fotografia cedida por cortesia da Medical Graphics Corporation.)

Doença pulmonar restritiva. Doença evidenciada por redução do volume pulmonar.
Pletismógrafo de corpo inteiro. Equipamento que permite determinar os volumes pulmonares.
Volume pulmonar residual. Volume de ar que permanece nos pulmões depois de uma expiração máxima.
Capacidade pulmonar total. Volume de ar acumulado nos pulmões depois de uma inspiração máxima.

Capítulo 11 Avaliação e Equipamentos Aplicáveis à Ciência do Exercício 389

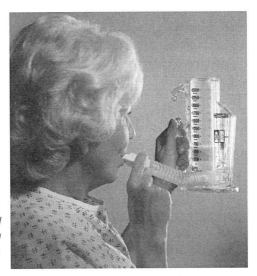

FIGURA 11.6 Espirômetro de incentivo para avaliar a função pulmonar. (De Willis MC. *Medical Terminology: A Programmed Learning Approach to the Language of Health Care.* Baltimore (MD): Lippincott Williams & Wilkins; 2002.)

O espirômetro pode ser usado para avaliar a eficiência com que os pulmões exalam ar (Figura 11.6). É um dispositivo que registra o volume e a velocidade com que o ar é inalado e exalado durante um intervalo específico, usando um pneumotaquígrafo ou turbina. Em geral, as medições são realizadas enquanto o indivíduo respira normalmente e durante a inspiração ou expiração forçada depois de uma respiração profunda. A informação obtida por meio desse teste é útil para diagnosticar alguns tipos de doenças pulmonares, especialmente na investigação diagnóstica de **doenças pulmonares obstrutivas** (p. ex., asma e doença pulmonar obstrutiva crônica).[15]

A determinação da capacidade de difusão de um gás permite estimar com que eficiência os pulmões transferem oxigênio do ar para a corrente sanguínea. A capacidade de difusão é medida quando o indivíduo respira monóxido de carbono por um intervalo muito curto (em geral, uma respiração). Em seguida, é preciso dosar a concentração de monóxido de carbono no ar expirado, geralmente por meio de um carrinho de avaliação metabólica. A diferença entre o volume de monóxido de carbono inalado e o volume expirado permite estimar com que velocidade os gases podem passar dos pulmões para a corrente sanguínea.[15] Reduções da capacidade de difusão limitam a difusão do oxigênio dos pulmões para as hemácias e podem reduzir a capacidade do indivíduo de realizar atividades ou exercícios físicos.

 Pensando criticamente

Como um programa abrangente de testes cardiopulmonares pode melhorar a saúde e o desempenho físico de um atleta e de um não atleta?

Equipamento de eletrocardiografia

Um dos principais instrumentos utilizados durante as avaliações da capacidade funcional e exames diagnósticos do sistema cardiovascular é o aparelho de eletrocardiografia (ECG) (Figura 11.7). Esse instrumento detecta e registra os impulsos elétricos gerados

Doença pulmonar obstrutiva. Condições patológicas que acarretam estreitamento das vias respiratórias pulmonares e dificultam a expiração do ar

pelo coração durante e entre as contrações (Figura 11.8). Quando há suspeita de que os indivíduos tenham doenças cardíacas ou anomalias cardiovasculares, a ECG também pode ser incluída como parte do exame físico abrangente (Figura 11.9). Durante a avaliação da capacidade funcional e exames diagnósticos, a ECG é usada para registrar a atividade elétrica do coração em repouso e em resposta ao exercício graduado ou progressivo.

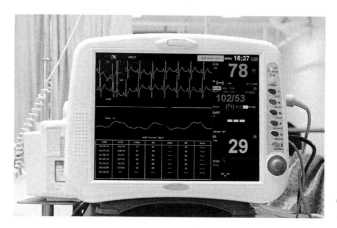

FIGURA 11.7 Monitor de ECG para avaliar a atividade elétrica do coração. (Fotografia cedida por cortesia da Shutterstock.)

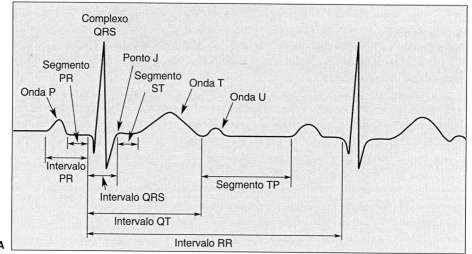

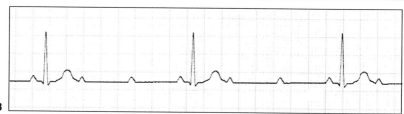

FIGURA 11.8 A. Traçado ilustrativo de uma ECG normal. **B.** Traçado impresso pelo aparelho de ECG. (**A.** De Ehrman JK, deJong A, Sanderson B, Swain D, Swank A, Womack C, editors. *ACSM's Resource Manual for Guidelines for Exercise Testing and Prescription.* 6th ed. Baltimore (MD): Lippincott Williams & Wilkins; 2009. **B.** De Dunbar CC, Saul B. *ECG Interpretation for the Clinical Exercise Physiologist.* Baltimore (MD): Lippincott Williams & Wilkins; 2009.)

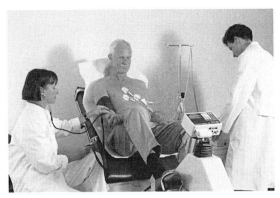

FIGURA 11.9 Aparelho de ECG e aferição da pressão arterial durante um teste de esforço graduado. (Shutterstock.)

O equipamento de ECG usa 10 eletrodos (também chamados "derivações"), que são fixados no tórax do indivíduo. A atividade elétrica do coração é registrada em 12 projeções diferentes, que a ECG exibe na forma de 12 traçados independentes. Além do registo padronizado da atividade elétrica em repouso e durante o exercício, o aparelho de ECG pode auxiliar no monitoramento cardíaco durante a realização de outros procedimentos diagnósticos (incluindo **cintilografia com tálio**) e terapêuticos como parte de um programa de reabilitação cardíaca.[12] Os equipamentos portáteis de ECG são frequentemente chamados "monitores Holter". Esses monitores são usados em pacientes com doenças cardíacas. Os monitores Holter são usados continuamente para que a atividade elétrica do coração possa ser registrada por períodos prolongados (p. ex., 24 a 48 horas), enquanto o indivíduo realiza atividades diárias normais.

Oximetria de pulso

Os sistemas cardiovascular e pulmonar são responsáveis pela troca de oxigênio e dióxido de carbono entre os pulmões e o sangue e, em seguida, pelo transporte do sangue aos tecidos do corpo. Muitas vezes, é importante medir a concentração de oxigênio no sangue para ajudar a determinar se o indivíduo tem alguma doença cardiovascular ou pulmonar. Oxímetro de pulso é um dispositivo não invasivo comumente usado para medir a concentração de oxigênio no sangue sistêmico (Figura 11.10). O oxímetro de pulso usa diodos emissores de luz, que podem medir as quantidades de **oxi-hemoglobina** e **desoxi-hemoglobina** no sangue que passam por uma parte translúcida do corpo (p. ex., ponta do dedo ou lóbulo da orelha). A relação percentual entre oxi-hemoglobina e desoxi-hemoglobina representa um indicador da concentração de oxigênio no sangue do indivíduo.

Cintilografia com tálio. Exame da medicina nuclear usado para demonstrar como as hemácias circulam dentro do coração em repouso ou durante o exercício.
Oxi-hemoglobina. Quando a proteína hemoglobina das hemácias está ligada ao oxigênio.
Desoxi-hemoglobina. Quando a proteína hemoglobina das hemácias não está ligada ao oxigênio.

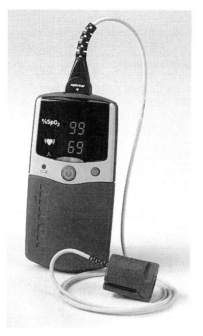

FIGURA 11.10 Oxímetro de pulso para medir a concentração de oxigênio no sangue. (Fotografia cedida por cortesia da Nonin Medical, Inc.)

Avaliação da pressão arterial

A aferição da pressão arterial sistólica e diastólica é um procedimento realizado comumente e permite diagnosticar hipertensão (i. e., pressão arterial elevada) e fornecer uma avaliação importante da carga de trabalho imposta ao coração em repouso e durante atividade ou exercício físico. A pressão arterial é resultante do **débito cardíaco** e da **resistência periférica vascular total**; desse modo, as medições da pressão arterial permitem realizar uma avaliação indireta da saúde do sistema cardiovascular. Hipertensão é uma doença comum, que pode causar outros problemas de saúde se não for diagnosticada e tratada adequadamente.[12] A aferição da pressão arterial durante um teste de esforço graduado ou durante a realização de atividade ou exercício físico fornece informações sobre a saúde do coração e o sistema cardiovascular. A pressão arterial pode ser aferida com esfigmomanômetro – também conhecido como manguito de pressão arterial (Figura 11.11) – e estetoscópio. O método manual de aferição da pressão arterial requer que um indivíduo treinado use o estetoscópio e ouça os sons do fluxo sanguíneo depois que o manguito de pressão arterial é inflado e a pressão liberada. Aparelhos automatizados de aferição da pressão arterial (Figura 11.12) eliminam a necessidade de se aferir a pressão arterial manualmente e oferecem um método bem aceito para determinar a pressão arterial, especialmente na prática clínica.

 Pensando criticamente

Quais tipos de medição ou avaliação você usaria para determinar o nível de risco de um indivíduo ter doença cardiovascular?

Débito cardíaco. Volume de sangue bombeado pelo coração em um intervalo específico, geralmente 1 minuto.

Resistência periférica vascular total. Resistência ao fluxo sanguíneo oferecida pelos vasos sanguíneos do corpo.

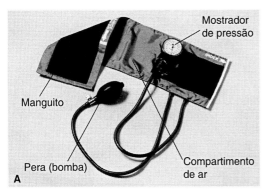 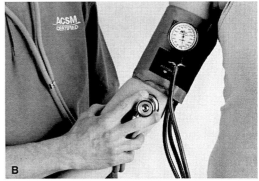

FIGURA 11.11 A. Esfigmomanômetro (manguito de pressão arterial) e estetoscópio. **B.** Aferição manual da pressão arterial. (De Thompson WR, Bushman BA, Desch J, Kravitz L, editors. *ACSM's Resources for the Personal Trainer*. 3rd ed. Baltimore (MD): Lippincott Williams & Wilkins; 2009.)

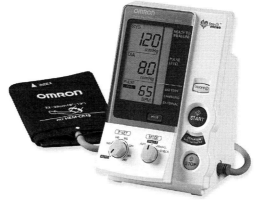

FIGURA 11.12 Aparelho automatizado para aferição da pressão arterial. (Fotografia cedida por cortesia da Omron.)

Avaliação musculoesquelética

O sistema musculoesquelético tem papel importante no desempenho das atividades da vida diária e atividades e exercícios físicos, esporte e competição atlética. A geração de força pelo músculo esquelético está diretamente relacionada com o desempenho bem-sucedido de movimentos fisicamente difíceis e da maioria dos esportes e competições atléticas.[16] Além disso, a avaliação específica da saúde e função musculoesquelética pode fornecer informações importantes sobre o risco de desenvolvimento de doenças ósseas, incluindo osteoporose.[17]

Aparelho de eletromiografia

Eletromiografia (EMG) é uma técnica de avaliação que permite medir e registrar a atividade elétrica dos músculos esqueléticos em repouso e durante a contração. O aparelho de EMG (Figura 11.13) é usado para registrar a atividade elétrica dentro dos músculos quando estes são estimulados por um sinal interno originado por um nervo, ou por um sinal externo aplicado por um instrumento de estimulação elétrica. Os músculos reagem aos estímulos internos e externos com a geração de sinais elétricos nas fibras musculares individuais, e o

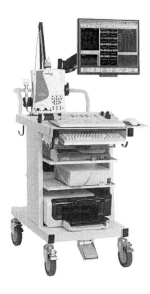

FIGURA 11.13 O aparelho de EMG é usado para medir a atividade elétrica dos músculos. (Fotografia cedida por cortesia da Natus Medical Incorporated.)

registro dessas atividades elétricas pode ser efetuado por meio de um eletromiógrafo. Existem dois tipos de EMG: intramuscular e de superfície. A EMG intramuscular requer a inserção de um eletrodo de agulha que contém um fio fino em uma área específica, geralmente o ventre do músculo. Com isso, é possível registrar a atividade elétrica do músculo em repouso e durante a contração, de forma que profissionais treinados possam realizar avaliações das condições e propriedades contráteis do músculo. A EMG de superfície também pode ser usada para avaliar a condição dos músculos ou grupos musculares. Normalmente, a EMG de superfície é usada quando o indivíduo realiza algum movimento, quando é necessário obter informação sobre a ação de um músculo volumoso ou grupo muscular, ou quando a inserção de um eletrodo de agulha é considerada muito invasiva ou indesejável para o movimento a ser avaliado.[18]

Plataformas de força

Plataformas de força são usadas para obter uma medida da produção de força por um músculo ou grupo muscular. A plataforma de força gera sinais de voltagem proporcionais às forças exercidas na superfície da plataforma nas direções vertical, horizontal e lateral (Figura 11.14). Os sinais são registrados em um computador permitindo análises de pressão, força muscular e potência. As plataformas de força são usadas frequentemente para analisar as **forças de reação do solo** enquanto estamos em pé, andando, correndo e saltando.[16] Essa informação pode ser usada para efetuar ajustes nos movimentos ou nas habilidades motoras que gerem movimentos mais eficientes ou mais potentes. Os resultados obtidos a partir de uma plataforma de força também podem ser utilizados para auxiliar na correção dos movimentos de indivíduos lesionados ou incapacitados e na criação de dispositivos ou instrumentos que possam melhorar o desempenho do movimento.

Força de reação do solo. Força produzida por uma parte do corpo quando está em contato com o solo.

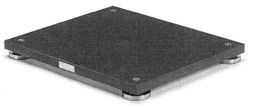

FIGURA 11.14 Plataforma de força usada para medir as forças de reação do solo. (Fotografia cedida por cortesia da Kistler Instrument Corporation.)

Palmilhas sensíveis à pressão

Medições da distribuição de pressão no pé e da força vertical gerada durante o movimento podem ser obtidas por meio de palmilhas sensíveis à pressão inseridas no calçado do indivíduo avaliado. Com base em princípios semelhantes aos da plataforma de força, as palmilhas sensíveis à pressão permitem medições mais sofisticadas e contínuas de pressão e força durante a deambulação, seja durante movimentos como caminhar, correr e saltar, como algum tipo de atividade esportiva. Essas medições são importantes para avaliar anormalidades da marcha e corrida com finalidade diagnóstica e reabilitativa, e para determinar o desempenho esportivo e atlético.

Dinamômetro de preensão manual

Dinamômetro de preensão manual é um instrumento que mede a produção de força pelo antebraço. À medida que o indivíduo aplica força ao dinamômetro com a mão, uma escala calibrada dentro do instrumento registra a quantidade de força produzida. Esse tipo de medição de força é fácil de realizar, mas é limitado aos grupos musculares do antebraço e punho. O dinamômetro de preensão manual é considerado adequado para avaliar a força da parte superior do corpo em geral, mas não mede a força dinâmica.

Dinamômetros isocinéticos

Dinamômetros isocinéticos são utilizados para medir a força gerada durante movimentos isométricos e isocinéticos dos músculos e várias partes do corpo. Quando os músculos esqueléticos se contraem, a força é gerada e transmitida, geralmente para um objeto externo ao corpo. Dinamômetros isocinéticos medem a força muscular (também chamada "torque") a uma velocidade constante (Figura 11.15). Os dinamômetros isocinéticos têm monitores computadorizados que alteram continuamente a resistência do dinamômetro para que a velocidade do movimento seja mantida constante. As velocidades de movimento podem variar de 0 a $450° \times s^{-1}$. Normalmente, o examinador escolhe uma articulação para ser avaliada e a força (ou torque) máxima produzida é calculada para o movimento dos músculos ligados a essa articulação. Os dinamômetros isocinéticos são usados para avaliar movimentos musculares estáticos e dinâmicos, realizar avaliações do equilíbrio muscular e auxiliar no diagnóstico de algumas doenças, assim como em programas de reabilitação ocupacional e física. Os dinamômetros isocinéticos permitem avaliações da geração de força por quase todos os músculos e articulações do corpo, porque podem ser utilizados acessórios especiais para testar inúmeras atividades e movimentos funcionais.[16]

Ressonância magnética

Ressonância magnética (RM) é uma técnica radiológica que utiliza um campo magnético potente, ondas de rádio e um computador para produzir imagens das estruturas corporais. O aparelho de ressonância magnética inclui um tubo *scanner* rodeado por um ímã circular

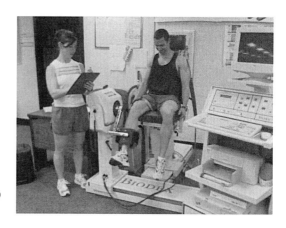

FIGURA 11.15 Dinamômetro isocinético para medir força e torque dos músculos.

gigante (Figura 11.16). Durante o exame, o indivíduo é colocado em uma cama móvel, a qual é introduzida dentro do tubo com ímã. O magneto gera um campo magnético potente, que alinha os prótons dos átomos de hidrogênio nos tecidos do corpo. Em seguida, os átomos são expostos a um feixe de ondas de rádio provenientes de uma bobina de radiofrequência. Isso gira os vários prótons do corpo, produzindo um sinal fraco detectado pelo componente receptor do *scanner* de ressonância magnética. As informações recebidas são processadas por um computador e uma imagem digital detalhada é criada. A imagem e a resolução produzidas pela ressonância magnética permitem a detecção de pequenas alterações nas estruturas do corpo. Para aumentar a precisão das imagens, podem ser utilizados contrastes. A ressonância magnética pode ser usada como técnica extremamente precisa para detectar anormalidades nos tecidos do corpo, inclusive glândulas, vísceras, articulações, tecidos moles e ossos.[19]

Espectroscopia de ressonância magnética

Espectroscopia de ressonância magnética (ERM) pode ser usada para medir os níveis de diferentes **metabólitos** nos tecidos do corpo. O princípio da ERM é semelhante ao da RM, exceto que com a primeira técnica é possível realizar medições não invasivas de substratos

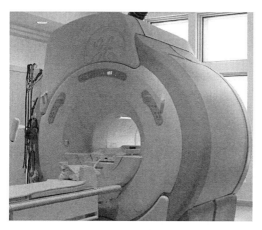

FIGURA 11.16 Aparelho de ressonância magnética usado para gerar imagens dos órgãos e tecidos internos do corpo. (Fotografia cedida por cortesia da GE Healthcare.)

Metabólito. Substância produzida durante uma reação química.

e metabólitos teciduais. O princípio do ERM baseia-se no movimento rotacional (*spin* em inglês) de um átomo. Qualquer núcleo com número atômico ou peso atômico ímpar produzirá movimento rotacional final semelhante a uma esfera giratória de energia. Quando um átomo carregado se move, gera-se um campo magnético. Quando o magneto gera um campo magnético potente e os átomos são expostos a um feixe de ondas de rádio, eles também geram campo magnético. Alguns núcleos biologicamente importantes que descrevem movimentos rotacionais (*spins*) são ^1H, ^{13}C, ^{17}O, ^{23}Na e ^{31}P. A maioria dos exames de ERM realizados para avaliar metabólitos dos tecidos do corpo utiliza ^1H, ^{13}C e ^{31}P. A técnica de ERM pode ser usada para avaliar a condição patológica de vários tecidos, incluindo distúrbios metabólicos, proliferação tumoral, alterações do metabolismo tecidual pós-exercício e diferenciação não invasiva do tipo de fibra muscular.[19]

Equipamento para biópsia muscular

Biópsias musculares podem ser utilizadas para avaliar os níveis de substratos e metabólitos do músculo esquelético e determinar os tipos de fibras de músculos específicos. O procedimento de biópsia muscular requer a coleta de uma amostra de tecido, geralmente do ventre do músculo esquelético a ser analisado (Figura 11.17). O procedimento requer uma pequena incisão na superfície da pele e a inserção de uma agulha especial através da fáscia muscular até a área central mais volumosa do músculo. Ao remover a agulha (Figura 11.18), a amostra de tecido é

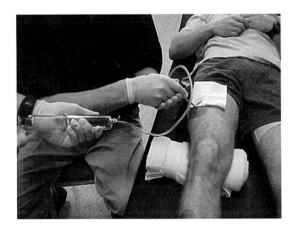

FIGURA 11.17 Biópsia do músculo vasto lateral.

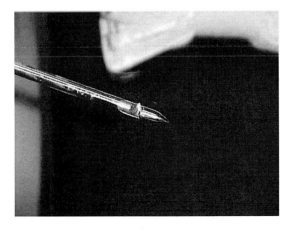

FIGURA 11.18 Amostra de tecidos musculares retirada do músculo vasto lateral.

imediatamente congelada (geralmente em isopentano resfriado com nitrogênio líquido). Esse congelamento instantâneo impede que todos os processos metabólicos continuem a ocorrer na amostra de músculo. Em seguida, várias técnicas bioquímicas e analíticas podem ser usadas para determinar as concentrações de substratos como glicose, glicogênio e ácidos graxos na amostra muscular e as concentrações de várias enzimas que controlam os processos metabólicos das células musculares. O tipo de fibra muscular também pode ser determinado com base em uma amostra de biópsia muscular.[20] A amostra de tecidos da biópsia é cortada em várias camadas e, em seguida, várias técnicas analíticas são utilizadas para determinar o tipo de fibra presente na amostra de tecido. Entre as técnicas usadas na tipagem de fibras estão histoquímica, eletroforese em gel e imuno-histoquímica. Frequentemente, biópsias de músculo são retiradas para se avaliar a resposta ao exercício agudo e examinar as alterações que ocorrem depois do exercício crônico ou treinamento esportivo. Amostras de biópsia muscular também podem ser usadas para ajudar a prever o risco de algumas doenças metabólicas e neuromusculares.

Tomografia computadorizada

Tomografia computadorizada (TC) é um recurso diagnóstico que fornece varreduras ou imagens das estruturas internas do corpo por meio de raios X. O princípio da TC consiste no uso de geometria digital para permitir que o computador gere imagem tridimensional de um objeto a partir de uma série de imagens bidimensionais obtidas em torno de um único eixo de rotação. Durante o exame de TC, o indivíduo fica deitado em decúbito dorsal em um leito móvel introduzido até o centro do aparelho (Figura 11.19). Em seguida, o feixe de raios X gira em torno do indivíduo para coletar as imagens. Localizações exatas do corpo podem ser examinadas em varreduras transversais, permitindo que várias densidades de tecidos sejam facilmente distinguidas. A técnica de TC permite examinar estruturas e órgãos anormais, avaliar crescimento de tumores em várias áreas do corpo, acidentes vasculares cerebrais ou lesões encefálicas, bem como diferenciar a estrutura dos tecidos do corpo. Exames de TC são realizados comumente nos hospitais ou centros radiológicos ambulatoriais.[21]

Absorciometria de raios X de dupla energia

Absorciometria de raios X de dupla energia (DXA ou DEXA) é usada para medir a densidade óssea, que fica alterada nas doenças como **osteopenia** e **osteoporose**. O equipamento especial denominado "densitômetro ósseo" é usado para medir o teor mineral ósseo (Figura 11.20). Dois feixes de raios X com diferentes níveis de energia são usados para escanear todo o corpo ou uma região específica do corpo. Os diversos tecidos do corpo absorvem e refletem raios X em graus variados, e a aplicação desse princípio permite determinar massa magra, massa de gordura e massa esquelética. Quando a massa magra e a massa de gordura são excluídas do exame, a densidade mineral óssea pode ser determinada a partir da absorção de cada feixe pelo osso. DEXA é a técnica mais usada para o estudo da densidade mineral óssea e confirmar os diagnósticos de osteopenia e osteoporose.[21]

Pensando criticamente

Quais avaliações você solicitaria e por que as faria para um atleta que tenta melhorar seu desempenho nos esportes de maratona e levantamento de peso olímpico?

Osteopenia. Redução da densidade óssea.

Osteoporose. Doença resultante da redução da densidade mineral óssea com risco aumentado de fraturas ósseas.

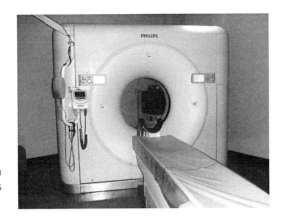

FIGURA 11.19 *Scanner* de tomografia computadorizada usado para gerar imagens dos órgãos e tecidos internos do corpo.

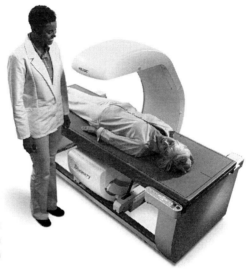

FIGURA 11.20 Aparelho de absorciometria de raios X de dupla energia para avaliação da massa óssea e composição corporal. (Fotografia cedida por cortesia da Hologic Inc.)

Avaliação do balanço energético

A regulação da ingestão e do gasto calórico é importante para manter a massa corporal saudável e promover perda ou ganho de peso.[13] Excesso de massa corporal e níveis elevados de gordura corporal aumentam o risco de desenvolvimento de doenças cardiovasculares, hipertensão, diabetes *mellitus*, hiperlipidemia e alguns tipos de câncer.[22-24] Frequentemente, aumento da massa corporal e da massa corporal magra é importante para o desempenho bem-sucedido de alguns esportes e competições atléticas.[25] Avaliações do balanço energético e da composição corporal podem fornecer informações sobre o grau de risco associado a algumas doenças e a eficácia dos programas de intervenção para perda ou ganho de peso.

Determinação da ingestão calórica

A avaliação da ingestão calórica pode ser útil para determinar as necessidades nutricionais de indivíduos incluídos em programas de controle de peso, ou para aqueles que precisam consumir dietas especiais (p. ex., baixo teor de sódio ou gordura), para reduzir o risco de desenvolvimento de algumas doenças (p. ex., hipertensão) ou por opção pessoal (p. ex., **vegetarianismo**). Indivíduos que tentam perder peso precisam entender sua ingestão alimentar com a finalidade de se conseguir balanço energético negativo para redução do peso.[13] Em alguns casos, ganho de peso ou, muitas vezes, mais especificamente, ganho de tecido muscular magro é fundamental para a melhoria do desempenho em alguns esportes e competições atléticas. Nesses casos, o conhecimento da ingestão total de calorias e do consumo de proteínas ajuda a estabelecer balanço energético positivo e alcançar o **estado anabólico** no corpo.[26] Os dois métodos utilizados mais comumente para avaliar a ingestão nutricional são o diário alimentar e o registro alimentar.[27] Descrições desses dois métodos para determinar a ingestão calórica podem ser encontradas no Capítulo 7.

Avaliação do consumo calórico

A avaliação do gasto energético em condições de repouso e atividade física pode ser facilmente realizada por meio de um carrinho metabólico fixo ou portátil, conforme descrito anteriormente neste capítulo. Medições da produção de dióxido de carbono e do consumo de oxigênio fornecem uma estimativa do valor descrito como quociente respiratório (QR). O QR é calculado pela seguinte fórmula: produção de CO_2/consumo de O_2. É uma medida válida das taxas de oxidação de gorduras e carboidratos durante o metabolismo em estado de equilíbrio. Em repouso ou durante exercício submáximo, o QR normalmente varia de 0,70 (100% do gasto energético proveniente da gordura) e 1,0 (100% do gasto energético proveniente dos carboidratos). Quando o QR é usado em conjunto com o volume de oxigênio consumido, é possível obter uma medida do gasto energético total. Isso ocorre porque as moléculas de lipídios e carboidratos exigem quantidades diferentes de oxigênio para que sejam completamente metabolizadas para gerar energia. A Figura 11.21 ilustra a medição do consumo calórico e da utilização de **substratos** em repouso. Além de usar equipamentos para avaliação da função metabólica, outros métodos e instrumentos podem ser usados para

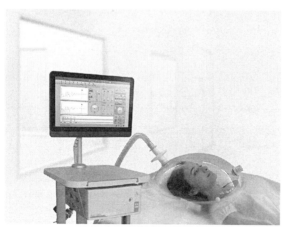

FIGURA 11.21 Determinação do gasto calórico em repouso. (Fotografia cedida por cortesia da COSMED.)

Vegetarianismo. Dieta com base no consumo de apenas vegetais, frutas, grãos e nozes.
Estado anabólico. Processo por meio do qual o corpo forma moléculas ou compostos maiores a partir de moléculas ou compostos menores.
Substratos. Substâncias do corpo metabolizadas por enzimas em reações químicas.

determinar o consumo calórico do corpo em diferentes condições metabólicas. Os métodos tecnicamente mais sofisticados são salas de calorimetria de corpo inteiro e água duplamente marcada. Outras técnicas disponíveis são pedômetros, acelerômetros e questionários de atividade física.

Sala de calorimetria indireta de corpo inteiro

A sala de calorimetria indireta de corpo inteiro requer que os indivíduos examinados vivam em um pequeno ambiente (cerca de 3 × 3 m) por determinado período, geralmente, de 24 a 48 horas (Figura 11.22). O ar que entra e sai do aposento é controlado, de forma a permitir medições do consumo de oxigênio e da produção de dióxido de carbono por meio de analisadores de gases especiais. Os alimentos são introduzidos por um acesso totalmente vedado. Os dejetos humanos são recolhidos e analisados quanto aos subprodutos metabólicos. Se for necessário, amostras de sangue podem ser retiradas por meio de outro acesso especial. Durante o intervalo designado, podem ser realizadas medições precisas do consumo calórico total; percentuais relativos à produção de energia a partir de carboidratos, gorduras e proteínas; e alterações dos níveis de diversos metabólitos corporais. As salas de calorimetria indireta de corpo inteiro também podem ser usadas para avaliação dos efeitos de diversos protocolos de exercício, programas nutricionais e intervenções farmacológicas no metabolismo sistêmico.[28]

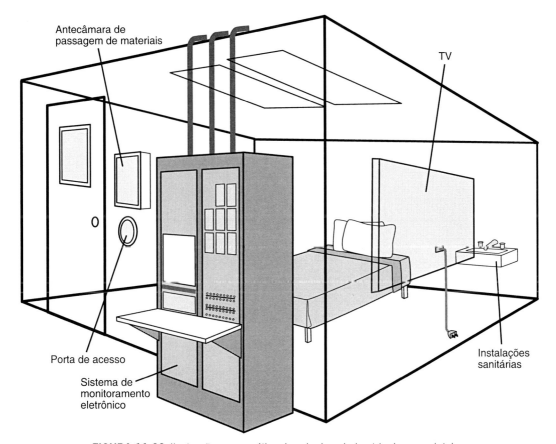

FIGURA 11.22 Ilustração esquemática da sala de calorimetria de corpo inteiro.

Embora seja possível avaliar o metabolismo com precisão por meio do calorímetro indireto de corpo inteiro, uma limitação dessa técnica é que ela não reflete as condições de vida normal, quando o indivíduo pode realizar suas atividades da vida diária.

Água duplamente marcada

A utilização da técnica de água duplamente marcada permite avaliar o gasto energético em condições de vida normal, ao contrário da sala de calorimetria indireta de corpo inteiro, sem necessidade de estar conectado a equipamentos portáteis de medição metabólica. A técnica de água duplamente marcada exige que o indivíduo beba uma solução de **água enriquecida** com **isótopos**. A teoria fundamental dessa técnica é que a taxa de *turnover* do oxigênio e hidrogênio do corpo ao longo do tempo pode fornecer uma medida do consumo de oxigênio e da produção de dióxido de carbono. Com a coleta de amostras dos líquidos corporais (p. ex., saliva ou urina), que depois são analisadas quanto às concentrações de oxigênio e hidrogênio, pode-se obter uma medida do gasto de energia. Quanto mais ativo for o indivíduo, mais rápido será o *turnover* do oxigênio e hidrogênio enriquecidos com isótopos e, portanto, maior será o consumo energético mensurado. Em geral, os intervalos de medição variam de 7 a 14 dias.[28] Embora essa técnica forneça uma medida precisa do gasto energético em condições normais de vida, o exame é muito dispendioso, e as análises dos líquidos corporais coletados é tecnicamente difícil.

Outros instrumentos de avaliação

Monitores de frequência cardíaca, pedômetros, acelerômetros e questionários de atividade física são instrumentos comumente utilizados para determinar o volume de atividade física realizada, que pode, então, ser convertido em gasto energético por meio de equações ou algoritmos específicos. Monitores de frequência cardíaca são cintas usadas ao redor do peito, geralmente com receptor semelhante a um relógio de pulso, que pode medir e registrar a frequência cardíaca do indivíduo durante um período designado (Figura 11.23). Em seguida, os dados de frequência cardíaca podem ser transferidos a um computador ou dispositivo portátil, obtendo-se uma estimativa do gasto energético com base na relação medida entre frequência cardíaca e consumo de oxigênio em repouso e durante o exercício.[7,29]

Pedômetros medem o número de passos dados durante um intervalo específico, geralmente períodos de 12 ou 24 horas (Figura 11.24). Esses pequenos instrumentos são usados na cintura ou no pulso e permitem a livre movimentação durante atividades físicas

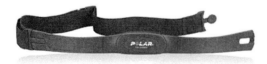

FIGURA 11.23 Monitor de frequência cardíaca utilizado para medir a frequência cardíaca em repouso e durante a prática de exercícios. (Fotografia cedida por cortesia da Polar Electro Inc.)

Água enriquecida. Água enriquecida com isótopos, que tem o mesmo número atômico da água, mas peso atômico diferente.

Isótopo. Um dos dois ou mais átomos com o mesmo número atômico, mas com pesos atômicos diferentes.

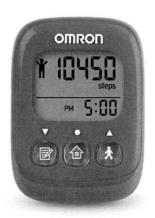

FIGURA 11.24 Pedômetro usado para medir atividade física. (Fotografia cedida por cortesia da Omron.)

ou exercícios. Contudo, os pedômetros detectam movimento apenas quando o pé atinge o solo com força suficiente para gerar um registro de movimento. Os pedômetros não registram movimentos executados com outros tipos de atividade, como ciclismo, natação ou exercícios de resistência.

O uso de acelerômetros pode aumentar a precisão da avaliação da atividade física e do exercício. **Acelerômetros** podem medir o movimento corporal em três planos e permitem detectar movimentos executados durante atividades como ciclismo, exercícios de resistência, exercícios em escada ergométrica, ioga e pilates (Figura 11.25). Os acelerômetros geram contagens de movimentos, que podem ser convertidas em gasto de energia usando-se equações ou algoritmos especiais.[7,29]

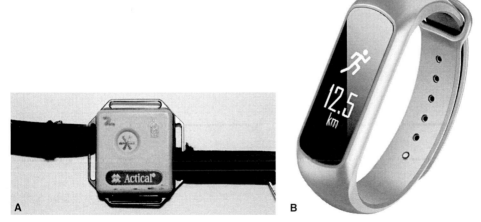

FIGURA 11.25 Acelerômetro (**A**) e monitor de atividade física (**B**) usados para mensuração da atividade física.

Acelerômetro. Dispositivo usado para mensuração e registro dos movimentos do corpo humano.

Nos casos típicos, questionários de atividade física são utilizados quando é necessário obter informações de muitos indivíduos. Esses questionários exigem que os indivíduos respondam a perguntas sobre atividades diárias e exercícios físicos durante determinado intervalo, geralmente 7 dias. Os questionários de atividade física podem fornecer informações sobre níveis totais de atividade, mas comumente é muito difícil converter os dados obtidos em gasto energético, em razão das diferenças de tamanho corporal entre os indivíduos e da falta de informações precisas sobre a intensidade da atividade.[28]

Pensando criticamente

Qual bateria de avaliações você prescreveria e por que as prescreveria para um indivíduo que busca perder peso significativo e manter sua massa corporal saudável?

Avaliação da composição corporal

A avaliação precisa da composição corporal é necessária para estimar corretamente o risco de um indivíduo desenvolver determinados problemas de saúde, como doenças cardiovasculares, hipertensão, diabetes *mellitus*, hiperlipidemia e alguns tipos de câncer.[30] Além disso, as porcentagens relativas e, por vezes, totais de massa de gordura corporal e massa corporal magra podem influenciar o desempenho em algumas modalidades de esportes e competições atléticas.[31] Além disso, a medição periódica da composição corporal pode ser útil para determinar a eficácia das intervenções nutricionais e do treinamento físico em atletas e não atletas. Existem vários métodos válidos e confiáveis para se avaliar a composição corporal e determinar as porcentagens de massa de gordura, massa livre de gordura e massa óssea do indivíduo.[32]

Densitometria

A avaliação da composição corporal pode ser realizada por **densitometria**, que é uma técnica que fornece uma medida da densidade corporal. Para calcular a densidade corporal, é necessário determinar massa e volume corporais. A massa corporal é facilmente determinada com uma balança calibrada. O volume corporal pode ser avaliado por pesagem hidrostática (Figura 11.26) ou pletismografia por deslocamento de ar (Figura 11.27).

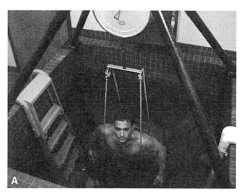
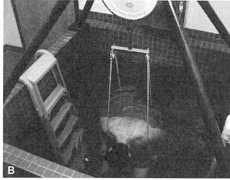

FIGURA 11.26 Avaliação da composição corporal com a técnica de pesagem hidrostática. **A.** Posição inicial do corpo. **B.** Posição do corpo submerso para se determinar a massa.

Densitometria. Técnica utilizada para medir a densidade da massa corporal.

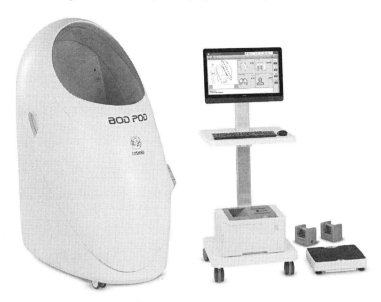

FIGURA 11.27 Equipamento Bod Pod® de pletismografia por deslocamento de ar usado para avaliar composição corporal. (Fotografia cedida por cortesia da Life Measurement Inc.)

A pesagem hidrostática requer que o indivíduo seja pesado debaixo da água ao expirar todo o ar dos pulmões e atingir o volume pulmonar residual. Desse modo, o peso subaquático e o peso terrestre (i. e., massa corporal) são utilizados para calcular a densidade corporal. A **pletismografia por deslocamento de ar** requer que o indivíduo fique sentado dentro de um pletismógrafo de corpo inteiro, enquanto o volume corporal é medido. Em seguida, volume e massa corporais são usados para se calcular a densidade corporal. Tanto com a pesagem hidrostática quanto a pletismografia por deslocamento de ar, a densidade corporal é convertida em porcentagem de gordura corporal usando-se **equações de regressão** matemáticas.[21]

Absorciometria de raios X de dupla energia

Além de medir a densidade mineral óssea, o equipamento DEXA também pode ser usado para determinar a composição corporal. Como foi mencionado anteriormente, os diferentes tecidos do corpo absorvem e refletem os raios X emitidos pelo aparelho DEXA em graus variáveis. Quando se realiza a varredura corporal completa, é possível determinar as quantidades totais de massa magra e massa de gordura. O equipamento DEXA também pode subdividir as áreas regionais de massa magra e massa gorda. Quando são combinados com a massa corporal total, esses valores podem ser utilizados para determinar o percentual de gordura corporal do indivíduo.[21]

Pletismografia por deslocamento de ar. Técnica utilizada para avaliar a composição corporal com base na relação inversa entre pressão e volume para determinar diretamente o volume corporal.

Equação de regressão. Equação matemática usada para calcular a relação entre duas variáveis diferentes.

Impedância bioelétrica

Analisadores de impedância bioelétrica podem ser usados para medir a composição corporal pela emissão de uma corrente elétrica segura, de baixa voltagem, através do corpo (Figura 11.28). As correntes elétricas são transmitidas mais rapidamente nos tecidos do corpo que têm maior teor de água e eletrólitos, quando comparadas aos tecidos com menor teor. Assim, o tecido corporal magro, o qual tem alto teor de água (cerca de 50 a 70% de água), permite que a corrente elétrica seja transmitida mais rapidamente que no tecido adiposo, o qual apresenta baixo teor de água (cerca de 15 a 20%). A velocidade com que a corrente passa pelo corpo pode ser usada para determinar as porcentagens de tecido magro e tecido adiposo do corpo. Com base na altura e na massa corporal do indivíduo, é possível calcular os percentuais da composição corporal representados por massa de gordura e massa livre de gordura.[21]

Medidas das dobras cutâneas

A medição da espessura de dobras cutâneas em várias partes do corpo permite o cálculo da densidade corporal e a determinação da composição corporal. O uso das medidas de espessura das dobras cutâneas para determinação da composição corporal baseia-se no princípio de que alguma porcentagem da gordura corporal total fica diretamente abaixo da superfície da pele. Os adipômetros de dobras cutâneas são instrumentos calibrados, que permitem a determinação precisa da espessura da gordura localizada imediatamente abaixo da superfície da pele (Figura 11.29). Quando locais predeterminados são medidos usando técnicas de medição padrão, a informação resultante pode ser usada em uma equação de regressão para o cálculo da densidade corporal, a qual, posteriormente, é usada para a obtenção da estimativa da composição corporal.[21]

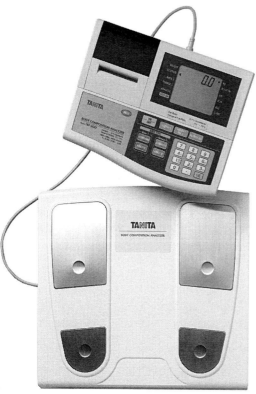

FIGURA 11.28 Analisador de impedância bioelétrica usado para avaliar a composição corporal. (Fotografia cedida por cortesia da Tanita Corporation.)

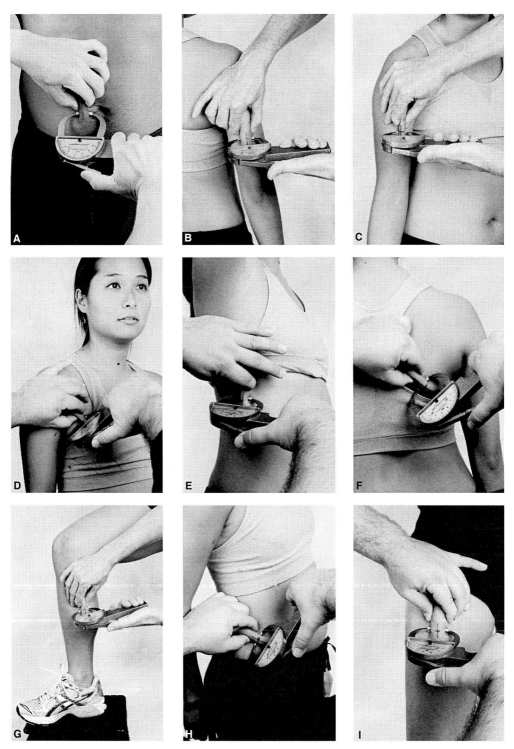

FIGURA 11.29 A a I. Avaliação da composição corporal em várias áreas do corpo, por meio de adipômetros cutâneos. (De Thompson WR, Bushman BA, Desch J, Kravitz L, editors. *ACSM's Resources for the Personal Trainer*, 3rd ed. Baltimore (MD): Lippincott Williams & Wilkins; 2009.)

Medidas antropométricas

A composição corporal pode ser estimada por meio de medições do tamanho e da proporção do corpo humano e seus diversos segmentos. Medidas de altura obtidas por meio do estadiômetro e de massa por meio de balanças calibradas podem ser usadas para calcular o índice de massa corporal (IMC = peso corporal [kg]/altura^2 [m]), o qual pode ser usado para se obter uma estimativa da gordura corporal[33,34] e ajudar a determinar o risco de desenvolvimento de algumas doenças e problemas de saúde.[35] Medições de circunferência de vários segmentos corporais também podem ser usadas para avaliação do risco de doenças e de mortalidade.[36] Em particular, a medida da circunferência da cintura no nível do umbigo pode ser utilizada para avaliar o grau de risco de doenças cardiovasculares e outras patologias.[37] A fita métrica retrátil é o dispositivo utilizado mais comumente para a medição das circunferências do corpo, porque permite que seja aplicada tensão constante na fita durante as medições.

Equipamentos para coleta de sangue e avaliação física

A coleta de sangue do corpo para a análise de vários compostos e metabólitos pode fornecer informações sobre a saúde do indivíduo e o risco de doenças. As alterações observadas nesses metabólitos também podem trazer informações quanto à eficácia dos programas de intervenção, de tratamento e de medicações. Por exemplo, o perfil lipídico do sangue é avaliado com frequência e normalmente consiste em dosagens das concentrações de colesterol total, triglicerídios, lipoproteína de alta densidade (HDL) e lipoproteína de baixa densidade (LDL). O perfil lipídico do sangue é um preditor consistente de risco para doenças cardiovasculares.[38] Vários instrumentos são necessários para coleta, armazenamento e análise segura e eficaz de amostras de sangue e tecidos.

Equipamentos gerais

A coleta de amostras de sangue é realizada por meio de agulhas, seringas, tubos a vácuo e tubos de coleta comuns (Figura 11.30). O sangue é composto de plasma (componente aquoso) e glóbulos vermelhos, glóbulos brancos e plaquetas. Em geral, as análises do sangue em laboratório são realizadas de duas formas. No primeiro caso, o sangue deve ser coletado e deixado para coagular. Depois da formação do coágulo, a parte líquida (chamada "soro") separa-se das células coaguladas e é utilizada para fazer alguns testes. Anticoagulantes são usados para evitar que a amostra de sangue coagule. O anticoagulante acrescentado não deve alterar a composição do sangue, porque isso afetaria os resultados das análises efetuadas. O EDTA (ácido etilenodiaminotetracético) é o anticoagulante utilizado mais comumente em **hematologia**. Para cada exame específico, deve-se utilizar um anticoagulante apropriado. O sangue coletado com um anticoagulante deve ser apropriado para alguns exames ou grupo de testes, mas não para outros.

Depois da coleta da amostra de sangue do indivíduo, o tubo de coleta é colocado em uma centrífuga para separação do soro ou plasma e das células sanguíneas. Em seguida,

Hematologia. Estudo da composição, função e doenças do sangue e dos órgãos que o formam.

Capítulo 11 Avaliação e Equipamentos Aplicáveis à Ciência do Exercício 409

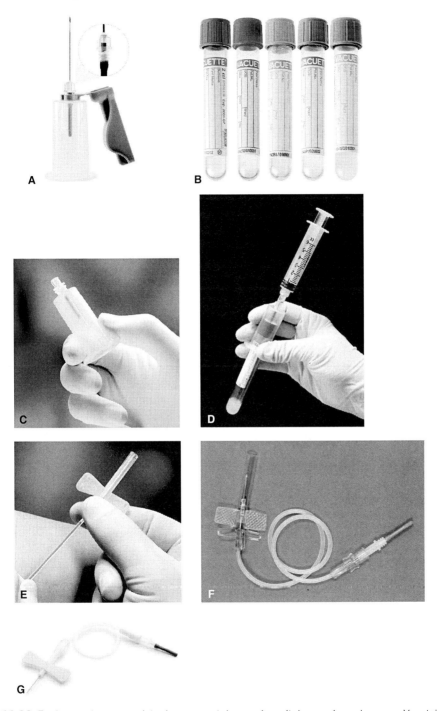

FIGURA 11.30 Equipamentos para coleta de sangue: tubos a vácuo (tubos a vácuo da marca Vacutainer Plus Plastic® [**A**] e tubos a vácuo da marca Vacuette® [**B**]); dispositivos de segurança para agulha (dispositivo de transferência BD® [**C**] e dispositivo de transferência da marca Greiner® conectado à seringa [**D**]; e amostras de equipamentos de segurança para coleta e infusão (escalpes) (sistemas de segurança para coleta de sangue por escalpe das marcas SAFETY-LOK® [**E**], Monoject Angel Wing® [**F**] e Vacuette® [**G**]). (De McCall RE, Tankersley CM. *Phlebotomy Essentials*. 4th ed. Baltimore (MD): Lippincott Williams & Wilkins; 2008.)

a amostra de soro ou plasma é analisada por equipamento especial, ou armazenada em *freezer*, geralmente a −80°C, até sua análise. O tipo de material específico determina a análise química necessária. Por sua vez, isso define o equipamento específico a ser utilizado. Frequentemente, utiliza-se um analisador automatizado para determinar a concentração do metabólito a ser analisado na amostra coletada. Em outros casos, utilizam-se equipamentos especializados na análise. Exemplos de equipamentos comuns usados na área de ciência do exercício e outras profissões de área da saúde para analisar parâmetros laboratoriais de interesse incluem **espectrofotômetro, fluorímetro, cromatógrafo de fase líquida de alta pressão** e **cromatógrafo gasoso/espectrômetro de massa**.

Exames sanguíneos comuns

Algumas das análises realizadas mais frequentemente com amostras de sangue na área de ciência do exercício e outras profissões da área da saúde são hematócrito, hemoglobina, glicose, ácido láctico e lipídios no sangue. Hematócrito é uma medida indireta da quantidade de glóbulos vermelhos (hemácias). As hemácias são responsáveis por transportar quase todo o oxigênio do sangue aos tecidos do corpo. Reduções da quantidade de hemácias (anemia) podem comprometer o fornecimento de oxigênio ao corpo. Aumentos da contagem de hemácias e/ou da concentração de hemoglobina podem aumentar o fornecimento de oxigênio aos tecidos do corpo. Glicose é a fonte principal de energia aos tecidos neurais do corpo e uma fonte importante de energia aos músculos esqueléticos durante o exercício. A falha do corpo em regular a concentração de glicose no sangue pode resultar em resistência à insulina e diabetes *mellitus*. Ácido láctico é um subproduto do metabolismo dos carboidratos no corpo. Níveis aumentados de ácido láctico podem contribuir para fadiga muscular e redução da geração de força durante a contração muscular. Os principais lipídios sanguíneos que aumentam o risco de doenças cardiovasculares são colesterol, triglicerídios e LDL-colesterol. Por outro lado, níveis altos de HDL reduzem o risco de doenças cardiovasculares. O monitoramento periódico desses lipídios sanguíneos é importante para redução do risco de doenças cardiovasculares.[8]

 ## Equipamentos e avaliações de reabilitação

Vários tipos de instrumentos e equipamentos são usados para auxiliar a reabilitação de alguma parte do corpo lesionada por doença ou por participação em atividade e exercício físico, esporte ou competição atlética. Em geral, esses equipamentos são projetados para acelerar o processo de recuperação e melhorar as funções musculares e articulares. Atividades como exercícios de alongamento e resistência são utilizadas comumente na área de ciência

Espectrofotômetro. Instrumento usado para determinar a intensidade de uma variedade de comprimentos de ondas dentro de um espectro luminoso.
Fluorímetro. Instrumento utilizado para medição da fluorescência emitida por uma substância.
Cromatógrafo de fase líquida de alta pressão. Instrumento usado para separar, identificar e quantificar substâncias.
Cromatógrafo gasoso/espectrômetro de massa. Instrumentos usados para detectar a presença de uma substância na amostra testada.

do exercício e outras profissões da área da saúde, bem como em medicina do exercício e do esporte durante o processo de reabilitação. Os equipamentos usados frequentemente em reabilitação são faixas de resistência, dispositivos de estabilidade, equipamentos de exercícios resistidos, aparelhos e dispositivos de termoterapia e unidades de estimulação elétrica transcutânea.

Dispositivos de resistência e equipamentos de exercício físico

Vários dispositivos são utilizados para estimular exageradamente o sistema nervoso, os músculos esqueléticos e as articulações durante as atividades de avaliação e reabilitação físicas. Avaliações da força gerada durante a reabilitação e o treinamento físico são importantes para a quantificação inicial do desempenho muscular e articular, e para determinar a eficácia da intervenção. Esses equipamentos foram descritos em outras partes deste capítulo. Faixas elásticas, bolas de uso médico, dispositivos de estabilidade, paraquedas, coletes com pesos e outros tipos de equipamentos são usados para aumentar a resistência imposta aos músculos e às articulações ativados durante as contrações musculares. A aplicação de sobrecargas aos músculos pode aumentar a capacidade de geração de força. Os equipamentos de exercícios de resistência mais tradicionais são pesos livres (halteres e barras com pesos) e aparelhos de exercícios de resistência. Dispositivos de resistência e equipamentos de exercício físico também são usados para aumentar a força e a resistência muscular, melhorar a saúde e o condicionamento físico, bem como aumentar o desempenho em esportes e competições atléticas.[39,40]

Termoterapia

Termoterapia é a utilização de frio ou calor para auxiliar a reabilitação e a recuperação de lesão ou cirurgia. **Crioterapia** inclui massagem com gelo, imersão em água fria ou gelada, bolsas de gelo e *sprays* refrigerantes. O objetivo da crioterapia é reduzir a temperatura do tecido lesionado. A redução da temperatura desacelera o metabolismo dos tecidos e reduz inflamação, dor, espasmo muscular e fluxo sanguíneo; quando a aplicação de gelo é interrompida, há aumento do fluxo sanguíneo para o tecido lesionado. A terapia com calor inclui aplicação de compressas quentes, água quente, ultrassom e almofada térmica. O objetivo da terapia com calor é auxiliar a recuperação de lesões por ampliação do fluxo sanguíneo para a área lesionada e atenuação da rigidez e dores musculares e articulares.[41]

Banheiras de hidromassagem

Banheiras de hidromassagem são aparelhos usados para fazer circular água quente ou fria ao redor de uma parte lesionada do corpo. As banheiras são suficientemente grandes para acomodar o indivíduo por inteiro; entretanto, existem unidades menores que podem ser usadas para os membros do corpo. Um pequeno motor eletrônico é usado para circular a água na banheira de forma a gerar um gradiente térmico acentuado entre a água e a parte do corpo submersa (Figura 11.31). A circulação da água auxilia os processos de reabilitação e recuperação.

Termoterapia. Utilização de calor ou frio em reabilitação terapêutica.
Crioterapia. Aplicação de frio em reabilitação terapêutica.

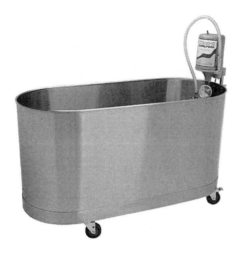

FIGURA 11.31 Banheira de hidromassagem para reabilitação com termoterapia. (Fotografia cedida por cortesia da Whitehall Manufacturing.)

Ultrassom terapêutico

Ultrassom terapêutico é a técnica de reabilitação que utiliza ondas sonoras de alta frequência para acelerar o processo de cicatrização de uma articulação ou músculo lesionado. Durante a aplicação do ultrassom terapêutico, o tecido corporal no local da aplicação é aquecido e tem seu fluxo sanguíneo aumentado, o que auxilia o processo de cicatrização. Ao mesmo tempo, a unidade terapêutica de ultrassom produz vibrações nas células dos tecidos, que podem facilitar a reparação dos tecidos danificados.[41] A Figura 11.32 mostra uma unidade de ultrassom terapêutico.

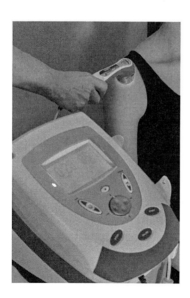

FIGURA 11.32 Aparelho de ultrassom terapêutico usado em reabilitação muscular. (Fotografia cedida por cortesia da Shutterstock.)

Ultrassom terapêutico. Equipamento que produz vibrações e aquecimento profundo dos tecidos nos quais é aplicado.

Estimulação neural elétrica transcutânea

Estimulador neural elétrico transcutâneo (**TENS**; do inglês *transcutaneous electric nerve stimulator*) é um dispositivo que produz sinais elétricos para estimular nervos através da pele. O aparelho de TENS consiste em dois ou mais eletrodos, que são aplicados na área do corpo que receberá a estimulação. A frequência a intensidade da estimulação podem ser ajustadas para promover alívio da dor ou facilitar o processo de reeducação muscular depois de lesão ou procedimento cirúrgico.[41] A Figura 11.33 ilustra um aparelho de TENS.

> **Pensando criticamente**
>
> Quais avaliações e testes você recomendaria e por que os recomendaria para um corredor recreativo, que participa de um programa de reabilitação em virtude de lesão da musculatura da perna?

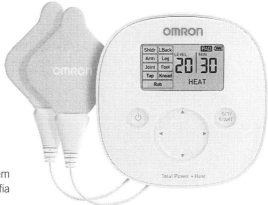

 FIGURA 11.33 Aparelho de TENS usado em reabilitação muscular e neural. (Fotografia cedida por cortesia da Omron.)

Avaliação do desempenho motor

As avaliações subjetivas e objetivas do desempenho motor utilizam instrumentos e equipamentos que podem ser usados para monitorar movimentos e respostas aos estímulos. O conhecimento adquirido dessa forma é importante para fazer correções dos movimentos motores e melhorar o desempenho nas atividades diárias, bem como melhorar o desempenho em esportes e competições atléticas.[42] Os movimentos de algumas partes do corpo podem ser avaliados diretamente por meio de goniômetros e potenciômetros, ou por exames de imagens, como cinematografia computadorizada. Outros métodos usados para avaliação do desempenho motor são EMG, instrumentos de rastreamento ocular e equipamentos para medir a atividade cerebral.

 Estimulador neural elétrico transcutâneo (TENS). Aparelho usado para alívio da dor ou cicatrização mais rápida dos tecidos lesionados.

Goniômetros e potenciômetros

Goniômetros são dispositivos articulados que podem ser fixados a uma parte do corpo para avaliação dos movimentos e suas amplitudes. Os goniômetros movem-se com a articulação do corpo e fornecem informações sobre alterações do ângulo do movimento (Figura 11.34). Alguns goniômetros são conectados a um potenciômetro, que envia sinal de tensão a um computador; este último reúne e analisa as informações. **Potenciômetros** também podem ser usados simultaneamente com muitos outros dispositivos, incluindo equipamentos especializados que se movem fisicamente pelo indivíduo e registrados por um computador.[42]

Sistemas de detecção e registro de movimentos

O registro de movimentos físicos é realizado comumente para avaliação do desempenho motor. As gravações digitais dos movimentos do corpo e dos membros podem ser analisadas utilizando-se um *software* sofisticado de computador. Durante a avaliação de um movimento, o indivíduo que está sendo gravado geralmente utiliza fita refletiva ou marcadores fluorescentes, que podem ser facilmente rastreados durante a análise do movimento. Programas avançados de computador são capazes de rastrear os movimentos do corpo e fazer a análise muito detalhada do desempenho motor.[42] A Figura 11.35 ilustra o uso de um sistema de detecção de movimentos de alta velocidade para registrar movimentos corporais.

Eletromiografia

Além de usar EMG para avaliação da função musculoesquelética, os exames de EMG podem ser realizados para obtenção de informações sobre o controle do desempenho motor pelo

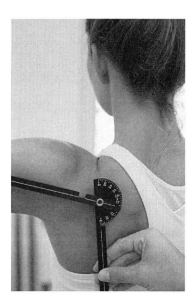

FIGURA 11.34 Goniômetro usado para medir a amplitude dos movimentos articulares. (Fotografia cedida por cortesia da Shutterstock.)

Potenciômetro. Instrumento usado para medir uma voltagem desconhecida em comparação com outra voltagem padronizada predefinida.

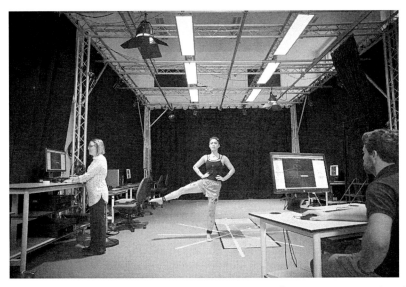

FIGURA 11.35 Sistema de detecção e registro de movimentos usado para gravar os movimentos corporais durante a realização de atividades ou exercícios físicos. (Fotografia cedida por cortesia da VICON.)

sistema nervoso central. Quando combinada com outras informações **cinemáticas**, a atividade eletromiográfica registrada no músculo esquelético pode fornecer informações adicionais sobre a execução de alguma habilidade motora específica.[42]

Instrumentos de rastreamento ocular

O uso de sistemas de registro dos movimentos oculares permite determinar quais fatores visuais influenciam a atenção durante tarefas motoras. O rastreamento visual é usado para determinar para onde a cabeça e várias outras partes do corpo são direcionadas. O rastreamento dos movimentos oculares requer o uso de duas técnicas de gravação de imagens de vídeo. Uma câmera é montada diretamente na cabeça ou no capacete que o indivíduo usa. As informações dessa primeira câmera fornecem uma imagem da linha de visão do indivíduo. A segunda câmera registra os movimentos dos olhos por meio do reflexo córneo. A combinação dos dois dispositivos de registro fornece uma ideia de para onde os olhos do indivíduo são direcionados durante a execução de determinada tarefa ou movimento motor.[42]

Avaliação do processamento de informações

A capacidade de identificar estímulos, selecionar uma resposta e depois programar e iniciar a resposta é muito importante para a realização de atividades da vida diária e para reagir às situações vivenciadas durante a participação em exercícios, esportes e competições atléticas. A reação do indivíduo a um estímulo é chamada "tempo de reação". Para medição do tempo de reação com precisão, são utilizados dispositivos que aplicam um estímulo e depois medem o tempo que o indivíduo demora para reagir a ele (Figura 11.36). Esses dispositivos de

Cinemática. Estudo do movimento de um corpo sem considerar sua massa ou as forças que atuam sobre ele.

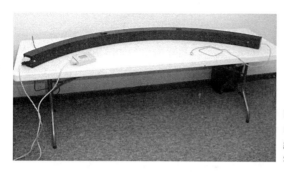

FIGURA 11.36 Equipamento usado para mensuração do tempo de reação. (Fotografia cedida por cortesia da Lafayette Instrument Co.)

medição do tempo de reação conseguem mensurar a resposta a um estímulo em centésimos e milésimos de segundo. Alterações do tempo de reação são frequentemente avaliadas em resposta aos programas de treinamento ou distrações ambientais.

Estudo da atividade cerebral

Equipamentos e técnicas de avaliação utilizados para medir a atividade cerebral permitem avaliações rápidas e flexíveis da atividade cerebral durante o desempenho motor. A técnica de **eletroencefalografia** (EEG) consiste em registrar a atividade elétrica produzida pelo cérebro em um computador por meio de eletrodos colocados na cabeça. A vantagem principal da EEG é o *feedback* quase instantâneo obtido durante o desempenho motor. A Figura 11.37

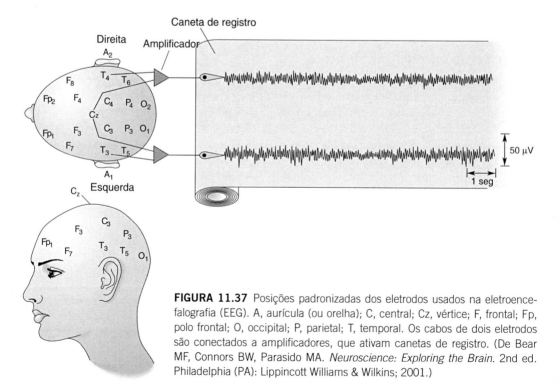

FIGURA 11.37 Posições padronizadas dos eletrodos usados na eletroencefalografia (EEG). A, aurícula (ou orelha); C, central; Cz, vértice; F, frontal; Fp, polo frontal; O, occipital; P, parietal; T, temporal. Os cabos de dois eletrodos são conectados a amplificadores, que ativam canetas de registro. (De Bear MF, Connors BW, Parasido MA. *Neuroscience: Exploring the Brain*. 2nd ed. Philadelphia (PA): Lippincott Williams & Wilkins; 2001.)

Eletroencefalografia. Registro e avaliação da atividade elétrica do cérebro.

ilustra a posição dos eletrodos e o traçado obtido pelo aparelho de EEG. Magnetoencefalografia (MEG) é uma técnica de exame de imagem usada para medição dos campos magnéticos produzidos pela atividade elétrica do cérebro por meio dispositivos de registro extremamente sensíveis. Esse exame é usado para estudar a função de várias partes do cérebro. **Tomografia por emissão de pósitrons** é uma técnica de exame de imagem de medicina nuclear, que pode ser usada para gerar imagens tridimensionais da estrutura e atividade cerebral. Outra técnica de neuroimagem, a **ressonância magnética funcional**, permite estudar o fluxo sanguíneo relacionado com a atividade neural do cérebro ou medula espinal.[42] Todas essas técnicas de avaliação da atividade cerebral têm vantagens e desvantagens, que devem ser consideradas antes de se escolher qual equipamento usar durante a avaliação.[42]

Avaliações comportamentais e psicológicas

As avaliações dos aspectos comportamentais e psicológicos associados a atividade e exercício físico, esporte e competição atlética incluem o uso de instrumentos e métodos quantitativos e qualitativos. Com treinamento adequado, um indivíduo pode utilizar diversos instrumentos quantitativos para avaliação das variáveis de interesse em psicologia do esporte e do exercício. Esses instrumentos são testes ou questionários psicológicos validados e confiáveis. A utilização de um método qualitativo requer abordagem mais individualizada para avaliação das variáveis de interesse.

Avaliações quantitativas

A avaliação de fenômenos psicológicos no campo da psicologia do exercício e esporte requer a utilização de diversos métodos analíticos, os quais frequentemente não são utilizados em outras áreas da ciência do exercício. O método mais comumente utilizado é a **abordagem construtivista**, na qual se considera principalmente a experiência subjetiva do indivíduo. O autorrelato utilizando questionários padronizados ou inventários psicológicos é a estratégia analítica mais utilizada na abordagem construtivista. A seguir, há alguns exemplos de questionários e inventários comumente usados:[43]

- Inventário de Ansiedade Traço-Estado de Spielberger
- Perfil dos Estados de Humor
- Inventário de Depressão de Beck
- Teste de Ansiedade em Competição Esportiva
- Inventário-2 de Ansiedade de Estado Competitivo
- Teste de Estilo Atencional e Interpessoal.

Tomografia por emissão de pósitrons. Geração computadorizada de imagens da atividade fisiológica ou metabólica do cérebro por meio da detecção de raios gama.
Ressonância magnética funcional. Técnica de neuroimagem usada para estudar a relação entre alterações físicas do cérebro e funções mentais.
Abordagem construtivista. Teoria sociológica que analisa como se desenvolve um fenômeno social em determinado contexto social.

A utilização desses questionários e outros pode fornecer informações valiosas sobre o estado psíquico de um indivíduo em situações como atividade e exercício físico de curta ou longa duração, reações às situações de treinamento, atividade esportiva ou competição atlética.[44]

Avaliações qualitativas

A utilização de avaliações qualitativas para entender fenômenos psicossociais no campo da psicologia do exercício e esporte ajuda a compreender o significado pessoal que os indivíduos têm construído no seu ambiente natural. Avaliações qualitativas são usadas para se obter a compreensão profunda dos fatores individuais e pessoais que conferem significado à razão pela qual um indivíduo acredita e age de determinada maneira. Diversas abordagens qualitativas são usadas para ajudar a entender o significado do que acontece em um indivíduo ou grupo que participa no contexto de prática de exercício ou esporte. A Tabela 11.1 descreve os tipos de técnicas qualitativas de pesquisa mais comumente utilizadas.[45] Uma abordagem com métodos mistos, em que são utilizadas avaliações quantitativas e qualitativas, pode extrair os pontos fortes desses dois tipos de métodos de avaliação e é normalmente usada para avaliação de aspectos comportamentais e psicológicos de um indivíduo que pratica exercício ou esporte.

Tabela 11.1 Tipos de técnicas qualitativas de pesquisa mais comumente utilizados.[45]

TÉCNICA QUALITATIVA DE PESQUISA	DESCRIÇÃO
Teoria fundamentada	Procura derivar uma teoria com base na visão dos participantes
Histórias de vida	Obtêm informações sobre a vida de um ou mais indivíduos, que contam suas próprias histórias de vida
Estudo de caso	Possibilita entendimento holístico, intensivo e aprofundado de um único evento, atividade, programa, processo ou indivíduo
Estudo fenomenológico	Reconhece o significado central de uma experiência
Estudo etnográfico	Oferece a descrição e a interpretação de um grupo cultural ou social
Pesquisa básica e genérica	Detecta padrões recorrentes na forma de temas e grupos e permite entendimento descritivo e interpretação exploratória

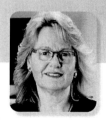

Entrevista

Sandra Hunter, PhD, FACSM

Professora de Ciência do Exercício, Department of Physical Therapy, e Diretora do Athletic and Human Performance Research Center na Marquette University, Milwaukee, Wisconsin, EUA

Breve introdução – Minha formação profissional foi realizada na Austrália. Recebi diploma de Bacharel em Educação (Educação Física) pela University of Sydney e diploma de pós-graduação em Ciência do Movimento Humano pela University of Wollongong (Austrália). Depois de lecionar educação física por vários

Capítulo 11 Avaliação e Equipamentos Aplicáveis à Ciência do Exercício **419**

anos, concluí meu doutorado pela University of Sydney, com ênfase em Função Neuromuscular, Treinamento de Força e Envelhecimento. Em 1999, mudei-me para os EUA e iniciei o pós-doutorado com bolsa de pesquisa na University of Colorado, em Boulder, sob a orientação de Roger Enoka. Meu foco principal de pesquisa era controle neural do movimento, que incluiu o estudo das diferenças de idade e sexo na fadiga dos músculos dos membros. Desde 2003, faço parte do corpo docente da Marquette University (Milwaukee, EUA). Minha pesquisa atual estuda os mecanismos das diferenças etárias e sexuais na função e fadiga musculares, em populações saudáveis e portadoras de doenças clínicas, como diabetes, e os efeitos protetores do treinamento físico. Também conduzo estudos para determinar os limites do desempenho humano em homens e mulheres de todas as idades, usando amplas bases de dados sobre desempenho em condições reais, como, por exemplo, em provas de maratona, ultramaratona, natação e remo.

℗: *Quais foram suas experiências profissionais mais significativas?*

Duas experiências profissionais impactantes foram as seguintes: o pós-doutorado com a bolsa de estudo por 4 anos sob a orientação de Roger Enoka. Foi nesse ambiente acadêmico dinâmico e rico de um laboratório próspero, em que visões interdisciplinares eram bem-vindas, que aprendi a disciplina e estrutura necessárias para redigir publicações e subvenções, fazer apresentações e orientar alunos. Essa é a moeda corrente para obter sucesso no meio acadêmico. Um prêmio de aprimoramento de carreira científica concedido pela American Physiological Society (2004) permitiu-me realizar estudos conjuntos com os professores Janet Taylor e Simon Gandevia (Sydney, Austrália), que são líderes mundiais na área de controle neural do movimento. Ao longo de uma colaboração intensa de pesquisa de 8 semanas, aprendi como usar estimulação magnética transcraniana para entender o controle neural da ativação muscular durante contrações fatigantes.

℗: *Por que você escolheu tornar-se uma "cientista do exercício"?*

Tenho paixão em educar e capacitar pessoas de todas as idades e habilidades para otimizar seu desempenho e bem-estar por meio da atividade física. Inicialmente, treinei como professora de educação física em uma época em que o diploma em ciências do exercício não estava disponível na Austrália. Contudo, pouco depois de me formar, o campo da ciência do exercício explodiu e cresceu rapidamente na década de 1990. Eu adorava ensinar, mas também queria entender mais sobre os mecanismos de adaptação ao treinamento físico,

principalmente no sexo feminino. Percebi que poderia ensinar e pesquisar em uma universidade, então fiz pós-graduação em ciência do exercício.

℗: *Por que é importante que os estudantes da área de ciência do exercício tenham compreensão dos equipamentos e da avaliação em várias modalidades deste campo de atuação?*

O conhecimento das técnicas de ponta mais recentemente disponíveis permite que os estudantes busquem as melhores estratégias e opções para abordar questões de pesquisa ou possibilidades para seus clientes, como cientistas do exercício. Entretanto, é importante lembrar que técnicas são apenas ferramentas. É fundamental ter compreensão profunda da fisiologia e da resposta do corpo ao exercício utilizando essas ferramentas.

℗: *Qual conselho você daria para um estudante que esteja considerando seguir carreira em qualquer profissão na área de ciência do exercício?*

Siga sua paixão e seja curioso. Escolha onde você estuda e suas oportunidades de treinamento com base na qualidade do treinamento e orientação educacional, não apenas com base no tema de uma área específica. Se você quer realizar pesquisa científica, faça estudos orientadas por hipóteses, em vez de pesquisas orientados por técnicas. Isso significa buscar respostas às questões significativas, não se limitando às técnicas. Faça algo para progredir em sua carreira e profissão todos os dias de trabalho, mesmo que seja por 15 minutos! Aceite diversas opiniões e perspectivas.

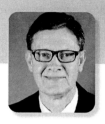

Entrevista

L. Bruce Gladden, PhD, FACSM

Professor de Fisiologia do Exercício na School of Kinesiology da Auburn University, em Auburn, AL, EUA

Breve introdução – Cresci na região central do Tennessee e gostava de jogar no time de basquete do Ensino Médio. Tive a sorte singular de frequentar uma excelente escola secundária, que me preparou bem para a faculdade. Planejei me formar em matemática na University of Tennessee, mas logo interessei-me por biologia. Concluí minha graduação com especialização principal em Zoologia e formação complementar em Química. No último período da minha graduação, fiz um curso de fisiologia do exercício e fui fisgado! A partir daí, tive a sorte de participar de um projeto de pesquisa no Exercise Physiology Laboratory do Dr. Hugh Welch. Isso levou ao meu doutorado em Fisiologia do Exercício na University of Tennessee e à experiência de pós-doutorado no Department of Physiology da University of Florida.

P: Quais são suas experiências profissionais mais significativas?

Após completar 2 anos de pós-doutorado, passei 11 anos na University of Louisville, onde tive oportunidade de realizar trabalhos de pesquisa com animais e seres humanos. Depois, fui convidado para atuar na Auburn University, onde fiquei ao longo dos últimos 31 anos. Ao longo do caminho, tive o prazer de trabalhar no American College of Sports Medicine (ACSM) e na American Physiological Society. O escritório regional do ACSM proporcionou-me inúmeras oportunidades de interação com professores e estudantes de outras instituições. Nos últimos anos, minhas maiores honras foram receber o prêmio *ACSM Citation Award*, ser nomeado Editor-Chefe da principal revista do ACSM (*Medicine & Science in Sports & Exercise*) e ser indicado como Presidente Eleito do ACSM. Como pesquisador, concentrei-me em bioenergética do exercício, especificamente no metabolismo do lactato e cinética do consumo de oxigênio. Como resultado do meu trabalho, tive a oportunidade de escrever diversos artigos de revisão/síntese em publicações de destaque.

P: Por que você escolheu tornar-se um "cientista do exercício"?

Como disse, fui "fisgado" quando tive minha primeira aula de fisiologia do exercício, durante o curso de graduação. Durante a graduação, eu era um "rato de academia", que jogava basquete por várias horas quase todos os dias, mas também gostava de biologia. Fisiologia do exercício era uma disciplina absolutamente perfeita em vista dos meus interesses gerais. Desde aquela época, minha educação e carreira profissional têm sido absolutamente gratificantes. Todos os dias, quando venho trabalhar, sinto que sou pago para me divertir.

P: Por que é importante que os estudantes da área de ciência do exercício tenham compreensão dos equipamentos e da avaliação em várias modalidades desse campo de atuação?

Ler livros didáticos e ouvir palestras pode trazer muito conhecimento, mas sua profundidade de compreensão é incrivelmente aprimorada pela experiência prática. Isso inclui o uso real de equipamentos em laboratórios universitários e a realização de diversos tipos de testes. Embora as aulas de laboratório sejam importantes, qualquer pessoa que tenha interesse em estudar além do nível de bacharelado deve buscar oportunidades de participar de pesquisas com membros do corpo docente. Acho que é especialmente importante compreender os princípios básicos por trás dos vários tipos de testes e equipamentos. Só porque um equipamento (p. ex., aparelho de análise da captação de oxigênio) custa milhares de dólares não significa que ele fornece automaticamente os números certos sempre que você o liga!

Qual conselho você daria para um estudante que esteja considerando seguir carreira em qualquer profissão na área de ciência do exercício?

Faça algumas aulas e envolva-se com pesquisa e aplicação da ciência do exercício para ver se gosta. Ser bem-educado é importante para ser um cidadão bem-informado e ativo. Do ponto de vista pessoal, educação é uma questão de escolha. Sempre obtenha educação e experiência suficientes para ter opções em sua carreira. Não importa a carreira que você escolher, tenha certeza de que gosta dela, talvez até ame! Se for esse o caso, você não terá apenas um trabalho, mas seu trabalho será uma diversão!

Resumo

- Profissionais de todas as áreas da ciência do exercício utilizam equipamentos e métodos de avaliação para analisar desempenhos e funções físicas e psicológicas
- A avaliação de variáveis fisiológicas, psicológicas e biomecânicas pode fornecer informações úteis quanto ao risco de desenvolver doenças e patologias
- A avaliação periódica dessas variáveis pode fornecer o entendimento sobre as reações imediatas à atividade e ao exercício físico, bem como às situações de prática e competição esportiva
- A avaliação periódica de determinadas variáveis pode fornecer informações sobre a eficácia de um programa de treinamento com exercícios aplicados individualmente ou em equipes.

Para revisão

1. Por que o tipo de ergômetro (i. e., esteira ou bicicleta) usado em testes deve ser compatível com a modalidade de exercício que o indivíduo testado pratica?
2. O "carrinho metabólico" é utilizado para avaliar quais variáveis fisiológicas?
3. Quais são os dois tipos principais de doenças pulmonares avaliados por meio dos testes de função pulmonar?
4. O aparelho de ECG avalia qual aspecto da função cardiovascular?
5. O EMG avalia qual aspecto da função muscular?
6. O dinamômetro isocinético controla a velocidade de contração muscular e avalia qual função muscular?
7. Descreva os princípios científicos básicos da ressonância magnética (RM) e espectroscopia de ressonância magnética (ERM).
8. Quais são os três componentes do corpo humano que podem ser avaliados quantitativamente pela técnica de absorciometria de raios X de dupla energia?
9. Quais são os três instrumentos mais utilizados para avaliar atividade física e gasto energético em condições reais?
10. Qual é a base teórica da utilização dos analisadores de impedância bioelétrica para avaliação da composição corporal?
11. O princípio de que determinada porcentagem da gordura corporal total está localizada pouco abaixo da superfície da pele permite a utilização de qual técnica para avaliar a composição corporal?
12. Quais são os dois tipos de termoterapia e como cada tipo funciona para acelerar a reabilitação de lesões?

422 ACSM Introdução à Ciência do Exercício

13. Sistemas de detecção de movimentos em alta velocidade são frequentemente usados para avaliar qual aspecto do desempenho motor?
14. A técnica de eletroencefalografia (EEG) permite avaliar qual variável fisiológica?
15. Qual é a diferença entre instrumentos quantitativos e qualitativos usados em avaliações comportamentais e psicológicas na área de psicologia do exercício e esporte?

Aprendizagem baseada em projetos

1. Um indivíduo de 50 anos quer participar de um programa regular de exercícios, mas tem o diagnóstico de síndrome metabólica. Prepare uma apresentação para esse indivíduo, incluindo os diferentes tipos de avaliações que você deveria realizar e os tipos de equipamentos que você usaria. Com base na literatura científica, descreva as justificativas para as decisões e escolhas que você faria.
2. Escolha um indivíduo que pratica algum esporte ou participa de competições atléticas, cujo desempenho você acredita que poderia ser melhorado por meio da avaliação periódica de variáveis críticas para seu sucesso como atleta. Prepare uma apresentação para o atleta e seu treinador, que inclua ao menos cinco avaliações de desempenho que você faria com esse indivíduo. Quais são essas cinco avaliações, quais equipamentos você usaria e como a literatura científica apoia suas recomendações?

Referências bibliográficas

1. MacDougall JD, Wenger HA. The purpose of physiological testing. In: MacDougall JD, Wenger HA, Green HJ, editors. *Physiological Testing of the High-Performance Athlete*. 2nd ed. Champaign (IL): Human Kinetics; 1999. p. 1–6.
2. Mattsson CM, Wheeler MT, Waggott D, Caleshu C, Ashley EA. Sports genetics moving forward: lessons learned from medical research. *Physiol Genomics*. 2016;48(3):175–82.
3. Wang G, Tanaka M, Eynon N, et al. The future of genomic research in athletic performance and adaptation to training. *Med Sport Sci*. 2016;61:55–67.
4. Glazier PS. Towards a grand unified theory of sports performance. *Hum Mov Sci*. 2017;56(Pt A):139–56.
5. Maffulli N, Marigotti K, Longo UG, Loppini M, Fazio VM, Denaro V. The genetics of sports injuries and athletic performance. *Muscles Ligaments Tendons J*. 2019;3(3):179.
6. American College of Sports Medicine, Academy of Nutrition and Dietetics, Canadian Dietetic Association. Nutrition and athletic performance. *Med Sci Sports Exerc*. 2009;41(3):709–31.
7. Maud PJ, Foster C. *Physiological Assessment of Human Fitness*. 2nd ed. Champaign (IL): Human Kinetics; 2006.
8. American College of Sports Medicine. *ACSM's Guidelines for Exercise Testing and Prescription*. 11th ed. Philadelphia (PA): Lippincott Williams & Wilkins; 2021.
9. Guazzi M, Bandera F, Ozemek C, Systrom D, Arena R. Cardiopulmonary exercise testing what is its value? *J Am Coll Cardiol*. 2017;70(13):1618–36.
10. Balady GJ, Arena R, Sietsema K, et al. Clinician's Guide to cardiopulmonary exercise testing in adults: a scientific statement from the American Heart Association. *Circulation*. 2010;122(2):191–225.
11. Hagberg JM, Moore GE, Ferrell RE. Specific genetic markers of endurance performance and VO_2max. *Exer Sport Sci Rev*. 2001;29(1):15–9.
12. American College of Sports Medicine. *ACSM's Guidelines for Exercise Testing and Prescription*. 10th ed. Philadelphia (PA): Lippincott Williams & Wilkins; 2017.
13. Donnelly JE, Blair SN, Jakicic JM, et al. Appropriate physical activity intervention strategies for weight loss and prevention of weight regain for adults. *Med Sci Sports Exerc*. 2009;33(12):2145–56.
14. Wing RR, Jakicic JM, Neiberg R, et al. Fitness, fatness, and cardiovascular risk factors in Type 2 diabetes: look AHEAD study. *Med Sci Sports Exerc*. 2007;39(12):2107–16.
15. Levitzky MG. *Pulmonary Physiology*. 8th ed. New York (NY): McGraw-Hill; 2013.

Capítulo 11 Avaliação e Equipamentos Aplicáveis à Ciência do Exercício

16. Harman EA. The measurement of human mechanical power. In: Maud PJ, Foster C, editors. *Physiological Assessment of Human Fitness*. 2nd ed. Champaign (IL): Human Kinetics; 2006. p. 87–113.

17. American College of Sports Medicine. Osteoporosis and exercise. *Med Sci Sports Exerc*. 1995;27(4):i–vii.

18. Hall SJ. *Basic Biomechanics*. 7th ed. Dubuque (IA): McGraw-Hill; 2015.

19. Brooks GA, Fahey TD, Baldwin KM. *Exercise Physiology: Human Bioenergetics and Its Applications*. 4th ed. Mountain View (CA): Mayfield; 2004.

20. McGuigan MRM, Sharman MJ. Skeletal muscle structure and function. In: Maud PJ, Foster C, editors. *Physiological Assessment of Human Fitness*. 2nd ed. Champaign (IL): Human Kinetics; 2006.

21. Pollock ML, Kanaley JA, Garzarella L, Graves JE. Anthropometry and body composition measurement. In: Maud PJ, Foster C, editors. *Physiological Assessment of Human Fitness*. 2nd ed. Champaign (IL): Human Kinetics; 2006.

22. Lahey R, Khan SS. Trends in obesity and risk of cardiovascular disease. *Curr Epidemiol Rep*. 2018;5(3):243–51.

23. Clarke MA, Fetterman B, Cheung LC, et al. Epidemiologic evidence that excess body weight increases risk of cervical cancer by decreased detection of precancer. *J Clin Oncol*. 2018;36(12):1184–91.

24. Scherer PE, Hill JA. Obesity, diabetes, and cardiovascular diseases. *Circ Res*. 2016;118(11):1703–5.

25. Academy of Nutrition and Dietetics Web site [Internet; cited 2020]. Available from: www.eatright.org.

26. Kraemer WJ, Volek JS, Bush JA, Putukian M, Sebastianelli WJ. Hormonal responses to consecutive days of heavy-resistance exercise with or without nutritional supplementation. *J Appl Physiol*. 1998;85(4):1544–55.

27. Thompson FE, Subar AF. Dietary assessment methodology. In: Coulston AM, Rock CL, Monsen ER, editors. *Nutrition in the Prevention and Treatment of Disease*. San Diego (CA): Academic Press; 2001. p. 3–30.

28. Melby CL, Ho RC, Hill JO. Assessment of human energy expenditure. In: Bouchard C, editor. *Physical Activity and Obesity*. Champaign (IL): Human Kinetics; 2000. p. 103–31.

29. Lee SK, Sobal J. Socio-economic, dietary, activity, nutrition and body weight transitions in South Korea. *Public Health Nutr*. 2003;6(7):665–74.

30. Pi-Sunyer X. Changes in body composition and metabolic disease risk. *Eur J Clin Nutr*. 2019;73(2):231–5.

31. Roelofs EJ, Smith-Ryan AE, Trexler ET, Hirsch KR. Seasonal effects on body composition, muscle characteristics, and performance of collegiate swimmers and divers. *J Athl Train*. 2017;52(1):45–50.

32. Wagner DR, Heyward VH. Techniques of body composition assessment: a review of laboratory and field methods. *Res Q Exerc Sport*. 1999;70(2):135–49.

33. Dietz WH, Bellizzi MC. Introduction: the use of body mass index to assess obesity in children. *Am J Clin Nutr*. 1999;70:123S–125S.

34. Morabia A, Ross A, Curtin F, Pichard C, Slosman DO. Relation of BMI to a dual-energy X-ray absorptiometry measure of fatness. *Br J Nutr*. 1999;82:49–55.

35. Kirk S, Zeller M, Claytor R, Santangelo M, Khoury PR, Daniels SR. The relationship of health outcomes to improvement in BMI in children and adolescents. *Obes Res*. 2005;13:876–82.

36. Pischon T, Boeing H, Hoffmann K, et al. General and abdominal adiposity and risk of death in Europe. *N Engl J Med*. 2008;359(20):2105–20.

37. Seidell JC, Perusse L, Despres JP, Bouchard C. Waist and hip circumferences have independent and opposite effects on cardiovascular disease risk factors: the Quebec Family Study. *Am J Clin Nutr*. 2001;74(3):315–21.

38. Jeppesen J, Hein HO, Suadicani P, Gyntelberg F. Low triglycerides-high high-density lipoprotein cholesterol and risk of ischemic heart disease. *Arch Intern Med*. 2001;161:361–6.

39. Kohrt WM, Bloomfield SA, Little KD, Nelson ME, Yingling VR. Physical activity and bone health. *Med Sci Sports Exerc*. 2004;36(11):1985–96.

40. Pearson D, Faigenbaum AD, Conley MS, Kraemer WJ. The National Strength and Conditioning Association's basic guidelines for the resistance training of athletes. *Strength Cond J*. 2000;22(4):14–27.

41. Prentice WE. *Principles of Athletic Training: A Guide to Evidence-Based Clinical Practice*. 16th ed. New York (NY): McGraw-Hill Companies; 2017.

42. Schmidt RA, Lee T. *Motor Control and Learning: A Behavioral Emphasis*. 5th ed. Champaign (IL): Human Kinetics; 2011.

43. Petruzzello SJ. Exercise and sports psychology. In: Brown SP, editor. *Introduction to Exercise Science*. 1st ed. Philadelphia (PA): Lippincott Williams & Wilkins; 2001. p. 310–33.

44. Weinberg RS, Gould D. *Foundations of Sport and Exercise Psychology*. 6th ed. Champaign (IL): Human Kinetics; 2015.

45. Baumgartner TA, Hensley LD. *Conducting and Reading Research in Health and Human Performance*. 4th ed. New York (NY): McGraw-Hill Publishers; 2006.

CAPÍTULO

12

Carreiras e Questões Profissionais na Área de Ciência do Exercício

Após concluir este capítulo, você será capaz de:

1. Descrever as diferenças entre títulos de credenciamento como certificação, licenciamento e registro.

2. Reconhecer diversas oportunidades de emprego profissional disponíveis no campo de ciências do exercício e áreas afins.

3. Compreender o papel e a missão que as organizações profissionais desempenham na promoção do avanço da ciência do exercício e áreas afins.

4. Explicar o papel que os órgãos e as organizações governamentais e internacionais desempenham na promoção do crescimento profissional da ciência do exercício.

Os graduados dos programas de ciências do exercício podem conseguir colocação profissional e desenvolver sua carreira em ampla variedade de ambientes de trabalho. Alguns exemplos podem incluir trabalho como *personal trainer* (Figura 12.1), coordenador de saúde e bem-estar ou fisiologista clínico do exercício (Figura 12.2). Em outros casos, os graduados podem aproveitar oportunidades em áreas profissionais relacionadas, nas quais a base de conhecimentos desenvolvida por meio do programa de estudo em ciências do exercício pode ser um recurso valioso. Por exemplo, isso pode incluir carreira em uma área afim à saúde como fisioterapeuta, terapeuta ocupacional ou assistente médico. Em todas essas profissões, o conhecimento, as aptidões e as habilidades desenvolvidas como estudante do programa de graduação em ciências do exercício oferecem base sólida para uma carreira profissional de sucesso.

As qualificações educacionais para atuação profissional podem variar de grau de bacharel (p. ex., bacharelado ou BS em inglês) até graduações profissionais avançadas (p. ex., Doutor em Medicina [MD], Doutor em Quiropraxia [DC], Doutor em Odontologia [DD], Doutor em Medicina Osteopática [DO], Doutor em Fisioterapia [DPT]) ou especialização pedagógica (p. ex., MS, EdD, PhD, DSci). Também é cada vez mais comum que empregadores exijam que os candidatos em potencial demonstrem domínio de determinadas habilidades e competências antes que sejam contratados. Isso pode incluir conclusão bem-sucedida de **certificação** e/ou **licenciamento** e inclusão em bancos de dados de **registro**. Os graduados dos programas de ciência do exercício devem prestar muita atenção aos requisitos profissionais para trabalhar com indivíduos em atividades físicas, exercícios, esportes e competições atléticas. Várias organizações profissionais desenvolveram programas de certificação e registro para ajudar os candidatos a demonstrar conhecimento e proficiência em conteúdo, aptidões e habilidades nas áreas específicas nas quais pretendem trabalhar. Essas organizações profissionais também têm trabalhado com órgãos governamentais estaduais e federais

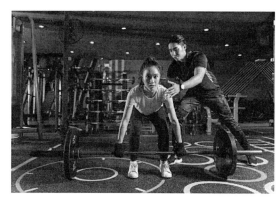

FIGURA 12.1 *Personal trainers* trabalham com clientes em diversos contextos de prática. (De Shutterstock.)

Certificação. Processo por meio do qual indivíduos demonstram conhecimento e proficiência em conteúdos, competências e habilidades nas áreas específicas nas quais pretendem trabalhar.

Licenciamento. Concessão de permissão por parte de alguma autoridade oficial ou legal (geralmente um órgão governamental) a um indivíduo ou organização, de forma a praticar ou desempenhar atividades específicas que, de outro modo, seriam ilegais.

Registro. Documentação das informações sobre qualificação profissional relevantes para regulamentações governamentais de licenciamento.

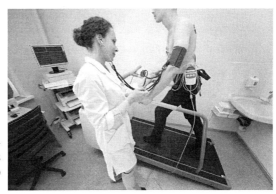

FIGURA 12.2 Fisiologistas clínicos do exercício podem aplicar testes ergométricos graduados para avaliar o condicionamento cardiorrespiratório. (De Shutterstock.)

para desenvolver programas de licenciamento de indivíduos que atuam em profissões que exigem nível mais elevado de habilidades e competências profissionais, antes que sejam aprovados para prática profissional. Organizações profissionais também oferecem benefícios de associação e serviços para auxiliar no desenvolvimento profissional da carreira em ciência do exercício ou outra área de saúde relacionada. Além disso, inúmeras organizações governamentais e privadas promovem e apoiam iniciativas e programas relacionados com diversas áreas de estudo da ciência do exercício.[1] Este capítulo oferece uma visão geral sobre certificação, licenciamento e registro, e do papel que as organizações profissionais e governamentais desempenham nos processos de credenciamento. Também são apresentadas possíveis oportunidades de emprego para graduados de programas de ciência do exercício. Finalmente, o leitor encontrará informações sobre as diversas organizações profissionais e órgãos governamentais que apoiam a ciência do exercício e suas áreas de estudo relacionadas e promovem desenvolvimento na carreira.

Certificação, licenciamento e registro

A definição de **credenciamento** é fornecer documentos certificados que demonstram que um indivíduo está profissionalmente qualificado e tem direito a reconhecimento ou pode desempenhar determinadas funções ou ações. O credenciamento é projetado para garantir que, no desempenho de determinada profissão ou serviço, sejam mantidos padrões de prática ética e segura.[1] Quando obtém uma credencial, o indivíduo demonstrou que alcançou determinado padrão definido de conhecimentos, aptidões e habilidades, conforme estabelecido pela **organização credenciadora** de determinada área de estudo ou especialidade. Para muitos profissionais da área de ciência do exercício, certificação é a forma mais comum de credenciamento. A certificação profissional reconhece aqueles indivíduos que têm conhecimento

Credenciamento. Fornecimento de documentos certificados que demonstram que o indivíduo tem credibilidade ou pode desempenhar determinadas funções ou ações.
Organização credenciadora. Organização profissional ou órgão governamental que supervisiona e administra exames para certificação, licenciamento ou registro de indivíduos ou programas.

428 ACSM Introdução à Ciência do Exercício

e competência para assumir diversas responsabilidades em programas de saúde, condicionamento físico, bem-estar, *coaching*, treinamento, reabilitação e medicina esportiva.[1] Obter certificação de uma organização credenciadora:

- Assegura reconhecimento de competências para trabalhar com populações de indivíduos saudáveis, atletas, lesionados, doentes ou deficientes
- Demonstra comprometimento com a profissão e com os padrões que foram estabelecidos
- Auxilia na obtenção de emprego e no desenvolvimento profissional.

Licenciamento é uma credencial que requer nível mais alto de competência profissional que a certificação e, muitas vezes, é necessário para conseguir emprego e exercer a profissão na área médica e outras profissões da área da saúde.[1]

Definições de certificação, licenciamento e registro

Na área de ciência do exercício, os egressos dos programas de graduação e preparação profissional podem obter credenciais de diversas organizações profissionais. Existem diferenças entre certificação, licenciamento e registro, que permitem que indivíduos credenciados desempenhem funções específicas em determinada área de prática profissional. Os programas de ensino superior que receberam certificação ou acreditação demonstraram capacidade de oferecer aos estudantes um programa ou currículo que atenda aos padrões aceitáveis para a organização credenciadora. Em alguns casos (p. ex., treinamento atlético, dietética e nutrição, fisioterapia), os alunos devem ser formados em um programa de estudo credenciado para que possam se qualificar para prestar exame nacional de certificação (treinamento atlético) ou licenciamento (dietética e nutrição, fisioterapia).[1]

Certificação

O processo de certificação exige que indivíduos, programas educacionais ou instituições sejam avaliados e reconhecidos por atender a padrões predeterminados por meio da aprovação em um exame válido e confiável (p. ex., indivíduos) e processo de avaliação crítica de programas (p. ex., programas educacionais e faculdades ou universidades).[1] Organizações profissionais geralmente aplicam exames e realizam avaliações de certificação, licenciamento e registro de indivíduos e programas que atendam a um nível predefinido de expectativas curriculares. Indivíduos e programas participam voluntariamente do processo de credenciamento; contudo, à medida que as expectativas profissionais de empregadores e órgãos governamentais mudam, certificação ou licenciamento é frequentemente desejável (p. ex., fisiologista clínico do exercício certificado [FCEC] e fisiologista clínico do exercício registrado [FCER]) e/ou exigido (treinador de atletas certificado [TAC] e dietista e nutricionista registrado [RDN, do inglês *registered dietician and nutritionist*]) em muitas áreas da ciência do exercício.

Para indivíduos que buscam certificação, o processo normalmente inclui as seguintes etapas:[1]

- Acumular um conjunto de conhecimentos básicos, aptidões e habilidades por meio de experiência educacional e/ou profissional formal
- Enviar formulário de inscrição e credenciais para candidatura
- Revisar conhecimentos e habilidades pré-exigidos por meio de guias de estudo, manuais de recursos, cursos de revisão, vídeos, *webinars* e/ou *workshops*
- Prestar e ser aprovado no exame de certificação.

Os exames de certificação geralmente incluem **componentes interativo** e escrito. O componente escrito é composto principalmente de questões objetivas de conhecimento de conteúdos, aptidões e habilidades. O componente interativo normalmente exige que os candidatos assistam a um trecho de vídeo e, em seguida, forneçam respostas às perguntas sobre determinada tarefa ou atividade específica demonstrada no videoclipe. O indivíduo que conseguir pontuação necessária para aprovação nos componentes escrito e interativo é reconhecido pela organização credenciadora como membro certificado.

Profissionais certificados geralmente são obrigados a participar de **unidades de educação continuada** (UECs, também conhecidas como créditos de educação continuada em alguns países) para manter sua certificação na organização credenciadora. Em geral, isso pode ser conseguido por meio da participação em reuniões e conferências profissionais, cursos adicionais, programas de desenvolvimento profissional *on-line* e/ou algum tipo de trabalho na organização de certificação. Os custos da certificação variam amplamente, dependendo do nível de certificação obtido e das taxas cobradas pela organização que administra o exame.[1,2]

A certificação também pode ser estendida para incluir programas e instituições educacionais. Com esse tipo de certificação, programas ou instituições específicas são obrigados a atender a critérios específicos relacionados com currículo, equipe, instalações e ambiente de aprendizagem. Por exemplo, o **credenciamento de um programa** é exigido atualmente para programas acadêmicos de treinamento atlético e dietética. Estudantes dessas áreas devem concluir um programa credenciado antes que tenham autorização para prestar exames de certificação (p. ex., treinamento atlético) ou licenciamento/registro (p. ex., dietética). Programas da área de ciências do exercício também podem ser credenciados. Por exemplo, a **Commission on Accreditation of Allied Health Education Programs** (CAAHEP) supervisiona o **Committee on the Accreditation for the Exercise Sciences** (CoAES). O papel desse último comitê é estabelecer padrões e diretrizes para programas acadêmicos que facilitem a preparação de estudantes que procuram emprego nas áreas de saúde, preparação física e exercícios. A acreditação obtida por meio do CAAHEP destina-se especificamente aos programas de ciências do exercício ou departamentos acadêmicos nos quais esses programas estão incluídos (p. ex., Cinesiologia, Ciência do Exercício, Ciência do Movimento).[3] A American Association of Cardiovascular and Pulmonary Rehabilitation (AACVPR) confere certificação no programa oferecido aos profissionais inscritos nos programas de reabilitação cardiovascular e pulmonar de hospitais, centros médicos e serviços ambulatoriais, que atendem às diretrizes específicas da prática profissional. Nesse caso específico, o objetivo da certificação é assegurar que os programas atendam aos padrões essenciais de cuidados prestados aos pacientes.[1,4]

Componente interativo. Parte de um exame na qual o candidato examinado deve responder a uma situação exposta visualmente.

Unidades de educação continuada. Educação profissional adicional necessária para manter certificação, licenciamento ou registro.

Credenciamento de um programa. Concessão a um programa acadêmico da certificação de atender a critérios aceitáveis para a preparação dos alunos matriculados no programa.

Commission on Accreditation of Allied Health Education Programs. Maior organização de credenciamento de programas na área de ciências da saúde e exercício.

Committee on the Accreditation for the Exercise Sciences. Organização criada para estabelecer padrões e diretrizes para programas acadêmicos que facilitem a preparação de estudantes que procuram emprego nas áreas de saúde, preparação física e exercícios.

Licenciamento

Licenciamento é a concessão de permissão por uma autoridade oficial ou legal (geralmente, um órgão ou conselho governamental estadual) a um indivíduo ou organização para desempenhar prática legal de alguma atividade profissional que, de outra forma, seria ilegal. Os requisitos e regulamentos de licenciamento variam entre os estados e é importante que os profissionais do campo de ciência do exercício e outras áreas da saúde estejam cientes dos requisitos estaduais para a prática profissional. Profissionais como médicos, assistentes médicos, enfermeiros, fisioterapeutas, terapeutas ocupacionais e nutricionistas são obrigados a obter licença para exercer a profissão. A licença é concedida depois da conclusão de um currículo educacional aprovado ministrado por algum programa credenciado de faculdade ou universidade e depois da aprovação em um exame de licenciamento semelhante ao processo de certificação. Em geral, o licenciamento é permanente, mas taxas periódicas, exames de competência e/ou UECs podem ser exigidos para manter o licenciamento válido. Geralmente, cada estado norte-americano estabelece os requisitos para licenciamento em sua jurisdição e isso permite que os indivíduos pratiquem legalmente uma profissão regulamentada. Nos EUA, a certificação profissional não permite que o indivíduo pratique alguma profissão regulamentada, a menos que o estado em questão reconheça os requisitos de certificação como equivalentes aos requisitos de licenciamento.[1]

Registro

Em algumas áreas da ciência do exercício e outras áreas de saúde é necessário registro para exercer a prática profissional. Registro é a documentação das informações de qualificação profissional relevantes aos requisitos de licenciamento governamental.[1] Indivíduos registrados em uma organização ou órgão também precisam concluir UECs para manter o registro profissional. Por exemplo, a Academy of Nutrition and Dietetics, por meio da Commission on Dietetic Registration, confere o título de RDN aos indivíduos que completaram a formação acadêmica e passaram no exame da Academy of Nutrition and Dietetics.[5] Registro e licenciamento são semelhantes em escopo, exceto que um profissional licenciado geralmente tem alcance e âmbito de prática profissional mais amplos. Normalmente, um indivíduo registrado como profissional tem seu nome listado no registro da organização. Essa prática fornece informações ao público em geral e aos potenciais empregadores sobre as qualificações dos indivíduos listados no registro. Por exemplo, uma organização pode fornecer os nomes de profissionais habilitados como FCERs em uma área geográfica específica. A Tabela 12.1 fornece explicações resumidas sobre certificação, licenciamento e registro. A escolha de uma credencial apropriada deve ser baseada nos requisitos profissionais e no âmbito pretendido de prática profissional. Diversas organizações profissionais oferecem certificações, licenciamentos e registros relevantes para profissionais da área de ciência do exercício. A Tabela 12.2 enumera algumas das organizações profissionais e credenciamento que cada organização fornece aos membros.

Pensando criticamente

De que forma certificação, licenciamento e registro reforçam a confiança do público em geral ao trabalhar com profissionais da área de ciência do exercício e outras profissões da área da saúde?

Capítulo 12 Carreiras e Questões Profissionais na Área de Ciência do Exercício **431**

Tabela 12.1	Descrições resumidas de certificação, licenciamento e registro.[1]	
TIPO	**DESCRIÇÃO**	
Certificação	Um indivíduo, instituição ou programa educacional foi avaliado e reconhecido por atender a alguns padrões predeterminados depois da aprovação bem-sucedida em um exame válido e confiável	
Licenciamento	Concessão de permissão por uma autoridade competente (em geral, um órgão governamental) para que um indivíduo ou organização pratique ou exerça atividades que, de outra forma, seriam ilegais	
Registro	Registro das informações de qualificação profissional relevantes aos regulamentos de licenciamento do governo; semelhantemente ao licenciamento, com exceção de que o âmbito de prática geralmente é mais reduzido que o de um profissional licenciado	

Tabela 12.2	Organizações profissionais da área de ciência do exercício e outras áreas da saúde e tipo de credenciamento que cada uma confere.	
ORGANIZAÇÃO PROFISSIONAL	**CREDENCIAL**	

American College of Sports Medicine (ACSM)	Certificação em Saúde e *Fitness*
	  Personal trainer
	  Instrutor de exercício em grupo
	  Fisiologista do exercício
	Certificação clínica
	  Fisiologista clínico do exercício
	Credenciais de especialidades
	  Exercise Is Medicine (Exercício é medicamento)
	  Treinador de exercícios para pacientes com câncer
	  Treinador físico inclusivo
	  Atividade física em saúde pública	

National Strength and Conditioning Association (NSCA)	Especialista certificado em treinamento de força e condicionamento físico *Personal trainer* certificado Especialista certificado em populações especiais Facilitador tático em treinamento de força e condicionamento físico	
American Council on Exercise (ACE)	*Personal trainer* Médico especialista em exercício Instrutor de preparação física em grupo Treinador de saúde	
Academy of Nutrition and Dietetics (AND)	Dietista registrado Dietista e nutricionista registrado Técnico de dietética registrado Técnico de nutrição e dietética registrado Certificado de especialista Certificado de prática avançada	
National Athletic Trainer's Association (NATA)	Certificação concedida pelo NATA Board of Certification	
YMCA	Instrutor de *personal training*	

Oportunidades de emprego e carreira profissional

Uma das perguntas mais frequentes feitas pelos estudantes de graduação em ciências do exercício é: "Que tipo de emprego posso conseguir com o diploma de ciências do exercício?" Pois bem, as possibilidades de colocação profissional são inúmeras e variam muito. É importante que todo estudante de graduação reserve algum tempo para considerar seriamente o que está disposto a investir na educação profissional e no desenvolvimento de carreira e o que realmente deseja fazer com o aspecto profissional de sua vida. Reflexão cuidadosa é fundamental porque é importante considerar os diversos componentes de sua educação e desenvolvimento profissional à medida que o estudante de graduação se prepara para a carreira profissional. Frequentemente, carreiras profissionais exigem formação educacional adicional na forma de pós-graduação em alguma área de especialização (p. ex., treinamento atlético ou fisioterapia). A seguir, há uma relação com algumas questões que todo aluno deve considerar ao decidir sobre sua carreira profissional em ciências do exercício ou áreas afins.[6]

- Você participa e gosta de atividades físicas, exercícios e esportes?
- Você gostou dos cursos de biologia, química, matemática, nutrição e fisiologia?
- Você está disposto a se comprometer com o investimento necessário em educação, treinamento acadêmico e educação profissional, que são exigidos para trabalhar na área de ciência do exercício e outras áreas da saúde, inclusive com progressão do curso de graduação para pós-graduação?
- Você conversou com pessoas que atualmente trabalham em sua área específica de interesse?
- Em que tipo de ambiente profissional você deseja trabalhar (p. ex., hospital, clínica, escola, academia de ginástica, indústria, empresa, ambulatório, faculdade, universidade)?
- Você gosta de trabalhar com todos os tipos de pessoas ou está interessado apenas em determinadas populações (p. ex., atletas, crianças, idosos ou pacientes com doenças crônicas)?
- Você quer trabalhar com pessoas para evitar doenças e lesões, ou com pacientes que precisam de tratamento e reabilitação?
- Você prefere trabalhar em pesquisa ou na área educacional?

Os salários iniciais dos profissionais com graduação, mas sem experiência, variam amplamente. Fatores como experiência profissional anterior, localização geográfica, ambiente de emprego e demanda do mercado, combinados com outros fatores (p. ex., se você tem licença ou certificação profissional), influenciarão sua remuneração inicial. Conversar com um profissional que atualmente atue na sua área de interesse em sua localização geográfica é uma boa forma de conseguir uma estimativa do salário inicial e dos benefícios esperados.[6]

Existem inúmeras razões para a ampliação das oportunidades de carreiras profissionais na área da ciência do exercício e outras áreas do setor de saúde. O maior interesse do público em geral por saúde resultou em uma explosão de possíveis oportunidades de carreira em áreas relacionadas com ciência do exercício, inclusive treinadores de saúde, treinadores de bem-estar, *personal trainers*, treinadores de condicionamento físico, diretores de condicionamento físico, nutricionista do exercício e esporte, ergonomistas e psicólogos do exercício. O aumento das doenças relacionadas com estilo de vida resultou na necessidade de médicos, assistentes médicos, dietistas, fisioterapeutas e terapeutas ocupacionais, especialistas em reabilitação e pesquisadores mais altamente treinados. Avanços na tecnologia esportiva e no desenvolvimento de produtos, assim como o aumento da participação em esportes e treinamentos atléticos, resultaram na necessidade de profissionais mais altamente treinados como treinadores de atletas, treinadores de força e condicionamento físico, especialista em biomecânica do esporte, psicólogos do esporte e pesquisadores. O Ministério do Trabalho dos EUA, por meio do Bureau of Labor Statistics (www.bls.gov/), projeta periodicamente as oportunidades de emprego em todos os setores da economia e é um bom *site* para identificar tendências de emprego em muitas áreas profissionais que os graduados em ciência do exercício podem esperar conquistar.[7] As seções a seguir apresentam descrições resumidas dos principais tipos de emprego profissional e oportunidades de carreira para graduados dos programas de ciência do exercício. Em alguns casos, o diploma de graduação universitária é suficiente para conseguir emprego, enquanto em outras profissões é necessário diploma de especialista ou profissional avançado para trabalhar em uma área específica. Em quase todos os casos, conseguir uma credencial traz o benefício de se conseguir um emprego ou é um requisito obrigatório para trabalhar.

Treinador de atletas

Treinador de atletas é um profissional de medicina esportiva com credencial profissional de treinador de atletas certificado (TAC), que trabalha com prevenção, tratamento e reabilitação de lesões de atletas e indivíduos fisicamente ativos (ver Capítulo 6). Muitas pessoas costumam ver treinadores de atletas trabalhando apenas com atletas em um ambiente esportivo; no entanto, os treinadores de atletas também trabalham em colaboração direta com profissionais da área de ciência do exercício, médicos da especialidade de medicina do exercício e do esporte e outros profissionais da saúde para prestar cuidados a qualquer pessoa que possa ter alguma lesão causada pela participação em atividades físicas, exercício ou esporte (Figura 12.3). Apenas graduados de um programa de treinamento atlético credenciado pela **Commission on Accreditation of Athletic Training Education** podem prestar exame do National Board of Certification e obter o título de treinador de atletas certificado. Em alguns estados dos EUA, treinadores de atletas também precisam obter licenciamento estadual para praticar treinamento atlético. Treinadores de atletas conseguem trabalhar profissionalmente em diversos contextos, inclusive escolas secundárias, faculdades e universidades, clínicas de medicina do exercício e do esporte, programas de esportes profissionais, indústrias e outras atividades ocupacionais, assim como em outras ocupações profissionais da área da saúde, inclusive auxiliares médicos (*physician extender*, em inglês).[6,8]

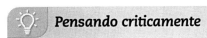

Pensando criticamente

Como os cursos acadêmicos e as experiências na área de ciência do exercício preparam os futuros profissionais para trabalhar nessa área e outras disciplinas da área da saúde?

Biomecanicista

Com formação acadêmica e experiência profissional adequadas, o indivíduo pode atuar como biomecanicista clínico ou esportivo. Em geral, o estudante da área de ciências do exercício precisará de cursos adicionais de graduação em física ou engenharia ou, possivelmente, pós-graduação (mestrado ou doutorado) para trabalhar como biomecanicista

Commission on Accreditation of Athletic Training Education. Órgão responsável pela acreditação dos programas educacionais de treinamento atlético profissional.

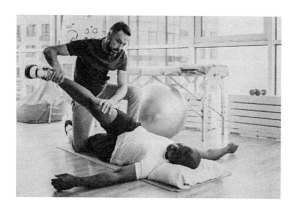

FIGURA 12.3 Treinadores clínicos de atletas trabalham para reabilitar indivíduos que sofreram lesões durante a prática de atividade física e exercício. (De Shutterstock.)

profissional. A especialidade de biomecânica clínica concentra-se na mecânica da lesão e nos princípios de prevenção, avaliação e tratamento de problemas musculoesqueléticos. A biomecânica do esporte examina os fatores do movimento humano associados ao exercício e treinamento com o objetivo de melhorar o desempenho esportivo e atlético. Atualmente, não há credenciamento disponível na área de biomecânica, embora a certificação em alguma área relacionada possa ser útil para conseguir emprego. As oportunidades de emprego incluem trabalhar em faculdades e universidades, centros de promoção do desempenho esportivo e atlético, clínicas de medicina do exercício e do esporte, hospitais e outros serviços de saúde afins.[6,8]

Engenheiro biomédico

Com formação acadêmica e experiência profissional adequada, o indivíduo pode atuar como engenheiro biomédico. Para conseguir emprego como engenheiro biomédico, o estudante da área de ciência do exercício precisará de cursos de graduação em matemática, física, engenharia, química, biologia molecular e genética e um diploma duplo de graduação ou pós-graduação (mestrado ou doutorado) em engenharia.[a] Atualmente, não há credenciamento disponível na área de engenharia biomédica, embora a certificação em alguma área relacionada possa ser útil para conseguir emprego. Engenheiros biomédicos aplicam os princípios da biologia e engenharia aos cuidados de saúde e medicina projetando órgãos artificiais, próteses, instrumentos cirúrgicos e dispositivos médicos para apoiar funções fisiológicas. As oportunidades de emprego incluem trabalhar em empresas e na indústria, centros de reabilitação, clínicas médicas, hospitais e outros serviços afins à área de saúde.

Quiropata

Doutor em medicina quiroprática é um profissional da saúde que trabalha com prevenção, tratamento e reabilitação de lesões musculoesqueléticas usando manipulações da coluna vertebral para melhorar o movimento da coluna e a função do corpo. Indivíduos que praticam atividades físicas, exercícios, esportes e competições atléticas podem se beneficiar de ajustes quiropráticos que aumentam a amplitude de movimento das articulações e dos músculos. Apenas graduados de uma escola de quiropraxia credenciada podem fazer exame para se

---

[a] N.R.T.: No Brasil, existe o curso de Engenharia Biomédica, no qual o aluno é formado durante todo o curso para atuação nessa área.

Capítulo 12 Carreiras e Questões Profissionais na Área de Ciência do Exercício   **435**

tornarem quiropatas licenciados. Os quiropatas trabalham em diversos contextos profissionais, inclusive consultórios particulares, instituições que prestam cuidados de longa duração, instituições médicas, departamentos de saúde, empresas de cuidados residenciais, hospitais, faculdades e universidades e outros ambientes de cuidado de saúde.[6]

Fisiologista clínico do exercício

Os fisiologistas clínicos do exercício (FCEs) trabalham com indivíduos saudáveis e doentes em diversos ambientes profissionais. Pacientes com doenças crônicas, inclusive cardiovasculares, respiratórias e metabólicas, podem melhorar com a prática regular de atividades físicas e exercícios. Os FCEs são responsáveis por realizar avaliações de saúde e aptidão física, desenvolver e implementar prescrições de exercícios e monitorar a eficácia das intervenções. Manter registros apropriados para avaliar a eficácia da atividade física ou intervenção com exercício é uma atribuição comum e importante do FCE. Frequentemente, são necessários cursos avançados de eletrocardiograma, fisiopatologia e populações específicas (p. ex., crianças ou idosos), e muitos FCEs têm pós-graduação (mestrado ou doutorado). Certificação e registro são requisitos cada vez mais importantes e, em muitos casos, são exigidos para trabalhar como FCE. A partir de 2027, apenas profissionais que tiverem concluído o curso de bacharelado (ou superior) em Ciências do Exercício ou Fisiologia do Exercício de uma faculdade ou universidade credenciada regionalmente, que também seja credenciada programaticamente pela CAAHEP (Commission on Accreditation of Allied Health Education Programs), poderão prestar os exames para Fisiologista do Exercício[b] Certificado pelo ACSM® (ACSM-EP®) e Fisiologista Clínico do Exercício Certificado pelo ACSM® (ACSM-CEP®). Alguns estados norte-americanos também exigem licença para praticar. As oportunidades de emprego são abertas principalmente em hospitais, centros ambulatoriais de saúde e áreas afins, centros de reabilitação cardíaca e programas de bem-estar e condicionamento físico.[6,8]

Dietista e dietista esportivo

Dietista é um profissional licenciado que avalia as necessidades nutricionais dos indivíduos e, em seguida, desenvolve e auxilia a implementação de programas nutricionais para esses indivíduos (Figura 12.4). Dietistas também podem aconselhar pacientes e clientes sobre diversas condições relacionadas com saúde e doença, inclusive perda de peso, diabetes, hipertensão arterial e níveis elevados de colesterol. Apenas profissionais que fizeram graduação em um programa acreditado pela Academy of Nutrition and Dietetics (AND), concluíram internato aprovado por essa instituição e passaram no exame de certificação podem receber o título de RDN. O RDN trabalha em diversos contextos profissionais, inclusive consultórios particulares, instituições que prestam cuidados de longa duração, serviços médicos, departamentos de saúde, departamentos de serviço social, empresas que prestam cuidados residenciais, hospitais, sistemas de ensino primário e secundário, faculdades e universidades e outros serviços de saúde afins. RDNs também podem praticar nutrição esportiva e trabalhar com atletas para desenvolver programas nutricionais que ajudem a melhorar o desempenho esportivo e atlético.[c,6]

---

[b]N.R.T.: No Brasil, existem cursos de especialização (pós-graduação *lato sensu*) em Fisiologia do Exercício ou mestrado e doutorado na área.

[c]N.R.T.: No Brasil, essas atividades são desenvolvidas pelo nutricionista esportivo. Assim como apenas o nutricionista trabalha com pacientes.

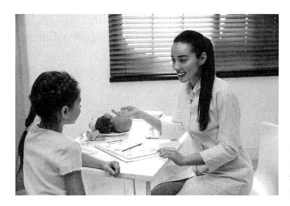

FIGURA 12.4 Dietistas fazem aconselhamento nutricional com crianças e adultos saudáveis e enfermos, bem como atletas. (De Shutterstock.)

Ergonomista

Com formação acadêmica e experiência profissional adequadas, o indivíduo pode atuar como ergonomista para avaliar e efetuar mudanças na interface do homem com o seu local de trabalho. Em geral, os estudantes da área de ciências do exercício precisarão de cursos adicionais de graduação em engenharia, anatomia, fisiologia, psicologia e estatística. Ergonomia é o estudo da interação de seres humanos, objetos que utilizam e ambientes em que trabalham (ver Capítulo 10). Embora não seja obrigatória, a certificação pode ser útil para se conseguir emprego nas áreas de recursos humanos, experiência do usuário ou ergonomia geral. As oportunidades de emprego incluem trabalhar em empresas e indústrias privadas, ambientes ergonômicos industriais, clínicas de medicina do exercício e do esporte, centros de promoção de desempenho físico, hospitais e outros contextos de cuidados de saúde.[d,9]

Psicólogo do exercício e do esporte

Os profissionais que atuam na área de psicologia do esporte e do exercício trabalham com indivíduos saudáveis e doentes, assim como atletas competitivos de todos os níveis, para aprimorar os componentes psicológicos relacionados com o desempenho bem-sucedido de atividade física, exercício, esporte e competição atlética. Os princípios da psicologia do esporte e do exercício também são usados na área de ciência do exercício e outras profissões da área da saúde em diversos ambientes de trabalho, inclusive áreas de bem-estar e *fitness*, treinamento atlético, *coaching*, exercícios clínicos e ambientes de reabilitação e serviços de cuidados de longa duração. Profissionais que concluíram pós-graduação e são certificados como consultores pela Association for Applied Sport Psychology (AASP) podem buscar cargos de consultor de atletas individuais e equipes esportivas e atléticas. Cursos acadêmicos avançados que permitem licenciamento como psicólogo clínico também podem ser valiosos para o desenvolvimento da carreira profissional em psicologia do esporte e do exercício. A obtenção de um diploma avançado (PhD ou doutorado em educação) pode assegurar emprego como instrutor de psicologia do esporte e do exercício em faculdade ou universidade.[6,8] As oportunidades de emprego existem principalmente em centros ambulatoriais de saúde e especialidades afins, centros de reabilitação cardíaca, programas de bem-estar e condicionamento físico de faculdades e universidades, centros de promoção do desempenho físico, empresas privadas, indústrias e clínicas de medicina do exercício e do esporte.

---

[d]N.R.T.: No Brasil, o fisioterapeuta apresenta mais formação na área de ergonomia.

Pós-graduação e pesquisador

Indivíduos com graduação universitária em ciências do exercício ou áreas afins que desejem fazer pós-graduação avançada (mestrado) em alguma área específica da ciência do exercício ou trabalhar diretamente com pesquisas têm diversas oportunidades de escolha. Em geral, mestrados incluem 1 a 2 anos de cursos de pós-graduação e experiências relacionadas, como experiências clínicas ou de campo. O trabalho de conclusão do curso deve ser dissertação de mestrado. A conclusão do mestrado geralmente requer 30 a 40 horas de créditos, além do curso de graduação. Doutorados (PhD) normalmente consistem em 3 a 5 anos de cursos de pós-graduação e experiência na área de pesquisa. O trabalho de conclusão do curso tradicional é a tese de doutorado, que demonstra competência na realização de pesquisa independente. A Tabela 12.3 lista alguns exemplos de áreas de estudo e pesquisa avançados em ciência do exercício. Cursos avançados e participação em atividades de pesquisa são os pilares da formação educacional de mestrado. Formação curricular em áreas de conteúdo, desenho de pesquisa e análise estatística são essenciais para seguir carreira em pesquisa. Indivíduos com mestrado trabalham em diversos ambientes, inclusive empresas farmacêuticas, empresas de

Tabela 12.3	Áreas de estudo de pós-graduação avançada (mestrado e doutorado) em ciência do exercício.

Biomecânica

Bioquímica do exercício

Comportamento e fisiologia do exercício

Comportamento motor

Controle motor

Desenvolvimento motor

Epidemiologia

Exercício e envelhecimento

Exercício terapêutico

Fisiologia ambiental

Fisiologia do exercício

Fisiologia do exercício em pediatria

Fisiologia integrativa

Fisiologia ocupacional

Genética

Neurociência/neurofisiologia

Nutrição para promoção da saúde e melhoria do desempenho

Psicologia dos esportes

Reabilitação cardíaca

Reabilitação de doenças e lesões

438 ACSM Introdução à Ciência do Exercício

alimentos e bebidas, empresas de tecnologia, empresas de vestuário/equipamentos esportivos, faculdades e universidades, hospitais, escolas e instituições médicas, órgãos governamentais (inclusive departamentos de saúde municipais e estaduais) e fundações de pesquisa privadas.[6]

Médico especialista

Médico é um profissional licenciado que atua nas áreas de prevenção, tratamento e reabilitação de doenças e lesões de seus pacientes. Os médicos podem ser treinados para praticar medicina nas seguintes áreas: alopatia, quiropraxia, osteopatia, podologia e oftalmologia. Cada especialidade médica tem âmbito de prática definido, que pode envolver trabalho com pacientes que praticam atividades físicas, exercícios, esportes e participam de competições atléticas. Em geral, muitas pessoas acham que médicos trabalham apenas com indivíduos doentes ou debilitados em serviços de saúde. Contudo, médicos também trabalham em colaboração direta com outros profissionais da saúde para prestar cuidados preventivos a uma ampla gama de indivíduos saudáveis e doentes. Médicos também podem trabalhar nas áreas de medicina do exercício e do esporte em prática clínica ou equipes esportivas locais de escolas secundárias, faculdades ou universidades. Apenas profissionais graduados em uma faculdade de medicina credenciada podem atuar como médicos licenciados. Médicos prestam serviços profissionais em competições esportivas e atléticas amadoras, universitárias e profissionais. A certificação como especialista em medicina do exercício e do esporte também está se tornando cada vez mais importante quando o médico pretende trabalhar com atletas. Os médicos trabalham em diversos ambientes, inclusive consultórios privados, serviços de cuidados de longa duração, instituições médicas, departamentos de saúde, empresas de cuidados residenciais, hospitais, faculdades e universidades e outros ambientes de cuidados de saúde.[6]

Terapeuta ocupacional

Terapeutas ocupacionais são profissionais licenciados que auxiliam indivíduos com problemas limitantes físicos, mentais, emocionais ou relacionados com o desenvolvimento, de forma que possam manter ou melhorar suas habilidades de trabalho e funções diárias. Frequentemente, terapeutas ocupacionais ensinam os indivíduos como compensar alguma perda transitória ou permanente da função motora. Os terapeutas ocupacionais ajudam seus pacientes a aprender ou recuperar a capacidade de realizar atividades da vida diária, inclusive vestir-se, preparar refeições e comer. Para atuar como terapeuta ocupacional licenciado, os alunos devem se formar em um programa de terapia ocupacional credenciado pelo Accreditation Council for Occupational Therapy Education (ACCTE), concluir o requisito de trabalho de campo e ter aprovação em um exame de certificação aplicado pelo ACCTE. É necessária pós-graduação em nível de mestrado ou doutorado. Terapeutas ocupacionais trabalham em diversos tipos de ambientes, inclusive consultórios particulares, serviços de cuidados de saúde de longa duração, instituições médicas, centros de saúde comunitários, empresas de cuidados domiciliares, hospitais, sistemas de ensino, centros de cuidados diários de adultos e outros ambientes de atenção à saúde.[8,10]

Personal trainer

Personal trainers trabalham com seus clientes para avaliar sua capacidade funcional e, em seguida, elaborar e implementar programas de exercícios para melhorar a aptidão física e a saúde. Em geral, as sessões de exercícios com *personal trainers* são individuais ou com pequenos grupos (quatro a oito indivíduos) e comumente ocorrem na casa do cliente, no local de trabalho do *personal trainer* ou na academia de ginástica. *Personal trainers* também realizam sessões de exercícios em grupo com atividades como *spinning*, ioga, pilates, *kickboxing*, zumba, fortalecimento do tronco, aeróbica, hidroginástica e outros tipos de exercícios. *Personal trainers* são beneficiados por sólida formação acadêmica em fisiologia do exercício, biomecânica, avaliação de condicionamento físico, prescrição de exercícios e psicologia do exercício e nutrição, considerando que muitos aspectos desse trabalho envolvem elaboração de programas individualizados de treinamento de força e resistência muscular e práticas nutricionais sólidas, assim como definir metas e estratégias motivacionais para alcançar sucesso. Além de obter diploma universitário em ciência do exercício, é altamente recomendável conseguir certificação profissional como *personal trainer* ou instrutor de exercícios em uma das organizações relacionadas na Tabela 12.2.[6]

Fisioterapeuta

Fisioterapeutas são profissionais licenciados que ajudam indivíduos a se recuperar de lesão ou condição física incapacitante (Figura 12.5). Os fisioterapeutas desenvolvem programas estruturados de tratamento e reabilitação destinados a melhorar a mobilidade, reduzir a dor e evitar ou postergar incapacidade permanente. Fisioterapeutas realizam avaliações da aptidão muscular, amplitude de movimentos e funções musculares e articulares e, em seguida, usam essas informações para elaborar e implementar programas de tratamento individualizados para seus pacientes. Apenas profissionais graduados em programas de educação profissional de fisioterapia credenciados pela Commission on Accreditation in Physical Therapy Education (CAPTE) podem fazer exame nacional de licenciamento, que lhes permite exercer a profissão de fisioterapeuta licenciado nos EUA. Profissionais graduados em programas de outros países podem solicitar licença para praticar fisioterapia. Atualmente, o CAPTE exige que todos os programas acadêmicos ofereçam doutorado em fisioterapia (DF) como diploma mínimo de acesso à prática profissional. Fisioterapeutas trabalham em diversos contextos profissionais, inclusive consultórios particulares, serviços de cuidados de longa duração, escolas e instituições médicas, centros de saúde comunitários, empresas de cuidados domiciliares, hospitais, sistemas de ensino, centros de cuidados diários para adultos e outros serviços de atenção à saúde.[6]

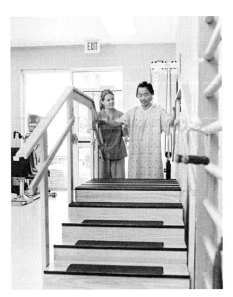

FIGURA 12.5 Fisioterapeutas trabalham em instituições que prestam cuidados a pacientes ambulatoriais e internados. (De Shutterstock.)

Assistente médico

Assistente médico é um profissional licenciado que realiza práticas médicas sob supervisão de um médico com foco em prevenção, diagnóstico, tratamento e reabilitação de doenças e lesões específicas (Figura 12.6). Os assistentes médicos trabalham em colaboração direta com outros profissionais da saúde para prestar cuidados de saúde a uma ampla gama de indivíduos saudáveis e doentes. Assistentes médicos podem ser aperfeiçoados por cursos de graduação em avaliação do condicionamento físico, fisiologia do exercício, biomecânica, nutrição, psicologia do exercício e preparatórios para medicina. Apenas profissionais graduados em programas credenciados podem fazer o Physician Assistant National Certification Examination (Exame Nacional de Certificação para Assistente Médico, em tradução livre) e obter o título de assistente médico certificado. Depois da certificação, o indivíduo pode solicitar licença estadual. Assistentes médicos podem atuar em todas as áreas de especialidade médica. Assistentes médicos trabalham em diversos ambientes, inclusive consultórios particulares, serviços de cuidados de longa duração, instituições médicas, departamentos de saúde, empresas de cuidados domiciliares, centros cirúrgicos, hospitais, faculdades e universidades e outros serviços de saúde.

Podiatra

O médico especializado em podiatria (geralmente chamado "podiatra") pode diagnosticar e tratar doenças da perna, tornozelo e pé. Podiatras têm 4 anos de treinamento em faculdade de medicina e, em seguida, completam 3 anos de residência.[e] O podiatra pode especializar-se em medicina do exercício e do esporte, tratamento de diabéticos, tratamento de feridas, pediatria e cirurgia. Podiatras podem obter certificação do conselho depois de concluir o treinamento avançado, adquirir experiência clínica e fazer exame aplicado pelo American Board of Foot and Ankle Surgery ou American Board of Podiatric Medicine. Podiatras trabalham profissionalmente em diversos ambientes, inclusive consultórios particulares, serviços de cuidados de longa duração, instituições médicas, empresas de cuidados domiciliares, centros cirúrgicos, hospitais e outras áreas de atenção à saúde.

Professor de escolas públicas e privadas

Professores de saúde e educação física são profissionais licenciados que trabalham para ajudar crianças, adolescentes e jovens a desenvolver comportamentos saudáveis, habilidades motoras e aptidão física no ambiente escolar. Com formação acadêmica adequada, o educador pode

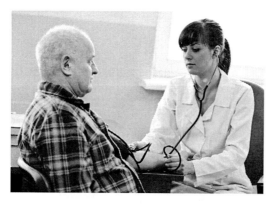

FIGURA 12.6 Assistentes médicos avaliam e tratam pacientes em diversos contextos de atenção à saúde. (De Shutterstock.)

---

[e] N.R.T.: No Brasil, independentemente da especialidade, o curso de medicina tem duração de 6 anos. A residência é realizada em ortopedia, e a partir daí o profissional se especializa em podiatria.

Capítulo 12 Carreiras e Questões Profissionais na Área de Ciência do Exercício **441**

seguir a carreira de professor. Indivíduos interessados em atuar na área de educação em saúde e/ou educação física devem concluir um programa credenciado e passar nos exames de licenciamento estadual e nacional. Nos casos típicos, isso é alcançado com o curso universitário de pedagogia. No entanto, muitas faculdades e universidades oferecem programas de pós-graduação para preparar indivíduos para que sejam habilitados como professores licenciados. A pedra angular dos programas de formação de professores é experiência de ensino prático, que deve ser concluída antes do exame de licenciamento. A maioria dos professores trabalha em sistemas escolares públicos e privados, ensinando desde o jardim de infância até o Ensino Médio. Frequentemente, treinar equipes esportivas e atléticas pode fazer parte das atribuições adicionais de um professor de educação em saúde ou educação física. Esses profissionais também podem seguir carreira docente em faculdades e universidades. Para trabalhar como professor de faculdade ou universidade não há exigência de exame de licenciamento, mas quase sempre se exige mestrado ou doutorado, geralmente em uma das áreas de estudo enumeradas anteriormente na Tabela 12.3.[6]

Terapeuta recreativo

Terapeutas recreativos utilizam um processo estruturado que inclui intervenções recreativas e outros procedimentos baseados em atividades específicas para atender às necessidades de indivíduos com doenças e/ou condições limitantes. Terapia recreativa é um meio de melhorar ou manter as funções física, cognitiva, social, emocional e espiritual para facilitar a plena participação na vida. Indivíduos que se formaram em um programa que atenda aos requisitos do National Council for Therapeutic Recreation Certification são elegíveis para fazer o exame de certificação. Os terapeutas recreativos prestam serviços terapêuticos e realizam atividades recreativas com indivíduos nas modalidades de artes e ofícios, animais, atividade física, exercícios, esportes, jogos, dança, teatro, música e eventos comunitários. Terapeutas recreativos trabalham em diversos ambientes, inclusive consultórios particulares, serviços de cuidados de longa duração, instituições médicas, departamentos de saúde, empresas de cuidados domiciliares, hospitais e outros serviços de saúde.[11]

Treinador de força e condicionamento físico

Treinadores de força e condicionamento físico trabalham com desenvolvimento e implementação de programas de treinamento especializados para atletas (Figura 12.7). Esses treinadores especializados trabalham com diversos tipos de atletas que praticam esportes individuais e coletivos, de modo a aumentar a força e a resistência muscular e melhorar a aptidão cardiovascular, flexibilidade e habilidades de movimento com o objetivo de melhorar o desempenho atlético. Avaliações subjetiva e objetiva do desempenho físico e ajustes no esquema de treinamento são atribuições importantes do treinador de força e condicionamento físico. Além dos cursos do currículo de ciência do exercício, profissionais que desejam seguir essa carreira devem concluir estágio ou adquirir experiência de treinamento voluntário como parte de um programa reconhecido de força e condicionamento físico. Esses profissionais devem considerar fortemente a obtenção de credencial de certificação apropriada e, possivelmente, diploma de pós-graduação em alguma área de estudo relacionada com ciência do exercício. Treinadores de força e condicionamento físico trabalham principalmente em escolas secundárias, faculdades e universidades, programas esportivos profissionais, clínicas de medicina do exercício e do esporte e empresas comerciais dedicadas à promoção e ao desenvolvimento do desempenho esportivo.[6]

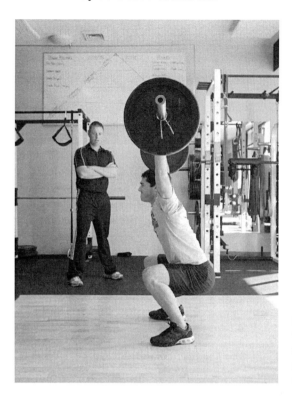

FIGURA 12.7 Treinadores de força e condicionamento físico trabalham com atletas de todas as idades. (Fotografia cedida por cortesia da Stockbyte/DKP/Getty Images.)

Profissional da área de bem-estar e *fitness*

Profissionais que atuam na **área de bem-estar e *fitness*** podem trabalhar com o público em geral para desenvolver e implementar programas de atividade física e exercícios para melhorar a saúde, o bem-estar e a boa forma e reduzir o risco de doenças relacionadas com o estilo de vida. Indivíduos graduados em ciência do exercício podem conseguir emprego em diversos contextos profissionais na área de bem-estar e *fitness*. Conhecimentos amplos de biomecânica, avaliação do condicionamento físico, fisiologia do exercício e psicologia do exercício são fundamentais para que o graduado em ciência do exercício inicie e desenvolva sua carreira profissional na área de bem-estar e *fitness*. À medida que mais indivíduos recorram à prática de atividade física e exercício como forma de se manterem saudáveis e fisicamente aptos e diminuir o risco de desenvolver doenças relacionadas com o estilo de vida, haverá mais necessidade de profissionais que atuem na área de promoção do bem-estar e *fitness*.[8] A Tabela 12.4 ilustra exemplos de algumas oportunidades de emprego na área de bem-estar e *fitness*. Em todos esses contextos de trabalho, os profissionais da área de ciência do exercício têm oportunidade de trabalhar como instrutores de exercícios individuais e em grupo, diretor de condicionamento físico, gerente de operações ou instalações, gerente de clube ou gerente geral. Todos esses cargos requerem base de conhecimento de

Área de bem-estar e *fitness*. Termo genérico usado para descrever práticas e atividades relacionadas com a melhoria da saúde e aptidão física dos indivíduos por meio de atividade física e exercício.

Tabela 12.4 — Oportunidades de emprego na área de bem-estar e *fitness*.

OPORTUNIDADE DE EMPREGO	DESCRIÇÃO
Programas de *fitness* de clubes	Empresas com fins lucrativos que prestam serviços aos associados que ingressam no clube
Programas comunitários	Gerenciados por comunidades locais e organizações sem fins lucrativos, inclusive YMCA [Young Men's Christian Association, ou Associação Cristã de Moços (ACM) no Brasil] e YWCA (Young Women's Christian Association no Brasil, ou Associação Cristã Feminina no Brasil)
Programas de bem-estar corporativo	Utilizado por empresas e corporações com o objetivo de fornecer aos funcionários uma oportunidade de melhorar a saúde e o bem-estar
Programas de condicionamento físico em *spas*	Empresas com fins lucrativos operam para fornecer uma variedade de exercícios, saúde e relaxamento tradicional e não tradicional para os hóspedes

conteúdos específicos e, em alguns casos, anos de experiência e educação adicional (p. ex., gerente de clube ou gerente geral). Em muitos casos, certificação profissional é esperada e frequentemente exigida.

Como profissional empregado em um dos setores de bem-estar e *fitness*, você pode trabalhar com indivíduos de todas as faixas etárias, desde crianças em idade pré-escolar até adultos idosos. Em muitos casos, os indivíduos atendidos são saudáveis, mas fisicamente **descondicionados**. Existe a possibilidade de que tenham doença não diagnosticada e, muitas vezes, os indivíduos que desejam iniciar um programa de exercícios têm fatores de risco de diversas de doenças. Isso torna muito importante seguir as diretrizes apropriadas dos testes e prescrição de exercícios.[12] Os participantes de programas de bem-estar e condicionamento físico também apresentam uma ampla gama de conhecimentos, aptidões e habilidades pertinentes à prática de atividade física e exercício. Na área de bem-estar e *fitness*, espera-se que os profissionais da ciência do exercício estejam envolvidos com triagem e avaliação de saúde e condicionamento físico, desenvolvimento e implementação de programas de condicionamento físico e avaliações subjetiva e objetiva dos programas.[8]

Organizações profissionais da área de ciência do exercício

O desenvolvimento da ciência do exercício e das áreas de estudo relacionadas levou à criação de inúmeras organizações profissionais, que prestam serviços valiosos aos profissionais associados. Exemplos desses benefícios e serviços disponíveis aos associados são distribuição

Descondicionado. Estado no qual o indivíduo não está apto a realizar atividade física ou exercícios.

444 ACSM Introdução à Ciência do Exercício

de boletins informativos e periódicos profissionais e organização de conferências, *webinars*, oportunidades de desenvolvimento profissional (inclusive educação continuada) e balcão de oportunidades de emprego. Muitas dessas organizações profissionais oferecem taxas de adesão com desconto e taxas reduzidas de inscrição em conferências para estudantes de graduação e pós-graduação. É importante envolver-se ativamente em uma organização profissional, porque os benefícios da associação podem ajudá-lo no seu desenvolvimento profissional e futuro emprego. A missão específica da organização oferece informações significativas quanto ao seu âmbito de prática, de forma que os membros que pertencem à organização atuem como profissionais. Isso pode ajudar a orientá-lo na seleção de uma organização profissional apropriada. Frequentemente, algumas pessoas fazem parte de mais de uma organização com o objetivo de receber os valiosos benefícios oferecidos por cada organização. A Tabela 12.5 apresenta as declarações de missão das principais organizações profissionais na área de ciência do exercício. A seção seguinte traz resumos das principais organizações profissionais da área de ciência do exercício, mas certamente não pretende ser uma lista completa.

American Council on Exercise

O American Council on Exercise (ACE) é uma organização sem fins lucrativos comprometida em promover qualidade de vida por meio de atividades físicas e exercícios seguros e eficazes. Seu objetivo é proteger todos os segmentos da sociedade contra produtos de *fitness* ineficazes e promover programas e tendências por meio de educação pública continuada, divulgação, proteção e pesquisa. O ACE também protege o público em geral ao estabelecer padrões de certificação e educação continuada para profissionais da área de *fitness*. O ACE foi fundado em 1985 e tem como propósito fornecer certificação na área de condicionamento físico, educação e treinamento aos seus membros. Os benefícios da associação incluem serviços de promoção da carreira, conferências profissionais, acesso a teleconferências, *webinars* e *blogs*, além de assinaturas de diversos boletins informativos. Oportunidades de desenvolvimento profissional estão disponíveis por meio de vários programas e certificações de educação continuada. Informações adicionais podem ser obtidas na página principal do ACE em www. acefitness.org.[1]

American Association of Cardiovascular and Pulmonary Rehabilitation

Fundada em 1985, a American Association of Cardiovascular and Pulmonary Rehabilitation (AACVPR) é a principal organização profissional dedicada ao desenvolvimento de seus membros envolvidos na profissão de reabilitação cardiovascular e pulmonar. A AACVPR oferece oportunidades educacionais e *networking*, que informam os indivíduos sobre avanços na área de reabilitação cardiovascular e pulmonar, iniciativas legislativas e de reembolso atuais, além de benefícios aos membros para ajudar a melhorar os cuidados e a qualidade de vida dos pacientes com doenças cardíacas e pulmonares. Certificação de programas profissionais de reabilitação cardíaca e pulmonar também é uma função desempenhada pela AACVPR. Os benefícios da associação incluem serviços de suporte à carreira, descontos nas taxas de inscrição em conferências, acesso a teleconferências, *podcasts*, *webcasts* e assinatura do *Journal of Cardiopulmonary Rehabilitation and Prevention*. Oportunidades de desenvolvimento profissional estão disponíveis por meio de reuniões e conferências. Informações adicionais podem ser obtidas na página principal da AACVPR em www. aacvpr.org.[13]

Capítulo 12 Carreiras e Questões Profissionais na Área de Ciência do Exercício

Tabela 12.5	Missões de várias organizações profissionais da área de ciência do exercício.
ORGANIZAÇÃO PROFISSIONAL	**MISSÃO**
American Association for Cardiovascular and Pulmonary Rehabilitation (AACVPR)	Reduzir morbilidade, mortalidade e incapacidade causadas por doenças cardiovasculares e pulmonares por meio de educação, prevenção, reabilitação, pesquisa e controle de doenças – o elemento fundamental da missão é melhorar a qualidade de vida dos pacientes e suas famílias
American Council on Exercise (ACE)	Colocar pessoas em movimento
American College of Sports Medicine (ACSM)	Avançar e integrar pesquisas científicas para oferecer aplicações educacionais e práticas da ciência do exercício e medicina do exercício e do esporte
American Society of Biomechanics (ASB)	Promover o avanço, a comunicação e a aplicação da biomecânica em benefício da sociedade
American Society of Exercise Physiologists (ASEP)	Representar e promover a profissão de fisiologista do exercício e estar comprometida com o desenvolvimento profissional da fisiologia do exercício, estimular seu avanço e assegurar a credibilidade dos fisiologistas do exercício
Association for Applied Sport Psychology (AASP)	Ter foco no desempenho humano, bem-estar holístico e funcionamento social por meio de educação, pesquisa e prática, certificação e serviço à profissão de psicologia do esporte
International Society for Biomechanics in Sport (ISBS)	Oferecer espaço para a troca ideias aos pesquisadores de biomecânica dos esportes, treinadores e professores de biomecânica; preencher o espaço entre pesquisadores e profissionais; reunir e divulgar informações e materiais sobre biomecânica no esporte
International Society for Biomechanics (ISB)	Promover o estudo da biomecânica do movimento com ênfase especial no ser humano; encorajar contatos internacionais entre cientistas dessa área, promover o conhecimento da biomecânica em nível internacional e cooperar com organizações relacionadas
International Society of Motor Control (ISMC)	Estimular e promover a educação e o debate aberto entre cientistas de todas as nações sobre pesquisas básicas e aplicadas na área do controle biológico do movimento
North American Society for the Psychology of Sport and Physical Activity (NASPSPA)	Desenvolver e fazer avançar o estudo científico do comportamento humano quando indivíduos praticam esporte e atividade física; facilitar a divulgação de informações; melhorar a qualidade da pesquisa e ensino em psicologia do esporte, desenvolvimento/ aprendizagem motora e controle motor
National Athletic Trainer's Association (NATA)	Representar, envolver e promover o crescimento e desenvolvimento contínuos da profissão de treinamento atlético e dos treinadores de atletas como prestadores de cuidados de saúde singulares
National Strength and Conditioning Association (NSCA)	Promover avanços na área de força e condicionamento físico e das profissões relacionadas com a ciência do esporte em todo o mundo
Society of Health and Physical Educators (SHAPE)	Fazer avançar a prática profissional e promover pesquisas relacionadas com saúde e educação física, atividade física, dança e esporte

446 ACSM Introdução à Ciência do Exercício

American College of Sports Medicine

O American College of Sports Medicine (ACSM) foi fundado em 1954 com o objetivo de reunir indivíduos interessados em exercício e saúde. O ACSM conta com composição diversificada de profissionais de todas as disciplinas da área de ciência do exercício e medicina do exercício e do esporte. O ACSM é a maior organização na área de ciência do exercício e medicina do exercício e do esporte do mundo, com mais de 50.000 membros de seções internacionais, nacionais e regionais e profissionais certificados. O ACSM oferece programas de certificação individuais em áreas como condicionamento físico e saúde, clínica médica e outras especialidades. Os benefícios da associação incluem serviços de apoio à carreira, afiliações a grupos de interesse, descontos nas taxas de inscrição em conferências e acesso às revistas *Medicine and Science in Sports and Exercise, Exercise and Sport Science Reviews, The Translational Journal of ACSM, Current Sports Medicine Reports* e *ACSM's Health & Fitness Journal*. Oportunidades de desenvolvimento profissional estão disponíveis por meio de reuniões profissionais, conferências, *webinars* e *podcasts*. Créditos de educação continuada e créditos de educação médica continuada estão disponíveis para membros que participam das atividades da organização. O ACSM também apoia atividades de pesquisa por meio da ACSM Foundation e atua na defesa de questões nacionais e internacionais relacionadas com exercício e saúde. Exemplos de programas de advocacia são Exercise is Medicine® e ACSM American Fitness Index®. Informações adicionais podem ser obtidas na página principal do ACSM em www.acsm.org.[6]

American Physiological Society

A American Physiological Society (APS) foi fundada em 1887 para promover o avanço da fisiologia e facilitar a interação dos fisiologistas americanos. A APS conecta cientistas e educadores de todo o mundo em uma comunidade multidisciplinar, de modo a promover a colaboração e destacar avanços científicos em fisiologia e disciplinas relacionadas. Os benefícios da associação incluem serviços de apoio à carreira, afiliações a grupos de interesse e acesso a periódicos e boletins informativos. Oportunidades de desenvolvimento profissional estão disponíveis por meio de reuniões e eventos nacionais. A APS também oferece prêmios e bolsas para membros profissionais e estudantes. Informações adicionais podem ser obtidas na página principal da APS em www.fisiology.org.[14]

American Society of Biomechanics

A American Society of Biomechanics (ASB) foi fundada em 1977. A ASB incentiva e promove a troca de informações e ideias entre biomecânicos que trabalham em diversas disciplinas e campos de aplicação para melhorar a saúde, o bem-estar e o desempenho esportivo. Os benefícios da associação incluem serviços de apoio à carreira, afiliações a grupos de interesse e assinatura do *Journal of Biomechanics*. Oportunidades de desenvolvimento profissional estão disponíveis por meio de reuniões nacionais e conferências regionais. A ASB também oferece prêmios e bolsas para membros profissionais e estudantes. Informações adicionais podem ser obtidas na página principal da ASB em www.asbweb.org.[15]

American Society of Exercise Physiologists

A American Society of Exercise Physiologists (ASEP) foi fundada em 1997 com o objetivo de reunir profissionais da área de fisiologia do exercício. A ASEP está comprometida com o desenvolvimento profissional da fisiologia do exercício, seu avanço e maior credibilidade da fisiologia do exercício como profissão da saúde. Como parte da sua missão, a ASEP oferece

Capítulo 12 Carreiras e Questões Profissionais na Área de Ciência do Exercício **447**

exame de certificação em fisiologia do exercício. Os benefícios da associação incluem serviços de apoio à carreira e assinaturas de recursos *on-line*, inclusive *Journal of Exercise Physiology*, *Journal of Exercise Medicine* e boletim informativo da ASEP. Oportunidades de desenvolvimento profissional estão disponíveis por meio de reuniões e conferências profissionais. Informações adicionais podem ser obtidas na página principal da ASEP em www.asep.org.[16]

Association for Applied Sport Psychology

Fundada em 1986, a Association for Applied Sport Psychology (AASP) promove a prática ética, a ciência e a defesa da psicologia do esporte e do exercício. AASP é uma organização internacional multidisciplinar profissional e é a maior organização de fisiologia aplicada ao esporte e exercício do mundo. AASP incorpora informações e conhecimentos das áreas ciências do exercício e do esporte e da psicologia em três áreas de foco inter-relacionadas: psicologia da saúde e do exercício, melhoria/intervenção no desempenho e psicologia social. A associação oferece um programa de Consultores Certificados da AASP aos seus membros. Os benefícios da associação incluem serviços de apoio à carreira, afiliações a grupos de interesse, descontos em inscrições em conferências, *webinars*, afiliações a grupos de interesse especiais e assinaturas do *Journal of Applied Sport Psychology* e *Journal of Sport Psychology in Action*. Oportunidades de desenvolvimento profissional estão disponíveis por meio de reuniões e conferências profissionais, *webinars* e programas de educação continuada. A AASP também oferece um banco de recursos *on-line* para profissionais e público em geral. Informações adicionais podem ser obtidas na página principal da AASP em www.appliedsportpsych.org.[17]

International Society of Biomechanics

A International Society of Biomechanics (ISB) foi fundada em 1973 para promover o estudo de todas as áreas da biomecânica, embora seja dada ênfase especial à biomecânica do movimento humano. A ISB promove contatos internacionais entre cientistas, promove a difusão do conhecimento e estabelece ligações com organizações nacionais. Os membros da ISB totalizam cerca de 2 mil e incluem profissionais das disciplinas de anatomia, fisiologia, engenharia (mecânica, industrial e aeroespacial), ortopedia, medicina de reabilitação, ciência e medicina do exercício e do esporte, ergonomia, cinesiologia eletrofisiológica e outras. A ISB promove a organização de congressos internacionais bienais, publicação de atas de congressos e uma série de monografias sobre biomecânica, distribuição de um boletim informativo trimestral, patrocínio de reuniões científicas relacionadas com biomecânica e assinaturas do *Journal of Biomechanics*, *Journal of Applied Biomechanics*, *Clinical Biomechanics*, *Journal of Electromyography and Kinesiology* e *Gait and Posture*. Informações adicionais podem ser obtidas na página principal da ISB em www.isbweb.org.[18]

International Society of Biomechanics in Sport

Fundada em 1982, a International Society of Biomechanics in Sport (ISBS) oferece um foro para a troca de ideias entre pesquisadores, treinadores e professores de biomecânica aplicada aos esportes. A ISBS também trabalha para preencher a lacuna entre pesquisadores e profissionais e reunir e divulgar informações e materiais sobre biomecânica aplicada ao esporte. A ISBS oferece simpósios anuais, um boletim informativo regular e recursos adicionais para os membros, inclusive anais de conferências internacionais. A afiliação à ISBS também inclui a assinatura da revista *Sport Biomechanics*. Informações adicionais podem ser obtidas na página principal da ISBS em www.isbweb.org.[18]

International Society of Motor Control

Fundada em 2002, a International Society of Motor Control (ISMC) dedica-se ao desenvolvimento de seus membros interessados em pesquisa básica e aplicada na área de controle de movimentos em sistemas biológicos. A ISMC oferece oportunidades educacionais e *networking*, que informam os indivíduos sobre as atividades atuais na área de controle motor. Os benefícios da associação à ISMC incluem serviços de apoio à carreira e assinatura da revista *Motor Control*. Oportunidades de desenvolvimento profissional estão disponíveis por meio de reuniões e conferências profissionais, inclusive a conferência denominada *Progress in Motor Control*. Informações adicionais podem ser obtidas na página principal da ISMC em www.i-s-m-c.org.[19]

National Athletic Trainer's Association

A National Athletic Trainer's Association (NATA) foi fundada em 1950 e, hoje em dia, conta com cerca de 45 mil afiliados nacionais e internacionais. A NATA desenvolve e apresenta informações mais avançadas sobre prevenção e reabilitação de lesões. A profissão de treinador de atletas é praticada por treinadores de atletas certificados, que são profissionais da saúde e colaboram com médicos para otimizar a atividade e a participação de pacientes e clientes. A profissão de treinamento atlético abrange prevenção, diagnóstico e intervenção em problemas médicos emergenciais, agudos e crônicos que acarretem deficiências, limitações funcionais e incapacidade. A NATA oferece certificação aos treinadores de atletas por meio da Commission on Accreditation for Athletic Training Education. Os benefícios da associação incluem descontos em taxas de inscrição de conferências, serviços apoio à carreira, afiliações a grupos de interesse, diretório de membros e assinatura das revistas *Journal of Athletic Training* e *NATA News*. Oportunidades de desenvolvimento profissional estão disponíveis por meio de reuniões e conferências nacionais, regionais e estaduais, UECs *on-line*, *webinars* e programas de educação continuada. A NATA também oferece subsídios e bolsas de estudo para estudantes por meio da NATA Research & Education Foundation. Informações adicionais podem ser obtidas na página principal da NATA em www.nata.org.[20]

National Strength and Conditioning Association

A National Strength and Conditioning Association (NSCA) foi fundada por profissionais da área de força e condicionamento em 1978. A NSCA tem cerca de 60.000 afiliados em todo o mundo. Ela desenvolve e disponibiliza informações mais avançadas sobre treinamento de força e práticas de condicionamento, melhoria de desempenho, prevenção de lesões e resultados de pesquisas. A NSCA é composta por um grupo diversificado de profissionais das áreas de ciência do esporte e exercício, atlética, saúde e *fitness*, que trabalham juntos para preencher a lacuna entre o cientista de laboratório e o profissional na área. A NSCA oferece os seguintes programas de credenciamento: Certified Strength and Conditioning Specialist, NSCA-Certified Personal Trainer, Certified Special Population Specialist e Tactical Strength and Contitioning Facilitator. Os benefícios da associação incluem serviços de apoio à carreira, afiliações a grupos de interesse, acesso a publicações eletrônicas, *webinars* e assinatura das revistas *Journal of Strength and Conditioning Research* e do *Strength and Conditioning Journal*. Oportunidades de desenvolvimento profissional estão disponíveis por meio de reuniões e conferências profissionais, *podcasts*, vídeos e *downloads* eletrônicos. A NSCA também concede bolsas de estudo para estudantes por meio da National Strength and Conditioning Association Foundation. Informações adicionais podem ser obtidas na página principal da NSCA em www.nsca.com.[21]

North American Society for the Psychology of Sport and Physical Activity

A North American Society for the Psychology of Sport and Physical Activity (NASPSPA) foi fundada em 1967. É uma associação multidisciplinar de acadêmicos das ciências comportamentais e profissões afins, que trabalham juntos para desenvolver e divulgar informações sobre psicologia nas áreas de atividade física, exercício e esporte. A NASPSPA também tem interesse em melhorar a qualidade da pesquisa e ensino em psicologia do esporte e comportamento motor. Os benefícios da associação incluem acesso à central de recursos e assinatura com desconto da revista *Journal of Sport and Exercise Psychology* e do *Journal of Motor Learning and Development*. Oportunidades de desenvolvimento profissional estão disponíveis por meio de reuniões e conferências regionais e nacionais e recursos *on-line*. Informações adicionais podem ser obtidas visitando a página principal da NASPSPA em www.naspspa.com.[22]

Society for Health and Physical Educators

A Society for Health and Physical Educators (SHAPE) era denominada inicialmente "American Alliance for Health, Physical Education, Recreation and Dance" (AAHPERD). A SHAPE é a maior organização de profissionais que trabalham com educação física, lazer, *fitness*, dança, promoção da saúde, esportes e educação e todas as especialidades relacionadas com estilo de vida saudável. Seu objetivo é fornecer aos membros apoio, recursos e programas abrangentes e coordenados para ajudar os profissionais a melhorar suas competências e habilidades e garantir que todas as crianças tenham oportunidade de levar uma vida saudável e fisicamente ativa. Fundada originalmente em 1885, a organização é uma aliança de seis associações distritais e quatro conselhos de programa e tem mais de 25 mil membros. Os conselhos do programa são: School Health Council, Physical Activity Council, Physical Education Council e Research Council. Os benefícios da associação incluem descontos em taxas de inscrição de conferências e materiais educacionais, acesso a *webinars* de desenvolvimento profissional e assinatura de periódicos como *Research Quarterly for Exercise and Sport* e *Journal of Physical Education, Recreation and Dance*. Oportunidades de desenvolvimento profissional estão disponíveis por meio de reuniões e conferências. A SHAPE também oferece subsídios e bolsas de estudo para membros estudantes. Informações adicionais podem ser obtidas na página principal da SHAPE em www.shapeamerica.org.[23]

Sports, Cardiovascular and Wellness Nutrition Dietetics Practice Group

O Sports, Cardiovascular and Wellness Nutrition Dietetics Practice Group (SCAN) foi criado em 1981 e é um dos maiores grupos de prática dietética da Academy of Nutrition and Dietetics. O SCAN trabalha para promover estilos de vida ativos e saudáveis por meio da prática de nutrição esportiva, condicionamento cardiovascular e bem-estar, prevenção e tratamento de transtornos alimentares. Dietistas-nutricionais registrados podem ser certificados como Especialistas em Dietética Esportiva pela Commission on Dietetic Registration. O SCAN oferece oportunidades de desenvolvimento profissional por meio de reuniões profissionais, boletins informativos eletrônicos, biblioteca eletrônica, *podcasts* e conferências. Informações adicionais podem ser obtidas na página principal do SCAN em www.scandpg.org.[24]

 Pensando criticamente

Por que é importante considerar cuidadosamente os objetivos pessoais e profissionais ao decidir sobre a carreira em uma profissão na área de ciência do exercício e outras áreas da saúde?

Organizações profissionais relacionadas com a ciência do exercício

Existem muitas outras organizações profissionais com interesse em atividades relacionadas com a ciência do exercício. Cada uma dessas organizações tem sua missão específica, na qual algum aspecto da atividade física ou do exercício pode ser um componente. Também é comum que profissionais da área de ciência do exercício sejam membros de uma ou mais dessas organizações profissionais quando a afiliação traz algum benefício para o desenvolvimento profissional e emprego do indivíduo. A Tabela 12.6 descreve a missão principal das organizações profissionais com interesse secundário na área de ciência do exercício.

 Pensando criticamente

Como as organizações profissionais da área de ciência do exercício trabalham para cumprir a sua missão organizacional e atender às necessidades dos seus membros e público em geral?

Tabela 12.6 Missão principal das organizações profissionais com interesses na área de ciência do exercício.

ORGANIZAÇÃO PROFISSIONAL	MISSÃO
American Cancer Society	Salvar vidas, celebrar vidas e liderar a luta por um mundo sem câncer
American College of Epidemiology	Servir aos interesses da profissão e seus membros defendendo questões pertinentes a epidemiologia, processo de admissão e promoção baseado em credenciais, organização de reuniões científicas, publicações e atividades educacionais e reconhecimento das contribuições de destaque na área
American Diabetes Association	Prevenir e curar diabetes e melhorar a qualidade de vida de todos os pacientes diabéticos
Academy of Nutrition and Dietetics	Promover avanços na saúde e no bem-estar mundiais por meio da alimentação e da nutrição
American Heart Association	Atuar como força incansável por vidas mais longas e saudáveis
American Medical Association	Dedicada a conduzir a medicina em direção a um futuro mais justo, removendo obstáculos que interfiram no atendimento ao paciente e enfrentando as maiores crises de saúde pública do país
American Nurses Association	Liderar a profissão para moldar o futuro da enfermagem e assistência à saúde
American Physical Therapy Association	Formar uma comunidade que promova a profissão de fisioterapia para melhorar a saúde da sociedade
American Physiological Society	Promover educação, pesquisa científica e disseminação de informações na área de ciências fisiológicas
American Psychological Association	Promover avanços, comunicação e aplicação da ciência e dos conhecimentos de psicologia a benefício da sociedade e melhorar a qualidade de vida

Órgãos do governo dos EUA com interesses na área de ciência do exercício

A prática regular de atividade física e exercício é reconhecida como um fator importante para a promoção da saúde e redução do risco de doenças. Por essa razão, iniciativas importantes dos órgãos do governo federal norte-americano contemplam vários aspectos de saúde, prevenção e tratamento de doenças, atividade física e exercício. Por exemplo, órgãos e gabinetes do governo federal dos EUA são responsáveis pelo desenvolvimento e promoção das iniciativas do *Healthy People*,[25] que começaram originalmente com o relatório do Surgeon General de 1996.[26] As iniciativas do *Healthy People* são utilizadas para orientar a tomada de decisões e desenvolvimento de políticas para melhorar a qualidade e prolongar os anos de vida saudável e eliminar disparidades na saúde. *Healthy People 2030* é o documento orientador para avaliar os principais riscos à saúde e ao bem-estar, modificar as prioridades de saúde pública e abordar as questões emergentes relacionadas com promoção da saúde e prevenção de doenças naquele país.[25] Existem vários órgãos governamentais nos EUA que desempenham papel importante no avanço da agenda de saúde pública da nação por meio da promoção de atividade física e nutrição adequada.

Department of Health and Human Services dos EUA

O Department of Health and Human Services (DHHS) é o principal órgão do governo federal dedicado a proteger a saúde de todos os estadunidenses e fornecer serviços humanos essenciais, especialmente para aqueles que são menos capazes de se ajudarem. A missão do DHHS é melhorar a saúde e o bem-estar dos estadunidenses, prestando serviços humanos e de saúde eficazes e promovendo avanços firmes e sustentados nas ciências básicas da medicina, saúde pública e serviços sociais. O DHHS presta supervisão administrativa por meio do Gabinete do Secretário de Saúde e Serviços Humanos. A Figura 12.8 ilustra o organograma atual do DHHS dos EUA.[27]

Além disso, o DHHS fornece recursos de apoio a mais de 300 programas, que abrangem ampla gama de atividades.[28] A Tabela 12.7 descreve alguns exemplos de atividades administradas pelo DHHS. Os programas do DHHS são administrados por 11 divisões operacionais, incluindo oito agências do U.S. Public Health Service e três agências de serviços humanos. Além dos serviços que prestam, os programas do DHHS asseguram tratamento igualitário aos beneficiários de todo o país e permitem a coleta de dados nacionais sobre saúde e doenças. Atualmente, o DHHS tem cinco metas, cada uma das quais tem diversos objetivos que apoiam e cumprem sua missão:[28]

- *Meta 1* – Reformar, fortalecer e modernizar o sistema de saúde do país
- *Meta 2* – Proteger a saúde dos estadunidenses nos locais onde eles vivem, aprendem, trabalham e se divertem
- *Meta 3* – Fortalecer o bem-estar econômico e social dos estadunidenses ao longo da vida
- *Meta 4* – Promover avanços científicos seguros e sustentados
- *Meta 5* – Promover gestão e administração eficazes e eficientes.

O DHHS definiu objetivos estratégicos para alcançar todas as metas. Embora todos os órgãos do DHHS estejam envolvidos na assistência à saúde da população do país, alguns são especialmente importantes para a prática da ciência e áreas afins. Por exemplo, as iniciativas

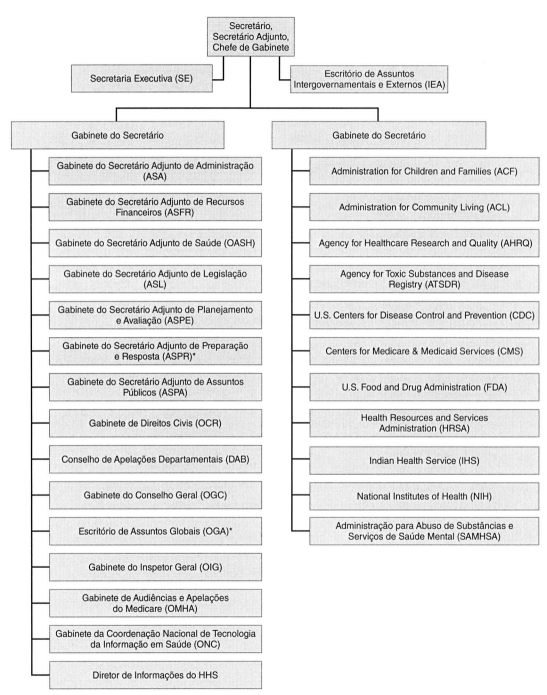

FIGURA 12.8 Organograma do DHHS dos EUA.[29] (Disponível na página www.hhs.gov/about/agencies/orgchart/index.html.)

Capítulo 12 Carreiras e Questões Profissionais na Área de Ciência do Exercício

Tabela 12.7	Exemplos de atividades administradas pelo DHHS dos EUA.
Desenvolver tecnologia da informação em saúde	
Evitar abuso infantil e violência doméstica	
Evitar doenças, inclusive por meio dos serviços de imunização	
Fornecer ajuda financeira e serviços às famílias de baixa renda	
Garantir a segurança de alimentos e fármacos	
Iniciar programas de educação e serviços pré-escolares	
Medicaid – seguro de saúde para americanos de baixa renda	
Medicare – seguro de saúde para americanos idosos e portadores de necessidades especiais	
Melhorar a saúde materno-infantil	
Organizar a preparação médica para emergências, inclusive terrorismo em potencial	
Prestar serviços de saúde abrangentes aos nativos americanos	
Prevenção e tratamento de abuso de drogas	
Promover iniciativas comunitárias e baseadas na fé	
Promover pesquisas nas áreas de medicina e ciência social	
Serviços para americanos idosos, inclusive refeições entregues nas residências	

do *Healthy People* (p. ex., *Healthy People 2010, 2020* e *2030*) foram estabelecidas pela agência do DHHS que representa a agenda de prevenção de doenças do país. O *Healthy People 2030* tem cinco objetivos gerais:[28]

1. Assegurar vidas saudáveis e prósperas e bem-estar livre de doenças, incapacidade, acidentes e mortes prematuras evitáveis.
2. Eliminar disparidades na saúde, alcançar igualdade na saúde e promover educação em saúde para melhorar a saúde e o bem-estar de todos.
3. Criar ambientes sociais, físicos e econômicos que promovam a realização do potencial pleno de saúde e bem-estar para todos.
4. Promover o desenvolvimento saudável, comportamentos saudáveis e bem-estar em todas as fases da vida.
5. Envolver líderes, constituintes fundamentais e público em geral dos diversos setores, para tomar medidas e conceber políticas que melhorem a saúde e o bem-estar de todos.

É responsabilidade do DHHS trabalhar com outros órgãos governamentais federais, estaduais e municipais, assim como com outras organizações públicas e privadas para melhorar a saúde e o bem-estar da população do país. Informações adicionais podem ser obtidas na página principal do DHHS em www.hhs.gov[29] e página principal do programa *Healthy People 2030* em www.health.gov/healthypeople.[28]

National Institutes of Health

Os National Institutes of Health (NIH) representam a divisão de pesquisa médica do DHHS. Os NIH são as principais organizações de pesquisa médica do mundo e apoiam cerca de 40 mil projetos de investigação científica em todo o país sobre doenças como AIDS, Alzheimer, artrite, câncer, diabetes e hipertensão. Dentro da estrutura organizacional dos NIH, existem 27 institutos e centros de saúde separados (Tabela 12.8).[27] O orçamento dos NIH, estabelecido pelo Congresso

454 ACSM Introdução à Ciência do Exercício

e pelo presidente dos EUA, é usado para apoiar a missão dos institutos, que é promover a ciência na busca de conhecimentos fundamentais sobre a natureza e o comportamento dos sistemas vivos e a aplicação desses conhecimentos para prolongar a vida saudável e reduzir os encargos por doenças e incapacidade. Os NIH utilizam grande parte do seu orçamento para financiar subvenções e contratos de apoio a pesquisa e treinamento nos EUA e outros países. Algumas bolsas e contratos financiados pelos NIH estão ligados à pesquisa em diversas áreas da ciência do exercício. Informações adicionais podem ser obtidas na página principal do NIH em www.nih.gov.[29]

Tabela 12.8	Institutos e centros de saúde dos NIH.

National Cancer Institute – criado em 1937

National Eye Institute – criado em 1968

National Heart, Lung, and Blood Institute – criado em 1948

National Human Genome Research Institute – criado em 1989

National Institute on Aging – criado em 1974

National Institute on Alcohol Abuse and Alcoholism – criado em 1970

National Institute of Allergy and Infectious Diseases – criado em 1948

National Institute of Arthritis and Musculoskeletal and Skin Diseases – criado em 1986

National Institute of Biomedical Imaging and Bioengineering – criado em 2000

Eunice Kennedy Shriver National Institute of Child Health and Human Development – criado em 1962

National Institute on Deafness and Other Communication Disorders – criado em 1988

National Institute of Dental and Craniofacial Research – criado em 1948

National Institute of Diabetes and Digestive and Kidney Diseases – criado em 1950

National Institute on Drug Abuse – criado em 1974

National Institute of Environmental Health Sciences – criado em 1969

National Institute of General Medical Sciences – criado em 1962

National Institute of Mental Health – criado em 1949

National Institute on Minory Health and Health Disparities – criado em 2010

National Institute of Neurological Disorders and Stroke – criado em 1950

National Institute of Nursing Research – criado em 1986

National Library of Medicine – criado em 1956

Center for Information Technology – criado em 1964

Center for Scientific Review – criado em 1946

Fogarty International Center – criado em 1968

National Center for Complementary and Integrative Health – criado em 1999

National Center for Advancing Translational Sciences – criado em 1962

NIH Clinical Center – criado em 1953

Centers for Disease Control and Prevention

Os Centers for Disease Control and Prevention (CDC) estão sob a supervisão administrativa do DHHS. A missão do CDC é promover saúde e qualidade de vida, prevenindo e controlando doenças, lesões e incapacidades. A Figura 12.9 ilustra os fatores que descrevem o papel do CDC.[29] Entre as Unidades de Coordenação do CDC, o National Center for Chronic Disease Prevention and Health Promotion tem relação mais próxima com ciência do exercício. A missão do National Center for Chronic Disease Prevention and Health Promotion é atuar como liderança nacional nas áreas de promoção da saúde e prevenção de doenças crônicas por meio de vigilância em saúde pública, estudos epidemiológicos e intervenções comportamentais; publicação de diretrizes e recomendações; e assistência aos órgãos estaduais de saúde e educação para ampliar sua capacidade de evitar doenças crônicas e promover comportamentos saudáveis. Esses programas desempenham liderança nacional fornecendo diretrizes e recomendações e ajudando os órgãos estaduais de saúde e educação a promover comportamentos saudáveis.[27] Sete divisões supervisionam os programas principais:

- Prevenção e Controle do Câncer
- Modificação do Diabetes
- Prevenção de Doença Cardíaca e Acidente Vascular Encefálico
- Nutrição, Atividade Física e Obesidade
- Saúde Bucal
- Saúde Populacional
- Saúde Reprodutiva.

Informações adicionais sobre os Centers for Disease Control and Prevention podem ser obtidas na página www.cdc.gov.[29]

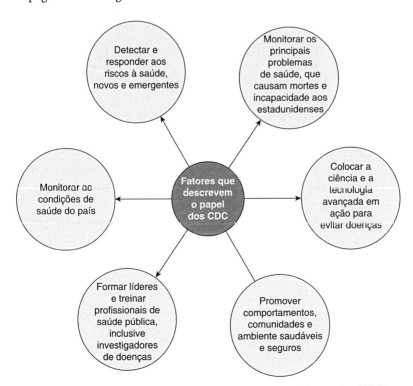

FIGURA 12.9 Missão dos Centers for Disease Control and Prevention (CDC).

Deputy Director of Public Health Science and Surveillance

O Deputy Director of Public Health Science and Surveillance (DDPHSS) atua como conselheiro do Secretário do DHHS em questões de ciência e vigilância em saúde pública. O DDPHSS lidera e coordena a interseção entre saúde pública, cuidados de saúde e tecnologia da informação em saúde para promover a ciência, a vigilância e as prioridades e estratégias de dados dos órgãos em geral. A missão do DDPHSS é "liderar, promover e desenvolver ciência, vigilância, normas e políticas para reduzir o ônus imposto pelas doenças nos EUA e mundialmente".[29] Existem quatro centros principais e escritórios diretamente relacionados com saúde, bem-estar e ciências do exercício. A Tabela 12.9 relaciona esses escritórios e suas respectivas missões. Informações adicionais sobre o DDPHSS podem ser encontradas na página www.cdc.gov/ddphss.[30]

Pensando criticamente

Como os órgãos governamentais trabalham para cumprir suas missões específicas e melhorar a saúde pública do país?

Tabela 12.9 — Missões dos centros e escritórios regionais localizados no DDPHSS, que estão relacionados com saúde e ciência do exercício.[30]

UNIDADE	MISSÃO
Center for Surveillance, Epidemiology and Laboratory Services (CSELS)	Fornecer e prestar serviços científicos, conhecimentos especializados, competências e ferramentas em apoio aos esforços nacionais dos CDC para promover a saúde; prevenir doenças, lesões e incapacidades; e estar preparado para riscos emergentes à saúde
Office of Laboratory Science and Safety (OLSS)	Supervisionar e monitorar o desenvolvimento, a implementação e a avaliação dos programas de segurança laboratorial e gestão de qualidade em todos os CDC
National Center for Health Statistics (NCHS)	Compilar informações estatísticas para orientar ações e políticas para melhorar a saúde da população dos EUA
Office of Science (OS)	Fornecer aos CDC visão científica e liderança para promover a qualidade e a integridade da ciência no CDC

 ## Outras órgãos e organizações ligados à área de ciência do exercício

Muitos outros órgãos e organizações estão envolvidas em diversas atividades relacionadas com as diferentes áreas de estudo da ciência do exercício. Algumas dessas organizações contribuem para melhorar o desenvolvimento educacional dos profissionais da área de ciências do exercício e do público em geral, enquanto outras buscam fornecer orientação e apoio para abordar questões de saúde pública. A Tabela 12.10 inclui algumas dessas organizações que estão envolvidas em atividades relacionadas com a ciência do exercício.

Tabela 12.10 — Outras organizações envolvidas em diversas atividades relacionadas com a área de ciência do exercício e outras áreas afins.

ORGANIZAÇÃO	RELAÇÃO COM A ÁREA DE CIÊNCIA DO EXERCÍCIO
Organização Mundial da Saúde	Apoia projetos, iniciativas, atividades, produtos de informação e contatos nas seguintes áreas: sistemas de saúde; promoção da saúde ao longo da vida; doenças não transmissíveis; doenças transmissíveis; serviços corporativos; preparação, vigilância e resposta
Board of Certification in Professional Ergonomics	Órgão de certificação para profissionais cuja formação e experiência indicam amplo conhecimento na prática de fatores humanos/ergonomia. Fornece certificação ergonômica para proteger o público, as profissões e seus profissionais, garantindo padrões de competência e defendendo o valor da certificação
Aerobics and Fitness Association of America	Principal órgão educador mundial na área de *fitness*, oferecendo educação cognitiva e prática abrangente para profissionais da área de *fitness*; baseado em pesquisas da indústria, usando modalidades tradicionais e inovadoras
The Cooper Institute	Dedicado à investigação científica no domínio da medicina preventiva e saúde pública e à comunicação dos resultados das pesquisas às comunidades científica e médica, bem como ao público em geral

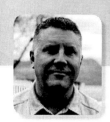

Entrevista

Trent A. Hargens, PhD, FACSM, CEP, EIM3
Professor Associado no Department of Kinesiology, James Madison University, Harrisonburg, Virginia

Breve Introdução – Cresci em Iowa e recebi o título de Bacharel em Ciências em Promoção da Saúde pela University of Iowa. Tenho mestrado em Fisiologia do Exercício Clínico pela Ball State University e doutorado na área de Fisiologia do Exercício Clínico pelo Virginia Polytechnic Institute and State University. Entre meu mestrado e doutorado, trabalhei em vários sistemas hospitalares como fisiologista clínico do exercício em reabilitação cardíaca, reabilitação pulmonar e reabilitação de doenças arteriais periféricas. Também ministrei aulas de ginástica para populações idosas e aulas de ginástica para pacientes com artrite. Atualmente, minha área de pesquisa está centrada nas consequências cardiovasculares, metabólicas e autônomas das doenças crônicas, com ênfase especial para apneia obstrutiva do sono. Além disso, estou investigando como o sono de má qualidade afeta a atividade física e o desempenho dos exercícios aeróbicos.

458 ACSM Introdução à Ciência do Exercício

P: Descreva duas ou três de suas experiências profissionais mais significativas.

Quando eu praticava fisiologia clínica do exercício (FCE), um dos meus pacientes de reabilitação pulmonar estava na lista de transplante duplo de pulmões. Meu objetivo principal como profissional de FCE era ajudar a mantê-lo saudável o suficiente para aguardar pelo dia em que seu nome chegasse ao topo da lista de transplantes. Durante meu tempo de trabalho com esse paciente, observei como ele passou de nenhuma necessidade de oxigênio suplementar, depois apenas durante o exercício e finalmente durante o tempo todo. No entanto, esse paciente trabalhou duro e manteve-se suficientemente saudável para fazer seu transplante pulmonar duplo. Também tive o privilégio de testemunhar sua incrível transformação depois daquela cirurgia, de vê-lo com tanta alegria e energia sem necessidade de oxigênio. Essa experiência realmente deixou bem claro para mim como o exercício pode ter enorme impacto na vida do indivíduo.

Outra experiência que me vem à mente foi como professor de Ciência do Exercício. Uma de nossas alunas estava se formando e não tinha certeza de qual seria seu próximo passo. Por meio de vários bate-papos sinceros e pessoais, consegui ajudá-la a descobrir qual aspecto da Ciência do Exercício motivava sua paixão. Essa ex-aluna conquistou mais dois diplomas na área e literalmente me agradeceu por "inspirá-la". Como professores, são esses tipos de interação com os alunos que nos dão inspiração para sair da cama todos os dias. Serei eternamente grato a ela.

P: Por que você escolheu tornar-se "cientista do exercício"?

Para mim, foi como o exercício e a atividade física podem impactar pacientes com doenças crônicas; daí minha atração por cursos em fisiologia clínica do exercício. Meu avô tinha doença cardiovascular importante, além de diabetes; acontece que eu era exatamente igual a ele quando era mais jovem. Para mim, foi aprender como o exercício pode me impactar pessoalmente para evitar os mesmos problemas de saúde do meu avô, ao

mesmo tempo que pude ajudar outras pessoas por meio do meu trabalho como fisiologista clínico do exercício e agora como pesquisador.

P: Por que participar de organizações profissionais é importante para o desenvolvimento de carreira?

Entre meu trabalho de mestrado e doutorado, interrompi minha participação em organizações profissionais. Olhando para trás agora, foi uma época de muito isolamento profissional e provavelmente foi parte do motivo pelo qual obtive meu doutorado. Eu gostava do trabalho que fazia e dos meus vários colegas de trabalho de diferentes disciplinas (enfermeiros, nutricionistas, psicólogos, pneumologistas, terapeutas etc.), mas meu crescimento como fisiologista clínico do exercício estava estagnado. As organizações profissionais permitem que você se relacione com outras pessoas com experiências profissionais semelhantes. Você fica exposto a pesquisas novas e interessantes, acompanha as novas tendências em sua área de interesse específica, recebe a educação continuada necessária e pode ajudar a moldar o futuro de sua profissão à medida que se envolve mais nessas organizações.

P: Qual conselho você daria a um estudante que esteja contemplando seguir carreira em qualquer profissão da área de ciência do exercício?

Ainda há muito a ser feito nesse campo, seja do ponto de vista prático ou como pesquisador. Esse campo está em crescimento em muitos aspectos e hoje vai além das descrições dos cargos tradicionais, que as pessoas podem imaginar (p. ex., *personal trainer*, reabilitação cardíaca). Explore essas possibilidades e encontre uma área ou população atendida que lhe desperte paixão, seja trabalhando diretamente com eles ou pesquisando essa população. Nessa área, precisamos de mais diversidade em todos os grupos demográficos, quer se trate dos próprios cientistas da área de ciência do exercício ou das populações atendidas e/ou pesquisadas por esses cientistas. O futuro da área de ciência do exercício é brilhante!

Entrevista

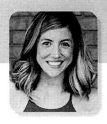

Katie Hake, RDN, LD, ACSM CPT
Proprietária da Katie Hake Health & Fitness, LLC

Breve introdução – Obtive bacharelado em Dietética e Nutrição, *Fitness* e Saúde pela Purdue University. Sou conselheira certificada em alimentação intuitiva. Trabalhei mais de uma década na área de *fitness* em diversos ambientes, desde *fitness* clínico a comercial e boutique, até recreação em *campi* universitários e indústria. Trabalhei individualmente como *personal trainer* e com grupos como instrutora de *fitness*. Passei vários anos como treinadora *master* viajando pelo país para certificar e orientar instrutores de *fitness*, novos e experientes, em treinos predefinidos. Enquanto montava meu consultório particular, trabalhei como nutricionista em bariátrica, cirurgia geral e em um departamento de genética médica como nutricionista metabólica. Em meu consultório particular, ofereço aconselhamento individual sobre nutrição e condicionamento físico para mulheres que lutam com dietas e imagem corporal negativa.

P: *Descreva duas ou três de suas experiências profissionais mais significativas.*

Nunca esquecerei a apresentação que fiz na conferência FIBO Global Fitness em Miami, Flórida. Também fiz uma apresentação no SCW Midwest Mania em Chicago, IL. Quer se trate de *fitness* ou nutrição, adoro ensinar e capacitar outras pessoas com o conhecimento que mude sua vida. Ver minhas duas paixões por essas áreas diferentes é muito gratificante, quando o cliente ou profissional da área de *fitness* que estou ensinando tem seu "momento de iluminação"!

P: *Por que você escolheu tornar-se uma "cientista do exercício"?*

Escolhi tornar-me cientista do exercício porque sou fascinada pelo corpo humano – tanto seus aspectos físicos como mentais. Adoro poder ajudar meus clientes a movimentarem-se com mais desenvoltura e viver melhor, porque isto pode realmente ter impacto transformador em suas vidas. Também adoro trabalhar na indústria colaborando e ajudando nossa profissão a continuar em processo de evolução e aperfeiçoamento.

P: *Por que participar de organizações profissionais é importante para o desenvolvimento de carreira?*

Organizações profissionais permitem que você crie *networking* e se conecte com outros líderes. Como diz o ditado, se você é o mais inteligente da sala de aula, você está na turma errada! Estar cercado de outras pessoas que o ajudem a subir de nível como profissional é crucial nessa área. Por meio das organizações profissionais como o ACSM, pude tomar conhecimento sobre oportunidades de trabalho únicas, que nem sabia que existiam. Ao me conectar com outros profissionais dessas organizações, fui convidada a trabalhar em projetos especiais como sessões de fotos, redação de exames e desenvolvimento de aplicativos de teste. Apesar de já ter conseguido minhas credenciais, procuro sempre manter-me atualizada e envolvida com essas organizações, aproveitando os *webinars* e as oportunidades oferecidas em UECs, oportunidades de mentoria e muito mais.

P: *Qual conselho você daria a um estudante que esteja contemplando fazer carreira em qualquer profissão da área de ciência do exercício?*

Converse com quem exerce a profissão, conheça suas experiências, ouça suas histórias e faça perguntas. Você nunca sabe quais portas e oportunidades existem, a menos que vá atrás delas!

Resumo

- Credenciamento é um aspecto importante do desenvolvimento profissional, que demonstra competência individual em conhecimentos, competências e habilidades
- As carreiras profissionais da área de ciência do exercício e outras áreas relacionadas exigem base fundamental de conhecimentos e preparação adicional em áreas especializadas
- Os estudantes devem considerar as principais áreas de interesse ao decidirem sobre sua carreira profissional
- Organizações profissionais que apoiam as áreas relacionadas com a ciência do exercício esforçam-se por promover o desenvolvimento da sua profissão, seus membros e sua missão, além de oferecer benefícios e serviços aos seus membros
- Departamentos e órgãos do Governo Federal e outras organizações profissionais trabalham para melhorar a saúde e o bem-estar dos americanos por meio de iniciativas políticas e desenvolvimento de programas.

Para revisão

1. Descreva as diferenças entre as seguintes credenciais:
   a. Certificação
   b. Licenciamento
   c. Registro.
2. Quais são os principais benefícios da certificação?
3. Quais são as principais certificações oferecidas pelas principais organizações profissionais da área de ciência do exercício?
4. Quais são as principais oportunidades de emprego na área de *fitness*?
5. Qual a diferença entre terapeuta ocupacional e fisioterapeuta?
6. De que forma um médico e seu assistente médico trabalham juntos para promover a saúde e reduzir o risco de doenças?
7. Por que as certificações profissionais são importantes para treinadores de atletas e fisiologistas clínicos do exercício?
8. Descreva com suas próprias palavras a missão das seguintes organizações profissionais:
   a. American College of Sports Medicine
   b. National Athletic Trainers Association
   c. American Alliance for Health, Physical Education, Recreation and Dance
   d. American Association of Cardiovascular and Pulmonary Rehabilitation
   e. North American Society for the Psychology of Sport and Physical Activity
   f. American Society of Exercise Physiologists
   g. International Society for Motor Control
   h. International Society of Biomechanics.
9. Quais órgãos do governo federal estão encarregados de melhorar a saúde e reduzir o risco de doença no público estadunidense? O que cada setor específico faz para melhorar a saúde dos estadunidenses?

Capítulo 12 Carreiras e Questões Profissionais na Área de Ciência do Exercício

Aprendizagem baseada em projetos

1. Como profissional da área de ciência do exercício, seu empregador entregou-lhe US$ 1.000 para gastar em associação profissional com o objetivo de mantê-lo informado sobre os desenvolvimentos mais recentes em sua área. Em quais organizações profissionais você ingressaria e quais benefícios receberia que lhe dariam mais informações para o desenvolvimento de sua carreira profissional?
2. Seu empregador é encarregado de desenvolver um programa abrangente de bem-estar e condicionamento físico para os funcionários da empresa. Que recursos você usaria para desenvolver as recomendações para o programa, certificando-se de identificar as diretrizes de saúde, atividade física e exercício para indivíduos saudáveis e com alto risco de doenças no programa?

Referências bibliográficas

1. Kreider RB, Cahill KM. Exercise science and fitness certifications. In: Brown SP, editor. *Introduction to Exercise Science*. 1st ed. Philadelphia (PA): Lippincott Williams & Wilkins; 2001. p. 67–81.
2. U.S. Department of Labor, Bureau of Labor Statistics Web site [Internet; cited 2020]. Available from: www.bls.gov.
3. Commission on Accreditation of Allied Health Education Programs Web site [Internet; cited 2020]. Available from: www.caahep.org.
4. Thompson WR, Brown SP. Professional issues. In: Brown SP, editor. *Introduction to Exercise Science*. 1st ed. Philadelphia (PA): Lippincott Williams & Wilkins; 2001. p. 117–29.
5. Academy of Nutrition and Dietetics Web site [Internet; cited 2021]. Available from: www.eatright.org.
6. American College of Sports Medicine Web site [Internet; cited 2021]. Available from: www.acsm.org.
7. U.S. Department of Labor, Bureau of Labor Statistics Web site [Internet; cited 2021]. Available from: www.bls.gov.
8. Kravitz L. Job activities and employment. In: Brown SP, editor. *Introduction to Exercise Science*. 1st ed. Philadelphia (PA): Lippincott Williams & Wilkins; 2001. p. 82–96.
9. Board of Certification in Professional Ergonomics 2021. Available from: www.bcpe.org.
10. The American Occupational Therapy Association Web site [Internet; cited 2021]. Available from: www.aota.org.
11. National Council for Therapeutic Recreation Certification Web site [Internet; cited 2021]. Available from: www.nctrc.org.
12. *ACSM's Guidelines for Exercise Testing and Prescription*. 11th ed. Philadelphia (PA): Lippincott Williams & Wilkins; 2021.
13. American Association of Cardiovascular and Pulmonary Rehabilitation Web site [Internet; cited 2021]. Available from: www.aacvpr.org.
14. American Physiological Society Web site [Internet; cited 2021]. Available from: www.physiology.org.
15. American Society of Biomechanics Web site [Internet; cited 2021]. Available from: www.asbweb.org.
16. American Society of Exercise Physiologists Web site [Internet; cited 2021]. Available from: www.asep.org.
17. Association for Applied Sport Psychology Web site [Internet; cited 2021]. Available from: www.appliedsport-psych.org.
18. International Society of Biomechanics in Sport Web site [Internet; cited 2021]. Available from: www.isbweb.org.
19. International Society of Motor Control Web site [Internet; cited 2021]. Available from: www.i-s-m-c.org.
20. National Athletic Trainers Association Web site [Internet; cited 2016]. Available from: www.nata.org.
21. National Strength and Conditioning Association Web site [Internet; cited 2021]. Available from: www.nsca.com.
22. North American Society for the Psychology of Sport and Physical Activity Web site [Internet; cited 2021]. Available from: www.naspspa.com.
23. Society for Health and Physical Educators Web site [Internet; cited 2021]. Available from: www.shapeamerica.org.
24. Sports, Cardiovascular, and Wellness Nutrition Dietetics Practice Group Web site [Internet; cited 2021]. Available from: www.scandpg.org.
25. Healthy People 2030 Web site [Internet; cited 2021]. Available from: https://health.gov/healthypeople.

462   ACSM Introdução à Ciência do Exercício

26. U.S. Department of Health and Human Services, Centers for Disease Control and Prevention, National Center for Cardiovascular Disease Prevention and Health Promotion, The President's Council of Physical Fitness and Sports. *Physical Activity and Health: A Report of the Surgeon General.* 1995.

27. U.S. Department of Health and Human Services. HHS Organizational Chart Web site [Internet; cited 2021]. Available from: https://www.hhs.gov/about/agencies/orgchart/index.html.

28. U.S. Department of Health and Human Services Web site [Internet; cited 2008]. Available from: www.hhs.gov.

29. U.S. Department of Health and Human Services. National Institutes of Health Web site [Internet; cited 2021]. Available from: www.hhs.gov.

30. U.S. Department of Health and Human Services. Deputy Director for Public Health Science and Surveillance Web site [Internet; cited 2021]. Available from: https://www.cdc.gov/ddphss/.

CAPÍTULO

13

Ciência do Exercício no Século XXI

Após concluir este capítulo, você será capaz de:

1. Descrever como pesquisas realizadas no passado por profissionais da ciência do exercício influenciaram as futuras tendências na promoção da saúde e na prevenção de doenças.

2. Identificar as principais iniciativas públicas e privadas para melhorar a promoção da saúde e a prevenção de doenças, que abrangem áreas de estudo da ciência do exercício.

3. Descrever o impacto da ciência do exercício no aprimoramento do desempenho atlético e no esporte.

4. Identificar algumas tendências futuras para a ciência do exercício na área de aprimoramento do desempenho atlético e no esporte.

Prever o que acontecerá no futuro é um processo muito difícil. Isso é particularmente válido para as áreas de estudo que compreendem a ciência do exercício, em que numerosos fatores podem ter influência significativa sobre a orientação de qualquer profissão específica ou em que o campo de cuidados de saúde aliados pode ocupar um lugar. Basta examinar os avanços históricos da ciência do exercício para construir uma visão de como a profissão tem sido influenciada por indivíduos, pelas descobertas, por mudanças sociais e pelas necessidades para o futuro. Mais recentemente, a pandemia de covid-19 serve como exemplo muito real de como uma doença infecciosa não controlada pode alterar de modo significativo a maneira como participamos de atividades físicas, exercícios, esportes e competições atléticas. A pandemia alterou nossos hábitos quanto à atividade e ao exercício físico, obrigando o fechamento dos ginásios e academias de ginástica, expandindo plataformas de exercícios *on-line*, aumentando as vendas de equipamentos de ginástica e aumentando a participação em atividades e exercícios ao ar livre. Além disso, a pandemia de covid-19 resultou no cancelamento de milhões de eventos desportivos e atléticos, mudou a forma pela qual os atletas são recrutados em programas esportivos de faculdades e universidades e alterou a forma como os indivíduos se envolvem socialmente em espaços atléticos. Nossas experiências com o vírus altamente infeccioso resultaram em novos protocolos para a maneira como trabalhamos com clientes e tratamos pacientes, realizamos exercícios, conduzimos programas de treinamento e cuidamos de atletas.

Embora se possa provavelmente construir uma visão a curto prazo razoavelmente precisa do futuro para cada área de estudo ou disciplina dentro da ciência do exercício, é provavelmente mais realista ter uma visão de mais longo prazo do rumo que tomarão a ciência do exercício e as áreas relacionadas de estudo e profissões. Entretanto, é bastante seguro assumir que as oportunidades derivadas dos desafios enfrentados pelos profissionais da ciência do exercício e profissionais de cuidados de saúde aliados se encontrarão nas áreas da promoção da saúde, prevenção de doenças crônicas, redução do risco de doenças e reabilitação de lesões ou doenças. Por uma variedade de razões, cada uma dessas áreas tornou-se um foco importante para os governos estaduais e federal, políticos, organizações sem fins lucrativos, empresas com fins lucrativos, acadêmicos e profissionais da saúde. Além disso, como muitos indivíduos de todas as idades praticam esportes e participam de competições atléticas, os profissionais da ciência do exercício continuarão desempenhando um papel importante no desenvolvimento de novas estratégias de treinamento e nutricionais para melhorar o desempenho; de métodos de avaliação aprimorados para a identificação de talentos; de melhores equipamentos para maior segurança e aprimoramento do desempenho; e de programas diagnósticos, cirúrgicos e de reabilitação mais eficazes para atletas que apresentam lesões.

Ciência do exercício e saúde

Nos últimos 60 anos, um volume considerável de pesquisa apoiou fortemente o papel que a atividade física, o exercício e a aptidão física podem desempenhar na redução do risco de morbidade e de mortalidade precoce por muitas doenças relacionadas com o estilo de vida. Essa perspectiva recebeu muito apoio de pesquisas derivadas de **estudos prospectivos**,

Estudos prospectivos. Pesquisas conduzidas para observar resultados, como o desenvolvimento de doença, durante um período e relacionar isso com outros fatores, como suspeita de fator(es) de risco ou de proteção.

estudos epidemiológicos, **ensaios clínicos** e **estudos clínicos**. Por exemplo, evidências extensas acerca da importância da atividade física e do exercício na redução do risco de doenças cardiovasculares (DCV) e da identificação de fatores que aumentam o risco de doença cardíaca provêm de dados coletados em estudos clínicos, como o *Framingham Heart Study*,[1] o estudo de ex-alunos de Harvard,[2,3] o *Aerobics Center Longitudinal Study*[2] e outras pesquisas. A DCV tem sido a principal causa de morte e de doença grave nos EUA nos últimos 70 anos, e grande parte da pesquisa nessa área de doenças tem sido direcionada para adquirir maior compreensão dos fatores que contribuem para o desenvolvimento da DCV e identificar as mudanças no estilo de vida, as modificações nutricionais e as intervenções comportamentais que poderão reduzir o risco de desenvolvimento de doenças. A Tabela 13.1 ilustra muitos dos fatores de risco para DCV que não podem ser alterados e os que podem ser afetados por estratégias de intervenção e por mudanças de comportamento.[4]

O sedentarismo é um fator de risco muito importante para DCV que tem sido estudado extensamente por profissionais da ciência do exercício. Como resultado de muitas pesquisas, o sedentarismo é hoje considerado um importante fator de risco para DCV, à semelhança do tabagismo, da hipertensão arterial e dos níveis séricos elevados de colesterol.[5-8] O sedentarismo também aumenta o risco de outras doenças,[9] incluindo doença de Parkinson,[10] doenças reumáticas autoimunes,[11] saúde mental,[12] diabetes *mellitus*,[13] obesidade[14] e alguns tipos de câncer.[15,16] A Figura 13.1 mostra a prevalência do sedentarismo autorrelatado entre adultos estadunidenses por estado e território dos EUA nos anos de 2015 a 2018 (dados dos Centers for Disease Control and Prevention). Por outro lado, níveis mais altos de atividade e de exercício físico regular são benéficos para ajudar a manter massa corporal saudável, melhorar a aptidão cardiovascular e fortalecer os músculos, os ossos e as articulações.[17-19]

Tabela 13.1	Fatores de risco para doenças cardiovasculares.
Fatores de risco que não podem ser alterados	• Aumento da idade • Sexo masculino • História familiar de doenças cardiovasculares • Raça
Fatores de risco que podem ser alterados ou modificados	• Tabagismo • Nível elevado de colesterol no sangue • Pressão arterial elevada não controlada • Sedentarismo • Obesidade e sobrepeso • Diabetes *mellitus* não controlado • Nível elevado de proteína C reativa • Estresse ou raiva não controlados

Estudos epidemiológicos. Pesquisas conduzidas para identificar fatores que afetam a saúde e as doenças das populações.

Ensaios clínicos. Teste de comparação de uma intervenção médica *versus* uma condição de controle, condição de placebo ou tratamento clínico padrão para a condição de um paciente.

Estudos clínicos. Estudo de pesquisa envolvendo seres humanos (denominados "voluntários" ou "participantes") que pretende agregar conhecimento médico.

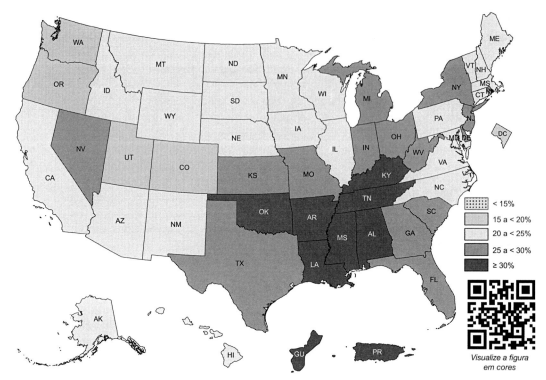

FIGURA 13.1 Prevalência do sedentarismo autorrelatado entre adultos por estado e território nos EUA, BRFSS, 2015 a 2018. (Dos Centers for Disease Control and Prevention.)

A atividade e o exercício físico também podem melhorar a saúde mental,[20] diminuir o risco de câncer[21] e reduzir o risco de quedas em indivíduos idosos.[17,22]

Grande parte dos conhecimentos adquiridos sobre sedentarismo e aumento do risco de doenças e sobre o papel da atividade e do exercício físico para minimizar o risco de doenças provém de estudos epidemiológicos. As informações obtidas desses estudos de pesquisa longitudinais são utilizadas para obter melhor compreensão do risco de doença em consequência do envolvimento em alguns comportamentos, bem como para orientar futuras estratégias de **promoção da saúde** e prevenção de doenças por organizações públicas e privadas. Um exemplo de estratégia de promoção da saúde é a MyActivity Pyramid mostrada na Figura 13.2. Apesar de não ser um método infalível para prever o futuro da profissão da ciência do exercício e profissões da saúde aliadas, o exame de alguns desses estudos pode dar alguma indicação quanto à direção futura contínua da ciência do exercício para ajudar a ter melhor compreensão do papel da atividade e do exercício físico na promoção de uma boa saúde e na redução do risco de doença entre indivíduos de todas as idades.

Pensando criticamente

Por que a pesquisa representa um componente integral do futuro das áreas que compõem a ciência do exercício?

Promoção da saúde. Processo que permite aos indivíduos aumentar o seu controle sobre a sua saúde e melhorá-la.

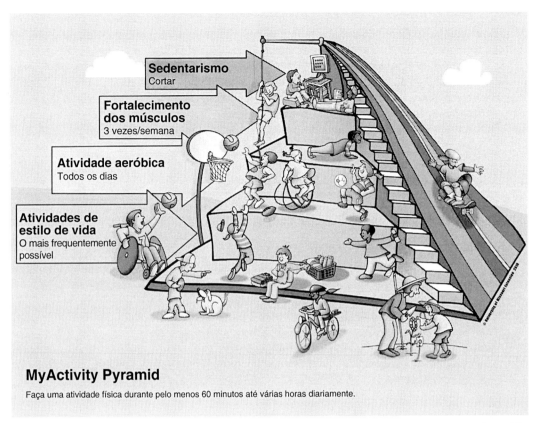

FIGURA 13.2 A MyActivity Pyramid para crianças é um exemplo de estratégia de promoção da saúde. (De University of Missouri Extension Office.)

Epidemiologia e promoção da saúde

A **epidemiologia** é o estudo das causas, da distribuição e do controle de doenças em populações especificamente definidas. A epidemiologia serve de base para intervenções realizadas com a finalidade de melhorar a saúde pública para promover melhor saúde e cuidados médicos. Trata-se de uma metodologia fundamental de pesquisa em saúde pública, que é altamente considerada na **medicina baseada em evidências** para identificar os fatores de risco para doenças e determinar abordagens ideais de intervenção e de tratamento para uso na prática clínica. A pesquisa epidemiológica é essencial para examinar a eficácia de tratamentos e medidas preventivas, bem como para elucidar suas relações entre os diversos fatores que afetam as doenças. As informações sobre a frequência e a prevalência de doenças e as ameaças à saúde são essenciais para o desenvolvimento de programas efetivos de

Epidemiologia. Estudo dos fatores que afetam a saúde e a doença das populações.
Medicina baseada em evidências. Processo pelo qual a qualidade da evidência relativa aos riscos e benefícios do tratamento é determinada.

prevenção e intervenções no tratamento de doenças, bem como para esclarecer os fatores ambientais, comportamentais e biológicos associados a boas e más condições de saúde. As informações obtidas da pesquisa epidemiológica são utilizadas para informar e promover pesquisas futuras, desenvolver políticas públicas e apoiar iniciativas destinadas a melhorar a saúde de grandes grupos de indivíduos. Embora inúmeras investigações epidemiológicas tenham sido realizadas sobre todos os tipos de questões e problemas de saúde, várias delas forneceram informações significativas sobre a saúde pública, que são relevantes para profissionais da ciência do exercício e profissionais da saúde aliados. Exemplos de alguns dos estudos epidemiológicos mais notáveis incluem o *Framingham Heart Study*, o *Heritage Family Study* e a *National Health and Nutrition Examination Survey* (NHANES). É a utilização das informações provenientes desses tipos de estudos que ajuda a identificar a futura direção dos cuidados de saúde e, indiretamente, o futuro de muitas das áreas que compreendem a ciência do exercício e profissões da saúde aliadas.

Framingham Heart Study

As DCV têm sido a principal causa de morte e de doenças graves nos EUA desde o início do século XX.[23] Em 1948, o *Framingham Heart Study*, sob a direção do National Heart Institute (agora conhecido como National Heart, Lung, and Blood Institute), empreendeu um ambicioso projeto de pesquisa em saúde cardiovascular. Quando o estudo foi iniciado, pouco se sabia sobre as causas gerais de doença cardíaca e acidente vascular encefálico, porém as taxas de morte por DCV estavam aumentando continuamente desde o início do século XX e tornaram-se uma epidemia nos EUA. O principal objetivo do *Framingham Heart Study* foi identificar os fatores ou as características comuns que contribuem para a DCV acompanhando o seu desenvolvimento durante um longo período em um grande grupo de participantes que ainda não tinham desenvolvido sintomas evidentes de DCV ou que ainda não tinham sofrido ataque cardíaco ou acidente vascular encefálico. Os pesquisadores recrutaram 5.209 homens e mulheres entre 30 e 62 anos da cidade de Framingham, Massachusetts, e iniciaram a primeira rodada de exames físicos extensos e entrevistas sobre estilo de vida que mais tarde seriam analisadas na procura de padrões comuns relacionados com o desenvolvimento da DCV.[24] Para obter informações adicionais detalhadas sobre o *Framingham Heart Study*, consulte a página da internet em www.framinghamheartstudy.org.

Desde o seu início, o *Framingham Heart Study* produziu muitas descobertas importantes que ajudaram cientistas, médicos e profissionais da saúde aliados a compreender o desenvolvimento e a progressão da DCV e seus fatores de risco.[24] Como um exemplo, a Figura 13.3 ilustra a relação extremamente importante entre os níveis sanguíneos de triglicerídios e a doença cardíaca. Como é possível observar na figura, o aumento dos níveis de triglicerídios também coincide com um aumento no risco relativo de doença cardíaca. Os profissionais da ciência do exercício e profissionais da saúde utilizaram essas informações para formular estudos sobre como as intervenções de exercícios e nutricionais podem ser usadas para reduzir os triglicerídios, ligando, assim, as descobertas de um estudo epidemiológico com o desenvolvimento de estratégias efetivas para reduzir o risco de doenças. Essas estratégias efetivas incluem intervenções nutricionais,[25] de atividade física[26] e farmacológicas.[27] Mais recentemente, o estudo do papel dos fatores genéticos no risco de DCV ampliou a compreensão de como as influências familiares modificam o risco de alguém apresentar um evento cardiovascular adverso.[28] As informações e os conhecimentos adquiridos ajudaram a formular novas questões de pesquisa para estudos adicionais, promoveram o desenvolvimento de fármacos para o tratamento da DCV e facilitaram intervenções comportamentais, nutricionais e de atividade física para a redução do risco de doença e a promoção da recuperação da DCV.

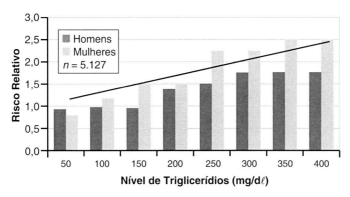

FIGURA 13.3 Risco relativo de doença cardíaca com base nos níveis de triglicerídios nos indivíduos que participaram do *Framingham Heart Study*. (Adaptada, com autorização, de Castelli WP. Epidemiology of triglycerides: a view from Framingham. *Am J Cardiol*. 1992;70:3H-9H. Copyright 1992 Excerpta Medica.)

HERITAGE Family Study

O *HERITAGE Family Study* teve início em 1992 com os esforços coordenados de Claude Bouchard e de outros estudiosos conhecidos, como James K. Skinner, Arthur S. Leon, Jack H. Wilmore e D. C. Rao. A justificativa para a realização do estudo incluiu os seguintes componentes:

- O exercício aeróbico regular tem efeitos favoráveis sobre o perfil de risco para DCV e diabetes *mellitus* tipo 2
- Existem diferenças individuais consideráveis na resposta ao exercício regular
- Acredita-se que os genes desempenhem um papel importante na determinação dos benefícios gerais obtidos com a participação em atividades físicas regulares. Por conseguinte, o estudo da influência genética sobre as respostas ao exercício aumentará nossa compreensão da relação entre exercício e saúde.

Os principais objetivos do *HERITAGE Family Study* consistiram em examinar o papel do **genótipo** humano nas respostas cardiovasculares e metabólicas ao treinamento de exercício aeróbico e as mudanças produzidas pelo exercício regular em vários fatores de risco de DCV e de diabetes *mellitus*.[29] Houve três fases no estudo. A fase I envolveu exames e treinamento físico de 742 indivíduos. As respostas das variáveis cardiovasculares e metabólicas a níveis de exercícios submáximos e máximos foram feitas antes e depois do treinamento físico. A fase 2 incluiu uma investigação de questões de **epidemiologia genética** relativas aos **fenótipos** de exercício e DCV e diabetes *mellitus* tipo 2. A fase 3 incluiu a expansão e o maior refinamento da investigação de genes e mutações que afetam a *endurance* cardiorrespiratória e fatores de risco para DCV e diabetes *mellitus* tipo 2, bem como a sua resposta ao exercício regular.[24] Para mais informações sobre o *HERITAGE Family Study*, consulte a página da internet em http://www.pbrc.edu/heritage.

Genótipo. Constituição genética de um organismo, que se distingue de suas características físicas.

Epidemiologia genética. Estudo do papel dos fatores genéticos na determinação da saúde e da doença em famílias e populações.

Fenótipo. A aparência física de um organismo, distinta de sua constituição genética, e interação com o meio ambiente.

Até o momento, os resultados do estudo forneceram alguns achados significativos sobre as relações entre fatores genéticos, *endurance* cardiorrespiratória, fatores de risco para DCV e diabetes *mellitus* tipo 2. Determinou-se que os fatores genéticos explicam cerca de 40% das variações individuais na aptidão cardiorrespiratória.[30] Entretanto, houve grande variação individual na resposta ao treinamento nas atividades físicas (frequentemente designado como respondedor e não respondedor). Por exemplo, houve uma variância cerca de 2,5 vezes maior entre famílias do que dentro de famílias para a melhora observada na aptidão cardiorrespiratória.[30] Além disso, parece que existe um conjunto de genes que influencia o nível inicial de aptidão cardiorrespiratória, enquanto outro conjunto influencia a resposta ao treinamento físico.[31-33] Além disso, parece que os fatores familiares/genéticos são mais importantes na determinação da quantidade e distribuição da gordura corporal subcutânea do que na resposta ao treinamento físico.[34] Por exemplo, a Figura 1 do artigo de Christophe Garenc, de 2012, disponível em https://onlinelibrary.wiley.com/doi/10.1038/oby.2003.88, mostra a associação entre o polimorfismo genético e a massa de gordura total em homens brancos não obesos e com obesidade no *HERITAGE Family Study*. As informações obtidas nesse estudo levaram a inúmeras outras investigações sobre o papel dos perfis genéticos na promoção da saúde e na redução do risco de doenças. Infelizmente, a avaliação relativamente fácil dos testes genéticos levou a uma proliferação de testes diretos ao consumidor, que frequentemente fornecem resultados falso-positivos para várias condições de saúde[35] e não consideram todas as implicações importantes para os indivíduos que apresentam essas informações.[36]

National Health and Nutrition Examination Survey

O objetivo da *National Health and Nutrition Examination Survey* (NHANES) é avaliar a saúde e o estado nutricional de adultos e crianças nos EUA. Para alcançar esse objetivo, uma série complexa de técnicas estatísticas é utilizada para se obter uma amostra nacional que seja representativa da população total. Os EUA são divididos em áreas geográficas, denominadas "unidades primárias de amostragem", que, em seguida, são combinadas para formar estratos, sendo cada estrato então dividido em uma série de bairros. Nesses bairros, são escolhidas residências de modo aleatório, e os habitantes das residências são entrevistados para determinar a sua elegibilidade para participação na pesquisa. Teoricamente, cada participante da pesquisa selecionado representa aproximadamente 50.000 outros residentes nos EUA.[37]

Uma vez identificada uma residência por meio do procedimento de amostragem, um entrevistador realiza uma entrevista interna inicial para determinar a elegibilidade para o estudo. Os participantes elegíveis são agendados para uma consulta presencial em um centro de exames móvel. A Figura 13.4 mostra um centro de exames móvel utilizado para a coleta de dados na NHANES. O centro de exames móvel consiste em grandes *trailers* interligados

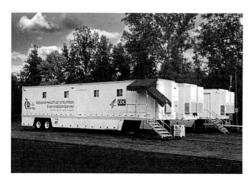

FIGURA 13.4 Um centro de exames móvel usado nas atividades de pesquisa da NHANES. (Foto cortesia da NHANES.)

Capítulo 13 Ciência do Exercício no Século XXI **471**

que contêm todo o equipamento e pessoal necessários para realizar as seguintes avaliações: (a) exame físico; (b) exame odontológico; (c) coleta de amostras de sangue e de urina; e (d) entrevistas pessoais para coletar informações sobre nutrição, uso de álcool e tabaco, experiência sexual, doença mental e avaliação do desenvolvimento cognitivo e desempenho de aprendizagem.[37] Para obter mais informações sobre a NHANES, consulte a página da internet em http://www.cdc.gov/nchs/nhanes.htm.

Desde a sua criação, a NHANES produziu uma abundância de informações valiosas que ajudaram a melhorar a saúde geral e os cuidados de saúde da população dos EUA. Os resultados da NHANES beneficiam a população dos EUA de muitas maneiras. Os fatos identificados sobre a distribuição dos problemas de saúde e fatores de risco na população fornecem aos pesquisadores pistas importantes sobre as causas de doenças. As informações coletadas da pesquisa atual são comparadas com informações de pesquisas anteriores. Isso permite que os profissionais de saúde pública detectem a amplitude com que vários problemas de saúde e fatores de risco mudaram na população dos EUA ao longo do tempo. Ao identificar as importantes necessidades nos cuidados de saúde da população, as agências governamentais e as organizações privadas podem estabelecer políticas e planejar programas de pesquisa, educação e promoção da saúde para ajudar a melhorar o estado atual de saúde e ajudar a prevenir futuros problemas de saúde.[37] A seguir, são fornecidos alguns exemplos de realizações importantes derivadas da NHANES:

- Pesquisas anteriores forneceram dados para elaborar gráficos de crescimento empregados nacionalmente por pediatras para avaliar o crescimento e o desenvolvimento das crianças
- Dados hematológicos foram fundamentais no desenvolvimento de políticas para eliminar o chumbo da gasolina e de recipientes para alimentos e latas de refrigerantes
- A alta prevalência do sobrepeso e da obesidade levou à proliferação de programas enfatizando o controle de peso saudável, estimulou pesquisas adicionais e forneceu uma maneira de acompanhar tendências relacionadas com o sobrepeso e a obesidade
- Nos EUA, os dados continuam indicando que o diabetes *mellitus* não diagnosticado constitui um problema de saúde significativo.

A continuação da NHANES contribuiu para o nosso conhecimento sobre saúde e cuidados de saúde e proporcionou novas iniciativas, incluindo:[37]

- Determinar se há necessidade de se modificarem os regulamentos de enriquecimento de vitaminas e minerais no abastecimento de alimentos nos EUA
- Utilizar dados de hipertensão e colesterol da NHANES para orientar programas de educação e de prevenção dos indivíduos com risco e para medir o sucesso da redução dos fatores de risco associados à doença cardíaca
- Identificar como o uso de cigarros eletrônicos afetará a função pulmonar, em um esforço de compreender melhor as doenças respiratórias nos EUA
- Compreender como a insegurança alimentar influencia os comportamentos alimentares e a saúde
- Examinar como as tentativas de perda de peso influenciam a taxa de sobrepeso e de obesidade.

Ensaios clínicos

Os ensaios clínicos também constituem uma maneira muito útil para que os pesquisadores e os agentes de saúde pública possam aprender mais sobre o papel que mudanças no estilo de vida, intervenções nutricionais e tratamentos farmacológicos especificamente prescritos desempenham na saúde e na doença. Pacientes tanto saudáveis quanto doentes podem ser inscritos em ensaios clínicos, com o objetivo de determinar a população específica a ser estudada. Os ensaios clínicos são utilizados para testar a eficácia e a efetividade de intervenções, cujo principal resultado consiste em determinar o quão bem a intervenção funciona. Embora a maioria dos ensaios clínicos seja utilizada para testar a efetividade de novos tratamentos com fármacos ou intervenções nutricionais, muitos deles examinam o papel da atividade física ou do exercício em indivíduos tanto saudáveis quanto doentes.

Exemplos proeminentes de ensaios clínicos nas disciplinas da ciência do exercício podem ser encontrados no Molecular Transducers of Physical Activity Consortium (MoTrPAC). Esse consórcio estabeleceu numerosos ensaios clínicos interconectados para identificar e descrever a diversidade de transdutores moleculares que estão na base dos efeitos da atividade física nos seres humanos.[38] Um transdutor molecular relacionado com o exercício é um fator ou substância que converte um sinal de exercício em um sinal molecular que altera a fisiologia do corpo humano. O objetivo do MoTrPAC é examinar as mudanças moleculares que ocorrem durante e após o exercício e, em seguida, usar essa informação para ajudar a compreender como a atividade física melhora e mantém uma boa saúde.[39] O MoTrPAC começou como um programa de 6 anos patrocinado pelos National Institutes of Health. Foram estabelecidos locais clínicos em todo o território continental dos EUA, cuja coordenação para o estudo foi proporcionada por profissionais da ciência do exercício e profissionais da saúde aliados.[38] Os National Institutes of Health fornecem informações sobre todos os ensaios clínicos registrados na seguinte página da internet https://clinicaltrials.gov/ct2/home.

 Pensando criticamente

De que maneira alguns dos mais importantes estudos de pesquisa epidemiológica longitudinais podem contribuir para identificar as futuras tendências na ciência do exercício?

 ## Como usar as informações passadas para melhorar o futuro da saúde

As informações coletadas de estudos epidemiológicos e de ensaios clínicos podem ser utilizadas para apoiar pesquisas subsequentes, desenvolver planos de cuidados de saúde e políticas públicas de modo a orientar futuras tomadas de decisão e permitir recomendações de programas com o objetivo de melhorar a saúde e o bem-estar dos indivíduos. Por exemplo, o apoio dos benefícios para a saúde obtidos da atividade e do exercício físico pelo U.S. Surgeon General representou um marco significativo na promoção da atividade e do exercício físico para melhorar a saúde e reduzir o risco de doença nos indivíduos.[40] O Surgeon General atua como principal educador de saúde nos EUA, fornecendo aos estadunidenses as melhores informações científicas disponíveis sobre como melhorar a saúde e reduzir o risco de doenças, lesões e enfermidades. As recomendações do Surgeon General são desenvolvidas com o uso de um processo estruturado, e um grupo de especialistas e acadêmicos examina as informações de pesquisas anteriores em uma área específica relacionada com a saúde e, em seguida, formula um conjunto de conclusões baseadas nas evidências derivadas dessas informações. Em 1995, o Surgeon General's Office publicou um relatório histórico, que destacou os efeitos positivos da atividade física sobre a saúde dos sistemas musculoesquelético, cardiovascular, respiratório e endócrino, incluindo redução do risco de mortalidade prematura e redução dos riscos de doença arterial coronariana, hipertensão, câncer de cólon e diabetes *mellitus*. O relatório também sugeriu que a participação regular em atividade física parece diminuir a depressão e a ansiedade, melhorar o humor e aumentar a capacidade de realizar tarefas da vida diária ao longo da vida. As recomendações quanto à quantidade adequada de atividade e exercício físico ajudaram a estabelecer os padrões para usar o exercício com a finalidade de auxiliar no tratamento de indivíduos doentes.[40] A publicação desse relatório histórico é um exemplo clássico de como pesquisas anteriores podem ser utilizadas para ajudar a formular novas recomendações e decisões políticas. O U.S. Surgeon General continua utilizando as pesquisas para fazer recomendações que visam melhorar a saúde e o bem-estar de todos os estadunidenses. A recomendação do U.S. Surgeon General em 2015 para o programa "Step It Up!" (Esforce-se!) como uma iniciativa básica para *Promoting Walking and Walkable Communities* é um excelente exemplo de como a pesquisa é usada para fornecer liderança e direção na promoção de saúde e condicionamento físico para toda nação.[41] A mais recente *Call to Action to Control Hypertension* (Chamada para a Ação para Controlar a Hipertensão) do U.S. Surgeon General de 2020 procura minimizar os efeitos adversos da hipertensão para a saúde por meio de três objetivos gerais:[42]

- ***Objetivo 1.*** *Tornar o controle da hipertensão uma prioridade nacional*
- ***Objetivo 2.*** *Garantir que os locais onde as pessoas vivem, aprendem, trabalham e divertem-se apoiem o controle da hipertensão*
- ***Objetivo 3.*** *Otimizar o atendimento ao paciente para controle da hipertensão.*

Por meio da organização de grupos de partes interessadas, como governos federal, estaduais e locais, profissionais de saúde pública e cuidados de saúde, instituições e pesquisadores acadêmicos, empregadores e clientes de planos de saúde, bem como outras alianças essenciais para apoiar o uso de estratégias comprovadas em cada comunidade e para cada grupo populacional, é possível identificar e implementar intervenções e tratamentos efetivos para a hipertensão.

Outro exemplo da utilização de pesquisas anteriores para apoiar iniciativas de promoção da saúde é o **Healthy People Program** do governo federal, que existe desde o final do século XX. A iniciativa do *Healthy People 2030* consiste em um conjunto de objetivos de saúde nos EUA a serem alcançados na terceira década do século XXI. Destina-se a ser usado por indivíduos, estados, comunidades, organizações sem fins lucrativos e profissionais e outros órgãos para ajudar a desenvolver programas com a finalidade de melhorar a saúde e o bem-estar. O programa *Healthy People 2030* baseia-se nas iniciativas de saúde pública realizadas ao longo das décadas anteriores de trabalho. O relatório do Surgeon General de 1979, *Healthy People*,[43] e o *Healthy People 2000: National Health Promotion and Disease Prevention Objectives*[44] estabeleceram objetivos nacionais de saúde e serviram de base para o desenvolvimento de planos comunitários estatais e locais. À semelhança de seus antecessores, o *Healthy People 2030* (http://www.healthypeople.gov/) foi desenvolvido por meio de um amplo processo de consulta, com base nos melhores conhecimentos científicos e projetado para medir metas e resultados ao longo do tempo.[45,46] Os *Healthy People 2010* e *Healthy People 2020 Final Reviews* fornecem uma visão abrangente da saúde nos EUA e também incluem um relatório sobre cada uma das áreas de interesse.[47]

Healthy People Program. Programa administrado pelo Department of Health and Human Services dos EUA para melhorar a saúde da população do país

O *Healthy People 2030* foi lançado em agosto de 2020 e incluiu uma agenda ambiciosa para melhorar a saúde dos estadunidenses. Os objetivos gerais do *Healthy People 2030* incluem:[47]

- *Atingir uma vida saudável, de prosperidade e bem-estar, livre de doenças evitáveis, incapacidades, lesões e morte prematura*
- *Eliminar as disparidades na saúde, alcançar a igualdade para a saúde e atingir o letramento em saúde para melhorar a saúde e o bem-estar de todos*
- *Criar ambientes sociais, físicos e econômicos que promovam a realização do pleno potencial de saúde e bem-estar para todos*
- *Promover o desenvolvimento saudável, comportamentos saudáveis e o bem-estar em todas as fases da vida*
- *Envolver a liderança, constituintes essenciais e o público nos diversos setores para tomar medidas e planejar políticas que melhorem a saúde e o bem-estar de todos.*

As iniciativas de promoção da saúde, incluindo os objetivos e o plano de ação do *Healthy People 2030*, podem ser encontradas em https://health.gov/healthypeople.

O que trará o futuro?

A saúde do povo dos EUA é uma questão de extrema importância. É claro que, juntos, quantidades regulares e suficientes de atividade e exercício físico e nutrição adequada desempenham um papel importante na promoção de boa saúde geral para cada indivíduo. Entretanto, é importante não esquecer o impacto mais amplo dos estados de saúde e doença. Indivíduos que não desfrutam de boa saúde correm maior risco de morbidade e mortalidade prematuras, qualidade de vida precária, aumento das despesas médicas e cuidados de saúde e tempo perdido de trabalho. Como sociedade, a saúde precária cria uma carga econômica não apenas para os cidadãos dos EUA, mas também para as empresas que fornecem seguros de saúde e para os sistemas de atenção à saúde dos governos estaduais e do governo federal para fornecer um atendimento de qualidade a todos. Por exemplo, em 2018, a despesa nacional total com atenção à saúde nos EUA foi de 3,6 trilhões de dólares, o que se traduz em 11.172 dólares por indivíduo, e representou 17,7% do **produto interno bruto**.[42] Tendo em vista a atual trajetória, a expectativa é que as despesas com cuidados de saúde aumentem para 6,2 trilhões de dólares e 19,7% do produto interno bruto até 2028.[42] As doenças associadas ao sedentarismo e à nutrição precária não apenas contribuem para os elevados custos totais de cuidados de saúde, mas também são onerosas para os indivíduos. Por exemplo, nas hospitalizações de crianças, um diagnóstico médico primário de obesidade está associado a menor tempo de internação hospitalar, porém a encargos e custos hospitalares mais altos em comparação com as hospitalizações gerais. Quando a obesidade é um diagnóstico médico secundário, a internação hospitalar é mais prolongada, e há encargos e custos mais elevados, em comparação com as hospitalizações gerais.[48] Esses custos elevados continuam criando uma considerável carga econômica para o sistema de saúde dos EUA e não podem ser sustentados por indivíduos, empresas e governos estaduais e federal. À medida que nos projetamos para

Produto interno bruto. O valor total de mercado de todos os bens e serviços produzidos dentro das fronteiras dos EUA durante um período específico, geralmente 1 ano civil.

o futuro, a expectativa é a de que os indivíduos assumam maior responsabilidade pela sua saúde pessoal e pelos custos de cuidados de saúde. É claro que é preciso haver um esforço cooperativo entre todas as partes interessadas para enfrentar os problemas de saúde nos EUA. Não há dúvida de que os profissionais da ciência do exercício e profissionais da saúde aliados podem e devem desempenhar um papel importante nesse esforço para resolver esses problemas. Informações passadas e atuais devem ser usadas para orientar os futuros programas de pesquisa, o desenvolvimento de programas e as iniciativas e defesas políticas. O escopo de importância varia desde o desenvolvimento e a implementação dos programas mais efetivos de atividade física e nutrição para indivíduos ao longo de sua vida, até ser parte fundamental da equipe abrangente de profissionais de cuidados de saúde para tratar e reabilitar indivíduos com doenças e enfermidades, particularmente aqueles com maiores vulnerabilidade e risco.

Pesquisas no futuro

Os dados epidemiológicos indicam que muitas nações não estão cumprindo as recomendações relacionadas com atividade física e comportamentos saudáveis. Em consequência, as taxas de várias doenças permanecem altas. Nos EUA, o governo federal e os governos estaduais, bem como organizações e fundações privadas, desempenham um papel crucial no apoio a pesquisas futuras sobre questões de saúde e cuidados de saúde. Os profissionais da ciência do exercício continuarão desempenhando um papel ativo na pesquisa de maiores conhecimentos sobre como são realizadas melhorias na saúde individual e da população e como são oferecidos cuidados de saúde eficazes e de baixo custo. As pesquisas interdisciplinares em amplas iniciativas de programas serão fundamentais para melhorar a compreensão de como desenvolver tratamentos mais eficazes e mais econômicos. Serão necessárias pesquisa adicionais nos níveis celular e molecular à medida que procuramos compreender melhor o papel da genética e das respostas moleculares à atividade física, ao sedentarismo e ao exercício físico em condições tanto de boa saúde quanto de doença. A melhor compreensão sobre quais genes são afetados por comportamentos relacionados com o estilo de vida, como ingestão nutricional, atividade e exercício físico regularmente, fornecerá um conhecimento importante para o desenvolvimento de programas de prevenção e de tratamento seguros, eficazes e econômicos. Ensaios clínicos em grande escala e estudos de eficácia de menor porte serão essenciais para criar uma base de conhecimento para o avanço dos esforços do governo e de organizações públicas e privadas para a saúde do indivíduo e saúde pública. Algumas áreas prospectivas principais de pesquisas futuras estão destacadas na Tabela 13.2. Cada uma dessas áreas exigirá um esforço coordenado entre profissionais da ciência do exercício e profissio nais da saúde aliados para desenvolver estudos de pesquisa sólidos que possam responder às nossas questões mais importantes sobre saúde e cuidados de saúde.

Desenvolvimento de programa

Tendo em vista que os profissionais da ciência do exercício e profissionais da saúde aliados trabalham para melhorar a saúde e reduzir o risco de doença dos clientes e pacientes com quem trabalham, será importante expandir programas efetivos e desenvolver novos e inovadores programas de intervenção e examinar a eficácia dessas intervenções. Os profissionais da ciência do exercício devem e irão desempenhar um importante papel na implementação e progresso desses programas. O desenvolvimento e a execução de programas eficazes precisam ocorrer em níveis nacionais, estaduais e locais. Como resultado, os profissionais da ciência do exercício estarão na vanguarda de fornecimento de programas,

476 ACSM Introdução à Ciência do Exercício

Tabela 13.2	Pesquisas futuras na saúde e redução do risco de doenças.
ÁREA DA CIÊNCIA DO EXERCÍCIO	**ÁREAS POTENCIAIS DE PESQUISA**
Fisiologia do exercício	• Influência genética sobre o risco de doenças e promoção da saúde em todos os níveis populacionais • Mecanismos envolvidos com melhoras na função fisiológica • Papel do sedentarismo na função fisiológica
Fisiologia clínica do exercício	• Papel do exercício e da redução do risco de doenças, incluindo doenças cardiovasculares, câncer, diabetes *mellitus*, hipertensão, obesidade e síndrome metabólica • Promoção de programas de reabilitação eficazes e de baixo custo para indivíduos doentes
Treinamento atlético e medicina do exercício e do esporte	• Desenvolvimento de estratégias efetivas de tratamento e de reabilitação para indivíduos que sofrem lesão durante a participação em atividades e exercícios físicos • Maior desenvolvimento de intervenções médicas para melhorar a atividade física na saúde e na doença
Nutrição para o esporte e o exercício	• Papel da nutrição na promoção da saúde • Eficácia de dietas especiais em programas de controle do peso e promoção da saúde
Fisiologia do esporte e do exercício	• Desenvolvimento de estratégias de intervenção efetivas para promover mudanças comportamentais e melhorar a adesão ao exercício • Papel do comportamento na promoção da atividade e do exercício físico
Comportamento motor	• Compreender como indivíduos com diferentes níveis de habilidade ou desenvolvimento podem participar efetivamente da prática de exercícios • Como o funcionamento neurofisiológico afeta a saúde e/ou previne a doença
Biomecânica clínica e do esporte	• Desenvolver padrões de movimentos efetivos para indivíduos com limitações biomecânicas • Prevenção de lesões durante atividades e exercícios físicos

trabalhando com clientes e pacientes de todas as idades em diversos ambientes de cuidados da saúde, como consultórios particulares, hospitais, academias de ginástica, programas de saúde e bem-estar para funcionários, clínicas ambulatoriais e estabelecimentos de cuidados residenciais. A apresentação de programas de saúde e bem-estar a indivíduos e grupos é fundamental para reduzir o risco de doenças e melhorar a saúde. Numerosas organizações privadas e públicas e empresas também precisam continuar a desenvolver e implementar programas no local para melhorar a saúde e promover uma redução no risco de doenças crônicas. Por exemplo, programas de promoção de saúde e bem-estar para funcionários são efetivamente usados para melhorar a saúde dos trabalhadores e reduzir os custos dos cuidados de saúde tanto para os indivíduos quanto para os empregadores (Figura 13.5). Agências governamentais, como os Centers for Disease Control and Prevention (www.cdc.gov) e o President's Council on Fitness, Sports and Nutrition (www.fitness.gov), bem como departamentos de saúde estaduais e locais, continuarão trabalhando com organizações

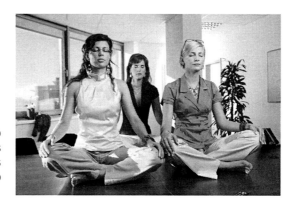

FIGURA 13.5 Programas de aptidão física e bem-estar para funcionários podem ser usados para reduzir os custos com cuidados de saúde. (Foto cortesia de Shutterstock.)

profissionais como a American Heart Association e o American College of Sports Medicine para desenvolver e implementar programas destinados a melhorar a saúde e o bem-estar dos indivíduos. O Exercise is Medicine™ (Exercício é Medicamento) é um programa nacional de promoção da saúde, que é uma iniciativa combinada da American Medical Association e do American College of Sports Medicine. A visão abrangente desse programa é tornar a atividade e o exercício físico parte padrão de um paradigma de prevenção de doenças e tratamento médico nos EUA.[49] Como principal objetivo, o Exercise is Medicine™ deseja que "a atividade física seja considerada por todos os profissionais da saúde como um sinal vital na consulta de cada paciente, e que os pacientes sejam efetivamente aconselhados e encaminhados sobre as suas necessidades de atividade física e saúde, levando, assim, à melhora geral da saúde pública e à redução a longo prazo dos custos relacionados com os cuidados da saúde".[49] O Exercise is Medicine™ fornece aos médicos e a outros profissionais da saúde, ao público, aos profissionais de saúde e aptidão física e à mídia informações e conhecimentos importantes e úteis sobre o papel da atividade e do exercício físico na promoção de uma boa saúde. Informações adicionais sobre Exercise is Medicine™ podem ser encontradas em http://exercitismedicine.org/. A Tabela 13.3 fornece uma lista de alguns exemplos de outros programas atuais para a promoção de boa saúde e a redução do risco de doenças. Para informações adicionais sobre iniciativas de programas, sugerimos que consulte os *sites* das várias organizações governamentais, privadas e profissionais cuja missão é promover uma boa saúde. Esta será uma maneira adequada de avaliar algumas das direções futuras da ciência do exercício.

Iniciativas políticas e defesa de direitos

O governo federal e os governos estaduais, bem como organizações privadas e profissionais, promovem e defendem iniciativas políticas destinadas a melhorar a saúde e reduzir o risco de doenças dos indivíduos e populações. O desenvolvimento de políticas sólidas inclui a aquisição de uma infraestrutura que forneça coleta e análise sofisticadas de dados, orientação profissional, financiamento para o início das políticas e avaliação para analisar a eficácia das políticas. As organizações profissionais e privadas também recorrem à defesa de direitos para apoiar as iniciativas políticas. A Tabela 13.4 fornece algumas das iniciativas políticas e esforços de defesa na ciência do exercício.

 Pensando criticamente

De que maneira o aumento no conhecimento relativo ao genoma humano e à biologia molecular contribuirá para o desenvolvimento de novas estratégias eficazes para tratar doenças relacionadas com o estilo de vida?

478 ACSM Introdução à Ciência do Exercício

Tabela 13.3	Programas projetados para melhorar a saúde e reduzir o risco de doença.
AGÊNCIA/ORGANIZAÇÃO	**INICIATIVA DE PROGRAMA**
Centers for Disease Control and Prevention	• *Coordinated School Health Program* • *School Health Index* • *State-based Nutrition and Physical Activity Program to Prevent Obesity and Other Chronic Diseases*
American Heart Association	• *Racial and Ethnic Approaches to Community Health (REACH)* • *The Heart of Diabetes* • *Million Hearts 2022* • *WISEWOMAN*
American College of Sports Medicine	• *Exercise is Medicine*
Robert Wood Johnson Foundation	• *Healthy Disparities* • *Disease Prevention and Health Promotion* • *Social Determinants of Health*
Directors of Health Promotion and Education	• *Plan4 Health*
American Alliance for Health, Physical Education, Recreation and Dance	• *Physical Best Program* • *Every Student Succeeds Act*
American Diabetes Association	• *Project Power*
Academy of Nutrition and Dietetics	• *National Nutrition Month*

Tabela 13.4	Iniciativas políticas e esforços em defesa da ciência do exercício.
AGÊNCIA/ORGANIZAÇÃO	**INICIATIVA POLÍTICA/DE DEFESA**
American Heart Association	• *Heart disease and stroke: you're the cure*
American College of Sports Medicine	• *Science Partner of the President's Council on Physical Fitness, Sports, and Nutrition*
National Association of State Boards of Education	• *Fit, Healthy, and Ready to Learn: A School Health Policy Guide*
Academy of Nutrition and Dietetics	• *Kids Eat Right*
American Diabetes Association	• *Diabetes Advocacy Leadership Program*
United States Department of Agriculture Food and Nutrition Division	• *National School Lunch Program*
National Academy of Medicine	• *Culture of Health*
Robert Wood Johnson Foundation	• *Healthy Children and Families*

Ciência do exercício e competição esportiva e atlética

O aprimoramento no desempenho é fundamental para ajudar os indivíduos que participam de competições esportivas e atléticas a alcançar o seu potencial de desempenho máximo. Os indivíduos, desde os principiantes até os atletas de elite, procuram continuamente maneiras de melhorar o treinamento e o condicionamento, estratégias de prática e, por fim, desempenho nas competições e jogos. O aprimoramento no desempenho pode consistir em melhorar as habilidades motoras individuais e a estratégia da equipe, bem como em realizar uma avaliação abrangente das capacidades físicas e psicológicas e desenvolver um programa de treinamento e nutricional individualizado. A melhora no desempenho também inclui o desenvolvimento de equipamentos, aspectos da preparação mental e do treinamento comportamental, a redução do risco de lesões e a recuperação de doenças e lesões.

Os profissionais da ciência do exercício desempenham há muito tempo um papel importante no aprimoramento do desempenho esportivo e atlético. Desde os primeiros trabalhos de Coleman R. Griffith que, em 1925, estabeleceu o primeiro Athletic Research Laboratory da University of Illinois,[50] até os trabalhos recentes que examinam a eficácia do treinamento em alta e baixa altitude para atletas de *endurance* de elite[51] e o uso da **metabolômica** para compreender a função fisiológica, os profissionais da ciência do exercício têm trabalhado para melhorar o desempenho atlético individual e de esportes coletivos. Organizações profissionais, como o American College of Sports Medicine, a National Athletic Trainers Association, a National Strength and Conditioning Association, a Association for Applied Sport Psychology e outras têm sido fundamentais para o avanço da base de conhecimento dos aspectos fisiológicos, psicológicos, nutricionais e de reabilitação do aprimoramento do desempenho. Embora seja difícil prever para onde seguirá o futuro da ciência do exercício na melhora do desempenho no esporte e atlético, é seguro afirmar que os profissionais da ciência do exercício desempenharão um importante papel nesse futuro.

 Pensando criticamente

Por que atletas e treinadores devem confiar no conhecimento dos profissionais da ciência do exercício para melhorar o desempenho individual, coletivo e atlético?

 ## O que o futuro trará?

Muitas das áreas de estudo que compreendem a ciência do exercício têm um componente cujo foco é melhorar o desempenho em competições esportivas e atléticas e melhorar os cuidados médicos e a segurança dos atletas. Mais importante ainda é ter reconhecido que a atenção individualizada é fundamental para aprimorar o desempenho. Não há dúvida de que os profissionais que trabalham na fisiologia do exercício, treinamento atlético e medicina do exercício e do esporte, nutrição para o esporte, psicologia do esporte, comportamento motor e biomecânica utilizarão os conhecimentos adquiridos em pesquisas anteriores para

 Metabolômica. Estudo dos metabólitos que são produzidos e liberados por meio de processos fisiológicos em nível tanto celular quanto sistêmico.

formular novos programas de reabilitação, novas intervenções nutricionais, treinamento mental aprimorado, novas estratégias de treinamento e novos equipamentos para competição. À medida que essas áreas forem implementadas, serão identificadas futuras tendências de estudo. Eventos esportivos e competições atléticas necessitam de atletas de todas as idades para a realização de atividades com diferentes tipos de movimentos, treinamento e condicionamento rigorosos e preparação mental avançada. Desde um único evento de levantamento de peso (Figura 13.6), cuja duração é de poucos segundos, e a corrida de 200 metros (Figura 13.7), com duração aproximada de 20 segundos, até o Iron Man Triathlon (Figura 13.8), que dura entre 7 e 17 horas, os atletas são obrigados a coordenar os vários sistemas e componentes da mente e do corpo em um esforço sustentado que resulte em seu máximo desempenho individual naquele exato momento. Seja jogando tênis competitivo (Figura 13.9), dirigindo um carro de corrida (Figura 13.10) ou escalando uma montanha (Figura 13.11), o corpo precisa funcionar de maneira ideal para que o desempenho individual seja maximizado. Além disso, os esportes coletivos (Figura 13.12) têm o desafio adicional de exigir que cada atleta individualmente tenha o seu melhor desempenho físico e psicológico para ter um resultado bem-sucedido durante a competição.

Examinar o desempenho atlético durante um evento esportivo ou uma competição individual é fornecer apenas parte do quadro. Os atletas participam de treinos, condicionamento e sessões de prática regulares durante numerosas horas por semana, muitas vezes durante anos, para maximizar seu desempenho durante uma competição que, algumas vezes, tem duração de apenas alguns segundos. Durante o treinamento, os atletas refinam seus movimentos por meio de treinamento sistemático repetitivo e ajustes nos seus padrões de movimento biomecânicos.

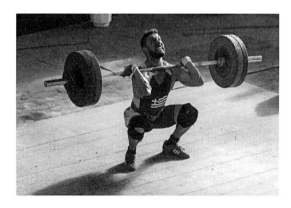

FIGURA 13.6 Os movimentos de levantamento de peso têm uma duração de apenas alguns segundos. (Foto cortesia de Shutterstock.)

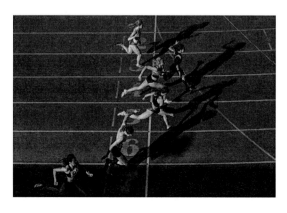

FIGURA 13.7 Uma corrida de velocidade de 200 metros tem uma duração de cerca de 20 segundos. (Foto cortesia de Shutterstock.)

Capítulo 13 Ciência do Exercício no Século XXI   481

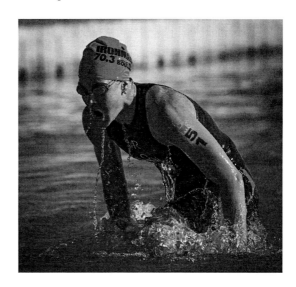

FIGURA 13.8 O Iron Man Triathlon pode ter uma duração de 7 a 17 horas. (Foto cortesia de Shutterstock.)

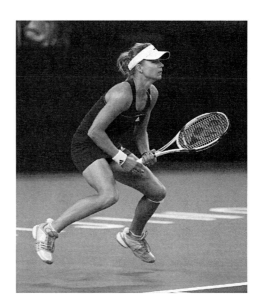

FIGURA 13.9 Tênis competitivo. (Foto cortesia de Shutterstock.)

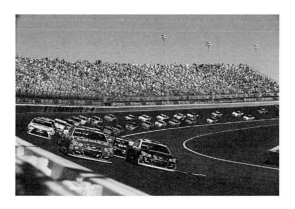

FIGURA 13.10 Corrida de carros. (Foto cortesia de Shutterstock.)

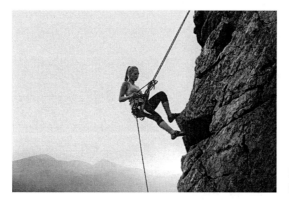

FIGURA 13.11 Montanhismo. (Foto cortesia de Shutterstock.)

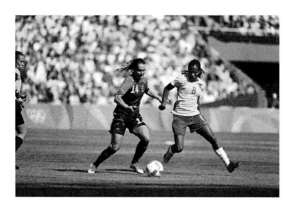

FIGURA 13.12 O desempenho no esporte coletivo exige um desempenho de alto nível de todos os jogadores. (Foto cortesia de Shutterstock.)

Para estar mais bem preparado para treinos rigorosos e competições difíceis, é obrigatório que os atletas tenham uma ingestão nutricional ideal. O consumo adequado de macronutrientes e micronutrientes permite aos atletas suprir as demandas energéticas do treinamento e da recuperação, além de melhorar o funcionamento dos vários sistemas do corpo que são importantes para o seu desempenho bem-sucedido na competição. Quando sofrem lesões, os atletas dependem de treinadores de atletas e dos profissionais da medicina do exercício e do esporte para estabelecer um diagnóstico acurado, desenvolver uma intervenção médica eficaz e implementar uma estratégia de reabilitação bem-sucedida, de modo que possam retornar rapidamente à competição.

A participação de alto nível em eventos esportivos e competições atléticas exige o conhecimento das disciplinas da ciência do exercício para desempenhar um papel importante na assistência aos atletas na maximização de seu desempenho. Por exemplo, ao longo dos anos, os vários profissionais da ciência do exercício têm sido fundamentais no avanço de nossa compreensão do desempenho e no desenvolvimento de novas estratégias de treinamento, aprimoramento dos equipamentos e das técnicas para competição e informações sobre a melhor ingestão nutricional para um desempenho ideal. Se olharmos para o futuro, podemos examinar várias áreas de estudo – treinamento para desempenho, equipamentos e auxílios para desempenho, saúde e segurança para o desempenho – que desempenharão papéis fundamentais na melhora do desempenho esportivo e atlético. A seleção dessas áreas de estudo não pretende diminuir a importância do estudo em outras áreas do esporte e da competição atlética, mas tem por finalidade fornecer alguns exemplos de áreas futuras que serão examinadas.

Treinamento para desempenho

Os avanços na compreensão da contração e do relaxamento musculares levaram os profissionais da ciência do exercício a defender diferentes tipos de treinamento para melhorar o desempenho esportivo. Por exemplo, o uso do **treinamento pliométrico** (Figura 13.13) para melhorar a produção de potência muscular[52] durante o treinamento e a competição aumentou em popularidade. O treinamento pliométrico resulta em aumento no desenvolvimento da força muscular, que tem o potencial para aumentar o desempenho nos esportes. Demonstrou-se a ocorrência de melhoras tanto nas ações musculares excêntricas e concêntricas[53] quanto na mudança de direção dos movimentos[54] após treinamento pliométrico. O melhor desempenho esportivo foi demonstrado no futebol feminino,[55] no futebol masculino,[56] no vôlei[57] e em outros atletas de esportes coletivos.[58] Os avanços contínuos na compreensão de como o treinamento pliométrico melhora o desempenho resultarão em uma expansão progressiva de seu uso no treinamento de atletas em várias modalidades esporte.

Outra área para estudo e avanços futuros concentra-se no potencial do **treinamento em altitudes elevadas** para melhorar o desempenho.[59] O treinamento em grandes altitudes induz hipóxia, visto que o indivíduo inspira ar com menor teor de oxigênio. O treinamento em condição de hipóxia resulta, entre várias alterações fisiológicas, no aumento do número de eritrócitos e do volume sanguíneo. O aumento dos eritrócitos proporciona maior transporte de oxigênio para os músculos e tecidos do corpo em atividade, melhorando, assim, o desempenho em provas de *endurance*. O treinamento hipóxico parece ser uma estratégia valiosa para melhorar o desempenho de corridas de alta intensidade em atletas de esportes coletivos,[60] nos quais o maior desempenho alcançado tem uma duração de pelo menos 4 semanas após

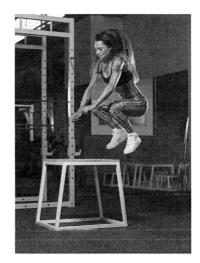

FIGURA 13.13 O treinamento pliométrico melhora a força e a potência musculares. (Shutterstock.)

Treinamento pliométrico. Tipo de treinamento físico projetado para produzir movimentos rápidos e poderosos e melhorar as funções do sistema neuromuscular com o objetivo de melhorar o desempenho esportivo.

Treinamento em altitudes elevadas. Prática de atletas que vivem e realizam exercícios em altitudes elevadas, com a expectativa de melhor desempenho no esporte nas altitudes mais baixas.

o treinamento;[61] entretanto, nem todos os especialistas estão de acordo com o fato de que os benefícios obtidos no desempenho possam derivar do envolvimento nessa prática.[62] Seja como for, o potencial do treinamento hipóxico de melhorar o desempenho atlético levou à realização de programas de treinamento[63] em grandes altitudes (Figura 13.14), ao uso de máscaras de treinamento de altitude[64,65] e ao desenvolvimento de tendas com altitude simulada (Figura 13.15) para os indivíduos que não têm acesso a uma altitude geograficamente elevada. Além disso, como resultado de melhor compreensão de como as mudanças que ocorrem em altitudes elevadas afetam a função fisiológica e psicológica, existem, atualmente, diretrizes de exame de pré-participação para os indivíduos que estão envolvidos em esportes de escalada em altitudes elevadas,[66,67] onde existem condições hipóxicas.

A partir da coleta e do uso de *big data*, os profissionais da ciência do exercício e outros profissionais tiveram influência na investigação de maneiras de melhorar o desempenho esportivo e atlético.[68] A recente expansão da tecnologia *wearable*, os aplicativos para celulares e dispositivos relacionados para monitorar a função e as respostas fisiológicas durante o repouso, o treinamento e a competição fornecem grandes volumes de dados para medições extensas e detalhadas.[69]

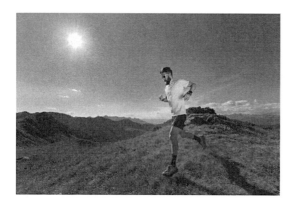

FIGURA 13.14 O treinamento em altitudes elevadas melhora o desempenho em baixas altitudes. (Foto cortesia de Shutterstock.)

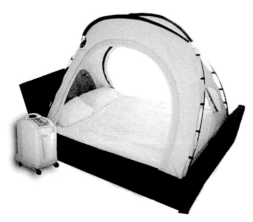

FIGURA 13.15 Tenda com simulação de altitude elevada. (Foto cortesia de Hypoxico, Inc.)

Big data. Uso de volumes extremamente grandes de dados para informar o processo de tomada de decisão.

Capítulo 13 Ciência do Exercício no Século XXI **485**

Abordagens novas e inovadoras para o uso desses grandes volumes de dados de forma mais integral poderiam fornecer a base para uma avaliação mais objetiva de programas e planos de treinamento, estratégias de *coaching* e novos métodos de pesquisa.[69] O uso adequado da tecnologia de *big data* tem o potencial de capacitar os atletas a treinar de forma mais efetiva para melhorar o desempenho e reduzir as lesões, ajustando a intensidade, a duração e a frequência adequadas do treinamento e a modalidade de atividade.[70] O uso de *big data* não se limita ao monitoramento da função fisiológica, visto que uma área particularmente interessante dos *big data* concentra-se no comportamento dos atletas[71] e no seu desempenho durante a competição.[72]

Equipamentos e auxílios para o desempenho

O estudo de como os atletas utilizam suplementos nutricionais[73] e farmacológicos[74] para melhorar o desempenho e dos efeitos colaterais associados ao uso desses suplementos[75] continuará ocupando o primeiro plano em grande parte das pesquisas da ciência do exercício.[76] A metabolômica é uma área específica de estudo que envolve a medição de metabólitos selecionados, fatores de transcrição e proteínas em um esforço para compreender o metabolismo geral do corpo humano. Como campo de estudo científico, a metabolômica pode ser usada para fornecer maiores informações sobre a maneira pela qual o corpo responde a sessões intensas de exercício e treinamento físico crônico.[77] O propósito da metabolômica, quando relacionada ao esporte e à competição atlética, é compreender melhor como os processos metabólicos são alterados em indivíduos que realizam treinamentos regulares e competições de alto nível.[78,79] Conforme atletas e treinadores adquirem melhor compreensão das mudanças que ocorrem no metabolismo com o exercício agudo e o treinamento crônico, o foco de interesse pode ser direcionado para os tipos e as quantidades de suplementos nutricionais e farmacológicos que podem ser mais bem utilizados para aumentar o desempenho. A pesquisa contínua de métodos de aprimoramento do desempenho envolverá profissionais da ciência do exercício para determinar se é possível obter qualquer benefício desses métodos e definir os possíveis riscos associados, se houver algum.[75,80]

A avaliação da efetividade e da eficácia das estratégias psicológicas para o aprimoramento do desempenho tanto no nível individual[81] quanto em grupo[82] também constitui uma área fundamental de interesse para o avanço e as futuras pesquisas. Tipos específicos de intervenções psicológicas ou sociais, incluindo prática mental, estabelecimento de metas, formação de equipes, diálogo interno e manejo do estresse, podem levar à melhoria no desempenho esportivo e atlético.[83] Exemplos de questões a considerar para uma exploração futura incluem se as intervenções psicológicas ou sociais são efetivas para ambos os sexos e em uma variedade de níveis de competição, se as qualidades do profissional envolvido nas intervenções influencia a efetividade e a eficácia do tratamento, se os efeitos variam com base no tipo de intervenção, se tipos isolados de intervenções são mais ou menos efetivos do que intervenções de múltiplos componentes e se as intervenções têm efeitos duradouros sobre o desempenho esportivo e atlético.[83]

Atletas, treinadores e o público em geral também passaram a ter mais interesse pelo papel que a biologia molecular pode desempenhar na identificação dos diferentes genes responsáveis por prever o desempenho atlético.[84] Isso aumentou o interesse público por testes genéticos para prever o desempenho nos esportes, e identificar talentos levou ao desenvolvimento de declarações de consenso por vários especialistas na disciplina da genética molecular.[85,86] O desempenho bem-sucedido no esporte e na competição atlética é complexo e resulta da combinação de uma extensa diversidade de traços e atributos fisiológicos e psicológicos.[87] É claro que existem componentes específicos associados ao desempenho de alto nível em uma variedade de esportes; entretanto, o que resta a determinar é se é possível identificar um gene específico que esteja associado a um desempenho bem-sucedido. Fatores como fenótipos biológicos, influências ambientais e características comportamentais desempenham papéis importantes no sucesso de um indivíduo como atleta. Embora a efetividade dos testes genéticos para prever o desempenho esportivo atualmente seja debatida,[88] numerosas empresas estão oferecendo seus serviços ao público geral. Os profissionais da ciência do exercício desempenharão um papel fundamental ao ajudar atletas e treinadores a compreender melhor as oportunidades e as limitações associadas ao uso de testes genéticos para a identificação de talentos no esporte e no desempenho atlético.

O uso de substâncias proibidas ou ilegais para melhorar o desempenho esportivo e atlético tem sido comum entre atletas ao longo de décadas. Houve numerosos casos de atletas amadores e profissionais de alto nível que foram destituídos de seus prêmios e banidos da competição em seus respectivos esportes. Exemplos de substâncias e métodos proibidos para uso por atletas incluem agentes anabolizantes, hormônios peptídicos e fatores de crescimento, agonistas beta-2, diuréticos e agentes mascarantes, estimulantes, narcóticos e betabloqueadores.[89] Métodos tradicionais para detectar o uso de uma substância proibida envolveram a detecção direta de dopagem por meio de controles analíticos de dopagem. Em 2009, a World Anti-Doping Agency (WADA) publicou as *Athlete Biological Passport Operating Guidelines* (Diretrizes Operacionais para o Passaporte Biológico de Atletas). De acordo com a WADA, "o princípio fundamental do Passaporte Biológico de Atletas (ABP) é monitorar variáveis biológicas selecionadas ao longo do tempo que revelam indiretamente os efeitos de dopagem, em vez de tentar detectar a substância dopante ou o método em si".[89] Em 2014, a WADA introduziu o Módulo Esteroide, que pode ser usado para estabelecer perfis longitudinais das variáveis esteroidais de um atleta individual medidas em amostras de urina. Com o desenvolvimento de novas substâncias e métodos para melhorar o desempenho, as *Athlete Biological Passport Operating Guidelines* da WADA foram refinadas para melhorar a eficácia da detecção de violações das regras antidopagem. A WADA continua desenvolvendo o Passaporte Biológico de Atletas em consulta com as partes interessadas, refinando os módulos atuais e acrescentando novos, à medida que vão sendo desenvolvidos.[89]

Saúde e segurança para o desempenho

Anos de pesquisas epidemiológicas e prospectivas proporcionaram maior compreensão dos complexos problemas que envolvem a **tríade da atleta**;[90] entretanto, há ainda muito para aprender e compreender.[91] Nosso conhecimento atual provém de melhores práticas nutricionais, melhor avaliação diagnóstica e intervenções mais efetivas para mulheres com baixa densidade mineral óssea.[92,93] Os programas educacionais são de importância fundamental para assegurar que as mulheres atletas reconheçam os sinais e sintomas da tríade da atleta e iniciem ações para minimizar os efeitos potencialmente prejudiciais da doença.[94,95] São necessárias pesquisas futuras para proteger mulheres com risco da tríade da atleta quando participam de várias competições esportivas e atléticas.[96]

A avaliação sistemática de estratégias para avaliar e melhorar o equipamento,[97] bem como para reduzir o risco de lesões durante o treino e a competição,[98] continuará sendo uma área principal de interesse e responsabilidade para os pesquisadores da ciência do exercício. Isso é particularmente verdadeiro na área de desenvolvimento de equipamentos e avaliação para reduzir o nível de risco e a gravidade de traumatismo cranioencefálico e concussão durante competições esportivas e atléticas.[99] Embora muita atenção tenha sido dedicada à importância

Tríade da atleta. Combinação de três distúrbios diferentes que afetam atletas do sexo feminino: osteoporose, transtornos alimentares e amenorreia.

de como os capacetes influenciam a gravidade[100] e as características[101,102] da concussão durante a participação no futebol americano, existem outros esportes, como hóquei no gelo[103] e hipismo,[104] nos quais o uso adequado do capacete pode desempenhar um papel essencial no risco e na gravidade da concussão. Continuará havendo discussões importantes sobre o equipamento necessário para reduzir o risco e a gravidade da concussão.[105]

A avaliação[106] e a reabilitação[107] de atletas que sofreram lesões por profissionais da ciência do exercício são importantes para garantir a saúde e a segurança dos indivíduos que participam em todos os tipos de esportes e competições atléticas. Isso é particularmente válido à medida que mais atletas do sexo biológico feminino treinam por mais tempo e com mais intensidade e se envolvem em esportes de contato como rúgbi ou hóquei no gelo (Figura 13.16). O desenvolvimento de avaliações e tratamentos específicos de gênero para recuperação da concussão será fundamental para o retorno dos atletas à sua participação no esporte.[108] No passado, o foco principal da investigação sobre lesões esportivas consistia nos fatores físicos associados à lesão ou à reabilitação. Esta era a abordagem, apesar do entendimento de que, quando um atleta sofre uma lesão, há também fatores psicossociais que têm uma influência potencial nos resultados do programa de reabilitação.[109] Os profissionais da ciência do exercício continuarão investigando as estratégias mais adequadas de treino e de recuperação em um esforço para reduzir o risco relativo de lesões durante o treino e a competição.

Por fim, a pandemia da covid-19 teve um impacto impressionante na competição esportiva e atlética desde a maneira como os atletas eram autorizados a treinar para a competição até o cancelamento de ligas de esportes do Ensino Médio, universitárias e profissionais e adiamento das Olimpíadas. A pandemia teve mais impacto no esporte do que qualquer outro acontecimento cataclísmico em nossas vidas. As respostas agudas à pandemia resultaram em uma conscientização de como a covid-19 poderia espalhar-se mais facilmente de um indivíduo para outro em esportes de alto contato, como o futebol americano e o futebol, porém menos facilmente em esportes de baixo contato, como beisebol e softbol. Como resultado desse conhecimento, os exames diagnósticos passaram a ser mais importantes nos esportes de alto contato.[110] No futuro mais próximo, o modo pelo qual os profissionais da ciência do exercício

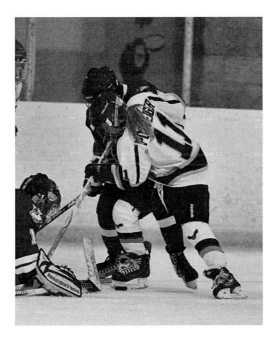

FIGURA 13.16 As mulheres estão cada vez mais envolvidas em esportes de contato.

e da medicina do exercício e do esporte avaliam e tratam atletas com doenças potencialmente infecciosas será alterado para garantir a saúde e a segurança dos participantes e do pessoal acessório.[110,111] A interação dos estressores físicos e psicológicos que acompanham o treinamento de alta intensidade e a competição pode alterar a função do sistema imune, tornando os atletas potencialmente mais suscetíveis a doenças infecciosas.[110] As pesquisas futuras certamente precisarão considerar não apenas garantir, mas também maximizar a saúde e a segurança dos atletas envolvidos no treinamento e na participação esportiva e atlética.[110]

A Tabela 13.5 fornece exemplos de possíveis tendências futuras na ciência do exercício que se concentram no aprimoramento do desempenho esportivo e atlético. O avanço nessas tendências exigirá um esforço coordenado dos profissionais da ciência do exercício, profissionais da saúde aliados, atletas e treinadores para determinar o que é efetivo e seguro para usar durante treinamentos e competições. É certo que todos os profissionais da ciência do exercício desempenharão um papel importante na compreensão e no progresso do desempenho esportivo e atlético por muitos anos vindouros.

Pensando criticamente

Como os profissionais da ciência do exercício podem continuar contribuindo para melhorar o desempenho individual e de equipes no esporte e na competição atlética?

Tabela 13.5 — Tendências potenciais futuras no aprimoramento do desempenho esportivo e atlético na ciência do exercício.

ÁREA DA CIÊNCIA DO EXERCÍCIO	TENDÊNCIAS FUTURAS
Fisiologia do exercício	• Identificação dos mecanismos dos agentes de promoção do crescimento humano legais e ilegais • Uso da tecnologia para refinar programas de treinamento ideais para indivíduos com diferentes perfis genéticos, de diferentes esportes e idades distintas
Treinamento atlético e medicina do exercício e do esporte	• Identificação de técnicas e sinais para melhorar a detecção de lesões e a prevenção de potenciais lesões • Avanços nas modalidades de tratamento, incluindo aprimoramento das técnicas médicas e cirúrgicas, que melhorarão os resultados individuais após uma lesão
Nutrição para o esporte e o exercício	• Aprimoramento na ingestão adequada de macronutrientes e micronutrientes para aumentar o desempenho em diferentes esportes e grupos de faixas etárias distintas • Esclarecimento do papel dos suplementos nutricionais no aprimoramento do desempenho
Psicologia do esporte e do exercício	• Identificação de técnicas de aprimoramento do desempenho psicossocial efetivo para indivíduos de ambos os sexos e de várias idades • Maior utilização por atletas de todos os esportes
Comportamento motor	• Maior aperfeiçoamento de estratégias efetivas de aprendizagem e controle motores para melhorar a aquisição de habilidades • Esclarecimento contínuo de estratégias de práticas ideais
Biomecânica clínica e do esporte	• Melhora dos padrões motores para técnicas esportivas • Desenvolvimento de equipamentos que irão melhorar o desempenho e reduzir o risco de lesão

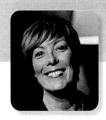

Entrevista

Kathryn Schmitz, PhD, MPH, FACSM, FTOS

Professora, Department of Public Health Sciences e Department of Physical Medicine and Rehabilitation, Penn State University College of Medicine

Breve introdução – Cresci em Maryland e frequentei a University of North Carolina-Greensboro e a North Carolina School como estudante de graduação. Pratiquei dança moderna da infância até meus 20 e poucos anos. Em algum momento durante a faculdade, decidi que fazer licenciatura em Economia seria melhor opção a longo prazo do que licenciatura em dança, de modo que me formei na UNC-Greensboro em 1984 com bacharelado em Economia. Fui a terceira geração da UNC-G, pois tanto a minha mãe quanto a minha avó também se formaram lá, quando era chamada "Women's College of North Carolina." Passei 8 anos dançando profissionalmente e trabalhando como profissional de aptidão física na cidade de Nova York antes de retornar às atividades acadêmicas para obter um MS Ed em Fisiologia do Exercício pelo Queens College CUNY. Em seguida, mudei-me da *Big Apple* para Minneapolis para fazer doutorado em Cinesiologia na University of Minnesota (UMN). Permaneci na UMN para uma bolsa de pós-doutorado (durante a qual completei um MPH em Epidemiologia) e, em seguida, continuei como membro do corpo docente da Divisão de Epidemiologia da School of Public Health. Em 2005, fui recrutada para a University of Pennsylvania, onde trabalhei até 2016. Em 2016, fui recrutada para o Penn State College of Medicine para liderar o programa *Oncology Nutrition and Exercise*. Meu programa de pesquisa concentra-se no exercício físico em oncologia.

P: Quais são as duas ou três experiências mais significativas na sua carreira?

Até mesmo quando era bolsista de pós-doutorado, o foco de minha pesquisa concentrava-se no exercício e nas doenças metabólicas e cardiovasculares. Estava interessada em encontrar outro caminho que pudesse permitir fazer avanços maiores com cada estudo, uma área de "fronteira" na qual havia muito pouca pesquisa. Em 2000, li um artigo de Anne McTiernan que era uma chamada à ação para pesquisadores como eu (com foco no exercício e nas doenças metabólicas e cardiovasculares) para considerar uma mudança de interesse para exercício e câncer. Procurei Anne, que se tornou minha mentora durante anos, e concentrei-me no exercício físico em oncologia desde então. Em 2009, e, mais uma vez, em 2018, fiz parte da equipe de liderança das *ACSM Roundtables on Exercise and Cancer*. Essas mesas-redondas contribuíram significativamente para o progresso no campo do exercício físico em oncologia, estabelecendo diretrizes de exercícios para indivíduos que convivem com câncer e além do câncer, e para uma chamada à ação de médicos para efetuar avaliações, aconselhamentos e encaminhamentos para a prática padrão de exercícios físicos em oncologia. Em 2017, fui eleita presidente do American College of Sports Medicine. A liderança executiva do ACSM inclui três pessoas: o presidente eleito, o presidente e o ex-presidente imediato. Iniciei o período de 3 anos de compromissos executivos de liderança em junho de 2017 e terminei em junho de 2020, um período durante o qual houve enormes mudanças na faculdade. Sinto-me feliz e honrada por ter trabalhado com Walt Thompson, Liz Joy, Bill Kraus e NiCole Keith na comissão executiva e por ter tido a oportunidade de começar a iniciativa *Moving Through Cancer* (www.exerciseismedicine.org/movingthroughcancer) como minha iniciativa presidencial. A meta ousada da iniciativa *Moving Through Cancer* é a de que a avaliação, o aconselhamento e o encaminhamento para a realização de exercício sejam uma prática padrão em oncologia até 2029.

P: Por que escolheu tornar-se "cientista do exercício"?

Quando era profissional de aptidão física na cidade de Nova York, tive clientes que eram muito bem-educados. Faziam-me perguntas às quais não conseguia responder. Fiz meu mestrado no Master's Queens College com Bill McArdle, John Magel, Mike Toner e Paul Fardy, visto que queria ter a capacidade de responder às perguntas de meus clientes bem-educados. O que eu não previ foi que, no processo de obter esse diploma, eu me apaixonaria pela pesquisa na ciência do exercício.

P: Quais são algumas das questões fundamentais que estarão na vanguarda/horizonte da ciência do exercício nos próximos 20 anos?

O campo do exercício físico em oncologia teve um crescimento exponencial nos últimos 20 anos. Os primeiros ensaios clínicos randomizados em humanos foram concluídos em 1988, e a primeira revisão dos ensaios clínicos, realizada em 1996, incluiu quatro ensaios clínicos. Em 2005, publiquei uma metanálise nesse campo de estudo, que incluiu 22 ensaios clínicos. Em 2010, atualizei essa metanálise, e houve 82 ensaios clínicos. De acordo com o *PubMed*, houve um aumento de 281% na pesquisa sobre exercício físico e câncer entre 2010 e 2018. Mesmo assim, ainda estamos muito longe de ter o exercício incluído como padrão de cuidados para indivíduos que vivem com câncer e além do câncer. A liderança da iniciativa *Moving Through Cancer* estabeleceu uma agenda que traça os passos que acreditamos sejam necessários para a meta ousada de tornar o exercício uma prática padrão em oncologia: conscientização, aprimoramento da força de trabalho (treinamento de profissionais de atividade física e clínicos oncológicos), desenvolvimento de programas, mudanças políticas e pesquisas adicionais sobre a eficácia do exercício para resultados relacionados com o câncer. Solicito insistentemente aos alunos que considerem o exercício físico em oncologia como área de interesse, independentemente de você querer ser um profissional do exercício físico, um clínico de reabilitação ou um cientista do exercício.

P: Que conselho você daria a um estudante que busca uma carreira em qualquer profissão da ciência do exercício?

Eleve o padrão. Certifique-se de que tudo o que disser a alguém sobre os benefícios do exercício seja respaldado pela ciência da mais alta qualidade. Encontre uma área em que possa realmente fazer a diferença. Sentir-se necessário é realmente motivador! Mantenha contato com seus mentores. Eles investem muito em você e desejam saber como está se saindo.

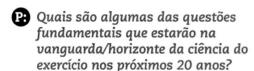

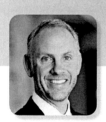

Jonathan Finnoff, DO, FACSM, FAMSSM

Chief Medical Officer, United States Olympic and Paralympic Committee; Professor, Department of Physical Medicine and Rehabilitation, Mayo Clinic College of Medicine and Science, Rochester, MN

Breve introdução – Nasci e cresci em Boulder, Colorado, e frequentei a University of Colorado em Boulder, onde obtive meu bacharelado em Biologia Molecular, Celular e do Desenvolvimento. Concluí meus estudos de Medicina na University of New England. Minha pós-graduação incluiu um estágio no Delaware Valley Medical Center, uma residência em Medicina Física e Reabilitação na University of Utah e uma bolsa de estudos em medicina do exercício e do esporte na Mayo Clinic em Rochester, MN. Meus interesses no que concerne à pesquisa incluem ultrassonografia diagnóstica e intervencionista avançada, medicina regenerativa e prevenção de lesões e doenças.

Capítulo 13 Ciência do Exercício no Século XXI **491**

P: Quais são as duas ou três experiências mais significativas na sua carreira?

Um ano após a minha formatura em medicina do exercício e do esporte, tive a oportunidade de começar a trabalhar como médico-chefe da equipe da Utah State University. Orientar e fornecer assistência médica aos atletas nessa escola da NCAA Division 1 proporcionou-me o conhecimento básico e a experiência necessários para alcançar meus objetivos profissionais. Em 2002, fui selecionado pelo Salt Lake Organizing Committee para dirigir a Athlete Medical Clinic no Soldier Hollow Venue durante os Jogos Olímpicos de Inverno e para trabalhar como *Venue Medical Officer* para o Soldier Hollow Venue durante os Jogos Paralímpicos de Inverno. Fui inspirado pelo espírito e pela paixão do movimento olímpico e paralímpico, o que me levou a ser voluntário como médico de equipe para a United States Ski and Snowboard Team durante as próximas duas décadas, trabalhar como médico da equipe em mais dois Jogos Olímpicos de Inverno e, por fim, ser selecionado para atuar como *Chief Medical Officer* para o Comitê Olímpico e Paralímpico dos EUA.

P: Por que escolheu tornar-se médico do exercício e do esporte?

Quando criança, sonhava em ser atleta profissional. Tive sorte suficiente para ter os dons naturais e a determinação de tornar esse sonho uma realidade como ciclista *mountain bike* profissional. Entrei na faculdade para obter um diploma de Administração, preparando-me para uma eventual transição para a indústria do ciclismo, após concluir a minha carreira atlética. Entretanto, a minha vida mudou quando encontrei uma pessoa que cometeu suicídio. Quando a descobri, ainda estava viva. Liguei para a emergência, mas ela morreu antes de a ambulância chegar. Decidi matricular-me em um curso de técnico de emergência médica, de modo que eu pudesse adquirir algumas habilidades médicas se, no futuro, viesse a me deparar com uma emergência. Adorei o curso e percebi que medicina era minha vocação. Mudei de curso e inscrevi-me na escola de medicina. O resto é história.

P: Quais são algumas das questões fundamentais que estarão na vanguarda/horizonte da ciência do exercício nos próximos 20 anos?

Nesse exato momento, a questão que está na minha mente é a doença infecciosa. As vacinas para covid-19 provavelmente não terão 100% de eficácia, muitas pessoas optarão por não se vacinar, e a disponibilidade da vacina será variável ao redor do mundo. Além disso, existem outras doenças infecciosas que podem ter impacto negativo no esporte. Portanto, acredito que seja importante para a comunidade da medicina do exercício e do esporte aprender a partir de nossa situação atual e adotar fortes estratégias de prevenção de infecções que serão realizadas no futuro. Acredito também que a especialização esportiva precoce seja um problema significativo enfrentado pela profissão de medicina do exercício e do esporte. A especialização esportiva precoce leva a um aumento de lesões, doenças e esgotamento. No extremo oposto do espectro está a pandemia de obesidade. É de importância crítica abordar esses dois problemas para garantir a saúde de nossa sociedade.

P: Que conselho você daria a um estudante que busca uma carreira em qualquer profissão da ciência do exercício?

Como médico do exercício e do esporte, sou questionado todos os dias por pacientes e atletas sobre o que eles podem fazer para reduzir o estresse; melhorar o sono; aprimorar o desempenho atlético; e reduzir o risco de lesões, doenças e enfermidades. Eu respondo que o ingrediente mágico para todas essas questões é o exercício. Não consigo pensar em profissões mais impactantes do que a medicina do exercício e do esporte ou a ciência do exercício. Você passa a conhecer pessoas interessantes e motivadas e ajuda-as a resolver problemas para melhorar a sua qualidade de vida. Se você decidir seguir essa carreira, acredito que você irá considerá-la extremamente gratificante.

Resumo

- Grande parte da informação utilizada para prever as futuras tendências de promoção da saúde e redução do risco de doenças na ciência do exercício provém de pesquisas epidemiológicas longitudinais

492   ACSM Introdução à Ciência do Exercício

- As tendências futuras na promoção da saúde e na redução do risco de doenças estarão nas áreas de pesquisa, desenvolvimento de programas e iniciativas políticas
- O aprimoramento no desempenho esportivo e atlético exige todas as áreas da ciência do exercício, de modo a proporcionar um esforço integrado e coordenado para melhorar os componentes psicológicos e fisiológicos que afetam o desempenho
- As tendências futuras no esporte e na competição atlética estarão mais certamente centradas nos fatores moleculares e genéticos que influenciam o desempenho.

Para revisão

1. Defina os seguintes termos:
   a. Epidemiológico
   b. Longitudinal
   c. Ensaio clínico.
2. Qual era o principal propósito do *Framingham Heart Study*?
3. Cite cinco resultados importantes do *Framingham Heart Study* que ajudam a orientar as recomendações atuais para redução do risco de doenças.
4. Qual é o principal propósito da NHANES contínua?
5. Qual foi a principal justificativa para conduzir o *HERITAGE Family Study*?
6. Descreva a principal conclusão do relatório do United States Surgeon General de 1995 sobre Promoção da Saúde e Prevenção de Doenças.
7. Quais são os principais objetivos dos programas *Healthy People 2010, 2020 e 2030*?
8. Descreva as relações entre pesquisa, desenvolvimento de programas e iniciativas políticas no que se refere ao futuro da ciência do exercício.
9. Explique como cada uma das seguintes áreas na ciência do exercício poderia contribuir para melhorar o desempenho no esporte individual e coletivo e atlético:
   a. Fisiologia do exercício
   b. Treinamento atlético e medicina do exercício e do esporte
   c. Nutrição para o esporte
   d. Psicologia do esporte
   e. Comportamento motor
   f. Biomecânica do esporte.

Aprendizagem baseada em projetos

1. Identifique cinco artigos publicados nos últimos 5 anos com enfoque na atividade ou exercício físico. Na seção de discussão de cada artigo, identifique as recomendações para pesquisa futura feitas pelos autores. Prepare uma apresentação que inclua pelo menos cinco recomendações importantes de pesquisas futuras que terão impacto na atividade e no exercício físico e que, em última análise, melhorarão a saúde e reduzirão o risco de doenças. Na sua apresentação, inclua por que é fundamental estudar essas cinco áreas principais.
2. Identifique cinco artigos publicados nos últimos 5 anos com enfoque na melhoria do esporte ou da competição atlética. Prepare uma apresentação que inclua pelo menos cinco recomendações para pesquisas futuras que terão impacto no desempenho esportivo ou atlético, com o objetivo de melhorar o desempenho. Na sua apresentação, inclua por que é fundamental estudar essas cinco áreas principais.

Capítulo 13 Ciência do Exercício no Século XXI

Referências bibliográficas

1. Ashley FW, Kannel WB. Relation of weight change to changes in atherogenic traits: the Framingham Study. *J Chronic Dis*. 1974;27:103–14.
2. Blair SN, Kohl HW, Paffenbarger RS, Clark DG, Cooper KH, Gibbons LW. Physical fitness and all-cause mortality. *JAMA*. 1989;262(17):2395–401.
3. Sesso HD, Paffenbarger RS, Lee IM. Physical activity and coronary heart disease in men: the Harvard Alumni Health Study. *Circulation*. 2000;102:975–80.
4. American Heart Association Web Site [Internet; cited 2020]. Available from: www.heart.org.
5. Paffenbarger RS, Hale WE. Work activity and coronary heart mortality. *N Engl J Med*. 1975;292:545–50.
6. Paffenbarger RS, Hyde RT, Wing AL, Hsieh CC. Physical activity, all-cause mortality, and longevity of college alumni. *N Engl J Med*. 1986;314(10):605–13.
7. Powell KE, Thompson PD, Caspersen CJ, Kendrick JS. Physical activity and the incidence of coronary heart disease. *Annu Rev Public Health*. 1987;8(1):253–87.
8. Siscovick DS, Weiss NS, Fletcher RH, Schoenbach VJ, Wagner EH. Habitual vigorous exercise and primary cardiac arrest: effect of other risk factors on the relationship. *J Chronic Dis*. 1984;37:625–31.
9. Booth FW, Roberts CK, Laye MJ. Lack of exercise is a major cause of chronic disease. *Comp Physiol*. 2012;2(2):1143–211.
10. LaHue SC, Comella CL, Tanner CM. The best medicine? The influence of physical activity and inactivity on Parkinson's disease: physical activity, inactivity, and PD. *Mov Disord*. 2016;31(10):1444–54.
11. Pinto AJ, Roschel H, de Sá Pinto AL, et al. Physical inactivity and sedentary behavior: overlooked risk factors in autoimmune rheumatic diseases? *Autoimmun Rev*. 2017;16(7):667–74.
12. Jia H, Zack MM, Gottesman II, Thompson WW. Associations of smoking, physical inactivity, heavy drinking, and obesity with quality-adjusted life expectancy among US adults with depression. *Value Health*. 2018;21(3):364–71.
13. Blond K, Brinkløv CF, Ried-Larsen M, Crippa A, Grøntved A. Association of high amounts of physical activity with mortality risk: a systematic review and meta-analysis. *Br J Sports Med*. 2020;54(20):1195–201.
14. Myers A, Gibbons C, Finlayson G, Blundell J. Associations among sedentary and active behaviours, body fat and appetite dysregulation: investigating the myth of physical inactivity and obesity. *Br J Sports Med*. 2017;51(21):1540–4.
15. Booth FW, Hargreaves M. Understanding multi-organ pathology from insufficient exercise. *J Appl Physiol*. 2011;111(4):1199–200.
16. Booth FW, Laye MJ, Roberts MD. Lifetime sedentary living accelerates some aspects of secondary aging. *J Appl Physiol*. 2011;111(5):1497–504.
17. Chodzko-Zajio W, Proctor DN, Fiatarone-Singh MA, et al. Exercise and physical activity for older adults. *Med Sci Sports Exerc*. 2009;41(7):1510–30.
18. Donnelly JE, Blair SN, Jakicic JM, Manore MM, Rankin JW, Smith BK. Appropriate physical activity intervention strategies for weight loss and prevention of weight regain for adults. *Med Sci Sports Exerc*. 2009;41(2):459–71.
19. Garber CE, Blissmer B, Deschenes MR, et al. Quantity and quality of exercise for developing and maintaining cardiorespiratory, musculoskeletal, and neuromotor fitness in apparently healthy adults: guidance for prescribing exercise. *Med Sci Sports Exerc*. 2011;43(7):1334 59.
20. Dunn AL, Trivedi MH, O'Neal HA. Physical activity dose-response effects on outcomes of depression and anxiety. *Med Sci Sports Exerc*. 2001;33(6):S587–97.
21. Thune I, Furberg AS. Physical activity and cancer risk: dose-response and cancer, all sites and site-specific. *Med Sci Sports Exerc*. 2001;33(6):S530–50.
22. U.S. Department of Health and Human Services, Centers For Disease Control and Prevention, National Center for Chronic Disease Prevention and Health Promotion, President's Council on Physical Fitness and Sports. *Physical Activity and Health: A Report of the Surgeon General*. 1995.
23. Centers for Disease Control and Prevention Web site [Internet; cited 2021]. Available from: http://www.cdc.gov.
24. The HERITAGE Family Study Web site [Internet; cited 2020]. Available from: www.pbrc.edu/heritage/.
25. Miller KE, Martz DC, Stoner C, et al. Efficacy of a telephone-based medical nutrition program on blood lipid and lipoprotein metabolism: results of our healthy heart: telephone-based medical nutrition and blood lipids. *Nutr Diet*. 2018;75(1):73–8.
26. Rogers KM, Littlefield LA, Taylor JK, Papadakis Z, Grandjean PW, Moncada-Jiménez J. The effect of exercise intensity and excess postexercise oxygen consumption on postprandial blood lipids in physically inactive men. *Appl Physiol Nutr Metab*. 2017;42(9):986–93.

27. Ray KK, Corral P, Morales E, Nicholls SJ. Pharmacological lipid-modification therapies for prevention of ischaemic heart disease: current and future options. *Lancet*. 2019;394(10199):697–708.
28. Raghavan S, Porneala B, McKeown N, Fox CS, Dupuis J, Meigs JB. Metabolic factors and genetic risk mediate familial type 2 diabetes risk in the Framingham Heart Study. *Diabetologia*. 2015;58(5):988–96.
29. Bouchard C, Leon AS, Rao DC, Skinner JS, Wilmore JH, Gagnon J. The HERITAGE family study. Aims, design, and measurement protocol. *Med Sci Sports Exerc*. 1995;27(5):721–9.
30. Bouchard C, An P, Rice T, et al. Familial aggregation of VO_2max response to exercise training: results from the HERITAGE family study. *J Appl Physiol*. 1999;87(3):1003–8.
31. Rankinen T, Perusse L, Borecki IB, et al. The Na(+)-K(+)-ATPase alpha 2 gene and trainability of cardiorespiratory endurance: the HERITAGE family study. *J Appl Physiol*. 2000;88(1):346–51.
32. Rankinen T, Sung YJ, Sarzynski MA, Rice TK, Rao DC, Bouchard C. Heritability of submaximal exercise heart rate response to exercise training is accounted for by nine SNPs. *J Appl Physiol*. 2012;112(5):892–7.
33. Vellers HL, Verhein KC, Burkholder AB, et al. Association between mitochondrial DNA sequence variants and VO_2 max trainability. *Med Sci Sports Exerc*. 2020;52(11):2303–9.
34. Perusse L, Rice T, Province ME, et al. Familial aggregation of amount and distribution of subcutaneous fat and their responses to exercise training in the HERITAGE family study. *Obesity*. 2000;8(2):140–50.
35. Horton R, Crawford G, Freeman L, Fenwick A, Wright CF, Lucassen A. Direct-to-consumer genetic testing. *BMJ*. 2019;367:l5688.
36. Delaney S, Christman M. Direct-to-consumer genetic testing: perspectives on its value in healthcare. *Clin Pharmacol Ther*. 2016;99(2):146–8.
37. Centers for Disease Control and Prevention Web site [Internet cited; 2020]. Available from: http://www.cdc.gov.
38. Molecular Transducers of Physical Activity Consortium. MoTrPAC 2021 [Internet cited 2021]. Available from: www.motrpac.org/index.cfm.
39. Sanford JA, Nogiec CD, Lindholm ME, et al. Molecular transducers of physical activity consortium (MoTrPAC): mapping the dynamic responses to exercise. *Cell*. 2020;181(7):1464–74.
40. Pate RR, Pratt M, Blair SN, et al. Physical activity and public health. *JAMA*. 1995;273(5):402–7.
41. United States Department of Health and Human Services. *Step It Up! The Surgeon General's Call to Action to Promote Walking and Walkable Communities*. Washington (DC): United States Department of Health and Human Services; 2015.
42. Center for Medicade and Medicare Services [Internet cited; 2021]. Available from: https://www.cms.gov/.
43. U.S. Department of Health Education, and Welfare. *Healthy People: The Surgeon General's Report on Health Promotion and Disease Prevention*. Report No.: 79-55071. 1979.
44. National Center for Health Statistics. *Healthy People 2000 Final Review*. Report No.: 76-641469. Hyattsville (MD): National Center for Health Statistics; 2001.
45. Healthy People 2030 [Internet cited; 2020]. Available from: https://health.gov/healthypeople.
46. Healthy People 2020 [Internet cited; 2011]. Available from: www.healthypeople.gov.
47. Office of Public Health Scientific Services Web site [Internet cited; 2020]. Available from: www.cdc.gov/ophss/.
48. Kompaniyets L, Lundeen EA, Belay B, Goodman AB, Tangka F, Blanck HM. Hospital length of stay, charges, and costs associated with a diagnosis of obesity in US children and youth, 2006–2016. *Med Care*. 2020;58(8):722–6.
49. Exercise is Medicine [Internet cited; 2016]. Available from: www.exerciseismedicine.org.
50. Vealey RS. Smocks and jocks outside the box: the paradigmatic evolution of sport and exercise psychology. *Quest*. 2006:128–59.
51. Millet GP, Chapman RF, Girard O, Brocherie F. Is live high–train low altitude training relevant for elite athletes? Flawed analysis from inaccurate data. *Br J Sports Med*. 2019;53(15):923–6.
52. Potteiger JA, Lockwood RH, Haub MD, et al. Muscle power and fiber characteristics following 8 weeks of plyometric training. *J Strength Cond Res*. 1999;13(3):275–9.
53. Behrens M, Mau-Moeller A, Mueller K, et al. Plyometric training improves voluntary activation and strength during isometric, concentric and eccentric contractions. *J Sci Med Sport*. 2016;19(2):170–6.
54. Asadi A, Arazi H, Young WB, de Villarreal ES. The effects of plyometric training on change-of-direction ability: a meta-analysis. *Int J Sports Physiol Perform*. 2016;11(5):563–73.
55. Nonnato A, Hulton AT, Brownlee TE, Beato M. The effect of a single session of plyometric training per week on fitness parameters in professional female soccer players: a randomized controlled trial. *J Strength Cond Res*. 2020. doi: 10.1519/JSC.0000000000003591.
56. Yanci J, Los Arcos A, Camara J, Castillo D, García A, Castagna C. Effects of horizontal plyometric training volume on soccer players' performance. *Res Sports Med*. 2016;24(4):308–19.
57. Wang M-H, Chen K-C, Hung M-H, et al. Effects of plyometric training on surface electromyographic activity and performance during blocking jumps in college Division I men's volleyball athletes. *Appl Sci*. 2020;10(13):4535.

Capítulo 13 Ciência do Exercício no Século XXI **495**

58. Slimani M, Chamari K, Miarka B, Del Vecchio FB, Chéour F. Effects of plyometric training on physical fitness in team sport athletes: a systematic review. *J Hum Kinet*. 2016;53(1):231–47.
59. Beidleman BA, Muza SR, Fulco CS, et al. Seven intermittent exposures to altitude improves exercise performance at 4300 m. *Med Sci Sports Exerc*. 2008;40(1):141–8.
60. Faiss R, Girard O, Millet GP. Advancing hypoxic training in team sports: from intermittent hypoxic training to repeated sprint training in hypoxia. *Br J Sports Med*. 2013;47(Suppl 1):i45–i50.
61. Hamlin MJ, Lizamore CA, Hopkins WG. The effect of natural or simulated altitude training on high-intensity intermittent running performance in team-sport athletes: a meta-analysis. *Sports Med*. 2018;48(2):431–46.
62. Bejder J, Nordsborg NB. Specificity of "live high–train low" altitude training on exercise performance. *Exerc Sport Sci Rev*. 2018;46(2):129–36.
63. Brocherie F, Millet GP, Hauser A, et al. "Live high–train low and high" hypoxic training improves team-sport performance. *Med Sci Sports Exerc*. 2015;47(10):2140–9.
64. Porcari JP, Probst L, Forrester K, et al. Effect of wearing the elevation training mask on aerobic capacity, lung function, and hematological variables. *J Sports Sci Med*. 2016;15(2):379–86.
65. Jung HC, Lee NH, John SD, Lee S. The elevation training mask induces modest hypoxaemia but does not affect heart rate variability during cycling in healthy adults. *Biol Sport*. 2019;36(2):105–12.
66. Campbell AD, Davis C, Paterson R, et al. Preparticipation evaluation for climbing sports. *Clin J Sport Med*. 2015;25(5):412–7.
67. Campbell AD, McIntosh SE, Nyberg A, Powell AP, Schoene RB, Hackett P. Risk stratification for athletes and adventurers in high-altitude environments: recommendations for preparticipation evaluation. *Clin J Sport Med*. 2015;25(5):404–11.
68. Rein R, Memmert D. Big data and tactical analysis in elite soccer: future challenges and opportunities for sports science. *Springerplus*. 2016;5(1):1–13.
69. Passfield L, Hopker JG. A Mine of information: can sports analytics provide wisdom from your data? *Int J Sports Physiol Perform*. 2017;12(7):851–5.
70. Guan H, Zhong T, He H, et al. A self-powered wearable sweat-evaporation-biosensing analyzer for building sports big data. *Nano Energy*. 2019;59:754–61.
71. Morgulev E, Azar OH, Lidor R. Sports analytics and the big-data era. *Int J Data Sci Anal*. 2018;5(4):213–22.
72. Sarlis V, Tjortjis C. Sports analytics — evaluation of basketball players and team performance. *Inf Syst*. 2020;93:101562.
73. Rosenbloom C, Murray B. Risky business: dietary supplement use by athletes. *Nutr Today*. 2015;50(5):240–6.
74. Yesalis CE. *Anabolic Steroids in Sport and Exercise*. 2nd ed. Champaign (IL): Human Kinetics; 2000.
75. Maughan RJ, Burke LM, Dvorak J, et al. IOC consensus statement: dietary supplements and the high-performance athlete. *Br J Sports Med*. 2018;52(7):439–55.
76. Weihrauch M, Handschin C. Pharmacological targeting of exercise adaptations in skeletal muscle: benefits and pitfalls. *Biochem Pharmacol*. 2018;147:211–20.
77. Heaney LM, Deighton K, Suzuki T. Non-targeted metabolomics in sport and exercise science. *J Sports Sci*. 2017;37(9):959–67.
78. Bongiovanni T, Pintus R, Dessi A, et al. Sportomics: metabolomics applied to sports. The new revolution? *Eur Rev Med Pharmacol Sci*. 2019;23(24):11011–9.
79. Bragazzi NL, Khoramipour K, Chaouachi A, Chamari K. Toward sportomics: shifting from sport genomics to sport postgenomics and metabolomics specialties. promises, challenges, and future perspectives. *Int J Sports Physiol Perform*. 2020;15(9):1201–2.
80. Hoffman JR, Kraemer WJ, Bhasin S, et al. Position stand on androgen and human growth hormone use. *J Strength Cond Res*. 2009;23(5):S1–59.
81. Barwood MJ, Thelwell RC, Tipton MJ. Psychological skills training improves exercise performance in the heat. *Med Sci Sports Exerc*. 2008;40(2):387–96.
82. Bruner MW, Eys MA, Wilson KS, Cote J. Group cohesion and positive youth development in team sport athletes. *Sport Exerc Perform Psychol*. 2014;3(4):219–27.
83. Brown DJ, Brown DJ, Fletcher D, Fletcher D. Effects of psychological and psychosocial interventions on sport performance: a meta-analysis. *Sports Med*. 2017;47(1):77–99.
84. Yang N, MacArthur DG, Gulbin JP, et al. ACTN3 genotype is associated with human elite athletic performance. *Am J Hum Genet*. 2003;73(3):627–31.
85. Webborn N, Williams A, McNamee M, Bouchard C, Pitsiladis YP, Ahmetov I, et al. Direct-to-consumer genetic testing for predicting sports performance and talent identification: Consensus statement. *Br J Sports Med*. 2015;49(23):1486–91.
86. Vlahovich N, Fricker PA, Brown MA, Hughes D. Ethics of genetic testing and research in sport: a position statement from the Australian Institute of Sport. *Br J Sports Med*. 2017;51(1):5–11.

496 ACSM Introdução à Ciência do Exercício

87. Mattsson CM, Wheeler MT, Waggott D, Caleshu C, Ashley EA. Sports genetics moving forward: lessons learned from medical research. *Physiol Genomics*. 2016;48(3):175–82.

88. Pickering C, Kiely J, Grgic J, Lucia A, Del Coso J. Can genetic testing identify talent for sport? *Genes*. 2019;10(12):972.

89. World Anti-Doping Agency [Internet cited; 2020]. Available from: https://www.wada-ama.org/.

90. Nattiv A, Loucks AB, Manore MM, Sanborn CF, Sundgot-Borgen J, Warren MP. The female athlete triad. *Med Sci Sports Exerc*. 2007;29(5):1867–82.

91. Williams N, Koltun KJ, Strock NCA, De Souza MJ. Female athlete triad and relative energy deficiency in sport: a focus on scientific rigor. *Exerc Sport Sci Rev*. 2019;47(4):197–205.

92. Fletcher JA. Canadian Academy of Sport and Exercise Medicine position statement: osteoporosis and exercise. *Clin J Sport Med*. 2013;23(5):333–8.

93. Joy EA, De Souza MJ, Nattiv A, et al. 2014 female athlete triad coalition consensus statement on treatment and return to play of the female athlete triad. *Curr Sports Med Rep*. 2014;13(4):219–32.

94. Krick R, Brown K, Ramsay S, Brown AF. Changes in knowledge of the female athlete triad among female high school athletes following a brief nutrition education intervention. *J Acad Nutr Diet*. 2017;117(10):A142.

95. Koltun KJ, Strock NCA, Southmayd EA, Oneglia AP, Williams NI, De Souza MJ. Comparison of female athlete triad coalition and RED-S risk assessment tools. *J Sports Sci*. 2019;37(21):2433–42.

96. Koltun KJ, Williams NI, Souza MJD. Female athlete triad coalition cumulative risk assessment tool: proposed alternative scoring strategies. *Appl Physiol Nutr Metab*. 2020;45(12):1324–31.

97. Luttrell MD, Potteiger JA. Effects of powercranks training on cardiovascular fitness and cycling efficiency. *J Strength Cond Res*. 2003;17(4):785–91.

98. Curtis CK, Laudner KG, McLoda TA, McCaw ST. The role of shoe design in ankle sprain rates among collegiate basketball players. *J Athl Train*. 2008;43(3):230–3.

99. Sone JY, Kondziolka D, Huang JH, Samadani U. Helmet efficacy against concussion and traumatic brain injury: a review. *J Neurosurg*. 2017;126(3):768–81.

100. Greenhill DA, Navo P, Zhao H, Torg J, Comstock RD, Boden BP. Inadequate helmet fit increases concussion severity in American high school football players. *Sports Health*. 2016;8(3):238–43.

101. Collins CL, McKenzie LB, Ferketich AK, Andridge R, Xiang H, Comstock RD. Concussion characteristics in High School Football by helmet age/recondition status, manufacturer, and model: 2008–2009 through 2012–2013 academic years in the United States. *Am J Sports Med*. 2016;44(6):1382–90.

102. Bailey AM, McMurry TL, Cormier JM, et al. Comparison of laboratory and on-field performance of American football helmets. *Ann Biomed Eng*. 2020;48(11):2531–41.

103. Clark JM, Taylor K, Post A, Hoshizaki TB, Gilchrist MD. Comparison of ice hockey goaltender helmets for concussion type impacts. *Ann Biomed Eng*. 2018;46(7):986–1000.

104. Connor TA, Clark JM, Jayamohan J, et al. Do equestrian helmets prevent concussion? A retrospective analysis of head injuries and helmet damage from real-world equestrian accidents. *Sports Med Open*. 2019;5(1):1–8.

105. Comstock RD, Arakkal AT, Pierpoint LA, Fields SK. Are high school girls' lacrosse players at increased risk of concussion because they are not allowed to wear the same helmet boys' lacrosse players are required to wear? *Inj Epidemiol*. 2020;7(1):18.

106. Broglio SP, Cantu RC, Gioia GA, et al. National Athletic Trainer's Association position statement: management of sport concussion. *J Athl Train*. 2014;49(2):245–65.

107. Kuster MS, Spalinger E, Blanksby BA, Gachter A. Endurance sports after total knee replacement: a biomechanical investigation. *Med Sci Sports Exerc*. 2000;32(4):721–4.

108. Chiang Colvin A, Mullen J, Lovell MR, Vereeke West R, Collins MW, Groh M. The role of concussion history and gender in recovery from soccer-related concussion. *Am J Sports Med*. 2017;37(9):1699–704.

109. Forsdyke D, Smith A, Jones M, Gledhill A. Psychosocial factors associated with outcomes of sports injury rehabilitation in competitive athletes: a mixed studies systematic review. *Br J Sports Med*. 2016;50(9):537–44. doi:10.1136/bjsports-2015-094850.

110. Denay KL, Breslow RG, Turner MN, Nieman DC, Roberts WO, Best TM. ACSM call to action statement: COVID-19 considerations for sports and physical activity. *Curr Sports Med Rep*. 2020;19(8):326–8.

111. Diamond AB, Narducci DM, Roberts WO, et al. Interim guidance on the preparticipation physical examination for athletes during the SARS-CoV-2 pandemic. *Curr Sports Med Rep*. 2020;19(11):498–503.

Índice Alfabético

A

Abordagem(ns)
- construtivista, 417
- de sistemas, 58
- disposicional, 276
- metateóricas, 273

Absorciometria de raios X de dupla energia, 398, 405

Ação(ões)
- anticarcinogênica, 76
- muscular(es)
- - concêntricas, 195
- - excêntricas, 64, 195
- - isocinéticas, 195
- - isométrica, 194
- - isotônicas, 195

Acelerômetros, 403

Acesso aberto, 48

Acidente vascular encefálico, 62

Acordo de direitos autorais, 47

Ad libitum, 254

Adaptações crônicas à atividade física e ao exercício, 104

Adesão ao exercício, 290, 293

Adiponectina, 81

Administração da assistência à saúde e responsabilidade profissional, 197

Adolescência, 314

Adrenalina, 79

Afeto, 281

Água, 236, 402
- duplamente marcada, 402
- enriquecida, 402

Aldosterona, 81

Alérgeno, 161

Amenorreia, 118
- hipotalâmica, 118

Aminoácidos
- essenciais, 234
- não essenciais, 234

Amplitude de movimento (ADM), 192

Anabolico, ambiente, 122

Anabolismo, 235

Análise qualitativa do movimento humano, 356, 357

Anemia esportiva, 251

Angina de peito, 141, 155, 157

Ângulo Q de quadríceps, 208

Ansiedade, 3, 284, 285

Anticarcinogênico, 76

Antropometria, 12

Aparelho de eletromiografia, 393

Apoio financeiro, 47

Aprendizagem
- de habilidades difíceis, 326
- motora, 306, 308, 310, 317

Aprimoramento da técnica, 367

Área(s)
- de bem-estar e *fitness*, 442
- de estudo

- - do comportamento motor, 332
- - em biomecânica, 363
- - em ciência do exercício, 7
- - em nutrição para a saúde, 242
- - na fisiologia do exercício, 108, 169
- - na nutrição para o esporte, 252
- - na psicologia do esporte e do exercício, 293
- - no treinamento atlético e na Medicina do Exercício e do Esporte, 206

Armazenamento da memória a curto prazo, 322

Arritmia cardíaca, 155, 157

Artrite, 165
- reumatoide, 165

Artroplastia do joelho, 365

Artroscopia, 203

Asma, 161
- induzida por exercício, 72

Assistência imediata, 193

Assistente médico, 440

Atenção, 283
- seletiva, 321

Atendimento, 198

Aterosclerose, 70, 157

Atividade física, 6, 194
- e exercício em condições ambientais frias, 128

Atuação junto ao médico da equipe, 199

Autoconceito, 272

Autoeficácia, 272, 279

Autoestima, 272

Autorrelato, 285

Avaliação(ões)
- comportamentais e psicológicas, 417
- da composição corporal, 404
- da pressão arterial, 392
- das funções cardiovascular e pulmonar, 383
- do balanço energético, 399
- do consumo calórico, 400
- do desempenho motor, 413
- do gasto energético, 123, 124, 125
- do processamento de informações, 415
- e interpretação de condicionamento físico relacionado com a saúde, 153
- musculoesquelética, 393
- qualitativas, 418
- quantitativas, 417

Avanços no tratamento das lesões desportivas, 202

B

Baixo condicionamento físico, 289

Balanço energético, 119

Banheiras de hidromassagem, 411

Bem-estar emocional, 286

Big data, 484

Biomecânica, 345
- clínica, 8, 34, 346, 363, 476, 488
- dinâmica, 346

498 ACSM Introdução à Ciência do Exercício

- do esporte, 8, 34, 346, 367
- estática, 346
Biomecanicista, 433
Biópsia, 205
- muscular, 116, 228, 397

C

Cadeia cinética
- aberta, 195
- fechada, 195
Cafeína, 255
Calcitonina, 81
Calorimetria
- direta, 225
- indireta, 225, 387
Câncer, 3, 168
Capacidade
- funcional, 151
- pulmonar total, 388
Carboidratos, 231, 232
- complexos, 232
- simples, 232
Carcinógenos, 76
Carga(s)
- agudas, 360
- constantes localizadas, 366
- crônicas, 360
- e suplementação de carboidratos, 252
- mecânica, 359
Carrinho de avaliação metabólica, 386
Catabolismo, 235
Catalepsia hipnótica, 270
Células satélites indiferenciadas, 65
Centro de gravidade, 358
Cerebelo, 328
Certificação, 426-428, 431
Cetoacidose, 162
Choque insulínico, 113
Ciclo
- cardíaco, 149
- de marcha normal, 364
Cicloergômetro recombinante, 383
Ciência do exercício, 1, 6, 8, 9
- abordagem dos sistemas, 57
- como campo de estudo, 8
- e competição esportiva e atlética, 479
- e saúde, 464
- influências
- - da segunda metade do século XX, 13
- - do século XIX, 11
- - dos primórdios do século XX, 12
- - no século XXI, 14
- - primordiais, 9
- sistema(s)
- - cardiovascular e, 69
- - de produção de energia e, 85
- - digestório e, 76
- - endócrino e, 78
- - esquelético e, 67
- - imune e, 83
- - muscular e, 64
- - nervoso e, 61
- - respiratório e, 72
- - urinário e, 74
Cinemática, 346, 415

Cinética, 346, 358
Cintilografia com tálio, 391
Cirurgia artroscópica, 203
Classificação do esforço percebido, 150
Codificação, 321
Cognição, 269, 283
Coleta de dados, 42
Competições desportivas e atléticas, 6
Complexidade da tarefa, 325
Componente interativo, 429
Comportamento
- de crença na saúde, 290
- motor, 8, 305, 306, 476, 488
- relacionado com o exercício, 289
Composição corporal, 86
Compressão intermitente, 197
Comprometimento
- da acuidade auditiva, 62
- visual, 62
Concussão cerebral, 206
Condições
- ambientais, 126
- de saúde, 147
- mórbidas específicas, 154
Condução, 128
Confiabilidade, 42
Confiável, 381
Conflitos de interesse, 47
Congressos/conferências da especialidade, 44
Conhecimento dos resultados, 325
Consentimento livre e esclarecido, 148
Consumo
- de oxigênio, 151
- - máximo, 71, 149
Contraindicação clínica, 147
Controle
- da marcha, 336
- motor, 306, 308, 310, 328
- - e aprendizado, 34
- muscular da captação de glicose, 111
Convecção, 128
Córtex
- motor, 330
- - primário, 330
- - suplementar, 330
- pré-motor, 330
Cortisol, 81
Credenciamento, 427
- de um programa, 429
Criocinética, 197
Crioterapia, 197, 411
Critérios
- de exclusão, 41
- de inclusão, 41
Cromatógrafo
- de fase líquida de alta pressão, 410
- gasoso/espectrômetro de massa, 410
Crossover point, 108
Cuidados de emergência, 193

D

Dados normativos, 153
Débito cardíaco, 61, 158, 392
Decodificação, 321
Definição das variáveis, 40

Densidade, 358
Densitometria, 404
Depressão, 3, 168, 284, 286
Descondicionado, 443
Descrições de pesquisa, 36
Desempenho, 281
Desenvolvimento
- da ciência do exercício, 22
- de programa, 475
- do desempenho esportivo e atlético, 22
- e responsabilidade do profissional, 197
- motor, 306, 311, 316
- - influências recentes sobre o, 308
- - primeiras influências sobre o, 307
Desertos alimentares, 244
Desoxi-hemoglobina, 391
Determinação
- da capacidade funcional, 146
- da ingestão calórica, 399
Determinantes da adesão ao exercício, 293
Deveres e responsabilidades dos fisiologistas do
  exercício aplicado à clínica, 145
Diabetes *mellitus*, 3, 113, 162, 163, 233
- tipo 1, 113, 233
- tipo 2, 3, 113, 233
Diaforese, 157
Dieta(s), 222
- DASH, 240
- eficazes para a perda de peso, 242
Dietista, 435
- esportivo, 435
Dificuldade relativa da tarefa, 327
Dinamômetro(s)
- de preensão manual, 395
- isocinéticos, 395
Diretrizes
- dietéticas para a saúde, 240
- e procedimentos pré-testes, 381
- para os médicos do exercício e do esporte, 200
Disciplinas, 21
Dislipidemia aterogênica, 163
Dispneia, 152
Dispositivos de resistência, 411
Distrofia muscular, 62, 165, 166
Divulgação dos achados, 43
Doença(s)
- arterial coronariana, 70
- cardiovasculares, 3, 154, 155, 465
- - efeitos benéficos potenciais do
      exercício físico para, 155
- da artéria coronária, 155, 157
- de Alzheimer, 62
- de Parkinson, 62, 334, 335
- mental, 62
- metabólicas, 161
- ortopédicas e neuromusculares, 164
- pulmonar
- - obstrutiva, 159, 389
- - parenquimatosa, 160
- - restritiva, 160, 388
- relacionada ao calor, 127
- respiratórias, 159
- vascular periférica, 155, 158
Doping, 4
Duração, 104

E

Ecocardiografia, 151
Educação física, 8, 9
Efeitos
- anabólicos, 80
- androgênicos, 80
- benéficos terapêuticos ou funcionais, 140
- do carregamento, 359
Eficácia, 125
Eixos anatômicos de referência, 353
Eletrocardiógrafo, 149
Eletrocardiograma, 150
Eletroencefalografia, 416
Eletrólitos, 76
Eletromiografia, 348, 393, 414
Eletroterapia, 197
Emoção, 281
Encefalopatia traumática crônica, 207
Enfraquecimento do conhecimento dos resultados, 326
Engenheiro biomédico, 434
Ensaios clínicos, 465, 471
Entrevista
- de grupo focal, 43
- estruturada, 43
Epidemiologia, 83, 467
- genética, 469
Epilepsia, 62
Epinefrina, 81, 109
Equação de regressão, 405
Equidade na saúde, 14
Equipamento(s)
- de avaliação metabólica, 386
- de eletrocardiografia, 389
- de exercício físico, 411
- e auxílios para o desempenho, 485
- e avaliações de reabilitação, 410
- para avaliar a função pulmonar, 387
- para biópsia muscular, 397
- para coleta de sangue e avaliação física, 408
Ergômetros, 383
Ergonomia, 365
Ergonomista, 436
Eritropoetina, 81
- humana recombinante, 68
Escala de percepção de esforço, 149
Escalonamento, 333
Esclerose
- lateral amiotrófica, 62
- múltipla, 62, 165, 167
Esforço vigoroso, 366
Especificidade, 106
Espectrofotômetro, 410
Espectroscopia de ressonância magnética, 396
Espirômetro, 389
Estabilização corporal, 319
Estado
- anabólico, 400
- de hidratação, 251
- hipercoagulável, 164
- pós-absortivo, 108
- protrombótico, 164
Esteiras ergométricas, 383

500 ACSM Introdução à Ciência do Exercício

Esteroides anabolizantes androgênicos, 4
Estimulação neural elétrica transcutânea, 413
Estimulador neural elétrico transcutâneo, 413
Estratégias para promover perda de peso saudável, 243
Estrogênio, 81, 209
Estudo(s)
- clínico, 33, 465
- controlado randomizado, 37
- da atividade cerebral, 416
- da biomecânica, 350
- da mente e do corpo, 274
- de caso, 418
- de pesquisa experimental, 38
- epidemiológicos, 226, 465
- etnográfico, 418
- fenomenológico, 418
- longitudinais e transversais, 312
- prospectivos, 464
Eu-hidratação, 251
Evaporação, 128
Exame(s)
- diagnósticos, 380
- físico, 147
- laboratoriais, 382
- sanguíneos comuns, 410
Excêntrico, 359
Excitação, 281
Exercício(s), 126
- e bem-estar psicológico, 287
- e função cognitiva, 288
- e psicologia do esporte, 34
- físicos, 6
Exercise is Medicine^{TM} (EIM), 20
Exógeno, 80

F
Fadiga, 99
- mecânica, 366
Fase
- da vida, 312
- estável máxima de lactato, 87
Fenótipo, 469
Fibrose cística, 161
Fidedignidade, 42
Fisiologia
- clínica do exercício, 34, 476
- do esporte e do exercício, 476
- do exercício, 34, 97, 98, 100, 139, 476, 488
- - aplicado à clínica, 139
- - áreas de estudo na, 108
- - base de estudo na, 102
- - clínico, 8
- - história da, 99
- - influências
- - - da primeira metade do século XX, 99
- - - da segunda metade do século XX, 99
- - - do século XXI, 100
- - no músculo esquelético, 115
Fisiologista clínico do exercício, 435
Fisiopatologia, 140

Fisioterapeuta, 439
Fluorímetro, 410
Fontes
- imediatas, 84
- primárias, 38
- secundárias, 38
Força(s)
- axiais, 359
- compressiva, 359
- de cisalhamento, 359
- de reação do solo, 394
- de tração, 359
- excêntrica, 359
Fosfato de creatina, 255
Fosfocreatina, 84
Framingham Heart Study, 468
Fraqueza muscular simétrica, 166
Frequência
- cardíaca, 149
- do exercício, 104
Função(ões)
- do sistema
- - cardiovascular, 71
- - digestório, 78
- - esquelético, 69
- - imune, 84
- - muscular, 66
- - nervoso, 63
- - respiratório, 74
- - urinário, 75
- psicomotora, 316
Funcional, efeito, 140

G
Gasto energético, 123
Genótipo, 469
Glândulas endócrinas, 79
Glicogênio, 232, 245
Glicogenólise, 84
Glicólise, 84
Glucagon, 81
Goniômetros, 414
Grupo heterogêneo, 115

H
Healthy People Program, 473
Hematologia, 408
Hematopoese, 67
Hemoglobina, 250
Heritage Family Study, 469
Hipercolesterolemia, 120, 234
Hiperinsulinemia, 119
Hiperlipidemia, 119, 162, 163, 234
Hiperplasia das fibras musculares, 65
Hipertensão arterial sistêmica, 3, 74, 155, 158
Hipertrofia das fibras musculares, 65
Hipoestrogenemia, 118
Hipoglicemia, 110, 162, 233
Hiponatremia, 127, 251
Hipotermia, 128
Hipótese, 40
- da distração, 287
- da endorfina, 288
- do U invertido, 283

Índice Alfabético — 501

- monoaminérgica, 288
- termogênica, 288
História
- da biomecânica, 347
- da ciência do exercício, 9
- da fisiologia do exercício, 99, 140, 144
- da nutrição, 224
- da psicologia do esporte e do exercício, 270
- de vida, 418
- do comportamento motor, 307
- do treinamento atlético e da Medicina do Exercício e do Esporte, 182
Homeostase, 78, 102
Hormônio(s), 79
- do crescimento, 81
- eritropoetina, 68
- exógenos, 80
- femininos, 209
- primários do sistema endócrino, 81

I

Idade adulta, 314
- mais avançada, 315
Identificação
- de estímulos, 320
- dos participantes da pesquisa, 41
Impedância bioelétrica, 406
Implante de condrócitos autólogos, 205
Impulso, 358
Imunidade
- adquirida, 82
- inata, 82
Incapacidade intelectual, 62
Índice de massa corporal, 120
Inércia, 358
Infarto agudo do miocárdio, 70, 155, 156
Informações passadas e o futuro da saúde, 472
Ingestão
- de carboidratos, 245
- de lipídios, 248
- de proteínas, 246
- de vitaminas e minerais, 249
- dietética
- - de referência, 231
- - recomendada, 231
- e reposição de líquidos, 253
Iniciativas políticas e defesa de direitos, 477
Instrumentos
- de avaliação, 402
- de rastreamento ocular, 415
Insuficiência
- cardíaca
- - congestiva, 155
- - crônica, 158
- renal, 158
Insulina, 79, 81, 113
- exógena, 113
Inteligência
- cristalizada, 316
- fluida, 316
Intensidade, 104
Interferência contextual, 323
Interpretação e apresentação dos resultados, 43
Intervenção terapêutica, 194
Isocinética, ação muscular, 195

Isométrica, ação muscular, 194
Isotônica, ação muscular, 195
Isótopo, 402
Isquemia, 156

L

Lactância, 313
Leptina, 81
Lesão(ões)
- aguda, 361
- avaliação
- - primária, 190
- - secundária, 191
- curso de ação, 193
- da medula espinal, 62
- do ligamento cruzado anterior nas mulheres, 208
- e saúde mental, 294
- exame, avaliação e diagnóstico, 190
- registro, 193
Licenciamento, 426-428, 430, 431
Ligação cinética
- sequencial, 362
- simultânea, 362
Lipídios, 231, 233
Localização e modalidade de exercício, 169
Longitudinal, estudo, 312

M

Macronutrientes, 76, 231
Macrotrauma, 361
Manutenção do equilíbrio energético, 121
Marcha, 336
Massa, 358
Massagem, 197
Medição da ingestão nutricional, 237
Medicina
- baseada em evidências, 467
- do Exercício e do Esporte, 179, 180, 200
- - influências do século XX na, 186
- - influências do século XXI na, 187
- - influências mais antigas da, 185
Médico especialista, 438
Medidas
- antropométricas, 408
- das dobras cutâneas, 406
- físicas, 43
- psicofisiológicas, 285
Melhora do desempenho, 295
Melhoria
- no equipamento, 368
- no treinamento, 370
Memória, 321
Mensuração
- afetiva, 43
- cognitiva, 43
Metabolismo
- aeróbico, 114
- da glicose, 113
- de substratos, 108-110
- ósseo, 117, 118
- oxidativo, 85
Metabólito, 396
Metabolômica, 479
Metanálise, 37, 243

502 ACSM Introdução à Ciência do Exercício

Método(s)
- cronométrico, 318
- de avaliação de energia e atividade física, 124
- longitudinal de pesquisa, 36
- sequencial de pesquisa, 37
- SOAP de registro, 193
- transversal de pesquisa, 37
Metodologia do estudo, 40
Micronutrientes, 76, 231
Minerais, 231, 236
Miotubos embrionários, 115
Modalidades terapêuticas, 196, 197
Modelo(s)
- circumplexo, 283
- de comportamento de crença na saúde, 290
- de crença na saúde, 291
- de memória de armazenamento múltiplo, 321
- ecológicos, 273
- transteórico de comportamento, 290-292
Modificação do equipamento, de jogos e
  do ambiente de jogo, 333
Monoglicerídios, 233
Morbidade, 2
Mortalidade, 2
Motivação, 278
- extrínseca, 278
- intrínseca, 278
Movimento(s), 358, 361
- angular, 351
- corporais, 351
- geral, 352
- linear, 351
- repetitivos, 366
- sequencial, 362
Mudanças perceptuais e objetivas, 269
Músculos esqueléticos, 115, 116

N

Neuroanatomia, 328
Neurônios
- aferentes, 59
- autônomos, 60
- eferentes, 59
- somáticos, 60
Neurotransmissor, 288
Noradrenalina, 79
Norepinefrina, 81
Núcleos da base, 329
Nutrição, 8, 34, 221, 222, 225, 226, 228, 229, 476, 488
- no esporte e no exercício, 8, 34
- para a saúde, 239
- para o esporte, 245
- primórdios para o esporte, 228
Nutrientes básicos, 231

O

Obesidade, 163
Objetiva, mudança, 269
Observação
- direta, 43
- indireta, 43
- participante, 43
Obtenção de aprovação da pesquisa, 40

Oportunidades de emprego
- e carreira profissional, 432
- na área de bem-estar e *fitness*, 443
Organização(ões)
- credenciadora, 427
- da prática e aprendizagem, 323
- profissionais
- - da área de ciência do exercício, 443
- - relacionadas com a ciência do exercício, 450
Órgãos
- do governo dos EUA com interesses na área de
  ciência do exercício, 451
- e organizações ligados à área de
  ciência do exercício, 456
Osciloscópio, 149
Osmolaridade, 74
Osteoartrite, 364, 365
- do joelho, 365
Osteopenia, 165, 398
Osteoporose, 3, 67, 117, 165, 250, 398
Oxi-hemoglobina, 391
Oximetria de pulso, 391

P

Padrões de marcha, 364
Palmilhas sensíveis à pressão, 395
Palpação, 192
Pântanos alimentares, 244
Paradigma de dupla tarefa, 285
Paralisia cerebral, 62, 165, 167
Perceptual, mudança, 269
Perda
- de peso saudável, 243
- ponderal, 119
Periódicos com revisão por pares, 45
Personal trainer, 438
Personalidade, 275
Peso, 358
Pesquisa(s), 29, 30
- aplicada, 33, 34
- básica, 32, 34
- - e genérica, 418
- com métodos mistos, 36
- descritiva, 36
- em ciência do exercício, 30
- - feita por estudantes, 51
- experimental, 36
- historiográfica, 38
- no futuro, 475
- observacional, com enquetes e entrevistas, 38
- qualitativa, 35
- quantitativa, 35
- translacional, 33, 34
Pesquisador, 437
Plano(s)
- alimentar DASH, 241
- anatômicos de referência, 353
- frontal, 354
- sagital, 354
- transversal, 354
Plataformas de força, 394
Pletismografia por deslocamento de ar, 405
Pletismógrafo de corpo inteiro, 388
Podiatra, 440

Índice Alfabético   **503**

Polifenóis, 256
Poliomielite, 62
Ponto de desafio, 327
Pós-graduação, 437
Posição
- anatômica de referência, 353
- oficial, 16
Posturas inadequadas, 366
Potenciômetro, 414
Prática(s)
- baseada em evidências, 49, 50
- das partes e do todo, 326
- de pesquisa, 30
Pré-natal, 312
Preparo acadêmico em ciência do exercício, 20
Preprints servers, 48
Prescrição de exercício, 153
Pressão, 358
- arterial, 149
Prevenção de lesão/doença, 189, 371
Primeira e segunda infâncias, 313
Princípio da ligação cinética
- sequencial, 362
- simultânea, 362
Pró-carcinógenos, 76
Procedimentos pré-teste, 147
Processamento da informação, 318
Processo de pesquisa, 38
Produto interno bruto, 474
Professor de escolas públicas e privadas, 440
Profissional
- da área de bem-estar e *fitness*, 442
- da ciência do exercício, 23
Progesterona, 209
Programação da resposta, 318, 320
Programas de treinamento e condicionamento, 105
Projéteis, 361
Promoção da saúde, 466, 467
Proprioceptores, 331
Proteção do bem-estar, 189
Proteína(s), 231, 234
   transportadora de glicose 4, 112
Psicologia
- cognitiva, 318
- comportamental, 275
- do esporte, 268, 488
- do exercício, 8, 268, 284, 488
Psicólogo do exercício e do esporte, 436

Q

Qualificações educacionais para atuação profissional, 426
Qualitativa, análise, 356
Questionamento, 43
Questionário
- estruturado, 43
- não estruturado, 43
Questões legais e de seguro, 198
Quiropata, 434

R

Rabdomiólise, 253
Radiação, 128
Radicais livres de oxigênio, 249
Rastreamento pré-teste de risco para a saúde, 147
Reabilitação
- cardíaca, 141
- cardiopulmonar, 142
- pulmonar, 142
Realização do teste, 148
Reconhecimento de estímulos, 318
Reconstrução do ligamento
- colateral ulnar, 204
- cruzado anterior, 204
Recordatório alimentar, 237, 238
Recursos ergogênicos, 85, 255, 257
Registro, 237, 238, 414, 426-428, 430, 431
- alimentar, 237, 238
- de movimentos, 414
Regulação da massa corporal, 121
Relatório técnico, 48
Reposição de líquidos, 251, 254
Resistência periférica vascular total, 392
Responsabilidade
- do médico de equipe esportiva, 202
- dos profissionais do treinamento atlético, 188
Respostas agudas à atividade física e
   aos exercícios físicos, 103
Ressonância magnética, 395, 417
- funcional, 417
Resumo da pesquisa, 44
Reversibilidade, 106
Revisão
- por pares, 16, 44
- sistemática, 37

S

Saciedade, 233
Sala de calorimetria indireta de corpo inteiro, 401
Saúde, 2, 207, 486
- e segurança para o desempenho, 486
- mental dos atletas, 207
Sedentarismo, 289, 465
Seleção da resposta, 318, 320
Simétrico, 166
Síndrome(s)
- da imunodeficiência adquirida, 83
- de sobretreinamento (*overtraining*), 83
- metabólica, 79, 163
- pós-poliomielite, 62
Sistema(s)
- cardiovascular, 69
- circulatório, 59
- de alça
-- aberta, 332
-- fechada, 331
- de coordenadas cartesianas, 354
- de detecção, 414
- de geração de energia, 84
- de produção de energia e ciência do exercício, 85
- de referência espacial, 353
- digestório, 59, 76
- endócrino, 59, 78
- energético, 59
- esquelético, 59, 66, 67

504 ACSM Introdução à Ciência do Exercício

- gerais de contrôle motor, 331
- imune, 59, 82, 83
- - adaptativo, 82
- - inato, 82
- mecânicos, 352
- motor periférico, 331
- muscular, 59, 63, 64
- nervoso, 58, 60, 61
- - autônomo, 60
- - parassimpático, 60
- - simpático, 60
- - somático, 60
- reprodutor, 59
- respiratório, 59, 71, 72
- tegumentar, 59
- urinário, 59, 74
Sobrecarga, 106
Solução com polímeros de glicose, 110
Substratos, 108, 400
Surdez, 62

T

Taxa metabólica basal, 225
Tecido adiposo, 234
Técnica(s)
- de coleta de dados, 43
- de mensuração, 43
- observacionais, 43
- *skinned fiber*, 116
Tecnologia eletrônica nos programas de
  reabilitação cardíaca, 169
Tempo de reação, 318
Tensão e cargas combinadas, 359
Teoria(s)
- da atribuição, 279
- da autodeterminação, 280
- do comportamento planejado/ação racional, 290, 291
- do impulso, 282
- dos sistemas dinâmicos, 331
- e modelos do comportamento de
    prática de exercícios, 290
- fundamentada, 418
- social cognitiva, 278, 291
Teóricos da maturação, 313
Terapeuta
- ocupacional, 438
- recreativo, 441
Terapêutico, efeito, 140
Terminologia
- de referência padrão, 353
- do movimento articular, 353
Termos indicadores de direção, 353
Termoterapia, 197, 411
Teste(s)
- de aptidão física e capacidade funcional, 380
- de campo, 382
- de esforço, 145, 150, 152
- - máximo, 152
- - submáximo, 152
- ergométrico, 145, 150
Testosterona, 81
Tipos de pesquisa, 32

Tomografia
- computadorizada, 398
- por emissão de pósitrons, 417
Torção, 359
Torque, 358
Tração, 197
Traços, 276
Transaminação, 234
Translação
- curvilínea, 351
- retilínea, 351
Transtorno(s)
- de ansiedade, 168
- - generalizado, 168
- de estresse pós-traumático, 168
- depressivo maior, 168
- do comportamento e da saúde mental, 167
- obsessivo-compulsivo, 168
Transversal, estudo, 312
Traumatismo cranioencefálico, 62
Treinador
- de atletas, 433
- de força e condicionamento físico, 441
Treinamento(s)
- atlético, 8, 34, 179, 180, 183, 184, 476, 488
- em altitudes elevadas, 483
- físico individualizado, 170
- para desempenho, 483
- pliométrico, 483
Tríade da atleta, 250, 486
Trombofilia, 164

U

Ultrassom, 197
- terapêutico, 412
Unidades de educação continuada, 429
USDA Food Guide, 241

V

Validade, 42
Válida, 381
Valvopatia cardíaca, 155, 158
Variabilidade da prática, 325
Variável
- dependente, 40
- independente, 40
Vasodilatação, 158
Vegetarianismo, 400
Visualização, 295
Vitamina(s), 231, 235
- antioxidantes, 249
- D, 81
- hidrossolúveis, 236
- lipossolúveis, 235
Volume, 61, 358, 388
- de ejeção, 61
- pulmonar residual, 388
- sistólico, 61

W

Webinários, 48